陈士铎医学精选

（清）陈士铎　原著
秦正罡　点校

辽宁科学技术出版社
·沈阳·

图书在版编目（CIP）数据

陈士铎医学精选/（清）陈士铎原著；秦正罡点校.
—沈阳：辽宁科学技术出版社，2018.9
ISBN 978-7-5591-0762-6

Ⅰ.①陈… Ⅱ.①陈… ②秦… Ⅲ.①中医学—文集
Ⅳ.①R2-53

中国版本图书馆 CIP 数据核字（2018）第 115323 号

出版发行：辽宁科学技术出版社
（地址：沈阳市和平区十一纬路 25 号 邮编：110003）
印 刷 者：辽宁新华印务有限公司
经 销 者：各地新华书店
幅面尺寸：210mm×285mm
印　　张：36
字　　数：800 千字
出版时间：2018 年 9 月第 1 版
印刷时间：2018 年 9 月第 1 次印刷
责任编辑：寿亚荷
封面设计：刘冰宇
版式设计：袁　舒
责任校对：李淑敏

书　　号：ISBN 978-7-5591-0762-6
定　　价：125.00 元

编辑电话：024-23284370 13904057705
邮购热线：024-23284502
E-mail：syh324115@126.com

编者的话

陈士铎，字敬之，号远工，自号大雅堂主人。浙江山阴人，出生于明天启年间，卒于清康熙年间。陈氏幼习儒术，初为乡间诸生，后因仕途不成，遂弃举子业，乃究心医学，以医名世，一生著述颇多。今存世的有《洞天奥旨》《石室秘录》《辨证录》《脉诀阐微》《本草新编》《辨证玉函》等。

本书选取陈氏对后世影响较广的几种著作：《洞天奥旨》《石室秘录》《辨证录》《脉诀阐微》，对这些著作进行点校。其中《洞天奥旨》包括16卷，卷一至卷四，对疮疡的发生、辨脉、阴阳、经络等进行了详细的论述。卷五至卷十三，对疮疡的病因、病机、临床表现以及诊断、治疗、处方用药等进行了论述。卷十四至卷十六，为奇方上、中、下三部分，列方280多首，均为前人所用临症有效的。《石室秘录》包括6卷，卷一至卷五上，以治法为纲，介绍了128种治法。卷五下介绍了五行、阴阳、脏腑、四时与疾病的关系等。卷六分别介绍了伤寒、中寒、中暑、水湿、热症、躁症、内伤等。《辨证录》为综合性医书，内容包括内、妇、外、幼等各科病症，分为126门773证，1400多个方。每证详列病状、病因、立方处方，并说明方药作用以及配伍关系。《脉诀阐微》分为5篇，介绍了各种脉象、脉与症、脉与病的关系，还介绍了通过各种脉象诊断疾病的方法。

需要说明的是在校勘过程中，凡底本中的脱、讹、衍、倒等文，均据他本予以校正；底本中的明显错字，均予改正；原书的眉批，均加上括号，并变换字体予以明确；由于版式变更，原方位词左、右，一律改为上、下；对书中需要重点理解的内容，均用黑体表示。

辽宁科学技术出版社

2018年8月

目 录

洞天奥旨

石室秘录

辨证录

脉诀阐微

洞天奥旨

序

医不穷理，不可谈医，药不执方，不可用药，以医药之难精也。铎性喜刀圭，然而获效者半，每致慨于无师也。康熙丁卯秋，遇岐伯天师于燕市，谈医者五阅月。凡脏腑、经络、阴阳、色脉、气血、顺逆，邪正、虚实、寒热异同，罔不尽言无隐，且遍传方术，试之多奇验。铎信师之深，退而著述，若《素问》，若《灵枢》，若《六气新编》，若《辨证录》，俱已告竣，计八千编有奇，亦可谓书之富矣。

癸亥冬，再游燕市，所遇者皆疮疡坏症，铎执方疗之，病家怀疑，弃而不用。反信任世医刀针割裂，变出非常，复以琐细轻剂救援，卒至死亡不悟。铎痛悯久之，因再著兹编，名曰《洞天奥旨》。谈医用药，无非本诸洞天之传也。又虑证多方略，附祖父家传“采古今验方”列于后。无证不备，无方不神。总不忍使千百世人因疮疡而夭丧也。

或曰：子著述甚富，《灵》《素》各书，穷理甚晰，今又传外科，毋乃太多难执乎？铎谢之曰：《灵》《素》之谈疮疡，仅论营气未调耳，未尝遍传方法也。且疮疡之论，非一二言可罄，其证实多，其变实异，而其祸实大。病已成而后药之，必非轻小剂可药也；乱已成而后治之，必非因循常法可治也。今世治疮疡者，不姑息养痈，必鲁莽尝试，害相等也，而其咎皆本于不学。

然而，学亦非易，天下读外科者比比也，往往用之败绩，因传书术之未可师也。铎之书术，传诸洞天之师。其理渊微，其方秘奥，即间采家传、世传之方，百试百验，可信可师，传之千百世而无误者也。

或又曰：古人治疮疡者，多用刀针成名，吾子医精穷理，药善执方，何独刀针略之？吾恐子有师而无师也。嗟乎！铎岂无师者哉？疮疡之当刀针者，古人不得已而用之。盖疮疡宜急治，而不可少缓；宜重治，而不可过轻。治之早且重，则毒且尽散，毒散则肌肉顿生，何必又尚刀针乎？凡用刀针者，皆救败之法也。天师所最忌，故方中无传。铎诚恐未备，采前代名医用刀针之法入之，以佐诸方之不逮。然而，割肉损皮，无神方以辅之，未有不颠覆者也，是刀针可以救败，而不可以成功，何若专用验方，转败尤速，而取胜更神，万无一失之为得乎？然则，铎之穷理执方，乃善于得师也。书成因弁之首。

山阴陈士铎字敬之号远公别号朱华子题于燕市

时康熙甲戌仲冬望后三日也

凡 例

一、铎遇天师岐伯，首讲《灵》《素》二书，俱载有痈疽之篇，论之甚详，铎悯近今人患疮疡者众，加意讯质，天师娓娓言之，铎记忆不敢忘，今汇成全书云。

二、天师传方甚富，试之罔不奇效。铎不敢秘，尽传无隐，以广师仁。

三、先大父安期公，生平颇好方术，游蜀遇峨眉山羽士传有秘方，效验如响，亦登此编。

四、外科诸家，皆执方治病，经络未明，阴阳未识，往往贻误，变出非常。是编辨晰甚精，凡我同人，幸细览，用药庶不致再错也。

五、铎著《辨证奇闻》，曾将各疮痈施治成效，先论列问世，然略而不详，不若兹编之备也。

六、铎自遇圣师已历年，所著医书约八千余纸，颇倦命笔。伏思圣师传我异术，秘而失宣，难逃罪谴，而救济心怀，故振兴惰气，再肆文澜，续成兹编云。

七、外科坊刻诸书，杂而不纯，铎采其论之至正、方之最验者，各附于天师传方之后，以备临症之采择也。

八、外科专尚刀针，用之当，则免养痈溃败之害。然天师惟主内消，不喜外刺，故编中方法，内消居多，实遵师训，非怯用利器也。

九、外科灸法，素称神奇。然自颈以上，万不可轻灸，灸之多致死亡。愿我同人，各宜遵守，勿谓艾炷细小，即可灸也。

十、疮疡成于火毒，自宜用攻泻之药，然而一味攻泻，则气血大伤。未溃者，火毒难于消化；已溃者，肌肉艰于敛收。必用补为主，而佐之攻泻之味，则转易奏功。故天师所传之方，补多于攻，即鄙人所采之方，亦攻轻于补云。

十一、外科疮疡，贵在急治，盖正气未伤，邪气易散。天师与诸真所传，皆急治良方也，万勿因循畏怯，反致败坏。

十二、疮疡外发，皆由脏腑内虚也。故各门经络备载无遗，亦便人察外知内也。

十三、痈疽疔毒，非疥癣可比也。世人于初起之时，漫不经心，往往变出非常，甚可畏也。故无论小疮细疖，俱当慎重治之。

十四、阴痈、阴疽，多生于骄姿郁怒之人，或纵酒贪花之子，与频服热药燔炙之客。故治法必须大剂化毒，细小汤丸不中病情，医家、病家各宜知之。

十五、外科治病，贵识阴阳。阴阳既明，则变阴变阳之异何难辨别？故篇中各论，辨阴阳颇精，勿诮其言之太激也。

十六、天师恶用刀针，然疮势太横，溃烂瘀肉，不急用刀针刺割，则恶毒冲溃，又反害肌肉，恐成败坏。铎采前贤善用刀针法，附诸篇后，佐天师之未逮也，非过衒奇。

大雅堂主人远公识

首载经络图穴

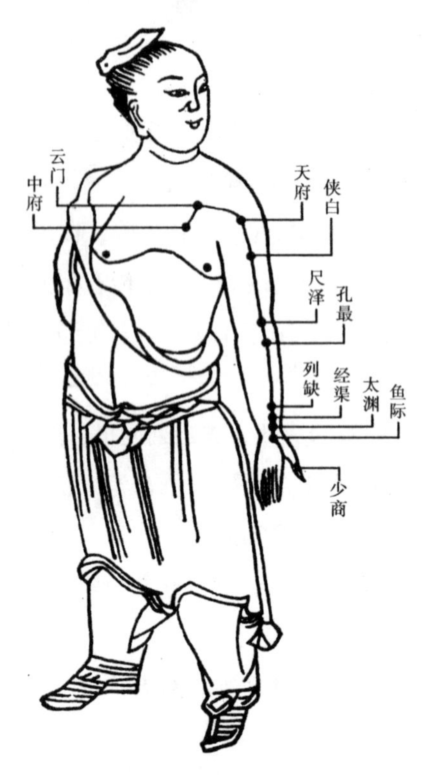

手太阴肺经

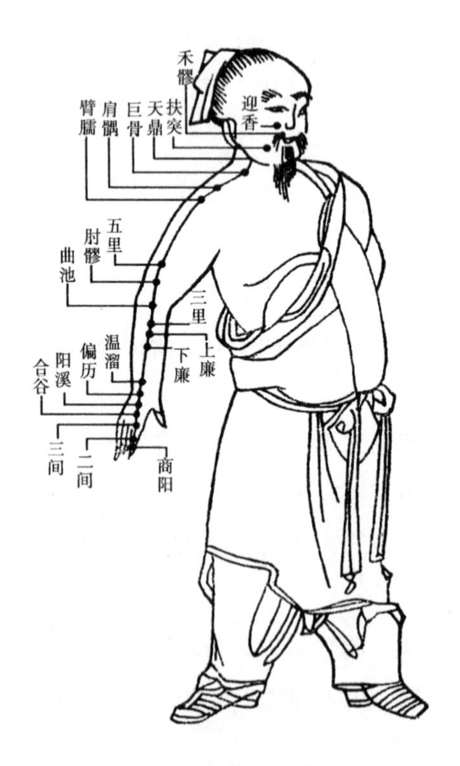

手阳明大肠经

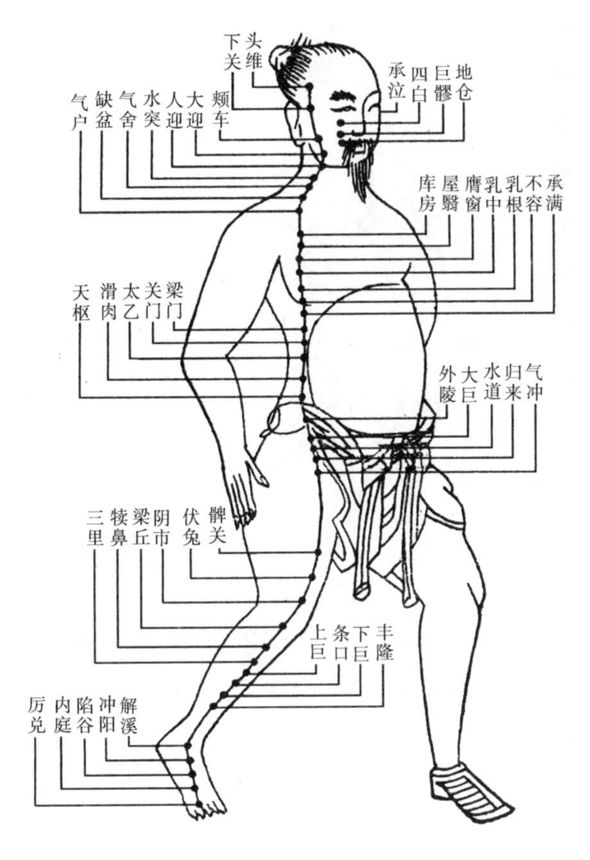
头维
下关
颊车
大迎
人迎
水突
气舍
缺盆
气户
承泣
四白
巨髎
地仓
库房
屋翳
膺窗
乳中
乳根
不容
承满
梁门
关门
太乙
滑肉
天枢
外陵
大巨
水道
归来
气冲
髀关
伏兔
阴市
梁丘
犊鼻
三里
上巨
条口
下巨
丰隆
解溪
冲阳
陷谷
内庭
厉兑

足阳明胃经

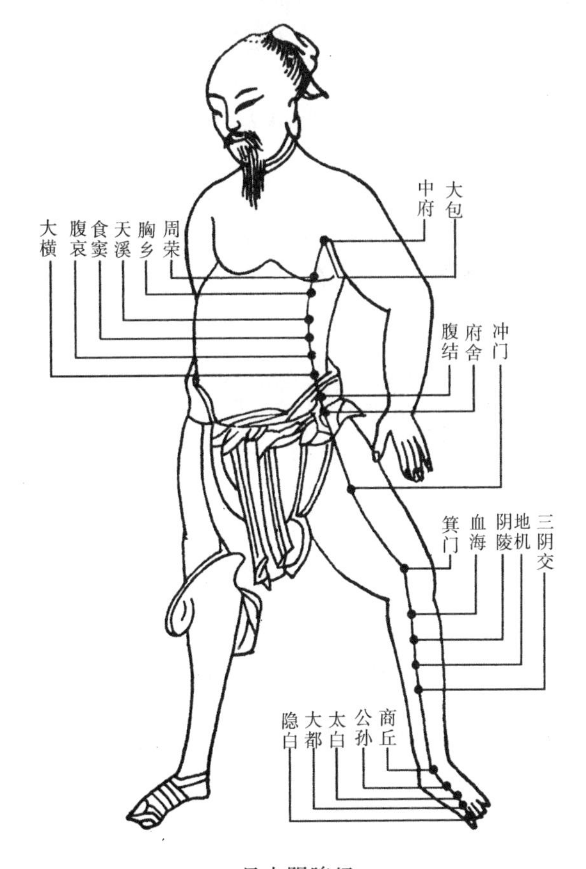
中府
大包
周荣
胸乡
天溪
食窦
腹哀
大横
腹结
府舍
冲门
箕门
血海
阴陵
地机
三阴交
商丘
公孙
太白
大都
隐白

足太阴脾经

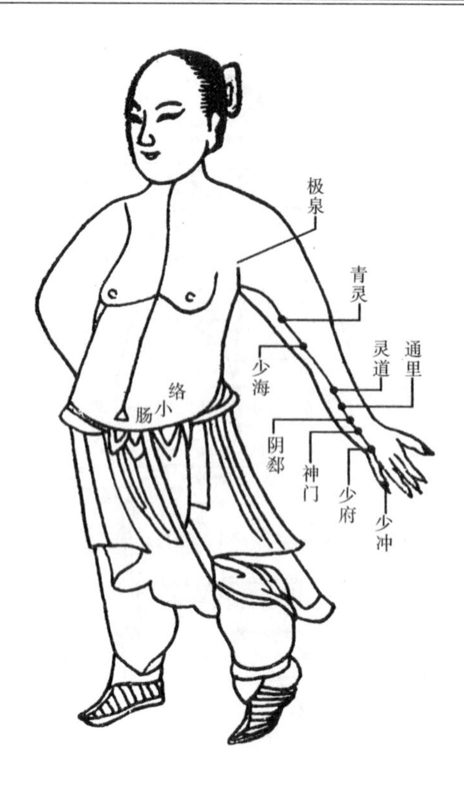

手少阴心经

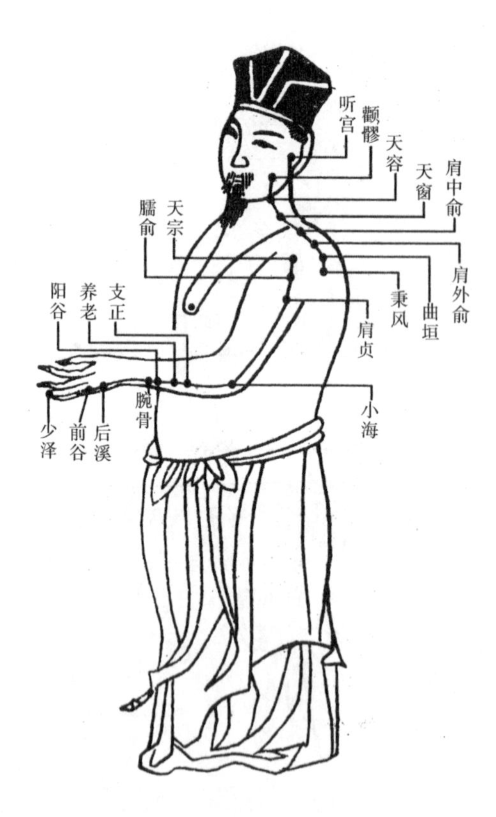

手太阳小肠经

俞府
彧中
神藏
灵墟
神封
步廊
幽门
注
胸中
络心
通谷
心
石关
阴都
肓俞
中注
四满
气穴
大赫
商曲
横骨
阴谷
交信
筑宾
复溜
水泉
大钟
然谷
照海
涌泉
太溪

足少阴肾经

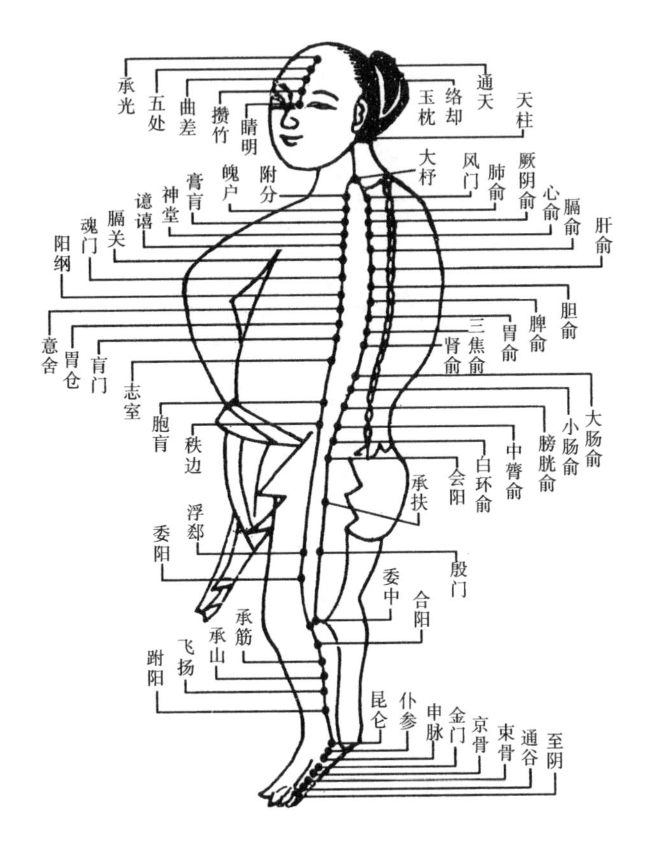

足太阳膀胱经

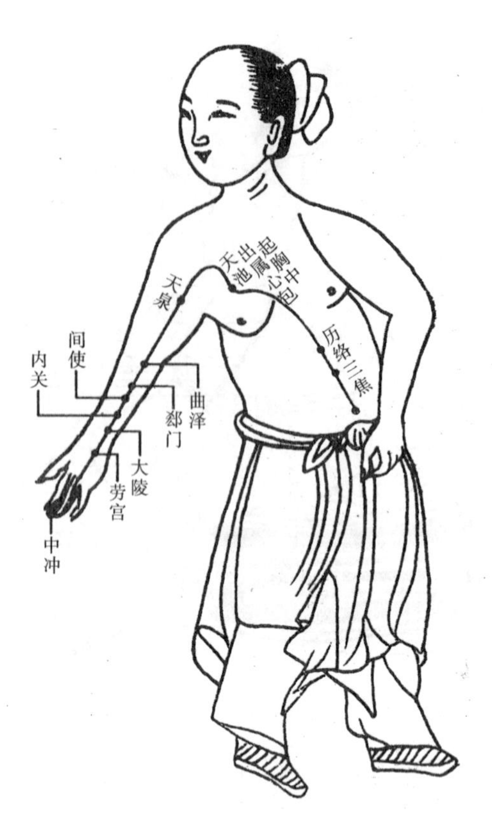

手厥阴心包经

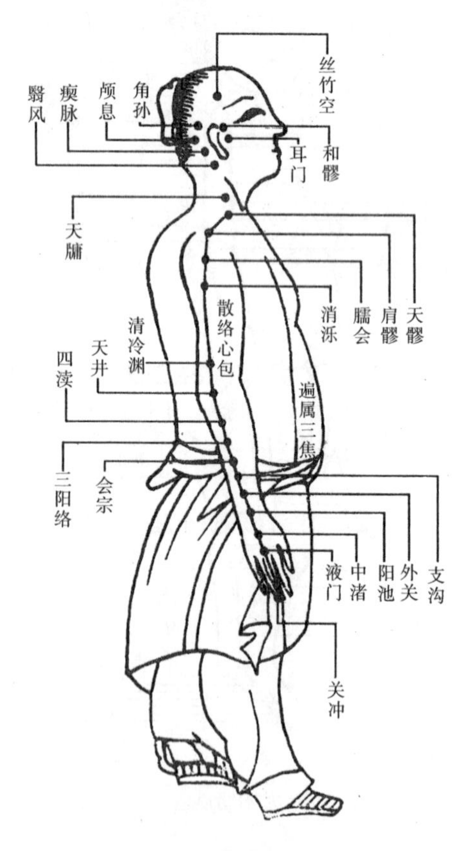

手少阳三焦经

颔厌
目窗
正营
限准
阳白
本神
率谷
天冲
承灵
悬颅
悬厘
曲鬓
脑空
风池
瞳子髎
听会
客主人
浮白
窍阴
完骨
肩井
渊腋
辄筋
日月
维道
居髎
京门
带脉
五枢
环
跳
中渎
阳关
阳陵泉
阳交
窍阴
侠溪
五会
临泣
丘墟
悬钟
阳辅
光明
外丘

足少阳胆经

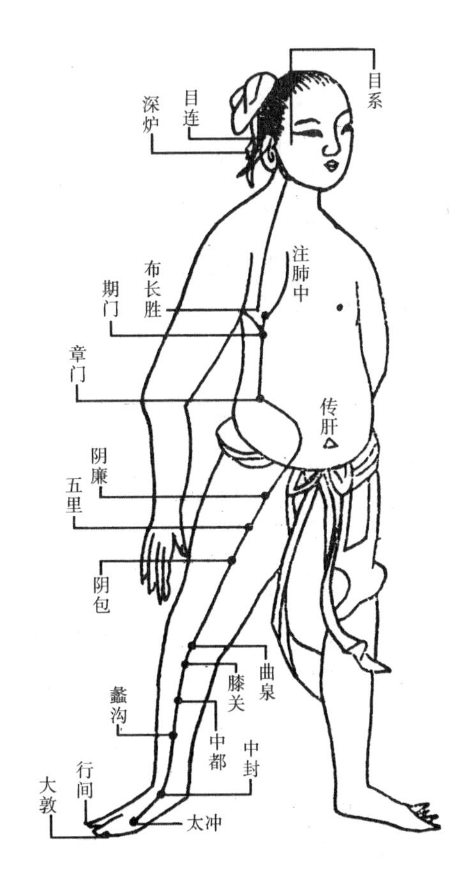

足厥阴肝经

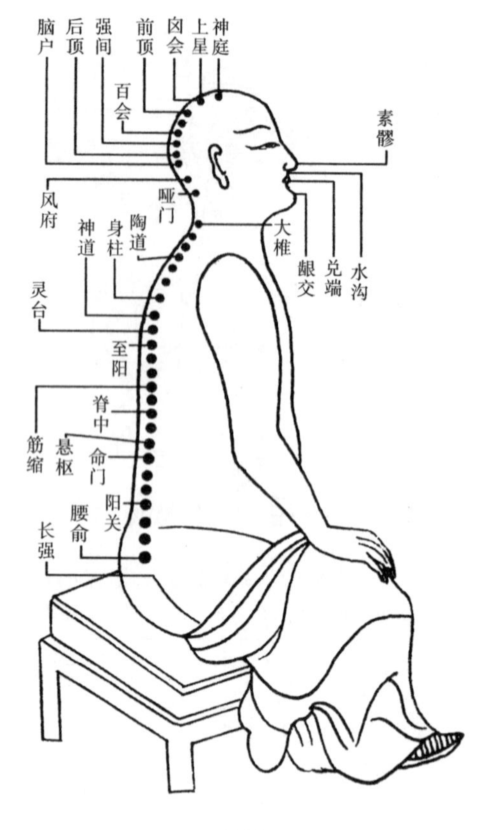
脑户
后顶
强间
前顶
囟会
上星
神庭
百会
素髎
风府
哑门
神道
身柱
陶道
大椎
龈交
兑端
水沟
灵台
至阳
脊中
筋缩
悬枢
命门
阳关
腰俞
长强

督脉

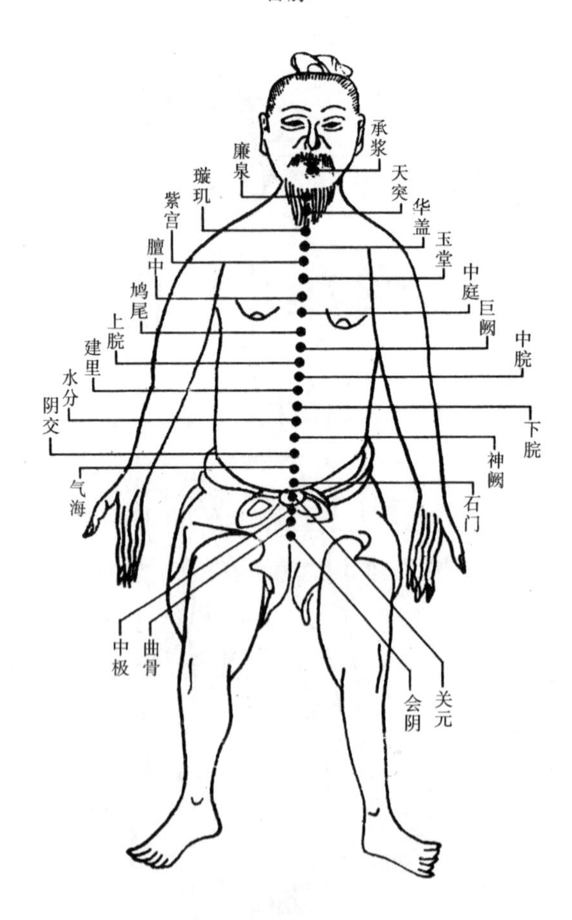
承浆
廉泉
天突
璇玑
华盖
紫宫
玉堂
膻中
中庭
鸠尾
巨阙
上脘
中脘
建里
水分
下脘
阴交
神阙
气海
石门
中极
曲骨
会阴
关元

任脉

卷一

疮疡标本论

凡病皆有标本之异，而疮疡亦宜知之。苟不知标本，轻妄施药，不中病情，往往生变，是标本不可不辨也。二者之中，本重于标，知本而标无难治也。

世人皆谓疮疡生于肌肤，何必问其脏腑？谁知外生疮疡，皆脏腑内毒蕴结于中而发越于外也。苟不治内而惟事外攻，则内毒未散，外毒安能化乎？故必先看其生疮于何处，系何经部位。如生在头额则是太阳之病，生在胁肋则是厥阴之疾，所谓本也。次察其痛痒，痛则阳症，痒则阴疴，所谓标也。

标本分明，自然用药无误。生在阳经而作痛，此纯病于阳也，内外俱用泻味，自易成功。倘生于阳而作痒，此阳虚而病阴也，补阴以化毒，而不可损阳以耗气也。生在阴经而作痒，此病于阴也，内外俱用补剂，无难奏效。倘生于阴而作痛，此阴虚而病阳也，补阳以化毒，而不可损阴以亏血也。盖耗阳之气、亏阴之血，俱能损伤营气。

夫营气最忌损伤，疮疡之生原因营气之逆也。营气之逆者，又因于胃气之逆也。人生以胃气为本，乌可使之逆乎？胃气逆于前而经络不通、脏腑壅塞，以致结成痈疽，倘再逆于后，又何以化毒哉？是胃气之断不可逆也。而胃气之所以逆者，何故乎？损之甚者逆之甚，伤之至者逆之至也。故治疮疡者，总以顾胃气为主，有胃气则本病阴而能生，无胃气则标病阳而亦死。治疮疡者，辨明标本而加意于胃气，何患术之不神哉！

薛新甫曰：若病急而元气实者，先治其标；病缓而元气虚者，先治其本；若病急而元气又虚者，必先治本而兼以治标。大约肿高焮痛，脓水稠黏，元气未损也，治之则易。漫肿微痛，脓水清稀者，元气虚弱也，治之则难。不肿不痛，或漫肿黯黑不溃者，元气虚甚，治之尤难也。

愚意，薛氏所言元气者，即胃气也。

疮疡辨脉论

诊脉，所以治内病也。若疮疡，则辨症而不必辨脉，以疮疡之病在外也。虽然，有诸中必现于外，安在诊其里不可以知其表哉？况疮疡之毒，皆出诸脏腑乎？既是脏腑内病，乌可徒辨症而不辨脉乎？惟是疮疡之变症多端，而疮疡之变脉亦不一状，吾又何能尽示之乎？然不可尽示之中，而实有简要之法在：大约疮疡未溃之先，脉欲其有余；而疮疡已溃之后，脉欲其不足。有余者，火毒旺也；不足者，正气虚也。未溃而现有余之脉，乃宜盛而盛，顺之象也；已溃而现不足之脉，乃宜虚而虚，亦顺之象也。倘已溃而现有余，不宜盛而盛也；未溃而现不足，不宜衰而衰也。不宜盛而盛，乃火毒之大炽；不宜衰而衰，乃火毒之甚深。皆逆之象也。

顺吉而逆凶又何疑哉？而有余不足之脉何分顺逆乎？夫浮也、芤也、滑也、实也、弦紧也、洪长也、大散数也，皆有余之脉；微也、沉也、缓也、涩迟也、伏软也、弱结细也，皆不足之脉也。有余之脉，宜现于未溃之先，而不宜现于已溃之后，不足之脉，宜现于已溃之后，而不宜现于未溃之先。

治之法：未溃而现不足，须补阳以发其毒，而人参、黄芪不可缓用也；已溃而现有余，须补阴以化其毒，而熟地、当归所当亟投也。更有秘诀者，毋论有余不足，各脉倘无断续之形，皆可用大补之味，而佐之消毒之品，同群共用亦能转危为安，反败为福，未可以脉之不顺即弃之而不治也。

疮疡阴阳论

疮疡最要分别阴阳，阴阳不分，动手即错。或谓阴阳者，分于气血也，不知气血亦分阴阳之一端，不可执之以概定阴阳也。盖疮疡有阴症，有阳症；有阴热阴寒，有阳热阳寒；有阴滞阳滞，有阴陷阳陷；有先阴变阳，有先阳变阴。名各不同也。

病不同而何以辨之？阳症必热，阴症必寒，阳症必实，阴症必虚。阳症之形，必高突而肿起，阴症之形，必低平而陷下。阳症之色必纯红，阴症之色必带黑。阳症之初起必疼，阴症之初起必痒。阳症之溃烂，必多其脓；阴症之溃烂，必多其血。阳症之收口，身必轻爽；阴症之收口，身必沉重。阴热者，夜重而日轻；阳热者，夜轻而昼重。阴寒者，饮温汤而作呕；阳寒者，饮冷水而欲吐。阴滞者，色紫黑而不变也；阳滞者，色微红而不化也。阴陷者，色黯黑而不起也；阳陷者，色红黄而不起也。先阳变阴者，始突而不平，初害痛而后害痒也；先阴后阳者，初平而溃，始患热而后恶寒也。阳中之阴者，似热而非热，虽肿实虚，若黑而非淡，欲痛而无脓，既浮而复消，外盛而内腐也；阴中之阳者，似冷而非冷，虽虚而实肿，虽淡而似赤，若燥而寒痛，既平而实突，外浅而内横也。阳变阴者，其人多肥；阴变阳者，其人多瘦。阳变阴者，服凉药之过也；阴变阳者，服热药之骤也。然阳变阴者多死，阴变阳者多生，以此消息之，万不失一。

苟以气血分阴阳，或以痈为阳，疽为阴，未为通论。盖痈疽各有阴阳，必气血兼补，而佐之消毒，始能奏功甚速。倘执阳病是气，而不敢用补气之药，毋论未溃之前，火毒不能遽散，即已溃之后，肌肉何能骤生？单一味补血，无济于事也。必补气以生血，则气血两旺，气得血而流通，亦血得气而充足，何惧火毒之不星散哉！倘执阴病是血，而不敢用补气之味，尤为不可。总之，气血不可失治，而疮疡必当兼用之。惟是阴阳之症，不可不分。知是阳症，可少用金银花化毒之品，而轻佐之补血补气之味；知是阴症，可多用金银花化毒之品，而重佐之补气补血之味；自然阴变为阳，而无陷滞之虞；阳不变阴，而有生化之妙也。

更有以阴阳分寒热者，杀人必多矣。夫病分寒热，是人素禀之偏，岂可以阳为热，阴为寒耶？故浮、洪、弦、数，本阳脉也；然阳乃气虚，而非热。沉、细、弱、涩，本阴脉也；然阴乃血虚，而非寒。辨其阴阳，而不可分为寒热，以疮疡之阴阳，无非正虚邪实，故气血可以共补也。

疮疡善恶论

疮疡不论大小，专论善恶。盖大者，有生之机；小者，有死之兆也。惟是大小易见，而善恶难知。不知善恶者，安知吉凶乎？故善恶必须辨也。

大约善有五，恶有七。吾先言其善者：起居安适，无躁动之状，一善也；大小便如常，无诸痛苦，二善也；凡服药饵，随手奏效，肿易平复，无脓血之多，三善也；神清气爽，言语响亮，四善也；饮食健旺，易于消化，口不大渴，五善也。有此五善，虽疮疡形大，而病实轻，吉之征也。吾再言其恶者：口大渴呼饮，烦躁不常，腹中时痛，口中时咳，大便作泻，小便成淋，此恶之一也；脓少血多，不肿而痛，皮肉腐坏，臭气难闻，疮口低陷，沿开广阔，此恶之二也；喘粗气短，不足以息，恍恍惚惚，如见鬼祟，此恶之三也；黑睛紧小，白睛青赤，长多斜视、上视，此恶之四也；手足无措，神气昏暗，面目炭色，此恶之五也；见食厌恶，服药呕吐，不能饮食，此恶之六也；声哑面肿，鼻黑唇青，此恶之七也。有此七恶，虽疮疡形小，而病实重，凶之征也。凶者多死，吉者多生。

虽然，生死何常之有？往往吉变为凶，生变为死，大约皆酒色害之也。夫吉兆既可变为凶，岂凶征独不能变为吉？生兆既可变为死，岂死征独不可变为生？要在人善于悔悟，而调理又得其宜，亦可挽回于万一也。

夫调理者，慎劳绝欲，居其半；节食择药，亦居其半也。倘病人心自悔悟，而药饵乱投，恐非转凶起死之法。大约疮疡恶症，脉无止歇，而有胃气者，必可救援。故一现恶征，急用参芪以救之，则胃气不亡，可变凶为吉，转死为生也。惟是恶征之现，皆胃气欲绝也。吾欲使绝者不绝，参芪必宜多用，断不可畏首畏尾，而些少用之也。

疮疡经络论

五脏七腑，各有经络。脏腑之气血不行，则脏腑之经络即闭塞不通，而外之皮肉，即生疮疡矣。然经络隐皮肉之内，何从知之？然内有经络，外有部位。部位者，经络之外应也，如疮疡生于头顶，即属足太阳经之病，盖头顶乃膀胱之部位也。生于面，即属足阳明经之病，面乃胃之部位也。生于颈项，即属足厥阴经之病，盖颈项乃肝之部位也。生于肋，即属足少阳之病，盖肋乃胆之部位也。生于手足心，即属手少阴经之病，盖手足心乃心之部位也。生于背，为诸阳。生于腹，为诸阴。臂膊即手之三阴、三阳经之所行。股胫即足之三阴、三阳经所属。七窍者，五脏之窍也。生于目，乃肝经病也。生于耳，乃肾经病也。生于鼻，乃肺经病也。生于舌，乃心经病也。生于口，乃脾经病也。不可据之外部位，以知内之经络脏腑乎？虽疮疡因气血之凝滞而生，原无定位，然凝滞于何经，即生于何经之部位，安可不即治于是经乎？

或曰跌仆刀伤，虫兽抓损，亦能成疮，岂皆经络之凝滞耶？然，既伤损于是经，别治他经，恐难奏效。何如专治是经之为亲切乎？

独是经络，有气血多少之异。气血多者，易于成功。气血少者，难于建绩。又当分别之也。若三焦、若心经、若肺经、若胆经、若肾经、若脾经，此六经皆气多而血少。非补血则未溃不能化，已溃不能消也。若包络、若小肠、若膀胱、若肝经，此四经皆血多气少。非补气则未溃不能散，已溃不能生也。若胃经，则气血俱多，初可用消，而终亦必佐之以补气血，则收功自速矣。部位既明，经络无错，自然用药得宜，无忧猛浪之误治也。

疮疡内外论

疮疡之生，《内经》虽言营卫之气血不行也，然而营卫之气血不行，实有其故。有外伤而气血不行者，有内伤而气血不行者，有不内不外之伤，而气血因之不行者，亦不可不辨也。

夫外伤者，伤于风、寒、暑、湿、燥、火之六气。内伤者，伤于喜、怒、忧、思、惊、恐、悲之七情也。一有所伤，则脏腑之气血不从，逆于肉理，变生痈肿矣。但天地之六气，无岁不有，人身之七情，何时不发，乃有病，有不病者，何也？盖气血旺而外邪不能感，气血衰而内正不能拒，此所以六气之伤，伤于气血之虚，而七情之伤，亦伤于气血之乏也。

然而，伤于外者轻，伤于内者重。轻者其势反重，重者其势反轻，疑似之间，最难辨识。吾何从而辨之乎？吾一辨之于脉，轻而反重者，阳症也，右手寸脉必浮大而洪数。重而反轻者，阴症也，左手寸脉必沉实而细数。吾再辨于形，轻而反重者，表症也，其疮口必焮突于外。重而反轻者，里症也，其疮口必平陷于内。

似乎阳与表易治，而阴与里难治也。然而，疮疡总宜急散，散之急，则阴阳表里皆能速愈也。至于不内不外之伤，较六气之伤、七情之伤，为少差等耳，宜乎不药有喜。然而，世人之气血未必皆有余者也，况加之损残其肌肤，戕贼其肢体，则已伤复伤也。吾恐损者不易续，而缺者不易全矣。必须补其气血，使营卫之调和，滋其脏腑，俾经络之安逸，即有毒气，自然消化于乌有矣。

疮疡火毒论

疮疡之症，皆火毒症也。但火有阳火、阴火之不同，而毒有阴毒、阳毒之各异。夫既曰火，则火势燎原，救之乌可缓乎？惟是阳火骤而烈，阴火缓而酷。夫火虽有骤缓，而至于炎烧，其祸则一也，故救焚俱不可迟。一见人生疮疡，无论是阳、是阴，当速为扑灭，则随手奏功。无奈世人视为平常，因循懈怠，以至轻变为重，阳变为阴，往往溃坏决裂，而不可救疗。

或曰：阳火骤，似乎难遏；阴火缓，似乎易图，何其酷烈反胜于阳火乎？盖天下阳毒易防，而阴毒难防。疮疡火毒，又何独不然？且亦知疮疡之火毒，为何毒乎？乃龙雷之火，郁而出于木中也。夫龙雷之火，藏于地中，天气郁勃，火不能藏，往往发越于外。然而，龙雷之火，又藏于木中，非破木焚林，而火不得外泄，其所出之处，有焚烧屋庐者，有殛死人物者，苟撄其锋，多成灰炭，其毒为何如乎？人之生疮疡者，虽因气血之不和，而不和者，乃气血之郁也。五脏六腑之气血，皆能成郁，而生疮疡，其实无不因肝肾二经之郁以成之也。肝肾二经属阴，皆有龙雷之火，火郁之极，必变蕴而为毒火，为阴火，则毒亦阴毒也。阴毒不发则已，发则冲击祸害，有不可胜言者，此毒之所以酷烈也。夫阳毒尚有养痈之患，而阴毒尤禁养痈者，以其溃坏决裂，有百倍于阳毒也。可见，阴阳疮疡俱宜急早治之。但治法不同，又不可不分而治之也。大约治阳毒之疮疡，宜散重而补轻；治阴毒之疮疡，宜散轻而补重。总之，阴阳火毒，非补则火不肯灭，而毒不易消也。但分轻重以用药，而万不可单用散剂以治疮疡，苟不辨别其阳火、阴火，与阳毒、阴毒，而止用攻坚表邪之味，吾恐火未必退而气先失，毒未必化而血先涸矣，安得不夭人性命哉！

疮疡顺逆论

疮疡最宜知者，阴阳也，其次宜知顺逆。大约阳症多顺，阴症多逆。顺者生，逆者亡。故知顺逆，即知阴阳；知阴阳，即知生死矣。

然而，顺逆不易知也。其顺逆之中，有顺而实逆，有逆而反顺，此即阳症似阴，阴症似阳之说也。苟不知顺逆之真，何知顺逆之假乎？余有辨顺逆之真法：如疮疡之初起，顶高根活，色赤发热，焮肿疼痛，日渐突起，肿不开散者，顺也。若顶平根散，色暗微肿，不热不疼，身体倦怠者，非逆而何？如疮疡之已成，疮形献起焮痛，皮薄光亮，易脓易腐，饮食知味，二便调和身温者，顺也。若肿坚色紫，不作脓，不腐溃，疮顶软陷，口干作渴，心多烦躁者，非逆而何？如疮疡之已溃，脓稠，色鲜，不臭，腐肉自脱，焮肿易消，身轻痛减者，顺也。若皮烂肉坚不腐，肿仍不消，痛仍不减，心烦，卧不宁者，非逆而何？如疮疡之溃后，脓厚稠黄，新肉易生，疮口易敛，饮食渐进，无有痛楚作痒者，顺也。若脓水清稀，腐肉虽脱，新肉不生，色败臭秽，饮食不进者，非逆而何？倘逆而变顺，生之机也；逆而不顺，死之兆也。

疮疡肿溃虚实论

夫疮疡宜分虚实，未可漫然用药也。虽治疮疡之法，俱宜用补，然不知虚实，猛浪治之，亦难速效，故必审其虚实之重轻，以酌量其补泻之多少，始为上工也。

惟虚实何以辨之乎？亦于初肿已溃时而辨之也。初肿之时，肿而高突，焮赤作痛，是阳邪毒盛，病在表实也。如肿而坚硬深痛，亦阳邪毒盛，病在里实也。表实可散，里实可攻，攻散之中，略兼用补，则在表者，不至入里，而在里者，必易发表矣。倘肿不甚高突，虽焮赤作痛而少衰，此阳邪毒衰，病在表虚也，如肿虽坚硬，痛不甚深，此阳邪毒衰，病在里虚也。表虚不可纯散，里虚不可纯攻，攻散之中，重于用补。则表虚者力能托外，里虚者力能出内矣。若已溃之后，犹然肿硬焮痛，发热烦躁，大便秘结，疮口坚实，此阳毒未化，乃邪实也，尚宜补而兼散。倘脓大出而反痛，疮口久而不敛，发热口干，脓水清稀，肿下软漫，此阳毒已尽，乃正虚也，切戒散而必补。以上治法，犹论阳症之疮疡也。

若阴症之疮疡，毋论未溃之前与已溃之后，皆宜用补，岂特必宜用补，尤宜大补为急，而不可用些小之补药也。盖阴症疮疡，其毒最深，其火最烈，非用大补之剂，则火不肯遽灭，而毒不易骤消也。或曰：毒深火烈，反用大补，不助热以增横乎？不知疮疡之火毒，因虚而成者也，不比他症之火毒，得补而添其炎。惟疮疡阴火，愈补而愈衰，疮疡阴毒，愈补而愈化也。或曰：然则竟不消其火毒乎？曰：是又不然。药品之中，有补味而兼攻者，吾采而用之，名为补，而仍是攻散之也，又何惧哉！

卷二

疮疡死生论

出生入死，半是疮疡，生死不知，终难治疗。知其死而早为谢绝，固失好生之心；不知生而浪为医治，亦非起死之法。所贵生死了然于胸中，而后因症用药，即或功不能成，命不可夺，亦可告无罪于病人，求免祸于上帝也。

然而，疮疡生死，最难分晓，我举其大概言之：阴病见阳色，腮颧红显者，死兆也。阳病见阴色，指甲呈青者，死兆也。身热脉细，唇吻反青，目珠直视者，死兆也。面如涂脂，色若黄土，油腻黑气涂抹者，死兆也。唇舌焦干，鼻生烟煤，眼神透露者，死兆也。形容憔悴，精神昏短，身形缩小者，死兆也。喘粗气短，鼻掀睛露，语言谵妄者，死兆也。循衣摸床，遗尿失禁，撮空者，死兆也。头低项软，眼视无神，吸吸短气者，死兆也。皮破无血，肉绽斓斑，麻木不知痛痒者，死兆也。齿黄色如煮豆，唇白反理无纹，耳黑焦枯不听，人中缩而坦平，口张气出无回闭，鼻煽相随呼吸行，汗出如珠不散，痰若胶而坚凝，白（通迫）血红如肺色，指甲弯而带青，神昏神浮，神乱神离，缁衣（黑衣）生满面。黑气惨天庭，以上皆死兆也。死症外见，断无生理，于必死之中，而求其再生之法，舍人参、芪、术、当、熟、金银花、附子，别无仙丹也。

至于可生之症若何？肿高势大，而易烂易腐，此生之机也。奇疼奇痛，而有神气，此生之机也。脓臭而能进食，败中而有红肉，此生之机也。有生机者，用补药而渐能奏功。无生机者，用补药而终难建绩。然亦有人用补气补血之药，而益之化毒之品，亦能夺命于须臾，又不可诿而弃之，使疮鬼泣于夜台（墓穴），怨医生之失救也。

又曰：痈疽必死有数症。其一，在伏兔。其二，在腓腨即足肚也。其三，在五脏之俞穴。其四，在顶。其五，在脑。其六，在阴。其七，在耳之虚处。其八，在玉枕。其九，在舌本。其十，在垂膺，即喉管也。此十处最忌，其余或生或死，未或死，未可必也。

疮疡呕吐论

凡治疮疡，皆宜顾其胃气，盖有胃气则死症能生，无胃气则轻症变重，重则与死为近矣，可不急顾其胃气乎？惟是疮疡之生多伤胃气，其故何也？盖火毒侵犯之也。

夫火毒犯胃，何以胃气既伤？以胃乃心与包络之子也。火毒外不得遽发，往往内攻于心，而包络为心之相臣，护卫甚力，不许火毒之内侵，未免号召五脏六腑，同来救应。胃乃心与包络之子，见君父有难，奋不顾身，首先勤王。火毒甚炽，其锋难犯，自然受创而败，而火毒乃舍包络而直入于胃矣。胃入火毒，胃不自安，乃上越而作呕，甚即大吐，皆火毒致之也。

夫同是火毒之相致，何以有呕吐之别？盖呕者，有声无物，乃火毒之伤胃气也。吐者，有物有声，乃火毒之伤胃血也。虽呕吐分气血，总之皆伤胃气耳。胃气既伤，自宜补胃矣。然又不可纯补胃也，当观其喜恶何如，而佐之解毒之味，则万不失一也。如呕吐而大便闭结喜冷饮者，宜降火清中。喜热饮而恶寒，便利如常者，宜养其胃。如呕而肠鸣腹痛作泄者，宜托里温中。如呕吐后饮食顿进者，宜大补气血。如疮疡未溃，作呕及恶心者，乃毒气内攻，而胃气素虚，竟补胃，而不必散邪。如疮疡已溃，而作呕及恶心者，或不食，痞满，肠鸣腹痛，大便利而作呕，及哕声不绝，不得安然，宜托里温中。是皆治呕吐之枢机，治疮疡者，不可不细心而审问之也。

以上分别治法，无非顾其胃气也。胃气安宁，服药自然奏效，何患变症之生哉？彼阳变阴，生变死者，多是损伤胃气耳。夫火毒原能伤胃，况加败毒之药，一味呆攻，禁已虚而重虚乎？毋怪败坏决裂，竟至于不可救己也，谓非医杀之乎？是可深痛也！

疮疡口渴论

夫口渴之症，未有不是火之作祟也。而疮疡口渴，尤是火毒无疑。但火有阳火、阴火。阳火可以外水止之，而阴火不可用外水也。盖愈饮外水，其渴愈甚。然而，疮疡之症，口渴甚多，大约阳火居其七，阴火居其三。阳火之口渴，必不甚，以阳火之症，内有阳水以济之也。若阴火口渴，既无内水之滋，惟有内火之烁，故其渴更甚于阳火。

夫火非水不制，何以饮外水而渴甚，岂水不可以制火乎？不知真水可以制邪火，外水非真水也，安得不加横乎？所以阳火宜用寒凉，以少止其渴。阴火宜用温补，以止其口渴也。而阴症、阳症，何以辨之？大约阳症口渴者，其脉必洪大而数实；阴症口渴者，其脉必细数，即或洪大，按之必无力。然而，不可拘也，吾又辨其舌之燥滑也。阳症，舌必燥；阴症，舌必滑也。燥用寒凉以泻火，滑用温补以解毒，又何疑乎？

然，更须分已溃、未溃而治之。未溃而作渴者多是火毒之盛；已溃而作渴者，尽是气血之虚。故未溃之前，可用泻于补之中；而已溃之后，但可补而不可泻也。虽古人治法止论已溃、未溃，皆用加减八味丸治之大效，然此乃治阴痈之法也，倘是阳症，其中有肉桂在内，吾恐反济其火矣。虽六味丸多是补水之味，水足自能制火，然而星星之火，能烧万顷之山，万一火盛，水不足以济之，未必不转助其焰，而动其祸也，是加减八味丸以治痈疽之初发，尚非法之善也。盖阴症可用热剂，而阳症断不宜遽用热剂，又在人临症以便通之耳。

疮疡秘结论

疮疡之发，发于火也。火发必犯于心，火即移其热于大肠，而闭结之病生矣。夫心与小肠为表里，宜移其热于小肠，何故移热于大肠乎？不知大肠虽不与心为表里，而实与肺为表里也。心得火毒，未有不转移于肺者，刑肺即刑大肠矣。况火毒最烈，肺自难受，自分其焰与大肠。而大肠属金，最畏者火也。且火又甚酷，其烁金也必甚，则干燥可立而待矣。

或曰：疮疡之火既分阴阳，阳火宜刑大肠矣，若阴火之疮疡，宜无犯于大肠，而何以偏多闭结耶？夫阴火者，虚火也。虚火者，半出肾肝。肝肾之火，乃雷火也。雷火最能烁水，试看浓阴大雨之时，一闻雷震而云收雨止，正烁水之明验。故雷火不动即已，动则引心包之火而沸腾，引阳明之火而震荡。火多则水涸，水涸而大肠何能润泽乎？惟是疮疡之阴火，乃邪火也，何肾肝之雷火助之乎？不知邪火出于肝肾，则雷火与邪火相合，竟不能分孰为邪火，孰为雷火矣。

但火有阴阳之分，而成闭结则一，治法亦可相同乎？而不可同也。大约阳火闭结，可用攻以通之。阴火闭结，可用补以润之也。阳火未溃之前，于攻之中而顾其脱；阳火已溃之后，于补之内即防其通。

阴火未溃之前，不防化毒以润肠；阴火已溃之后，切戒攻毒以伤胃。盖老幼之虚实不等，少不谨慎，便至死亡，乌可妄用驱逐峻利之药哉？

疮疡痛痒麻木论

经云：诸痛为实，诸痒为虚。实者，邪实也。虚者，正虚也。邪实多是阳症，正虚多是阴疴。

凡疮疡之生，肿而大痛者，阳邪之大实也。肿而微痛者，阳邪之差实也。小痛而大痒者，阳中之阴大虚也。大痛而微痒者，阳中之阴少虚也。大痒而不痛者，阴大虚而无阳也。微痒而不痛者，阴微虚而无阳也。更有麻木而不知痛痒，为阴虚而不能通于阳，阳虚而不能运于阴也。

论其轻重，似乎痛重于痒与麻木也，而孰知不然。盖疮疡最重者，莫过于痒，其次则在麻木。凡阴痈初发，多起于痒。人见皮肤之痒，手抓搔之为快，往往痒变为痛，遂至败坏决裂而不可治。盖痈乃阳毒，而痒乃阴毒也。夫同是火毒，胡为阴毒烈于阳毒？大约阴痈之生，半成于鬼祟之缠人，祟凭人身，未敢骤侵，先以痒试之。故初发之时，每每作痒，及至人自抓搔，鬼无所畏，乃大肆其侵凌，故大痒而转变为痛矣。

治之法，宜于大痒之时，即用大补之药，而佐之化毒之品，重剂以治之，则火毒随手而散，万不可待其大痛而后治之也。以阴痈之生，虽成于鬼祟之缠身，然必正气大虚，邪始得而入之也。设正气不虚，邪将安入？故救大痒之阴痈，必须大补气血为主。盖阳毒可用攻毒之剂，而阴毒必须用补正之药也。

或曰：疮疡初起，虽发大痒，而所痒之部位不大，未必皆鬼祟之缠身，何必以补气补血之大剂治之？然古人云，外大如豆，内大如拳；外大如拳，内大如盘，未必单言背痈也。吾以为凡生疮疡而大痒者，皆当作是想，岂可以所痒之部位甚小，而轻视之乎？至于麻木，则非大痒可比，不妨缓缓治之，然亦宜分已未溃也。未溃之先而麻木者，邪毒壅于经络；已溃之后而麻木者，正气耗于肌肤。无难审量而用药也。

疮疡寒热论

疮疡初起，轻者不发寒热，重者未有不发寒热者也。但发热于未溃之前者轻，发热于已溃之后者重。恶寒于未溃之前者重，恶寒于已溃之后者轻。盖火毒发越，邪正交战，阴弱则生热，阳微则恶寒。似乎未溃发热，乃阴血之衰，其阳气正旺也，阳旺则火毒必炽，而吾以为轻者，以阳旺不至于变阴耳。未溃恶寒，乃阳气之虚，其阴血正胜也，阴胜则疮肉易生，而吾以为重者，以阴胜必至于耗阳耳。已溃发热，或疑阴变阳也，谁知乃阴虚而不能济阳乎？故病重。已溃恶寒，或疑阳变阴也，谁知是阳虚而不能济阴乎？故病轻也。

既知寒热之重轻，见其寒而补其阳，见其热而补其阴，何疮疡之难治乎？然而，寒热无常，有昼寒而夜热，有昼热而夜寒，有日夜恶寒而不发热，有日夜发热而不恶寒，又将何法以治之哉？嗟乎！恶寒者，非寒也，恶热者，非热也。见其寒峻补其阳气，而不必泄其阴；见其热峻补其阴血，而不必泄其阳。自然热者不热，而寒者不寒也。

或曰：疮疡之生皆火毒也，不消火毒而但补其阴阳，毋乃不可乎？讵识正旺而邪自退也。况补阳之味，未尝无消毒之味也；补阳之品，未尝无散火之品也。否则，于补气补血之中，而寓之消毒散火之剂，又未为不可耳。惟是常症易治，变症难治，倘发热而痛，恶寒而躁，又不可拘热用补阴、寒用补阳之法，恐有寒盛格阳、热盛拒阴之症，别当用从治之药。寒因热用、热因寒用之为得也。

疮疡变脓血论

疮疡治法，断不可因循失治，致痒成脓，往往火毒势大，烂成如盆之大，而不可救疗。所贵于未成脓之先，而急内消之也。然，既已成脓，乌可无辨之法乎？

辨法奈何？疮有生熟，脓有深浅、多少，按其疮头之痛与不痛、软与不软，而知之也。微按之而辄痛者，脓浅也；大按之而痛者，脓深也。按之坚厚不甚热痛者，未成脓也；按之软薄而即起者，有脓也；不复起者，无脓也。有脓可针，无脓不可针也。脓深者可深刺，脓浅者宜浅刺，岂可一概刺乎？近世外科医工，动谓火毒在内，若不开刀，侵溃好肉。如肘膝，枢纽关切之所，筋骨败坏必成废人，断须外泄，毋论可刺不可刺，轻用刀针，每有无脓之痈，一开疮口，鲜血逆流，立时厥去，皆不审其脓之有无耳。

夫疮痈有阴阳之异，阳症可以刀刺，阴症切戒轻易动刀。盖阳症之毒浅，阴症之毒深。毒浅，一举刀而毒易泄，必走于外；毒深，一举刀而毒难出，反攻于内矣。及至攻于内而烂筋坏肉，则内外两败，艰于收拾，卒至死亡。医者病家，皆叹疡痈之横也，讵知祸成于轻易之动针乎。吾非禁人之用刺法也。刺之当，则死症可以变生；刺之不当，则轻病必至变重。余亲见数人，皆因刺而危，几至不救，后用参、芪、金银花之类，大剂煎饮，始得收功，故引此为戒也。

铎又曰：辨脓之法既已尽知，而辨血之法又不可不知也。无脓而流血者，皆五脏之气不充也。五脏之气不充，则阴虚而火动矣。安得无血乎？虚火动者，疮必流血，当审其经以救之。故肝虚而火动者，血必妄行也。心虚而火动者，血必无主也。脾虚而火动者，血必难统也。肺虚而火动者，血必上行也。肾虚而火动者，血必浮游也。此脏气之虚火如此。若六腑虚火之动，何独不然？然治其脏而腑亦安。补其脏而腑亦戢。然，安腑不能安脏，补脏必能补腑。故补气即是补血，补血难以补气，盖气补即是血补，气安即是血安也。

疮疡险地论

经言：五脏不调，致生疽；六腑不和，致生痈。有二三日即杀人者。有十余日杀人者，有一月杀人者，有数月杀人者。盖火毒轻，则杀人缓；火毒重，则杀人急也。大约杀人之疮疡，皆生于险地。夫痈疽之生，原无定位，生于平地，虽大而无危；生于险地，虽小而必死。

险地者，一在脑户，一在舌本，一在悬雍，一在喉节，一在胡脉，一在五脏俞穴，一在五脏系脉，一在两乳，一在心鸠尾，一在两手鱼，一在肠屈之间，一在小道之后，一在九孔，一在两腨肠，一在神主之舍，一在伏兔，一在两鬓，一在两颐，一在股胻，一在两胁，一在于尻，一在两腋。此皆至险之处也。生此部位，十人九死。然初发之时，急用补气补血之味，而佐之散火消毒之品，亦可立时而愈，转祸为祥。无如世人，初发之时，皆不以为急，往往养成大患，卒至于不可救也。

夫天下何人不以性命为重？安于因循而失治者，亦有其故。盖痈疮发于险地者，每小痛而不甚大痛，每大痒而不甚小痒。或发如米粒之泡，或起如疥疮之头，其状似微小，而不足介意，讵知乃至凶至恶之兆乎？古人云：见有小异，即须大惊！正言险地之疮疡也。吾愿世人，险地初生凶恶之兆，忙急早治，即服补气补血、泻火败毒之剂，未必不救。然，亦须忏悔绝欲，始能祟去身安，否则正未可知也。

疮疡死肉论

夫疮疡治法，无非护其生肉，不至于同死也。然，未死之肉，可以护之不死，未闻已死之肉，可以养之重生。岂特不可重生，且当使之速去。盖死肉不存，而后生肉可长也。如痈疽各疡，如杨梅、结毒、臁疮、便毒、疔肿、溃烂等疮，其中多有死肉，存蚀好肉，苦痛难禁，以致新肉不长。徒用生肌之药，彼此两停，不胜臭腐之侵，愈加败烂。毋论断者不可复续，譬毒如狼虎蛇蝎，岂可共处一室？自然畏避之，而不敢祛，况敢和合而后聚乎？无怪其久而不生肉也。必须用刀针割去死肉，后以生肌之散敷之，内助之以补气补血之药，不必又用败毒散火之汤，自然死肉去而新肉易生，外毒亡而内易补。世人不知，惟以敷贴膏药为神奇，全不晓存留败腐为凶恶，为可叹息也。

更有疮疡溃后，不加谨慎，动生气恼，虽死肉已无，而忽长胬肉，亦宜用刀割去，不可谓是新肉，而戒用刀针也。盖胬肉胀满，垒高形突，其状难观，倘生于面目、手足之间，亦甚丑态，故必须去之也。或疑恼怒不戒，何便至胀生胬肉？盖怒气伤肝，肝伤必至克脾。脾主肌肉，脾伤则疮口肉胀。倘畏用刀针，疮口平复，必有高突之象。或用乌梅烧灰，少加轻粉，一上即疮平，且无痕迹，又治法之巧者也。

卷三

疮疡生于富贵论

疮疡之生，无分富贵贫贱。然而，贫贱之人，往往易治，富贵之家，每每难治，其故何也？盖富贵之家所食者，燔熬烹炙之物也。居处安逸，姬妾众多，未免逸则思乐，乐则思淫，淫则泄精必甚。泄精既甚，则肾水亏涸。水去而火必动，火动而水更衰，必至阴阳两亏，临垆（房事）不振。于是服热药以助之，又嫌药力之微也，复修合金石等药，以博其久战之欢。然而，金石之药，只可助火，而不能助气。夫助气之药，舍人参无他味也。惟是富贵之人，贪欢者多，而吝惜者正复不少。用热药以助火，非多加人参不足以驾驭其猛烈之威。无奈人参价用高，方士劝多用人参，富贵人必有难色，乃迁就而改用他味，未免力薄势衰，火旺无制，而肾火沸腾矣。火胜，则外势坚举而不肯倒，自必多入房以快欲。愈战愈酣，火益炽而水益干，水干则难以伏火，而热乃化毒，结于肠胃矣。久之，水涸火炎，阳易举而亦易泄，心甚贪欢，或有忍精强战之时，火毒乃变为脓血，每于不可思虑之处，而生痈生疽也。

故贫贱之人所生者，半是阳毒，而富贵之人所生者，尽是阴疮。以其结毒在于阴处，故所发亦在阴之部位。阳毒易消，阴毒难化，又何疑乎？虽然，阴阳之毒，总贵早治。治若早，皆可速愈。但阳宜清补以消毒，阴宜温补以化毒也。

疔疮形症论

疔疮之症，其形多端。近人有分三十四种者，亦象形而名之也。其实，分五色以配五脏，庶足以包之，不必多立名色也。

如疔生于心经，其色赤，其形生于心脏之俞、募、经、井之端，或手之小指，身热心烦，睡卧不安，口干燥，其痛应心，小便短赤，面红紫，舌上有裂纹，或有珠子。如疔生于肝经，其色青，其形生于肝脏之部位，或在胁肋，或在足之大指之端，其症寒热头项痛，眼中发火光，口苦胁痛，小便难而青。如疔生于脾经，其色黄，其形多生脾脏之部位，其症不食，多呕吐。如疔生于肺经，其色白，其形多生肺脏之部位经络，或生于手之大指，其症发热咳嗽。如疔生于肾经，其色黑，其形多生于肾脏经络部位，足之小指，涌泉等穴，其症寒热，面色黚。此五脏之疔也。

凡见色黑者，即治其肾，凡见色白者，即治其肺；凡见色黄者，即治其脾；凡见色青者，则治其肝；凡见色红者，即治其心。而佐之解毒托里之药，何疔之不尽愈乎？况因其形色而察其经络尤百不失一也，此古人所以只言五疔，而不多其名目者，诚得其要也。

然，吾更有兼治之法。一见诸般疔毒，除头项之上，开手即用艾火灸之。痛者灸至不痛，不痛者灸至痛而止。随用金银花三两、紫花地丁一两、白矾三钱、生甘草三钱、当归一两，水煎服之，则各疔无不尽愈。倘人畏灸，即单以此方煎服二剂，亦无不尽愈者也。虽有缓急之分，生死之异，皆不必问。惟色欲则断断宜忌，犯之不可救疗，非吾方之不神也。

痈疡疽疔，但有阴阳、内外、虚实之分，无大小之别。《外科精要》之书，乃谓二寸至五寸为痈、五分至一寸为疽者谬，以小者为疗，尤谬之谬也。灸法，上头项禁灸，余疗无不可灸也。但服前方，实救死之法，人宜知之。

疮疡阴阳真假论

经曰：诸痛痒疮，皆属心火。似乎疡疮痈疽，无非阳火也，谁知阳能变阴，阴难济阳，无有一定之规乎？夫阳火之旺，乃阳水之亏也。本是阳症，亦宜补阳以济之。况原是阴症，反用消耗之药，必至损伤而更涸其阴，安得不变生偏胜之祸哉！

如疮毒初起，筋挛骨痛，此寒气之肿，八风之变也。非阴症似阳乎？不用温散，而妄用寒凉，或食生冷之物，使疮毒内陷，遂至阴极似火，甚而烦闷之症生。苟不用温暖之药，则阴不能退，而阳不能回也。如疮毒初起，色紫皮赤，肿突作痛，恶寒喜暖，非阳症似阴乎？不用寒散，而妄用辛热，或食燔炙之味，使疮毒外腐，遂知阳极似水，甚而昏愦之祸作。苟不用冷泻之药，则阳不能制，而阴不能生也。

然而，阳似阴者易疗，阴似阳者难医。世有疮疡大烂，洞见腑脏，或见筋骨，疮口黑陷，身不能卧，口不能食，人认为阳症之败坏也。讵知是阴虚而不能变阳乎？夫溃烂而至于脏腑筋骨之皆见，此从前不用补剂，使毒过于燃烧，将好皮肉尽化为瘀腐耳。口不思食，本不可救，然用参、芪、归、熟佐之化毒之品，亦往往有得生者。倘日以解毒为事，绝不去补气血之阴，则阴不能变阳，又安能死变为生哉！更世有疮疡将愈而不收口，百药敷之绝无一验，人以为余毒之未净也。讵知是阴虚而不能济阳乎？

夫独阴不生，而孤阳亦不长也。疮疡致脓血已净，则阳必大虚。只补其阳，则阳旺阴虚。阳虽有济阴之心，而阴实无济阳之力。所以，愈补阳而阴愈虚，阴愈虚而疮口愈难合也。倘错疑毒之未净，用败毒之剂，则已虚益虚，不特损阴，而兼损阳矣。助阳尚难补阴，况克毒又安能济阳哉？此皆不识阴阳之真假，毋怪施治之误也。大约未溃之前，多有阴症似阳之病。若已溃之后，虽阳症亦作阴症治之，故俱宜用补，而不可用散，此实不传之秘诀也。

妊娠疮疡论

孕妇亦往往有生疮疡者，不可与无孕妇人一概轻治之也。盖妇人怀孕，宜护其胎，一有损伤，其胎立堕，轻则杀子，重则并其母而亦亡矣，可不慎哉！

或曰：孕妇既生疮毒，岂可以不治？治之不知妇女既已怀孕，其气血半已荫胎，若再用败毒之药，重伤气血，安得不堕胎乎？虽有故无殒，略消化其毒，亦正无害，然亦宜于补气补血之中，而少佐之以泻火败毒之味，则在腹之胎无损，而在肤之疮亦易散也。至于已产之后，毋论泻火败毒，万不可施，即少少内托，亦宜禁绝。盖产后亡血过多，血室空虚，只存游气，一用消耗之药，辄有头晕眼花之症，况竟消耗之乎？如夺命返魂诸丹，其名则美，其实则恶，恐有砒、硼、硝、黄、巴、麝等味在内，其性暴悍，安禁其攻击乎？每每有下喉而辄亡者。

治之法，惟大补其气血，而不必兼治疮疡。盖产妇生疮，尽是阴疡，而非阳疡。阴疡在常人尚纯用补剂，产妇阴虚，更无疑也，不补其阴，又将何补哉？惟是产妇阴寒，补阴恐不能济阳也，必须补阳以生阴。而补阳之中，更宜用温暖之味，使荣卫通行，气血流转，则毒气不必攻而自散矣。否则，恐致虚损成瘵，甚或疮口不敛，卒至败坏而不可救也。

疮疡肥瘦人不同论

古人云：肥人多湿，瘦人多火。湿多则痰盛而气虚，火多则液干而血少。倘生痈疽疮毒，亦可同治之乎？论理，气虚者补气以消火毒，血虚者补血以消火毒，似乎深得病机也。然而，气非血以相养，则气虚不能遽旺也。血非气以相生，则血虚不能骤盛也。盖肥瘦之人，分火多、湿多则可，分气虚、血少则不可。

夫气虚之人，岂即血之旺乎？血少之人，岂即气之盛乎？愚意气血必须兼补，当略分轻重。如肥人而生疮疡也，补阳气之虚，消痰化毒，而不可耗其血。如瘦人而生疮疡也，补阴血之亏，消火败毒，而不可散其气。如是，则血足以助气，气旺而火毒易发，自发于表，而不至遁入于里，有阳或变阴之祸。气足以生血，血旺而火毒易消，既消于里，而不至留滞于表，有阴难济阳之忧。倘肥人但攻其毒，补阳而不补阴；瘦人但攻火毒，补阴而不补阳，皆非治法之善也。

必气虚者，重补其气，而轻补其血。血虚者，重补其血，而轻补其气，则阴阳两平。而肥人瘦人之疮疡，无难速效也。

疮疡随症用药论

疮疡之症，有阴有阳，大约痛者为阳，痒者为阴也。未溃之前，多是阳症，间有阴症，未有不先痒者。

阳症初起，其痛异常，其形高突，当用内疏之药，使阳火之毒外散而不遁入于里也。阳症已成，其皮必红，其头必软，当用内托之药，使阳火之毒内溃，而尽出于表也。阳症已溃，其肉必腐，其脓必多，当用大补之药，使毒散而不留，火泄而不陷，长肉生肌，而和活其表里也。

若阴症则不然。阴症初起便虚，即当用大补之药，不比阳症因脓溃而始虚也。故内疏，亦必大补以疏之；内托，亦必大补以托之。不必待其脓血已溃而后补之也。

然而，阳症之变甚多，而阴症尤甚。既有变症，岂可无变法以治之乎？夫变症蜂起，每在已溃之后，而不在初起之时。如溃后头疼，托里方中不妨加川芎、蔓荆子；溃后惊悸，必宜加人参、茯神、朱砂；寒热往来，加柴胡、地骨皮；口渴不止，加天花粉、玄参；大便秘结，加大黄、麻仁；小便不通，加茯苓、琥珀、木通、车前；心虚烦闷，加天冬、远志；四肢厥冷，加附子、干姜；或呕或吐，加生姜、半夏；脓多者，加川芎、当归；血多者，倍人参、芪、术；口不收者，加白蔹、白及；皮肉陷者，加肉桂、芪、附；风痒痛者，加防风、天麻；肌肉死者，加独活、官桂；疼痛极者，加没药、乳香。此皆治阳症之变法也。若阴疡变症，惟有大用人参、芪、术，多加金银花、肉桂、附子之类，庶可定变于非常。万不可执阳症治法，以治阴变之疡也。

疮疡开住论

疮疡阳症，其成脓之后，必决窦而出，或刀开其头，脓血迸流。皆火一泄而即住，必不走开沿烂无底止也。有一等疮，不大突，焮肿痛疼，或重或轻，轻者麻木而不知。倘生于背上，如山之重，重者宛如刀割刺戳，五七日后，或一头从上开发，或两头开发，或左右上下开发，侵展不住。虽《内经》谓不善调养，乃七情之扰，房劳之变，秽气所撞，恶气所袭也。

然而，所言亦言其阳症，而非兼指阴症也。大约开发不住，阴症居多。非大补气血之剂，以托于内，非至妙收敛之药，以敷于外，则内必冲突，而外多腐烂也。肌肉腐烂，则气血倍伤，将来收口，自然艰难，而目前脓血，何以止遏？势必溃坏，而不可救矣。故疮口不开，则毒必留中，恐有奔心入脏之惧。然疮口大开，则毒又沿外，恐有烂肤坏肉之虞。夫奔心入脏，与烂肤坏肉相较，似乎少间。谁知烂肤坏肉、一发而不住者，皆毒气奔之心变也。所以，用大补以卫其脏腑，兼用收敛以护其肌肤。盖两相顾而两相治也。

或曰：专补其内，则气血流动，何畏腐坏乎？不知火毒正炽，其冲决之势，甚横而且烈，所到之处，生肉即变为瘀肉矣。肉既变瘀，安能不开发而外出乎？故必须内补而外敷，则生肉有保守之资，可恃无恐，而火毒内难存留，自然尽发于外，并作一窍而出，断不至再为开发也。

疮疡火灸论

近人治疮疡，动尚艾灸。谁知疮疡亦有宜灸、不宜灸之分乎？

大约阳疮之痈疽不灸，而阴症之痈疽必宜灸也。盖阳症之痈疽发于外也，若用灸法，则毒入于内而不出，反多变症之生。阴症之痈疽陷于内也，若不用灸法，则毒难发外而居中，自多丧亡之祸。而灸法若何？先用白纸一张，口含水噀湿，铺于疮面之上，看其何处先白，即疮痈之总口也。以墨笔点定其穴，用大蒜切片，如一分之厚，贴于穴上，隔蒜灸之。世有用附子片者，有用生姜片者，皆可用，总不若蒜片之更胜。初灸即痛，必灸至不痛始止。初灸不痛，必灸至痛始止。自一痏至数十痏，或至数百痏，不可半途即撤也。若初灸麻痒者，亦必灸至痛而止。盖毒随火化，自然内之火毒，随外之艾火而宣散也，实至奇至神之法，不可视为寻常而轻忽之。

然而，阴症之痈疽，亦有不可灸者，又宜知之。阴症痈疽在颈以下者，无不可灸。而生在颈以上者，即是阴症，断断忌灸。盖颈之上，头面也，六阳之首，而顶通于脑。一用火攻，则火毒无内藏之处，必遁入于泥丸（指大脑），而不能出，转成不可救之症矣。世人误认灸法神奇，毋论可灸不可灸，一概用艾火灸之。灸之不效，归咎于疮疡之拙也，而不知是误灸之故也。更有肾俞一穴，在两腰脊旁，系内肾命根，此处亦断不可灸。盖因水亏火动，故尔发疮。若再加火灸，愈添火炽，其水益涸，必致疮口黑陷，昏闷而死，可不戒欤？大约阴虚之人，毋论生疽在首、在腰，俱不可灸。往往有因灸而犯虚虚之禁。

世人竞尚灸法，余特著此篇，与疮家共商之云。

疮疡刀针论

疮疡之发，发于脏腑，非发于肌肉皮肤也。善治者、五日之内，原可内消。因内消蹉跎，以致发越于外。五日内，急用内治，尚可消化于无形也。不意仍复因循，八九日遂成高突之势，疼痛作脓，不得不用刀针去其脓而泻其火，败其毒而全其肉也。若危恶之症，发于致命之所，祸在反掌，不得不刺，故砭石、镵针、刀镰之类，皆古人所制为决疮毒之器也。古人岂好为忍心，诚有所不得已耳。然则，刀针之类，古人不得已而用之。今人不论可刺不可刺，动用针以去脓，动用刀以割肉，往往有无脓而迸血，割肉以损肌，疮疡不愈而变症蜂起，归咎于刀针，岂不冤哉？

我今商一用刀针之法：见有脓，急用针而不可缓，否则宁少迟也。见瘀肉，急用刀而不宜徐，否则宁少延也。何至于误用乎？或人畏用刀针，而疮口已软，脓血已多，急宜割刺。又有代针、代刀之药服之，顷刻皮破而脓溃。敷之须臾，肉化而肌生，亦仁心神术也。愿医工留意而亟施之也，万勿归咎于不肯刺割而不可救，遂坐以待毙也。变通之法，原在乎人，救疗之方，岂只一术？亦贵临症者善用耳。

或曰：疮疡既可内消，何必又尚刀针？不知迟用内消之药，则火毒内攻，暗烁肌肉。外口虽小，其内之窟正宽广也。譬如贼居深山之中，无官兵攻散，巢居穴处，将辟土自王，而外边关隘，过作细小，彼惟恐人知，聊以掩饰耳。倘不破其关隘，则其势日张，延蔓无已，罔所顾忌，呼朋引党，势必民化为盗，而好肉变为腐肉矣。故必须用刀针，刺其外边疮口之皮，决其内中浵瞒（瞒通漫）之势，则内无隐藏，毒可星散。然后，外用膏药、末药，呼其脓而护肌，内复用汤剂，散其毒而还元，此剿抚并施之妙法也。倘专尚刀针，而略去膏、末、汤剂，亦未为十全耳。

又曰：人有畏用刀针，有用蟥针者，亦变法也。法用笔一个，入蚂蟥一条，以管口封疮头，使蚂蟥吮疮之脓血，其毒即散，如疮大，须换三四条。若吮正穴，蟥必死矣，累效之法也。但可施于血实毒浅之症，而不可施于阴症毒重之人，徒竭其血于外，而内实无益也。

又曰：人身有太乙人神在各穴中，最宜忌之。如逐年尻神、逐日人神之类。查历本书之颇详，偶一犯忌禁，其疮疡难愈。

卷四

疮疡敷药论

疮疡内散，第一善法也。至疮口已溃，内不能散，必须外治之矣。外治之法最多，大约敷法为佳。

敷者，化也、散也，乃化散其毒，使不壅滞耳。然，疮疡之缓急不同，火毒之冷热亦异，必须敷得其宜而后效验始速。如赤肿焮痛，此阳火之毒也，宜用寒性化毒败火之药敷之。如不变色而肿势深暗者，此阴火之毒也，宜用温性化毒败火之药敷之。如不热不凉，此半阴半阳之火毒也，宜用和解化毒败火之药敷之。自然肌肉不坏，而毒随药散，火随药消，脓易熟而肉不败也。

倘宜寒而用热，愈增其外炎；倘宜热而用寒，益添其内陷；倘宜和解而用攻击，自至于败坏而不止也。总之，疮疡贵内外兼治，而敷药亦不可猛浪轻忽，要贵用得宜耳。

又曰：疮疡既以阴阳辨之矣，而阴阳之中俱用敷药贴之。如阳症用寒药贴之，期其必散也，后用热药散之，不可竟（竟指尽）用寒药也。如阴疮初起，即用热药，后不必又用寒药也。如半阴半阳，以敷药和之，杂用温药散之，不可用先寒、后用热也。故不必论其皮之厚薄，或先或后，或干或湿，或生或死，或香或臭，惟以三者消息之，断不爽也。

疮疡治法论

疮疡治法甚多，针灸之外，有用溻浴之法者，有用熏炙之法者，有用点照之法者，有用追蚀之法者，有用蒸之法者，有用吸之法者，有用烙之法者。用之得宜，皆可奏功。用之失宜，皆能败绩。余所以一概弃而不用也，古人创造诸法，未尝不效，故留法以示人，而无如后人不善用之，反至取败耳。

夫有效有不效，尚非万全之法，况无功而有败，又何取哉？余近得异人之传，皆以内治收功，并不见有败坏之时。间有败坏之症，多是垂成别用以上外治之法，而变迁之也。故余益信溻浴、熏炙、点照、追蚀、蒸、吸、烙，尽非良法也。宇宙之大，铎何敢谓诸法尽可废弃，或别有仙传，制度得宜，奏效如响，亦未可知，而铎实未遇之也。

以上诸法之内，追蚀而用水蛭以吮血，吸治而用蟾蜍以收火，无害有益，似可用之。余则未敢信其皆善也。总之，争先之法，莫妙用内治为良。内治必须急早治之，尽治之早，则必散之速。治之缓，则必散之迟。何苦因循懈怠，必俟成脓出毒后，用诸法之纷纷哉。

疮疡调护论

疮疡火毒，亦甚大矣哉。而世人往往轻视，自以性命为儿戏也。大痈恶疔，至危至险，出生入死，多在呼吸之际，必宜谨慎。即小疮细疥，亦不可轻忽。盖七情犯之，十恶冲之，或食异禽野兽之味，未溃者忽变为深陷，已溃者倏易为黑紫。终年累月，医疗不转，可不慎乎？

无如世人，偏易相犯，其间诸忌之中，尤宜慎者，恼怒与色欲耳。然而，犯恼怒者，不过疮口有疼痛开裂之虞，若一犯色欲，则瘀肉有冰冻之苦，新肉有流水之害。然，此犹阳症之疮疡也。苟是阴症，一犯色欲，多至暴亡。非大用人参、芪、术、归、熟，而重加金银花、桂、附之品以急救之，断无生理。万不可仍治其毒，而夭人性命也。世人何苦贪片刻之欢愉，受长夜之疼痛乎？

或谓疮口开裂流水，毕竟有火毒留于其中，恐纯用大补终非救疗之法。不知疮疡已溃之后，原作阴虚治疗，况已结痂而复碎，况已止血而流水，又有何火何毒，可已虚而重虚乎？毋怪顷刻之骤亡也。吾愿行医者，时将危语，陈说于病人前，庶几少知畏惧，不至轻蹈色欲之戒乎。说知故犯，罪在病人，自取速亡，与医者何咎哉。或曰：先生既云犯色欲之禁者，必用大补。乃用金银花，独非泻毒之物乎？何所取而用之？不知金银花虽曰化毒，实亦补气血之品也。诚恐余毒犹存，故尔用之，取其补而能敛，非取其泻而去火也。倘真信其无毒，而单用补剂，尤治疗之神，铎又何敢议哉。

又曰：疮疡饮食之间，最宜细慎。如食驴、马、驼、骡、猪、狗、鱼、虾、蟹、鳖自死之属，如鹅、鸭、鸿、雁、鹰、雀、鸳、鹭、鸠、鸦、鸡、雉能言之类，如獐、鹿、狐、兔、虎、豹、熊、豺毒死之辈，如黄瓜、茄子、胡荽、生姜、蓼、芥、葱、蒜、薤、韭之物，如桃、杏、枣、栗、梨、樱、柿未熟之品，如馒首、蒸饼、馄饨，及燔、熬、煎、炙、油腻、饱食，均宜忌之。惟羊肉、蔓萝卜与黄白米粮可用。

舍痈从症论

疮疡之症，变怪百端，然皆因火毒之盛也。但火毒在未溃之前，其势甚凶，其祸少缓；而火毒当已溃之后，其势大衰，其祸更速。

夫势凶则祸速宜也，何故势衰而祸转不缓乎？不知痈疽与各恶疮，当脓血崩泄之余，其邪火热毒尽行外越，所存余血，尽化为脓，且随之而同败，惟一口正气，留恋于躯壳之中，又有何实之有？或譬如强贼久居村庄，一旦变乱，劫人资财，掳人妻女，将各家金钱，尽行席卷，驱少壮良民，皆为盗党而去。而城市空虚，所存父老子弟，非孱弱幼小，即疮痍杀伤之辈，自救不遑，安能重整戈矛，再图争战乎？且冠盗虽去，而无衣无食，何以度日，自然枵腹难熬，变生疾病，疗生之不暇，又焉能修我墙垣、戢理茅舍乎？其捉襟露肘之苦，有不可言语形容者。于是痛定思痛，窘迫之状，百倍于强梁。现在之日，往往民欲不从，而不可得者。故疮疡已溃之祸，转未溃之前而更速也。所以，未溃之前，变止在于攻突之内，而已溃之后，变每出于败坏之余，实有意想之所不到者。当观其所变以治症，而不可执其经以治病也。倘执经以治变，未有不速之死者矣。

然则，治变之法奈何？大补其胃气，而不必问其火毒之存与不存者，此舍痈治症之法，即定变救痈之法也。名为舍痈，正所以疗痈耳，愿与同人共商之焉。

舍脉从痈论

疮疡之脉，未有不紧、数、洪、大者，或浮而弦，或细而数，或涩而紧，或滑而洪。种种不同，必须辨其阴阳。大约细涩者，阴也；紧、数、洪、大、浮、滑，皆阳也。

然，阴阳之脉，更须分别已、未溃观之。未溃之时，脉见紧、数、洪、大、浮、滑、弦、实者，乃顺之脉也；若见细、涩等脉，则逆矣。已溃之时，脉见浮、沉、迟、细、软、弱、涩，乃顺之脉也。若见洪、大等脉，则逆矣。然而，顺逆不常，虚实宜别，脉可执而不可尽执也。脉既不可尽执，而痈则可见矣。往往有未溃之前，脉现洪、大而得生，已溃之后，脉现细、涩而反死，盖攻补之异也。大约痈疡各症，未溃宜补以用攻，已溃宜补而不可散。而脉之或洪、大，或细、涩，可不论也。

铎又曰：痈疡有变换之时，脉随痈疡之变换而迁改也。故疮可据之以辨阴阳，而脉不可据之以辨虚实。以可据者可信脉，而不可据者岂可信脉哉？余素信脉者也，但人生痈疡者，有时脉不可全信。所以从阴阳而舍脉也，非脉不可信而全不信。有如此人，亦宜善看痈疡，参酌于二者之间而已。

舍时从痈论

凡四时之际，多发疮疡，非因时而发乎？然，疮疡之发，多缘于火热夏天之时，正火热时也。疮疡生于夏天，谓非火热之极乎？然，夏天疮疡，是火热也。若秋冬之时，其火已散，其热已解，火散热解，其毒已消，不比春天之郁正炽也。故疮疡生于四时，不可与夏天同论，以时有不同也。是以，疮疡生于夏日，与生于四时有异。盖夏日可据时以论症，而四时不可因症以论疴。以夏日有火热，而四时无火热也。

夫夏日之火热，随外而动；四时之火热，随内而生。内无火热，则外之火热何以引之？苟外不必引，而内之火热自动者，以内之火热自甚也。故疮疡生于夏日者，内之火热，因于外之火热相逼也。疮疡生于四时者，内之火热，不因于外之火热相逼也。所以，生于四时者，转夏日而更重。舍时从痈，又何疑哉！

然则，肿赤烦躁，发热饮冷，便秘作渴，脉洪数而实，虽在严寒之时，皆火热也。必用苦寒之药，泻其阳而救其阴，则火热自散。乌可因时冷而用热药哉？若脉细皮寒，泻痢肠鸣，饮食不入，呕吐无时，手足逆冷，虽在盛暑之时，皆寒冷也。必用辛热之剂，散其阴而回其阳，则火热自解。乌可因时热而用寒药哉？诚以夏日不可与春日并断，而尤不可与秋冬并论也。四时五虚五实之不同，而疮疡不可拘也。若泥而执之，则误之甚矣。

又曰：五实之症，如肿赤烦躁、发热引冷、便闭作渴、脉洪数者是也。虽生于严寒，必用大苦寒之药，泻其阳以救阴也。五虚之症，如脉细皮寒、泻痢肠鸣、饮食不入、呕吐无时、手足逆冷者是也。虽生于盛暑，必用大辛热之剂，散其阴以回阳也。若寒时治寒，热时治热，鲜不误矣。

疮疡用金银花论

疮疡必用金银花者，以金银花可以消火毒也。然，毒实不同，有阴毒、阳毒之分。其毒之至者，皆火热之极也。金银花最能消火热之毒，而又不耗气血，故消火毒之药，必用金银花也。以金银花可以夺命，不分阴阳，皆可治之。盖此药为纯补之味，而又善消火毒，无奈世人以其消毒去火而不肯多用，遂至无功，而且轻变重而重变死也。若能多用，何不可夺命于须臾，起死于顷刻哉？诚以金银花少用则力单，多用则力厚而功巨也。故疮疡一门，舍此味无第二品也。

所以，疮疡初起，必用金银花，可以止痛；疮疡溃脓，必用金银花，可以去眩；疮疡收口，必用金银花，可以起陷。然，此犹补阳症之疮疡也。若阴症初生，背必如山之重，服金银花而背轻矣；阴症溃脓，心如火焚，必服金银花而心凉矣；阴症收口，疮如刀割，必服金银花而皮痒矣。然，此犹阴症而无大变也。苟痛痒之未知，昏愦之罔察，内可洞其肺肝，外可窥其皮骨，饮之而不欲，食之而不知，惟金银花与同人参大剂治之，亦可以夺命而返魂也。

谁谓金银花岂小补之物哉？而世人弃之者，因识其小而忘其大。是以，他物可以少用，而金银花必须多用也。知金银花之功力若此，又何患哉！

疮疡不可委鬼神论

疮疡昏愦，多是虚症。其见神见鬼者，人谓是前愆夙债耳。夫前愆可以晓盖，夙债可以今偿。每用银钱以买命，弃珠以赎（赎：原作续）怨，亦有得生者。世遂谓有鬼神，可以诚求，可以哀告耳。而孰知不然，盖疮疡之鬼神，因虚而自作。不补其虚，而惟求鬼神之解结，鬼神其肯去乎？

况鬼神之现，必非无由，因虚自召，非真有鬼神也。故补虚而鬼神自绝，不补其虚，虚且难回，鬼神何以去乎？苟能察其自虚，而大用金银花之类佐之参、芪、归、术，则鬼神自去，正归而邪自散也。及至疮疡渐愈，而鬼神暗失，始信前非。谓是无鬼神之论，而仍不信者谓之何哉？

铎又曰：世有生疮疡而召鬼神者，亦有不生疮疡而多集鬼神者，是鬼神不因疮疡而有也。余医疮疡者有年，往往见危困之时，每遇鬼神痛哭呼号，暗击重责而不已者，是疮疡确有鬼神也。及至大用参、芪之后，渐复其元，而佐之消毒去火之剂，健脾和胃之品，正气日旺，邪气日退，不必逐鬼而鬼自走，不必祛神而神自归，岂药可祛逐鬼神乎？可见人虚自召，补虚正祛鬼神之法，非鬼神之果无也。

铎又曰：言鬼而神在其中。尼山云：敬鬼神而远之。远之者，敬之也，非无鬼无神之论。补虚者，正远鬼神也。人能常敬鬼神，断不戕贼身体，致生疮疡，以召鬼神，暗击重责耳。

产妇生疮疡宜用补阴论

古人云：产后必大补气血为主，其他俱从末治。可见产妇未有不虚者。虚则必有补气补血之味，气不补则气衰，血不补则血少，气血衰少者，阴不足故耳。故产妇必以补阴为先，以亡血过多，必至失阴耳。

或谓，阴不可以骤生，必先补气。以气能生血，气旺则血旺，血旺则气益旺矣。不知产妇之生疮疡者，不可徒补气也。补气必至生血，血旺而疮疡同旺者奈何？况疮疡之生，皆血亏耳。血亏则阴愈亏，补阴而疮疡自失，盖阴能制夫阳也。阳受制，则阴日旺矣。阴旺而疮疡之间，有血以润肠胃，有血以荫筋骨，又何火毒之不尽散乎？若补其阳，有不增疮疡之势哉？故补阴于产妇，胜补阳于产妇也。

是以，补阴于阳中，不若补阴于阴中也。大约补阳者四，补阴者六，断无阳旺而阴消矣。

铎又曰：产妇生疮疡，当分别生产与未生产。未生产之前，胎不崩，血未亏也。止补阳以生气，不必补阴以生血，少佐之消毒败火之药，则得矣。已生产之后，血大亏也。惟补阴以生血，兼且补阳以生气，而消毒败火之剂不必佐之也。若虑疮疡之害，而不顾产妇之虚怯，一味消毒败火，鲜不误矣。

疮疡不必随经络用药论

疮疡之生，宜分经络。既有经络，乌可不分哉？吾以为不必分者，以疮疡贵去其火毒，不必逐经逐络而用药也。以疮疡之生，有经络之分，而用药之妙，单以消火毒为主，以火毒去而疮疡自失，经络不必分而自分也。试思解火毒之药，不外金银花与蒲公英之类，若必随经络而分之，亦凿之甚矣！用药胡可杂哉？

铎又曰：疮疡之生，不在一处。若不分别经络，则五脏七腑何以清？头面手足何以辨？不识不知，何所据以治痛痒哉？虽金银花、蒲公英之类，皆可散火消毒，然无佐使之药引之以达于患处，亦不能随经而入之。是经络之药，不可不用，亦不可竟用之耳。

卷五

背　发

诸痈疡发于背者，无非危症，不可谓背属阳，信是阳症而轻视之也。然背之穴道甚多，苟不分言之，则经络舛错，未必能直中病情也。如生于大杼、陶道、身柱之穴，是发于脊之上也；生于神道、灵台、至阳之穴者，是发于脊之正中也；生于脊中之穴者，是发于脊之中下也，皆属督脉之经络。生于肺俞、厥阴俞、心俞、膈俞、肝俞之穴者，是发于背中之两旁也；生于膈关、阳纲、胞肓，秩边之穴者，乃发于背后之两旁也，皆属足太阳膀胱之经络。

夫既是膀胱之经络，似与督脉无甚相干。然而，背脊乃河车之正路，正路之气不通，则边旁歧路尽行秘塞，势必致水火无既济之欢，脏腑有各顾之苦，则周身前后筋脉拘急，其害有不可胜言者。故治太阳之经，必须兼治督脉。以督脉之气，可顺而不可逆也。凡气皆自上而下行，惟任督之气自下而上。自下而上者为顺，自上而下者为逆矣。且督脉，阳脉之海也。足太阳之经，原为督脉之所统领，通足太阳之气，正通督脉之气也。然而，督脉气通，而足太阳之气亦通矣。故治之必须兼也。

以上诸疡，有头向上者，有头向下者，有上下各有头而开发者。或如莲子，或如蜂窠。莲子言其头少，不过一二十也。蜂窠言其头多，不止五六十也。此等痈疡，阳症少而阴症多。总贵拥护心君，不可使火毒内攻。无奈背近于心，最易腐肉穿膜。及至穿膜，百不救一，必须于五日之前，急早治之。以大剂酣饮，庶可夺命于垂危，返魂于将死也。凡疮头开展，止遏不住，不论向上、向下、向左、向右，急宜用收毒等药，敷而围之，自不冲突也。如此救疗，胃气大开，断不至死。

急消汤　岐天师传。治背心之间先发细瘰，后渐渐红肿，高突大痛。

忍冬藤二两　茜草三钱　紫花地丁一两　贝母三钱　甘菊花三钱　黄柏一钱　天花粉三钱　桔梗三钱　水煎服，一剂轻，二剂又轻，三剂全消。

神散阳痈汤　伯高太师传。治背疽阳痈初起。

天花粉五钱　生甘草五钱　茯苓五钱　车前子五钱　贯仲五钱　羌活二钱　黄芩三钱　紫菀三钱　生地一两　柴胡一钱　水煎服，一剂即消大半，二剂全消。若已溃后，不可用矣。

变阳汤　岐天师传。治背心初发小泡，痒甚。已而背重如山，隐隐发红晕，如盘之大，谵语胡言，断阴疽阴痈也，以此方救之。

人参二两　黄芪二两　金银花半斤　附子一钱　荆芥（炒黑）三钱　柴胡二钱　白芍一两　天花粉五钱　生甘草五钱　水十余碗，煎汁二碗。先服一碗，后再服一碗。服后，阴必变阳而作痛。再用一剂，而痛亦消。再服数剂，全愈。

锦庇汤　伯高太师传。治阴痈初起。

黄芪三两　肉桂三钱　生甘草一两　荆芥（炒）三钱　天花粉三钱　贝母二钱　锦地罗五钱　茯苓一两　水煎服，一剂即散大半，三剂全消。

转败汤　岐天师传。治背痈溃烂，洞见肺腑，疮口不收，百药敷之绝无一验，此方治之神效。

麦冬一两　熟地二两　山茱萸一两　人参五钱　肉桂一钱　当归一两　忍冬藤一两　白术五钱　水煎服，五剂全愈。

收肌饮　伯高太师传。治同前。

熟地二两　白术二两　山茱萸一两　人参一两　当归一两　生甘草三钱　甘菊花三钱　肉桂三钱　天花粉二钱　水煎服，一连四剂，疮口自合。必须节守房事一月，否则无功。

定变回生汤　岐天师传。治背疽长肉，疮口已平，偶犯色欲、恼怒，开裂流水，色变紫黑，肉变败坏。

人参四两　黄芪三两　当归二两　北五味子二钱　麦冬二两　肉桂三钱　白术二两　山茱萸五钱　忍冬藤二两　茯苓一两　水煎服，四剂平复。或疑药料太重，然，变出非常，不如此多用补剂，万难救死也。倘愈后再犯色欲，万无生机。

补缝饮　伯高太师传。治背痈愈后开裂。

人参二两　白芍五钱　当归一两　白术（炒）二两　麦冬一两　肉桂二钱　附子一钱　熟地二两　北五味三钱　山药五钱　水煎服，十剂可安。

助阳消毒汤　岐天师传。治夏生背痈，疮口不起，脉大无力，发热作渴，自汗盗汗，用参、芪补剂，益加手足逆冷，大便不实、喘促呕吐，阴症似阳，此方主之。

人参半斤　黄芪一斤　当归四两　白术四两　陈皮一两　附子五钱　水煎膏，作二服。连服数剂乃愈。此舍痈从症之法，盖症出非常，不可以平常细小之药，以从痈也。

起陷神丹　伯高太师传。治症同前。

人参二两　白芍五钱　当归一两　麦冬一两　白术二两　肉桂二钱　附子一钱　熟地二两　北五味三钱　山药五钱　水煎服，十剂可安。

归花汤　秦真人传。治痈疽发背初起。

金银花半斤（水十碗煎二碗）　入当归二两（同煎一碗）　一气服之，一日使散绝，神方也。世人亦有用此者，不能多耳，不拘阴阳之毒，饮之立愈。但过四五日则减半，效。然亦无性命之忧，对口与无名肿毒亦可用，或略小其剂可也。

泥　丸　发

泥丸宫，在头顶之上。痈疮发于此处，九死一生。其状如火燎浆泡，大如钱形，色似葡萄之紫，其疮口不一，或如碎粟。倘四围坚硬，疮顶色红赤不黑，尚可医疗，乃阳痈，而非阴痈也。倘色紫而黑黯无光，神情闷乱，不知人事者，乃阴痈，而必死也。盖泥丸宫属足太阳膀胱之经，近于玉枕，乃督脉之路也。肾经之气，由督脉而上透玉枕，入于泥丸而化精，乃从额而下降于玉楼。若肾精不足，而泥丸内涸，无精以养，乃化为火毒，此无阴水以制阴火也。脑既无阴，又加生痈，髓海煎熬，其精愈竭，又何以救乎？故往往有更变形容，改换声音，烦躁口干，随饮随渴，甚至脑骨俱腐，片片脱下而亡。人生此痈，得于房术者居多。兴阳涩精，尽是丹石燥烈之品，或洗或嚼，或噙于舌，或封于脐，霸阻精道，久战博欢，真精枯竭，髓尽火发，遂发于顶，而不可救，为可痛也。必须于五日之前，以大剂煎饮，尚有生机，倘五日后救之，则生死未可定也。

五圣汤　岐天师传。治脑痈，生于头顶之上者。若对口、偏口，俱非脑痈也。急以此方救之。

金银花八两　玄参三两　黄芪四两　麦冬三两　人参二两　先用水十大碗，将金银花煎汤六碗，再煎前药至二碗。一日服二次，连服四日。用四剂，其痈渐愈。改用十全大补汤，重四两与之，又服四剂。又改用八味地黄汤，恣其酣饮，可获全愈。此等治法，乃九死一生之法也。然舍此法，惟蔓花汤乎。

蔓花汤　伯高太师传。治脑疽初发。　川芎一两　玄参二两　金银花二两　山茱萸一两　麦冬一两　贝母三钱　蔓荆子二钱　水三大碗，煎服之，即消。如尚未消者，二剂全愈。万勿候其溃败而始救之也。盖溃败之时，则不可救矣。

脑后发

脑后，乃玉枕、风府之穴道也。玉枕，为督脉之关。盖督脉有三关，玉枕其一也。督脉由命门而上，至玉枕，乃河车之路也。透过玉枕，始达泥丸。若玉枕、风府生痈，如何能达肾气至泥丸而化精乎？虽泥丸为髓海，内原有髓在也。然，肾气无一日不上通泥丸者也。肾气因生痈而不能上达，则泥丸之髓源断矣，何能化精以分布于各脏腑乎？此处生痈，虽少轻于顶，然是阴非阳，则与顶发无殊。故治疗亦可通用如五圣散、蔓花汤，大剂吞服，无不可救。不比顶发于泥丸者，十死而一生也。或曰：玉枕、风府，系足太阳膀胱之经，且阳维之脉所绕，未必不是阳症。谁知膀胱火毒发动，由于肾火之先动也。况阳维之脉随督脉而上行，是阴非阳，又何疑哉？故可以治顶发者，同治之也。

三星汤　岐天师传。治阳症对口，其形高突红肿，服之便消。

金银花二两　蒲公英一两　生甘草三钱　水三碗，煎八分，服二服便消。阳症已破者，必三服，脓尽肉生。

圣神汤　岐天师传。治阴症对口，或生于偏旁，无数小疮，先痒后痛，随至溃烂，肿不甚高突，色必黑黯，身体沉重，困倦欲卧，呻吟无力，此方救之。

人参一两　黄芪一两　当归一两　金银花二两　白芥子三钱　肉桂一钱　白术（炒）一两　水煎服，一剂血止，二剂肉生，三剂口小，四剂皮合，又二剂全愈。

三花汤　伯高太师传。治对口初起，神效。

当归二两　川芎一两　生甘草五钱　天花粉三钱　紫花地丁一两　甘菊花五钱　水煎服，二剂全消。

耳后耳下发

耳后发者，发于左右耳畔，乃角孙、颅息二穴之上下也。发则耳聋、嗌肿、项痛，手之小指、肩肘俱因之而疼；盖手少阳三焦经之火毒也。三焦经多气少血，是经生疮，最难奏效，况又生于耳后！未免耳属肾经，单治三焦，而不兼补夫肾，则水不足以济火，其火毒未必不更炽也。虽消风抑火，内疏内托，随症施治，俱是良法，而不大补其血，与重填其精，恐未易遽愈也。

又有发于耳下者，乃翳风、瘈脉之穴也。名曰首疽，亦系三焦之经，实系致命之所，尤宜早治。然，早治而不大补气血，徒用化毒败火之剂，少少轻疗，治阳症尚有变阴之害，况原是阴虚火发之症，又何以济哉？凡生此疽，多憎（憎：原作“增”。形近而误。）寒壮热，七八日可刺，脓水黄白色，可治，以其属阳也。如黑色稀水，乃阴症也，大恶。若发渴者，即死。以上数症，皆起于积想在心，谋虑不决，郁怒不已，致火旺蕴结，日久乃发也。故形多坚硬，头多隐伏，未溃先黑，未脓先腐，不得外发，内攻而死也。

护耳散毒汤　巫彭真君传。治左右耳后阴阳疽痈。

金银花二两　当归一两　麦冬一两　蒲公英三钱　甘草三钱　桔梗二钱　半夏二钱　川芎五钱　水

煎服，二剂轻，六剂全愈。未溃者，三剂全散。如是阴虚色紫黑者，加人参五钱，生黄芪二两，一剂即散。已溃者，十剂全愈。

耳前发

耳前发者，发于两耳之前，乃悬厘、客主人之穴也。虽曰耳发，实生于耳之外，非生于耳之中。按二穴属足少阳胆经，是经多气少血，且二穴又在面之旁，尤少血之处，故生痈最难愈。且穴虽属少阳，而地近于耳，岂有耳不连及之理？况耳为肾之窍，悬厘、客主人乃胆之经，而胆乃肾之子也。子为火毒所烧，肾母宁忍坐视，必求相援，而胆子畏火毒之逼，必遁入母经络，以避其害，未必不遗祸于母家也。故治之法，泻胆之火毒，尤宜补肾之精水。倘疮口高突，乃阳火阳毒尽发于外也，不必忧虑，设五六日后，渐长渐大，形如蜂窝，皮紫疮黑，痛如火灸。十日内刺之，有脓者尚可望生，或刺之无脓，惟有纯血，流而不已。本少血而又伤其血，则木必克土，脾胃大坏，不思饮食，或食而不知其味，此入阴兆也。二十四日之后，恐不能保其生也。此症或发于左，或发于右，其危险同之。能于初发时急救之，皆可庆生也。

顾耳汤　巫彭真君传。治耳前初发恶疽。

柴胡二钱　白芍二两　金银花二两　熟地二两　当归一两　天花粉五钱　生甘草三钱　水数碗，煎一碗半，饥服。一连二剂，全散。若十日之后，此方救之亦可生。然脾胃一坏，恐难救矣。

鬓发

鬓发者，发于左右之两鬓，乃头维、下关之穴也。鬓疽，属手少阳三焦相火。薛新甫云，是肝胆之火，或风热也，不可为训。但忌用灸，尤忌见脓。查头维、下关之穴，本属足阳明胃经之穴。初起之时，大如疖子。次后渐大，四围高突，头面眼鼻俱浮，此阳症也。且两鬓又近于太阳，乃阳之位也，似宜作阳症治之。但虽是阳症，往往有变为阴症者。所以，阳又宜加入阴分之药，以预防其变。若已溃破烂，更须阴药倍多于阳药，则阴之正旺，自然阳之邪难变也。倘睡中恍惚，或吐逆不止，此阳症变阴，亦死症耳。不可谓胃经是多气多血之腑，而用散剂也。

理鬓汤　岐天师传。治两鬓生疽，无论已未溃烂，皆可治之。

金银花三两　白芷二钱　川芎一两　当归一两　夏枯草一钱　水煎服。未溃者，二剂即消；已溃者，四剂全愈。

蒿草饮　伯高太师传。治鬓疽。

青蒿一两　玄参一两　生地一两　川芎一两　夏枯草一两　细辛一钱　蔓荆子一钱　水煎服，一剂轻，二剂愈。

脸发

脸发者，发于面上左右四白、巨髎之穴也。有生于鼻柱上者，虽属于肺，亦风热也。按四白、巨髎，在泪堂之下，鼻之两旁，此二穴虽属足阳明之部位，然阳明之经，最易动火，使无阴相济，则其火一发多有不能止遏之时，往往变生不测，故此二穴生痈亦大可畏。倘初起之时，色似葡萄，其形渐大，或生子母之疮，八九日即有亡者，可见此疮亦宜急治，补阴以济阳，内托而兼化毒，实善治之法也。

护颜汤　巫彭真君传。治脸旁鼻外生疽。

玄参一两　当归一两　金银花二两　瓜蒌半个　生地一两　石膏三钱　白芷二钱　半夏二钱　黄芩二钱　水六碗，煎一碗服，五日内即散。

对　口　发

对口发者，发于风府、哑门之穴也。正对于前唇口，故以对口名之，乃督脉之火毒也。夫督脉何以有火毒乎？盖督脉起于尻骨，过命门，夹脊而上，透于玉枕之穴，近于泥丸。泥丸之穴，最恶肾火之烧，最喜肾水之润也。玉枕之穴，与泥丸性正相同，乃唇齿之穴也。玉枕知泥丸喜水，而不喜火，遇水则引而上升，遇火则闭而不纳，肾水至玉枕而不纳，势必停留于玉枕之外，而风府、哑门正其穴也。故久留而不散，遂结成火毒而生痈矣。此症之生，本是凶症。然而，生于对口者犹轻，生于偏旁发际、天柱穴间者，为更重。初发之时急宜救之。盖天柱属足太阳膀胱之经，虽多血少气，然其地上近于脑，不可作阳痈治之。况此处生痈，多现无数小疮口以惑世人，不知从何处觅头，急宜消之。若少迟，恐毒入于脑，邪热上攻，不可救矣。夫阴阳二毒，俱可内消，何可迁延等待，令其皮破肿溃而治之乎？迨于疮口赤肿，或变为紫黑，发寒发热，毒势大横，动刀而无脓，用针而流血，通喉落首，追悔不亦迟乎？故吾愿人于二三日前，而早用大剂，于补血补气之中，益之散毒散火之药，以急治之也。

加味三星汤　巫彭真君加。治阳疽。

金银花二两　蒲公英一两　生甘草三钱　玄参一两　水数碗，煎八分服，二服即消。阳症已破者，三服脓尽生肉。

加减圣神汤　巫彭真君加。治阴疽。

人参一两　生黄芪一两　当归五钱　金银花三两　白芥子三钱　一二剂止血生肉，六剂全愈。

加味三花汤　巫彭真君加。治对口初起。

当归二两　川芎一两　天花粉三钱　紫花地丁一两　甘菊花五钱　水煎服，二剂全消。

或用生甜菜一把（捣）加酒酿少许，同敷疮口，干即易之，亦颇效。然可治阳症也，若阴症难痊。吾以为甜菜非四时之物，不若前三方可频得也。世有奇方，非余所知。

目锐眦下发

目锐眦下发者，发于瞳子髎左右之穴也。瞳子髎，属足少阳胆经，下循听会上关，上抵于头角，乃胆经之尽穴也。胆经气多血少，生痈本难速愈，况逼近于锐眦，未有毒火不上炽于目者。况目乃肝之窍也，胆与肝为表里，胆病则肝亦病，肝病则目有不病者乎？目病则肝益病矣。胆肝两病，非阴阳皆病乎？倘是阳非阴，则疮口必赤肿，有脓而痛。倘不痛而作痒，口中大渴，心中闷乱，疮口虽破，有血无脓。颜色青黑，疮作蚊孔状，血出不止，此阴疽也。阳主生，而阴主死。然，早治之，亦可救也。

二甘散　巫彭真君传。治瞳子髎穴生阳疽。

黄连二钱　龙胆三钱　葳蕤二钱　白芍五钱　天麻二钱　荆芥二钱　甘菊花三钱　甘草三钱　忍冬一两　水煎服，食后服二剂。急治可散。

葳蕤金银散　巫彭真君传。治目锐眦下生阴疽。

葳蕤二两　芍药二两　当归一两　金银花二两　人参五钱　肉桂一钱　玄参五钱　麦冬五钱　车前子三钱　熟地一两　水数碗，煎一碗，急服。早治则危可变为生。

颐 发

颐发者，发于颊车、大迎之穴也。或发于右边，或发于左边，或左右两边同发。单发似轻，双发似重。然而，双发而软者，虽重而反轻；单发而硬者，虽轻而反重。盖软则尚可饮食，硬则牙关紧闭，食物难进也。论颊车、大迎之穴，乃足阳明胃经之穴也。人生以胃气为本，凡病有胃气者，俱有望生，况原是胃经之病。而胃可自病乎？胃不自病，则颊车、大迎之间，断不生痈，因其胃中之火过盛，而毒不自安于下，乃上腾于面而生疮。及至生痈生疮，而腑内之火少息，则胃气有生发之机，尚不至于殒灭也。否则，火不息而毒益炽，见食则恶，或得食则呕，皆死兆也。倘肿破无脓，牙关硬如石，艰于进食，疮口状似蜂窠，涓涓惟流黄水，则十无一生，以其胃气之绝也。

连翘野菊散 巫彭真君传。治颐生痈初起。

连翘五钱 野菊三钱 瓜蒌二钱 石膏三钱 地榆三钱 当归五钱 甘草二钱 玄参一两 金银花二两 水煎服。

唇 发

唇发者，唇上生疮毒也。或生于口角之旁，或生于上下唇之际。不必问其大小，总皆脾胃之火毒也。治宜急而不宜缓，治之早则易散，治之迟则难痊。以毒久炽炎，两唇肿大，难于进食，往往有腐烂而亡，故治之必须急也。然，急泻火毒而不附之健脾益胃之药，则脾胃损伤，虽散毒而毒转不散也。此护吻汤之神，以其散毒消火。而仍不损伤脾胃之气，故建功特奇。至于茧唇，治法少轻。其形似茧，然亦脾之病也。经云：脾气开于口，脾之荣在唇。干燥开裂，白皮皱揭，宛如蚕茧。始起小瘤如豆大，随消随生，渐渐肿大，合而为一。原有寸许，或如杨梅，或如芝菌。虽本于七情六气，总因肾火枯而脾火炽也。用归脾养荣治于内，以金银烙于外，亦易愈也。此症妇人多生之，用四物汤、逍遥散合治为佳，外先以苋茶散搽之，后以生肌散掺之，自瘥。

甑汗方 《准绳》。治唇疮。

以甑上滴下汗敷之，累效如神。

又方

以白荷花瓣敷之，神效。如开裂出血者，即止。

护吻散 治唇吻生疮毒。

紫花地丁一两 麦冬一两 玄参一两 夏枯草一两 生甘草三钱 水煎服。一剂轻，二剂愈。

归脾养荣汤 世传。治茧唇。

当归 川芎 白芍 生地 茯苓 陈皮 柴胡 甘草 麦冬 升麻 山栀子 桔梗 黄芪 白术 防风 牡丹皮 黄柏 知母（妇女加泽兰） 香附 延胡索 水煎服。

苋茶散 外治唇茧。先用烙铁，艾火内燃烧通红，烫患处，五六次后，敷以药。

苋菜（阴干烧灰）三钱 铜青二钱 枯矾二钱 轻粉一钱 雄黄一钱 鸡内金二钱 麝香二分 孩儿茶二钱 为细末，麻油调搽。明日再用甘草煎汤洗净，再烙，以平为度，后用生肌散。用烙铁时，要择吉日，不犯尻神。烫毕，随药搽之，不再生，除根矣。

生肌散

花蕊石（醋煅）二钱　孩儿茶二钱　鸡内金二钱　飞丹（煅水飞）一钱　乳香二钱　血竭二钱　红绒灰一钱　黄连一钱　为细末，加冰片一分，干即掺之。

肩 臑 发

肩臑发者，发于肺俞、魄户之间。《灵枢》曰疵疽，俗名之搭肩也，此处属于手足太阳之经。有疮无串者易治，有串者难治。盖发于左者多串，发于右亦有。无串而左右同发者，与发于背之正中者，不相上下也，当观善恶以定吉凶。与发背治法相同，亦须分阴阳而用托里疏下之法。倘是阴症，以治阴之法治之，不可误也。要在临症之时，辨别之明而用药之断也。

红消散　巫彭真君传。肩臑生阳痈。

红内消三钱　秦艽二钱　苍耳子三钱　紫花地丁五钱　石韦二钱　天花粉三钱　天门冬二钱　羌活二钱　炙甘草三钱　当归一两　水煎服。初发者，二剂即消。已溃者，不可服。

治阴散毒汤　巫公传。治肩臑生痈已溃阴症。

生黄芪一两　当归一两　熟地二两　金银花三两　生甘草三钱　附子一钱　水煎服。连用数剂，倘口健思食，夜卧能安，即生。否则，死也。

肾 俞 发

肾俞发者，发于腰之上命门之旁，乃膀胱之经穴也。然，其穴逼近肾堂，虽膀胱之部位也，实即肾之部位也。此处断不可生痈，而痈之生者，无不由于多服金石热药及膏粱厚味。又不忍轻易泄精，遂忍耐而战。及至精欲下走之时，或提气缩龟，不使其遽泄。肾（“肾”下疑脱“精”字。）不得出于精管，欲仍回旧宫，而肾不受，乃壅于皮肤，变为毒，而成痈也。凡痈俱不可轻用攻剂，况肾有补而无泄，更宜用补。盖肾得补而气旺，气旺则火毒难留而易散也。设于补之中，而益之托里解表之味，谁谓肾痈即不可治哉？惟因色而成痈，复成痈而犯色，未有不死者。至于气恼，亦须同忌。以肝为肾之子，肝有怒气，必耗肾水，肾虚复耗，疮必难痊。然，终不及犯色欲之凶为更烈也。

补肾祛毒散　巫彭真君传。治肾俞生痈。

忍冬藤四两　熟地三两　豨莶三钱　天花粉二钱　草乌头二钱　肉桂二钱　水煎汁一碗，空腹服。未破者，二服即消。已溃者，即去黑烂，十服乃愈。

腰 下 发

腰下发者，发于两腰之下，乃膀胱中膂之腧穴也。初起时，发热焮痛，百节疼痛，昏沉不知人。盖膀胱与肾有别，毒发于膀胱，与毒发于肾经，其轻重必异。然膀胱之气，一遵肾之气而行，膀胱中膂之腧穴生痈，必肾中先自有火毒也。火之有余，必水之不足。邪之甚旺，必正之大亏。水不能济火，正不能祛邪，恐有倒陷之祸。倘有脓无血，此正（正：原作“症”。聚据贤堂本改。）足以敌邪，水足以济火也，无难治疗。如无脓出，血水流而不收口者，此无阴之兆也，必大补其精而内托之，始有生机。否则难治。

九灵汤　伯高太师传。治腰眼生疽疼痛。

熟地二两　山茱萸一两　白术二两　防已一钱　紫花地丁一两　荆芥（炒黑）三钱　生地五钱　丹

皮五钱　生甘草三钱　水数碗，煎一碗服。一剂轻，四剂全愈。

两治散　岐伯天师传。治腰下发痈，昏沉疼痛。

白术一两　杜仲一两　当归一两　金银花三两　防已一钱　豨莶草三钱　水数碗，煎服。一剂轻，二剂痛止，五六剂全愈。若已溃甚者，多服自愈。

卷六

胸乳上发

胸乳上发者，发于彧中、神藏、灵虚等穴也，其穴俱属足少阴肾经。其症多心悬若饥，饥不欲食，舌干，咽肿，乃心热而不能下交于肾，以致肾经之气遏抑于外，故生痈疡于胸乳之上偏也。有生于左者，有生于右者，甚则左右俱生，皆肾水不能济心火也。必须大补其水，而佐之内疏心火之药，则水生而火毒易散也。倘不早治，则毒攻于心，去生便远矣。

十州散 巫彭真君传。治胸乳上生痈。

人参二钱 熟地二两 山茱萸三钱 生甘草二钱 远志二钱 麦冬一两 金银花一两 茯神三钱 黄连一钱 蒲公英四钱 水五碗，煎服八分。连服数剂自散。

柑仁散 治妇人里外吹乳。

柑子核一岁一粒（阴阳瓦焙干枯，为末），陈酒热送下，即盖被，出汗而愈。

胸 发

胸发者，发于玉堂、膻中、中庭、鸠尾之四穴也。又有发于胸者，名曰“井疽”。此症初起如豆，肉色不变，必须早治。若不早治，下入腹，必至死矣。属任脉之经络，四穴在心之外敦。凡邪不可犯心，一犯心辄死。夫脏腑邪远，苟若犯心，尚有下堂之走，岂四穴逼近心君而反得逍遥无虑乎？自然直入脏中，亦势之甚便而甚利也。即曰经络专属任脉，然任脉名阴脉之海，周流诸阴，循环无已。一有痈毒，则阴不能行，况未生痈之前，亦因阴脉不行，而火毒乃结聚不散，以致成痈。矧既已生痈，又何望其周流诸阴而无滞耶？自然滞者益滞，而结者益结矣。苟不速为星散，则火毒归心，死亡顷刻。

救心败邪汤 巫彭真君传。治正胸生疽。

人参一两 茯苓五钱 麦冬五钱 熟地一两 山药一两 芡实一两 甘菊花五钱 芍药五钱 忍冬藤二两 远志三钱 天花粉二钱 王不留行三钱 水数碗，煎一碗，一气饮之，火毒不结而散矣。二剂必愈。倘已溃烂，必须多服始愈。

额 发

额发者，发于额上攒竹之穴也。夫曲差、攒竹，虽属太阳之经，然近于督脉之旁，亦阴阳双合之处也。初发之时，必然头痛、憎寒、恶热、项似拔、腰如折，正显太阳之症。然，太阳膀胱与少阴肾经为表里之脏腑也。发太阳之火，即顾少阴之水，则膀胱不燥，内有滋润，自易发汗，汗出而火毒随之而尽散于表矣。否则，单以托表为事，倘阴虚之人，禁再发其汗乎？吾恐因汗而愈虚，反不肯遽消其火毒耳。

藤葛散 巫彭真君传。治额上生痈。

忍冬藤二两 麻黄一钱 茯神三钱 香附子二钱 白芷二钱 当归一两 川芎一两 蒲公英五钱 干葛三钱 天花粉三钱 水数碗，煎一碗，食后服。初发者，二剂即散。如阴虚之人，此方不可用，另用转败汤。

两胁双发

胁发者，发于期门、章门之穴也。古名败疵，谓是女之疾。其实男女皆有之。或发于左，或发于右，此足厥阴肝经之部位也。然，亦有上至渊液、辄筋之穴者。故不可舍肝而治胆也。夫胆多气少血，肝多血少气，总宜气血双补，决不可猛浪用热剂也。天下人恼怒人居多，一有拂抑，便即动气，两胁胀满，因而成痈。痈生于皮外者，犹痈之轻者也，更有生于胁之内者。夫胁内生痈，古人未谈，世多不信。谁知胁痛而手不可按者，肝叶生痈也。肝之生痈，半成于气恼，半成于忧郁。忧郁而得之者，其病缓；气恼而得之者，其病骤。忧郁气恼皆能烁干肝血，肝血既干则肝血大燥，无血养肝，而忧郁气恼之无已。欲不蕴结愤恨而成痈，乌可得乎？但痈生于内，不可见也，而外则可征。其胁之外，必现红紫之色，而痈亦必在左，而不在右，其舌必现青色。世有胁痛数日辄死者，正因生痈，毒败而死。治之法，以平肝为主，而佐之泻火去毒之味，万勿因循时日，令其内溃而始救之，卒至于无功也。有胁下生疽者，在于京门、带脉之穴间，痛痒彻心，如针刺之痛，渐溃至脐者死。初肿，胁不能转动，面垢，百节骨痛，痛则连心，又名传心疽。治法亦照治胁痈治之。

化肝消毒汤 岐公传。治两胁胀满，发寒发热，痛极生痈。

白芍三两 当归三两 炒栀子五钱 生甘草二钱 金银花五两 水煎服，十剂愈。

锦草汤 伯高太师传。治胁上生痈，并治肝痈。

白芍一两 当归一两 炒栀子三钱 生甘草五钱 锦地罗一两 水煎服，数剂愈。

宣郁化毒汤 岐公传。治肝郁生胁痈。

柴胡二钱 白芍一两 香附二钱 薄荷二钱 当归一两 陈皮一钱 枳壳一钱 天花粉二钱 生甘草三钱 金银花一两 水煎服，十剂愈。

金银平怒散 伯高真君传。治胁痛生痈。

金银花二两 白芍五钱 当归一两 柴胡一钱 白芥子三钱 生甘草三钱 炒栀子三钱 丹皮三钱 水煎服。一剂即消，二剂全痊。

流　注　发

流注发者，即子母之发也。先发于背，后流串散走于四肢，或来或去。无有一定之部位，此等疮疡，多是阳症，盖风热之毒也。如母之生子，辗转靡已。本是太阳风热所生，倘能直攻太阳，用去风去火之剂，而兼散其毒，何至流串于四肢乎？惟其因循失治，或治之不得法，使余毒未净，邪气逆传于脾，流于臀臂手足，遂成不可疗也。

攻邪遏流汤 巫彭真君传。治子母流注疮毒。

升麻一钱 当归五钱 黄芩二钱 瓜蒌二钱 金银花一两 炙甘草二钱 连翘三钱 秦艽二钱 苍耳一钱 马兰根一钱 牛膝一钱 牵牛一钱 水三碗，煎八分，半饥服，数剂自愈。

环　项　发

环项发者，发于颈也，环颈围项，无一空隙地完肤，甚则痈大赤黑，俗名“落头痈”，《灵枢》所言“夭疽”也。必须急泻其火，盖头颈乃手足少阳经穴，而又足阳明之经穴也。不急泻三经之火，则火束于颈项咽喉之间。其热不能急散，则热毒必下走渊液，将从外以入内也。及至入内，则前伤任督，内熏肺肝，发热发寒，拘倦闷乱，恐怖不食，有至十余日而即死者，可不慎乎？故必须及早治之也。

释项饮 巫彭真君传。治环项生痈疮。

白芷一钱 葛根一钱 柴胡一钱 川芎三钱 桔梗三钱 生甘草二钱 山豆根一钱 麦冬三钱 天冬三钱 紫苏一钱五分 紫花地丁五钱 天花粉三钱 蒲公英五钱 水数碗，煎一碗服。初发者，用数剂即散，必须此方早治为妙。

肾 阴 发

肾阴发者，发于肾囊，乃生于囊之下，粪门谷道之前，乃任督脉所起之处也，俗名“囊痈”。若生于阴囊左右横骨、阴臁之穴者，则名“便毒”。便毒易治，而囊痈最难治也。以囊之下皮肉与他处迥别。盖他处皮肉，或横生，或直行，俱易生肌。惟悬痈之处，横肉中有直理也，直理中有横纹也。最艰合口。一有损伤，不易收功。此处生痈，虽因湿热，然皆贪色好酒以成之也。夫贪酒好色，亦人之常也。节饮戒色，安在不可收功乎？不知肾囊，乃冲任脉所会之处，又诸筋所聚之处也。其囊空虚，最易凝聚气血，故易肿易大。所以艰于收功耳。症重者多胞腐，有腐烂而止存睾丸，亦有俱腐落而不死者，以用药调理之善也。方用逐邪至神丹最奇，已未溃俱可用。若八仙丹，虽亦神奇，然只可用于囊痈未溃之前，而不可施之已溃之后也。

逐邪至神丹 治便毒初起，或左或右，并治囊痈。

金银花四两 蒲公英二两 人参一两 当归二两 生甘草一两 大黄五钱 天花粉二钱 水煎服。一剂即消，二剂全愈。

八仙丹 治囊痈。

大黄二钱 金银花四两 当归尾一两 玄参二两 柴胡三钱 炒栀子三钱 黄柏三钱 贝母三钱。水煎服。一剂轻，二剂全愈。若已出毒，此方不可用矣。

张真人传 治便毒方。

大黄一两 当归一两 金银花二两 蒲公英一两 水五碗，煎八分，空腹服。一剂即消。

鬼真人传 治骑马痈初起，神效。

金银花（煎水二碗入）八两 大黄一两 车前子五钱 当归一两 牛膝三钱 地榆五钱 生甘草五钱 煎半碗，空腹服之，服即睡，睡醒病如失。不睡熟，亦不妨，过一日微泻而愈。奇法也。忌房事一月。

对 脐 发

对脐发者，发于背下命门之穴也。命门之穴，正与脐对。夫命门为十二经之主宰，主宰不明，则十二官危矣。况生痈疽则命门之中无非邪火，又安有生机哉？不知命门之中原藏真火，真火衰而后邪火之毒始得留于内矣。然真火喜居穴中，而邪火喜发穴外。命门之外生痈疽，正邪火外出也。治之得法，转有生机，不比肾俞之生毒也。虽然，邪火虽出于外，而真火非水以养之，则正火益虚，邪火未必不出于外者。仍入于内，况邪火炽盛，亦须以水折之。非大补真水，则邪火不散。邪火不散，则毒亦难消。况命门之穴，又督脉之经也。督脉亦非得肾水，则河车路断不通，真火反助邪火矣。亦看五善七恶，审症而照前论以治之也。倘出血流清水，心神恍惚，睡中见鬼，谵语，大发渴者，俱无真水之恶症也，难于治疗耳。

散火援命汤 巫彭真君传。治命门生疽。

金银花五两 豨莶五钱 熟地一两 白术一两 黄柏三钱 车前子三钱 水十碗，先煎金银花。取水四碗，将二碗汁煎前药，一碗空服饮之。少顷，再将煎汁二碗又煎药渣，煎水一碗，再服，一连二服。如治初发之疽，即毒散而愈。倘已溃败流清水，此方不可复用。改煎：

援命救绝汤 巫彭真君传。治命门溃痈。

人参三两 白术四两 肉桂三钱 附子一钱 山茱萸一两 北五味三钱 金银花三两 茯神三钱 水十碗，煎汁一碗。服之，变善则生，变恶则死。

尻 发

尻发者，《灵枢》名曰"锐疽"。其状赤坚，发于尾闾之间也，此穴乃督脉之经穴。夫尻乃足太阳之部分，夫肾与膀胱为水脏、水府。肾为阴而主骨，腑为阳而太阳之气主于肤表。此处生疽，虽是太阳膀胱之火毒起发于外，亦缘少阴水气虚耗不能制之于内也。不能制火而督脉之路干燥，故火升于尾闾，而水不能由尾闾而上溉，故生锐疽。锐者，言其火毒之甚猛也。痛最难忍，艰于得脓，正无水之验也。宜大补肾水，而加托里之药，少益之乳香、没药，以排脓止痛，庶几有瘳乎！至于气恼色欲，尤宜戒绝。苟一犯之，轻则成漏，重则丧亡，可不慎哉！

制火润尻散 巫彭真君传。治尻上锐疽。

金银花二两 玄参二两 苦参五钱 生甘草三钱 熟地八钱 山茱萸三钱 白芥子三钱 茯苓三钱 乳香一钱 没药一钱 水煎服。

手 背 发附：手心发

手背发者，发于中渚、液门之二穴也，二穴乃手少阳三焦经脉。三焦无腑之形，而经脉实有形也。其脉起于关冲，而中渚、液门即关冲之第二穴与第三穴也。是三焦既无腑，而脉即其腑也。此处生疽。即近于腑之谓也，故亦至重。况手少阳又多气少血之府，无血以化脓，往往阳变为阴，初起之时，令人憎寒，发热。及变阴时，或作呕吐，则可危矣，须审五善七恶以定吉凶。治法，详照篇中之论治之。

至发于手心者，乃发于劳宫之间也，其经属包络。初发时，红肿高突，变成一疽，疼痛非常，昼夜无间，俗名"擎疽"也，多是冤孽相寻。然，亦因素有火热蕴毒于中，乘机而窃发也。然火盛由于水衰，不大料滋水，惟小剂灭火，未易救疗。用释擎汤、蕊珠汤重剂煎饮，则未溃者自消，已溃者自生肌而愈。

蕊珠汤 伯高太师传。治手背生疽。

熟地一两 生地一两 麦冬一两 甘菊花一两 金银花一两 四碗水，煎一碗服，连服四剂。未溃者自消，已溃者亦生肌而愈。

释擎汤 岐伯天师传。治手心生擎疽。

玄参二两 生地一两 金银花二两 当归一两 紫花地丁五钱 贝母二钱 水数碗，煎八分服。渣再煎服。一剂轻，二剂痛止。已溃者，再服四剂，未溃者再服一剂，无不全愈。

足 背 发附：足跟疽足心发

足背发者，发于冲阳、陷谷、内庭之间，乃足阳明胃经之穴也。论胃经，乃多气多血之府。疽生胃经似乎少轻，然冲阳、陷谷、内庭，乃足阳明经穴发轫之始，其气血尚未旺也。况穴又在足之下，而尚未升于身之上。府为气血之多，而经穴中之气血未可以多言也。故此处生疽，不可以多气多血论，而任用败毒攻火之药也。初发之时，令人发热、作呕、痛痒、麻木，俱宜照前论治之。大约于补之中以行其散之功则得耳。又云，足背者，即足跗也。

足跟生疽，又名“兔啮”，属足太阳申脉，阴阳二跷发源之所，皆由脏腑积热也。

又足心发毒者，名“穿枚疽”，由于肾虚，以补肾为要。

青紫饮　巫彭真君传。治足背生痈疽，疼痛高突。

牛膝三钱　青蒿三钱　紫花地丁一两　玄参五钱　蔷薇根五钱　当归五钱　炙甘草二钱　茯苓二钱　水三碗，煎一碗，空腹，连服数剂必消。此方初起、已溃俱效。

肺痈　肺痿

肺痈者，痈生于肺叶也。其初起之时，胸膈必痛，咳嗽之时，更加痛极，手按之处，更增气息，其脉紧数，此肺痈将溃也。

咽喉之间，先自闻腥臭之气，随吐脓血，其脉但数而不紧，此肺痈已溃也。夫未溃者易消，已溃者难疗。然，治之得法，亦有生者。大约肺之生痈，由于肺中有火，而火成于肺气之虚也。治之法，乌可舍补肺而别求方法乎？然，肺乃娇脏，药食之所不受者也。肺不能直补其气，补胃土之气则肺金之气自旺。虽火盛则毒生，火盛则毒亦盛，似未可竟置泻火泻毒之味。然，不补肺气，则肺金气怯而火毒更不易散也。于补气之中两行其攻散之法，则正气无伤而火毒自难存留也。用完肺散补胃以益肺，而急救其败坏，此治已溃后之神方也。至于消风散、太乙膏，皆可同治。然总不若全肺、完肺二药之更神也。

更有久嗽之后，肺管损伤，皮肤黄瘦，毛悴色焦，咽嗌雌哑，自汗盗汗，眠卧不得，口吐稠痰，腥臭难闻，必忍气须臾，轻轻吐出，倘少重必大痛不已，气息奄奄，全无振兴之气，此肺痿生疮，非同肺痈也。肺痈生于火毒，治宜速。肺痿生于劳伤，治宜缓。火毒宜补中用泻，劳伤宜补中带清。故治肺痈宜大剂，治肺痿宜小剂。如养肺汤、延生汤最妙，可选择而用之也。外有生疽于胸之上者，乃紫宫、玉堂之穴也，属于任脉。不比生于肺内。然，阳症易治，阴症亦有死者。治法又不可单治肺经，当合肾与肺共治之。盖任脉非肾水相滋，则火不肯散，而毒不易消也。肺痈生于肺之上，多不可救。按，吐痰必疼痛欲死，胃痈亦不可救。按，但吐痰转觉少宽，惟重服散火解毒汤可救也。

全肺汤　岐天师传。治肺痈。

玄参三两　生甘草五钱　金银花五两　天花粉三钱　茯苓三钱　白芍三钱　麦冬二两　水煎服。一剂痛减，再剂内消。

完肺散　岐天师传。

人参一两　玄参二两　蒲公英五钱　金银花二两　天花粉三钱　生甘草三钱　桔梗三钱　黄芩一钱　一剂脓必多，二剂后脓少，十剂脓血止，又六剂全愈。

地罗甘桔玄冬汤　伯高太师传。治肺痈胸膈作痛，咳嗽尤痛，手按气急。

玄参二两　麦冬二两　锦地罗一两　生甘草一两　桔梗五钱　贝母五钱　水煎服。一剂消半，二、三剂全愈。

养肺去痿丹　岐天师传。治肺痿久嗽，皮肤黄瘦，毛悴色焦，膈上作痛，气息奄奄。

金银花三钱　生甘草五分　生地二钱　麦冬三钱　紫菀五分　百部五分　百合二钱　款冬花三分

贝母三分　白薇三分　水煎服。服二十剂而膈上痛少轻者，便有生机。再服二十剂更轻，服五十剂全愈。

清金消毒汤　岐天师传。治肺经痈疡。

玄参一两　生甘草一两　金银花八两　当归二两　麦冬一两　白芍三钱　水煎服，二剂愈。

玄天散　南阳张真君传。治同前。

玄参八两　天门冬四两　桔梗二两　炙甘草一两　水十五碗煎二碗，再用蒲公英五钱，金银花五钱饱食后服之。初起者，即消。日久者，即化毒生肌。凡人生肺痈者，初起之时咳而两胁痛者，是即宜速用此方，神效。

肠　痈

肠痈者，痈生于大小肠也。其症口渴，小便如淋，时时汗出，小腹痛，一定而不移，手皆不可按，恶寒，身皮错，腹皮急如肿，此痈生于大小肠所同然也。吾何以辨之乎？屈右足者，大肠痈也。屈左足者，小肠痈也。世谓大肠之痈易治，小肠之痈难医。然而，大肠之痈可泻其火，从糟粕而出。小肠之痈可泻其火，从溲溺而泄也。虽然，大小肠生痈亦有不屈足者。盖生于肠内者，必屈其足。而生于肠外者，皆不屈足也。痛在左，而左中不移。小肠生痈也。痛在右，而右不移，大肠生痈也。以此辨症，断断不爽。惟是肠内生痈，可听其溃破，而肠外生痈，必不可使之溃破者，以肠外无可出之路，一溃破出脓，脓将何往？毒留在腹，无不死者。故治法必须亟消之，万不可因循失治，至溃破而始治之，以丧人性命耳。

清肠汤　治大肠生痈，手不可按，右足屈而不伸。

金银花三两　当归二两　地榆一两　麦冬一两　玄参一两　生甘草三钱　薏仁五钱　黄芩二钱　水煎服，四剂全消。

开胃救亡汤　治大肠生痈，右足不伸，腹痛便脓血，肛门如刀之割，此肠溃也。

人参一两　金银花二两　山药一两　生甘草三钱　薏仁一两　玄参一两　白术一两　山羊血（研末）一钱　水煎，调服，十剂愈。

泄毒至神汤　治小肠生痈，左足不伸，痛不可忍。

金银花一两　茯苓一两　薏仁一两　生甘草三钱　车前子三钱　刘寄奴三钱　泽泻三钱　肉桂一分水煎服，六剂愈。

内化丹　治小肠生痈，足不屈而痛在左，不可手按。

金银花四两　当归二两　车前子五钱　生甘草三钱　茯苓一两　薏仁一两　水煎服。十剂愈。

三真汤　仲景张真君传。治大小肠痈，俱神效。

地榆一斤　水十碗，煎三碗，再用生甘草二两，金银花一两，同煎一碗。服一剂，服完则消，不须两服也。

救肠败毒至圣丹　岐天师传。治大小肠痈。

金银花八两（煎水二碗）　当归三两　地榆一两　薏仁五钱　水十余碗，煎二碗，同金银花分作二服。上午一服，临睡一服，二剂愈。肠痈必须内消，而火邪甚急而甚大，非杯水可救，必须大剂始效。然，大剂败毒，恐伤元气，惟金银花败毒而又补阴，故可重用也，若少少用之，反而无效矣。

花草汤　雷真君传。治痈疽初起。

生甘草五钱　金银花三两　当归一两　玄参五钱　天花粉三钱　白矾一钱　附子一片　水煎服。初起者，一剂即消，肿起者，二剂即消。

又方 孙真君方。治背痈初起，兼治各痈。

白矾一两　金银花三两　水煎服，一剂即消。

臀　痈

臀之上，乃足太阳膀胱之所属也。本经多血少气，而臀上元气之难周到者也。故不生痈则已，一生痈则肉必大疼。以气少及运动耳。故初起即宜用补气以生血，而佐之化毒去火之品，痈自易散。倘不补其气，而专攻火毒，则气虚而血耗，火毒虽去而肌肉内空，转难收口也。倘痈少向胯骨之间，近于环跳、承扶之穴者，又足少阳之部位也。足少阳为少血多气之府，似与足太阳相反。

然，补中用攻。则二经相同，兼补气血而佐之化毒去火，未尝不共建奇功也。

木莲散痈汤 巫彭真君传。治臀痈，神效。

生黄芪五钱　当归五钱　木莲三个　豨莶一钱　苍耳子一钱　紫花地丁五钱　生地三钱　玄参三钱　牵牛一钱　柴胡一钱　赤芍二钱　水煎服。服二剂即散。如已溃者，此方不可服，照背痈方法治之。

卷七

骨痈

痈生之后，其口不收，腐烂之中，忽长一骨疼痛难熬。俗以为“多骨痈”也，谁知乃湿热之毒所化乎？夫多骨之痈，随处能生，不只长强之穴也。其先起于过食水果生冷之物，其终成于因循失治，使湿壅而添热，热盛而化骨，往往有一二年而不愈，常落骨一片，或一细骨，或有蛀蚀之眼，或三五月落骨一片，以铁铗取出，而口仍不生肉，已而又生骨，终朝呼号，望其痊可，杳无期也。此其故何欤？盖徒知外治，而不知内治也。外治难化，而内治易化者，以多骨之痈疽，无形之所化也。非肉中真有骨在，乃似骨而非骨耳。真骨非内治可化，似骨而非骨内治又何难化乎？内用五神汤，或九转神丹，利其湿热而又不耗其气血，不必化骨而骨自化。倘必欲奏功甚速，外用飞过密陀僧，桐油调膏摊贴，亦相得益彰，而取效尤捷也。

五神汤 统治多骨痈。

茯苓一两 车前子一两 金银花三两 牛膝五钱 紫花地丁一两 水煎服。六剂，骨消。再服十剂愈。

九转神丹 治多骨痈。

白矾二钱 茯苓一两 车前子五钱 黄柏三钱 紫花地丁五钱 连翘三钱 牛蒡子三钱 穿山甲一片 革薢五钱 水煎服。四剂，骨消。再用加味四君子汤调理。

加味四君子汤

人参五钱 茯苓一两 生甘草二钱 金银花一两 牛膝五钱 炒白术一两 水煎服。以疮口生满日为度。

腰痈

腰痈者，发于软肋下近腰带脉，乃玉枢、维道之穴也，属足少阳之经。初长之时，疼痛呼号，似乎阳症。然而，腰肾乃至阴之地，未可作阳症治之。此症本生于过忍其精，欲泄不泄，以酿成火毒，似乎纯阴之症也。但火发毒成，则阴中有阳矣，未可以纯阴法治之。法宜阴阳并治为佳，倘不补阴而单治火毒，则肾气愈伤而火毒难化。即补阴而不补阳，则阴无阳不生，火毒且深藏于肾宫，而不得外泄矣。惟合补阴阳，庶免偏胜之虞，而有解纷之妙也。

两治汤 治腰眼生疽，疼痛呼号，毋论阳症、阴症，俱神效。

白术一两 杜仲一两 当归一两 金银花三两 防己一钱 豨莶草三钱 水煎服。

九灵汤 治腰（腰：原作“臑”，形近而误。）痈。

熟地二两 山茱萸一两 白术二两 防己一钱 紫花地丁一两 荆芥（炒黑）三钱 生地五钱 丹皮五钱 生甘草三钱 水煎服。一剂轻，四剂全愈。

臂 痈

两臂生痈，乃肩贞、臑俞之穴也，其经属手太阳小肠，似非阴之部位，较颈、对口、背上少轻。然，治之不得法，亦能杀人，故亦宜辨其阴阳也。痛而高突者，阳也。痒而平颇者，阴也。阳用三星汤，阴用消痈还阳汤。不可谓手足非腹心之疾，但有阳症而无阴症也。手主动，动处而生阴疽，则动变为静矣。动变为静，即阳趋于阴矣。阳趋于阴，非生近于死乎？虽《内经》云：汗之则疮止。手臂生痈，似可发汗，使毒从汗出而散也。然，阳痈可以汗散，而阴痈必须补散也，故吾特表而出之。

消痈还阳丹 治两臂生痈变成阴疽。

人参三钱 白术一两 甘草三钱 天花粉三钱 生黄芪一两 金银花二两 肉桂一钱 当归五钱 乳香末一钱 水煎，调服。一剂痒变痛，二剂痛如失，三剂全消。

转功汤 治臂痈。

黄芪二两 当归一两 生甘草三钱 肉桂二钱 白术一两 远志五钱 紫花地丁五钱 贝母三钱 水煎服。一剂而疮口反痛，二剂而痛轻，三剂长肉，又用二剂全愈。

膝 痈

膝之上不能生痈。膝痈者，生于膝之内外也。膝之内外经穴各别，膝外生痈者，乃阳关、阳陵泉之穴也，是足少阳胆经之部位，名曰“托疽”。膝内生痈者，乃血海、阴陵泉之穴也，是足太阴脾经之部位也。二经虽分，而多气少血则彼此同之，总以补血为主，而佐之补气以败毒，则血旺而毒易散也。倘一味泻火，反伤气血，何能建功收口乎？盖膝乃至动之处，又骨节之枢纽也，气血旺而后能行动，可置气血于不治乎？吾所以殷殷致戒也。大约肿焮作痛半月，有脓黄白者可治，不痛或出鲜血者死，出脓青黑及长出头渐多者，或无定处者，不治。

全生散 治膝痈，不论内外，神效。

生黄芪四钱 当归一两 金银花一两 茯苓三钱 薏仁五钱 牛膝三钱 地榆一钱 白术三钱 萆薢三钱 天南星一钱 生地黄五钱 水数碗，煎一碗，空腹服之。不论已溃、未溃，俱效。倘是阴症，本方加肉桂一钱，去地榆，多加熟地。

腋 痈附：马刀挟缨

腋痈者，发于腋下，天池之穴也。天池属手厥阴心包络，是经多血少气。此处发生痈疽，令人寒热大痛，掌热臂（臂原作“擘”。形近而误。）急，面赤，俗名“挟痈”，以手臂挟痈毒而称之也。《灵枢》谓坚赤者，名曰“米疽”。可浅刺之，使火毒之外泄也，以其火毒之气不深，在于皮肤之间，故可外刺之而瘥也。若因循养痈，其势日大，恐火毒入脏，必至难治。入脏者，入于肝脾之二经也。肝经血滞，脾经气凝，非补气血而佐之内疏外托之味，未易奏功耳。若坚而溃者，为马刀挟缨，亦须急治，则毒能消化。否则，年深日久，一发而不可疗也。

金钱鼠粘汤 巫彭真君传。治腋痈挟痈，效甚。

鼠粘子一钱 黄连二钱 当归一两 生甘草三钱 天花粉三钱 柴胡一钱五分 连翘二钱 红花一钱 玄参三钱 白芍三钱 金银花一两 水煎服。初起之时，二剂全消，无令其日久溃败也。若已溃败，此方不可服，当看阴阳治之。

消坚汤 巫彭真君传。治马刀挟缨疮。

当归五钱 白芍五钱 金银花五钱 蒲公英五钱 柴胡二钱 天花粉三钱 炙甘草一钱 全蝎（研末）三个 桔梗一钱五分 鼠粘子一钱五分

水煎汁一碗，调全蝎末服。十剂自消。如尚未破，四服可消。如日久未破，本方加附子三分，连服数剂，亦消。

乳痈

乳肿最大者，名曰“乳发”，肿而差小者，名曰“乳痈”。初发之时，即有疮头，名曰“乳疽”。以上三症，皆令人憎（憎：原作“增”，形近而误。）寒壮热，恶心作呕者也。受孕未产而肿痛者，名曰“乳吹”；已产儿而乳肿痛者，名曰“奶吹”。二症皆宜急散，迟则必至出脓，转难愈也。老妇郁结，乳中有核不消，天阴作痛，名曰“乳核”。因循失治，破而内溃，脓水淋漓，日久不愈，名曰“乳漏”。妇人无子，爱养螟蛉（义子），强将双乳与儿吮咂，久则成疮，腐烂乳头，状似莲蓬，名曰“乳疳”。无故双乳坚硬如石，数月不溃，时常疼痛，名曰“乳岩”。乳上赤肿，围圆无头，名曰“乳疖”。以上乳症，约有十种，大抵皆阳症也。不比他痈，有阴有阳，不必别分阴阳以定治法，但当别先后为虚实耳。盖乳痈初起多邪实，久经溃烂为正虚。然，补中散邪，实乃万全之道也。按乳房属足阳明胃经，乳头属足厥阴肝经。况生乳痈，则阳明之经未必能多气多血，厥阴之经未必不少气血也。不补二经之气血，乳痈断不能痊，不可谓是阳而非阴，一味止消火毒，致肌不能生，筋不能续耳。

和乳汤 治乳上生痈，初起发寒热，先痛后肿。

贝母三钱 天花粉三钱 蒲公英一两 当归一两 生甘草二钱 穿山甲（为末）一片煎服，一剂即消。

消化汤 治乳房作痛，生痈。

金银花二两 紫背天葵五钱 天花粉三钱 当归一两 生甘草三钱 通草一钱 水煎服，一剂即消。

化岩汤 治乳痈已愈，因不慎房事，复行溃烂，变成乳岩，现成无数小疮口，似管非管，如漏非漏，状若蜂窠，肉向外生等症。

人参一两 白术二两 黄芪一两 当归一两 忍冬藤一两 茜根二钱 白芥子二钱 茯苓三钱 水煎服。四剂肉生脓尽，十剂全愈。

箕门痈

箕门痈生在大腿股内，冲门穴之下，血海穴之上也。此处属足太阴脾经，乃湿热之毒所生。是经多气少血，宜内托黄芪柴胡汤加苍术、防己等味治之，外宜敷贴，随症施治，无难奏功。若不慎疾，一犯房劳，则变为阴毒，便宜温补法疗之耳。若生于箕门穴之上，乃冲门穴也，名曰“勇疽”。赤肿作硬，八日得溃，可刺。如脓黄白色者，乃阳疽也，可治。其疮孔如鸡子大者，俗称“鱼口”，有单有双，年久不收口，是阳变阴矣，非大补不可。

蒲柴饮 巫彭真君传。治箕门痈、勇疽，神效。

柴胡二钱 丹皮三钱 苍术二钱 茯苓三钱 白术五钱 白芍药五钱 蒲公英五钱 天花粉三钱 远志一钱 黄芩一钱 水煎服。三剂即消。若已溃者，去黄芩，加黄芪五钱、当归五钱治之，亦神效。

眉 疽

眉疽生于眉间，在阳白二穴之分，从眉至额，赤肿焮高。阳白本属胆经，然胆与肝为表里，胆病而肝亦病，未有胆藏火毒而不遗害于肝者也。胆经多气少血，肝经多血少气，二经有火毒必烁干气血，故宜气血兼治也。坚硬如石者，可刺。刺之无脓，黄水自出，痛甚，闷乱吐逆者，阳毒兼阴也。治之渐减者生，甚者死。女子七日即死，男子二十四日死。又曰，眉疽或生于两眉左右，或生于眉心，即攻入眼，或下入太阳属足太阳膀胱之经。然，专属肝胆为是，最忌无脓吐逆也。

肝胆两抒汤 巫彭真君传。治眉疽，神效。

龙胆草二钱 柴胡一钱 当归五钱 金银花一两 炙甘草二钱 甘菊二钱 半夏一钱五分 白芍五钱 丹皮三钱 黄葵花一钱五分 白蒺藜二钱 水煎服。一生眉疽速治，数剂即消，久则无效矣。

蠹 疽

蠹疽者，疽生于缺盆之穴也，缺盆属足阳明胃经也。胃乃多血多气之府，缺盆生疽，阳症居多，苟不慎疾，不戒恼怒，不断房劳，必变阴症。不可信为阳症而妄用消火败毒之药也，俗名“历发疽”，十日可刺。刺之有脓者，阳疽也。刺之无脓者，阴疽也，俗称之曰“石疽”，言其如石之坚，刺之不应也。更有一头未已，再生四五头，子母大小不等，又名“历疮”。其势虽轻，其毒更重，生至心者死。倘有白脓赤肿，疮不黑陷，饭食知味者生。治法总不外补以化毒也。

消蠹汤 巫彭真君传。治蠹疽。

金银花一两 蒲公英五钱 人参一钱 生甘草三钱 玄参五钱 青蒿五钱 天花粉三钱 葛根一钱 生地三钱 水煎一碗服。初起者，二剂即消断。宜断欲戒怒，否则祸生不测。

手足指疮附：脱疽

手足指生疮，有生于指尖之旁也，名曰“敦疽”。有生于手足指上丫者，名曰“伏鼠疽”，大约高肿而痛，乃阳症；平肿而痒，乃阴症也。阳症必有脓，阴症必无脓也。有脓者，刺之而愈。无脓者，刺之而转重也。无脓而色红者生，无脓而色黑者死。正不必黑过节也，有一种黑过节者，生在手足之指上，名曰“脱疽”，言必须去其指也。此症多得之膏粱之客，而又用丹石房术之药，或噙舌下，或纳脐中，或涂阴户，或搽阳器，淫火猖狂，烁干骨髓，日积月累，乃发为此疽。夫脚乃四余之末，宜毒之所不至，谁知毒所不到之处，而毒聚不散，出于指甲之间，其毒更凶，较寻常之处尤甚十倍也。然则，治之法必以割去其指为上乎？而亦不尽然也，人身气血周流于上下，则毒气断不聚结于一处。火毒聚于一处者，亦乘气血之亏也。脱疽之生，正四余之末，气血不能周到也，非虚而何？大补气血益之泻毒之品，往往奏功如响，何必割指始能存活乎？诸方既无痛楚之伤，而又获生全之妙，愿人信心用之耳。

消湿散火汤 巫彭真君传。治敦疽、鼠伏疽阳症，神效。

生甘草二钱 地榆二钱 茯苓三钱 蓝汁（如无汁用青黛二钱代之）二钱 马齿苋三钱 红花二钱 蒲公英五钱 白术三钱 天花粉三钱 车前子三钱 薏仁五钱 水煎汁一碗服，即消。阴疽、阳疽俱可治。

顾步汤 岐天师传。治脱疽，脚指头忽先发痒，已而作痛，指甲沉黑，第二三日连脚俱青黑者。黑至脚上过胫即死，急服此方可救。

牛膝一两　金钗石斛一两　金银花三两　人参三钱　黄芪一两　当归一两　水数碗煎服。一剂而黑色解，二剂而疼痛止，三剂全愈。若已溃烂，多服数剂亦可救。

六丁饮　伯高太师真君传。治脚趾生疽。

紫花地丁一两　甘菊花一两　生甘草五钱　牛膝一两　天花粉三钱　水煎服。二剂全愈，若已破烂，多服为妙。

筋疽　痨疽　啮疽

筋疽生于两足后跟，乃昆仑之穴也。痨疽生于足小指后，乃京骨、金门之穴也。生于昆仑之后，又名“足疽”，皆属足太阳膀胱之经，是经多血少气。痨疽五六日得溃，有脓黄白色不多者安，如黑色痒甚者难治，以其变阴也。筋疽初起，三五日如虫蚀，过久则生虫，经年不瘥，一名曲疽，又名“冷疽”，皆阴疮也。用大补气血之药益之去湿化毒之品，亦有生者。然，不能责其近功也。足疽又名“啮疽”，如初起赤肿有头，可刺，乃阳症也。刺之有脓黄白者，易瘥。如初起便破，黑烂，即是阴症，最重，久则足堕落。急宜治之，否则不能生也。

二紫蒲公汤　巫彭真君传。治筋疽、痨疽、足疽之阳症者，神效。

茯苓三钱　薏仁一两　紫花地丁五钱　牛膝三钱　蒲公英五钱　贝母二钱　紫背天葵三钱　当归三钱　生甘草二钱　水煎服。初起者，三剂即愈。

萆薢金银散　巫彭真君传。治筋疽、痨疽、足疽之阴症黑烂者。

黄芪五钱　当归五钱　金银花一两　豨莶草三钱　萆薢五钱　茯苓三钱　肉桂一钱　水煎。急服之亦能生。

中庭疽　井疽

中庭疽生于乳之中央，在膻中之下也。井疽生于鸠尾之穴，又在中庭之下也。二穴皆属任脉之经。任脉乃奇经八脉之一也，任脉发于会阴，而二穴又逼近心与包络。此心与包络之火炎烧，而肾水不足以济之，故久而生疽也。状如大豆，亟宜内托。三四日间，若不早治，十日必死。外发出者易痊，内发入者伤膜，主死。

薜荔散　巫彭真君传。治中庭疽、井疽，神效。

人参二钱　茯苓四钱　白果十个　蒲公英五钱　薜荔（荔：原作“薜”。据聚贤堂本改。）藤一两　天花粉三钱　山药四钱　黑芝麻三钱　生甘草二钱　连翘二钱　水数碗，煎一碗服。二疽必须急服，则易散。毒轻者，二剂即散。重者四剂始散也。

合　阳　疽

合阳疽生于臑内，委中之下、承筋之上，乃合阳之穴也。合阳属足太阳膀胱之经，因感湿热蕴结成毒，久而生疽也。初宜托里除湿清热，以发其汗，使毒从汗出也。若已成形。发汗又非所宜，当排脓止痛，以生新肉也。

二金泻热汤　巫彭真君传。治臑上生疽。

金钗石斛三钱　茯苓五钱　泽泻二钱　白术二钱　车前子二钱　牛膝一钱　金银花二两　黄柏二钱　生甘草二钱　防己五分　水数碗，煎一碗，空腹服，数剂愈。

卷八

疔 疮

疔疮之生，膏粱人居其半，皆因营卫过滞，火毒外发也。非独节候寒温之失令，肃杀瞬息之违和得之。故所生之处，无一定之部位。其症颇多，古今称名不一，孙真人分一十五种，李东垣分二十三种，申启玄分三十四种。其实华元化分五种尽之矣。五种者，分五脏也。称名多者，乃象形而名之也。名多反无一定治法，不若遵元化五疔为要。大凡疔形色赤者，心疔也；色白者，肺疔也；色青紫者，肝疔也；色黄者，脾疔也；色黑者，肾疔也。以五色辨五脏，以五脏别五疔，以五疔分治疗，又何误乎？虽然，各疔之形色病状，亦不可不细晰之也。

如心疔者，俗名“火焰疔”。生于心脏之俞、募、经、井之端，或生于唇、口、手之小指、掌中。初生一点红黄小泡，抓动痒痛非常，左右肢体麻木。重则发寒发热，心烦意乱，头晕眼花，睡卧不安，言语昏愦，小便短少，面红口渴，舌上有珠，此乃发于心经之病也。

如肝疔者，俗名“紫燕疔”。生于肝脏部位，足大指之端，胁肋之次，筋骨之间。初生便作青紫之泡，次日破流血水，三日后串筋烂骨，疼痛苦楚。重则眼红目昧，指甲纯青，寒热交作，头项皆痛，口苦胁疼，小便艰涩，舌强神昏，睡语惊惕，此乃发于肝经之病也。

如脾疔者，俗名“黄鼓疔”。生于脾脏之部位，或生于口角、腮、颧、眼胞上下，及太阳正面之处。初生黄泡，光亮明润，四边红赤，缠绕不散，或麻或痒，绷急硬强，其症不食，寒热交作。重则恶心呕吐，肢体木痛，烦闷干哕，此乃发于脾经之病也。

如肺疔者，俗名“白刃疔”。生于肺之部位经络，手之大指。初生白泡，顶硬根突，破流脂水，痒痛难熬，易腐易陷，其症发热咳嗽。重则腮损咽焦，毛耸肌热，口吐浓痰，鼻掀气急，此乃发于肺经之病也。

如肾疔者，俗名“黑靥疔”。多生于肾经部络，或耳窍、胸腹、腰肾偏僻之间，或生于足之小指、涌泉等穴。初生黑斑紫泡，毒串皮肤，渐攻肌肉，顽硬如石，痛入骨髓，其症寒热不常，日轻夜重，面色炲黑。重则手足青紫，惊悸沉困，软陷孔深，目睛透露，此乃发于肾经之病也。

故见色之黑者，即知为肾疔，治肾而加解毒去火之味；见色之黄者，即知为脾疔，治脾而加解毒去火之味；见色之白者，即知为肺疔，治肺而加解毒去火之味；见色之青紫者，即知为肝疔，治肝而加解毒去火之味；见色之红赤者，即知为心疔，治心而加解毒去火之味。何疔之不易散哉？犹虑五疔之色未可尽据，更将各疔之名开列于后，以便世人之辨症云。

麻子疔。其状：肉起，头如黍麦之多，色稍黑，四边微赤，多痒，此亦肾疔也。

石疔。其状：皮肉相坚，色如黑豆，甚硬，刺之不入，微痛，忌针砭，亦肾疔也。

雄疔。其状：疱黑，四畔仰，疱浆起有水出，色黄，大如钱孔，形项高突，亦肾疔也。

雌疔。其状：稍黄，向里靥，亦似灸疮，四面疱浆起，心凹，色赤，如钱孔之形，此脾疔也。

火疔。其形；如汤火烧烫，疮头黑靥，四边有烟浆，又如赤粟米状，忌灸烙，此心疔也。

烂疔。其形：色稍黑，有白斑，疮溃流脓，有大小如匙面，此亦肾疔也。

蛇头疔，又名“蛇眼疔”。其形：头如蛇头，有二目，似蛇眼，大痛苦甚，多生手足指头上，宜取去其眼系，而后上药，亦肾疔也。

盐肤疔。其状：如匙面，四边皆赤，有黑粟粒，忌食盐，此心疔也。

水洗疔。其状：如钱形，有孔，疮头白，里黑靥汁出，中间硬，忌饮水及水洗，此肺疔也。

刀疮疔。其状：阔狭如薤叶大，长一寸，左侧肉黑如烧烙，忌针刺刀割，宜药治之，此亦肾疔也。

浮沤疔。其状：曲圆，少许不合，长而狭，如薤叶大，内黑外黄，黑处刺之不痛，黄处则痛，此亦肾疔也。

牛拘疔。其状：肉色，疱起掐不破，无忌，纵不治亦不杀人，此乃脾疔也，乃疔之最轻者。

猪疔。其形：圆而小，疮口内有油，忌食猪肉，此肝疔也。

牛疔。其形：圆，疮口内无油，疱起掐之不破，发寒发热，忌食牛肉，此肺疔。

狗疔。其形：长而带尖，色赤，发寒热，忌食犬肉，此心疔也。

羊疔。其形：长而色白，有寒热，忌羊肉，此肺疔也。

驴马疔。其形：三角，顶上有黑点，根脚赤色，凸顶，有寒热，忌食驴马肉，此亦肾疔也。

瓜藤疔。不计其数。其形：圆长如瓜形，因食瓜毒而生，忌食瓜，亦肾疔也。

豆腐疔。其状白疱，三日内顶陷，因食豆腐，内有人汗所生，面筋亦然，此肺疔也。

气疔。其形：或大或小，疱白，如有气于内，因感怒恚之气而生，忌气怒，此亦肺疔，盖肺中有毒，以制肝木也。

鬼疔。其形：亦大小不一，色青，因中邪毒之气而生，异于诸疔，此气疔夜甚，令人言如见鬼状，此肝疔也。

红丝疔。其形：缕缕如丝线，周身缠扰，如手足上，则入心即死，宜松针刺去血，忌食热物，此心疔也。

内疔。言其疔生于内，脏腑上、胫里面、喉口内，与外疔更不同，尤为利害，此五脏之疔也。

蒲桃疔。其形：黑而兼紫，如水晶光亮，故名之。疱内黑血毒水，宜去之。此亦肾疔也。

杨梅疔。其形：黑紫如薰梅状。如遍体有梅疮，内有一二疔疮，则遍身梅疮皆不发矣。须针刺，其毒外泄，而梅疮始不陷内，此亦肾疔也。

鱼脐疔。其形：如鱼肚脐之状，多生胳膊肚、小腿肚上，乃手足太阳经分，此肺疔也。

痘疔。有大小之不同，出痘之时忽生此小疔，则身痘疮皆不起发，看其色之何如，以分五脏之疔也。

蜈蚣疔。其形：长如蜈蚣，亦有头足，发寒发热，虽因食蜈蚣所游之馔而得之，亦火毒在肺之故耳。治肺而加解毒去火之味，外用雄黄锭子，或蜒蚰涂之，则自安然矣。

满天星疔。其形：黑，浮起如黑豆，四畔起赤色，今日生一颗，明日生一颗，一日增至三十六，不再生，此也肾疔也。其毒最横，其疔最凶，必须早治，若生至三十六数，虽有仙丹，亦无可如何也。

以上各疔，皆忌房事，倘一犯之，轻变重，重变死矣。

拔疔散　岐天师传。统治诸疔。

紫花地丁一两　甘菊花一两　水煎服。六剂全愈。

慈姑汤　巫彭真君传。统治诸疔，神效。

山慈姑二钱　苍耳子三钱　当归一两　白芷二钱　王不留行三钱　天花粉三钱　水二碗，煎水一碗，加酒一杯，再煎，共一杯；服之必出汗而愈。

散疔汤 伯高太师传。治诸样疔疮。

紫花地丁一两 连翘三钱 夏枯草一两 水煎服。一剂即消，二剂全愈。

仙菊饮 巫彭真君传。治疔疮痛甚，无论各疔治之，皆验。

菊花根叶共用二两 生甘草（为末）三钱 将菊花根叶捣汁取白布绞汁，再用滚水冲在菊花根内，仍用布沥出汁，调生甘草末饮之，入口即愈。

桑花饮 巫彭真君传。治各疔，神效。

干桑叶五钱 生甘草三钱 瓜蒌二钱 当归五钱 榆树皮二钱 荆芥二钱 紫花地丁五钱 水煎汁一碗，饥服。服后饮酒，微醉即散。

二仙散 管勾传。外治一切疔肿恶疮。

生矾，黄丹等分 临时以三棱针刺血，待尽敷之，不过三上，决愈。

山海丹 太仓公传。专治疔疮，恶疮。

海马（酒炙黄）一对 穿山甲（土炒）三钱 水银一钱 雄黄三钱 儿茶三钱 麝香一分 黄柏五钱 为末，同水银再研，不见水银星为度。遇疮生处，将药井水调涂，即出毒。神效。

秋叶散 岐天师传。治疔疮初起。

丝瓜叶十片 明矾二钱 雄黄二钱 先将丝瓜叶捣极烂取汁，调二味药末，以鹅羽敷疔疮上，随干随润，一日即消。

葱矾丸 《卫生宝鉴》。治各疔肿毒。

雪白矾石（取末）五钱 葱白（煨熟捣和成丸用） 当归五钱 干菊花五钱 煎汤，送丸五钱，即愈。孕妇不可服。

掖回散 专治疔毒，起死回生。

乳香（生研）一钱 胆矾（生研）一钱 儿茶一钱 冰片一钱 麝香一钱 龙骨一钱 共为细末，瓷器盛之。遇疔疮初生，挑破头，将末入些须，即解。

防丁散 治疔疮。势不甚横者，即消。

防风一钱 生甘草八分 金银花一钱五分 连翘一钱 紫花地丁一钱五分 天花粉一钱 生地二钱 玄参一钱 赤芍五分 水二碗，煎八分，湿服。

化疔汤

生荠苨三两 生甘草三钱 水煎服一碗。顿服之，三剂全愈。

集简方 治丁疮肿毒。

豨莶草（端午采）日干为末

每服半两，热酒调下，汗出即愈，极有效验。

又方 治疔肿初起。

王不留行子（为末）五钱 蟾酥三分（为末） 水丸，如黍米大。每三丸，酒下，汗出即愈。

蒺藜散 治一切疔毒。

蒺藜子（熬，捣）一升 以醋和，封头上，拔根。载《外台秘要》。

骨羡疮

骨羡疮，生于神堂二穴，或膈关、膈俞之穴上也。虽穴属太阳膀胱之经，似乎阳经之病，然而此疮不发则已，发则未有不痒者也。夫疮之痛，乃毒发于阳；疮之痒，乃毒发于阴也。痒之极者，阴之极矣，骨羡疮之痒，正患其痒之极也。痒极则不可忍，必抓搔而少已，而无如愈搔而愈痒。愈搔而愈痒，抓搔不已，必至皮肉损破，久而抓搔乃见骨矣。此疮虽是阴虚而生，亦生于祟也。祟之来也，原非无故，大约乃冤家债主耳。急为祈祷，庶几易救。但既已祈祷，而无神方治之，恐亦难痊也。我有仙传之方，不忍秘隐，公传万世，以救之也。

救祟汤　巫彭真君传。治骨羡阴疮。

人参五钱　黄芪一两　当归一两　金银花二两　茯苓三钱　贝母三钱　草乌一钱　水数碗，煎一碗半，饥服。服数剂即不痒而渐愈。

骨毒滞疮

骨毒滞疮，生于两腿之内，箕门之穴也。腿上箕门之穴，原属足太阴脾经也。脾旺则气血流通，虽有火毒必然易散，即或不散，而生疮亦必轻而易愈，大约轻者必痛，重者必痒。如生疮不痛而发痒，必难治也。一名“腿发”。十二日可刺，如脓黄赤色，可治。青稀腐臭者，不治。其疮赤白色，是毒发于骨，本是难治之症，倘毒发于外，十日之内未脓，必死。

完足汤　巫彭真君传。治骨毒滞疮。

白术一两　当归一两　金银花二两　牛膝五钱　贝母三钱　水数碗，煎一碗服。连服数剂，无脓有脓，可以不死。

骨　痿　疮

骨痿疮，生于两胯骨之上，乃环跳之间也。先小后大，筋骨俱疼，溃开流水，水尽则死。如胯相对，并有疮肿者，十无一生。勿谓疮不若痈，即可轻视之也。此处生疮，左右俱难侧卧，用大马屁勃垫睡，不令磨着，内服补中益气药治之。

补中益气汤　祖传。治骨痿疮，生于腿上胯骨间。

人参五钱　白术一两　生黄芪一两　当归五钱　柴胡一钱　升麻五分　陈皮一钱　生甘草二钱　半夏二钱　茯苓三钱　水煎服，数剂愈。

加味参芪汤　祖传。治脚腿生疽，或突然肿起一块不痛者，并治各疮。

黄芪一两　人参五钱　荆芥三钱　当归五钱　天花粉三钱　附子三分　生甘草一钱　牛膝三钱　金银花一两　水煎服。多服自愈。

陈　肝　疮

陈肝疮，即蚤疽也。生于左右臂上三五处，如疖毒肿痛，痛不可忍，擦挨难忍。如有头，二七可刺，刺之有脓者生，刺而无脓，身热，虚硬，面赤者，二八日便有归阴者。痒甚者，一月后死。然，大补气血，亦有变死为生者矣。未可信是死症，而听其必死也。

加味参芪汤　祖传。治两臂生陈肝疮，神效。

黄芪一两　人参五钱　荆芥三钱　当归五钱　天花粉三钱　附子三分　牛膝三钱　金银花一两　白芍药五钱　白术五钱　水煎服。数剂，亦不至死。

赤 炎 疮

赤炎疮，遍身有赤点子，乃手太阴肺经受风热而生者也。肺主皮毛，肺经气有余而血不足。风热在肺，难于抒泄，无血以润之，故留恋于皮毛而不散矣。此病又名“赤炎风”。因肺热而心火又侵，则火以助火，血愈耗矣。血耗则肺气更热，此赤点所以更现，或有或无，久而不愈，变为疠风者有之。故治法必须消风退热，而疮自愈也。

润肺化炎汤 巫彭真君传。治赤炎风疮。

桔梗三钱 桑白皮三钱 炙甘草二钱 黄芩二钱 玄参五钱 麦冬三钱 天门冬三钱 贝母二钱 陈皮五分 生地三钱 升麻一钱 水二碗，煎八分，食后服。数剂自消。倘左脉旺大，乃心火也，本方去黄芩换黄连一钱可也，亦服数剂自愈。

血 胤 疮

血胤疮，生胁肋、渊腋之间也。此处本是足少阳胆经所属，胆经属木，木气若舒，何至生此疮乎？胆木之气不舒，则木难抒泄，多生此疮。论理妇女郁多，男子郁少，男之郁易解，女子郁难开，故男生此疮易于散，女生此疮难于痊，往往有结成腋疬，数年不化，忽至肿突崩溃，流黑水而死矣。所以此疮必须将忧愁顿释，后服药饵为妙。盖疮虽成于胆经之郁，然胆郁则肝亦郁矣。肝胆同郁，则肝胆同病也。夫肝之气最宜通达，而不宜闭塞。肝气闭塞，则肝血必至腾越，肿突崩溃非气之通达，乃血之溃坏也。是以，治此疮必当先用舒胆舒肝之药，而佐之生血生气之品，则肝胆相宜，而郁结自散，疮亦愈矣。苟不知治法，而妄用败毒之剂，则疮必现于肉中，隐然作痛，或忽长大至胸，发于期门而成腋疬矣，可不慎哉！

解郁散毒汤 巫彭真君传。治血胤疮、腋疬，神效。

白芍四钱 白芥子三钱 香附二钱 郁金二钱 柴胡一钱五分 茯苓二钱 蒲公英三钱 陈皮五分 生甘草一钱 白矾一钱 当归三钱 野菊花根二钱 薏苡仁三钱 乳香末一钱 水数碗，煎一碗。连服八剂，去郁金、野菊花、白矾、加黄芪三钱、白术五钱，多服自愈。

天 疱 疮

大疱疮，生于头面、遍身、手足之间，乃毒结于皮毛，而不入于营卫。论理尚轻，然治之不得法，疼痛难忍，不啻如火烙炎烧矣。此疮乃肺气虚而火毒结于肺，本是暑热湿蒸之气，因肺气虚而犯之也。其症，燎浆白疱，皮破赤沾，小儿生于夏日居多，故治法必须用解暑散火之药。然，单散火而不补肺，则火不能去而气益虚，疮难速愈矣。补气而佐之解暑，则火毒自消而疮亦易愈。外用丝瓜叶捣烂，调定粉敷之，尤易奏功也。

香薷补气饮 内治天疱疮。

香薷一钱 天花粉一钱 生黄芪一钱 白术二钱 炙甘草一钱 黄芩一钱 茯苓二钱 人参五分 厚朴五分 麦冬二钱 陈皮三分 桔梗一钱五分 水煎服，数剂愈。

定粉散 定粉（火煅为末）五钱 丝瓜叶（捣汁）半茶钟 轻粉（为末）五分 雄黄三钱 将定粉、雄黄、轻粉共研细末，丝瓜叶汁调搽疮上，即效应如响。

仙炉脂 治小儿天疱疮。

香炉盖上烟脂三钱　黄连三钱　青黛二钱　冰片二分　各为细末，鸡子清调，或猪苦胆汁调敷，甚妙。

瘰　疬　疮

瘰疬之病甚多，名状不一。大约得病有九：一因怒而得；一因郁而得；一因食鼠食之物而得；一因食蝼蛄、蜴、蝎所伤之物而得；一因食蜂蜜之物而得；一因食蜈蚣所游之物而得；一因大喜饱餐果品而得；一因纵欲伤肾，饱餐血物而得；一因惊恐、失枕，气不顺而得。初生之时，每现于项腋之间，或牵蔓于胸胁之处。其形之大小，宛如梅核，或动或静，或长或圆，或连或断。及至溃烂，或流水、流脓，流血之各异。未破之先，易于医疗；已破之后，难于收功。盖未破虽虚而不至于五脏之损，已溃渐亏而难救。夫七腑之伤，故必须补其虚而救其伤，始为妙法也。然，病虽有九，而治法止有三也。其一，治在肝胆；其二，治在脾胃；其三，治在心肾。治肝胆者，其左关之脉必涩，而右关之脉必滑者也。盖肝胆之郁不开，必下克脾胃之土，土气受制，难化水谷，必至生痰以助结，而瘰疬不化矣。治其肝胆而消化其痰涎，则瘰疬易化矣。治脾胃者，其右关之脉必浮而无力，或滑而有力也。明是脾胃之中，无非痰气之升腾，土气之萧索。不健脾则痰不能消，不健胃则涎不能化，痰涎日盛，瘰疬难开，何能治乎？故必大补脾胃以消化痰涎，然后佐之败毒之味，则病去如扫矣。治心肾者，切其左寸之脉必滑，右尺之脉必涩者也。明是心肾两开，不能既济，而肝胆脾胃各不相应。故痰块不消，瘰串更甚。补其心肾，则阴阳和合，而少佐之去毒破坚之味，则取效益速矣。倘不明三治之法，而妄用刀针，愈亏其根本，安得济事乎？必至与死为邻，不重可惜哉。

开郁散　巫彭真君传。治肝胆郁结之瘰疬。神效。

白芍五钱　当归二钱　白芥子三钱　柴胡一钱　炙甘草八分　全蝎三个　白术三钱　茯苓三钱　郁金二钱　香附三钱　天葵草三钱　水煎服。连服十剂，自愈。

培土化毒丹　巫彭真君传。治脾胃多痰，瘰疬难消。治之神效。

人参二两　白术十两　茯苓六两　炙甘草一两　紫苏八钱　半夏二两　僵蚕二两　陈皮六钱　白芷七钱　木通一两　金银花十两　天花粉三两　各为末，蜜为丸，饭后吞服三钱，早晚各一服。一料全愈，然必须断色欲三月。

神龟散　巫彭真君传。治心肾不交，瘰疬久不愈者。神效。

大龟（雌一雄一）二个　远志一两　麦冬三两　山茱萸四两　肉桂一两　白术（炒）五两　苍术二两　熟地十两　玄参十两　茯神四两　何首乌（生用）十两　桑椹四两　紫花地丁四两　夏枯草五两　各为细末。将大龟饭锅蒸熟，火焙干，为粉，同用蜜为丸。每日早晚，白滚水各于饭后送吞三钱。一料必全愈。

治瘰疬肿硬疼痈，久不瘥。

猫头、蹄骨（酥炙黄为末）一具　昆布（酒洗去盐水晒干）一两五钱　海藻（酒洗去盐水晒干）一两五钱　连翘一两　黄芩一两　金银花一两　穿山甲一两　皂角五钱　枳壳一两　香附（用醋煮干）一两　为细末，将玄参煎膏，为丸，如桐子大。每服七八十丸，一日三服，以姜汁三匙调入，好酒下，能收全功。

消愁破结酿　岐天师传。治瘰疬。

僵蚕（炒）五钱　全蝎（不去头、尾、足）五个　白芷一两　白芥子（炒）一两　白术（土炒）

二两　附子二分　紫背天葵根八两　先将前六味各为末，将天葵煮汁一碗，同入在黄酒内，用酒各二十斤，煮三炷香。三日后，日服三杯，以面红为妙。

樟脑丹　《活法机要》。治疬疮溃烂，牵至胸前两腋，块如茄子大，或牵至两肩上。四五年不能疗者，皆治之，其效如神。

樟脑三钱　雄黄（为末）三钱　先用荆芥根下一段，剪碎，煎沸汤。温洗良久，看烂破处紫黑，以针一刺去血，再洗三四次。然后用樟脑、雄黄末，麻油调扫上，出水。次日再洗，再扫，以愈为度。专忌酒色。

葛真君汤　治瘰疬。载在末卷十五卷内。

内外臁疮

臁疮有内外之殊，内臁属足厥阴肝经之部位，外臁属足阳明胃经之部位也。似乎外臁轻于内臁，以胃为多气多血之腑，以肝为多血少气之腑耳。然而，臁疮虽分内外，而脏腑无湿毒，则左右内外俱不生也。惟是臁疮自感湿气，因而生疮者居多。但亦有因打扑抓磕，或遇毒虫恶犬咬破损伤，遂至成疮，苟非胃肝原有湿毒，未必日久而不愈也。故治法，活血以去湿，未必骨腐。无如世人不知禁忌，久占房事。以致皮黑肉烂，臭秽难当。若夫妇人女子，经期血散，亦往往肉黑肌坏，故经年累月而不愈也。所以，男妇苟生内外臁疮，必当节欲慎房，始易奏功耳。内用补中解毒之剂，外用隔纸神膏贴之，不须数个，便可速愈矣。

补中益气加味散　祖传。治内外臁疮。神效。

人参二钱　白术三钱　茯苓三钱　生甘草一钱　当归三钱　生黄芪三钱　金银花五钱　陈皮五分　柴胡一钱　升麻五分　半夏一钱　水煎服，连用四剂。外用葱二条，将疮口洗净之后，再用水同煎药渣。煎好，洗疮口一次，日用隔纸膏贴一个，日日如此，不过数个全愈。然，必须绝欲一月，不再发。

痔疮膏药　治内外臁疮。

隔纸膏、杏霜丹、敛疮丹、俱载在十五卷。

治一切臁疮膏方　将膏药用温水浸，捏成为饼。如疮口大，用带扎紧，不可行走，一昼一夜，如前换之。

黄腊（提过）二两五钱　陈松香（水提过）一两　人参六分　铜青五钱　赤石脂五钱　黄连一钱五分　红花三钱　飞矾一钱五分　龙骨五钱（研末）　先将黄腊、松香煎熟，后将前药研末，齐下，不住手搅，以滴水成珠就好。如若太老，再加麻油少许，一煎可用。要忌鹅、糟、发物。

人　面　疮

人面疮，非生膝上，即生于肘上也。疮形颇像人面，重者有口、有鼻、有眼，多是鬼物凭之。然口、鼻、眼虽具，多不能言，未尝不能动也。动者状似愁苦，口中与之以肉食，则实能化。古人谓其能食，信不诬也。有一种口眼皆不能动，似非鬼物凭之。但既非鬼物，何疮中生有口眼乎？不知人面之疮，原有生死二种，生者能食能动，死者则不能动不能食也。其实，二种皆有祟也，非天谴之罚，即冤孽自到耳。必须省察祷谢，而后用药治之，始能愈也。

轻雷丸　岐伯天师传。治生死人面疮，神效。

雷丸三钱　轻粉一钱　白茯苓一钱　各为绝细末，研匀，敷上即消。盖雷丸最能去毒而逐邪，轻粉深入骨髓邪将何隐？茯苓不过去其水湿之气，共成奇功耳。倘更加忏悔祈祷，尤为善后之福也。

血 风 疮

血风疮，多生在两腿里外之臁，上至膝，下至踝骨，前人谓是血受风邪而生也。谁知皆好饮之徒过饮于酒，以至湿滞于下腿而不散。血气一衰，而疮渐生矣。其疮初生之时，必小小而痒，久则大痒，非手抓搔则不可止，然过于抓搔，则肌皮必伤。而纵饮如故，则痒又加甚。皮破难于收，酒湿难于散，烂皮腐肉终无已日，久之而肉中带湿，则必生虫，虫多则更痒矣。治之法，必须断酒，然后用内药补其气血，而兼消风湿，外用膏药敷贴，则水去虫死，自愈。

补气分湿汤 巫彭真君传。治血风疮。

白术五钱 茯苓三钱 当归五钱 黄芪一两 柞木枝五钱 薏仁五钱 生甘草二钱 萆薢二钱 肉桂一钱 红花一钱 泽泻二钱 水煎服。多服为妙，外用十神膏贴之。

十神膏 治血风疮。

蚯蚓粪一两 血竭三钱 马齿苋一两 黄柏五钱 轻粉一钱 乌桕根三钱 银朱四钱 胡粉三钱 樟脑二钱 麝香三分 各为末，同猪油调为膏，贴在油纸上，照疮之大小贴之。另用布包好缚定，听其出水。连用数个，则水干矣。换膏药时，用金银花一两，煎汤温洗，疮口再另贴此膏。若无水流出，不必频换。再用数个，必然奏功。然，不断欲、戒酒，不必为彼治之也。

卷九

杖　疮

杖疮，受官刑而成疮也。气血有余易于生合，气血不足难于化消。倘受刑少者，血不凝滞。受刑多者，血必秽瘀。受刑轻者，气不萧索。受刑重者，气必败残。盖刑轻刑少，忍痛而断不叫号。刑重刑多，悲伤而自多涕，此气血所以愈亏也。倘受刑之先，身体原弱而不强，则恶血奔心，往往有死者。必须活其血而补其气，败其毒而消其火，然后外用膏药贴之，或末药敷之，不至死亡也。

调中化瘀汤　巫彭真君传。内治杖疮，神效。服之无性命之忧。

当归五钱　生地五钱　三七根末三钱　丹皮二钱　白芍三钱　生黄芪三钱　生甘草一钱　大黄一钱　枳壳三分　虚极者加人参三钱

水一碗，童便一碗，同煎服。二剂瘀血即散。外用末药、膏药贴之，即愈。

仙花散　外治杖疮。

凤仙花叶捣汁　马齿苋捣汁　黄蜡二两　葱白捣汁　松香二两　五倍子为末一两　乳香二钱　将凤仙、葱、苋先捣取汁二碗，将黄松香熬膏，入倍子末，摊膏贴之，自愈。

秃　疮

秃疮，乃足太阳膀胱、督脉二经受湿热，故生虫作痒。其实，亦因父母生儿之前不节色欲，或服热药浪战，频频泄精，以致胎中受毒，不能即散，而小儿之首受之。毒轻者，疮轻。毒重者，疮重。既生之后，小儿或食煎炒之味，或多食水果，或多受暑风，而头上秃疮因而生虫，痂高堆起，白屑满盈，终年累月而不愈矣。疮轻者，外治即痊。疮重者，必须内外兼治，庶易愈也。世人多不急治，所以多累，竟至虫蚀发尽，成为秃子耳。

蜗蜂丹　外治秃疮。

蜗牛十个　黄蜂窠二钱　生甘草一钱　白矾一钱

将蜗牛捣烂，涂秃遍透。后将下三味研为细末，猪油调敷。如用熊油调搽，更妙。

清首汤　内治秃疮。

玄参三钱　生甘草一钱　茯苓二钱　白芷一钱　山豆根五分　紫草一钱　黄柏一钱　蔓荆子一钱　白蒺藜一钱　半夏五分　水煎服。四剂后，以前方外治，无后患也。此方以十岁为准，年小减之。

鱼　脐　疮

鱼脐疮，生于肘肚，乃手少阴心经也，此处属少海、灵道之穴。生于小腿肚者，乃足太阳膀胱经也，此处属承山、飞扬之穴。上下二处之疮，其疼痛皆甚。初起一二日，先用灸法，最易解散。心经多气少血，膀胱经多血少气。少血者，宜补血以消毒。少气者，宜补气以消毒。然，气血双补，而佐之消毒之药，更佐以引经之品，何疮之不速愈乎？俗名“鱼脐疔”，治法正同耳。

化鱼汤 巫彭真君传。治鱼脐疮疔，不论肘腿，俱效。

金银花一两 当归五钱 生甘草二钱 青黛二钱 地榆二钱 白矾一钱 生黄芪五钱 水煎服。

阴包毒疮

阴包疮，生于大腿内臁之上，乃足肝经风热之毒也。肝本多血少气之经，若生此疮必然疼痛。治法，必须补气以解风热，则已溃未溃尤易散也。外用膏药贴之，更效如神。

黄芪散阴汤 治腿内外股疮毒疽疖。

生黄芪五钱 柴胡一钱五分 白芍五钱 炒栀子一钱五分 大力子一钱 甘草二钱 连翘一钱 金银花一两 肉桂三分 薏仁五钱 半夏一钱 水煎服。

燕窝疮 羊胡疮

燕窝疮，生于脑后项之窝，乃足太阳兼督脉之经也。羊胡疮，生于下唇下巴骨之处，乃任脉之经，承浆、地阁穴道也。两处生疮，多是感犯湿气。湿久则热，热久则毒难化矣。于是气血不通，湿热不散，而疮有经月不愈者，在小儿尤多。倘内服除湿清热之味，以消太阳任督之毒，外用药掺之，或搽之，则疮即结靥而愈矣。

除湿清热散 家传。内治燕窝疮、羊胡疮，神妙。

茯苓二钱 炙甘草一钱 白术一钱 白芷五分 蒲公英二钱 泽泻一钱 猪苓一钱 苍术一钱 羌活五分 天花粉一钱五分 水煎服。

神异丹 巫彭真君传。外治燕窝、羊胡疮，最妙。

轻粉一钱 儿茶三钱 黄丹二钱 炒黄柏三钱 枯矾五分 冰片三分 各为末，湿则干掺，干则用麻油调敷，数日即愈。

胎毒疮 恋眉疮

疮生于头上、眉上，终年终月而不愈，皆受母胎之毒也。似与秃疮相同，然而、秃疮只生于头，而不生于眉也。今头与眉俱生，尤胎毒之重者也。故秃疮可以外治，而恋眉之疮必须内外兼治。倘疮只生头上，用清首汤妙矣。或儿畏汤剂，不肯吞服，亦可只用蜗蜂丹外治，无不愈者。若头眉俱生，必须先服清首汤，另用释眉丹外搽，不至淹缠岁月也。

清首汤 治胎毒疮。

载秃疮门。

释眉丹 治恋眉疮。

黄连五分（油调涂碗内，艾烟熏过） 入皂矾（为末）一分 轻粉（末）一分 冰片（末）半分 麻油少许，再调涂之，数次全愈。或用胶髓膏，亦神效，载在奇验方门。

肺风疮 鼈鼻疮

肺风、鼈鼻疮，生于鼻面之间，乃肺经之病也。夫肺开窍于鼻，肺气不清而鼻乃受害矣。鼻即受害，遂沿及于面。世人不知肺经有病，或冷水洗面，使热血凝滞，因结于面，而生疮矣。治之法，必须清肺气而兼消其风，活肺血而再袪其火，然后用搽药外治，未有不速痊者也。

加味甘桔汤 治肺风、鼬鼻疮。

桔梗三钱 甘草一钱 甘菊二钱 青黛二钱 茯苓三钱 白附子六分 天花粉二钱 白芷五分 水煎服。

杏黄散 载后。

粉花疮 裙边疮

粉花疮生于人面，窠瘘生痒，乃肺受风热也。此疮妇女居多，盖绞面感冒寒风，以致血热不活，遂生粉刺，湿热两停也。裙边疮者，亦妇女生内外足踝之骨，或裙短而不能遮风，又不慎房帷，乃致足寒而湿热不行，凝滞而生疮也。粉花疮轻于裙边，以上湿易散，上热易化，而下之湿热未易消也。故粉花疮止消外治，若裙边疮必兼内治始妙也。

二粉散 载后。

大风膏 载后。

五色汤 巫彭真君传。内治裙边疮。

茯苓三钱 薏仁三钱 黄柏一钱 黄芪三钱 荆芥一钱 红花一钱 乌柏根三钱 白矾一钱 水煎服。服数剂，外用大风膏调搽自愈。

脏毒痔漏疮

痔疮生于谷道肛门之边，乃五脏七腑受湿热之毒而生者也。故疮亦甚多，形亦不一：有状似菱角者，有状似莲花者，有状似穿肠者，有状似鼠奶者，有状似花瓣者，有状似蜂窠者，有状似悬珠者，有状似钩肠者，有状似核桃者，有状似栗子者，有状似鸡冠者，有状似珊瑚者，有状似担肠者，有状似垂珠者，有状似鸡心者，有状似牛奶者，有状似羊奶者，有状似串臀者，有状似翻花者，有状似气突者，有状似血射者。更有外无形而内苦者，有内外俱无形而齐苦者。总之，初生之时形小，久则形大矣。初有形之时，痛尚可忍，久则痛不可忍矣。虽痔之形状甚多，而犯湿热则一也。夫湿热亦易消之病，何愈消而愈痛乎？皆因不守禁忌，贪色欲而不止，饕食味而无穷，遂至痔变为漏矣。痔易治，而漏难治也。盖痔有诸形之异，而各无孔窍之破，服药尚无漏卮之虞。一至成漏，服饮食则泄气矣，吞药饵则损血矣。血损气泄，何能成功哉？况好色者多，断欲者少，欲奏异绩，实非易事。且肛门粪口，上通大小之肠，前达任脉，后达督脉，其皮肉横中有直，正中有斜，一经破损，难于生合，且成漏卮，损伤皮肉，尾闾不闭，其何能合乎？人肯节欲，则漏犹未甚，而无如明知放犯者，又甚多乎！所以，漏病之轻重，专分于欲事之多寡。大约漏病有八：一曰气漏；二曰风漏；三曰阴漏；四曰冷漏；五曰色漏，俗名“痔漏”；六曰血漏，俗名“热漏”；七曰偏漏，俗名“瘘痁漏”；八曰瘘漏，俗名“瘘腮漏”。气漏者，时肿时消，疼胀难忍也。风漏者，孔窍作痒也。阴漏者，男妇阴内疼痛出水也。冷漏者，孔内出白脓也；色漏者，犯色流脓流精也。血漏者，时流鲜血也。偏漏者，肛门之外生孔窍，出脓血也。瘘漏者，疮口黑烂，出黄黑水也。世人治法，多用刀针、挂线，益增疼痛，反耗气血。若不节食，断色，未有能生之者。或用熏洗、点搽之药、多有愈者。然内无药饵疗之，亦虚岁月矣。人能绝嗜欲、慎气恼、淡滋味。内服丸散，外用洗敷，虽老人尚易奏绩，矧中年者哉！漏疮多生于肛门谷道，然亦有生于身上、面上、手足之上者，此皆生他疽、他毒，久已收口，不慎色欲泄精，以伤化气血，一泄不已，又泄又不已，至于三泄而疮乃成管，终年流水、流脓，变成漏矣。此等漏疮，较谷道肛门者少轻，惟生于胸膈者颇重，必须大补气血，断欲半载，加之补漏神丹服之，则愈。

榆羊丸 仲景张真君传。治痔疮各痔，无不神效。

地输二两 当归三两 羊蹄后壳（土炒）三副 共为末，饭为丸，日三服，于未饭食饭前服之。每服三钱，一月即愈，不再发！地榆出脏之湿热也，当归补新血也，羊蹄壳直达于直肠，故用此为使，且此物亦去湿热，故相济成功。

墙苔散 秦真人传。治痔漏久不愈者，神效不测。

绿苔（要墙上生者，刮下五钱，火焙干，为细末） 羊爪壳（五副，用后蹄，不用前爪） 炒白术二两 茯苓二两 槐花五钱 白芷一两 共为细末，米饭为丸。每日临卧先服一钱，后压之美膳，一月即内消，管化乌有矣。

参龟丸 鬼真君传。治各痔漏，神效。

人参一两 瓦松（干者）三钱（此物最不肯干，佩身半月即干，妙在取人之气） 茯苓五两 活龟一个 将前药各为末，以绵纸同龟包之十余层，则龟不能出。微火焙之，龟死则用武火焙之，龟死则将药末取出另包。惟焙龟，干，捣碎，再焙干，全身用之，同药蜜为丸。每日只消服三十丸，不必服一料。半料而漏管俱消而愈。此方至神至圣，但服此方至须忌房事三月，鹅肉则终身忌之。犯则痛生，急以瓦菘数条，加皮硝数钱，煎汤热熏温洗，可救。前方不可妄自加减，一加减则不效矣。用纸包龟者，取龟闻药而死也。尤善消痔漏也，否则功减半矣。

补漏神丹 南阳张真君传。治胸膈漏疮，并头面手足漏疮，俱神效。

人参五两 白术三两 炙黄芪八两 金银花四两 当归二两 人指甲三钱 各为细末，蜜为丸。每日服三次，每服五钱。一料必愈。忌鹅肉一载，房事三月。如面漏，加白芷四钱；头上，加川芎一两。

熏涂法 《医方摘要》。治痔疮肿痛。

皂角三挺，火烧烟，先熏之，后以鹅胆汁调白芷末，涂之即消，用郁金末水调涂亦消也。

墨汁散 《保寿堂方》。治痔漏疮发。

旱莲草一把，根须洗净，用石臼擂如泥，以极热酒一盏冲入取汁饮之，滓敷患处，重者不过三服，即安。

传家秘方 治肠风痔漏。

萆薢（去土） 贯众（去土）等分为末。每服三钱，温酒空心服之。

四圣丹 治痔漏如神。

蜂房（一个，净，全用，去虫，将食盐填于孔内，阴阳瓦焙干，为末） 地龙（去泥，净，阴阳瓦焙干，为末）五钱 蜣螂（取米头者佳，阴阳瓦火焙干，为末）三钱 广木香三钱 象牙三钱 乳香（去油）三钱 爪儿血竭（净，末）五钱 飞矾末三钱 槐子（炒黄，为末）三钱 没药三钱 提净黄蜡八两（滚化）

入前药和匀为丸。每日清晨，酒服三钱。如不能饮，清汤下。

狗肠丸 治漏疮，神效。

黑狗肠一副（煮烂） 加象牙四两 细茶末四两 倍子末四两 连肠为丸（丸：原作“末”，据上下文义改），如梧子，每服，淡盐汤饥服三钱。如不能丸，少加煎蜜为丸，一料必愈。忌煎炒热物，尤忌房事。狗肠，乃直也；象牙，脱管也。

阴囊破裂漏水疮　胞漏疮

阴囊之外破裂漏水，此非痔漏之漏也，乃杨梅毒气未散，结于囊中也。然而，杨梅疮生于身上，既已全愈，何处囊独留毒乎？盖服败毒之药过多，必伤元气，则膀胱之气难化，而毒尚存于囊中矣。所以，破裂漏水也。治之法，必须补气以健膀胱，益之分消之药为妙。断不可更服祛毒之味，重伤元气也。胞漏者，囊中起窠子作痒，乃搔抓破损，而水遂外滴，尚不至破裂而漏水，此乃肝经湿热，非膀胱受毒也。分消肝经之湿热，亦易奏功耳。

土茯苓散　家传。内治阴囊破裂漏疮。

土茯苓一两　白茯苓三钱　薏仁五钱　肉桂三分　金银花一两　人参二钱　白术二钱　车前子二钱　水煎服，数剂。外用炒黄柏一钱，轻粉三分，儿茶三钱，冰片一分，各为末，掺之，即愈。

逐湿汤　治胞漏。

牵牛一钱　大黄一钱　木通一钱　黄柏一钱　芍药五钱　牛蒡子一钱　茯苓三钱　茵陈一钱水煎服。二剂渐愈。再用前末掺之，即痊。

雌雄狐刺疮

狐刺疮，生于手上，有雄有雌，雄者单而雌者偶。前人谓雄者止生一个，雌者生有五七个，误也。疮内生有乱丝，疮外生有小刺。雌雄无异，正不必过分也。大约生雌雄疮者，无不疼痛。无非受竹木签伤，破皮破肉而成之也。治法，先用生甘草、枸杞根等物，煎汤洗之后，用桑粉丹敷之，即愈。

桑粉丹　治雄雌狐刺疮，神效。

桑条（烧灰存性）三钱　轻粉一钱　雄黄一钱　贝母一钱　各为末。先以甘草、枸杞各三钱煎汤一碗，洗疮口净，多浸一会。后以此四味研，入米醋少许，调稀，入疮口满，频频换之，待刺去，自生肌矣。

水流麻根疮

麻根疮，生于足后跟之下，色赤皮烂，内有肉丝缕缕，状以麻根，故以麻根名之。足跟，本属足太阳之经，多血少气，而人又好色者多，节欲者少，必至气亦伤矣，不止血之不足也。况房事不节，则精既耗散，血不更损乎？是气血两亏，尤难医疗也。治法，必须用十全大补汤补其阴阳，更有肾气丸以填其精髓，则气血齐足而疮毒易散。然后用外治末药敷之，终得奏功。更宜绝欲为妙。否则，毒不能去，肌不能生，亦可畏也。

十全大补汤　载后。

肾气丸

轻粉三分　生甘草五分　黄柏一钱　铜绿三分　乳香五分　冰片一分　黄丹五分　没药三分　各研绝细末，先用苎麻根一把、苦参二钱，煎汤一碗，洗疮臭腐，后用此方药末掺之而愈。

肥　粘　疮

肥粘疮，多生于小儿头上，俗名“肥疮”。头上乃太阳经也，身感风热不散，而毒乃浮于头上，遂生此疮。初生之时，多黄脓暴出，流粘发根，与秃疮无异。然，秃疮乃胎毒，而肥粘非胎毒也。以小儿好食水果，湿气留中，一遇风热，聚而外出，或油手抓头，或剃刀传染。初生一二，久则遍头皆是，盖湿热生虫也。治法，先用槐条煎汤洗净后，用末药外治，不数日即愈也。

菊粉散 巫彭真君传。治肥粘疮。

黄菊花（烧灰）五钱 烟胶二钱 轻粉一钱 枯矾一钱 黄丹二钱 各为末，湿则干搽，干则用猪油熬熟搽之，神效。

千日疮

千日疮，生于人之手足上，一名“疣疮”，一名“瘊子”，一名“悔气疮”。疮状如鱼鳞排集，层叠不已，不痛不痒，生千日自落，故又以“千日疮”名之。或用鸡肶皮擦之自愈。

初生时，艾灸第一个即落，不再生。或用蜘蛛丝采来缠于根下，不数日亦落也。

齿垢散 治疣子神效。

用人齿上垢，不拘多少，先用手将疣子抓损后，以人齿上垢敷之，日数次，数日自落。

时毒暑疖

身生疖毒，乃夏天感暑热之气，而又多饮凉水冷汤，或好食生果寒物，以致气不流通，血不疏泄，乃生毒疖矣。虽痈疽疮疖多是相同，而感生疮疖则少轻也。小儿多生此疮，然，重者身必发寒发热，作脓而痛，尽是阳疮，半发于头上，间发于身体、手足，不若痈疽之症，有七恶之险。内用清暑解火，外用活血生肌膏药、末药，审而治之，何难速效哉？

解暑败毒饮

香薷一钱 蒲公英二钱 青蒿二钱 茯苓二钱 甘草一钱 归尾一钱 黄芩五分 黄连五分 大黄八分 天花粉一钱五分 水煎服。十岁小儿如此，大人增半，小儿五岁者减半，服后用膏药可也。

齿 踞

齿踞者，齿龈上长出，如鸡足踞，长一二寸者有之。初生之时微痛，后则痛渐重矣，往往有触之而痛难忍者。夫齿之上龈，本属足阳明胃经也。胃经有毒，故长齿龈也。齿之下龈又手阳明大肠经也。倘龈下长出，属大肠经矣。总用芫花二钱，煮丝线系之，二日即落。更用分经之药以泄其毒，则踞落，不再长也。

白壳疮

白壳疮，生于两手臂居多，或有生于身上者，亦顽癣之类也。如风癣、花癣、牛皮癣、杨梅癣，皆因毛窍受风湿之邪，而皮肤无气血之润，毒乃附之而生癣矣。此等之疮，非一二剂补气补血可以速愈也，故必须外治为妙。更有一种小儿，食母之湿乳，流落唇吻，积于两颌，间亦生癣疮，名曰“湿奶癣”，与前疮少异。盖风花、牛皮、杨梅癣，多是风燥之疮。而奶湿疮实湿症也。惟疮皆白壳，无他异耳，故皆以“白壳”名之。大约白壳疮俱用治顽癣方多效，独湿奶疮用粉霜散而效速，不必用顽癣之方耳。

顽癣方 岐天师、张真君传。方载后，治壳疮癣。

粉霜散 治湿奶白壳疮。

羊蹄根三钱 轻粉一钱 白矾一钱 天花粉二钱 冰片一分 儿茶一钱 各为末。醋调搽之，一二次即效。

卷十

鼻瘜　鼻痔

鼻瘜者，生于鼻孔之内，其形塞满窍门，而艰于取息，故名曰鼻瘜也。鼻痔者，亦生鼻内，略小于鼻瘜，状如樱桃、枸杞。皆肺经受毒气不能消，湿热壅滞而生。此二病也，内治必须清肺为主，而佐之除湿降火之味。外用药点搽亦易愈也。

分消汤　内治鼻瘜、鼻痔。

黄芩一钱　炙甘草一钱　青黛二钱　桔梗三钱　天花粉二钱　麦冬二钱　天三冬二钱　连翘三钱　苦丁香五分　水煎服，四剂。

硇砂散　外治鼻瘜、鼻痔。

硇砂一钱　轻粉二分　冰片五厘　雄黄三分

共为细末，用桔梗咬毛，蘸，勤点瘜痔上，日五六次。自然渐化为水，然必须戒色欲始愈。

《千金方》治鼻中瘜肉。

明矾一两　蓖麻仁七个　盐梅肉五个，麝香一字　杵丸，棉裹塞之，化水自下之。

《圣济总录》用青蒿灰、石灰各等分，淋汁熬膏，点之亦效。

嵌　指

嵌指者，虽生脚趾甲上，此盖因踢感伤损，或靴鞋短窄；屈其甲而不得申，以致蹉蹐不安，致甲长于肉内，内无可容，破而流水，未免步履更艰。已伤益伤而作痛，甚至于不可忍。百治不痊者，误认趾疳，妄用败毒之药，反耗气血而不能愈耳。须令修脚人轻轻修去肉内之甲，然后以生肌散敷之，未有不愈者矣。

《肘后方》治足趾甲入肉作疮不可履靴。

矾石烧灰，细细割去甲角，用矾石末敷之，蚀恶肉，生好肉，旬日即愈，神效。

二黄矾香散　《医方摘要》。治妇人趾甲生疮、恶肉突出久不愈。

皂矾日晒夜露，每以一两煎汤洗浸，仍以矾末一两　加雄黄二钱　硫黄一钱　乳香　没药各一钱　研匀，搽之。

鹅　掌　风

鹅掌风生于手掌之上，古书云：人生杨梅疮时，贪食鹅肉，因生鹅掌之风。然亦有不慎房事，泄精之后，或手洗凉水，或足犯雨露，皆能感生此疮。不独犯于手掌，而兼能患于足、面。白屑堆起，皮破血出，或疼或痒者有之，乃心肾二经乘虚受毒也。内治用六味地黄汤加柴胡、麦冬、白芍、菖蒲之类，治其心肾最神。外用熊脂膏涂而烘之，不一二次即愈。

加味地黄汤　祖传。内治鹅掌风、足癣。

熟地八两 山茱萸四两 山药四两 丹皮三两 泽泻三两 柴胡一两 麦冬三两 当归三两 白芍三两 肉桂一两 菖蒲五钱 茯苓三两 各为末，蜜为丸。每日早晚空腹滚水送下各五钱。一料即愈。

熊脂膏 治数十年鹅掌风。

熊油一两 瓦松三钱 轻粉一钱 樟脑一钱 各为末，先以甘草三钱、桂枝二钱煎汤洗之，烘干，以熊油调各末搽而烘之，一日三次，一连三日即愈。

疥 疮附：脓窠疮

疥疮、脓窠疮多生于两手两足，然亦有遍身俱生者。脓窠疮痒多于痛，若疥疮，但痒而不痛者也。故疥之病轻，而脓窠之病重。大约疥疮风热也，脓窠血热也。风热者，湿少；血热者，湿多。二症俱有湿，故皆有虫也。使气血两旺，断不生虫也。故治此等之疮，须补气补血，佐之祛风去湿，则虫且自亡，安能作祟乎？正不必妄用熏洗之药也，洗法尚无大害，倘气血大衰之人，轻用熏药必伤肺矣，外疮虽愈而火毒内攻，往往有生肺痈者，不可不慎也。

加减八珍汤 治疥疮脓窠。

人参一钱 当归三钱 白芍二钱 生甘草一钱 茯苓三钱 白术五钱 黄芪三钱 熟地五钱 生地五钱 柴胡一钱 川芎八分 天花粉二钱 水煎服，先用六剂。去柴胡加北五味子十粒，再服六剂，无不尽愈。如有火者，加黄芩二钱。

轻桃丸 岐天师传。治疥疮。

轻粉一钱 白薇二钱 防风一钱 苏叶一钱 各为细末，用油胡桃肉三钱捣碎研绝细，同猪板油再捣成丸，弹子大，擦疮处，一二日即愈。

坐 板 疮

坐板疮，生于两臀之上，乃脾经之所属也。脾属至阴，而臀又至阴之地，脾经血少，血少则易生热矣。血少而热，又加湿气侵之，则湿热两停，郁久不宣，臀乃生疮矣。此疮最痒而兼痛，治宜健脾以生气，使气旺则血易生，气血渐生，则湿自下行，从膀胱而分散。水湿既利，而热又何存，毒又何在乎？外用药治之奏效更速，倘气血不甚虚者，不须内治，惟外治可也。

加味五苓散 内治坐板疮。

白术五钱 茯苓三钱 泽泻二钱 猪苓一钱 肉桂二分 黄柏一钱 水煎服。

湿热两治散 外治坐板疮。

萝卜种一两火煅存性，为末，敷于新瓦上煨微热，坐于其上，数次自愈。

或以灰苋烧为末，掺于疮上，数天即愈。

松黄散 治坐板疮。

松香五钱（研细） 雄黄六钱（研细） 湿痒加苍术三钱 各为末，绵纸燃成条，蜡猪油浸透，烧，取油搽上立愈。

喉闭蛾疮

此生于咽之上也，其疮有二：一双蛾，一单蛾也。双蛾、单蛾之症亦有二：一阴症，一阳症也。二症虽异而火则一也。然而火有阴火阳火之分：阳火者，实火也；阴火者，虚火也。咽喉乃至命之关，此处生蛾疮，俱是危症。然阳火势若重而实轻，阴火势少轻而反重，盖实火可以寒散，而虚火必须温散也。倘治之得其道，效应如响。

破嗌汤 治阳症双蛾、单蛾、喉痹等症如神。

桔梗三钱 甘草二钱 柴胡一钱 白芍五钱 玄参三钱 麻黄一钱 天花粉三钱 山豆根一钱 水煎服，一剂咽喉宽，再剂尽消。

引火汤 治阴症、双蛾、单蛾、喉痹等症。

熟地三两 巴戟天一两 茯苓五钱 麦冬一两 北五味子二钱 水煎服，一剂火下归，二剂全愈。二方已破未破俱可用，不必用针吹药点治之也。

两地汤 伯高太师真君传。治喉肿大，作吐痰如涌，口渴求水，双蛾缠喉风疮。

熟地一两 生地一两 玄参一两 肉桂三分 黄连三钱 天花粉三钱 水煎服，下喉即愈。

再生丹 治双蛾、单蛾初起、久患以及喉痹等症。

桔梗一分 硼砂一分 山豆根一分 生甘草一分 牛黄一分 荆芥一分 研绝细末，用鹅翎插药五厘，吹入蛾处，日六次，痰涎出净即愈。神方也。

治单蛾双蛾

雄黄、明矾各等分，研绝细末，吹入喉中，俟痰涎流尽，不必吹药矣。

大 麻 风

大麻风，或受火毒、杀物之风气而结成之者也。初生之时，头面身体先见红点，后变红斑，渐渐皮破汁流而成疮矣。须眉尽落，手足指脱，眼瞎鼻崩，毛竖身紫，遍体腐烂，流脓流血，臭秽难闻，最可怜之病也。此病南粤最多，以地近炎荒，蛇虫蟠结，湿热之毒一犯则裹结于皮肤，湿蒸之气一侵则藏遏于肌骨，终年不散，内外交迫，遂生麻风之疮。然而此疮亦有不在南粤而生者，别感火邪，酒湿之毒气而又房事不慎，则毛窍尽开，易于侵犯。治之不得法，皆与麻风症相同，可见麻风之病，南北俱有，必以解毒为先，然而近人元气虚者甚众，止泻其毒而不兼补气血，则毒败而真精随耗，何能全活乎？倘惟事补正而不急败其毒，又恐引邪入内，致崩脏腑，亦可畏也。故当补正散邪兼而治之，始易奏功。

扫疠丹 岐天师传。治头面、身体先见红点斑纹，流水成疮，发眉堕落，遍身腐烂臭秽。

苍术三钱 熟地一两 玄参一两 苍耳子三钱 车前子二钱 金银花二两 薏仁五钱 水煎服，二十剂必愈。

黄金汤 伯高太师传。治初起大麻风。

大黄五钱 金银花半斤 水煎汁三碗，分作三次，一日服完，必然大泻恶粪；后单用金银花三两，连服十日，全愈。

解疠仙丹 治酒湿感毒而生大麻风，神效。

茯苓三钱 白术五钱 薏仁五钱 黄连一钱 玄参一两 金银花三两 柞木枝三钱 水煎服，连服二十剂，已烂未烂俱愈。

漆甲散

穿山甲一副 全明雄黄四两 为末，真生漆和匀，刷在甲上，微炙微刷，以尽为度。将穿山甲分记上、中、下、左、右，共作六砚，各另研细末，用四年陈醋，冬米饭为丸，每服五钱，白滚汤送下。患左用左，患右用右，上服上，中服中，下服下（下：原脱，据聚贤堂本补），须记分明，如在通身，一起制服，神效。

蛇窠疮

蛇窠疮，生于身体脐腹之上、下、左、右，本无定处。其形象宛如蛇也，重者烂深，轻者腐浅，亦有皮肉蠕蠕，暗动欲行而不可得也。此疮或穿着衣服弃于地上，为蛇所游；或饮食之中，蛇涎沾染，其毒未散。因人气血尚壮，不伤脏腑，乃发于皮肤耳。重者，毒重而痛甚；轻者，痛犹可受。治法不必问其重轻，总以解毒为神也。前人用松针刺其初起疮头，尚非治之善者。大约以蜈蚣浸油，频搽，以雄黄、白芷佐治，实得法也。

蜈蚣油 巫彭真君传。治蛇窠疮，兼治蛇咬伤成疮，俱神。

蜈蚣十条（为末，不可经火） 白芷三钱（为末，白者佳） 雄黄三钱（为末） 生甘草末三钱 香油二两 将三（三：当作“四”）味浸之三日，或随浸调搽，皆能建功也。

蜘蛛疮

蜘蛛疮，生于皮肤之上，如水窠仿佛，其色淡红，微痛，三三两两，或群攒聚，宛似蜘蛛，故以蜘蛛名之。此疮虽轻，然生于皮肤，终年不愈，亦可憎之疮也。或谓沾濡蜘蛛之尿而生者，其说非是。大约皆皮肤之血少，而偶沾毒气、湿气，遂生此疮耳。方用苎麻在疮上搽搓，使其疮破水出后，用药搽之，自易愈也。

解蛛丹 治蜘蛛疮。

苎麻根灰三钱 冰片二分 轻粉五分 抱出鸡蛋壳烧灰一钱 烟草灰二分 白明矾三分 共研细，掺疮上即痊。然必须用苎麻揉搽，皮破掺药，效之神也。

阴阳湿痰破疮附：脱脚

阴阳湿痰疮皆伤寒失汗，寒热郁而生痰，痰不能骤消于脏腑，留而不散，久之结于肌肉，遂成痰块，块久则肿，肿久则痛，痛久则溃，溃则成疮矣。但其疮有阴阳之分：阳疮多生于两手，阴疮多生于两足；阳疮则热，阴疮则寒。热者病在阳腑，寒者病在阴脏也。故治手上之疮者，宜治在阳之热经，而佐之去湿化痰之品；治足上之疮者，治其阴之寒经，而佐之去湿化痰之味，无不收功也。前人专用艾火灸之，尚非正治耳。

通阳消毒汤 巫彭真君传。治阳湿痰破疮在手者。

茯苓三钱 神曲一钱 硝砂一钱 甘草一钱 麻黄五分 白术三钱 黄柏一钱 天花粉三钱 黄芪五钱 蒲公英三钱 水煎服。如已溃者，用冲和膏贴疮口，自愈。

治阴化湿汤 巫彭真君传。治阴湿痰破疮在足者。

白术五钱 茯苓五钱 肉桂二钱 附子一钱 黄芪一两 半夏三钱 水煎服。如已溃破者，用玉龙膏外敷之。内外兼治则易愈也。

伤寒有大渴之症，贫家无力买药，或富家误用药饵，惟以饮水止渴为事，虽火为水折，胸膈之炎热少除，而水多难化，未免留滞下焦，停积成瘀。而两足之气不通，湿热生疮。久则破烂，筋弛肉腐而两足堕落矣。此等之疮，非寻常药味，些小分两可以保全者。

全活汤 巫彭真君传。治伤寒愈后两足生疮，流水流脓，神效。

白术三两　苍术二两　肉桂一钱　薏仁二两　车前子五钱　人参一两　（如贫家用黄芪二两）　水煎服，一连服十日。不特两足之烂可除，而余生亦可全活。

杨梅疳疮

杨梅疳疮，生于龟头之上者多，生于谷道，玉茎上者少，生于鼻内者更少，皆热毒之气也。风流子弟何忽生此疮；平日所食者肥甘，所衣者轻暖，何伤此热毒乎？盖得之于嫖妓，与有毒之女两相酣战而中毒也。妓女何毒重如此？亦遇毒感毒耳。泄精之时，自觉马口之间如针刺痛，此毒气来犯矣。重则生鱼口，轻则生疳疮，疳疮乃杨梅先兆也，当酣战之时，本难中毒，然而鼓勇而斗，内火沸腾，及至泄精，元气亏损，毒气即乘虚而入，内火与毒气之火两相合而不化，故生疳疮。不补虚而惟事败毒，则已虚益虚，无异下石，未有不满身生疮者矣。治法内用二生汤，外用保身散治之即愈。苟或不然，变出非常，非玉茎烂落，即鼻柱塌陷，破坏面目，可畏哉。

二生汤　岐天师传。治初生疳疮。

生黄芪三两　土茯苓三两　生甘草三钱　水煎服。外用药敷之。

保身散　巫彭真君传。外治疳疮。

轻粉一钱　黄柏五钱　乳香一钱　水粉三分　孩儿茶三钱　百草霜一钱　冰片三分　各为末，猪胆调搽。

杨梅圈疮

杨梅圈疮，此杨梅疮发已久，将要结痂，而复犯房事，以致作痛生圈。此等治法，必须大补气血。气血足而精生，精生则脏腑还元，而疮自结痂矣。不可误认毒之未尽而仍用败毒之剂也，一用败毒，更伤损气血，终无奏功之日矣。惟内用大补之药，外用调搽之末，便易收敛，且庆安全也。

加味十全大补汤　祖传方。内治杨梅圈疮。

人参二钱　当归三钱　白术三钱　茯苓二钱　生甘草二钱　黄芪三钱　肉桂三分　川芎一钱　熟地五钱　柴胡五分　土茯苓五钱　水煎服，十剂。虚甚者多服为妙。

粉霜神丹　外治杨梅圈疮。

粉霜一钱　人参一钱　生甘草一钱　冰片三分　轻粉一钱　丹砂一钱　石膏二钱　槐米一钱
各研细末，猪胆调搽，愈。

杨梅结毒

杨梅之疮多生于嫖妓，闻人毒气而生者，其毒即发，不生于玉茎、马口之间也。惟嫖妓而得之，必从玉茎始。以毒自此入，则疮亦自此兴。倘初生下疳，即用遍德汤大剂吞服。不特疳疮顿愈，而杨梅之疮亦必不生，即生，亦轻少，断无结毒之祸。无奈世医不知此方之妙，妄用药饵，惟识败毒，不杂用补气补血之味，以致难于收功。而风流子弟厌恶生疮，且归咎医生，亟请收敛，医生贪图厚谢，不补气以祛邪，不补血以化毒，竟用轻粉之类以收敛之。毒入骨髓，不敢外发，一时疮净，亦为可喜。子弟甘谢而无怨言，医生乐酬而生德色。苟仍补其气血，而加之暗消之品，终年累月而服之，则元精既足，元气自旺，毒难内存，犹能外泄。无如子弟既苦于服药，而医生亦倦于防危，彼此相忘，竟置之不论不议之天。谁知收敛之后，不知保守，纵欲如故，而毒难久留，或半年，或二三年，乘何脏腑之虚，乃突而外攻矣。大约毒结脏腑之虚，俱是难救之疮，而结于鼻与玉茎者，尤为难救。

遍德汤　伯高太师传。治下疳杨梅。

当归二两　白术二两　生甘草五钱　土茯苓一两　金银花四两　天花粉三钱　水煎服。连服十剂，而遍身之疮如扫矣。

寒水再造丹　伯高太师传。治结毒至鼻烂、茎烂者，皆效。

麦冬三两　生甘草一两　桔梗三钱　黄芩三钱　连翘三钱　贝母三钱　土茯苓二两　寒水石（研细末）三钱　夏枯草二两　水煎汁二碗，调寒水石末服。倘鼻尚未落，一剂不烂落也；如已烂落，一剂不再烂也，二剂全愈。倘结毒生于他处，减半多服，无不奏效。

翻花杨梅疮

此疮亦感淫毒之气也。视其疮势若重，其毒反轻，盖毒欲尽情出外也。古人云是湿热表虚，表虚则有之，不可全归于湿热也。总皆毒气外发，因表虚而反炽。谁知因炽而补其表，则表实而毒难藏，转易收功也。惟是表虚，不可再贪色欲，不独传其毒而害人，且虚其虚而自害。故必须节饮食，戒恼怒，而断房帏，断无意外之虞。外用点药敷之，自奏功如神矣。

黄芪外托散　家传。治翻花杨梅疮。

黄芪一两　当归三钱　人参三钱　茯苓五钱　土茯苓二两　白芷五钱　生甘草三钱　白矾二钱　水煎服，四剂，重者十剂。外用药调搽即愈。

地龙粉霜丹　祖传方。外治翻花杨梅疮。

粉霜二钱　蚯蚓粪一两（火焙干）　百草霜三钱　轻粉二钱　黄丹三钱（飞过）　生甘草二钱　冰片二钱　黄柏（炒）二钱　胡粉二钱　各为细末，点搽自愈。

阴阳杨梅疮

杨梅疮有阴阳之分，古人以阳属气虚而感毒，阴属血虚而感毒，实为有见，非无稽之语也。阳必高突，阴必低陷；阳必痛，阴必痒；而其色皆红也。故阳宜用补气之药，而佐之化毒之味；阴宜用补血之药，而辅之消毒之品。然后外以末药调搽，岂难速愈乎。

六君加味汤　治阳杨梅，色红作痛而高突者，神效。

人参五钱　白术五钱　半夏一钱　生甘草三钱　茯苓三钱　陈皮五分　土茯苓一两　金银花一两　水煎服，十剂愈。

加味四物汤　治阴杨梅，色红不起，不破作痒者，神效。

熟地五钱　川芎二钱　当归五钱　白芍一钱　白茯苓二钱　生甘草二钱　金银花一两　天花粉二钱　土茯苓一两　水煎服，二十剂愈。

丹砂敛毒丹　外治阴阳杨梅疮，兼治疳疮。

丹砂一钱　雄黄二钱　粉霜一钱　孩儿茶三钱　露蜂房（烧灰）五分　冰片三分　生甘草一钱　轻粉一钱　各为细末，猪胆调搽，自愈。

杨梅癣疮

此乃女子感染男子余毒而生者也。或前已生疮，用药既痊，偶食牛肉；或洗浴，当风抓痒；或行房事，以虚其皮肤，毒结不散，乃生癣矣。或血干而起白屑，或肉碎而流红水，以致淋漓臭秽者有之。用蜗牛柏霜散原易奏功，然内不服药以补虚，则气血双亏，外难即愈，必须内外兼治。否则日久不痊，必生虫蚀，反难速瘥也。

双补化毒汤 岐天师传。内治杨梅癣。

天花粉二钱 当归五钱 黄芪五钱 柴胡一钱 生地三钱 麦冬三钱 天冬三钱 荆芥一钱五分 威灵仙二钱 白鲜皮一钱 胡麻二钱 槐角二钱 乳香末一钱 生甘草二钱

水煎，十剂。外用末药搽之，必愈。

蜗牛柏霜散 岐天师传。外治杨梅癣。

黄柏二钱 没药一钱 轻粉一钱 粉霜一钱 雄黄二钱

冰片三分 丹砂五分 孩儿茶三钱 枯矾一钱 蜗牛十个 各为末，猪胆调搽，日数次，搽三日渐愈，神效。

杨梅痘子

其疮细小，亦是淫毒。与大者相较，其毒尚轻，盖其人气体壮实，感毒不重，故疮亦不恶也。急用内托之药十数剂，则毒易散而痘亦易回。倘恃强而仍然渔色，则气血双耗，必至轻变为重矣。轻既可以变重，安在重而不可以变危乎？总之，杨梅之疮，毋论轻重，必须速治，加之绝欲，则病去如扫。无如世人好色甚多，服药甚倦，遂至变生不测也。铎有神方，因载于后，听世采取耳。

早夺汤 岐天师传。治初出杨梅痘疮神效。

人参一两 生黄芪一两 茯苓一两 当归一两 远志三钱 生甘草三钱 金银花一两 大黄一两 石膏一两 柴胡二钱 白术一两 天花粉三钱 水煎服。一剂大泻恶物，臭秽不堪，再服二剂毒尽去矣。去大黄、石膏，加土茯苓二两，同前药再服四剂，必有疮影发于满身，在皮之内而出于皮之外也，再服二剂全愈。

外表汤 治杨梅痘子。

黄芪一两 当归五钱 麦冬五钱 金银花一两 天花粉三钱 木通一钱 泽泻二钱 柴胡二钱 黄芩二钱 生甘草二钱 水煎服。

齿窟疮

齿窟疮，因伤损齿牙，其齿堕落而成者也。盖人齿最深，其窟甚大，气血盛而易于长满，气血虚而难于生合。其症，高年老人尤多。夫齿虽有脏腑之分，而根实出于肾也；高年老人肾精耗竭，无不虚者，所用饮食，止可生气生血，不能生精，精少则肾气不生，而肾血又何易生乎？此齿窟之更难填实也。况兼贪饕，或用硬物磕破，少合而重伤，略满而再损，疼痛切骨连心者，往往然也。内用加味地黄丸以填其精，外用填齿散收之，自然精不涸而气血相助，则齿窟不至空缺也。即不生齿，而生肉必速矣。

加味地黄丸 内治齿伤成窟。

熟地五钱 山药三钱 山茱萸二钱 茯苓三钱 骨碎补二钱 补骨脂二钱 丹皮二钱 当归五钱 麦冬三钱 泽泻一钱五分 气虚甚者加入人参五钱 水煎服，以齿满为期。

填齿散 外治齿窟。

人参一钱 骨碎补一钱 三七末一钱 同川蒺藜二钱 乳香一钱 鼠脊骨末一钱 各为末，用黄蜡化开，团成丸，如齿窟大，填入隙，数日即愈。如蜡化，频填自愈。

胎溻皮疮

胎溻皮疮，初生婴儿所长之疮也。有肉无皮，视之可痛。盖母食五辛之味，或餐燔熬炙煿等物，或父母有疮而坐孕，往往生无皮之子。然而伤热生之者，其病轻；受毒而生之者，其病重。重者，母子必须同服化毒之药，则皮生而儿无死亡之祸，否则无不夭者。若因食热而生者，虽半体、头面皆无皮，不必母子同服解毒之药，但用白及雄黄散敷之，自安也。

全蝎生皮散　岐天师传。治父母生疮，因产胎溻皮疮之子者，此方主之。

全蝎一两　生黄芪四两　金银花八两　生甘草一两　麦冬四两　各为末，蜜为丸；每日服五钱，子服三丸，一料全愈。

白及雄黄散　岐天师传。治食五辛热物，子生溻皮疮，神效。

白及一两　雄黄末三钱　各为末，掺之自然生皮，且又不痛，最神。

卷十一

风　热　疮

风热疮多生于四肢、胸胁，初起如疙瘩，痒而难忍，爬之少快，多爬久搔未有不成疮者，甚则鲜血淋漓，似疥非疥，乃肺经内热而外感风寒，寒热相激而皮毛受之，故成此症也。世人以防风通圣散治之，亦有愈者，然铎更有治其外而自愈。纪之以便不愿服药之男妇也。

三圣地肤汤　岐天师方。

地肤子一两　防风二钱　黄芩三钱　煎汤一大碗，加猪胆二个，取汁和药同煎，以鹅羽扫之，即止痒，痒止而疮亦尽愈。

黄　水　疮

黄水疮又名“滴脓疮”，言其脓水流到之处，即便生疮，故名之也。此疮生在皮毛之外，不在肌肉之内，虽是脾经湿热，亦由肺经干燥，脾来顾母。本以湿气润母也。谁知此湿有热，热得湿而生虫，欲救母而反害母之皮肤也。治法内服除湿清热之药，而佐之凉血之味，血凉而热退，热退而水更清，亦易行也。湿热两除，何虫不死？又得外治以解其郁毒，又何能长存乎？故随洗而随愈也。

安体散　岐天师方。内治黄水疮。

茯苓三钱　苍术二钱　荆芥二钱　防风一钱　黄芩一钱　当归五钱　蒲公英二钱　半夏一钱　水煎服，四剂。

舒解丹　岐天师传。外治黄水疮神效。

雄黄五钱　防风五钱　荆芥三钱　苦参三钱

水煎汤，取二碗洗疮，即愈。

粉黄膏　章云樵传。治黄水疮。

蛤粉一两　石膏五钱　轻粉五钱　黄柏五钱　共为细末，暑天用无根水，秋冬用麻油调敷。

伤　守　疮

伤守疮者，言不守禁忌也。凡生疮毒，必须坚守房帏。无论大小，皆宜如此。大疮毒而不守禁忌，必致丧亡，小疮毒而不守禁忌，必至痛苦。今名伤守者，犹言小疮疖也。医生错云伤手，岂搔抓能害之乎？凡犯色欲，其疮口必黑黯，痛如刀割，腐烂必深。非大补精血、神气，万难奏效。内服加味补中益气汤或加味十全大补汤以补之；外用末药敷之，始可转危为安，变死为生也。

补中益气加金银花汤　祖传。治不慎色欲。

人参五钱　黄芪一两　柴胡一钱　升麻五分　生甘草一钱　当归五钱　陈皮五分　白术五钱　金银花一两　加枣二枚　水煎服。如虚极者，倍加参、芪、归、术；寒虚者加附子、肉桂各一钱，余不必加。

加味十全大补汤　祖传。治伤守疮。

熟地一两 川芎二钱 当归五钱 生黄芪一两 白术五钱 茯苓二钱 甘草一钱 肉桂一钱 白芍二钱 人参二钱 金银花一两 水煎服。

救败丹 岐天师传。外治伤疮。

人参二钱 三七根末三钱 孩儿茶二钱 乳香一钱 白僵蚕二钱 轻粉一钱 发炭二钱 各为细末，掺于膏药内贴之。若不用膏药者，干掺妙，猪油调搽亦妙。

手足丫毒疮

手足丫毒疮虽生于手足，名同而丫宜辨也。生于手丫者，属手经。生于足丫者，属足经。然手足亦宜辨也。生于手足之背丫者，是三阳经。生于手足之掌丫者，是三阴经。看其何经，而用何经之药，托里调中，更加引经之味，则计日可以奏效矣。倘内既服药而外复加敷药以箍其毒，则毒不走散，一出脓而即安。尤治法之神也。手足丫毒近于井穴，最宜早治，万勿因循，至轻变为重也。

全消饮 岐天师传。治手足丫毒疮。

当归三钱 生黄芪三钱 红花二钱 生地三钱 荆芥叶一钱五分 贝母一钱 茯苓二钱 黄柏二钱 地骨皮三钱 菊花根一把 水煎一碗，急服数剂，无不内消。若失治，一至溃烂，多费时日矣。然肯服此方，亦不大溃。

箍毒神丹 岐天师传。外治手足丫毒疮。

地榆二钱 天花粉一钱 菊花根一把 生甘草一钱 芙蓉叶十四叶 蒲公英鲜者一把 将干研末，捣鲜叶取汁，调之敷上，则毒不走开，内自化矣。

胎 窬 疮

胎窬疮乃初生小儿背上或有一二孔也。此等小儿明是脏腑不足，少气少血以长皮肉也。倘虽有孔窬而肉膜遮护，犹有生机，急用气血竣补汤大剂与母吞服，儿食其乳，尚有生机。再嚼人参、三七之片数分，填于孔窬之内，则气血壮旺，生皮亦速也。苟孔窬之中无有脂膜，洞见脏腑，数日即死，救之亦无益也。总补母之气血，一时填隙，而儿之先天大缺，仅可延数年之日月，不能享百岁之光阴也。

气血竣补汤 治儿生胎窬疮。

黄芪一两 当归一两 白术五钱 川芎五钱 红花五分 益母草一钱 水煎服，二十剂。至月余后，可服补中益气汤数十剂。

湿 毒 疮

湿毒之疮多生于两足，非在足胫，即在足踝；非在足背，即在足跟。其故何也？盖湿从下受，而两足亲于地，故先受之也。夫水湿之气，寒冷者多，而一入人身之内，则人气熏蒸，必变为热，湿热相合，内必生虫。故初起之时，微痒者正虫之作祟，非止气血之不和也。治之法必须去湿为主，而少加杀虫之味，则愈病甚速，转不必解其热也。盖湿解而热自散，况生疮既久，流脓流水，气血必虚，安在热存乎，此除湿之所以神也。

除湿解毒汤 祖传。治湿毒足疮。

白术五钱 山药五钱 薏仁五钱 金银花一两 肉桂三分 泽泻二钱 乌桕根一把 水煎服，十剂自愈。如未愈者，再用龙马丹敷（敷：原作“傅”。与“傅”形近而误，据文义改。）之妙。

龙马丹 岐天师传。统治湿毒疮。

马齿苋二钱 黄柏五钱 陈年石灰二钱 轻粉一钱 地龙粪三钱 伏龙肝二钱 黄丹三钱 赤石脂三钱 各为细末，蜜调敷之，一二次即愈。

火丹疮 附：赤白游风

火丹疮遍身俱现红紫，与发斑相同。然斑随现随消，不若火丹一身尽红，且生疮也。发斑，热郁于内，而发于外。火丹，热郁于外，而趋于内。发于外者，有日散之机，趋于内者，有日深之势。故发斑轻，而火丹重。然而火丹有二种：一赤火丹，一白火丹也。赤色皮干。白色皮湿。似乎各异，而热郁于皮毛之外，由外而入内，则赤白无异也。大约赤者纯是肺经之火热，若色带白，乃是脾经之火热也。故赤者，竟解肺经之热，补水之不足，以散火之有余，此消丹饮之为妙也。白者，解脾经之热，利水湿之气，从膀胱而下走。不必又去外逐皮毛。盖湿气之盛，在脾而不在肺耳。此桑白分解散之所以妙也。更有一种赤白游风，往来不定，小儿最多此症。有似发斑，但发斑有一定之根，而赤白游风无一定之色，此胃火郁热不解，故亦结疮而不愈。治之法必须清热，而清热又必须凉血。盖血寒则凝滞不行，虽火得血而可止，终不能散火。此清火消丹汤（汤：原脱，据下文方名补）所以妙也。三症分而治之，自有奇验，正不可混耳。

消丹饮 岐天师传。治红紫火丹。

玄参三两 升麻二钱 麦冬一两 桔梗二钱 生甘草一钱 水煎服，一剂丹化为无矣。小儿减药之半。

桑白分解散 伯高太师传。治白火丹。

薏仁二两 泽泻三钱 升麻一钱 天花粉三钱 桑白皮三钱 神曲三钱 水煎服，小儿减药之半。

清火消丹汤 岐天师传。治赤白游风。

生地一两 丹皮三钱 甘草一钱 玄参三钱 牛膝二钱 赤芍三钱 天花粉一钱 水煎服，二剂消半，四剂全消。小儿减半。赤游丹又可外治，用积年胞衣所化之水和金汁，涂之即消，神效。

经验方 外治小儿丹毒，皮肤热赤。

寒水石五钱 白土一分 为末，米醋调涂之。

内丹

内丹者，生赤色于皮毛之内，而外不十分显出也。点灯照之，若用纱裹朱砂而透明，故以内丹呼之。此等之丹，得于胎热。其母受胎之后，不忌热物，信口贪食，或感夏天风热，或好色浪战，皆能助火，火邪内攻，胎受其毒，而传气于小儿，乃发为丹毒也。此火欲出而不得遽出，隐隐外突于皮毛。倘发于腰脐而作痛，或大小便闭结不通，皆死症也。苟生于渊液、京门等穴，或左，或右，尚非死症，以热在胆经而不在肾经也。方用荆芥祛风汤，实可救治。然救之亦必须早，盖内丹不早治，亦必死耳。

荆芥祛风汤 伯高太师传。治内丹。

荆芥二钱 甘草一钱 半夏五分 麦冬五钱 当归三钱 白芍三钱 水煎服，数剂愈。

散丹汤 岐天师传。治火丹。

当归三钱 生甘草一钱 赤芍药三钱 大黄一钱 丹皮二钱 柴胡八分 黄芩一钱 水煎服，二剂愈。

飞灶丹

小儿丹毒有十种：一飞灶，二吉灶，三鬼火，四天火，五天灶，六水激，七胡次，八野火，九烟火，十胡漏也。皆父母胎毒所成。治症必须辨明，不可混治。丹症原是难治之病，况又辨之不明，妄用药饵，安得十全？且各丹不依症早治，攻入肠胃，十无一生，可不慎乎？飞灶丹者，从头顶上红肿起，此火毒在泥丸也。本是难救，然急用葱白捣自然汁，调白及，炒黄柏，涂之即消，又不可不知也。

及柏散

白及三钱 黄柏三钱（炒） 各为细末，急用葱白捣烂，取自然汁，涂在泥丸顶上，一昼夜即消。

吉灶丹

吉灶丹，从头上向脑后红肿者是，亦有肿而作疼者，尤为可畏。是足太阳膀胱风热，故作痛也。更有浑身作热者。内宜服防风通圣散加减治之，外宜用紫荆散调搽自愈。

防风通圣散 世传方。

防风 荆芥 连翘 麻黄 薄荷 川芎 当归 白芍 白术 山栀子 大黄 芒硝 黄芩 石膏 桔梗 甘草 滑石等分 水煎服。

紫荆散

紫荆皮一钱 赤小豆一钱 荆芥一钱 地榆一钱 各等分，为细末，以鸡子清调涂，神效。

鬼火丹

鬼火丹先面上赤肿，后渐渐由头而下，至身亦赤肿也。是手足阳明经内风热。治宜用白虎汤以泻胃热，加防风、荆芥、薄荷、桑白皮、葛根，以散其风，引其从皮毛而外散也。然大肠亦热，何故不泻大肠之火？不知胃之火甚于大肠，胃火散而大肠火亦散，不必又治之也。但外用伏龙散末以鸡子清调搽，尤妙。

白虎加味汤 世传方。内治鬼火丹。

石膏二钱 知母一钱 麦冬三钱 半夏一钱 防风五分 荆芥二钱 薄荷一钱 甘草一钱 桑白皮二钱 葛根一钱 竹叶三十片 水煎服，二剂。

伏龙散 家传。外治鬼火丹。

伏龙肝末三钱 炒黄柏三钱 为末，鸡子清调搽，神效。

天火丹

天火丹从脊背先起赤点，后则渐渐赤肿成一片。是肾督脉中热毒，兼足太阳经风热，宜治肾而并治膀胱为是。不可纯用防风通圣也。外用桑榆散外敷，则得之矣。

解苦散 岐天师传。内治天火丹。

玄参五钱 生地五钱 羌活一钱 黄柏二钱 白茯苓三钱 升麻五分 丹皮三钱 水煎服，四剂自散。

桑榆散 家传。外治天火丹。

地榆二钱 桑白皮二钱 羌活一钱 玄参三钱 各为细末，羊脂溶化，调涂。

天 灶 丹

天灶丹从两臂起，赤肿少黄色，或止一臂见之，皆手阳明经风热。内服解毒之药，外用柳枝烧灰为末，水调涂之，亦易愈也。盖天灶丹乃丹毒之最轻者，故亦可轻治之耳。

轻解散 岐天师传。内治天灶丹。

防风五分 麦冬三钱 生地三钱 桑白皮二钱 黄芩一钱 柴胡八分 白芍三钱 天花粉五分 水煎服，二剂。

柳灰散 家传。外治天灶丹。

柳枝烧灰五钱 荆芥炒末二钱 滑石三钱 生甘草二钱 为末，水调，涂之即愈。

水 激 丹

水激丹初生于两胁，虚肿红热，乃足少阳胆经风火也。此丹亦热之轻者。治胆经之火而去其风，可计日而痊也。方用加味小柴胡汤治之，最神。外更以敷药涂搽，又何患乎？

加味小柴胡汤

柴胡一钱 半夏五分 甘草五分 黄芩一钱 陈皮三分 白芍二钱 防风五分 荆芥一钱 水煎服，数剂丹消。

铁屑散

生铁屑二钱 母猪粪烧灰二钱 和蜡水调涂妙。

胡 次 丹

胡次丹先从脐上起，黄肿，是任经湿热也。去其湿热，而丹毒自散。古人用三黄解毒汤，未免过峻，恐小儿气虚难受。铎受异人之传，另用化湿饮方治之，尤觉安稳，更用槟榔外治，万无一失也。

化湿饮 岐天师传。内治胡次丹。

白果十个 白术一钱 黄柏二钱 山药二钱 茯苓三钱 泽泻一钱 木通一钱 赤芍三钱 荆芥一钱 天花粉一钱 水煎服。

槟榔散

槟榔（为末）二钱 生甘草一钱 米醋调搽，自愈。

野 火 丹

野火丹从两腿上起，赤肿痛甚，如火之烧，乃足阳明胃经风热也。内服凉膈散加减，外以羊脂调末药，涂搽自易愈也。此丹虽火盛极，不可信是胃经热炽，竟用石膏汤与泻黄散也，恐小儿脾胃欠实，不禁大泻，反恐胃气损伤，转难救耳。

凉膈散 世传。内治野火丹。

连翘二钱 大黄一钱 芒硝五分 甘草一钱 栀子二钱 黄芩二钱 薄荷一钱 茯苓一钱 水煎服，二剂。

消肿散 岐天师传。外治野火丹。

乳香一钱 白及一钱 火丹草一钱 各为末，羊脂调涂妙。

烟火丹

烟火丹有从两足跗起，赤色肿痛，乃足三阳经风热也。亦有从足底心起，乃足少阴肾经大热也。内宜服滋阴抑火之药，使水旺足以制火也。外以末药兼治为妙。

抑火制阳丹 岐天师传。内治烟火丹。

玄参五钱 豨莶草二钱 黄柏一钱 生地三钱 熟地一两 丹皮三钱 细甘草一钱 沙参二钱 牛膝一钱 金钗石斛二钱 水煎服。

柏土散 家传。外治烟火丹。

猪槽下土 黄柏末 蜜调，涂之自愈。

胡漏丹

胡漏丹从阴上起黄肿，皆厥阴肝经虚火发于外也。内宜服补阴、清火、散风之药，外用末药调搽可愈。倘用当归龙荟丸与泻青散，皆不能成功耳。

以上丹症，小儿百日内发者，不论是何丹，皆胎毒也。三日内治之，皆可效，迟则无及矣。倘百日之外生丹者，迟尚不至于死亡，然亦必须急治，不可令其入腹。一入腹亦难救。故腹胀不饮乳者，必死无疑。盖症能食乳者，皆可治疗，以其胃气之未绝也。更有一种红线瘤者，尤难救援，以父服热药，遗热在胎，非药所能解耳。

清散汤 岐天师传。内治胡漏丹。

白术一钱 茯苓一钱 甘草五分 当归二钱 炒栀子一钱 荆芥一钱 防风三分 生地二钱 麦冬二钱 黄柏一钱 水煎服。

屋土散 岐天师传。外治胡漏丹。

瓦上陈土 炒黄柏 生甘草 各研细末，蜜与醋同调涂即消。

粉瘿瘤

瘿与瘤虽俱生于肌上，而瘿生于颈下，瘤则不止生于颈也。瘿则不破，瘤则久而破者多矣。瘿感沙水之气，皮宽不急，捶捶然也。古云瘿有三种：一血瘿，一肉瘿，一气瘿。血可破，肉可割，气可针。其实三种俱宜内消，不宜外治。惟瘤则可外治也，然亦有宜有不宜者。大约粉瘤宜用外治，盖粉瘤大而必软，久则加大，似乎有脓，而非脓也，乃是粉浆藏于其内，挤出宛如线香焚后之滓又受水湿之状。如已破矣，必挤净，后用生肌药搽之，不再生。否则仍复长也。初生此瘤，必须治之。如不治，日久必大甚，亦被其累。当用艾灸十数壮，即以醋磨雄黄涂纸上，剪如螺蛳盖大，贴灸处，外用膏药贴，一二日一换，挤出其脓必愈。妙法也。

消瘿散 岐天师传。统治各瘿。

海藻二钱 龙胆草一钱 昆布五分 土抓（抓：疑为“瓜”，形近之误。）根二钱 半夏一钱 小麦曲一撮 甘草一钱 干姜五分 附子一片 水煎，十剂必散。

化瘿丹 仲景夫子传。治诸瘿。

海藻三钱 桔梗三钱 生甘草一钱 陈皮一钱 半夏三钱 茯苓五钱 水煎服。

筋瘤　骨瘤　石瘤

筋瘤者，乃筋结成于体上也。初起之时，必然细小，按之乃筋也。筋蓄则屈，屈久成瘤，而渐大矣。然虽渐大，亦不甚大也。固是筋瘤亦无大害，竟可以不治，置之若至大时，妄用刀针，往往伤筋反至死亡。故筋瘤忌割也。必要割去，亦宜于初生之日，以芫花煮细扣线，系之，日久自落，因线系而筋不能长大。或可用利刀割断，辄用止血生肌之药敷之，可庆安全。倘初生根大，难用线系，万不可轻试利刀，割断也。

至于骨瘤、石瘤，亦生皮肤之上，按之如有一骨生于其中，或如石之坚，按之不疼者是也。皆不可外治，或用陷肿散内治则可。

陷肿散　《千金方》，岐天师加减。治骨瘤、石瘤。

乌贼鱼骨一钱　白石英二分　石硫黄二分　钟乳三分　紫石二分　干姜一钱　丹参八分　琥珀末一钱　大黄一钱　附子三分　胡燕尿一钱　石矾一钱　水煎服，十剂全消。

消瘤丹　仲景公传。可消诸瘤。

白术三两　茯苓十两　人参三两　陈皮三钱　生甘草一两　薏仁五两　芡实五两　泽泻五两　半夏五两　各为末，米饭为丸，常服自消。

气　瘤

瘤何名之曰气？盖有时小，有时大，乃随气之消长也。断宜内散，不宜外治。既随气消长，亦可随气治之。其症不痛、不红，皮色与瘤处同也。其赘则软而不硬。气旺则小，气衰反大。气舒则宽，气郁则急。故治法必须补其正气，开其郁气，则气瘤自散矣。古人有用枳壳扣其外，以艾火在外灸之，似亦近理，然终非妙法也。不若纯用补气之味，而佐之开郁散滞之品，即不全消，亦必不添增其火也。

沉香化气丸　岐天师传。治气瘤。

沉香一两　木香二两　白芍四两　白术八两　人参二两　黄芪八两　枳壳一两　槟榔一两　茯苓四两　香附二两　附子五钱　天花粉四两　各为细末，蜜为丸，每日服三钱，一料全消。

外治　仲景张公密传。统治各瘤神效。但不可治日久之瘤也。小瘤根细最效。

水银一钱　儿茶二钱　共研至无星为度，加入冰片二分，再加入麝香五厘，再研又入硼砂五厘，再研不见水银始可用此药敷于瘤处。肉瘤、血瘤、粉瘤、气瘤俱化为水，约三日必消尽。然后服消瘤丹，每用一两，滚水吞服，不拘时。如筋骨之瘤，内外二法俱不必用，盖二瘤无害于人，不必治，亦不必治也。

血　瘤　赘

血瘤而赘生于皮外者，乃脏腑之血瘀，而又有湿气入于血中，故生于外也。初生之时，亦有细于发者，久之而大矣。小者如胆，大者如茄。以利刃割断，即用银烙匙烧红一烙，即止血，且不溃，不再生也。否则复出，血瘤一月如旧。铎于腋中曾生此瘤，甚小如细指也，偶尔发痒。友人绐生八角虱，余心疑而更痒。自思虱遇水银则死，而书斋之中无水银也。曾为人治下疳，方中用水银，乃取而擦腋下，甚重。至痛而止，夜卧则忘其痛矣。早起见席上有血筋一条，取观之，及腋下所生血瘤已堕落矣。余啮之不能断，始知前方能去瘤也，因商酌载之，治初起之瘤，颇多验。

银锈散　家传。治初起血瘤。

水银一钱　冰片三分　轻粉一钱　儿茶三钱　黄柏二钱　樟脑一钱　镜锈一钱　贝母一钱　各为末，搽擦即堕落。

肉瘤赘

肉瘤，乃于皮上生一瘤宛如肉也。初生如桃、如栗，渐渐加大如拳，其根皆阔大，非若血瘤之根细小也。不疼不痒，不红不溃，不软不硬，不冷不热，其形可丑，而病则不苦也。此等之瘤，皆犯神道之忌，故生于四体，以纪罪愆，不妨顺受。倘必欲治之，用刀割伤，用火烧灸，不特无功，转添痛楚矣。

内托外消散　张仲景真人传。治肉瘤血瘤粉瘤。盖湿热生耳。

水银一两　儿茶二两（共研至无星为度）　冰片一钱　轻粉三钱　麝香五分　又入硼砂五分

不见水银始可用，以此药敷于瘤处，肉瘤、粉瘤俱化为水，约三日必消尽。然后再服汤药：用人参二钱、白术三钱、茯苓三钱、陈皮五分、生甘草五分、柴胡八分、白芍三钱。水煎服十剂，永断根矣。如筋瘤难治，然亦不必治也。骨瘤亦不必治，终身大如杏也。

治肉瘤　或男妇生在面上、颈上、手上，即可去之。

白芷五分　人参五分　煎汤。生半夏十粒，泡于白芷、人参之内数日，将半夏切平，频擦患处，效如手取。但不可治痰血之瘤也。恐难收口。铎又选传。

卷十二

走马牙疳

走马牙疳，小儿之病也。小儿多食肥甘，肠胃难化，积而不散，其火上炎。且小儿又是纯阳，原多火也。火多必须水解，小儿食即不化，何生水乎？水即不生，则胃火益炽。齿牙又胃之部位也，故火结而成疳矣。牙已生疳，而儿又索食，所喜者必水果居多。本欲得水果以解渴也，谁知胃已有热，又加水湿，则湿热相合而疳病更重矣。走马牙疳者，言其势如走马之急也。火重则急，火轻则缓。若不早治，则火烁津液，牙断蚀，断齿多脱落，而死者有矣。治之得法，往往有响应者。大约内服清胃之药，外用白绿丹，无不神效也。

清胃消疳汤 岐天师传。内治走马牙疳。

石膏一钱 人参三分 芦荟一钱 黄柏五分 茯苓一钱 炙甘草三分 生地一钱 天花粉一钱 水煎服，数剂必轻。

白绿丹 外治走马牙疳。

人中白一钱（煅） 铜绿三分 麝香一分 蚯蚓二条 葱白汁浸，火炙为末，各为细末，敷之立愈。

口疳

口生疳疮，皮破涎流，重者每每血出，甚而唇吻腮颊具烂。此乃胃中有热，又食生冷水果，重添其湿，湿热相兼，因其生疳而至烂，内生细虫以蚀皮、蚀肉也。夫胃中湿热何上发于口？盖口乃脾之窍也。胃本无窍，而脾乃胃之妻也。况脾胃为表里，脾之窍即胃之窍也。而胃之经络又左右而绕唇口。且热乃火也，火性上炎，湿借火而上沸，故口上应之也。治法内服泻胃之热，导脾之湿；外用榄核散搽之，可计日而愈矣。

泻导汤 治口生疳疮。

石膏一钱 茯苓二钱 滑石二钱 泽泻一钱五分 甘草五分 黄柏一钱 贝母一钱 水煎服，小儿减半，二剂。即用搽药。

榄核散 外治口疮。

橄榄干一钱 儿茶一钱 冰片五厘 白薇三分 生甘草三分 百部三分 各为细末，日日搽之，每日搽五次，数日即愈。

鼻疳

鼻内生疮，痒时难忍，欲嚏而不能，欲忍而不得，言语糊涂，声音闭塞，此鼻疳也。夫鼻之窍乃肺之窍也。肺病而气难宣，则鼻乃生疮矣。故鼻疳虽是鼻之病，其实肺之病也。夫肺病宜肺内生痈，乃不生于肺中而生于鼻之内者，以热而兼湿也。热乃火也，湿乃水也。水能制火，故火在肺而不致生痈。火炎于鼻，而水不能上升，鼻之窍细小。然不能散火也，故成疳而不成痈矣。虽不成痈，而疳之毒亦不易化。去其湿热，则水下行而火上散，然后以外药吹之，则气通而毒消矣。

化散汤 岐天师传。内治鼻疳。

青黛二钱 桔梗二钱 白芷八分 百部一钱 茯苓三钱 木通一钱 黄芩二钱 天冬三钱 玄参二钱 甘草一钱 辛夷五分 水煎服，四剂。

通气丹 家传外治鼻疳。

儿茶三钱 苏叶一钱 雄黄一钱 轻粉五分 冰片一分 锅脐烟五分 细辛三分 各研为细末，吹入鼻孔中，日三次，数日即愈。

绿白散 外治鼻疳，且治肾疳，头疮、耳疮俱效。

石绿一钱 白芷一钱 黄柏一钱 为末，先以甘草水洗疮，拭净，敷之一日即愈。

喉疳

喉疳之疮，即双蛾之症也。有阴有阳，阴乃少阴之君火，阳乃少阳之相火也。二症最急，若不早治，一二日间死生系之，轻缓而重急也。阴火症用八味地黄汤神效。阳火症内服解火之剂，外用吹药亦效应如响。总不可缓治之也。

八味地黄汤 仲景张真君方。治阴症喉疳。

熟地一两 山药四钱 山茱萸四钱 茯苓二钱 丹皮二钱 泽泻二钱 附子一钱 肉桂一钱 水煎一碗，探冷服，一连数剂全愈。

牛黄治宝丹 岐天师传。治阳火喉疳。

牛黄一分 胆矾二分 皂角末一分 麝香三厘 冰片一分 儿茶五分 百草霜一钱 共为末，和匀吹入喉中五厘，必大吐痰而愈。后用煎剂救喉汤。

救急汤 岐天师传。治阴阳三火喉疳。

青黛二钱 山豆根二钱 玄参五钱 麦冬五钱 甘草一钱 天花粉三钱 生地五钱 水煎服，数剂不再发。

月蚀疳

月蚀疳者多生于耳边，或耳之下也。此疮小儿生俱多。然足阳明胃经无湿热，与足少阳胆经无郁气，则不生此疳也。然此乃小疮耳，不必内治。倘其疮大而蚀不止者，必宜内治为佳。内治之法，泻胃与小肠之湿热，而外用末药调搽，断不久延也。设或疮蚀不大，是湿热不炽，何必用内治之法哉?

龙化丹 岐天师传。治月蚀疳。

黄丹一钱 赤枯矾一钱 蚯蚓粪三钱 冰片一分 轻粉三分 烟胶一钱 炉甘石一钱 各为末，研细用香油调搽，数日即愈。

粉灰散 岐天师传。治小儿耳烂生疮。

轻粉一钱 枣子一钱（烧灰） 蚯蚓（火焙干）五钱 生甘草五分 各研末，油调搽即愈。

镟指疳

疳疮生于手足，最不易治，以十二经井穴多起于手足也。井穴即有十二经之分，则疳生于少商宜治肺，生于少冲宜治心，生于大敦宜治肝（肝：原作“隐白”。据聚贤堂本改。），生于隐白宜治脾（生于隐白宜治脾：原脱，据聚贤堂本补），生于涌泉宜治肾矣，生于中冲宜治心包络，生于商阳宜治大肠，生于少泽宜治小肠，生于窍阴宜治胆，生于厉兑宜治胃，生于至阴宜治膀胱，生于关冲宜治三焦矣。然而手足者，四肢也。四肢属脾之部位，故疳虽生于十二经之井边，而治法断不可单治井经也。盖疳之生也，本于脾脏之湿热也。湿热善腐诸物，长夏正湿热盛之时也，不见万物之俱腐乎。故治法必须治脾之湿热为主。治脾而胃亦不可置之也，脾胃表里，治则同治耳。或见疳生于井穴，少分各井而佐之何井（井：当作“经”。）之药，尤治之神也。

加味五苓散　祖传。治手足镟指疳。

白术二钱　苍术二钱　金银花五钱　猪苓一钱五分　泽泻一钱五分　肉桂一分　龙胆草二钱　茯苓三钱　天花粉三钱　水煎服，四剂。后以外治治之。

六星丹　岐天师传。外治镟指疳神效。

儿茶五钱　雄黄一钱　冰片二分　轻粉三分　滑石二钱　血竭五分　各为绝细末，先以炙甘草三钱、苦参五钱煎汤洗之，后搽之。

袖　手　疳

袖手疳者，生龟头之颈上，皮包于内，而外不显也。凡龟头生疳疮，多是淫毒所感，因嫖妓而得也。然而因嫖而生者，不止生于龟之颈，今止生于龟头而外又皮裹之，乃肿于皮肉之内也，非淫疮，实热疮也。内用泻火祛毒之药数剂，然后以外药水浸之，自必收功。

暗治饮　治袖手疳。

黄柏三钱　茯苓五钱　蒲公英三钱　柴胡一钱　白芍五钱　生甘草一钱　龙胆草一钱　豨莶草二钱　水煎服，服数剂。

外护丹

猪胆二个（取汁）　龙胆草三钱（煎汁）　蚯蚓五条　捣烂，用二汁淋洗，去蚯蚓加入冰片末三分，入鸡蛋壳内，套在龟头上，浸之渐愈。

臊　疳

臊疳生于玉茎之上，亦杨梅之先兆也。然梅疮甚毒，多得于妓女、龙阳之子。倘未交二种，止于妻妾之中得之，此自己本有湿热，或加恼怒，而强暴动淫，亦能生疮。疮名臊疳，以肝性主臊，故疳亦以臊名之也。内用平肝之剂，外用六星丹搽之，无不痊也。

化淫消毒汤

白芍一两　当归五钱　炒栀子三钱　苍术三钱　生甘草一钱　金银花一两　青黛三钱　生地三钱　土茯苓五钱　水煎服，四剂愈。

阴　疳

阴疳者，生疮于阴户之内也。时痛时痒，往往有不可忍之状，其气腥臊作臭，无物可以解痒。倘愈交接则愈痛矣，最可怜之症也。此疮多因于欲火之动，而又有湿感之。火炎水流，两相牵制，留而闭结，乃化而生疮，久则生虫也。此虫虽生于阴户，然实化于肝肾。或思男子而不可得，火以成之也；或交男子而感其精，毒以长之也。总无湿不生虫。亦无湿不生疮也。当细察其由来治之。内治之后，仍以外治同施，鲜不即痊矣。

加味逍遥散　家传方。内治阴疳。

柴胡二钱　白术五钱　茯苓三钱　甘草一钱　白芍五钱　陈皮一钱　当归二钱　炒栀子三钱　荆芥一钱　防风五分　龙胆草二钱　天花粉二钱　玄参五钱　水煎服，八剂。

桃仁散　岐天师方。外治阴疳。

桃仁二十一粒（研烂）　雄黄末二钱　白薇末二钱　炙甘草五分　各研细末，蘸鸡肝内，纳阴户中。日三易之。先用针刺鸡肝无数孔纳之。

妒　精　疳

妒精疳乃生于玉茎，亦臊疳、袖手疳之类也。人生最妒，而精亦妒。精妒症有二种：一妒不洁之精，一妒太洁之精也。不洁之精必有毒气，太洁之精必有火气。故玉茎不交败精之阴户，断不生疳。阴户蓄精尚未流出，一旦重接，鲜不生疮矣。此等之疳，其症尚轻，外用五根汤洗之，再用首经散搽抹则愈矣。不必又用败毒汤剂而内治之也。

首经散　岐天师传。治妒精疳疮，并治诸疳。

室女首经抹布烧灰，加轻粉二分、冰片一分　各研细末，搽之立效。

无辜疳伤疮

无辜疳疮乃鸟粪或羽毛从天下降于人身，感而生疳疮也。盖各鸟所食多是蛇、蝎、蜈蚣之类，其粪最毒。而羽毛亦未当不毒也。小儿不知其故，或逢落，或见粪堕羽可珍，手携口衔，其毒因之而入于脏腑，久则发出于皮肤，乃生疮、生疳矣。或生于脑后，或生于项边，结核如弹丸，推之则动，软而不疼。岁久失治，羸瘦状热，便脓便血，头骨缝开，肢体生疮而溃烂矣。治法亦须消毒为主。小儿得此，尤宜早治。

消辜汤　岐天师传方。治无辜疳疮。

天花粉一钱　贝母一钱　蔷薇根三钱　杏仁十四粒　桔梗一钱　黄矾五分　白蒺藜一钱　乌梅一个　槟榔五分　乌桕根二钱　白芍二钱　人参五分　水煎服，十剂可消。大人倍之。

淹　尻　疮

淹尻疮生于新生之儿，或在颐下项边。或在颊肢窝内，或在两腿丫中，皆湿热之气湮烂而成疮也。夫小儿新生何遽多湿热？虽遗尿小便，未易即干，然下身或多潮气，不宜，上身而亦沾染也。盖因乳母绷缚手足，看顾不到，适逢天气炎热，蒸裹太甚，因而湮烂身中。本无湿热，何必再治湿热之多事乎？将伏龙肝一味，不拘多少，捣极细末，佐之滑石末少许，不可太多，掺在患处，用纸隔之即愈。

龙石散　治湮尻疮。

伏龙肝不拘多少，为细末，滑石少许。各为极细末，和匀，掺在疮上，外用草纸隔之，数日即愈。

落　脐　疮

夫脐人之命根也。此处生疮，多变风症。风症一成，命根将绝，去生便远，可不亟治之乎！不知脐落生疮亦感染水湿而成之也，必因乳母失于照管，落脐之时，脐汁未干，或加溺以伤之，或洗浴而不加拭揩，遂致湿以加湿，而疮口遂至于不合也。治宜去湿为主，而少加生肌之药，则脐复完固，无湿而疮自愈也。

去湿生肌散 岐天师传方。治落脐后生疮。

茯苓一钱 贝母三分 枯矾三分 草纸灰五分 雄黄二分 三七三分

共为末，入在脐内，用纸包之即愈。

脐漏疮

脐中生疮，时时流脓血，名脐漏疮。皆不慎欲，纵色，或因气恼而故借房帏以怡情消忿，遂至生疮成漏也。若但治漏疮而不绝欲戒气，断有死亡之祸。必须内治为佳，从色者用补中益气加熟地、山茱以治之；动怒者亦用前方加白芍、当归、丹皮、熟地以治。外更用艾灸脐上。加生肌散填满脐口。一日一换。始可奏功也。

加味补中益气汤 祖传方。内治脐漏疮。

人参三钱 黄芪五钱 白术一两 当归三钱 柴胡八分 升麻四分 生甘草一钱 陈皮一钱 金银花一两 水煎服。从色者加熟地一两、山茱萸四钱，动怒者加白芍药一两、当归二钱 丹皮三钱、熟地五钱。

生肌散 外治脐漏疮，方载后卷。

金刃疮附：自刎

金刃疮乃刀伤之疮也。误伤者，心不动而失血，其症轻。自刎者，心大动而失血，其症重。或自割其皮，自切其肉，倘无激忿而伤之。其症犹在轻重之间。惟涕泣而刎颈，郁怒而断指，其症皆重也。盖破伤血失，则止有一线之气相养，使五脏平和尚可补气以生血，活血以生肌也。苟或求死不得，而伤心更甚，补气必至添嗔，活血必至发裂，安能服药以收功乎？必须劝其解怒以平肝，消愁以养脾，宽怀以安心，然后用补气、补血之药，而佐之止痛、生肌之味，始可奏效，否则疮不能愈，而命不可夺也。

加味补血汤 祖传。治金刃自伤将死者，俱可救，若伤轻者，减半救之。

生黄芪一两至二三两 当归五钱至一二两 三七末五钱 没药末二钱 白及三钱至一两 白芍五钱 水煎服，数剂断无性命之忧。

完肤丹 岐天师传。外治金刃伤血出最神效。

三七末一两 乳香末二钱 陈年石灰一两 血竭三钱 妇人裈裆末一钱 人参二钱 各为细末，掺上即止血、生肌。如金疮作痛，先用牛膝捣敷立止。梅师方也。

火烧疮

火烧疮遍身烧如黑色者难救，或烧轻而不至身黑者，犹可疗也。然而皮焦肉卷，疼痛难熬。有百计千方用之而不验者，以火毒内攻，而治之不得法也。故治火烧之症，必须内外同治，则火毒易解也。

救焚汤 岐天师传。内治火烧疮。

当归五钱 丹皮三钱 生地五钱 甘草二钱 苦参二钱 生萝卜一大个（捣汁） 槐花三钱 黄连一钱 同煎服，服数剂。外以末药敷搽自愈。

六仙散 岐天师传。外治火烧如神。

黄葵花一两（晒干为末） 大黄一两 滑石一两 刘寄奴三钱 井中苔五钱（身佩为末） 丝瓜叶

二十片（晒干为末） 以蜜调敷，不痛且易生合，又不烂也，神效。平日修合，临时恐不能成。

汤烫疮

汤烫疮乃百沸汤、滚热油与滚粥等物忽然猝伤，因而遭害，遂至一时皮溻肉烂成疮也。此等之疮，正所谓意外之变，非气血内损也。轻则害在皮肤，重则害在肌肉，尤甚者害在脏腑。害在脏腑者，多至杀人，然内治得法，亦可救也。内用托药，则火毒不愁内攻，外以蚌津散汁数扫之，即应验如响。如焮赤溃烂，用归蜡膏拔毒止痛，尤易生肌。

祛火外消汤 岐天师传。外治汤烫、油烧等症神验。

地榆五钱 白及三钱 柏叶三钱 炒栀子二钱 白芍五钱 当归五钱 生甘草一钱 水煎服，二剂。伤轻者药减半。

蚌津散 外治汤烫、油炮等症，方载后。

二黄散 传世方。

大黄（炒） 黄柏（炒） 各为细末，以鸡子清调之搽上最妙。《卫生宝鉴》用苦参末香油调敷，亦效。

毛粉散 缪仲淳传。治汤火伤，神效。

猪毛煅存性 研细末，加轻粉、白硼砂少许，麻油调和，敷立效，无斑痕。

归蜡膏 治汤火伤疮，焮赤溃烂。用此生肌、拔热、止痛。

当归一两 黄蜡一两 麻油四两 以油煎当归，焦黄去滓，纳蜡搅成膏，出火毒，摊贴，最效。出《和剂局方》。

又方

王不留行焙干，为末，麻油调敷。或丝瓜叶为末，如前调，亦妙。

含腮疮

含腮疮生于两颊之上，大人、小儿皆有之。此疮初生时如水痘大，一小疮也。日久渐大，蚀破腮颊，故以含腮名之。皆好食肥甘以至成毒而生疮也。必须早早治之，不可因循时日，日久破透腮颊，反难治疗。先以盐时时漱口，次用二金散 敷搽，即可愈也。

二金散 世传方。外治含腮疮最效。

鸡内金一钱 郁金一钱 各为末，先用盐汤漱净，次用药上之，数次即效。

皴裂疮

皴裂疮，皆营工手艺之辈，赤手空拳，犯风弄水而成者也，不止行船、推车、打鱼，染匠始生此疮。皮破者痛犹轻，纹裂者疼必甚。论理亦可内治，然而辛苦勤劳之人，气血未有不旺者，亦无藉于内治。或带疾病而勉强行工者，即宜内治，又恐无力买药，不若外治之便矣。先用地骨皮、白矾煎汤洗之至软、次用蜡、羊油炼熟，入轻粉一钱，搽之为神。

八珍汤加减

当归二钱 芍药三钱 生甘草一钱 茯苓二钱 白术一钱 熟地三钱 川芎八分 薏仁三钱 水煎服，数剂可止。

皮矾散 外治皴裂疮。

地骨皮五钱 白矾三钱 煎汤洗之至软后用蜡、羊油熬熟一两，入轻粉一钱 研为末，调匀，搽之即愈。

漆疮

漆疮者，闻生漆之气而生疮也。盖漆之气本无大毒，以漆能收湿，人之肺经偶有微湿，而漆气侵之，则肺气敛藏，不敢内润于皮毛，而漆之气欺肺气之怯，反入于人身，彼此相格，而皮肤肿起，发痒矣。痒必于至抓搔，抓搔重而发疼，不啻如火之制肤而燥裂也。倘用漆之时，用蜀椒研末，涂诸鼻孔，虽近于漆器，亦不生疮，无如世人之懒用也。如一时闻漆之气，即用薄荷、柳叶、白矾煎汤饮之。亦不生疮。既已生疮，以此三味洗之三五遍，亦愈矣。若犹不愈，以蟹黄搽之，内服芝麻油一二碗，无不安也。

《千金方》治漆疮作痒。

芒硝五钱 煎汤遍痒处涂之，即止。

又方 治漆疮作痒。

贯众研末，油调涂即愈。

又方 神效。

荷叶一片 煎汤一二碗，少温，洗之即愈。

冻疮

冻疮犯寒风冷气而生者也。贫贱人多生于手足，富贵人多犯于耳面。先肿后痛，痛久则破而成疮。北地严寒，尤多此症。更有冷极而得者。手足十指尚有堕落者，以犬粪经霜而白者，烧灰，芝麻油搽调最妙。倘气虚者，必须补气，血虚者必须补血。外用附子末、练树子肉（川楝子）捣搽，自愈。倘用甘草、黄柏、松叶、大黄之类，俱不见十分全效矣。至手足堕落者，止可存其手足，用补中益气之剂救之，十指不能不烂，未必能重活之也。

狗粪散 治外手足冻裂。

干狗粪为细末，用白粪为妙，烧灰存性，以绝细为度，麻油调敷，数次即愈。用西瓜皮、柏油等药，俱不效。此方特奇。

箭毒疮

箭毒疮因箭头、铁镞用毒药煮过，而人身中伤必疼痛欲死也。近人用箭未必皆用毒药矣，倘若中毒必须解毒为妙。

有箭头在肉不出者，若无毒不必用刀割之，必用腌久猪腿骨头，以火炙一边，必有油髓流下，以器盛之，俟其流下，取油搽其箭伤之处，必然发痒，再轻轻频搽，久则箭头自外透出矣。

如有毒而没入者，必用刀割肉取出，大约有毒者，内外皮肉必黑，但红黄不变黑者，乃无毒之箭伤也。凡毒箭伤而去镞头者，必须觅妇人月水洗之，方解其毒耳。

山羊酒 岐天师传。治箭头不出，并可治跌打损伤。

山羊血一钱 三七二钱（为末） 黑糖五钱 童便一合 酒一碗 调匀饮之，不必大醉，久则伤气，必痒，箭后渐出近皮，一拔即出，以三七末敷之。

卷十三

跌打损伤疮附：破伤风

跌打损伤疮皆瘀血在内而不散也。血不活则瘀不能去，瘀不去则折不能续。初伤之时，必须内服活血止痛之药，外用三七研末，加酒调烂敷之，痛即止，血则散，疮上如沾三七末，干燥再不溃矣。如不沾者，频用三七末渗之，多用三七药末调服尤妙。倘不破损，用前药不效者，此日久瘀血留中，非草木之味所能独散也，必须加入水蛭三钱，当归、大黄、白芍治之，连用三剂，瘀血无不即散，而痛亦止矣。三剂之外断不可多服，仍单服三七，未有不愈者矣。如破伤风，头痛，寒热，角弓反张如痓状，用蚕鳖散最妙。

散瘀至神汤 岐天师传方。治跌打损伤至重者。

三七三钱 当归五钱 白芍五钱 大黄三钱 丹皮三钱 枳壳一钱 桃仁十四粒 生地五钱 大小蓟各三钱 红花一钱 水酒各半，煎八分服。如日久疼痛，或皮肉不破而疼痛，加水蛭切碎如米大，**烈火炒黑**，研碎。煎前药。煎好加入水蛭末吞服，三剂则不痛矣。其**水蛭必须炒黑**，万不可半生，则反害人矣。

蚕鳖散 传世方。治破伤风疮。

川芎一钱 当归一钱五分 红花四分 羌活六分 防风八分 白僵蚕一钱二分 土鳖虫七个（捣碎） 穿山甲三大片（酒炙） 柴胡七分 生甘草四分 水酒各半，煎八分服。下部加牛膝一钱。

日晒疮

日晒疮乃夏天酷烈之日曝而成者也。必先疼后破，乃外热所伤，非内热所损也。大约皆奔走劳役之人。与耕田胼胝之农夫居多，若安闲之客，安得生此疮乎？故止须消暑热之药，如青蒿一味饮之，外用末药敷之即安。

青蒿饮 祖传。治日晒疮。

青蒿一两捣碎，以冷水冲之，取汁饮之，将渣敷疮上，数日即愈。如不愈，另用柏黛散敷之。

柏黛散 祖传。外治日晒疮，并治火斑疮。

黄柏二钱 青黛二钱 各研末，以麻油调搽即愈。

虎噬疮

虎噬疮乃遇虎咬伤之疮也。虎之捕人如猫之捕鼠，有毒涎恶气喷人之面，人辄胆丧一时，昏愦失神，即自褫其衣以谢虎，而虎不知其悔罪而吞噬矣。故凡人遇虎不必自解其衣，若不解衣者，虎不敢食，即有所伤，必可救也，以人非虎食耳。然而人被虎伤者，血必大出，其伤处之口立时溃烂，其疼不可当，以虎之爪牙最毒，一有伤损，则毒侵肌肤，未有不烂者矣。急用猪油贴之，无猪油则用猪肉亦可。随贴随化，随化随易，则疼痛少缓。急用榆根散掺之，随掺随湿，随湿随掺，血必止矣。一止血而命可夺也，世有一遇虎损，以香油灌一、二碗以怯毒，仍用香油以洗疮亦佳。然终不若吾法之奇也。倘内服安神益气之药，外用玉真散生肌等药尤妙。

榆根散 治虎噬。

载末卷。

又方

地榆二两 煮汁饮，并为末敷之。亦可为末，白汤调服。一两作三次饮，忌饮酒。

犬 咬 疮

犬咬疮多在人身两足并腿上也，间有咬伤两手者。急用生甘草煎汤洗之，则毒散而不结黄，用玉真散或搽或服，皆可无恙也。

惟疯犬伤人，其毒最甚。急打散头发，顶内细看有红发如铜针者即拔去，次以地骨皮一把约一两，煎汤洗去黄，内亦服之。

又用地龙粪为末，将咬伤处封好口，出犬毛即无虞矣。倘人已发狂如狗状，大小便俱闭，外势急痛，腹胀甚者，前方又不能解，亟用活命仙丹解其热毒，断不死亡也。

活命仙丹 岐天师传。治疯狗咬伤。

木鳖子三个（切片，陈土炒） 斑蝥七个（去头足，米一撮炒） 大黄五钱 刘寄奴五钱 茯苓五钱 麝香一分 各研细和匀，黄酒调服，三钱一服。而毒气热气全解。重者二服必愈。咬七日内者皆能建功，过七日外必须多服数剂，无不可救。

千金方 家传。治犬咬伤。

紫苏叶三片 薄荷叶十片 嚼敷之，自愈。

经验方 治犬咬。旧屋瓦上刮下青苔屑，按之即止。

鼠 啮 疮

鼠啮疮，或因捕鼠被伤而得者也。鼠胆最怯，岂敢咬人？因人捉拿甚紧，不得已咬伤人皮肉，以冀脱逃，是夺命心急，故咬伤亦重也。夫鼠技有限，何足害乎？不知鼠齿细长，啮肉必伤筋骨，况鼠涎原有毒也。筋肉既破，必透入鼠涎，故往往烂穿筋骨矣。宜用猫尿搽其伤处，其毒随散，后以末药敷之，数日即愈也。

禁鼠丹 岐天师传。治鼠伤疮。

猫粪一钱 轻粉一分 三七根五分 各焙干，研为细末，填满疮口，即结靥而愈。

马 汗 疮

马汗疮，沾马汗而烂者也。马汗沾无疮之人，何能生疮？惟原生疮之人，最忌马汗入于疮内。盖马性最动，疮沾其汗，欲收口者不收，欲生肌者不生矣。生者不生，收者不收，必有变动难愈之苦。或焮肿，或疼痛者有之。治法以冬瓜皮、丝瓜叶煎汤洗之，另用末药掺搽自愈。

静宁散 岐天师传。治马汗疮。

轻粉三分 五倍子一钱（炒） 古石灰 丝瓜根一钱 冰片一分 僵蚕（炒）一钱 掺之即愈。如疮干痛加生甘草五分，以蜜搽之。

灵苑方 治马汗入疮，肿痛，急疗之，迟则毒深。

生乌头为末，敷疮口，良久有黄水出，即愈。

火斑疮

火斑疮乃天气严寒向火烘手，炙伤皮肤，因而成斑，变成痛疮者也。此疮贫穷之人居半，卑弱之人居半也。气血内虚，火焰外逼，当时不知炎威，久则天温有汗，气血回和因而作痛矣。外用薄荷、荆芥、苦参各等分，煎汤洗之，如已破，用柏黛散掺之，无不速痊。

荷芥汤 外治火斑疮。

薄苛二钱 荆芥二钱 苦参二钱 煎汤一碗，洗之即愈。如破用柏黛散搽之。

灸火疮

灸火疮用艾火灸穴治病而成者也。灸穴，不发不可，然过发亦不可。过发必至疼痛，宜用太乙膏贴之，如无太乙膏，春月用柳絮，夏月用竹膜，秋月用新棉，冬月用壁上钱贴之亦能止疼也。如灸疮血出不止者，莫妙用黄芩为末，酒调服二钱。无不止者。此李楼《怪证奇方》也，然用之实验甚。

济生秘览方 治灸疮不敛神效，并可敛恶疮。

瓦松阴干，为末，先以槐枝葱白汤洗，后掺之，立效。

汗浙疮

汗浙疮乃肥人多。汗久不洗浴，淹浙肌肤，因而成疮者也。亦有皮破血出而作痛者。古人以真蛤粉、滑石末掺之自愈，实妙法也。

蛤粉散 治汗浙成疮。

真蛤粉五钱 滑石末五钱。二味掺疮上即愈。

独骨疮

独骨疮生于颐颏之下，大人小儿皆有之，而小儿居多，乃口津下流积滞之故也。如是大人乃任脉虚损，宜用内治。如小儿外治易愈，不须用内消之药，但少食瓜果则得矣。

燥津丹 岐天师传。治大人独骨疮。

茯苓三钱 白术三钱 薏仁五钱 山药五钱 白果十个 甘草一钱 黄柏二钱 陈皮五分 天花粉一钱五分 水煎服，以愈为止。

制津丹 世传。治小儿独骨疮。

百合一两 黄柏一两 白及三分 蓖麻子五十粒 轻粉五分 上为细末搽之。如干者，以朴硝水和饼贴之。

竹木签破伤水生疮

伤水疮者，因误被竹木签破皮肤，又生水洗之，溃而疼痛。或鱼刺诸骨破伤，久而不愈。同用黄丹、蛤粉、文蛤等分，同炒变色，掺疮口上，渐次而愈。如刺已入肉，捣鼠脑同鹿角末同涂伤上即出。如骨刺入肉，用象牙刮末，厚敷其刺，自软即出也。

梅师方 治竹木针刺在肉中不出，疼痛。

王不留行 为末，调热水方寸匕，以根敷即出。

蛇 咬 疮

蛇咬疮最毒，不止虺蛇也。或在足上，或在头面，或在身腹之间，疼痛异常。重者必至足肿如斗，面肿如盘，腹肿如箕，五日不救，毒气内攻于心而人死矣。盖**蛇乃阴毒，阴毒以阳药解之，其毒益炽**，必须**用阴分之药，顺其性而解之**为妙。外治之法最神者，取半边莲草搽而擦之，顷刻即安。随用祛毒散饮之，三剂即全愈。外治之方如蜈蚣散亦神，皆可用也。若蛇误入人孔窍之内，即以针刺其尾，则自出，不过二三针也。北直田野间一妇人小遗，蛇入阴户，竟不知用针刺尾之法，卒至暴亡，可悯也。余故特志之以传世云。

祛毒散 岐天师方。内治蛇咬疮毒。

白芷一两 生甘草五钱 夏枯草二两 蒲公英一两 紫花地丁一两 白矾三钱 水煎服，三剂全愈。

蜈蚣散 伯高太师传。外治蛇咬。

白芷一两（取白色者） 雄黄五钱 蜈蚣三条 樟脑三钱 各为极细末，以香油调搽肿处，随干随扫，蛇毒尽出而愈。

蜈蚣叮疮

蜈蚣叮人，虽不成疮，然痛亦苦楚。蜈蚣有二种：一赤足，一黄足。黄足者叮人痛轻而不久，赤足者叮人甚久而痛重，以赤足之毒胜于黄足也。倘为所咬，以蜗牛之涎搽之，其痛即止。如北地无蜗牛，用鸡冠血涂之，有雄黄末捻香油纸条，点火熏其伤处、立刻止痛。或以山茱萸一粒，口嚼，敷之亦妙。更有人误食蜈蚣游过之物腹痛者，以紫金锭研碎，姜汤调饮半锭，呕吐而愈。

蜗牛散 治蜈蚣咬伤作疼。

雄黄末一钱 蜗牛一条（捣烂） 敷患处即平，口嚼山茱萸一粒，敷患处即止痛，取蜒蚰涂上即止痛，神验。

蝎 伤 疮

蝎伤最毒，以蝎得至阴之恶气也。凡一螫人，痛至鸡鸣乃止。即以冷水渍指。并手即不痛，水微暖便痛，即易凉水再渍，以青布搨之，实验。蝎有雄雌，雄者痛在一处，雌者痛牵诸处，以山茱萸一粒，嚼以封之立愈，取人参嚼敷尤妙。

《千金方》 治蝎虿叮螫。

水调硇砂涂之立愈。

蜂 叮 疮

蜂之叮人有毒，刺入肉内即须挑去，以尿泥涂之即痛止。

肘后方

青蒿 嚼碎，封之即安。

蝲虫伤痛

蝲虫伤人，其毒在毛而不在口，如杨蝲、瓦蝲之类。凡有虫而带毛者，皆须忌之，勿使之刺人肌肤也。若一犯之，则皮肤肿痛如火之燎矣。以淡豆豉捣敷之，但有毛外出即不痛。如毛未出仍痛，再擦之，须得毛出始安。如无豆豉，或醋或盐卤、芝麻油洗之，皆效。

蠼螋尿疮

蠼螋尿疮乃蜘蛛之尿溺于人身头上而生疮也。疮如粟粒累累，似蝲虫螫痛，或发热恶寒，此重者也。有生疮而人不知疼痛者，此毒不重而轻者也。磨犀角涂之最效，或以苎麻缚搓去疮，汁再加黄金散敷上即安。或取燕窠中土和酽醋涂之，大良。

《仁斋直指方》　治蜘蛛咬毒。

缚定咬处，勿使毒行。以贝母末酒服五钱。至醉。良久，酒化为水，待疮口出水尽，仍塞疮，甚妙。

人咬伤疮

人咬成疮，皮破血流，往往有溃烂者，以人咬人何如是之重乎？不知两人厮打至以口咬人，其忿怒之气亦甚不平矣，心既愤激，口齿安得无毒哉？此所以溃烂耳。故身体一破，咬伤血流之时，即为施治，则毒气尚未深入，自然易痊。方用醋洗其伤破之口，随用败龟板烧灰为末，香油调搽，无龟甲即用鳖甲亦妙。万勿听其溃烂，至于毒气之深入，反难速愈也。

砒霜累疮

人服砒霜，其火热大毒内攻脏腑，而四肢身体必外生紫累之斑，与生疮无异。此火热之毒攻突内外也，其势最急。古人急挖地一大坑，以井水满之，令搅浑浊，取水一碗与饮之，少刻又与之，待浑身紫累俱散，一吐即醒，甚妙。然单用地浆，铎犹以未善也，铎受异人传方加入苦参二两，煎汤入于地浆中饮之更神。别有数方，无不神异，服之皆可救，因备载之。

苦参汤　治服砒霜累疮。

苦参二两　煎汤一碗　同地浆饮之，即大吐而愈。

救死丹　治中砒毒累成疮，死亡顷刻。

生甘草二两　瓜蒂七个　玄参二两　地榆五钱　水煎服。一下喉即吐，再煎渣服，又吐，即毒解而愈。

泻毒神丹　治中砒毒发紫黑，用前药不吐，急用此方泻之。

大黄二两　生甘草二钱　白矾一两　当归三两　水煎服，数碗饮之，立时大泻即生，否则死矣。

水渍手足丫烂疮

手足乃四末也，属脾而最恶湿，以脾为湿土，以湿投湿，安得不助湿乎？湿以加湿，此湿疮之所以生也。况劳苦之人，以其手足日浸渍于水浆之中，乌能保皮肤之坚硬乎？手足十指未免开裂而腐烂矣。幸其气血尚健，不必内治，但用外治而可愈。外治用密陀僧，煅赤，置地上去火性，碾细末，先以矾水洗足，拭干，然后先前药敷之，次日即能行动矣。倘气血衰惫，用补中益气汤多治，当归加之尤效也。

陀僧散 世传。治脚丫湿烂。

密陀僧一两 轻粉一钱 熟石膏二钱 枯矾二钱 为末，湿则外敷。干则桐油调搽。一方用柏子油一两，明雄黄末五钱，调搽亦效。

试验方 谈野翁。治脚缝出水。

好黄丹三钱 花蕊石一钱 研绝细末，掺之即止水。

手足麻裂疮

麻裂疮生于手足，与皲裂疮相同，然皲裂疮生于四季，而麻裂疮生于冬时也。虽俱是贫寒之人，不顾风雨，以致手足之开裂，然亦天气严寒，过于血燥，血不能润肤，遂至于开裂而成疮也。故治法略宜少异，外以萝卜汁煎洗之，次以腊月羊脂燃油滴入裂口即愈。如无羊脂，以白及研细末，热水调稠，滴入裂口亦效。倘血不足者，用四物汤加减，饮之尤妙。

加味四物汤 内治手足麻裂疮。

熟地五钱 川芎二钱 当归五钱 白芍三钱 荆芥（炒）二钱 白及末二钱 水煎调服，四剂。

眼 丹 胞

眼胞为肉轮，属脾胃，乃土之象也。人肉轮上生胞，红肿而化脓，名曰眼丹，又名眼狐狸。此胃火沸腾，而上炽于目也。宜用三黄汤加减治之，外用水澄膏涂之可愈。

加减三黄汤 祖传。内治眼丹胞。

石膏三钱 黄芩一钱 黄连一钱 黄柏一钱 炒栀子一钱五分 柴胡一钱 夏枯草五钱 天花粉二钱 赤芍三钱 水煎服，四剂渐消。

偷 针 眼

眼角上生小疮疖肿起，乃心胆小肠之火也。火重则生，火衰则轻，毋论大人小儿，往往皆生此疮。凡生此疮者，必须胸背之上觅别有小疮否？如或有之，疮窠上累累者，宜用针刺出其血，眼角疮自愈矣。倘若未愈，宜诊其脉，看何经火盛，用药微泻之必愈。

卷十四

奇方（上）

疮疡肿溃诸方

救命丹　仙传。治痈疽各疮，阴症、阳症无不神效。

穿山甲三大片（同蛤粉炒熟，不用粉）　甘草节二钱　乳香一钱　天花粉二钱　赤芍三钱　皂角刺五分（去针）　贝母二钱　没药五分　当归一两　陈皮一钱　金银花一两　防风七分　白芷一钱　白矾一钱　生地三钱　酒水各数碗，煎八分。

疮在上，食后服；疮在下，食前服。能饮酒者，外再多饮数杯。忌酸酒、铁器。服毕宜侧卧，少暖有汗，觉痛减大半。有起死回生之功，效难尽述。

痈疽发背在头及脑后背脊，加羌活一钱，角刺倍之，此太阳经药也。

在胁胸少阳经部位者，加柴胡一钱，瓜蒌仁二钱。

在腹脐太阴者，加陈皮五分，赤芍三钱，白芷一钱。

生在手臂膊加桂枝三分。

生在腿膝，加牛膝二钱，防己五分，黄柏一钱，归尾三钱。

如肿硬加连翘二钱，木鳖仁五分。

倘是疔疮，方中加紫河车三钱，苍耳子二钱。

如人虚弱，不溃不起，加人参三钱，甘草一钱。

如人壮实，加大黄二钱，麻黄一钱，连根节用。

金银补益汤　家传。治疮疡元气虚倦，口干发热。

金银花二两　生黄芪三钱　甘草一钱　人参三钱　白术二钱　陈皮一钱　升麻五分　柴胡一钱　当归三钱　上水煎服。

人参败毒散　世传。治诸疮疡，焮痛发热拘急，头痛，脉数而有力者。

人参　羌活　前胡　独活　川芎　甘草　柴胡　桔梗　枳壳　茯苓各等分　上水煎服，如呕吐，加生姜，陈皮、半夏。如脉细而无力，加大力子半分。

极验溶胶汤　世传。治诸痈疽恶毒大患，保全有大功，活人最多，不可轻忽。

穿山甲四片（如疮在背，即用背上甲；在手用前足上山甲五分；如在足，用后腿上甲五分。炙酥为末）　真牛皮胶四两（炒成珠）　水酒各一碗，调匀，前二味煎数沸，服之以醉为度。

加味十宣散　家传。治疮疡因外感风寒，内因气血虚损。经云百病乘虚而入，是宜服此。

人参一钱　当归二钱　黄芪三钱　甘草一钱　白芷一钱　川芎一钱　桔梗一钱　厚朴（姜制五分）　防风三分　肉桂三分　忍冬藤五钱　水煎服。如脉缓涩而微，加黄芪、人参、白术。如脉弦身倦，加当归、白芍、麦冬。如脉紧细，加桂枝、生地、防风。如脉洪大而虚，加黄芪、黄连。

花藤薜荔汤 岐天师传。治发背诸疮痈初起。

薜荔二两 金银花三两 生黄芪一两 生甘草二钱 水数碗，煎一碗，渣再煎。一剂即消。

消散汤 长桑公传。治疮疡初起，立时消散。

金银花三两 生甘草三钱 蒲公英三钱 天花粉三钱 当归一两 酒水各一碗，煎服。此方散邪解毒，全不损伤正气，而奏效独捷。

若遇阴症疮疡，加人参五钱、附子一钱尤妙。若阳症疮疡，万不可加。

柞木饮子 《精要》。治痈疽，未成自消，已溃自干，轻小证候可以倚伏。

干柞叶四两 干荷叶蒂 干萱花根 甘草节 地榆 各一两 共为末，每服五钱，水二碗，煎一碗，作二次，早晚分服。

回疮金银花散 《准绳》。治疮疡痛甚，色变紫黑。

金银花二两 黄芪四两 甘草一两 上酒一升，同入茶瓶内闭口，重汤煮三时辰，取出去服，顿服之。

神效托里散 家传。治痈疽，肿毒，发背，肠痈，乳滓，时毒，憎寒壮热，不论老幼虚实，俱效。

黄芪五钱 金银花一两 当归五钱 生粉草三钱 水酒各一盅，煎服，渣捣敷患处。或俱为末，酒调服之更效。

神散汤 世传。治痈疽初起。

金银花八两，水十碗，煎二碗，再入当归二两同煎，一气服之，不拘阴阳暗痈，初起者散毒尤速，如已四五日者，则减之半效，然断无性命之忧。

金银花酒 世传。治一切恶疮痈疽，不问发在何处，或肺痈、肠痈初起，便服之，奇效。

金银花五两 甘草一两 水二碗，煎一碗，再入酒一碗，略煎，分三服，一日一夜服尽，重者**日二剂**。**服至大小肠通利，则药力到**。外以鲜者捣烂，酒调敷患处弥佳。

黄金饮 家传。治疮生腿外侧，或因寒湿，得附骨痈。于足少阳经分微侵足阳明经，坚溃漫肿，行步作痛，或不能行，并皆治之。

柴胡一钱五分 金银花一两 大力子一钱 肉桂一钱 黄芪五钱 归尾三钱 黄柏七分 炙甘草（草：原无，据文义补）五分 水酒各半煎。食前服。

金银五香汤 家传。治诸疮，一二日发寒热，厥逆，咽喉闭。

金银花一两 乳香二钱 木通二钱 大黄二钱 连翘一钱 沉香一钱 木香一钱 丁香一钱 茴香一钱 独活一钱 射干一钱 升麻一钱 甘草一钱 桑寄生一钱 上㕮咀，水二盅，姜三片，煎服，不拘时。

英花汤 世传。治痈疽未溃。

金银花一斤 蒲公英八两 绵黄芪六两 生甘草一两 川贝母三钱

水煎，作三次服完，全愈。

金银解毒汤 祖传。治积热疮疡，焮肿作痛，烦躁饮冷，脉洪数大实，口舌生疮，疫毒发狂。

黄芩一钱 黄柏一钱 黄连一钱 炒栀子一钱 金银花一两 水煎，热服。

金银六君汤 祖传。治疮疡作呕，不思饮食，面黄膨胀，四肢倦怠，大便溏利。

人参一钱 白术一钱（土炒） 茯苓一钱 半夏一钱（姜制） 陈皮一钱 炙甘草五分 金银花二两 姜三片 枣二枚 水煎服。如过食冷物。致伤脾胃，本方加藿香、砂仁。

消毒神圣丹 仙传。治背痈，或胸，腹、头、面、手足之疽，五日内，服之即散。

金银花五钱 水煎服。一剂即消，二剂全愈。

散寒救阴至圣丹 仙传。治痈疽，疮色黑暗，痛亦不甚，但觉沉沉身重，疮口不突起，现无数小疮口以欺世人，此方服之甚效。

附子三钱 人参三两 生黄芪三两 当归一两 金银花三两 白芥子二钱 水煎服。外贴**至圣膏**生肌。末药五钱贴之，一日两换始可。盖**阴症疮疡**多生于富贵膏梁之客，功名失志之人。**心肾不交，阴阳俱耗**，又加**忧愁怫郁，嗔怒呼号，其气不散，乃结成大毒**。毋论在背，在头，在腹，在胁，在手，在足，俱是危症。若用此方，又用**至圣膏**药，无不全生。盖**阳症可以凉解**，而**阴症必须温散**也。

立消汤 仙传。治痈疽发背，或生头项，或生手足臂腿，已溃即敛。

蒲公英一两 金银花四两 当归二两 玄参一两 水煎，饥服。此方既善攻散诸毒，又不耗损真气，**可多服**，**久服**，俱无碍也。即治**肺痈**，**大小肠痈**无不神效。

通气散 《启玄》。治一切痈疽发背，流注折伤。能救败坏疮症，活死肌。弥患于未萌之前，拔根于既愈之后，此剂之功，妙不可言。

生首乌五钱 当归三钱 赤芍二钱 白芷二钱 茴香一钱 乌药一钱（炒） 枳壳一钱（炒） 木通一钱 甘草二钱 忍冬藤一两 水酒煎服。

脑疽对口，去木通，加羌活、藁本；如虚弱，加人参、黄芪。

内疏黄连汤 《易水》。治呕吐，心逆，发热而烦，脉沉而实，肿硬疮疡。

黄连一两 赤芍一两 当归一两 槟榔一两 木香一两 黄芩一两 栀子一两 薄荷一两 桔梗一两 甘草一两 连翘二两 上共为末，每服一两。大便秘涩，加大黄一钱。

内外复煎散 《易水》。治肿焮于外，根盘不深，形症在表。

地骨皮二两 黄芪二两 防风二两 赤芍一两 黄芩一两 白术一两 茯苓一两 人参一两 甘草一两 防己一两 当归一两 桂枝五钱 先用苍术一斤，煎至三升，去苍术，入前药再煎，作三四次，终日服之。此**除湿热**之剂也，如或未已，仍服。

当归黄芪汤 《易水》。治疮疡，脏腑已行，而痛不可忍者。

当归一钱五分 黄芪一钱五分 生地一钱五分 地骨皮一钱五分 赤芍一钱五分 水煎服。如发热加黄芩；如烦躁加栀子；如呕乃湿气侵胃，倍加白术。此《准绳》首载三方也。

八仙散毒汤 祖传。治一切恶疮。初觉时连进三服如失。

当归五钱 熟地五钱 甘草二钱 黄芪一两 白芍二钱 天花粉三钱 金银花一两 生地二钱 水二碗，煎八分半，饥服。

中和汤 《准绳》。治疮疡属半阳半阴，似溃非溃，似肿非肿。此因元气虚弱，失于补托所致。

人参一钱五分 陈皮一钱五分 黄芪一钱五分 白术一钱五分 当归一钱五分 白芷一钱五分 茯苓一钱 川芎一钱 皂角刺一钱 乳香（去油）一钱 没药（去油）一钱 金银花一钱 甘草节一钱 水酒各半煎服。

托里散 世传。治一切恶疮，发背疔疮，便毒始发，脉弦数洪实，肿甚欲作脓者。此**实热坚满**之症，故可下之。

金银花一两 当归一两 大黄三钱 朴硝三钱 天花粉三钱 连翘三钱 牡蛎三钱 皂角刺三钱 赤芍一钱五分 黄芩一钱五分 水酒煎服。

回毒金银花汤 世传。治疮疡色变紫黑。

金银花二两 甘草一两 黄芪四两 酒一升，重汤煮服。

护膜矾蜡丸 仲仁传。护膜，防毒内攻，未破即消，已破即合。一日之中服至百粒，始有效验，服过半斤，必万全也。

白矾二两 黄蜡一两（暖化少冷，即入矾末搅匀） 以蜜丸，如梧子大，朱砂为衣。每服二三十丸，酒吞服。

托里黄芪汤 世传。治疮疡溃后，脓多内虚。

黄芪 人参 桂心 远志 麦冬 五味等分 每服五钱，食远服。

托里温中汤 世传。治疮疡，寒变内陷，脓出清稀，皮肤凉，心下痞满，肠鸣腹痛，大便微溏，食则呕逆，气短呃逆，不得安卧，时发昏愦。

附子（制）四钱 炮姜三钱 羌活三钱 木香一钱五分 茴香一钱 丁香一钱 沉香一钱 益智仁一钱 陈皮一钱 炙甘草一钱 生姜五片 水煎服。

托里神奇散 家传。诸疮，发背疔疮。

黄芪五钱 厚朴一钱 防风一钱 桔梗二钱 连翘二钱 木香五分 没药去油一钱 乳香去油一钱 当归五钱 川芎八分 白芷一钱 金银花一两 芍药一钱 官桂五分 人参二钱 甘草三钱 水酒煎服。

黄芪六一汤 世传。治痈疽溃后作渴，及人无故作渴，或肺脉洪数，必发痈疽，服此除之。

绵黄芪六两（蜜水炒一半，盐水炒一半） 甘草一两（半生半炙） 每服一两，水煎。食远服。

参花汤 家传。治溃疡，气血俱虚，发热恶寒，失血等症。

金银花一二两 人参一二两 姜枣煎服。

独参汤 世传。疮疡溃后，气血虚极，令人发热恶寒，失血之症。

人参一二两 枣十枚 姜十片 水煎，徐徐服之。

加减八味丸 世传。治疮疡将痊未痊，作渴，甚则舌上生黄，乃肾水亏极，不能上润，令心火炎炎不能既济，故心烦，躁渴，小便频数，白浊阴痿，饮食少，肌肤损，腿肿脚弱。此方滋阴降火，则无口舌疮患矣。

山药四两 桂心一两 山茱萸（酒浸）四两 白伏苓三两 泽泻三两 五味子一两 牡丹皮三两 熟地八两（酒蒸） 上为末蜜丸，如桐子大。每服六七十丸，空心送下。

加味圣愈汤 世传。治疮疡脓水出多，或金刀疮血出多，不安，不得眠，五心烦热。

熟地五钱 生地五钱 川芎五钱 人参五钱 金银花一两 当归三钱 黄芪三钱 水煎，食远服。

十味托里散 世传。治发背，痈疽，疖毒，乳痈，脚痛。未成即散，已成即溃，败脓自出，恶毒自消，痛疼顿减，非常之验。

人参二钱 当归五钱 官桂一钱 川芎八分 防风一钱 白芷一钱 桔梗二钱 黄芪五钱 甘草一钱 厚朴一钱 水煎服。

内托散 《准绳》。治各疮肿毒。

大黄五钱 牡蛎五钱 瓜蒌二枚 甘草三钱 上锉末，每服三钱，水煎温服。

止痛当归汤 世传。治背疽、脑疽，穿溃疼痛。

当归 生地 芍药 黄芪 人参 甘草 官桂各等分 水煎服。

补中益气汤 世传。治疮疡倦怠，口干，发热，饮食无味，或不食，劳倦，脉洪大无力，或头身痛。

恶寒，自汗，气高而喘，虚烦。

炙黄芪一钱五分　炙甘草一钱　人参一钱　炒白术一钱　升麻三分　柴胡三分　当归一钱　金银花一两　姜枣水煎。空心，午前服。

十全大补汤　世传。

人参二钱　桂枝二钱　熟地二钱　川芎二钱　茯苓二钱　白术二钱　白芍二钱　黄芪二钱　当归二钱　甘草一钱　姜枣　水煎服，如虚弱极加熟附子三分；如未成脓者，加枳壳、香附、连翘、木鳖仁数分；如气虚倍参、芪；如血虚倍芎、归，加姜炭。

八珍汤　世传。治疮疡，脾胃伤损，恶寒发热，烦躁作渴，或溃后气血亏损，脓水清稀，久不能愈。

人参二钱　白术炒三钱　茯苓一钱　甘草一钱　当归三钱　川芎八分　芍药一钱　熟地一两

姜枣水煎，食远热服。

人参养荣汤　世传。治溃疡，脾胃亏损，气血俱虚，发热恶寒，四肢倦怠，肌瘦面黄，汲汲短气，食少作渴，及疮不收口。

人参一钱　白术一钱　黄芪一钱　桂心一钱　当归一钱　甘草一钱（炙）　白芍一钱五分　熟地三钱　茯苓二钱　五味子七分（炒，杵）　远志一钱五分　姜枣水煎服。

加味养荣汤　家传。

人参三钱　白术炒三钱　白芍二钱　黄芪五钱　桂心一钱　当归三钱　甘草一钱　熟地一两　茯苓二钱　五味子七分　远志一钱　银花一两　姜枣水煎服。

治魂丹　世传。治痈疽，恶疮，疔毒等类，大有神效。

乳香一钱　没药一钱　铜绿一钱　枯矾一钱　黄丹一钱　穿山甲一钱（炙）　轻粉五分　蟾酥五分　麝香少许　共为细末，蜗牛研为丸，如绿豆大。每服一丸，至重者服二丸。葱白捣裹，热酒送下，**取汗透**为妙。

内消神丹　家传。治各痈恶疮。

僵蚕二钱　乳香三钱（去油）　没药三钱　枯矾三钱　炙山甲三钱　铜绿三钱　黄丹三钱　全蝎四钱（去尾足）轻粉一钱　蟾酥一钱　麝香二分　各为末，蜗牛研为丸，每用一丸，葱白捣裹，热酒送下，**汗透**为佳。

梅花点舌丹　内府传。治一切诸般无名肺毒，十三种红丝等疔，喉闭，并伤寒等症，神验。

朱砂二钱　雄黄二钱　白硼二钱　血竭二钱　乳香二钱（去油）　没药二钱（去油）　蟾酥一钱（人乳浸）　牛黄一钱　苦葶苈二钱　冰片一钱　沉香一钱　麝香六分　珍珠六分（上白者佳）　**熊胆**六分　共为细末，将人乳浸透蟾酥，研入诸药，调匀和丸，如梧桐子大，金箔为衣。**凡遇疮毒**，用药一丸，**压舌根底含化**，**随津咽下**。药尽，用酒、葱白随量饮之，**盖被卧之**，**出汗为度**。刻有效验，合药宜秘之，忌发物三七日更妙。

飞龙夺命丹　《启玄》。专治痈疽、疔毒、无名恶疮，浑身憎寒，恶心，已成未成，或黑陷毒气内罨。乃穿筋透骨之剂，无经不通，故能宣泄，汗、吐、下（下：原无，据《外科启玄》补。）三法俱备，及中一切毒禽恶兽肉毒所致成疮，及脉沉紧细数，蕴毒在里，并湿毒用之，神效。

硼砂一钱　朱砂二钱　黄丹一钱　斑猫三钱　蟾酥三钱　血竭三钱　乳香三钱（去油）　没药三钱　麝香五分　人言一钱　巴豆一钱（去油）　半夏五分　硇砂一钱　共为细末，用头生小儿乳汁，捣蜗牛为丸，如绿豆大。每五七丸，各随症引送下，亦分上下、前后服之。

疔疮初发浑身憎寒，恶心，先噙化一丸，如觉身麻木，用三五丸水吞下。

发背痈疽初起作渴，用水吞三五丸。

乳蛾喉闭用一丸噙化下。下疳疮用一丸。

夺命丹 《准绳》。

蟾酥五分 轻粉五分 朱砂三钱 枯矾一钱 寒水石一钱 铜绿一钱 乳香一钱 没药一钱 蜗牛一二十个 为末，蜗牛捣为丸，加酒少许，如绿豆大。每服一丸，嚼生葱三五茎，烂，吐于手心，包药在内，热服，汗出为效，重者再服一丸。

内造蟾酥丸 专治一切诸般恶毒发背，痈疽，鱼口，对口，喉闭，喉痈，喉瘾疹，并三十六种住节红丝等疔，并蛇伤，虎咬，疯犬恶舌所伤，诸般大毒，一并治之。若疮不痛，或麻木，或呕吐，痛未止，病重者，多昏愦。此药服之，不起发者即发，不痛者即痛，痛甚者即止，昏愦者即醒，呕吐者即止，未成即消，已成即溃，真有回生之功，乃恶疮之至宝也。

蟾酥三钱（酒化） 轻粉五分 枯矾一钱 寒水石一钱 铜绿一钱 乳香一钱 胆矾一钱 麝香一钱 雄黄二钱 蜗牛一二十个 朱砂三钱（为衣） 各为细末，合药于端午日午时在净室中先将蜗牛研烂，再同蟾酥和研调匀，方入各药，共捣极匀，丸如绿豆大，朱砂为衣。每服三丸，引用葱白五寸，患者自嚼烂，吐于男左女右手心，包药在内，用无灰热酒一盅送下，**盖被出汗，如人行五六里出汗为度**，甚者再进一服。修合时忌妇人、鸡犬见之。经验如神，百发百中。

冲和膏 《启玄》。治痈疽发背，流注，折伤损痛，流注痰块，瘰疽软疖，及冷热不明等疮，葱酒随症敷之。

紫荆皮五两（炒） 独活三两（炒） 石菖蒲二两 赤芍药二两（炒） 白芷一两 共为细末。

凡诸疮疡，莫不因气血凝滞之所生也。紫荆皮系木之精，能破气，逐血。独活是土之精，能引气，活血，拔骨中冷毒，去肌肉中湿痹，更与石菖蒲破石肿硬如神。赤芍是火之精，能止痛，活血，生血，去风。石菖蒲乃水之精，能消肿，止痛，散血。白芷是金之精，能去风，生肌，止痛。肌生则肉不死，血活则经络通，肉不死则疮不臭烂，血活则疮不焮肿，故云风消血自散，气通硬可除。盖人之五体，皮、肉、筋、骨、血也，得五行之精而病除矣。

疮势热极，不用酒调，可用葱泡汤调，乘热敷上最妙。

如热减亦用酒，盖酒能生血，行血也。

疮有黑晕，疮口无血色者，是人曾用凉药太过，宜**加肉桂**、**当归**，**是唤起死血则黑晕自退**也。如血回只以正方用之。

痛不止加乳香、没药。酒化溶于火铫内，后将此酒调药，热敷痛处。

流注，筋不能伸者，用乳香、没药照前酒调敷，最能止痛。

疮口有**胬肉突出**者，其症有三：一曰**着水**，二曰**着风**，三曰**着怒**，皆有胬肉突出，宜用此膏，少加南星末以去其风，用姜汁，酒调敷周围。如不消者，必是俗人误以手着力挤出脓核太重，又或以凉药冷了疮口，以致如此，若投以热药则愈。

疮势热盛不可骤用凉药，恐凉逼住血凝作痛，痛令疮败，故宜温冷相半，使血得中和，则疮易愈。宜此方相对停洪宝膏，用葱汤调涂，贴之自效。

发背，痈疽，流注皆赖此方终始，收功最稳，妙在通变活法，取效在于掌握，更无变坏等症。况背痈乃生死相关，轻重皆能保守，能知此药兼阴阳而夺化之枢机，真神矣哉。

回阳玉龙膏 《启玄》。治诸阴发背，流注，鼓椎，风久损痛，冷痹，风湿，诸脚气，冷肿无红赤色，痛不可忍者，及足顽麻，妇人冷血风等症，盖此药性温热，故治诸阴最妙。

草乌三两（炒） 南星一两（炒） 军姜二两（煨） 香白芷一两 赤芍一两（炒） 肉桂五钱

共为末，热酒调敷。

夫人之血气周流一身，周而复始，无有间断。苟脏腑亏虚，则风、寒、暑、湿外邪得而袭之矣。七情交感，痰涎瘀滞，经络不通，寒热交作，兼之血脉凝泣，隧道闭阻而成疮疡者多也。故疮疡之症有虚，有实，有寒，有热。实热易治，虚寒难疗。必细识其经络部位，辨明其寒热虚实，则万不失一也。此方内有军姜、肉桂，足以御寒，能生血热也；草乌、南星能破恶除坚，祛风化毒，活死肌，除骨痛，消结块；赤芍、白芷能散滞血，止痛生肌，加酒行药性！虽有十分冷症，未有不愈者。如发寒灰之焰，枯木之春也。大抵冷症则肌肉阴烂，不知痛痒。有知痛者，多附于骨痛，久则侵入骨髓，非寻常药力所能及矣。此方祛阴毒、回阳气，拔骨中痛如神。当减当加，活法开后。

一治阴发背，**满疮面黑烂**，四周好肉，用**洪宝膏**把住中间，以此膏敷之一夜，阳气自回，黑处皆红，当察其红活已透即止此药，却以**冲和膏**收功。如欲作脓，又以南星、草乌为末，加于**冲和膏**内用之。如阳已回，黑已红，**惟中间一点黑而不能红者，盖血已**死也，可用朴硝、明矾末，又方白丁香，硇砂、乳香末唾调匀：**点于黑红交处一圈上**，以**冲和膏**盖之，次早去药，黑死肉如割去，甘草水洗净，方可上升肌合口药收功。如黑肉未净，须去为妙。

一冷流注多附骨，硬不消，骨寒而痛，筋缩不能伸屈，庸俗误用刀针，又无脓血，只有屋漏清汁，或有瘀黑血，宜此方敷之。如稍缓加军姜、白芷、肉桂、草乌等分，热酒调敷，则骨寒除而痛自止，气温和而筋自伸，肉亦软而肿即消。亦不可无木腊，以其性能破坚肿，亦不可多，多解别药性故也。

一治乳吹、乳痈等初发，切不可用凉药，恐凝住其血，不能化乳，宜此方中加南星、姜汁，酒匀调，热敷即消。欲急消，要草乌末，能破恶除寒。如已成痈，则用**冲和膏**治之，或加草乌、南星二味最妙。如破后，当观其源，若源于冷，**冲和**收功；源于热，用**洪宝膏**退热生肌，须加乳香、没药止痛。内服**神效瓜蒌散**治之。

一宿痰失道，痈肿无脓者，用此药点头，病必旁出，再作为佳，不然则元阳耗，为败症。如遇败症，当用**玉龙膏**敷之，拔毒成脓，内服**通神散**加桔梗、半夏、当归、肉桂等药。如病红活热骤，则用**冲和膏**为佳，切不可用凉药，此药能拔毒成脓，有脓即止，亦不可过。

一治肚痈一症，十有九死，盖人之脾胃属坤土，为阴，血气潮骤，趋热避寒，故多为内痈，不能外现。闻有微影欲出，或又被冷水所触及，服凉药，虽有仙丹莫能施治，可不慎乎！凡有此症，初觉腰痛，且手按之痛苦走闪移动，则为气块。若推根不动，外面微有红肿，则为内痈。急以此方拔出毒气，作成外痈，则用**冲和膏**收功，内服**通神散**加忍冬藤，治法如前。若痈自能外现，不可用此方，只用**冲和膏**为妙。当顶用**玉龙膏**贴之，有头自现、自破。若流脓不快，依法用**洪宝膏**三分，姜汁七分，茶调敷之，脓出皆尽。内服**十宣平补**生肌，外则用**冲和膏**收功。此症阴多阳少，最能损人，如将安之际，大服补气血药则易愈。

洪宝膏 《启玄》。治诸热痈疽等毒，十分势热，宜用此药相兼用之。盖此药性凉，能化血，又能破肿止痛，若遇阴症、阴疮，能助痛凝血，死肌烂肉，不可用也。**冲和膏**性温，**玉龙膏**性热，**洪宝膏**性寒，三膏当参详，临症施治在于活法加减也。

天花粉三两 赤芍药二两 姜黄一两 白芷一两 共为细末，茶、酒、蜜汤乘热涂之。

捣毒散 《准绳》。治疮疡肿毒疼痛。

大黄三两 白及二两 朴硝四两 共为末，井水调搽，如干再搽。若疮口焮肿，宜用之。若肿而不痛，乃阴症也，断不宜用。

水澄膏 郭氏。

白及四钱 白蔹四钱 郁金一对 大黄七钱五分 黄柏七钱五分 黄药子七钱五分 榆皮七钱五分 乳香五钱 没药五钱 雄黄五钱 共为细末，用新汲水一碗，将药澄于水内，药定去水，敷于肿处，上用白纸封之，用鸡翎凉水润湿。

铁井栏 《准绳》。

芙蓉叶（重阳前收，研末） 苍耳子（端午前收，烧灰存性） 同研细末，蜜水调敷。

清凉膏家传。治初患痈肿疮疔，热焮大痛。

大黄 芙蓉叶 共为细末，米醋调敷之。

《千金方》治石痈坚硬，不作脓者。

莨菪子

为末，醋和，敷疮头，根即拔出。

乌龙扫毒膏 《启玄》。治一切痈疽发背，肿毒已溃未溃，并皆治之。

文蛤八两（炒） 多年浮粉一斤（晒干入米醋浸一夜，再晒干） 蜒蝣三十条 同捣一处，再晒，再捣成末，再炒至黑色，为细末，入瓷罐收藏。凡遇疮疽，用**醋**调敷患处，留头出毒气，绵纸盖之，干再用醋扫润之。如背痈疽发愤，时痛不可忍，用**熟猪脑子**去皮净一个，捣烂调此成膏，毒上敷之，留头出毒气，纸盖之。如疮红紫热，毒势甚痛，用**蜂蜜**调敷更效。

香蟾膏 祖传。治发背疔毒。

活蝦蟆一个（去骨） 麝香五厘 共捣如膏，敷在患处，留头，如无头，都敷上，一二日揭去。倘未全愈，再捣敷。

乌龙膏 世传。治阴发背，黑凹不知痛者。

老生姜半斤（切片炒黑） 为末，摊土地上出火毒，少顷即用**猪胆汁**、**明矾末**调入**姜末**如糊，敷在患处周围，用纸盖之，干用热水润之。**知痛时黑水自出**为妙，如不知疼出黑水，难治。

东篱散 《孙氏集效》。治痈疽，疔肿，无名恶毒。

野菊花一把（连根茎）捣烂，酒煎热服。取渣以外敷之即愈。

收毒散 《启玄》。治发背，一两头开发不住，势在危急，即以此药贴之，甚效。

盐霜梅十个 山皂角一挺（不蛀的） 二味同烧灰存性，共为细末。如发热者米醋调涂四围，及开处厚些，即不走开，或**姜汁**同醋调尤妙。如发热者**蜜同醋**调，或**茶卤**调涂之，立愈。

卷十五

奇方（中）

疮疡刀针法 铁刀，锋长一寸，阔三分，两旁锋利，厚半分，柄长二寸刀式。

铁针，细，长一寸五分（锋尾长一寸五分），粗而圆针式。

用刀时，手执坚牢，眼看明白，心中注定。**一刀横画，一刀直画**，不可太深，约入半寸，人必发厥。少顷即安，不必忧危惊惧。脓血出后，即用膏药贴疮口，内服汤剂调理。若用针，止刺入，而不必用横直之法也，亦须内外兼治。

赛针散 《启玄》。治痈疽有头不破，及疔肿时毒，或生四肢，其势微缓。畏针者，先以醋调药涂在疮头上，内服托里等药。

巴豆五分 轻粉一钱五分 硇砂一钱五分 白丁香一钱五分 共为细末，醋调涂之。余近用**醋涂入厚白绵纸上，临用剪块子贴疮上，自然腐破**。

代针散 《启玄》。一名**透脓散**，一名**射脓散**。不拘痈疽石毒，不破者及畏针不开，恐迟则毒气侵蚀，好肉内罨，只此一服，不移时自透出脓，甚验。

蚕茧子一个（出了蛾，厚的） 加附子一片，烧灰为末，热酒调服即透。切不可用三个，恐头多口亦多也，忌之。

替针丸 《准绳》。治痈疽已溃未破，或破后脓出不快者。

白丁香 硇砂 没药 乳香各等分 石灰饼内种糯米十四粒（其法：用灰炭五升、炉炭三升，以水五升淋取清汁，入大锅内熬汁至二升，瓦器盛之。用时以小青盏盛取半盏浓汁，用皮纸贴盏中浓汁面上安定，然后取糯米十四粒种于其上，一宿即是） 上为细末，糯米饭丸如麦粒大，每用一粒，未破用药贴疮头薄处即破，脓滞不快，用一粒纳疮口内，使脓易出好肉易生。

针头散 治一切顽疮，内有瘀肉，疬核不化，疮口不合，此药腐之。

赤石脂五钱 乳香三钱 白丁香三钱 信石一钱 黄丹一钱 轻粉五分 麝香五分 蜈蚣一条（炙干） 各为末，搽于肉上，其肉自腐。若疮口小，或痔疮，用糊和作条子，阴干纤插入之。凡疮久不合者，内有脓管，用此腐，内服托里之剂。

碧落神膏 治各疡，痈疽，疔疮，肿毒，神效。

吸铁石一两 金银花一斤 生甘草三两 蒲公英八两 当归四两 炙黄芪八两 香油五斤 熬至滴水成珠，去渣，入黄丹二斤，再熬，软硬得中，即成膏矣。再加细药末掺于膏上：轻粉三钱、麝香一钱、冰片三钱、赤石脂一两、儿茶五钱、黄柏三钱、乳香三钱、没药三钱。各研细末，临时酌疮之轻重用之。大约初起不必用细药，出毒后必须加之。

吸毒仙膏 岐天师传。治诸般痈疽，已破贴之最效。

吸铁石五钱 忍冬藤八两 当归三两 天花粉一两 夏枯草八两 香油五斤

熬成膏，加黄丹二斤收之。疮口一破，即用此膏贴之，既**能呼毒**，又**能吸脓**，兼易生肌，神效。

神膏方　仙传。专贴发背，诸疮疡。

金银花八两　蒲公英八两　木连藤八两　真麻油三斤

煎至黑，滤去粗，入黄丹十二两、乳香三钱、没药三钱　松香三两，去火毒摊贴，神效。此膏不论阴阳痈毒皆可贴之，再加后细末药方妙。

阳疽末药方

冰片一钱　麝香二分　黄柏三钱　白芷三钱　五灵脂二钱　三七根五钱　洋参三钱　各为末，掺入膏药贴之。

阴疽末药方

肉桂三钱　冰片三分　人参一钱　丹砂三钱　紫石英三钱　儿茶三钱　五灵脂二钱　各为末，掺于膏内。

定痛净脓生肌膏　仙传。专治各疮疽痈毒。

当归一两　黄芪一两　生甘草五钱　熟地一两　玄参一两　银花四两　锦地罗二两　麦冬一两　人参一两　蒲公英三两　白芷三钱　白芍五钱　花粉五钱　黄柏五钱　白蔹二钱　生地三钱　牛膝二钱　连翘三钱　丹皮三钱　沙参三钱　柴胡三钱　防己一钱　苍耳子四钱　黄连一钱　葛根三钱　苍术五钱　大黄三钱　红花五钱　桃仁二钱　地榆三钱　夏枯草五钱　白术五钱　麻油六斤

熬数沸去粗，再熬滴水成珠，入黄丹二斤收之。另加细末药：麝香一钱、冰片二钱、人参五钱、雄黄三钱、轻粉二钱、儿茶三钱、象皮三钱、海螵蛸三钱、乳香三钱、没药三钱、血竭三钱、三七根五钱、龙骨三钱、赤石脂五钱，各为绝细末，掺膏内贴之，奇效。

阴阳至圣膏　石室仙传。治阴阳痈疽，用刀去其口旁腐肉，即以此膏贴之，即止痛，败脓尽出。

金银花一斤　生地八两　当归三两　川芎二两　黄芪三两　生甘草一两　牛膝一两　丹皮一两　荆芥一两　防风五钱　茜根五钱　人参五钱　玄参五两　麻油五斤

熬至药黑，去渣，再熬至滴水成珠，入黄丹二斤、广木香一两、没药一两、乳香一两、血竭一两、象皮五钱、麝香一钱，各为细末，入油中少煎好，藏瓷罐内，每膏一个约重一两，再加后末药。

末药方　人参三钱　冰片一钱　乳香三钱　血竭五钱　三七末一两　儿茶一两　川倍子一两　藤黄三钱　贝母二钱　轻粉一钱　各为极细末。此膏与末药共用，神奇无比。

生肌散　《准绳》。治诸疮，生肌。

寒水石一两　碎滑石一两　乌贼骨一两　龙骨一两　淀粉五钱　密陀僧五钱　枯矾五钱　干胭脂五钱　各为细末，干掺之。

生肌散

真轻粉一两　铅粉一两（炒黄）　冰片二分　辰砂四分（水飞）　珍珠一钱　共为末，磁瓶收贮。

补烂丹

枯矾二钱　乳香五分　没药五分　轻粉三分　珍珠三分　黄丹五分　共为细末，掺湿处。如干，用猪油调敷。

生肌散　治疮口不合。

木香二钱　黄丹五钱　枯矾五钱　轻粉二钱　共为末，猪胆汁拌匀，晒干，再研细，敷患处。

薛立斋云：按此方乃解毒搜脓去腐之剂，非竟自生肌药也。盖**毒尽则肉自生**，常见患者往往用龙骨、血竭之类以求生肌，殊不知**余毒未尽，肌肉何以得生**？反增溃烂耳。若此方诚有见也。亦有**气血俱虚不**

能生肌者，当服托里之剂。若顽疮瘀肉，须用**针头散**腐之。

仙方救命汤 治疗疮走了黄，打滚将死，眼见火光危症。

大黄一钱 栀子二钱 牡蛎一钱 金银花一两 连翘一钱 木香一钱 乳香一钱五分 牛蒡子一钱 没药一钱五分 瓜蒌二钱 角刺五分 地骨皮二钱 水酒各半煎服，一剂而愈。

紫菊汤 《广华记》。治疔疮肿毒。

生甘菊（连根）一两 地丁三钱 牛蒡子一钱五分 银花五钱 花粉二钱 贝母三钱 白芷一钱五分 生地三钱 白及三钱 连翘二钱五分 茜草五钱

先用夏枯草六两，河水六碗，煎三碗，去渣，不拘时服。加盐水炒黄芪五钱，麦冬五钱，五味子一钱。

花丁散 《准绳》。治疔疮毒气。

地丁一两 蝉蜕一两 贯众一两 丁香二钱 乳香二钱 各为末，每服二钱，空心酒下。

神效桔梗汤 家传。治咳而胸膈隐痛。两胠肿痛，咽干口燥，烦闷多渴，肺痈时出浊唾腥臭。

桔梗二钱 贝母一钱六分 桑白皮一钱六分 当归一钱六分 炒瓜蒌一钱六分 百合一钱六分 杏仁一钱 地骨皮一钱 枳壳一钱五分 玄参一钱五分 青黛一钱五分 紫菀一钱五分 麦门冬一钱五分 甘草六分 水二盅，姜皮五分，煎七分，不拘时食后服。如喘加苏子、莱菔子；肺虚咳加人参、阿胶，热燥加黄芩、栀子；有脓血加合欢皮、茅根；便闭加酒煮大黄；心烦咳痛加朱砂；咳引咽嗌倍加桔梗。

扶桑清肺丹 伯高太师真君传。治贪酒生肺痈已成。

桑叶五钱 紫菀二钱 犀角屑五分 生甘草二钱 人参三钱 款冬花一钱 百合三钱 杏仁七粒 阿胶三钱 贝母三钱 金银花一两 熟地一两 水煎，调犀角末服。数剂奏功如响。

起痿延生丹 伯高太师传。治肺痿损伤，焦瘦气促。

麦冬五钱 百部五分 款冬花五分 白微五分 生甘草一钱 天门冬一钱 生地一钱 天花粉一钱 桔梗一钱 玄参三钱 山豆根三分 水煎服。渐轻则生，否则不效。

千金煮肺汤 《启玄》。治肺痿咳吐脓血，或自汗，呕吐，消渴，大小便不利等症。

猪肺一具（不用吹的，洗净血燥，入药扎定）青黛 （即福建靛花末）二钱 川芎三钱 红枣九枚 共入肺内扎定，下锅煮熟，患者自己食之，二三次，以尽为度。至重不过一二具，肺痿自安。

犀归汤 祖传。治肠痈，腹软，内隐隐疠痛，大小便秘涩。

犀角（真的，镑末）一钱（煎好后入） 大黄（酒炒）一钱二分 牡丹皮二钱 梅仁（去皮尖）二钱 冬瓜仁二钱 薏苡仁五钱 芒硝七分 金银花一两 当归五钱

上咀一剂，水煎，空心服。

两间汤 岐天师传。治大肠痈。

薏仁二两 生甘草一两 当归二两 锦地罗一两 紫花地丁五钱 槐米三钱 天花粉三钱 水煎服。一剂足可伸，二剂痊愈。

王公汤 伯高太师传。治小肠痈。

王不留行一两 生甘草五钱 蒲公英一两 车前子三钱 水煎服，一剂即愈。

龙葱散 治乳吹。

韭菜地中蚯蚓粪二钱 葱子一钱 共研细末，醋调敷上，干即易之，三次即愈。

救乳化毒汤 治乳痈乳吹初起神效。

金银花五钱　蒲公英五钱　当归一两　水煎服，二剂即愈。乳吹亦可用，且尤易效，加酒更妙。

英藤汤　治乳痈初起。

蒲公英一两　忍冬藤二两　生甘草二钱　水二盅，煎一盅，食前服，二剂全消。

参芪瓜蒌散　治乳痈乳疽。已成者化脓为水，未成者即消散。如瘰疬更效。

瓜蒌一个　甘草二钱　当归五钱　没药一钱　乳香一钱（另研）　大力子五分　人参三钱　黄芪五钱　水酒各半煎服，二剂即消。

伯高太师方　治乳痈初起。

白芷二钱　贝母二钱　蒲公英三钱　连翘一钱　金银花一两　水煎服，一剂即消。

永类方　治乳痈初肿。

射干（即扁竹根如僵蚕者）　同萱草根为末，蜜调敷之，神效。

葛真君汤　治瘰疬。

白芍五两　白芥子五两　香附五两　茯苓五两　陈皮一两　附子三分　桔梗五两　甘草一两　各为末，水打成丸，酒送下五钱，一料全愈。

夏枯草膏　薛已。治瘰疬马刀，不问已溃未溃，或日久成漏。

夏枯草六两　水二盅，煎七分，食远温服，虚甚者则煎汁熬膏服，并涂患处。兼以**十全大补汤**加香附、贝母、远志尤善。**此物生血，乃治瘰疬之圣药也**，其草易得，其功甚多。

昆花汤　章云樵传。治项上肿核，乃痰气不清，郁结而成。日久破坏，以致气血亏短，卒难收口，且连串不已，又名疬串。此症最难断根，害人非浅，此方万试万应。戒慎忌口，常服必验。

南夏枯草三钱　浙贝母二钱　山慈姑一钱　玄参一钱　连翘一钱　牛蒡子一钱　橘红一钱　金银花一钱　海藻一钱　川芎一钱　当归一钱　香附一钱　白芷一钱　甘草五分　昆布三钱　水三碗，煎一碗。空心服。如破烂日久不收口者，加黄芪、白术各一钱，茯苓八分，升麻、柴胡各五分。

文武膏　岐天师传。治瘰疬神效。

用桑椹黑者二斗（以布袋绞取汁）　夏枯草十斤（取汁）　二味石器中熬成膏子，白汤化下二匙，日三服，一月即愈。**忌酒色鹅肉**。

蜗牛散　《三因》。治瘰疬溃与未溃。

蜗牛不拘多少　以竹签穿瓦上晒干，烧存性，为末。入轻粉少许，猪骨髓调，用纸花量疮大小贴之。

夏枯草汤　治瘰疬马刀，不问已溃未溃，或已溃成漏，形瘦，饮食不甘，寒热如疟，渐成劳瘵并效。

夏枯草二钱　当归三钱　白术三分　茯苓三分　桔梗三分　陈皮三分　生地三分　柴胡三分　甘草三分　贝母三分　香附三分　白芍三分　白芷三分　红花三分　先煎夏枯草取汁三碗，后煎药七分，卧时入酒半小盅和服。《准绳》云：单用夏枯草六两，水二盅，煎至七分，去渣食远服，一月即愈。后服十全大补汤加香附、贝母，远志尤善。

瘰疬神膏　祖传。治各种瘰疬。

大当归五两　大穿山甲五两　陈皮三两　肉桂一两　木鳖子肉一两　大蜈蚣十条　象皮一两　黄柏五两　黄芩五两　川连一两　白花蛇一两　蕲艾一两　金银花四两　香油三斤　浸半月，夏五日，春秋十日。火熬至黑色，去渣，再熬滴水成珠，加飞过黄丹十两，搅匀再熬，又下乳香、没药、儿茶、血竭、密陀僧俱为末各一两搅匀，候温入麝香一钱再搅，入水中一日去火气，摊贴甚效。**忌一切发物并房事**。

神秘汤　治瘰疬。

橘皮一钱　紫苏一钱　人参二钱　桔梗三钱　桑皮一钱　五分　生姜五分　五味子三分　水煎服。

木通汤　治瘰疬。

木通一钱　车前子二钱　猪苓二钱　泽泻二钱　连翘一钱　花粉二钱　金银花一两　瓜蒌子二钱

水二盅，竹叶、灯心煎服。**忌醋，猪头肉、肠、肝，驴马羊肉，及房事，气怒。**

败毒散瘰汤　治四种疬串。

人参一钱　当归二钱　厚朴一钱　桔梗二钱　白芷二钱　肉桂五分　防风五分　黄芪三钱　粉草一钱

水酒各半煎服。

膏药方　治瘰疬不破者。

沉香　麝香　轻粉　银朱　荔枝肉各等分　入熟鱼胶，捣成膏贴之。专治硬核不消不破，甚效。

通治瘰疬方　不分新久表里虚实，及诸痰结核齐效。

陈皮一钱　白术一钱　柴胡一钱　桔梗一钱　川芎一钱　当归一钱　连翘一钱　茯苓一钱　香附一钱　夏枯草一钱　黄芩一钱　藿香五分　半夏五分　白芷五分　甘草五分　姜三片　水二盅，煎八分，入酒一小杯，临睡时服。

瘰疬酒药方　治年久瘰疬结核，串生满头，顽硬不穿者，甚效。

鹤虱草八两　忍冬藤六两　野蓬蒿四两　野菊花四两　五爪龙三两　马鞭草一两五钱　用老酒十五斤，袋贮药悬于酒内，封口煮三炷香为度，取起水顿一伏时，初服尽醉，出汗为效。后随便饮一料，病愈不发。

抬头草膏　治瘰疬已破者。

五抬头草不拘多少　清水煮烂，去草止用汁熬成膏，去火毒。每膏一个加麝香二厘，贴上一个不必再换，其核自出而愈。

六神全蝎丸　治多年瘰疬，百治不愈，服此药七日痊愈。

全蝎三两（焙干去足勾）　白术（炒）三两　半夏一两白芍四两　茯苓四两　炙甘草五钱　共为末，油核桃肉捣为丸，绿豆大，每日二服，清晨服一钱五分，晚服一钱五分，火酒送下，看人大小加减服之，甚妙。

黄白僵蚕散　治瘰疬疮破久不收口。

人参三钱　黄芪五钱　当归三钱　厚朴一钱　桔梗一钱五分　白芷一钱　僵蚕一钱　水煎服。

膏疮膏药方　治内外臁疮。

白蜡一两　松香一两　铜绿五分（为末）　猪油二两　乳香一钱　轻粉（为末）一钱

先将猪油熬去筋，入松香、乳香捣为膏，隔纸药。先将油纸照疮口略大以针刺数百孔，后摊膏药，将纸背贴在疮口上，不须一日即愈。其疮先用葱一株煎汤洗净脓血，后贴膏可也，一日换一个，神验。

杏霜丹　治臁疮经年累月不愈者。

杏仁（去皮尖，纸压去油取霜）五钱　轻粉五分　黄柏（炒末）一钱　将猪脊髓捶和匀，先取黄柏数钱，煎水洗疮口干净，然后将药敷上，外以绢包之，三四日疮即愈。

敛疮丹　岐天师传。治臁疮不敛。

马屁勃一两　轻粉一钱　三七根末三钱　各为细末，先用葱盐汤洗净拭干，以前药末敷之即愈。

化疠仙丹　仲景公传。治**湿热**变化**疠风**，即**大麻**也。

玄参三两　苍术三两　苍耳子一两　蒲公英一两　桔梗三钱　金银花二两　水煎服，每日作一服饮之，不消一月而愈。

三白膏　治内外臁疮。

白芷六钱　白蔹六钱　白及六钱　当归六钱　黄连六钱　黄柏六钱　厚朴六钱　五倍子六钱　雄黄六钱　没药六钱　血竭六钱　海螵蛸六钱　黄丹（飞）六钱　乳香二钱　轻粉一钱　以上各为末，香油熬熟调成膏贴之，外用布包定。有脓水去之，常洗，药水内加盐洗之效。

红潮散　治湿毒臁疮。

红萝一个　真轻粉三钱　樟脑一钱　共捣烂，填满疮内，外用布包定，七日开看，疮平而愈。

止痒散　治有虫痒臁疮。

活虾蟆一个　剥去皮，乘热贴之，连换二三次，其虫自出。仙方加麝香三厘，擦在皮上贴之。

隔纸膏　治久远臁疮顽疮结毒。

龙骨二钱　血竭五分　轻粉五分　冰片一分　阿魏二分　乳香一钱　没药一钱　麝香一分　黄丹（水飞）一两　生芝麻一合（捣末）　香油三两　先将丹油芝麻熬数沸，后下细药，临起方下冰片、麝香搅匀，用甘草煮油纸，两面扎孔，贴之效。

樟脑膏　治血风疮，一宿见效，三月全好。

黄连一两　白芷五钱　轻粉三钱　川椒三钱　樟脑二钱　共为细末，用熟菜子油稠摊在一个大碗底上，倒合，将瓦高支，用艾四两揉作十团，烧熏碗底上药，如油干再添油拌再熏，必待艾尽，乘热搽在患处，外用油纸草纸包之，次日即消，不过三月神效。

贝母散　治活人面疮。

贝母五钱（为细末）　用醋调稀，填入人面疮口内，令满塞之，次日即愈。如少愈再填，不过三次痊愈。

更有死人面疮，虽有口眼人面俱全，奈不能动，不能食物，故名死人面疮。待人家有死人装棺材定钉时，定一下将疮用手指按一下，男用女按，女用男按。如按二下，问患人一声：疮好了？患人即答应一声：好了，好了。待钉定声止则止，即愈。

雄黄散　治秃疮有虫作痒痛者如神。

雄黄一钱　水银一钱　轻粉五分　烟胶五钱　枯矾五分　上为细末，用隔年腊月猪脂油调搽，或马脂油更妙。

戌油膏　治多年不好秃疮如神。

番木鳖子不拘多少　用油煎枯，去木鳖子，加真轻粉一钱、枯矾三分，一上即愈。

三黄膏　治杖疮神效。

生大黄三两（为末）　樟脑一两五钱（研末）　黄丹三两（水飞过）　黄香三两　生猪油三两　将猪油熬熟，入余药化为膏，一大个，贴棒疮上，外用布缠紧，神效。

卫心仙丹　岐天师传。治受屈棒，恶血奔心。

大黄三钱　当归一两　红花三钱　桃仁三十粒　生地一两　丹皮三钱　木耳三钱　白芥子二钱　水煎服，一剂即恶血散。

白蜡膏　专贴杖疮神效。

真白蜡一两　猪骨髓五个樟脑三钱　共入铫内熬成膏，用甘草煮油纸摊贴，神效。

活血红花汤 棒疮煎药。

红花一钱 苏木一钱 山栀子一钱 黄柏一钱 白芷一钱 黄芩一钱 桂皮三钱 芍药三钱 川芎二钱 甘草一钱 桃仁十四粒 当归五钱 乳香一钱（去油） 没药一钱 研细，用酒二大盅煎熟，次入童使一盅再煎数沸，次入乳香，没药一滚就起，就服神效。

又盖体汤 仙传。治杖疮神效。

木耳二两 丹皮一两 苏木五钱 小蓟五钱 水煎服。

护心仙丹 仙传。外治，作膏贴之。

大黄一两 没药三钱 白蜡一两 松香五钱 乳香三钱 骨碎补五钱 当归一两 三七根三钱 败龟板一两 麝香五分 各为细末，猪板油一两，将白蜡、松香同猪油在铜锅内化开，将各末拌匀，为膏贴之，油纸布包。轻者一个，重者二膏足矣，夹棍不须四膏，神效。

胶粉散 治燕窝疮。

烟胶一两 燕窝土三钱 轻粉一钱 枯矾五分 共为末，熟油调搽患处，神效。

胶胡散 治羊胡子疮。

烟胶五钱 羊胡须一撮 轻粉一钱 共为末，湿则干搽，干则油调，搽上即愈。

又方

胆矾二钱 瓜蒌壳（烧灰）一钱 儿茶一钱 柏末五分 共为细末，敷上，收口神效。

鬼代丹 《准绳》。主打着不痛。

无名异 没药 乳香（各研） 地龙（去土） 自然铜（醋粹研） 木鳖子（去壳） 上为末，蜜丸如弹大，温酒下一丸，打不痛。

冰硫散 治纽扣风。

硫黄一两 樟冰二钱 川椒二钱 生矾二钱 共为末，先用白萝卜一个挖空，其内将药填满，后将原皮盖之，湿纸包三四层，灰火煨半时许，待冷取开同热猪油调搽之愈。

胶香散 治胎毒疮。

轻粉一钱 白胶香三钱 大枫子肉十五个 烟胶二钱 上为末，用煎鸡蛋黄调，搽上即痒，加枯矾五分，甚效。

草牛散 治癞头胎毒。

蜗牛十枚（捣烂） 生甘草末五钱 同捣，火焙干，麻油调敷头上，三日即全愈。

胶髓膏 治恋眉疮。

轻粉一钱 川椒末五分 烟胶一钱 上为末，将猪髓入铫内煎熟，末调，搽上即愈。

腊脂膏 治肺风疮。

大枫子肉二十个 木鳖肉二十个轻粉五分 枯矾五分 水银一钱 上研末，用腊肉猪脂调搽于面上，一夜即愈。

杏黄散 治赤鼻酒渣粉刺。

硫黄五钱 杏仁（去皮及双仁者，研烂取）二钱 轻粉一钱 各研匀，临卧时用萝卜汁调敷赤处，七日愈。贴粉刺一夜，次早洗去，一日即愈。

二粉散 治妇女面生粉花疮。

淀粉五钱 轻粉五分 枯矾三分

为末，用菜油调，溶于大瓷碗底内匀开，次用蕲艾一两，于炭火上烧烟熏于碗内粉，待艾尽为度，覆地上出火毒，逐早搽面即愈。

裙边疮　仲景夫子传。即**臁疮**也。

白蜡三钱　松香五钱　轻粉三分　黄丹五钱　铜绿五分　猪板油（生者）一两　冰片一分　各为细末，同猪油捣千下为膏，先用油纸如疮口大，针刺眼孔数百，摊纸上，将无药一边贴疮口上，以箬包之，一日一换，未贴前葱一条煎汤洗之，连用五个即愈。虚用**八珍汤**。

大风膏　治裙边疮，一名**裤口风疮**。

大枫子一百个　枯矾五分　川椒末一钱　轻粉一钱　用真柏油调搽即愈。

痔漏验方　治痔漏多年不愈，及痔漏胀肠风下血者皆验。

龟板四两（麻油炙黄）　鳖甲四两（酥油炙脆）　穿山甲一两（土炒）　刺猬皮一个（炙黄）　白茯苓一两　地榆皮一两　金银花一两　归尾一两（酒洗）　槐花一两　黄牛角腮骨一两（削筋，酥油炙酥）　牡蛎一两　马兜铃一两　五倍子一两五钱（炒黑）　象牙末五钱　白术五钱　炙甘草三钱　犍猪前蹄嫩肉（炙）一两　枳实一两（火炒）　推车郎七个（炙，去羽毛）　黄连一两（酒炒黑）　各为细末，用鳗二条，重一斤，煮烂去骨，加白面少许同捣为丸。每日早中晚服三四钱。**忌房事、椒蒜，一切发物**。重者一料痊愈。

世传方　治痔漏。

冰片一分五厘　麝香五厘　蜗牛一个（连壳捣碎，入前药）

加**熊胆**一分，用井水化开，三味入水内，用鸡翎拂痔上，数次即止疼。**忌生冷、鱼腥、煎炒**。阴漏不治。

护漏汤　林天檠传。

用屎蜣螂一个（焙脆为末）　以饭粘展成条，先将猪棕探管之浅深，然后将此药条条入管内，其管即退生肌矣，神验。

补漏丹　长桑公仙人传。治痔漏。

大龟一个　茯苓八两　羊后蹄爪壳一对　鳖甲一两（醋炙）　槐米二两　薏仁三两　瓦葱大者一二条　白术（土炒）三两　神曲三两　先将各药为末，将龟用绵纸同各末包好，一日则龟必死矣。

如未死又将药末同包好，以死为度。取出火炙为末，同药末为丸，每日临时白滚水送下三钱，不必半料痊愈。**水湿去而毒气自散，漏疮自愈**，何用刀针挂线哉。

青苔散　仲景夫子传。治湿热成痔作漏。

青苔三钱　羊后爪壳三具　人参一两　白术三两　茯苓三两　白芷二两　槐米一两　米饭为丸，每日服一钱，二月即消管。

全生丸　祖传。治多年痔漏如神。

白芷四两　槐子四两　穿山甲（陈壁土炒）二两　僵蚕（炒）四两　蜈蚣二条（炙）　全蝎（去足勾，炒净）二两　黄陈米煮饭捣为丸，每日服三钱，白滚水下，服完漏管自消，不用刀针挂线之多事，真神奇也。忌房欲、鹅肉，茄地上终身不可行走。

太仓公方　治痔。　皮硝三钱　瓦葱三条　青苔一钱　煎汤洗之，一连洗七日痊愈。阴囊湿与腿湿，俱以此方洗之，神效。

无花汤　洗痔效。

无花果叶　煎汤熏洗，止痛甚效。

乳香膏　专贴痔漏如神。

茱萸二钱　白及二钱　白蔹二钱　黄连二钱　黄柏二钱　当归二钱　黄丹二钱　乳香一钱　轻粉三分　冰片少许　香油四两　用柳枝煎枯，入药煎枯滤净，再数沸，入黄丹，次乳香、轻粉搅匀，次入冰片，用瓷罐收贮，用薄油纸（甘草煮之）揉攘摊贴，**先洗次贴**，**生肌长肉止痛**，甚妙。

南阳张真人方　治痔漏。

人指甲（瓦上炒）八钱　槐花（炒黄）八钱　人脚指甲（瓦上炒）二两　牛脚跆一付（用前蹄）　蝉蜕（炒干）一两　壁虎三条（瓦对合炒，两头封固，火逼干）　穿山甲一两（土炒）　蜈蚣七条　地榆六钱　防风一钱　枳壳一两（炒）　黄柏四钱（盐酒炒）　甘草四钱　俱为细末，每早三钱，午刻二钱，夜二钱五分，俱用生酒送下。**忌椒姜、牛鸡鹅肝肠、酒糟、烧酒，尤忌房事。**

护痔散　护痔外好肉。

白及大黄　黄柏　苦参　寒水石　绿豆粉各等分　为细末，熟调涂好肉上妙。

槐角丸　治痔漏下血。

槐角二两　当归一两　防风一两　枳壳一两（炒）　黄芩一两（酒浸，炒）　地榆五钱　上为末，酒糊丸桐子大，每服五六十丸，空心酒或白汤送下，效。

槐萼散　治肠风痔漏下血有验。

槐萼（炒）六分　生地黄（酒拌，蒸）六分　青皮六分　白术六分　炒荆芥六分　川芎四分　升麻一钱　当归（酒浸）一钱　各为末，每服三钱，空心米饮送下，**煎服**亦妙。

水沉膏　治时毒暑疖。

白及不拘多少　为细末，用水沉底，去水，将药敷在疮周围，纸盖，如干再水润之。

药线方　治齿踞如神。用芫花皮作线系根，一二日自落。如未落，以刀去之，以银热烙之，其血即止，最妙。

张真君传异方　治顽癣。

虾蟆一个（口内入雄黄一钱，外用苎麻扎住，火烧死存性，研末入）　麝香一分　冰片三分　轻粉一钱　好茶叶三钱　再研为细末，油搽调上，觉少疼即肿起无惧，三日平复如故，而顽癣脱落矣。遍身不可一时并搽，愈了一处可也。

顽癣方　治白壳疮，即顽癣。

羊角蹄根　枯白矾

捣汁，入米醋少许调搽之，一二次效。

岐天师传方　治牛皮癣。

杜大黄根鲜者一两，捣碎，日日擦之，擦至十日之后，用冰片三分、麝香三分、楝练树根一钱、蜗牛十八个、白矾二钱、生甘草二钱、蚯蚓粪五钱，各为细末，捣蜗牛内敷之，一月，即痊愈，至神之至。

陀僧散　治汗斑如神。

密陀僧（细末）三钱　白砒一钱　枯矾五分　硫黄二分　羊蹄根汁对半调搽，一次即黑，二次即愈。

丁香散　治鼻瘜神验。

苦丁香七个　枯矾五分　轻粉五分　将鼻中瘜肉针破，用此药末点搽即愈。

化瘜丹　治鼻瘜，鼻痔。

雄黄五分　枯矾五分　苦丁香三钱（鲜的，取汁）　上末，调稀，搽在患处妙。一方加轻粉、细辛、犬胆调。

粉香生肌散　治嵌指甲伤。

轻粉一钱　乳香一钱　没药一钱　黄丹二钱（微炒）　赤石脂五钱　寒水石三钱（煅）　各为末，湿则干搽，干则油调，最妙。

槐花汤　治鹅掌风。

槐枝花

熬煎汤，以手薰之，及热后将瓦菘擦之，过一会以水洗之，又蘸又擦，每日三五次，不过三二日痊愈，神速。**瓦菘**无有，用**瓦草**亦效。

又方

朴硝（末）三钱

桐油调匀，涂入患处，火烘之，不二次，妙。

硫糕丸　疥疮多年治不效，一家数口俱害，多致瘦弱，不必搽药，止**服此药**甚效。

硫黄（精明的）一两　为细末，用米糕为丸桐子大，共三两重，**上体**疥多，**食后荆芥汤**送下五六十丸；**下体**疥多，**食前**下。**一人**要**服硫**至**一两**必效。

伯高太师方　治疥疮。

茵陈蒿一两　苦参一两　煎水一锅，略冷洗之立瘥。

归防汤　世传。治表消疥疮，煎药神效。

当归二钱　防风一钱　苍术一钱　川芎一钱　生地一钱五分　荆芥一钱　苦参一钱　甘草三分　赤芍一钱　连翘一钱　白芷八分　清水煎，十服为度。

黄水疮方　仲景公传。治小儿黄水疮，湿热结于皮上也。

石膏一两　雄黄一两　各研细末，砂锅煎汤，**候冷洗**之，一日即愈，神方也。以**五苓散**内治亦佳。

卷十六

奇 方（下）

雄黄灯 治坐板疮。用旧青布一条如二指阔，以雄黄末一钱，油调入布内为拈子，灯上点着吹灭，以火头热触于疮头痒处，不过一二次即愈。

苋萝散 治坐板疮甚验。

马齿苋一把（即灰苋） 萝种一枝 各为末，掺患处立愈。并治诸疮出水，敷之俱妙。

又方

用砖一块烧热，硫黄末一钱，铺于砖上，以好醋沃之，以布一方垫之，令坐于疮上烙之，更妙。

世传治坐板疮方

轻粉二钱 石膏（飞过）六钱 共为细末，灯油调上，一二次即愈。

张真君方 治大麻风。

苍术一斤 苍耳子三两 各为末，米饭为丸，如梧子大，日三服，每服二钱。服一月即全愈。无忌，止忌房事三月，犯则不可救矣。

白鹿洞方 治大麻风，眉毛脱落，手足拳挛，皮肉溃烂，唇翻眼绽，口歪身麻。肉不痛痒，面生红紫之斑，并治如神。

大风子肉四两 明天麻四两（酒浸） 川防风（去芦）四两 汉防已四两 大何首乌四两（忌铁） 好苦参（净）四两 川当归（净）六两（酒浸） 赤芍药六两 白菊花四两 香白芷四两（酒浸） 大川芎一两 独活二两 山栀仁二两（炒） 连翘（净）二两 白苏二两 苏薄荷二两 金头蜈蚣（炙，去头足）二两 全蝎三两（洗去盐足） 僵蚕（炙，去足）六两 蝉蜕（去足）六两 川山甲二两（烧） 蕲蛇八两（酒浸，焙） 狗脊四两（去毛，酒浸） 共为末，酒糊为丸，桐子大。每服七八十丸，空心好酒送下，临卧再一服。**忌气怒**，**房事**，**油腻煎炒**，**鸡鱼虾蟹**，**芋头山药**，**糟鱼肉鹅**，**生冷**，春酸食，冬冷物，然冬月亦不可火，只宜绵暖净室坐定，保守性命，**节饮食**，**断妄想**。如服药时宜仰卧，命药力遍行有功。如不守禁忌，徒劳心力，亦无效也。服此药只**宜食鸭鲫牛肉**，俱当**淡食**。

秘传漆黄蟾酥丹 治大麻风疮。

鲜螃蟹四斤 真生漆一斤 真蟾酥二两 真雄黄二两 先将瓷坛装蟹，次入漆，封口埋在土中，二七日足方取开看，二物俱化成水，去滓净，将水入锅慢慢火煮干，焙为细末，方入雄黄、蟾酥二味末搅匀，瓷罐收之。每日空心临卧各一服，好酒送下一二钱，不过一月，其**疮全好除根**，妙不可言。治大风如手取之妙，况所费不多，莫轻忽修合，亦**勿妄传非人**，秘之。

洗大风方

用苍耳草煎汤。少加朴硝浴之，更妙。

生眉散 治大风生眉毛。

皂角针（焙干） 新鹿角（烧存性）各等分为细末，姜汁调涂，一日搽一二次，不数日眉即生矣。

片根散 治喉闭乳蛾。

冰片二分 雄黄一钱 山豆根一钱 儿茶一钱 青硼五分 枯矾五分 共为细末，吹之如神。

太仓公蜂房散 治喉痹肿痛。

露蜂房（烧灰）一分 冰片二厘 白僵蚕一条 乳香二分 为细末，吹喉即安。

仓公壁钱散 治喉生乳蛾。

壁钱七个 白矾三分 冰片一分 儿茶三分 各为末，包矾烧灰，为细末，竹管吹入喉立愈。

救喉汤 岐伯天师传。治双蛾喉大作痛，口渴求水，下喉少快，已而又热呼水，此乃缠喉风也，乃阴阳二火并炽上冲作祟。

射干一钱 山豆根二钱 玄参一两 麦冬五钱 甘草一钱 天花粉三钱 水煎服，倘服之药不能下喉者，**刺少商穴**，尚欠亲切，用刀直刺其喉肿之处一分，则喉肿必少消，急用吹药开之，**吹药**方名**启关散**。

启关散

胆矾一分 牛黄一分 皂角（烧灰，末）一分 麝香三厘 冰片一分 为绝细末，和匀。吹入喉中，必大吐痰而快，可用汤药矣。

化癣神丹 治喉生癣疮，先痒后痛，久不愈者。

玄参一两 麦冬一两 五味子一钱 白薇一钱 甘草一钱 鼠粘子一钱 百部三钱 紫菀二钱 白芥子二钱 水煎服，先服六剂，再服**润喉汤**全愈。

仓公治喉癣方

百部一两 款冬花一两 麦冬二两 桔梗三钱 各为细末，蜜炼为丸，如芡实之，噙化，日三丸，一月虫死癣愈。

润喉汤

熟地一两 山萸四钱 麦冬一两 生地三钱 桑白皮三钱 甘草一钱 贝母一钱 薏仁五钱 水煎，多服数十剂必愈。久则加肉桂一钱，更为善后妙法。

伯高太师传方 治指上生天蛇头疮。

蜈蚣一条 麝香半分 白芷三钱 共为末，烧烟熏之即愈。

雌黄解毒散 治天蛇毒疔初起，红肿发热，疼痛至心。

雄黄二钱 蟾酥二分（微焙） 冰片一分 轻粉五分 为末，新汲水调涂，纸盖，日用三次，极效。

解蛇油 治蛇窠疮，生于皮毛作痛，并治诸恶疮。

用蜈蚣不拘多少，入真香油，瓷瓶收贮搽之，不二次即愈。

治蜘蛛疮

先用苎麻丝搓疮上令水出，次以雄黄、枯矾等分，末于掺之，妙。

秦公传方 治杨梅风毒。

土茯苓三斤 生黄芪一斤 当归八两 先用水三十碗，将土茯苓煎汤二碗，取黄芪、当归拌匀微炒干，磨为末，蜜为丸，每日白滚水送下三钱，一料即全愈，新病二料全愈不再发。

刘氏经验方 《纲目》。治杨梅毒疮。

胆矾 白矾 水银（研不见星为度） 等分，入香油津唾各少许和匀，坐帐内取药涂两足心，以两手心对足心摩擦良久，再涂再擦，尽即卧，汗出或大便去垢、出秽涎为验，每一次，强者用四钱，弱者二钱，连用三日，外服疏风散并澡洗。

世传治杨梅疮

皂角刺七根　杏仁（去皮尖）七个　肥皂子（去壳取肉）七个　僵蚕（真的）七个　蝉蜕七个（去爪翅）　红花五钱　当归尾一两　土茯苓八两（瓷瓦刮去皮土，木器槌碎）　以上共一处，用砂锅一个，井、河水各三碗，煎至三碗，早中晚各服一碗，服二十剂全愈，永无后患。**忌茶叶、酸碱**。

全阳方　治前阴烂落。

金银花半斤　黄柏一两　肉桂二钱　当归三两　熟地二两　山茱萸三钱　北五味一钱　土茯苓四两　水五大碗同浸，干为末，每日滚水调服一两，服完前阳不烂，如烂去半截者重生。

土茯苓汤　林中丞传。治杨梅结毒。

土茯苓二斤（竹刀去皮）　雄猪油四两（铜刀切碎）　没药二钱

初次，水七碗，煮四碗；二次，水四碗，煮二碗；三次，水二碗，煮一碗，共七碗。去渣并油，将汤共盛瓷坛内，露一宿，次日作三次温服。**忌茶**、**酒**、**油**、**盐**、**酱**.**醋**、**鸡**、**鱼**、**鹅**、**鸭**、**海味**等物，只吃大米饭蒸糕，滚水下，余物一切不可用，三七日全愈。

末药方

防风五钱　荆芥五钱　何首乌五钱　苦参五钱　花粉五钱　肥皂子白肉二两五钱（炒）　上为细末，用煎开土茯苓猪油加末药二钱同煮。

鬼真君传方　治杨梅疮。

黄芪五两　生甘草一两　土茯苓四两　茯苓五两　白术五两　当归五两　大黄八钱　石膏五钱　水十碗，煎二碗，分作二次服，二剂**毒自从大便出**。倘疳疮已出而杨梅未生，急加入大柴胡三钱，同上药煎服二剂亦愈。盖**疮因虚而得**，**自当治其虚**，而加之去毒之品，自然奏功如神，奈世人以败毒劫之，而忘其补法，所以夭人性命也。

风藤散　治结毒。

人参　当归　赤芍　角刺　木瓜　木通　甘草　白芷　生地　皂子　花粉　金银花　白鲜皮　薏苡仁　青风藤各等分　每剂五钱，加芭蕉根四两、土茯苓四两，水四碗，至煎三碗，一日二次服之，重者只三剂而愈如神，不拘新旧俱妙。

张真君方　治结毒，鼻柱将脱，立可全之。

人参一两　麦冬三两　金银花三两　苏叶五钱　桔梗一两　生甘草一两　水五碗，煎一碗，一剂即闻香臭而不落矣。盖**杨梅之毒**，**虽是毒气结成**，**然亦因虚极致之**，故用人参、麦冬诸补气血之药于散邪解毒之内，所以奏功如神也。

不疼点药

真轻粉一钱　杏仁皮一钱　松花一钱　冰片三分　共为末，鹅胆汁调搽即愈。

治杨梅疳疮方

真轻粉三分　冰片二分　儿茶五分　黄柏末二钱　上口鼻用**川椒汤**漱洗搽之，在下用**五根汤**洗熏毕搽之，如神。

萸床散　《准绳》。治肾脏风痒不可当。

吴茱萸　蛇床子各等分　煎汤洗之，神效。

五根汤

葱根一两　韭菜根一两　槐根一两　地骨一两　土茯苓一两　煎水洗，熏后洗毕，点煎药效。

张真君方　治痔疮。

儿茶　珍珠　镜绣各二钱　轻粉五分　牛黄三分　血竭三分　冰片三分　各为细末，先水洗净，后掺药，神效。

秦真人方　治痔疮。

儿茶一钱　黄柏（炒）一钱　水银半分　轻粉一分　生栀子五分　冰片三厘　各为细末，以不见水银为度，敷在患处，数次即愈，再用后药：

金银花一两　当归五钱　蒲公英五钱　生甘草二钱　水煎空服，内外合治，尤易愈也。

伯高祖师方　治玉茎疮烂。

丝瓜连子捣汁，和五倍子末、蚯蚓粪焙干，香油调搽之，神验。

胜金散　《准绳》。治下疳溃烂疼痛。

黄连五分　黄柏五分　轻粉五分　银朱五分　儿茶五分　冰片一分　为细末，香油调搽。

齿窟疮方　齿时有伤，成疮作痛。

用生肌散将旧棉花托一二分入窟内，过夜即愈，或捣烂内塞之亦妙，生肌方载在前。

玉粉散　治胎毒溻皮疮。

滑石（桂府粉包）一两（水飞过）　甘草三钱　冰片二分　共为细末，掺之疮上即愈。

杂与汤　邓笔峰传。治杨梅毒疮。

冷饭团二两　五加皮三钱　皂角子三钱　苦参三钱　金银花一两（世错用一钱今改正）　好酒煎，日一服，月全愈。忌铁器。

刘寄奴散　《准绳》。治便毒。

刘寄奴　王不留行　大黄　金银花　木鳖子　上等分，酒水煎，露宿一夜，五更服。

又方　治便毒初起。

射干二寸　生姜如指大（捣细）　上取顺流水煎，微沸服之，以泻为度。

消毒散　《准绳》。治便毒初发，三四日可消。

皂角针　金银花　防风　当归　大黄　甘草节　瓜蒌仁各等分　上㕮咀，水酒各半煎，食前服，频提掣顶中发，立效。

化鱼汤　仲景真人传。治结成便毒鱼口。

大黄一两　金银花五两　蒲公英五钱　归尾一两　荆芥三钱　水二碗，煎一碗，服二剂即消。

化毒救生丹　张真人传。治头面无故生疮，第一日头面重如山，二日即青紫，三日身亦青紫，服春药而毒发于阳者。第一日即用此方可救。

生甘草五钱　金银花八两　玄参三两　蒲公英三两　天花粉三钱　水十余碗，煎四碗，日三次服可救，否则一身尽青而死。

蜗膏水　仲景夫子传。治头上生疮作癞，或胎毒成癞头。

蜗牛十条　生甘草三钱（为末）　冰片三分　白矾一钱　盛在瓷碗内露一宿，蜗牛化为水，鹅翎扫头上，三日愈。

黄水疮方　仲景夫子传方，更妙。

蕲艾一两　烧灰存性，为末，痒加枯矾五分，掺上即愈。

又方

雄黄末二钱　砂罐内熬水洗之即愈，神效。

柏叶散　治三焦火盛，致生火丹，作痒或作痛，延及遍身。

侧柏叶（炒黄为末）五钱　蚯蚓粪五钱　黄柏五钱　大黄五钱　赤豆三钱　轻粉三钱　共为细末，新汲水调搽。

枯瘤方　治瘤初起成形未破者，及根蒂小而不散者。

白砒一钱　硇砂一钱　黄丹一钱　轻粉一钱　雄黄一钱　乳香一钱　没药一钱　硼砂一钱　斑猫二十个　田螺（大者，去壳）三枚（晒干切片）　共研极细，糯米粥调，按捏作小棋子样，晒干，**先灸瘤顶**三柱，以药饼贴之，上用黄柏末水调盖敷药饼，候十日外其瘤自然枯落，次用敛口药。

秘传敛瘤膏　血竭一钱　轻粉一钱　龙骨一钱　鸡蛋壳一钱　象皮一钱　乳香一钱　鸡蛋十五枚（煮熟用黄熬油一小盅）　以上各为细末，共再研，和入鸡蛋油内搅匀，每日早晚甘草汤洗净患上，然后鸡翎蘸涂膏药盖贴。

阴户疳方　治阴户作痒作痛，生疳生虫。

猪肝一具（切长条）　雄黄一钱　枯矾五分轻粉一钱　将肝条水滚一二滚取出，蘸药**纳入阴户内**，一二时再换，不三五次虫出即愈。

护阴丹　治阴外中生疮。

桃仁三两（捣烂）　蛇床子（为末）一两

绢绫做一长袋**如势大**，泡湿，将药装入袋中，**纳入阴户内**，神效。

止痒杀虫汤　仲景夫子传。治妇人阴中生疮长虫，痛痒难受。

蛇床子一两　苦参一两　甘草五钱　白薇五钱水五碗，煎二碗，将阴户内外洗之。另用绫一尺缝**如势**条，将药渣贮于中，乘湿**纳于阴之内**，三时辰虫尽死矣。内用小柴胡汤加栀子三钱、苦楝根三钱、茯苓五钱煎服，不服亦得。

完体续命汤　岐天师传。救杀伤而气未绝，或皮破而血大流，或肉绽而肠已出，或箭头入肤，或刀断臂指，死生顷刻。

生地三两　当归三两　麦冬三两　玄参三两　人参二两　生甘草三钱　三七根末五钱　续断五钱　地榆一两　乳香末三钱　没药末三钱　刘寄奴三钱　花蕊石末二钱　白术五钱　水煎调末服，一剂口渴止，二剂疮口闭，三剂缝生，四剂全愈矣，真神奇之至。

补血救亡汤　伯高太师传。救杀伤危亡诸症。

玄参二两　生地四两　黄芪四两　当归二两　地榆四钱　荆芥（炒黑）五钱　木耳二两　败龟板二个　水二十碗，煎汁五六碗，恣其酣饮尽。**刀刃之伤必大流血，无不渴者，饮水有立刻亡者**，若饮此汤则渴止而疮口亦闭，又无性命之忧，真神方也。

及膏散　《济急方》。治刀斧伤损。

白及一两　石膏（煅）一两　为细末掺之，亦可收口。

治刀伤损骨只有皮连者

生明矾一钱　生老松香一钱　各等分，研极细，放于布包上以药裹，即止痛生肌，钱又选传。勿令水风犯之。

金刀伤方

用小猪揪出来子肠一条，陈石灰二两，苎叶一两，龙骨三钱，共捣烂作饼，干为末，搽之即止血合口。

又方

端午日采百草捣烂取汁，拌古石灰内藏之，干则研为细末，掺伤处即止血止痛生肌，且**无瘢痕**。

岐伯天师传方 治金疮。

陈年石灰四两 三七根二两 各为末，敷上即止血生肌。

又传方 治金疮出血，又可治脚缝出水。

花蕊石（研末） 三七根末 硫黄末 各等分，和匀再研，敷上即合，仍不作脓，又止痛止血如神。

永类钤方 治金疮出血不止。

紫苏叶 桑叶

同捣，贴之自止。

火烧疮方

黄蜀葵花不拘多少 去蒂心净，不用手取，恐手汗污之。真香油浸之令匀，虽数年更妙，**逐年油少添油，花少添花**。搽上立止痛生肌，冰凉自在，任他结痂，不可揭动，就**火药烧坏**亦可救，内服泻火毒药更效，亦治汤烫如神。

蚌津散 治汤泡火烧甚效。

取水中大蚌，置大碗中，任其口开，用冰片二三分、当门麝二三分研末，挑入蚌口内，即浆水流入碗内，再加冰麝少许，用鸡翎扫伤处，先外而内遍扫，随干随扫，凉入心脾便不痛而愈。如所扫之处不肯干，**必溃烂**，将**蚌壳烧灰**存性为末，入冰麝少许掺之妙。

太仓公方 治汤火神效。

井中青苔 研烂，敷汤火伤灼疮上，立止痛而愈。

秦真人方 治汤火伤。

大黄一斤 古石灰八两 滑石四两 各为细末，麻油调敷患处，即止痛生肌，且**无瘢记**。

冻疮方 治冻疮破烂。

不拘手足面上，冻疮成疮痒痛不一者如神。用**麻雀脑子**涂之立瘥，**猪脑子**加热酒洗更妙。

又方

干狗粪白者，烧灰存性，为绝细末，麻油调敷数次即愈。

箭镞疮方 治毒箭及箭镞入骨不能得出，即不可拨动，恐伤骨伤。

用巴豆一粒，炮去壳，勿焦，活蜣螂一个，同研烂，涂在伤处，须更痛定微痒极难忍之时方可拨动，取出镞立瘥。

又方

取数年陈**腌腊猪腿肉骨头火炙，取骨内之油**，鸡翎**将骨油扫在箭伤之处，必痒不可当**，少顷其**箭头必透出**。

张真君六神散 治折伤最验。

当归五钱 续断五钱 骨碎补五钱 牛膝五钱 桃仁五钱 金银花五钱 黄酒二碗，煎一碗，**空心服**，不拘轻重，服数剂永无后患。

仓公方　治骨伤折痛。

用葱一斤捣烂，入乳香一两，同捣匀，厚封伤处，立止痛。

太仓公传方　治跌扑经月瘀血作痛。

水蛭（炒黑，研碎）二钱　当归一两　桃仁十四粒　赤芍五钱　水煎服，一剂即止痛。

定痛散　治跌打损伤，骨折疼痛等症。

麻黄（烧存性）一两　头发灰一两　乳香五钱　共为细末，每三钱，温酒调服立瘥。

葛真君传方　稚川。治跌伤神效。

灼过败龟一个　大黄一钱　生地五钱　桃仁二十个　红花一钱　归尾三钱　一服即止痛。

岐天师全体神膏　治接骨神效。

当归二两　生地二两　红花二两　续断一两　牛膝一两　地榆一两　茜草一两　小蓟一两　木瓜一两　人参一两　川芎一两　刘寄奴一两　白术一两　黄芪一两　甘草五钱　杏仁三钱　柴胡三钱　荆芥三钱　皂角二钱　麻油三斤

熬数沸，沥去渣，再煎滴水成珠，加入飞过黄丹末一斤四两收为膏，不可太老，再用乳香三钱、没药三钱、自然铜（醋粹，烧七次）三钱、花蕊石三钱、血竭五钱、白蜡一两、海螵蛸三两、为细末，乘膏药未冷投入，收匀盛之，摊膏须重一两。再用**胜金丹**：

麝香三钱　血竭三两　古石灰二两　海螵蛸一两　自然铜末（如前制）一钱　乳香一两　没药一两　樟脑一两　人参一两　儿茶一两　三七一两　木耳灰一两　花蕊石三钱　象皮三钱　冰片一钱　地虱一钱　土鳖一钱　琥珀一钱　紫石英二两　土狗十个　生甘草（末）五钱

和匀以瓦罐盛之，每膏一个用末三钱掺在上贴之。重者二个，轻者一个即痊，更奇绝。

止血散　凡刀疮口破裂血出不止，用此压之血即止。

血竭二钱五分　没药五钱　龙骨（五花者）二钱（俱另研）　灯心一把　苏木二钱　桔梗五分　降真香四钱（同苏另研）　当归三钱　鸡一只，连毛尿煮醋熟烂，捣作团，外以黄泥固济，以文武火煅干为末，入后药，红花（要马头者）二钱，焙为末，共为细末。每用干压疮口以止其血，候干，少将熟油疮上，效。

逐瘀至神丹　岐伯天师传，治跌仆断伤受困。

当归五钱　大黄二钱　生地三钱（再加三钱尤妙）　赤芍药三钱　桃仁一钱　红花一钱　丹皮一钱　败龟板一钱　水一碗、酒一碗煎服，一剂即可去病。倘手足断折，以杉板夹住手足扶正，凑合妥当，再用**折骨至神丹**为妙，方中再加枳壳一二钱尤佳。

接骨至神丹　岐伯天师传，治**接骨**如神。

羊踯躅三钱（炒黄）　大黄三钱　当归三钱　芍药三钱　丹皮二钱　生地五钱　土狗十个（捶碎）　土虱三十个（捣烂）　红花三钱　自然铜末

先将前药酒煎，然后入自然铜末调服一钱，连汤吞之，一夜生合，神奇之至，不必再服二剂，止服二煎可也。**必骨中瑟瑟有声，盖彼此合缝**，实有神输鬼运之巧。

治破伤风方

用粪堆内蛴螬虫一个，将手捏住脊背，待他口中吐出水来，涂在疮口上，即觉浑身麻木，汗出即活。此神方也。

仓公治破伤风方

蜈蚣（研末）二分　麝香半分　擦牙，吐去口涎即瘥。

榆根散　雷公真君方。治虎咬伤血大出，溃烂疼痛。

地榆一斤（为细末）　三七根末三两　苦参末四两　和匀，凡虎咬伤急用猪肉贴之，随贴随化，连地榆等三味末掺之，随湿随掺即止，而痛即定，奏功实神。

斑猫散　治风犬咬伤如神。

斑猫（炒，去足翅，同米熟）　雄黄各等分

共为细末，温酒调送，神效。去红发说在前。

青苔散　伯高真君传。犬咬。

地上青苔，以手抓之，按于犬咬处即止痛。

治鼠咬疮方

用猫尿洗之瘥。取猫尿：以生姜捣烂一撮，敷在猫鼻子上即出。

麝香锭子　治蜈蚣二十七般毒虫咬疮，肿痛不已，神效。

麝香二钱　雄黄二钱　乳香二钱　硇砂二钱　土蜂窝一个　露蜂窝一个（烧灰存性）　上为细末，米醋糊为锭子，如遇此等伤疮，磨涂之即瘥，如有恶疮疼痛不已，亦以此涂之更妙。

治毛虫咬

以蒲公英根茎白汁敷之立瘥。

中蜘蛛毒咬疮方

用大蓝汁、麝香、雄黄和之，随愈。人一身生蛛丝不知人事者，以**艾烟熏**之，以**羊乳灌**之，立瘥。

误吞麦芒鲠喉疮方

先以乱丝或绒扎于如意骨上，如无则以柳条刮净以火逼弯如意样，以丝绒扎上，入喉中上下搅之，待取出芒为妙，后以青黛吹之效。

误吞针钩有线者

即以汗衫竹节子穿在线上，推的竹节只抵钩子根，以线硬，倒往里推其钩即出，为妙。

治面上恶疮五色方　《药性论》。

用盐汤浸绵塌疮上，五六度即瘥。

治蚯蚓毒经验方　形如大风，眉发皆落，或身如蚯鸣蚓。　浓煎盐汤浸身数遍即愈。

治诸疮胬肉如蛇出数寸　《圣惠》。

硫黄一两　同土敷之即缩。

治缠脚生疮　《摘玄方》。

荆芥（烧灰）

葱汁调敷，先以甘草汤洗之。

普济方　治一切疥疮。

荆芥一两　生地黄半斤　煎汁熬膏，和丸桐子大，每服三十五丸，茶酒任下，一料服完自愈。

谈野翁试验方　治妇人面生粉花疮。

定粉五钱　菜子油调泥碗内，用**艾**一二团**烧烟熏**之，候**烟尽覆地上一夜**，取出调搽，永**无瘢痕**，亦易生肉。

孙真人方　治马咬成疮。

益母草切细，和醋炒涂之。

《千金方》治毒攻手足，肿痛欲断。

苍耳叶　捣汁渍之，以渣敷之。立效。春用心，夏用叶，秋冬用子。

圣惠方　治头风白屑。

王不留行　香白芷等分为末，干掺，一夜篦去。

《肘后方》　治恶疮，痂后痒痛。

篇竹（即篇蓄）捣封，痂落即瘥。

扫癞丹　《千金方》。治恶疮似癞，十年不愈者。

莨菪子三钱　烧，研细末，敷之即愈。

《摘玄方》。治唇裂生疮。

瓦花　生姜　入盐少许捣涂。

鹅掌油　《准绳》。治脚缝烂疮。

鹅掌皮（烧灰存性）为末敷之，以桐油涂亦妙。

鱼脂膏　《准绳》。治白驳。

用鳗鲡鱼脂擦驳上，微痛以鱼脂涂之，一上即愈。

又方

用蛇蜕烧末，醋调敷上神效。

豆根散　治癣疮。

用山豆根末，腊月猪脂调涂之。

半夏散　俱《准绳》。治一切癣。

上以半夏三两，捣为末，以陈酱汁调和如糊涂之，两三度即瘥，云用**生半夏**更妙。

绿云散　《准绳》。治灸疮止痛。

柏叶　芙蓉叶（端午午时采，不拘多少，阴干）　上为细末，每遇灸疮作痛，水调纸上贴之，养脓止疼。

去苦散　《准绳》。治蛇伤解虫毒神效。

五灵脂一两　雄黄五钱　为末涂患处，良久后灌二钱神效。

轻粉散　仲景公传。治豚疮痛痒，流水流血。

轻粉三分　萝卜子一钱　桃仁十四个（去皮尖）　研为末，擦疮上即愈。

劝医六则

人生斯世，无病即是神仙，故人能节欲寡过，使身心泰然，俯仰之间无非乐境，觉洞天丹丘无以故也。无如见色忘命，见财忘家，营营逐逐，堕于深渊，沉于苦海，忧愁怨恨之心生，嗔怒斗争之事起，耗精损气而疾病随之矣。苟或知非悔悟，服药于将病之时，觅医于已病之日，则随病随痊，又何虑焉？乃求人之过甚明，求己之过甚拙，而且讳病忌医，因循等待，乃至病成，始叹从前之失医也，已无及矣。铎劝世人幸先医治。

人病难痊，宜多服药。盖病之成原非一日，则病之愈岂在一朝？无如求速效于目前，必至毁成功于旦夕。更有射利之徒，止图酬谢之重，忘顾侥幸之危，或用轻粉劫药取快须臾，未几毒发病生往往不救。何若攻补兼施，损益并用，既能去邪，复能反正，虽时日少迟而终身受惠无穷。铎劝世人毋求速效。

病关生死，医能奏效，厥功实宏。世有危急之时，悬金以许，病痊而报之甚薄。迨至再病，医生望门而不肯入，是谁之咎欤？等性命于鸿毛，视金钱如膏血，亦何轻身而重物乎！铎劝世人毋惜酬功。

病痊忘报，俗子负心。病痊索报，亦医之惭德。盖治病有其功已报而功小，治病忘其功不报而功大，要当存一救人实意，不当唯利是图。勿以病家富遂生觊觎心；勿以病家贫因有懒散志。养痈贻患，恐吓取钱，皆入恶道。铎劝行医幸无索报。

人不穷理，不可以学医，医不穷理，不可以用药。理明斯知阴阳，识经络脏腑，悟寒热虚实之不同，攻补滑涩之各异，自然守经达权，变通于指下也。否则徒读脉诀，空览本草，动手即错，开口皆非，本欲积功，反致损德。铎劝学医幸务穷理。

医道讲而愈明，集众人之议论，始可佐一人识见。倘必人非我是，坚执不移，则我见不化，又何能受益于宏深乎？迩来医术纷纭，求同心之助，杳不可多得，然而天下之大，岂少奇人，博采广询，裒获非浅。铎劝学医幸尚虚怀。

跋

曾祖远公，自少习举业，以数奇，屡试辄蹶。已而出游京师，复不得志，遂究心于医学焉。一日夜深独坐，忽有二老者扣扉而进，衣冠整肃，所与谈皆青囊之术，情意真切，指示详明，盘桓两月余，临别时谓公曰：子可出而救世矣。言讫不见。公始识其为仙子也。由是闭户著书，阐发医理二十余种。所著《素》《灵》《本草》《伤寒》《六气》《外经微言》《石室秘录》《辨证录》《脏腑精鉴》《脉诀阐微》《辨症玉函》等书，付梓行世已历有年所矣。第前所刊者，俱系内科，而外科不与焉。不知疮疡之症，其险更甚于内科，尝见世之患疮疡而不救者，何可胜数。要其所以不救之故，皆由于症候不明，治之不得其法耳。今本集所载，其辨症也备而晰；其用法也，妙而神。毋论奇名怪症，处万死一生之候，按法治之，无不可转死为生，屡试屡验，诚为有济于民生，有功于后世矣。故特付诸剞劂，以公海内，庶二仙秘术得以不朽，而先大人著书苦心亦不虚欤。

时乾隆庚戌花朝曾孙凤辉谨跋

石室秘录

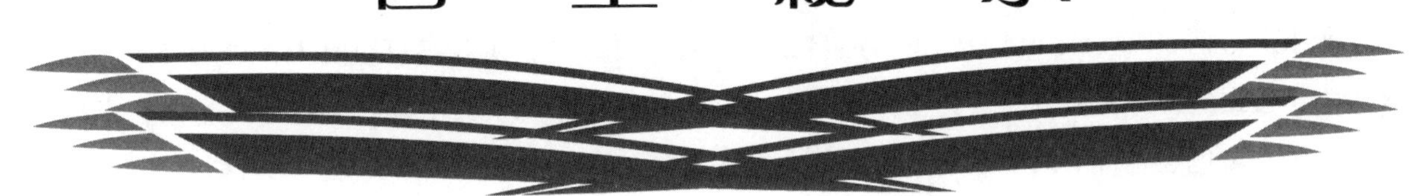

序一

尝稽天下事，可传而不传者，何可胜道！可传而不传而或为人憾，或人不为憾者，何可胜道！华元化青囊书，嵇叔夜广陵散，二者之不传也，人恒憾之，吾独谓有可憾，有可不憾。今夫琴雅乐备。医，仁术也，而皆本于先王。嵇生少好音声，长而翫之，自斯导养神气，宣和情志，而身则不免焉，毋乃稍远于先王之遗音乎？虽不传，奚憾。华君继卢扁诸公而起，独成神奇，能使痿者振，弱者强，枯者泽，瘠者肥，危者安，殇者寿，死者生。其学祖轩黄，根于《素问》《内经》，此诚守先王之道，以待来兹，以利泽斯民者也，不可不传也。惟不传，故憾。昔昌黎有言曰：莫为之后，虽盛而弗传。袁孝己尝从嵇生学琴矣，嵇吝勿与，是广陵散之不传，非无传人而不传也。华君授书狱卒，狱卒疑畏焚之。是青囊书之不传，时无传人，斯不传已。嗟乎！士生抱倜傥特达之才，一旦激于义烈，奋不顾身，名垂宇宙，而其呕心之所著述，曾不克留后来者之一目，此其郁勃之气固结乎？古今人物，谁为之解，而谁为之释？迨越数百千年，忽有好学深思如远公陈子者，闻风而慕，诚求而得，取淹没久远之遗文，表章而出，更阐扬其所未发，谓非旷代一知己哉？第指迷自吕祖，启函自天师，辨难参订自真人，迹近怪异。或疑其说荒渺为不可据矣，乃吾三复斯编，立方固奇，而立论甚正。聚数贤之心思，发古今之精灵，审疾疢之几微，定医治之龟鉴。自来医书亦滋多矣，譬入龙宫海藏，珍宝杂陈，取舍安决？未若斯录，开卷了然。故诚信而刊布，以传海内，共欣赏也。方今圣人在上，恭己垂裳，过化存神，黎民固已殷动，万邦固已协和，灾祲疠疫，尽为盛德大业之所销息。然犹朝夕乾乾，轸念疾苦，虑无一夫之不获而后即安。设是书梓而果行耶，家絃户诵，贤智神明而通变，中材亦遵守而步趋，偶试偶效，再试再效，历久历试，万不有一失焉，则所以仰佐至治者，寿世寿民，岂其微哉！夫事不能传之于先，犹能传之于后，后先不同，传则一也。华君得陈子而传矣，天师真人得华君抑又传矣。世之览者，不以为陈子所受之书，直以为华君未焚之书，恍乎师友，晤对一堂，须眉飞动，而耳提，而面命，而口授也。然后信《青囊》一书，术足以仁民利物，究不等于广陵散之无传也。华君在天之灵，吾知其无憾也已。

时康熙二十八年岁次己巳仲秋上浣之吉

义乌后学金以谋孝艺氏敬题

序二

医道大矣哉！非学博天人，非理穷幽秘，非传得异人，则不可以谈医。甚矣，医道之大而难也！远公陈子，幼读班、马之书，长习黄、岐之教，且性喜好游，足迹几遍历宇内。然而见闻不广，所见者不过世上之文，所闻者不过时师之语，欲匠心自师，以求刀圭之获效，虽所在奏功，终焦劳无术。仰天而叹，有以也。康熙丁卯夏秋之间，过我于玉河之西，初不知我为天上人也，与之辨难《内经》诸书，多未曾有，余出《秘录》示之，乃手抄行笈，慨然以著书为己任。余笑曰："君之志则大矣！而君之学则未也。"远公愀然曰："我安得读尽碧落秘函，以救天下哉？"余乃于袖中出此书与观，目瞪口呆，不敢出一语，余乃细加指示，尽传无隐。因戒之曰："子得此书，可以著书矣。"而远公犹以未足也。余又为之辨难《内经》者一月，陈子改容而谢之曰："吾今而后，不敢以著书让之后世也。"余亦欣然色笑，遂将《石室秘录》令其抄录一通，存之笥中，以备著书时之考稽也。第是书奇怪，世多不识，倘以此治人之症，未免惊愕欲走。吾传之以见天地之大，何所不有？正不必执此以治天下人，使人疑惧而动其议论也。因序数语于前，以警陈子远公也。

天师岐伯职拜中清殿下弘宣秘录无上天真大帝真君岐伯书于玉河之南

时康熙丁卯冬至前一日也

序三

嗟乎！何医道之大也，精也，神也。然大而不知其大，精而不知其精，神而不知其神，则犹之不大、不精、不神也。陈子远公，喜读岐黄之书三十年于兹矣。于《内经》治法实能窥奥，而叹医道之不多法门也。人之病，苦患多；医之道，苦患少，有以哉！丁卯仲冬，著书玉河之南，逢岐伯与余为之辨难，惊怪咤异，因慨然曰："安得天上奇书秘录，以活后世哉？"岐伯乃传此书廿四法，远公又请。每思一法，岐伯即传之一法。思之，思之，神鬼通之，非陈子之谓欤！今其书现在，皆世所未见，诚恐旨意深邃，方法过奇，虑人之不信之，又请余发明。余嘉陈子活人之心，无有尽期，乃逐门又尚论之，以见医道之大而精、精而神也。合而刊布天下，使世知天地之间，何所不有？有陈子之好善不倦，即有天上人乐为之传术无已也。吾愿天下人尽读兹编，研几深入，无再误天下人也。陈子请序，书之异时云。

汉长沙守张机职拜广德真人题于玉河之南

时康熙丁卯冬至后十日也

序四

今上戊辰二月花朝后三日，远公陈子将岐天师《石室秘录》请序于余，余读之惊异，叹医道之神而奇也。夫医至起死，奇矣！而兹编实不止此。其文肆而醇，其意深而旨，乃性天之学，非刀圭之书也。陈子学博天人，理通神鬼，人得此编之秘，何患医道之不入于化乎！而陈子不然，长跽而请予曰："习医救一人，不若救一世也；救一世，不若救万世也。"亦何言大而心善乎？吾尼山立教，不过救一世为心也。己立立人，己达达人，未尝教人施德于万世。然而尼山之书，垂之至今，虽谓之救万世可也。今陈子注《素问》、《内经》，余叹其有志未逮，乃以华元化青囊术动之。陈子愀然曰："吾安得此天上奇编读之乎？"余乃正襟而训之曰："予欲注《素问》乎？舍青囊术何以著书尚论为耶？"陈子忧之。而余曰："无忧也。吾当招岐天师尽传之。"盖《青囊秘术》华君原得之岐天师者也。陈子载拜受教。余乃邀天师至燕市，而天师又邀仲景张公同游客邸，晨夕往还，罄传方法，共一百二十八门，名曰《石室秘录》，即青囊之术也。无方不神，无论不异。陈子得之，乃决奥阐幽，肆力于《素问》以大壮其文澜。而陈子尤以天师传之未尽，更求仲景张公为之发明，以补天师之所略。又请于天师，召华元化，质今昔之异同，华君又罄传之毋隐。今其书俱在，陈子不乐自秘，欲公之万世，不欲仅活一世之人已也。与尼山己立立人、己达达人之心，不千古相同乎？但陈子苦于客贫，不能速授梨枣。然而其言之大，其心之善，实觉覆被万世也。陈子仍存之，以待世之好善如子者，斯可矣。余因陈子请序，遂题数言于前，亦以劝天下好善之君子也。积善必有余庆，吾于陈子见之，吾不愿只陈子一人见之，天下人亦可闻吾言以自勉于为善，毋让陈子独为仁人也。

吕道人题于燕山

序五

邗江与余共晨夕，瀹茗论心之外，偶一言及《石室秘录》，是书无法不备，无法不妙。余犹未之深信。及投我一函，展阅所载，果见其治法，内外之理咸备，正反之论有条，缓急奇异之推求，各尽其极，而后叹斯人之用意良厚且周也，可云实获我心矣！用是告之同人，愿成有一帙，以备不时检阅，斯亦如窗铭座范，格语正言，居家之不可少者。惜乎刊刻岁久，字迹模糊，甚为扼腕。倘一字舛错，皆系药名，一制一引，攸关经脉。因而较核从新之念，不觉有动于中，遂将原本考核重镌，一字一句，不敢妄为增减。仅增入“回生丹”“胎产金丹”，此皆屡试屡验之方，载入胎治之后，公诸同好。至斯编之用药正大，立方神奇，有识者所共赏焉，余不赘叙。第检方必须对症，病势脉理与方孚合，即依剂分两用之，无不神效。倘脉性病症似是而非，妄投药剂，是临症者不详慎之疚，而是书不受过也。览斯编者，乌可不审视明辨乎？其或诸方因是书而呈功，是书因再刻而流远，诚厚幸也。夫流之既远，好之必众。倘历年既久，而字版复有磨灭，不得不有望于同志同好者重新梨枣，庶几前贤辑方济人之心，可以历久而不坠也夫。

时雍正八年八月望日宛平马弘儒濂臣甫题

卷一 礼集

天有奇文，地有奇事，人有奇病，不可拘也。欲治其病，不可以常药治之。有正医，有反医，有顺医，有逆医，有内治，有外治，有完治，有碎治，有大治，有小治，有生治，有死治，有上治，有下治，有中治之分；有先治，有后治，有急治，有缓治，有本治，有末治之异。有一百二十八法。

正 医 法

论肺经生痈　论久嗽服气法　论水泻　论血痢　论水肿　论两胁胀满吞酸吐酸　论腰痛　论怔忡不寐

岐天师曰：凡人有病气喘呕咳者，乃肺病也。肺乃金脏，又娇脏也。居于心之上，瓣如莲花，色红蒂紫。咽管之下，即是肺经，司气之出入，不容食物。咽之上有会厌在，即小舌头也。会厌遮住咽门，饮食之类始能直入食管，而下通于胃。倘人饮食之时多言，会厌不及遮咽门，设或米食之类入于气管，则必咳不已，可见气管不容一物，可知药亦不能直入也。治肺之法，正治甚难，当转治以脾。脾气有养，则土自生金，咳嗽自已。故五脏之中，除肺一经之外，俱可正治，独肺经不可正治。然则肺经生痈疡，何以治之耶？用元参一两，生甘草一两，金银花八两，当归二两，水煎服。（眉批：清金消毒汤。）加麦冬一两。数品中，惟麦冬乃清肺火之品，余俱入脾、入肝、入心之药。而用之者何也？盖入肝则平木，而不必肺金用力以制之，则肺金得养矣；入脾则脾土能生肺金，而肺金又得养矣；入心经，则心火不凌肺金，而肺经又得养矣。虽前药乃治心、治脾、治肝之药，似乎隔一、隔二、隔三治法，其实乃正治肺金也。雷公曰：我意方中加白芍三钱更妙，平肝火，使心火弱，不来克肺也。

长沙守仲景张公曰：肺经固是娇脏，不可容物，然未尝不可容气。人有久嗽不已，服诸补肺之药不效者，遵岐天师之法治之，无有不愈。但只服汤药，而不以气入咽门，则肺经终难速愈。法当用女子十三岁者，呵其气而咽之。每日五更时，令女子以口哺口，尽力将脐下之气，尽送病人口中，病人咽下一口，即将女子推开，不可搂抱在怀，恐动相火也。每日只可呵一口，自然服药有功。但呵气之时，切戒不可少动欲心，一动不特无益，而有害矣。只可一口二口，恐女子有病也。

天师曰：脾经之病，如水泻，乃脾气不温；血痢，乃过于燥热，而成此症也。水泻，用白术一两，车前五钱，二味煎汤服之，立效。（眉批：分水神丹。）血痢不同，有腹痛不痛之分。痛者，乃火热也，用归尾一两，黄连三钱，枳壳二钱，白芍一两，广木香二钱，甘草一钱，萝卜子二钱，水煎服。（眉批：神丹。）不痛者，乃寒也。白芍三钱，当归三钱，萝卜子一钱，枳壳一钱，槟榔一钱，甘草一钱，水煎服。（眉批：神丹。）水泻者，乃一时水气侵脾，故倾腹而出。用白术以利腰脐之气血，用车前以分消其水势，此正治之法也。

张公曰：白术、车前利腰脐而消水气，是矣。然而白术亦能健脾，脾健水湿自分，原不必借重车前，车前能通窍而安脏气，亦不只分消已也。脏安则水湿之气自消，各有专能，又能分助，所以奏效如神耳。

天师曰：血痢者，乃肝经来克脾土也。虽因脾土之湿，又加暑热暗侵，瓜果内伤所致，然终因肝木太旺无制，凌脾土而然也。故方用白芍、当归滋肝而平木，肝木得养，不来下克脾土，则土亦得养，而血痢自痊矣。

张公曰：血痢虽有痛、不痛之分，其实皆火邪而夹湿气也。论理，二方俱可通治。而天师分别痛不痛之分，乃慎之也。二方出入加减，各为神效，正不必畏首畏尾，一用之于痛，一用之于不痛也。盖火邪带湿气，居于肠脾之际，不得奔下，未有不急而后重者，妙在用当归、白芍滑而利之，则火邪利于直下，不只平肝木而救脾土也。

天师曰：水肿之病，亦土不能克水也。方用牵牛三钱，甘遂三钱，水煎，一服，即大泻水斗余，臌胀尽消。（眉批：消水神方。）雷公曰此方固神奇，俱各用三钱似太多，减去各一钱，则不过猛矣。病去而不伤本，病未尽去可以再进，亦不失中和之道。此则直夺其水势，而土得其平成矣。但二味药性峻烈，过于猛矣，人疑非正治之法。然水势滔天，必开决其水口，则水旋消。此二味之中病源，妙在于猛也。第服此二味之后，切不可食盐，一食盐，则前病重犯不可救矣。此乃不知禁忌自犯死症，非药之故也。今人一见牵牛、甘遂，视为必死之品，过矣！水肿之病，必须以手按足面如泥者，始可用此二味正治。（眉批：何言之当也。）否则按之不如泥，随按而皮随起者，非水也，当作气虚、肾虚治之。不可以此二味轻投以杀之也。

张公曰：水肿治法甚多，独此二味奇妙通神。其次用鸡屎醴。然鸡屎醴终不若此二味之神。盖鸡屎醴有毒，而此无毒也。牵牛性虽猛，得甘遂而迟矣；甘遂性虽缓，得牵牛而快矣。两相合而两相成，实有妙用。此方盖余方也，天师取之以救天下。余何可自立而自誉之？只言其相成有如此。

心经之病，怔忡不寐等症，乃**心血少**也。方用人参三钱，丹参二钱，麦冬三钱，甘草一钱，茯神三钱，生枣仁五钱，熟枣仁五钱，菖蒲一钱，当归三钱，五味子一钱，水煎服。（眉批：安寐丹，妙。）此方之妙，妙在生熟枣仁各五钱，而以诸补心之药为佐使，盖枣仁乃安心上不寐之圣药，生用使其日间不卧，熟用使其夜间不醒也。日夜既安，则怔忡自定，又何必用虎睛、琥珀、丹砂之多事哉！

肝经之病，两胁胀满，吞酸吐酸等症，乃肝木之郁也。正治之法，方用白芍五钱，柴胡二钱，炒栀子一钱，苍术一钱，茯苓一钱，神曲五分，半夏一钱，甘草一钱，丹皮三钱，水煎服。（眉批：气爽丹。）雷公曰：此方尚可加当归三钱以生肝血。此方之妙，妙在用白芍、丹皮、柴胡也。盖三味乃肝木专经之药，而芍药尤善平肝，不去远凌脾土，土得养而木益舒，木舒而气爽，痛自除，吐渐止也。

肾经之病，如腰痛之症，用杜仲一两，破故纸五钱，各盐水炒，熟地三两，白术三两，胡桃二两，各为末，蜜为丸。每日饥而服之，白滚汤送下一两，服完自愈。此方之奇，奇在白术乃脾经药也，何以为正治肾经？不知白术最利腰脐，腰脐利，则水湿之气不留于肾宫，又用熟地、杜仲，纯是补水之药，而胡桃与破故纸同用，又有相济之功，补肾火以生肾水，谓非正治得乎！岐天师不讲者，未必非留以待我补，余所以又补心、肝、肾三法，**愿人细思**而用药也。

华君曰：是传于文也。无方。

孙真君曰：治肺有隔一、隔二、隔三之治，其实原正治肺经。此种议论，大开聋聩。凡肺病皆宜如此治之，勿谓天师专治肺痈立论，而不通于凡治肺病也。

按血痢症，张公概指为火邪挟湿，此特就壮实人之血痢言之也。然内伤劳倦与中气虚寒人，脾不摄血，往往脾湿下乘而成血痢，每以理中汤加木香、肉桂，补中益气汤加熟地、炒黑干姜治之而愈。但火邪之血，色必鲜红，脉必洪缓，口必消渴而喜饮冷，小便必热涩而赤浊。内伤之血，色必鲜而紫暗，或微红淡白，脉必微细而迟，或浮涩而空，口不渴，即渴而喜饮热汤，小便不涩不赤，即赤而不热不浊可辨。（李子永识。）

昔贤论肿症，与此不符。大概以随按而起者为水肿，按肉如泥者为气虚。附之以俟临症者之自考。

（李子永识。）

反 医 法

论发狂见鬼　论发狂不见鬼　论中风堕地　论卒倒不知人

天师曰：凡人有病发狂，如见鬼状，或跌倒不知人，或中风不语，或自卧而跌在床下者，此皆正气虚而邪气犯之也。似宜正治邪为是。然而**邪之所凑，其气必虚**。**不治其虚**，安问其余？此所以急宜固其正气，而少佐以祛痰、祛邪之药为妙。如发狂见鬼者，乃虚也。方用人参一两，白术一两，半夏三钱，天南星三钱，附子一钱，大剂灌之，狂自定矣。（眉批：祛狂至神丹，方妙。）或**倒不知人**，**乃气虚**也。亦用前方主之。或中风不语者，以人参一两，天南星三钱，生半夏三钱，生附子一个，名为三生饮，急灌之。又自卧跌床下者，即中风类也。又名尸厥。亦以三生饮救之。

发狂不知人而不见鬼者，**乃热**也。不可与前汤。此见鬼为虚，而非实热。方用人参，同入于祛痰祛邪之药内，乃因其反而反治之也。

跌倒不知人，虽因气虚，然未有无痰而能跌倒者，即跌倒亦未有不知人者，故必须去痰，而佐以助正之药。此前方之所以可兼治之也。

中风与堕地之症，纯是气虚。**气虚之人，未有不生痰者**。痰重，卒中卒倒，有由来也。然则**徒治其痰而不补其气，即所以杀之也**。**三生饮**，妙在用**生人参一两**，同生附、半夏、南星祛邪荡涤之药，驾驭而攻之，譬如大将登坛，用虎贲之士，以扫荡群妖，必能活生人于杀人之中。（眉批：妙绝。）若徒正治其邪而不反治其本，则十人九死，冤鬼夜号，谁之咎欤！

张公曰：发狂见鬼，明是虚而痰中之，用半夏、南星、附子以祛痰，不用人参、白术之多，何以驱驾之而成功哉？此方之妙，不特治发狂，见鬼如神，而治中风不语、卒倒不知人，亦神妙之极。盖气虚而后痰中也。岐天师分晰甚精，又引三生饮以治中风等症，其实前方除发狂，不见鬼不可用此方，其余无不可治，正不必又用三生饮也。然三生饮亦是奇方，亦可采用之。总之，斟酌于二方之间，无不可起生人于死人之中也。

发狂不见鬼，明是内热之症。岐天师不立方者，待余补之也。方用人参三钱，白芍三钱，白芥子三钱，半夏三钱，天南星二钱，黄连二钱，陈皮一钱，甘草一钱，水煎服。此方妙在用黄连，盖厥深则热益深，去其热则厥自定。黄连入心，引诸补心之味，同群相济，或补或泻，譬如人家相争，嚷于一室，亲朋各为劝解，自然怒气平而悔心发，黄连之用于补剂之中，正此意也。

华君曰：是传余之文，无有他方。我尚有数语，请载于后：**中风**等症，非大加人参，以祛驾其邪，则痰不能开，而邪不能散。方中妙在**用人参至一两**，**始有力量**。否则，**少用反为痰邪所使**，又安能助制附子，以直荡群妖哉！

雷公曰：妙极，各阐发无遗。无可再谈。

真圣人之言。（李子永识。）

顺 医 法

论气虚胃虚

天师曰：凡人有病气虚者，乃身子羸弱，饮食不进，或大便溏泄，小便艰涩。方用人参一两，茯苓三钱，白术五钱，陈皮一钱，甘草一钱，泽泻一钱，车前一钱，水煎服。此乃病欲下行，而随其性而下补之也。方中用人参为君者，开其胃气，**胃为肾之关**，关门不开，则上之饮食不能入，下之糟粕不能出。妙在用人参以生胃土，而茯苓、车前能分消水谷也。且**胃之性，最喜温和**，不喜过湿，湿则必上壅呕，下积而泻矣。今顺土之性而温补之，则饮食自进，而大小便各安其位矣。

张公曰：此方生胃土以消水谷，谁曰不然，然而不只生胃土也，且能健脾，**脾健则胃气益开，而胃气益壮**。方中最妙用白术也，白术上利胃而下健脾，且能祛湿以生肾，有此大功，则大小便得脾肾之气，而能开能合。下既通达，又何患饮食之不进乎！吾见其饱食而无碍也。

服前方而不愈者，兼服八味丸以补土母。盖八味丸，最能实大肠、利膀胱也。（李子永识。）

逆　医　法

论气喘上逆　论双蛾　论肾虚大吐

天师曰：凡逆症甚多，不只厥症一门也。如气喘而上者，逆也。人以为气之有余也，殊不知气盛当作气虚，有余认作不足。若错认作肺气之盛，而错用苏叶、桔梗、百部、山豆根之类，去生便远。方用人参一两，牛膝三钱，熟地五钱，山茱萸四钱，枸杞子一钱，麦冬五钱，北五味一钱，胡桃三个，生姜五片，水煎服。（眉批：安喘至圣丹。）雷公曰：妙极。然天师只言肺经之虚、肾水大耗之气喘也，而未尝论其肾火之逆、挟肝气而上冲之气喘也。虽其症轻于肾水大耗之病，而气逆作喘则一也。病甚则有吐粉红之痰者，此肾火炎烧，肺经内热，不能克肝，则木寡于畏，龙雷之火愈为升腾，法当清其内热，方用地骨皮一两，沙参一两，麦冬五钱，白芥子二钱，白芍五钱，甘草三分，桔梗五分，丹皮二钱，水煎服。方名清热止喘丹。此方之妙，妙在地骨以清骨髓中之内热，沙参、丹皮以养阴，白芍以平肝木中之火，麦冬以清肺中之火，加甘草、桔梗引入肺经，则痰嗽自除，而气喘亦定。此方绝不去治肺经，而正所以治肺也。**盖人生肺气，夜卧必归气于肾中，此母居子舍**之义也。今因色欲过度，肾水大耗，肺金日去生之，久之则不特肾水虚，而肺金亦虚。譬如家有浪子，日费千金，母有积蓄，日日与之，倾囊倒箧，尽数交付其子，后将安继，是子贫而母亦贫矣。一遇外侮之侵，将何物解纷？而外侮又复恐吓之，逃之子舍以避其锋，而子家贫乏，无以奉母，又必仍复还家，以受外侮之凌逼，势不至不死不已。今肾水既亏，而肺金又耗，外受心火之伤，中受肝木之横，脾土又下，不来生水，则转辗难藏，于是仍返而上喘。幸有一线元阳未绝，所以不死。苟不大剂急救其肾，使贫子来偷窃，又何以肺金有养哉！况贫子暴富，不特母家亦富，而外侮亦不敢欺凌矣。此不治肺，而正所以治肺也。或疑人参乃肺脾之药，既宜补肾，不宜多用人参。不知肾水大虚，一时不能骤生，非急补其气，则元阳一线必且断绝，况**人参少用则泛上，多用则下行**。妙在**用人参至两许，使能下达病源，补气以生肾水**。药中熟地、山茱萸之类，同气相求，直入命门，又何患太多之病哉！若病重之人，尤宜多加，一两尚欠也。但喘有不同，有虚有实。初起之喘多邪实，久病之喘多气虚。邪实者喘必抬肩，**气虚而喘者，微微气急**耳。余所论乃久病之喘。若初起之喘，如四磨、四七汤，得一剂即止。此病逆而药亦逆之也。

张公曰：肺金补子之义，已讲透彻无遗。余再出一论以广之。**肺气既弱，自然不能克木，肝木无制，必然气旺，气旺必来凌脾胃之土。脾胃既受制于肝木，则何能来生肺金耶**？方中十剂之中，或间加柴胡五分，白芍五钱，熟地倍加一两，同前方煎饮，未必无小补也。盖欲平肝，自必旺其土。土旺则金有不生者乎！此亦反治之义耳。（眉批：孙真人曰：何论之奇辟乃尔！我有一奇方以附后。）

天师曰：更有人病双蛾者，人以为热也。喉门肿痛，痰如锯不绝，茶水一滴不能下咽，岂非热症？然而痛虽甚，至早少轻；喉虽肿，舌必不燥；痰虽多，必不黄而成块，此乃假热之症也。若以寒凉之药急救之，下喉非不暂快，少顷而热转甚。人以为凉药之少也，再加寒凉之品，服之更甚。急须**刺其少商**之穴，出血少许，喉门必有一线之路开矣。急以附子一钱，熟地一两，山茱萸四钱，麦冬三钱，北五味三钱，牛膝三钱，茯苓五钱，煎服。下喉一声响亮，其火势热症，立时消散。（眉批：消火神丹。）盖少阴之火，直如奔马，**凡人肾水大耗者，肾中元阳不能下藏，盖无水以养火而火必上越也**。日日冲上，而咽喉口小，不能任其出入，乃结成肿痛，状似双蛾，实非双蛾也。方中妙在用附子辛热之药，引龙雷之火下藏于窟宅。夫龙雷之火，乃相火也，喜水而不喜火，故药中熟地、山茱之类，纯是补阴之味，使火有所归而不再沸，此因其逆势而逆导之也。

喜水而不喜火。喜水者，喜真阴之水也，而非寒凉之水；不喜火者，不喜邪气之火也，而非辛热之火。

日重夜轻，治之最易。用山豆根三钱，半夏一钱，桔梗三钱，甘草一钱。治之，一剂立愈。而非逆症可比耳。

张公曰：阴虚双蛾之症，余更有治法，用附子一钱，盐水炒成片，用一片含在口中，立时有路，可以用汤药矣。后以八味丸一两，白滚水送下，亦立时而愈。可与岐天师方并传。

天师曰：更有大吐之症，舌如芒刺，双目红肿，人以为热也，不知此乃肾水干槁，火不能藏，水不能润，食入即出耳。法当用**六味地黄汤**一料煎服，恣其吞饮，则余火下息，而饮食可入。盖**胃为肾之关，胃中之火，必得肾中之水以润之。肾水耗，不能上润脾胃，则胃火沸腾**，涌而上出，以致双目红痛，舌如芒刺也。但此症时躁时静，一时而欲饮水，及至水到，又不欲饮，即强饮之，又不十分宽快。此乃上假热而下真寒也。理宜六味汤内加附子、肉桂，煎汤与饮，始合病源。（眉批：孙公曰：真绝奇之论。）而今只用六味地黄汤者何？盖肾虽寒而胃正热，温肾之药必经过胃经，热性发作，肾不及救，而胃反助其邪火之焰，则病势转添，不若竟用**六味地黄汤**，使其直趋肾宫，虽经过胃中，不致相犯，假道灭虢，不平胃而胃自平矣。此亦逆治之法也。

张公曰：余立**地黄丸**，**原所治武帝之消渴**也。不意可以治此等之症，实有奇功。今又得岐天师畅为发明，将方之功效，尽情表出，余之幸也，不独余之幸也，愿世人留意。此方治**上假热而下真寒者**，无不神妙，奏功如响，非惟大吐之症宜之耳。

华君曰：是传予之文，而子之文更多，可喜也。然予更有数语：双蛾阴症最难治而最易治也，**不知其窍而最难，知其法而最易**。予常为人治此病，用附子一枚，以盐一合，水煮透，令其口含一片，而火势立止。然后以**六味汤大剂**饮之，不再发，神方也。

大吐之症，先以手擦其脚心，使滚热，然后以附子一枚煎汤，用鹅翎扫之，随干随扫，少顷即不吐矣。后以六味丸汤，大剂饮之，即安然也。

气喘之症，莫妙用天师方，大剂饮之，必生。无他方法也。

孙真君曰：天师论喘症奇辟。然予亦有方：用人参一两，北五味一钱，麦冬二两，牛膝三钱，胡桃三个，生姜汁三匙，水煎服。（眉批：天师曰：妙绝。）此方之妙，妙在麦冬用至二两，盖**喘病虽是肾虚，毕竟肺虚不能生肾水也。肾水不能速生，必须补气以生之**。然徒用参以补气，未免水亏而火愈旺，今反用**麦冬以滋肾水之母，则人参亦从之以生肺**，而不去助火矣。肺有养而水自生，又何患火之不能制哉！

往往有气喘而脉微涩者，用熟地一二两，当归六七钱，甘草一钱，治之而愈。此名**贞元饮**。妇人最多此症。（李子永识。）

内　治　法

论肺痈　论肝痈　论肠痈

天师曰：内治者，言人有病在脏腑而治之也。人有肺痈、肠痈、肝痈者，必须从内消之也。然而治法不同。肺痈方：用元参三两，麦冬三两，生甘草五钱，金银花十两，先用水十碗，煎汤四碗，取二碗浸前药，加水二碗，又煎之，煎一碗服之，二剂即愈。（眉批：救肺败毒至圣丹，妙。）其余汤二碗，再煎二煎。

肝痈方：用白芍三两，当归三两，炒栀子三钱，生甘草三钱，金银花十两，水十碗，煎取四碗。分二碗泡前药。再加水二碗同煎。渣又加水二碗。同金银花汁二碗煎一碗服。二剂愈。（眉批：救肝败毒至圣丹，妙。）

肠痈方：用金银花八两，煎水二碗，当归三两，地榆一两，薏仁五钱，水十五碗，煎二碗，分作二服，上午一服，临睡一服，二剂愈。（眉批：救肠败毒至圣丹，妙。）盖痈生胸腹之内，无不生于火与邪，若外用末药调敷，则相隔甚遥，**必须内消为得**。然痈势甚急甚大，**一杯水何能救车薪之火**？故必大剂煎饮，而火邪自散，而痈疡自消。倘日以敷药调治于皮肤之外，或以小剂而求散于汤饵之中，吾见其必死而已矣。

张公曰：疮疡之疾，发于火邪之盛，其由来非一日矣。欲消其火邪，岂是寻常细小之药所能去乎？故必多用重药以劫治之。然而散邪之药，俱耗真阴，多用重用，皆能取败。惟金银花败毒而又不伤气，去火而又能补阴，故必须此品为君。但此品性纯而正，乃正人君子也。譬如正人君子，必同群攻击于群小之中，始不至偾事而召祸，所以必多加至十两，或一斤，始可取胜于眉睫。然徒藉此一味，又觉势单力薄，或用麦冬以滋肺，或用芍药、当归以润肝，或用地榆以凉大肠，或用甘草以泻火，或用栀子以清热，或加薏仁以去湿，相助成功，各有妙理，非泛然而用之者也。

华君曰：是传余文。然余更有说。肺痈初起，可用此方，倘已成形，必须外治。用刀刺其肺出脓血，而后以神膏敷其口，则愈。否则有性命之忧也。想天师后必传方，兹不赘耳。后无传，予当传子。肝痈不可用刺法，须用内消、内散。

肠痈之症，此方最妙。但亦治初起之病也。久则内必出毒，更当另用奇方以助其溃脓。方用生甘草三钱，金银花二两，地榆一两，当归二两，牛膝一两，乳香三钱，没药三钱，水先煎甘草五味，取一碗，调乳香、没药末三钱饮之。渣水再煎一碗，又调乳香、没药末三钱饮之，大约早服头煎，晚服二煎，二剂必全好矣。（眉批：清肠消毒丹。）此天师传予而未传子也。意者留以待予耶？不然何各以尽言，独此方尚未传完耶？

岐天师曰：是留之以待华君传子也。

外　治　法

论阳症痈疽　论阴症痈疽

天师曰：人有背生痈疽，或生于胸腹之间，或生于头面之上，或生于手足之际，皆是五日之内，犹当内散，五日之外，必须动刀。内散方：金银花四两，蒲公英二两，生甘草二两，当归二两，天花粉五钱，水煎服。（眉批：消毒圣神丹。）一剂即消，二剂全愈，不必三剂。金银花专能内消疮毒，然非多用，则力轻难以成功。生甘草一味，已足解毒，况又用之于金银花内，盖足以散邪而卫正。蒲公英，阳明经药也，且能散结逐邪；天花粉消痰圣药；当归活血，是其专功，**血不活所以生痈**，今血活而痈自愈，此方之所以奇而肆也。倘若不曾服过败毒之散，以致成脓，奔溃，外口必小而内宅自大，譬如贼居深山，关隘必窄，而其中巢穴，自必修广，若不直捣其坚，则延蔓无已，势必民化为盗。故须用金刃，去其口边之腐肉，使内毒之气不藏。刀用三寸长，阔只三分，两边俱利，其锋厚半分，少尖一边，手执定，眼看定，心注定，一刀横画，一刀直画，人必少厥，不必惊惶，少顷自定。后以末药敷于膏药之上贴之，大约一个膏药，敷末药二钱，贴上即止痛，败脓尽出，一连三日，即消尽矣。内用煎方：当归一两，黄芪五钱，人参一钱，荆芥一钱，金银花二两，生甘草三钱，水煎服。（*眉批：败毒圣神丹。*）二剂可已，不须多服。此治阳症疮疡之法也。阳症疮痈，必然突起寸余，其色红肿发光，疼痛呼号者是。若阴症痈疽，内消之法与阳症同治，至于破溃之治法，绝不相同。大约阴症痈疽，其色必黑黯，痛亦不甚，但觉沉沉身重，其疮口必不突起，或现无数小疮口，以欺世人。急用附子三钱，人参三两，生黄芪三两，当归一两，金银花三两，白芥子二钱，治之。麦冬可加三钱，元参不可用也。（*眉批：散寒救阴至圣丹。*）总阴症宜用温热散之，不可用寒凉解之也。外用膏药，加生肌末药五钱贴之，一日两换始可。盖阴症痈疽，多生于富贵膏粱之客，功名失志之人，心肾不交，阴阳俱耗，又加忧愁抑郁，拂怒呼号，其气不散，乃结成大毒。无论在背在头，在腹在胁，在手在足，俱是危症。若服吾药，又用吾膏药，无不生全。盖**阳证可以凉解**，而**阴证必须温散**也。膏药方开后：金银花一斤，生地八两，当归三两，川芎二两，牛膝一两，丹皮一两，麦冬三两，生甘草一两，荆芥一两，防风五钱，黄芪三两，茜草根五钱，人参五钱，元参五两。（*眉批：阴阳至圣丹。*）雷公曰：何论之妙而方之奇也。用麻油五斤，煎数沸，将药渣滤出，再熬，将成珠，入后药：广木香一两，黄丹二斤，炒飞过，去砂，没药一两，乳香一两，血竭一两，象皮，为末，五钱，麝香一钱，各为细末，入油中，少煎好，藏瓷罐内用之。每一个用一两，大约发背疮必须用一两，其余疮口，量大小用之。

末药方：人参一两，冰片一钱，乳香，去油，三钱，透明血竭五钱，三七末一两，儿茶一两，水飞过，去砂，川倍子一两，藤黄三钱，贝母二钱，轻粉一钱，各为绝细末，以无声为度。（*眉批：阴阳至圣丹。孙公曰：真奇方也。*）此膏药与末药，神奇无比，发背外，其余疮口，不消二个，阴症不消三个，秘之。

张公曰：疮疡吾方已传之矣。可附于末。

痈疽最难治，外尚未现真形，内已先溃大穴。古人云：**外大如豆，内大如拳；外大如拳，内大如盘**，信不爽也。

凡人一见背有疮口外现者，不可小视之，急用**蒜**切片一分厚，**贴在疮口上，用艾火烧之，痛者烧之不痛，不痛者烧之知痛而止**。切不可不痛即止，而痛者亦止也。此法最妙，世人不识，而我特表而出之，以治发背之初起者。盖一经灸之，则毒随火化，以火攻火，又何疑焉。愿世医留意。

华君曰：传子法尤奇。传予之方不然也。痈疽方：用金银花三两，生甘草三钱，蒲公英三钱，当归一两，天花粉五钱，水煎服。予之方少异天师传子之方。然天师见今日气体，更薄于三国之时，所以药味改轻为重，只天花粉一味，分两相同，想因痰不可大攻故也。然予方亦奇甚，不可轻视。或见疮势少轻，酌用吾方治之何如？亦无不响应也。膏药与末药方相同。

岐天师曰：华君言是。

雷公曰：我亦有方。治痈疽方：用生甘草五钱，金银花三两，当归一两，元参五钱，天花粉三钱，白矾一钱，附子一片，水煎服。（*眉批：天师曰：妙。*）初起者一剂即消，肿起者二剂即消，神方也。

孙真君曰：我亦有奇方传子。凡痈初起，用白矾一两，金银花三两，水煎服。（眉批：更妙之甚。）一剂即消，发背亦然。

完 治 法

论头痛 论脑痛 论两臂肩膊痛 论两足痛 腰下痛

天师曰：完者，如病头痛脑痛，手足两臂疼痛，两肩背疼痛，腰以下痛，不必支解刀破，囫囵而治之也。如头痛者，用黄酒一升，入细辛一两，川芎三两，白芷一两，煮酒一醉而愈。

张公曰：此等治法，世人不知，亦不敢用，我为开导之。头痛至终年累月，其邪深入于脑可知。一二钱之散药，安能上至巅顶，而深入于脑中？必多用细辛、川芎、白芷以大散之也。或疑散药太多，必损真气，恐头痛未除，而真气先行散尽。谁知风邪在头，非多用风药，必难成功。有病则病受之，何畏哉？一醉而愈。此方信而不必疑者也。惟是既愈之后，必须用熟地五钱，芍药五钱，当归五钱，川芎一钱，山茱萸三钱，麦冬三钱，水煎服。（眉批：补血生水汤。妙。）四剂为妙。

天师曰：脑痛，用黄酒一升，柴胡五钱，白芍三两，辛夷三钱，郁李仁五钱，麦冬五钱，桔梗三钱，甘草一钱，水三碗，煎汤，入前酒饮之，一醉而愈。（眉批：清脑平酒丹。）量好者，再饮之以酒，必以醉为度。

张公曰：脑痛之病，乃风入胆经也。**胆应于脑**，故脑痛。人以用**柴胡太多**，过于辛散，不知**有白芍以和之，则不散气而转能散邪**。辛夷、郁仁，皆入胆之妙品；桔梗、甘草，又入肺之妙药。胆病何以又兼治肺？不知**鼻上通于脑**，脑热则必下流清水，久则必成鼻渊矣。兼治其肺，则肺气清肃，自去平胆木之旺，而清涕不致下行。此立方之神妙有如此。

天师曰：两臂痛与两肩膊痛，亦用黄酒二升，当归三两，白芍三两，柴胡五钱，羌活三钱，半夏三钱，陈皮五钱，白芥子三钱，秦艽三钱，附子一钱，水六碗，煎二沸，取汁，人黄酒内，一醉为度。

张公曰：臂与肩膊，乃手经之病，肝气之郁也。妙在用白芍为君，以平舒肝木之气，不来侵克脾胃之气，而柴胡、羌活，又善去风，且直走手经之上，而秦艽亦是风药，兼附而攻，邪自退出。半夏、陈皮、白芥子，皆祛痰圣剂，风邪去而痰不留，更得附子，无经不逐，又何有余邪之尚存哉！自然一醉而愈也。

天师曰：两足痛，腰以下痛，用黄酒二升，黄芪半斤，防风五钱，薏仁五两，杜仲一两，茯苓五钱，车前子三钱，肉桂一钱，水十碗，煎二沸，取汁二碗，入酒内，一醉而愈。以上皆风入四肢、头上、背间、腰以下也，借黄酒一味无经不达，引其药味而直入病中也。此所谓完全治法也。

张公曰：腰足痛，明是肾虚而气衰，不能运动，更加之湿，自必作楚。妙在不补肾而单益气，**气足则血生**、血生则邪退。又助之薏仁、茯苓、车前之去湿，**湿去则血更活**矣。况更助之杜仲之健肾，肉桂之温肾，防风之荡风乎！**相畏**而**相使**，**相佐**而**相成**，必然之理也。

华君曰：此一门未尝传予，无可论。

雷公曰：头痛，予有神方传子。方用川芎一两，沙参一两，蔓荆子二钱，细辛五钱，水二碗，煎八分，加黄酒半碗，调均，早晨服之，一剂永不再痛。此方妙在用沙参，盖沙参补阴，原不入脑，今**用于川芎之中**，而**蔓荆**、**细辛直走于巅**，则**沙参不能下行**，**不得不同群共入于脑中**。夫**脑痛者**，**因脑阴之虚**，风得留之而不去。今补其脑则风不能存，而脑痛自愈，而头痛亦除矣。此方不特治头痛，兼治脑疼，无不神效。更有一方治**腰痛**如神，方用白术三两，芡实二两，薏仁三两，水煎服，一剂即愈。此方妙在用白术，以去腰间之湿气，而芡实、薏仁，又是去湿之物，湿去而腰脐自利。汝老年恐有腰痛之疾，可服吾方，自无痛楚。亦只消一剂，多则阳旺，反非学道人所宜。妙极之方也。此方治梦遗亦神效。亦只消一剂，天师之言也。

凡头痛因风寒者，药宜酒煎，因火邪者，药宜茶清。（李子永识。）

碎治法

论瘤 论瘿 论治顽癣 论接舌生舌 论生齿固齿

碎治法最奇。人有病腹中癥结，或成虫形、鸟形、蛇形，各药不愈，或**头内生鹊**，手内生鸠之类，必内无异症，而外显奇形，如瘿、如瘤之类，必须割去瘤瘿，去其鸟鹊，始能病愈。然此犹是节外生枝，虽动刀圭，无伤内脏，用生肌之药，一敷上，即如无病之人。独是脑内生虫，必须劈开头脑，将虫取出，则头风自去。至于腹中龟蛇鸟虫之类，亦必割破小腹，将前物取出，始可再活。第术过于神奇，不便留方，存此说以见医道之奇有如此。论其治法，先用**忘形酒**，使其人饮醉，忽忽不知人事，任人劈破，绝不知痛痒，取出虫物，然后以神膏异药，缝其破处，后以膏药贴敷，一昼夜即全好如初。徐以**解生汤**药饮之，如梦初觉而前症顿失矣。自青囊传后，**华君获罪之后，失传者数千载**矣。今**再传述远公**，终**不敢以此等术轻授，使远公再犯**也。前车可鉴，勿再重求。

子既以瘿瘤之类再请，吾不敢秘，再传子以全活人可也。

瘿瘤不同，瘿者连肉而生，根大而身亦大；瘤者，根小而身大也。即瘤之中又各不同，有粉瘤，有肉瘤，有筋瘤，有物瘤。**筋瘤**不可治，亦不必治。终身十载，不过大如核桃。粉瘤则三年之后，彼自然而破，出粉如线香末，出尽自愈，亦不必治也。**肉瘤**最易治，用水银一钱，儿茶三钱，冰片三分，硼砂一钱，麝香三分，黄柏五钱，血竭三钱，各为细末，将此药擦于瘤之根处，随擦随落，根小者无不落也。**物瘤**则根大，最难治，不特而动，无故而鸣，或如虫鸣，或如鸟啼，必须用刀破其中孔，则物自难居，必然突围而出。后用生肌神药敷之，则**瘤化为水**，平复如故矣。此乃不敬神鬼，触犯岁君而得，病不可测，非理可谈。故吾《内经》不言，然世未尝无此病也。

生肌散开后：人参一钱，三七根末三钱，轻粉五分，麒麟血竭三钱，象皮一钱，乳香，去油，一钱，没药一钱，千年石灰三钱，广木香末一钱，冰片三分，儿茶二钱，各为绝细末，研无声为度，修合时须用端午日，不可使一人见之。

瘿不同，形亦各异，然皆湿热之病也。由小而大，由大而破，由破而死矣。初起之时，即宜用小刀割破，略出白水，以**生肌散**敷之立愈。倘若失治，渐渐大来，用药一点，点其陷处，半日作痛，必然出水，其色白者易愈，黄者、红者皆难愈，然服吾药，无不愈也。

点药：用水银一钱，硼砂一钱，轻粉一钱，鹊粪一钱，莺粪一钱，冰片五分，樟脑五分，绿矾一钱，皂矾一钱，麝香三分，为绝细末，用针刺一小孔，然后乘其出血之时，将药点上，则粘连矣。约用一分，以人乳调之，点上大如鸡豆子，**一日点三次**，第二日必然流水，**流水之时，不可再点，点则过痛，转难收口**矣。三日后，必然水流尽，而**皮宽如袋**，后用煎方，自然平复如故。

煎方开后：人参三钱，茯苓五钱，薏仁一两，泽泻二钱，猪苓一钱，黄芪一两，白芍五钱，生甘草一钱，陈皮一钱，山药三钱，水煎服，十剂全消如故。但忌房事一月，余无所忌。若犯房事，**必破不能收口，终身成漏**矣。

张公曰：碎治之法尚多，吾当广之。人有病手臂生疮，变成大块，如拳头大者，必须用刀割去，人必晕绝，不可学也。吾有奇方，只用小刀，略破其皮一分，后以末药敷之，**即化为水**，神方也。方用人参三钱，甘草一钱，硼砂一分，冰片一分，轻粉半分，各为末，糁之，即化为水矣。此方乃化毒奇方，不可轻视。更人有肚上生疮，结成顽块，终年不去者，亦可照上法治之，立效。

凡人有生虫鸟之病，于身上、臂上、头上者，岐真人已传妙方，何必再传？未有奇于岐真人者故耳。有足上生瘤如斗大者，我有一法，不必破碎治之，只用针轻轻刺一小针眼，以前药敷之，必流水不止，急用煎方治之。方用人参三两，黄芪三两，生甘草、薏仁各五两，白芥子三钱，水煎服，二剂即消尽其水，而人绝无惫色，内外双治之法。然终以针刺其孔，不可为非碎治也。此方之妙，**乃补其本源之气，又利水而不走其气，刺其孔而出水，未免大损元气**，今补其气，又何惧水之尽出哉！此方之所以奇也、妙也。

天师曰：碎治有**七法**未传，一法**洗其筋**，一法**破其脑**，一法**破其腹**，一法**洗其肠**，一法**换其舌**，一法**换其皮**，一法**接其骨**也。子不信乎？非皮也，乃言皮内有病而去其皮，别生皮也。舌有人咬断而接之也，破其皮血，即瘿瘤法也。本不宜传，吾子善问，再传二法：皮上生顽癣，终岁经年，服药无效，擦治无功，用刀削去其顽癣一块之皮，用前生肌药敷五钱，掺之，必痒不可当，削亦不十分疼，当用麻药与饮，使人不知，然后用刀掺药。

麻药方开后：羊踯躅三钱，茉莉花根一钱，当归一两，菖蒲三分，水煎，服一碗，即人如睡寝，任人刀割，不痛不痒。换皮后三日，以人参五钱，生甘草三钱，陈皮五分，半夏一钱，白薇一钱，菖蒲五分，茯苓五钱，煎服即醒。盖羊踯躅专能迷心，茉莉根亦能使人不知，用菖蒲引入心窍，以迷乱之耳。**不服人参，可十日不醒**，后**用人参解之者，正气盛，则邪药自解**。各味皆助正之品，亦用**菖蒲引入心经也**。**身温而卧，安如酣睡人**也。

凡人有被人咬落舌尖，或连根咬断者，或一日，或二日，或半月，俱可接之。速用狗舌一条，观其人舌之大小，切正如人舌光景，将病人舌根伸出，病人座在椅上，仰面，头放在椅背上，以自己手，拿住喉咙，则舌自伸出，急将狗舌沾药末，接在人舌上，一交接，永不落矣。（眉批：接舌神丹。）末药方开后：龙齿，用透明者，三钱，冰片三分，人参，亦用透明者，三钱，象皮一钱，生地三钱，土狗三个，去头、翅，地虱二十个。先将人参各项俱研末，后用地虱、土狗捣烂，入前药末内捣之，佩身上三日，干为末，盛在瓶内，遇有此等病，为之医治可也。**此药末，接骨最奇，服下神效。骨断者，服一钱**即愈，神方也。

闻人说咬落舌头者，以醋漱之可以重长，师曰：乱道！**肉逢酸则缩**，岂有反伸出之理？要重生必是仙丹。汝既祷天，我当传子：人参一两，煎汤含漱者半日，以一两参汤漱完然后已。再用龙齿末三分，人参末一钱，麦冬末一钱，血竭三分，冰片二分，土狗一个，地虱十个。（眉批：生舌仙丹。）各火焙为末，放在土地上一刻，出火气，将此末乘人参漱口完时，即以此末自己用舌沾之使令遍，不可将舌即缩入口中，放在外者半刻，至不能忍，然后缩入可也。三次则舌伸长矣。仙丹也。奇绝神妙，不可思度也。

长齿法：方用雄鼠脊骨全副，余骨不用，尾亦不用，头亦不用。骨碎补三钱，炒为末，麝香一分，熟地，身怀之令干，为末，三钱，但熟地必须自制，切不可经铁器，一犯则前药俱不效矣。生地亦须看，一做过，经铁针穿孔者，即不效。细辛三分，榆树皮三分，总之，群药俱不可经铁器。当归一钱，青盐二钱，杜仲一钱足矣。各为绝细末，鼠骨去肉不用，新瓦上焙干为末，**不可烧焦，乘其生气**也。用一瓷瓶盛之，每日五更时，不可出声，将此药轻擦在无牙之处，**三十六擦，药任其自然咽下**，不可用水漱口，一月如是，日间、午间擦之更佳。亦如前数。

固齿方：用雄鼠脊骨一副，当归一钱，熟地三钱，细辛一钱，榆树皮三钱，骨碎补三钱，青盐一钱，杜仲二钱，各为末，裹在绵纸成条，咬在牙床上，以味尽为度，一条，永不齿落矣。然亦不可经铁器，经则不效。然汝亦幸亏此药，所以五十外，不动摇也。汝后不必愁，昨服吾符故也。传汝救人可耳。此药可救数百人。大约一人须用三条。

张公曰：**洗筋**之法最难传，亦最难效，只可言治症可也。**筋之缩也，由于血之不养**。然**血久不能养筋，则筋缩急而不能再生**，必须割开皮肉，用药洗之。倘不得其法，药不得真者，必不能成功，反致杀人。何若不传之为妙欤？**破脑**尤不可轻传。曹公非明鉴乎！以生人而轻破其脑，则人已死矣，又谁信再活乎？喧哗扰攘之中，何能静思方法，而望其重苏乎？**破腹**之法，肠胃皆见，人必如死，谓能再生，人断不信。**洗肠**亦然。此岐天师所以隐而不言，而今亦不必轻传，徒取人物议。若换舌、换皮，岐天师各留异术，今亦安能再助高深哉！

接舌已奇，生舌尤奇。非仙传，世人安得此方法乎？愿人尊之，千万年而勿失耳。

生齿、固齿，小术也，不足为异。姑存之以备考。而终非破治之法，如此当删去，另附于后可存之处可也。

华君曰：此传予之法，而无自长舌之方。

大 治 法

论瘘症　论肾虚如白虎汤症　论汗出如雨不止　论直中阴经　论治阳明之火

天师曰：大治法，周身有病，统上下左右尽治之也。如**气血全亏，一身多病**，或头痛未已，而身骨痛；或腹痛未已，而四肢尽痛是也。虽此等病，乃瘘症居多，自宜专治阳明胃火。然而胃火既盛，**一身上下四肢尽行消瘦**，又不可专治胃经一门也。方用人参三钱，茯苓三钱，薏苡仁五钱，当归三钱，黄芪三钱，甘菊花一钱，元参五钱，麦冬一两，陈皮五分，神曲五分，白芥子三钱，白芍三钱，熟地一两，水三大碗，煎一碗服之。（眉批：双补至神丹。）盖阳明火盛，理宜用竹叶石膏汤矣，而此偏不用，反用参、苓、芪、熟为君，补其气血者，何也？胃火过盛，已铄气血，再用白虎汤，虽一时解其火势之燎原，然而焦头烂额，必致重亡其津液，不若**用补气血之药，大剂煎饮，使水足而火自息**。方中宜用元参、麦冬、甘菊之品，纯是退阳明之味，而阳明即有火势之燎原，亦能扑灭，况又重加之当归生血之类，以滋化源乎？**但诸药若小其剂，则不特无益，而反助火势之飞扬**，此大治之所以妙也。大约**大治之法，施之于虚症**最宜，**乘其初起，胃火有余，即以大剂与之，可以转败为胜**。若因循时日，畏首畏尾，初时不敢用大剂，及至胃气已衰，而后悔悟，始用大剂，迟矣。其病宜用大剂者，则发背、痈疽，切忌小治，尤当以大剂与之。另有专门，兹不再赘。

张公曰：大治实阳明胃火之患。不只痈疽发背，更有症如肾虚而火沸腾，如白虎汤症者，亦宜用**大剂六味地黄汤**治之。更有肾水泛上，吐痰倾盆者，亦宜用六味汤，加附子、肉桂，煎汤数碗，大碗饮之而愈。皆不可小治之也。凡肾水肾火之虚，上焦虽现热症，而其舌终滑而不燥，非若阳症之干极而起刺也。更有大汗之症，汗如雨出，不可止抑，气息又复奄奄，不是发狂热症，若不急用大补之药，则顷刻亡阳而死矣。方用人参三两，白术四两，当归三两，桑叶十片，麦冬三两，北五味三钱，黄芪三两，水煎服。（眉批：止汗定神丹。）此方纯是补气之药，**气足则汗止而阳返于命门之宫**矣。倘以小小之剂治之，又何以补生元气于无何有之乡哉！吾见其立亡而已矣。更有直中阴经之症，阴寒之气，斩关直入于肾宫，命门之火逃亡而将越出于躯壳之外，非用大剂补火之药，何以追散失之元阳，而返其宅哉！方用人参一两，白术三两，附子二钱，肉桂一钱，干姜二钱，水三碗，煎服。（眉批：参术附桂汤。）一剂而愈。此方用**人参**、**白术**，实有妙用。驱寒之品而不用此二味，寒去而气随之去矣，故**必用二味**，且**必须多加**，**而元阳始足**，**可留于将绝之顷也**。此皆大治之法，不可不知。

华君曰：天师不曾传。予有一论可参观。阳明之火势，最盛最急，若不以大剂退火之药与之，立刻将肾水烧干矣。然过用寒凉，必至转伤胃气，胃气既伤，则胃火益胜。虽石膏汤中有人参以救胃气，然终不胜攻之大烈也。**愚意石膏用一两者**，**人参必须亦用一两**，**或石膏用至二三两**，**则人参断不可只用一两**，**必须多加为妙**。（眉批：雷公曰：华君之言，至当也。）即不敢加至三两，亦必须加至一两五钱，与其火退之后，再用人参，何若乘其火盛之时，而倍用之，攻补兼施，火势衰而胃气又不复损之为得也。予治阳明火盛，往往奏功如响者，人参同石膏兼用，而无偏重之势故耳。此予独得之秘，因远公为天师所爱，不惜尽传无隐，愿远公谨听吾言，必与参同用，无分轻重也。此段再请教天师与长沙公何如？天师曰：妙论不刊。（诸病，凡胃气衰者，用药不可大剂，不可不知。更有暴病中寒，脉微欲绝，四肢冰冷者，初服须急服生附、干姜各五钱救之，参术又在所缓，此说本之嘉言喻氏。李子永识。）

小　治　法

论治气不顺　论治上焦之痰　论中风不语

天师曰：小治法者，乃上焦之病也。病既在上焦，若大其剂，则势下行，反为不美。如胸膈不利，或痰盛闭塞，或一时中风不语，皆当以小剂治之。小剂方甚多，举三四之病，可悟其余。譬如胸膈不利，此气不顺也，可用苏叶一钱，半夏一钱，甘草一钱，桔梗一钱，百部五分治之。（眉批：顺气汤。）一剂快然无碍矣。如痰盛闭塞作痛者，乃痰在上焦也。用天花粉一钱，甘草一钱，柴胡一钱，陈皮五分，半夏一钱，苏子一钱治之。（眉批：化痰饮。）或用瓜蒂七个，或用皂角一个，以水煎汤吐之。皆小治之法也。或中风不语者，亦用瓜蒂散、皂角汤探吐之。然必看其真正中风始用二方吐之，否则万万不可轻用。真正中风，平日自然壮盛，能御风寒，不畏寒热之人，既中之后，**双目突出**，**手足乱舞**，**痰色黄**，**结成块**，**大小便闭塞不通者是**。若安静，平日人衰弱，临症之时，气息如无，大小便自遗，手撒眼闭，浮肿，作水鸡声不十分响者，乃气虚也，切不可与瓜蒂、皂角二汤，当与前三生饮，加人参一两治之。

张公曰：人以为轻病也，不十分留心，谁知大病成于小病乎？小病而斟酌尽善，又何大病之生也。岐天师忽用大剂以治大病，忽用小剂以治小病，如神龙变化，不可测度，真圣化神兼而立方也。

华君曰：不必谈，亦无可谈。

偏　治　法

论治心痛　论上热下寒　论两胁胀满　论胃气痛　脾不化食　论痿　论厥　论吐血　论治头痛　腰背手足痛　论梦遗　喘嗽　口眼㖞斜　目痛

天师曰：偏治者，乃一偏之治法，譬如人病心痛，不治心而偏治肝；譬如病在上，而偏治下；譬如病在右，而偏治左；譬如病在四肢、手足，而偏治其腹心也。心痛，人以为病在心也，不知**心乃神明之宰**，一毫邪气不可干犯，犯则立死。人病心痛，终年累月而不愈者，非心痛也，乃包络为心之膜，以障心宫，邪犯包络，则心必痛。包络名为膻中，乃心之臣也。相为贼所攻，君有不振恐者乎？臣辱则君忧，此心之所以痛而不宁也。然则宜治包络，何以必责之肝也？肝属木，包络属火，肝木生心火。**治其肝木之寒**，**则心火有养**，**而包络之寒邪自散**，况肝木之气既温，生心之余，必能来生包络，故不必救包络，而必先救肝。**肝木得寒，则涩而不舒**，散肝中之邪，即所以散包络之邪也。方用苍术二钱，白芍五钱，当归一两，肉桂一钱，良姜一钱，水煎服。（眉批：定痛至圣丹。）此寒邪犯包络之方如此。更有热邪来犯包络奈何？寒邪之犯必恶寒，见水则如仇雠，手火熯之则快；热邪之犯，见水喜悦，手按之转痛是也。故热痛之病，必然呼号，不能安于床席，治法亦责之肝。盖**包络之热，由于肝经之热**也。泻其肝木之旺，而去其郁热之火，不必救包络之焚，而包络之火自衰矣。方用白芍一两，炒栀子三钱，甘草一钱，当归三钱，生地五钱，陈皮八分，水煎服。（眉批：解热至圣丹。）二剂即安然如故。此偏治之一端也。

病在上者，乃上焦火热之盛，吐痰如涌泉，面赤喉痛，**上身不欲盖衣，而下身冰凉，此上假热而下真寒**也。方用附子一个，熟地半斤，山茱萸四两，北五味一两，麦冬一两，茯苓三两，泽泻三两，丹皮三两，山药四两，肉桂一两，水十余碗，煎四碗，探凉与病人服之，二刻内四碗服尽，立刻安静。此病在上而下治之法也。（眉批：增减地黄汤。雷公曰：上热下寒，予更有方。用熟地三两，山萸一两，车前子三钱，肉桂二钱，牛膝五钱，麦冬五钱，北五味三钱，水煎冷服。一剂即安，可佐六味汤也。天师曰：此方奇妙。）盖此病乃下焦肾中水火俱耗尽真阴，而元阳无可居之地，于是上腾而作乱。倘以寒药救之则愈炽，以补气药救之则反危。必须用**八味地黄汤**，大剂与服，加麦冬、五味少救其肺金之气，下治而上自安。子不见天地之道乎？冬至之时，地下大热，则天道自寒；夏至之时，地下大寒，天上自热。人身亦如是也。**肾经热，则头目、咽喉、心、肺皆寒**安享其清肃之气；**肾经寒则头目、咽喉、心、肺反生其拂逆**之**躁**矣。此亦上病下治之一法也。

病在左者，如两胁胀满，不可左卧者，此病在肝也。法宜专治肝矣。今偏不治肝，而兼治肺，盖肝木之旺，由于肺经之虚，金不能制木，则木愈盛，木盛则脾土更无所养，肺金益虚则肝木益旺，而病无已时也。方用人参一钱，黄芩三钱，麦冬三钱，甘草一钱，白芍三钱，当归三钱，柴胡一钱，茯苓一钱，陈皮五分，水煎服。一剂知，二剂愈，四剂全瘥。盖参、芪乃补气之味，与肝木不相干也。虽用柴胡舒肝，然而柴胡亦是肺经主药，一味而两用之，白芍、当归虽专入肝经，然亦能入肺，所以同群入肺以助气，而非逐队以平肝。此左病而治右之一法也。

右病治左，可以悟矣。予再传一方，人病胃气痛，或脾气不好，不能饮食，或能饮食，而不能化，作痛作满，上吐下泻者，此乃肝经来克土也。平其肝木则脾胃之土得养，而前症俱愈矣。方用白芍三钱，甘草一钱，当归二钱，柴胡二钱，茯苓三钱，白芥子一钱。有火者，加炒栀子二钱；无火者，加肉桂一钱。水煎服。此方再加白术三钱，有食者，加山楂二钱；伤米食者，加枳壳一钱，麦芽一钱；有痰者，加半夏一钱。此方虽白术、茯苓乃脾胃之品，然其性亦能人肝，**白芍、当归、柴胡则纯是肝经之正药。有此三味，直入肝经，则各药无不尽入肝以平木，木平则脾胃之土安**然，况有食则化食，有痰则祛痰，有火则散火，有寒则去寒，有不功效立奏者乎？此右病而左治之一法也。

治在腹心者，乃人生疡、生痈，或痿厥之类是也。痈疡不治痈疡，而内治其中气，少加以祛邪散火之品是也。各有专门，兹不再赘。如痿症、厥症甚多，不能枚举。只举一二之病，可触类而通。人有痿症，终年不能起床，面色光鲜，足弱无力，**不能举步**者，人以为**两足之无力**也，不知**乃阳明火盛**，不必去治两足，只平其胃火，则火息而足自坚凝。若不平胃火，而徒用补阴之剂，则**饮食愈多**，而**两足益弱**。法当用元参三两，麦冬一两，甘菊花三钱，人参一钱，熟地一两，菟丝子一钱，水数碗，煎汤四碗，恣其吞饮，则胃火渐平，而两足自然生力，此不治足，而正所以治足也。

厥病，一时手足厥逆，痛不可忍，人以为手足四肢之风症也，不知乃**心中热蒸**，外不能泄，故**四肢手足则寒**，而胸腹皮热如火，方用柴胡三钱，当归二钱，荆芥一钱，黄连二钱，炒栀子二钱，半夏一钱，枳壳一钱，水煎服。（眉批：雷公治厥方用白芍一两，炒栀子三钱，陈皮一钱，柴胡一钱，天花粉二钱，水煎服。治热厥最妙。以其入肝而平木也。妙。）一剂即平，二剂即全愈。盖厥症多是火病，厥之甚，则热之甚也。故舒其内热，而四肢手足自温矣。方中妙在用柴胡为君，用诸寒凉之药，直入心肝之内，又不凝滞于胸膈之间。盖**柴胡**能**散半表半里之邪**，又善**疏泄郁闷之气**。若只治其四肢手足之风，而不直捣其中坚，则贼首不擒，余党安息？故不治四肢手足，而专治其心胸也。以上三法，亦偏治之一法也。

张公曰：此一门，余无可赞高深。无已，则再言厥症、痿症。痿症中有不是阳明之痿，不可不辨。其症亦不能起床，亦能善饭，亦骨无力，不能起立，人以为此痿症也，而不知非痿症也。此肾寒极而火沸腾，似痿而非痿也。初起之时，未尝不是阳明火炽而来，用寒凉折服之，则胃火息矣，而肾水熬干，夜必咳嗽、吐痰，而日间转觉少轻，呻吟床席，饮食少迟，更觉难堪。方用元参一两，麦冬三两，熟地二两，水煎服。若有肝火者，加白芍五钱，水煎服。四剂可以起床，后用**六味汤**，大剂煎饮，加麦冬一两，五味一钱，熟地一两，山茱萸四钱，山药三钱，丹皮三钱，泽泻二钱，茯苓二钱，水煎服。此方妙在用元参、麦冬滋肺金，而去心间之游火，又妙在用熟地以补肾水，则**水足而胃火自坚**矣。**肺金自然下生肾水，则肾水藏于肾宫**，不上冲咽门，不必止嗽，而嗽自除矣。

厥症虽多是火，然亦有非火而亦厥者，乃直中阴经也。**阴寒直入于肾宫**，则必挟肾水上犯心君之火，君弱臣强，犯上自所不免。若不用大热之药，急救心君，则危亡顷刻。方用人参三钱，白术一两，附子一钱，肉桂一钱，吴茱萸一钱，水煎服。（眉批：急救寒厥汤。）一剂即愈。然寒厥与热厥大相悬绝，不可不辨。寒厥手足必青，饮水必吐，腹必痛，喜火熨之；若热厥，手足虽寒，而不青紫，饮水不吐，熨火则腹必加疼是也。能辨症清而用药当，下喉即定，便是神医，何必用追魂之符录哉！

华君曰：偏治法多有未全，予为补之。人有病吐血者，似乎胃经之病，而不知非胃，乃肾火之冲上也。若只治胃，则胃气益伤，胃伤，则无以输精于肾，而肾水益虚，肾火愈炽，吐血无已时也。法当峻补肾水，水足而火不上沸矣。方用**六味地黄汤**，加**麦冬**、**五味**，**大剂**吞饮，血症可痊。否则用寒凉之品，暂时止血，而血之冲决，安能止抑哉？

如人病头痛者，人以为风在头，不知非风也，亦肾水不足，而邪火冲入于脑，终朝头晕似头痛而非头痛也。若只治风，则痛更甚。法当大补肾水，而头痛头晕自除。方用熟地一两，山茱萸四钱，山药三钱，北五味二钱，麦冬二钱，元参三钱，川芎三钱，当归三钱，葳蕤一两，二剂即愈。（眉批：定风去晕丹。）此方妙在治肾而不治风，尤妙在治肾而兼治肝也。**肝木不平，则肺金失化源之令，而肾水愈衰**。今补肝又补肾，子母相资，自然上清头目，况又入麦冬、五味以滋肺金之清肃乎？所以下喉即安然也。

如人患腰痛者，人以为肾之病也，不知非肾，乃脾湿之故，重如系三千文，法当去腰脐之湿，则腰痛自除。方用白术四两，薏仁三两，水六碗，煎汤一碗，一气饮之，一剂即痛如失。（眉批：利腰散。）此方不治肾而正所以治肾，世人未知也。

如人患背痛者，人以为心病，而非心也，乃膀胱之气化不行，故上阻滞而作痛。法当**清其膀胱之火，背痛自止**。**盖膀胱乃肾之府**，**肾虚膀胱亦虚**，**夹脊乃河车之路**，**膀胱借肾道而**行，所以肾脊作楚耳。方用熟地一两，茯苓五钱，肉桂三分，车前子三钱，泽泻三钱，薏仁五钱，芡实五钱，水煎服。二剂，**膀胱之水道大通**，而背脊之疼亦愈矣。（眉批：护背丹。）盖熟地乃补肾之圣剂，肾足而膀胱之气亦足，况又有茯苓、车前、薏仁等类，以泻其水，而肉桂又引入诸药直达膀胱，以通其气，自然化行而水泄，水泄而火散，上行之郁结有何不除？此痛之所以立效也。

如人手足痛者，人以为脾经之热，不知非脾也，乃**肝木之郁结也**。**散其郁气**，则**手足之痛自**去。方用逍遥散加栀子三钱，半夏二钱，白芥子二钱，水煎服。二剂即痛如失。**盖肝木作祟，则脾不敢当其锋，气散于四肢，结而不伸**，所以作楚。今一旦平其肝气，而脾气自舒，脾舒而痛在手足，有不尽除者乎？

如人病在**两足之弱，不能步履**，人以为肾水之亏，不知非肾也，盖**气虚不能运用**耳。方**用补中益气汤**，加牛膝三钱，金钗石斛五钱，黄芪一两，人参三钱治之，二剂即足生力，四剂可以步履矣。盖人参、芪、术，皆补气之圣药，而牛膝、石斛，亦健足之神剂，所以两用之而成功。

如人病梦遗者，人以为心气之虚，不知非心也，盖**肾水耗竭**，上不能通于心，中不能润于肝，下不能生于脾土，以致玉关不关，无梦且遗。徒责之梦中之冤业，谁任其咎？法当大剂补肾，而少佐以益心、益肝、益脾之品，自然渐渐成功，不止而止也。方用熟地一两，山茱萸四钱，北五味一钱，茯苓三钱，生枣仁五钱，当归三钱，白芍三钱，薏仁五钱，白术五钱，白芥子一钱，茯神二钱，肉桂三分，黄连三分，水煎服。（*眉批：断梦止遗丹。*）一剂即止梦遗，十剂即全愈。此方妙在心、肝、肾、脾、肺五脏兼补，不只止其遗，安其梦，尤妙在**黄连、肉桂同用，使心肾两交**，自然魂魄宁而精窍闭，若不补其五脏，而惟是止涩之，则精愈旺而梦益动，久则不须梦而自遗矣。此方之所以奇妙而入神也。

如人病喘嗽者，人以为肺虚而有风痰，不知非然也，乃**气虚不能归元于肾**，而**肝木挟之作祟**耳。法当峻补其肾，少助引火之品，则气自归元，而痰喘可息。方用人参一两，熟地二两，山茱萸四钱，麦冬五钱，五味子一钱，牛膝一钱，枸杞子一钱，菟丝子一钱，茯苓三钱，白芥子一钱，水煎服。此方妙在**多用人参于补肾之中，使其直走丹田气海，而生元阳之神，而火自归元，不致上沸**。一连数剂，必获奇功。倘以四磨、四七等汤治其风痰，一线元阳必至断绝不救矣。以上诸治，皆偏治之最奇、最效者，不可不补入也。

如人病口眼㖞斜，人以为胃中之痰，不知非也，乃心中虚极，不能运于口目之间，轻则㖞斜，重则不语。方用人参一钱，白术五钱，茯苓三钱，甘草一钱，陈皮一钱，肉桂一钱，菖蒲五钱，半夏一钱，当归五钱，白芍五钱治之，一剂少愈，二剂全愈。此方之妙，全不去祛风祛邪，一味补正，而歪斜自愈。此方之所以为妙也。

如人病目痛而涩，无泪红赤，人以为热，不知非热也，乃**肾水亏**而**虚火冲上**耳。方用**六味地黄汤**，加柴胡一钱，白芍三钱，当归三钱，甘菊花三钱治之，一剂轻，二剂全愈。此亦上病治下之法，可以参观并传之。（*始发热，渐至壮热，而后厥者，为热厥；始不发热，而厥者，为寒厥。李子永识。*）

全治法

论治痨病　论虚痨　论治痨虫

天师曰：全治者，乃人病痨瘵之症也，痨病用不得霸药，宜用通身清火之味治之。方用熟地五钱，地骨皮五钱，药虽多而功用平和也，丹皮二钱，元参一钱，人参三钱，白术三分，桑叶五片，麦冬二钱，北五味五粒，茯苓二钱，芡实五钱，山茱萸一钱，白芥子三分，枣仁五分，沙参二钱，水煎服。此方妙在地骨皮为君，以入阴中，平其虚火，而又不损其脾胃之气。余又加芡实、茯苓以利其湿气，则熟地专能生阴中之水，少加人参以补微阳而不助火，则肺金有养矣。又益之麦冬、五味补其肺金，则金能生水，水生自能制虚火，而相火下伏，不夺心主之权，则一身安宁。此全治之法也。

更有一法，治人虚劳而未成痨瘵之症，方用熟地一两，山药一两，山茱萸三钱，麦冬三钱，枣仁一钱，人参一钱，茯苓二钱，陈皮一钱，甘草一钱，沙参三钱，白芥子一钱，芡实五钱，白芍三钱，远志八分，丹皮一钱，水煎服。（*眉批：痨症与虚损症，外症大相似而治实不同，虚损者，阴阳两虚，痨症阴*

虚阳亢，故虚损可用温补，痨症用清补而忌用温也。辨症法不必凭脉，只看**人着复衣，此着单衣者，为痨；人着单衣，此着复衣者，为虚损**。一骨蒸而热，一荣卫虚而热故也。李子永识。）此方亦通身补其气血之方也。不寒不热，不多不少，不偏不倚，乃至中之方，当以此为主，治初起之痨役也。盖痨役之方，当世推尊补中益气，其方原无不利，但**补中益气汤治饮食内伤兼带风邪者**最妙，不能治无有风邪而兼痨役内伤之症也。吾今立方名为**和平散**，以治内伤而无外感者神效，亦全治之一法也。（眉批：首方实平补神丹。）

痨病前方妙矣。如前方服之不见起色者，必有痨虫、尸气，当用一方：用鬼箭三钱，鳖甲一两，地栗粉半斤，生何首乌半斤，熟地半斤，神曲二两，白薇三两，人参五钱，柴胡五钱，鹿角霜六两，地骨皮五两，沙参五两，各为细末，蜜为丸，每日服前汤后，送下五钱。一日二次。（眉批：断虫神丹。）此方善能杀虫，又不伤耗真阴之气，真全治之巧者。因**远公善心，余不吝罄传**，天下无痨虫、尸气之忧矣。大约此药可服半料即止，不必尽也。此丸服半料后，当改用**六味地黄丸**，加**麦冬**三两，**五味**一两，足矣。不必另立方矣。骨蒸有汗者，宜用丹皮，无汗者，宜用沙参。若地骨皮，则有汗无汗俱宜服之。

张公曰：痨病最难治，非偏于热，则偏于寒；非多于清，即多于补。正以当世无可遵之方，今岐天师酌定此三方，煎丸并用，平补无奇，实有鬼神难测之机，余又安敢以鄙浅而参间之？然而至神之中，不妨少益至微之语：前方可服五剂，即当服吾地黄丸汤一剂，再服前汤五剂，又服余地黄汤一剂。如此间服，则水胜于火，阳胜于阴，不至有偏旺之虞。虽岐天师方中补阴之品多于补阳，然而阳常有余，阴常不足，似乎多服补肾水之剂，尤为无弊也。方用熟地一两，山茱萸四钱，泽泻一钱五分，丹皮一钱五分，山药三钱，茯苓三钱，麦冬三钱，北五味五分，水煎服。此方即**六味地黄汤加麦冬、五味**者也。余特另酌分两，以示世之善用六味地黄汤者。

华君曰：此未传予之法也。无可谈。

雷公曰：我亦有方传子。痨病已成，人最难治，盖有虫生之，以食人之气血也。若徒补其气血，而不知入杀虫之品，则饮食入胃，只荫虫而不生气血矣；但只杀虫而不补气血，则五脏尽伤，又何有生理哉？予方于**大补气血之中，加入杀虫之药，则元气既全，真阴未散，虫死而身安**矣。方用人参三两，熟地八两，何首乌生用八两，地栗粉八两，鳖甲，醋炙，一斤，神曲五两，麦冬五两，桑叶八两，白薇三两，山药一斤，为末，打成糊，前药各为末，为丸，每日白滚水送下五钱，半年而**虫俱从大便中出**。予方与天师方各有妙理，可并传之。

孙真君曰：未成痨病而**将成痨病**者，用熟地一两，地骨皮五钱，人参五分，麦冬五钱，北五味三分，白术一钱，山药三钱，白芥子一钱，水煎服。此方妙在平补而无偏胜之弊，虽**熟地多用，然有参、术以行气，自易制其腻滞**，故转能奏功。倘谓参术助阳，熟地过湿，**举世皆不知其妙**也。

更有一方，治痨虫神效：榧子半斤，鳖甲一斤，地栗粉八两，獭肝一付，白薇四两，生何首乌一斤，各为细末，蜜为丸。每日卧睡、空腹白滚水送下五钱。服半料，**腹中似虫非虫，尽行便出**。天师乃治痨虫已成之圣方，而予乃**治痨虫将成**之妙药也。妙。

生　治　法

论发狂　论呆病　论花癫　论羊癫

天师曰：生治者，乃人未死而若死者，用药以生之也。譬如发狂、呆病是也。发狂多是热病，登高而歌，弃衣而走，见水而入，骂詈之声、叫喊杀人之语不绝于口，舌如芒刺，饮食不休，痰色光亮，面如火肿是也。方用石膏半斤，元参一斤，白芥子三两，半夏三两，知母一两，甘草一两，麦冬五两，竹叶数百片，人参一两。（眉批：救胃自焚汤。）先用糯米半斤，煎汤一锅，去其米粒，用汤半锅，将前药煎之，取半碗。彼索水时，与之饮，随索随与，饮尽必睡。急再用元参一斤，麦冬半斤，煎汤候之，一醒呼水，即以此汤与之。（眉批：玄麦至神汤。）彼必欣然自饮，服完必又睡。又将渣煎汤，候之，醒后再与。彼即不若从前之肯服，亦不必强，听其自然可也。后用熟地三两，麦冬三两，元参六两，山茱萸一两，煎二碗与之。一剂必愈。（眉批：胜火神丹。妙。）不必再与，此生治之一法也。

呆病，又不如是治法。呆病郁抑不舒，愤怒而成者有之，羞恚而成者有之。方用人参一两，柴胡一两，当归一两，白芍四两，半夏一两，甘草五钱，生枣仁一两，天南星五钱，附子一钱，菖蒲一两，神曲五钱，茯苓三两，郁金五钱，水十碗，煎一碗，灌之。（眉批：救呆至神汤。）彼必不肯饮，以双手执其头发，两人拿其左右手，以一人托住下颏，一人将羊角去尖，插入其口，一人以手拿住其头，一人倾药入羊角内灌之。倘或吐出，不妨，益妙。尽灌完为主。彼必骂詈，少顷人困欲睡，听其自醒，切勿惊动，使彼**自醒来，则全愈。惊醒来，则半愈**矣。此生治之又一法也。狂病之方，妙在用石膏之多，以平其阳明之火。然徒藉石膏，未免过于峻烈，又济之以元参，元参亦能平胃火之浮游，不特去心肾之二火，又妙用麦冬以济之，则肺金不畏火之炎上，而自能下生肾水。肾水生，则胃中之火，不必治而自愈。然而狂病至不知人，则痰势藉火奔腾可知，方中又用白芥子、半夏以祛逐其痰，痰祛则心自清，况又有竹叶以清心乎？则火易息而人易复也。一剂之后，又佐以元参、麦冬，大剂煎饮，则火益息而水益深。后又用熟地之类滋其肾肺之药，相制而相成，宁不重夺其造化哉！后呆病之方，妙在**用柴胡以舒泄其不得意之气，又有白芍佐之，肝气一舒，心脉自散**，又妙用祛痰之剂，集之于参苓之内，则正气足而邪气自散，尤妙用菖蒲开窍之神品，同群共入，见匙即开，重关领禁之人，一旦再享春风之乐，是谁之功哉？生治法如何可尽？举一而悟其余耳。

张公曰：远公心解神怡，又何可言！尚有一说，在狂病多是热证，然亦有不全是热者，不可不辨也。狂之症同，而寒热各异。热证发狂，如岐天师之方治之可也。倘寒证发狂，又将何以治之？**凡人发**狂而**只骂詈人，不口渴索饮，与之水不饮者，乃寒证之狂**也。此得之**气郁不舒，怒气不能发泄**，其人平日必懦弱不振，今一旦而狂病发作耳。治之法，宜祛痰为主，而佐以补气之药。方用人参一两，茯神一两，白术五钱，半夏一钱，南星一钱，附子一钱，菖蒲三分，水煎服。（眉批：速救寒狂丹。）此方之妙，全在补气，而不十分祛痰，盖**寒证发狂，与痫症同治**，加入附子以消其寒气，菖蒲引入心经，自然下喉熟睡，病如失也。方内再加柴胡一钱，以舒其肝木之郁气，尤易奏功。远公医道通神，何知柴胡之妙耶？呆病无热症。不必重说。华君曰：举二可以类推，不必尽传也。予当传之。予师所传之法，尚有二方。如人病花癫，妇人忽然癫痫，见男子则抱住不肯放。此乃思慕男子不可得，忽然病如暴风疾雨，罔识羞耻，见男子则以为情人也。此肝木枯槁，内火燔盛，脉必弦出寸口，法当用平肝、散郁、祛邪之味。一方亦天师所传，用柴胡五钱，白芍一两，当归五钱，炒栀子三钱，甘草一钱，茯神三钱，菖蒲一钱，麦冬五钱，元参三钱，白芥子五钱，水煎服。（眉批：散花去癫汤。）如不肯服，用人灌之，彼必骂詈不休，久之，人倦欲卧，卧后醒来，自家羞耻，紧闭房门者三日，少少与之饮食自愈。一剂后，不必更与之药也。此生治之一法。更有羊癫之症，忽然卧倒，作羊马之声，口中吐痰如涌者，痰迷心窍，**因寒而成，感寒则发也**。天师传一方，治之神效，奏功实多。方用人参三钱，白术一两，茯神五钱，山药三钱，薏仁五钱，肉桂一钱，附子一钱，半夏三钱，水煎服。（眉批：回癫汤。）此方助其正气，以生心血，又加桂、附以祛寒邪，加半夏以消痰，逐去其水，自然气回而癫止也。一剂全愈，永不再发。幸珍视之毋忽。

羊癫症，得之小儿之时居多，内伤脾胃，外感风寒，结成在胸膈之中，所以一遇风寒，便发旧痰。今纯用补正之药，不尽祛痰，转**能去其病根也**。若作风痰治之，虽亦奏功，终不能一止而不再发，此天师之方，所以奇而正也。

雷公曰：我亦有方传子。治牛马之癫，虽与羊癫同治，而症实各异。方用人参三两，白术五两，甘草一两，陈皮三钱，生南星一两，半夏一两，附子一钱，为末，蜜为丸。须病未发前服之，永不再发。（眉批：天师云：妙甚。）盖**健其胃气自不生痰，况又佐之祛痰斩关之将**乎！若**羊癫之人，亦先以此方治之，亦自愈**。人病来如**作牛马声，即牛马癫**也。大约**羊癫小儿居多，牛马癫大人居**半也。

死 治 法

论中邪　尸厥　论见鬼卒倒　中毒　中恶

天师曰：死治法者，如人死厥不醒人事，中风不语，或感鬼神之祟，或遇山魈之侵，一时卒倒，不醒人事是也。此等病，是邪气中之、痰迷心窍也。**怪病多起于痰**，不必惊惶，治其痰而病自愈。然而**邪之所凑，其气必虚**。用祛痰之药，加入于补正之中，则病去如扫，死者重生。方用人参三钱，白术五钱，茯苓三钱，半夏三钱，天南星三钱，白芥子一钱，生附子五分，生姜一大块，捣汁，水半酒半，共二碗，煎八分服。外用皂角刺为末。（眉批："刺"字疑衍文。）（李子永识。）人研皂角刺时，先用纸一张湿透，封住同在之人鼻孔，然后研为细末。取一匙于鹅翎管，吹入病人鼻孔内，必取喷嚏，以前药灌之立醒，必吐出痰水半盆，或一盆，如胶如汤之类，或黄、黑、青、红之色。人自然困倦欲睡，不可惊他，任他自睡。醒来用人参一钱，白薇一钱，茯苓三钱，白术五钱，半夏一钱，白芥子三钱，陈皮五分，甘草五分，水煎服，一剂全愈。（眉批：回正散。）此死治之一法也。盖人之中邪，必由元气之虚，邪遂乘虚而入，故用人参以助其正气，而以半夏、白芥子以祛邪与痰，天南星尤能入心而祛邪，用附子猛烈之将，单刀直入，邪自惊退，故一下口而邪即外越、上涌出矣。然邪出之后，当纯补胃气，故又不用祛痰之剂，而竟用健脾补胃之品也。更有死症治法，如尸厥之症，亦是气虚，当用人参一两，白术五钱，半夏五钱，茯苓五钱，菖蒲五钱，陈皮五分治之。（眉批：祛阴至圣丹。）雷公曰：予治尸厥更易，只消一味苍术，切片，三两，水六碗，煎三碗，灌之尽，必吐，吐后即愈。盖苍术，阳药，善能祛鬼，故用之者有奇效耳。此方凡见鬼者治之，俱妙。虽同是中邪，然前症是阳邪，此乃遇阴邪也。阳邪者，日间遇之；阴邪者，夜间遇之也。后方虽亦用人参以补正，而终不用南星之类，直入其心中也。如不能语言，亦用皂角末吹之。倘其前二症，俱遗尿、手撒，则多不能救，否则皆一剂回生也。以上二症，皆死治之法也。触类旁通，头头是道。大约治邪之法，二方足以包括，再**看病之轻重，用药之多寡**，则得之矣。

张公曰：死治之妙，尽此二方，更求其余，尚有一法，是**救穷人之法**也。如人卒然见鬼，卒倒，或在神庙之内，或在棺椁之旁，偶遇尸气，感中阴邪鬼魅，不省人事者，以瓜蒂散吐之，必然吐痰如涌泉，倾盆而出。**鬼若远走则已，吐后仍见鬼者，痰未净**也。又用前瓜蒂吐之，**以不见鬼为度**。后用白术一两，茯苓五钱，白薇一钱，陈皮五分，半夏一钱，神曲一钱，炮姜一钱，水煎服。（眉批：祛鬼散。）此法**可治贫穷之人，以慰远公怜悯之心**也。

紫金锭，亦祛痰圣药也。

华君曰：天师传予尚有二方，并传于君：死症有中阴邪、阳邪，是矣。另有中恶、中毒之分。中恶者，如天师所言之类是也。中毒者，尚未及之。如中蛇虫之毒，亦一时猝倒。中蛇毒则身必直撺，舌必外出，眼必细开一缝是也。急用雄黄一两，研为细末，入水中飞过，取水用之，而不用雄黄，一碗加食盐少许，入滚水一碗，同调匀，灌之。以鹅翎探吐之，必吐出恶痰如蜗牛涎者碗许，自愈。后用人参五钱，茯苓五钱，生甘草三钱，白滚水煎服。再加白芷二钱，另煎水，倾入汤中，同服。二剂永无后患矣。（眉批：雷公曰：予中毒亦有神方，无论各毒治之俱神效。方用白芷二钱，生甘草三钱，金银花二两，白矾五钱，水三碗，煎一碗，服之即解毒。天师方更胜吾方也。）更有中金蚕之毒，如两粤间有金蚕人家，收留在家，用计遣之不去。其初有嫁金蚕之法，人家感受此蚕，则子子孙孙，永不脱离，最可恶之物也。**盖有神人作祟，附在此家不肯去**。人家有不愿者，将平生所得财物，并将金蚕包裹其内，故意置在道旁，倘人不知其故，拾之而归，则金蚕附于身中，而不可脱离矣。再祷而再送之，断断不能也。天师曾传予方，治一人，神效，灭踪。方用雷丸三钱，为末，同白矾少许，调匀。倘见金蚕出见之时，**辄以末少许，渗在虫身之上，立时化为红水如血，神道必然震怒作祟**。倘空中有声，即将此药末，听其声音响处，望空洒去，则神道必大骂负心而去，永不再至矣。此予在三国入蜀中亲见者，近来此风少息。然南宁蛮洞中，尚有其毒。今传此方，以备不虞，未为不可。**天师想因远公不重至西粤**，故尔不传。然**终隐天师方法，吾所以罄传无隐**，以表扬天师术之奇也。予曾问之矣，初起得物之时，必然骤富，物从空中来，其人喜极，将金蚕供之厨柜间，晨夕拜祷，久之，**人面如金色**，与金蚕相同，服药无效。又久之，**腹大如臌胀**矣。当时蜀中，盛多此风。得金蚕者，大约年岁不能出五年必死，而金蚕不去也，又传于子，子死传孙，往往至灭门之祸。后幸孔明先生入蜀，用符水解之，故蜀中今无此症矣。

卷二 乐集

上 治 法

论头疼目痛 耳聋 口舌生疮 鼻肿 眉落 乌发 瘰串 目生星

天师曰：上治者，治上焦之症也。如头疼、目痛、耳聋、口舌生疮、鼻肿之类。**头疼**而风入太阳经也，用川芎一钱，细辛一钱，白芷一钱，柴胡一钱，芍药三钱，半夏一钱，甘草一钱治之。清上至圣丹，盖风虽犯太阳，治法不可全治太阳，当上清其邪，故用白芷、川芎、细辛三味以散之。又用**赤芍**、甘草、柴胡以清肝胆之火，**胆经与肝经入于头络**，故用此数味以散邪去火，又加半夏去痰，甘草和中，相济而有成也。

张公曰：**头痛**余传一方。用川芎一两，蔓荆子二钱，水煎服。立愈。（眉批：芎荆散。）盖川芎补血，蔓荆子去风也。

天师曰：**目痛**者，肝经之病，宜治肝矣，而余偏不治肝，方用黄连一钱，花椒七粒，明矾三分，荆芥五分，生姜一片，水煎半碗，乘热洗之。一日洗七次，明日即愈。（眉批：洗目神散。）**此治火眼**之如此，若虚火之眼，又不如是。用人乳半盅，生地二钱，葳蕤仁五分，去壳，取一分研碎，明矾半分，水半盅，同人乳煎药。取汁少许，洗七次，明日即愈。虚火之眼，红而不痛，不涩，无泪，无眵是也。有火者，红肿如含桃，泪出不止，酸痛羞明，多眵是也。

雷公曰：予亦有治**眼痛**方，用柴胡、防风各二分，黄连三分，花椒三粒，明矾一分，水半盅，饭锅蒸洗眼如神。一日洗三次，二日即止痛。

张公曰：**目痛**余亦有一方，最妙。以人乳一合，黄连三分，大枣一个，明矾三分，人参三分，水半盅，同煎二沸，即取起洗眼，无论**虚眼实眼**奇妙。每日洗七次，三日即全愈。

天师曰。**耳聋**者，肾经病也。论理该用**六味地黄丸**，内加柴胡五钱，甘菊二两，当归三两，枸杞三两，麦冬三两，北五味三钱，白芍二两，今不用此。鼠胆一枚，龙齿一分，冰片一分，麝香一分，朱砂一分，乳香半分，朝脑半分，各研为绝细末，以人乳为丸，如桐子大，外用丝绵裹之，不可太大，塞入耳之深处，至不可受而止。（眉批：通耳神丹。）塞三日取出，耳聪，永不再聋，不必三丸。但鼠胆最难得。觅一大鼠，先以竹笼养之，后以纸为匣子，引其藏身，内用果品，令其自食。久之，忽然用棒槌击死，立时取胆，则**胆在肝中**也，否则再不可得。干者可用，只消用水调化，俱入药末中，则一样也。实耳聋者，亦用此方，神妙。

鼻肿者，乃肺经火盛也，宜用**甘桔汤**则效。今不用。方用皂角末，吹入，打清嚏数十即愈。盖鼻因气壅，今打嚏，则壅塞之气尽开散，故不必清肺，而鼻肿自消也。

口舌生疮者，乃心经热也。宜用黄连、黄芩之类凉散之，自愈。今不用，用黄柏一钱，僵蚕一钱，枳壳烧灰五分，炙甘草末五分，薄荷末五分，冰片三厘，山豆根五分，各为末，绝细，渗上，一日渗三次，第一日即少快，明日全愈，神方也。（眉批：点舌神丹。）以上皆上治之法也。

天师曰：**眉落**方。用桑叶七片，每日洗之，一月重生如旧。**须落**亦然。**须白**当留一方，以救天下白须老子。**须白乃肾水枯，任督血干**也。二者得一，皆能白须。地黄汤最妙。余不用，用桑椹半斤，取汁一碗，以骨碎补一两，为末浸之，(眉批：骨碎补即猴姜。)晒干，无日则用火焙干，再浸，以汁干为度。再用何首乌，生者为末二两，用赤不用白，熟地，焙干为末二两，青盐一两，没石子，雌雄各四对，**长者雄，圆者雌**，当归一两，各为细末，每日擦牙者七七，擦左右各如数，一月之间，即黑如漆。盖桑椹专能补阴黑须，而又佐之熟地、首乌，岂有不黑之理？但苦不能引入须根耳。今妙在用骨碎补、没石，直透齿肉之内，既入齿肉，有不引须根者乎？此方之所以巧而奇也。倘更用乌须补肾以通任督，则上下相资，吾见长生不老，未必非此老人，况仅仅髭髯有不重臻于年少之时乎？今并传之：桑椹一斤，蒸熟晒干，不蒸则此物最不肯干，但不可经铁器，饭锅蒸则无害。大约熟地一经饭锅，虽铁器无碍，生赤何首乌一斤，切片，饭锅蒸熟晒干，九次为妙。南烛叶一斤，亦饭锅蒸熟晒干，若不蒸自干则无用。熟地一斤，麦冬半斤，花椒去壳皮二两，以四两取米二两，白果一两，白术一斤。此方不刊，即名为**陈氏乌须丸**，久服长生不老。春夏服地黄丸，秋冬服此丸，保汝升跻有路，斑白无踪。无桑椹时，可以桑叶代之。须用一斤。虽椹胜于叶，而叶之功，亦不亚椹也。(眉批：乌须至补丹。)

又方名**黑髯仙丹**。熟地一斤，万年青三片小用五片，桑椹一斤，黑芝麻八两，山药二斤，南烛皮四两，花椒一两，白果一两，巨胜子三两，连壳用蜜为丸，早晚酒送下各五钱，**忌萝卜**而已。绝妙神方也。

张公传：熟地一斤，薏仁、山茱、桑叶各八两，白术、生赤何首乌各三两，巨胜子、白果各三两，黑芝麻四两，北五味二两，山药一斤，花椒一两，乌头皮四两，胡桃肉三两，加参片三两，无亦可，蜜为丸，服五钱。一方：岐公传旱莲可加三两。

张公曰：乌须方，此方最妙。其余秦真人万年青方，亦当附入。唇口生疮，可将口疮方同治。

华君曰：传余无白须重乌方。然予传方中，尚有**喉间瘰串**之方，今传之：方用白芍一两，柴胡五钱，香附一两，白术五钱，金银花三两，瓦草一钱，瓦葱亦可。青苔一钱，干者只可用三分，人参五钱，白芥子二钱，各为末。人有病瘰串者，用**米醋**调掺痰核之上。如已破者，不可用醋调，用**麻油**调之。内服方：用柴胡五分，白芍五钱，当归五钱，半夏一钱，白芥子三钱，甘草一钱，桔梗三钱，水煎服。用前药外治，以此汤内治，尤易见功。不服此方，亦未尝不愈，但迟日月耳。

天师曰：眼目星久不能去，只可去暂时者，方用白蒺藜三钱，水煎洗之，三日即无星。尤妙。

瘰串乃鼠食之物，人不知食之，多生此病。然亦有郁气者，乃易成而不愈也。方用白芍三两，白芥子三两，紫背天葵三两，香附三两，茯苓三两，当归三两，人参五钱，蒲公英一两，柴胡五钱，白术五两，砂仁二钱，各为末，米饭为丸如细米一半大，每日白滚水送下三钱，日三服，一月即消，二月全愈。(眉批：消串神丹。)天师曰：前方尚须加白矾三钱，麝香三分。又：化串汤。**化瘰仙丹**。

跌损唇皮之类，以桑白皮作线缝之，以**生肌散**掺之，自合。

雷公曰：予有乌须二方。一丸方，用熟地二斤，白术一斤，麦冬一斤，山茱萸半斤，黑芝麻半斤，山药二斤，桑叶一斤，巴戟四两，白果四两，为末，蜜为丸，每日早晚各服五钱。万年青六片，加入尤妙。方名**还童丹**。一煎方：熟地一两，生何首乌，赤者一两，桑叶一两，白果二钱，黑芝麻五钱，炒，研碎，山药一两，万年青半片，人参三钱，花椒一钱，水煎，加酒一茶盅，再加桔梗五分，早服头煎，晚服二煎，夜服三煎，四剂即黑如漆。二方同用，永不再白。倘气血虚者，用服十剂必效。

孙真人曰：耳聋用珍珠一粒，外用龙骨末一分，以蜜调之，丸在珠上，外又用丹砂为衣，绵裹塞耳中，即愈。神方也。一月后取出，再用**六味地黄丸**一料，不再聋。

又曰：**乌须**方，莫妙用**干桑椹**一斤，饭锅蒸熟，晒干，**生何首乌**一斤，为丸，二味**朝夕吞服**，自然乌黑矣。盖二味原是乌须之圣药，能**日日服之**，**延年返老**，岂特**须发之黑**哉。或少加白果尤妙。不必加熟地，**药愈多**，**其功转不大效**。**用生何首乌者**，**以滋味不外泄也**。**连皮用之**，**正取其皮引入人之皮毛耳**。每日服五钱，或一两俱可。无椹用桑叶二斤，首乌一斤可也。妙极。

中 治 法

论统治诸疮

天师曰：中治者，或胸前生疮，乳上生疮，两肋、两背、两手生疮是也。然而疮疡别有专门，此不必再赘。既已立门，存一治法，**统治中焦部位之疮**，无不神效。方用金银花一两，元参一两，生甘草五钱，白矾二钱，有病则病受之也。当归一两，白芍一两，炒栀子三钱，荆芥三钱，连翘二钱，白芥子二钱，水煎服。一服知，二剂全消。破溃者四剂愈。如**阴疮**，方中去栀子，加肉桂一钱。此方**统治中焦诸疮**，俱效。妙在用散邪败毒之品于补药之内，转足以消毒而去火也。此中治之法。（眉批：散邪败毒至神丹。）

张公曰：岐真人统治疮疡之方妙甚。然余更有奇方，用生甘草一两，当归一两，蒲公英一两，黄芩一钱，金银花二两，乳香一钱，为末。（眉批：散毒仙丹。）先将前药用水五碗，煎一碗，将乳香末调饮之，神效。亦足附前方之功也。一身上下俱可治之。乃统治之法。

华君曰：予同传，无可语。

孙真君曰：予亦有一方，统治诸疮，方用天花粉三钱，生甘草一两，金银花一两，蒲公英五钱，水煎服。一剂轻。二剂全愈。此方消毒实有奇功。下治诸痈。可统治之也。

下 治 法

论腿痈　多骨痈　囊痈　骑马痈　鹤膝风　脚胫烂疮

天师曰：下治者，乃生腿痈、多骨痈、囊痈、骑马痈、鹤膝风、两脚烂疮、脚疽等项是也。囊痈、骑马痈最难治。此皆少年人不保重，或串花街柳巷，或贪倚翠偎红，**忍精而战**，**耐饥而守**，或将泄而提其气。或已走而再返其阳，或**人方泄精而我又入其户**，皆足以生此恶毒也。方用金银花四两，蒲公英二两，人参一两，当归一两，生甘草一两，大黄五钱，天花粉二钱，水煎服。一剂即消。二剂全愈。溃者三剂愈。**盖此毒乃乘虚而入**，必大补其血，而佐以逐邪之品，则病去如失，否则婉转流连，祸不旋踵。与其毒势弥漫，到后来发散，何不乘其初起，正气未衰，一剂而大加祛逐之为快哉？方中妙在金银花，而以当归补血为君，人参为佐，大黄为使，**重轻多寡**之得宜也。

鹤膝风治法则又不然，此又因湿而战，立而行房，水气袭之，故成此疾。方用黄芪八两，肉桂三钱，薏仁四两，茯苓二两，白术二两，防风五钱，水十余碗，煎二碗，分作二服，上午一服，临睡一服，服后以厚被盖之，必出大汗，不可轻去其被，令其汗自干则愈。一服可也，不必再服。此方妙在用黄芪以补气，盖**两足之所以能动而举步者**，**气以行之**也。今鹤膝之病，则**人之气虚**，**不能周到**，**行步自然艰难**。今用黄芪半斤，则气旺极矣，又佐之肉桂以通其气，又佐之防风以散其邪，始相恶而相济，又佐之白术、薏仁以去其寒湿之气，邪气去则正气自固，此功之所以速成也。若以为人不能受，畏而不用，则反害之矣。

多骨疽，乃生于大腿之中，多生一骨者是。乃湿热而生者也。治之得法，则易易耳，否则变生可畏。方用当归一两，金银花一两，白芍一两，柴胡一钱，茵陈三钱，龙胆草三钱，白术三钱，生甘草三钱，水煎服，即愈。苟或失治，即长一骨，横插于皮间作痛，必须取出此骨始愈。以铁铗钳出之，外用前生肌方药膏贴之，两个即愈。此方妙在用白芍，盖**白芍能平肝木，又能活筋**，多骨疽者，非骨也，**筋变为骨**，似骨而非骨也。**白芍不特平肝木之火，兼能散肝木之邪，邪去则筋舒**，筋舒则似骨非骨者尽化。（眉批：化骨至神丹。）又加金银花，原能去毒，此二味之所以相济也。

足疽亦湿热也。方用金银花一两，蒲公英一两，生甘草三钱，当归一两，薏仁二两，水煎服，一剂即愈。（眉批：祛湿消邪散。）盖此方妙在用薏仁为君，盖**湿气必下受，而水流必下行，薏仁去湿而利关节之气**，金银花去火毒之邪，助之以生甘草，则邪易散而湿易退矣。然而**血虚则水气易侵，湿邪易入**，今用当归以补其血，血足水无所侵，而湿难以入，故用之合宜，而病可速效也。

脚胫之生烂疮，亦湿热也。往往两腿腐烂，臭气难闻，若只以汤药治之，未易奏效。先以葱汤温洗，后以白蜡一两，黄丹二两，韭菜地上蚯蚓粪二两，炒干一两五钱，冰片五分，樟脑三钱，麝香五分，血竭五钱，铅粉一两，炒松香三钱，乳香去油三钱，没药三钱，铜绿三分，轻粉一钱，儿茶三钱，各为绝细末，（眉批：分湿消毒至神丹。）**乘葱汤洗湿之时**，渗在疮口之上，必然痒不可当，但不可用手抓其痒，少顷必流黄水，如金汁者数碗，再用葱汤洗之，又渗，又流，又渗，如是者三次，则水渐少而痛渐止矣。明日用前膏药，以厚皮摊膏，仍入此末药，加入二钱贴之，任其水出。倘痒之极，外以鹤翎扫之，即不痒。贴二膏即止水而愈。（眉批：分湿内化丹。）腿痈即照多骨治法，不再立方。**脚胫烂疮**，内服汤药：金银花一两，薏仁二两，茯苓一两，生甘草五钱，牛膝五钱，萆薢五钱，半夏五钱，肉桂五分，水煎服。自贴膏药，连用此方，二剂即愈。此方妙在薏仁为君，金银花、萆薢为臣，茯苓为佐使。盖**薏仁去两足之湿**，茯苓能分消脾胃中之湿气，生甘草、金银花能解郁热之毒，**而萆薢又善走足**，且能去湿健胫，又加之牛膝以助其筋力，则烂湿之疮，有不去之如失者乎？此下治之最妙者也。

张公曰：下治法尽于此矣。余欲尚赞高深。多骨之生也，虽生于湿热，而成之不由湿热也，必有人**喜饮凉水，好食果品而成**之。初生多骨疽之时，即用大黄一两，芙蓉叶晒干为末一两，麝香三分，冰片三分，五倍子一两，藤黄三钱，生矾三钱，各为末，米醋调成如厚糊一样，涂于多骨疽之左右四周，以药围其皮肉，中留一头如豆大，以醋用鹅翎不时扫之，若不扫。任其干围，则无益也。一日夜即内消。（眉批：消毒散。）疽生于环跳之间，不用此围药，多成多骨疽。故疽一生，无论其有骨无骨，即以此药敷之，神效。其余痈疽疖毒，亦以此药敷之，无不神效。

华君曰：予无可论。

雷公曰：我亦有治多骨之方，用内消之法最奇效。**大凡毒至于环跳之穴者，即多骨疽**也。用人参三钱，大黄五钱，蒲公英一两，金银花二两，天花粉三钱，薏仁三两，先用水六碗，煎薏仁取汤三碗，煎前药三碗，分作二次服。二日服两剂即消。神方也。（眉批：天师云：方神奇之甚，胜吾方也。若已溃。用天师方法治之。）

鹤膝风，古多用大防风汤，内气血药并用，以病在下焦阴分故也。此除去血药，想用宜于初起之时。如病久，古方恐不可废。（李子永识。）

先治法

论外感初起　论内伤初起　论伤寒初起

天师曰：先治者，宜先而先之也。人病发热，**必须散其邪气**，俟邪气速去，**而后再扶其正气**，则正气不为邪所伤。方用柴胡一钱，荆芥一钱，半夏一钱，黄芩一钱，甘草一钱，水煎服。则邪散而身凉。

（眉批：散邪汤。）盖四时不正之气，来犯人身，必然由皮毛而入营卫。今用柴胡、荆芥，先散其皮毛之邪，邪既先散，安得入里？方中又有半夏以祛痰，使邪不得挟痰以作祟，又有黄芩，使不得挟火以作殃，况又有甘草，调和药味以和中，邪气先散，而正气又不相伤，此先治之妙也。一症一方亦可类推。

张公曰：先治法最妙，无奈世人不肯先服药何？所以邪由皮毛而入营卫，由营卫而入脏腑也。倘先用此方，又何至传经深入哉？先治法甚多，不能尽。再传二方，触类旁通，无非先治之法。一方用柴胡一钱，当归一钱，白芍二钱，甘草、陈皮各一钱，天花粉二钱，栀子一钱，水煎服。（眉批：内伤散邪汤。）妙。此方凡肝脉郁者，用一剂即快，不必专是外感也。治内伤初起者神效。又一方用柴胡一钱，白芍一钱，茯苓一钱，甘草一钱，当归二钱，麻黄一钱，桂枝一钱，陈皮五分，水煎服。（眉批：外感祛邪汤。）此方专治伤寒初起者，神效。乘其尚未传经，可从补正之中兼用祛邪之品，而热散之也。**盖初起之邪，尚不敢与正气相敌。故一补正气而邪气自消**。及一传经，则正气遁入于脏腑，不敢与邪相争，愈补而愈不敢出也。故一传经，则万万不可用补药。今乘其初起之时，亟用补剂，而加之祛邪之品，用桂枝以散热，用麻黄以祛寒，寒热相攻，邪难内入，而又有正气之健助，所以一剂而尽愈也。先治之法，二方最妙。幸留意而善用之。

华君曰：予未闻师传也。

雷公曰：天下最难治者，莫过于伤寒。然得其法，治之又甚易。张仲景论之详矣。今又增一法，以治伤寒初起之病，攻补兼施，实有卓见。惜世人未知其论耳。其方可试，无不神效。然而人见白术、当归之多用，疑于太补，不知伤寒初起，何畏于补，鄙意尚可加入人参一钱，**乘其邪未深入，补正以逐邪，则邪易走也**。又何疑于术、归之用哉。（眉批：天师曰：此予方也。但三日内可加参，三日外者不可轻用也。）

（治外感初起，用小柴胡汤，人参、姜、枣加荆芥。按小柴胡，原治伤寒少阳经主药。此经半表半里，寒邪渐逼，而稍稍成热，故用之。亦非外感初起，须知内有湿热之人，而兼外感者用之则宜。其脉左右两寸关俱弦洪者为准。李子永识。）

后治法

论补正攻邪

天师曰：后治法者，宜后而后之也。人有正气虚寒，以中邪气风寒，不可先攻其邪，**盖邪之所凑，其气必虚，邪之敢入于正气之中者，是人之正气先虚也**，不急补其正气，则邪何所畏而肯速去哉！譬如贼人入室，主懦而仆从又怯，贼必将安坐门庭，逍遥酒食矣。苟能用一二果敢之士，出死力而争敌，则盗寇且急走而不遑也。故必先补其正而后可以散邪。方用人参三钱，黄芪三钱，柴胡二钱，半夏一钱，甘草一钱，当归三钱，陈皮一钱，白术三钱，神曲五分，黄芩五分，山楂五粒，水煎服。（眉批：补正散。）此方妙在用参、归、芪、术以扶正气，加柴胡、半夏以祛邪，加陈皮、山楂以消食，加甘草以和中，不治邪而邪自退。此后治之妙法也。

张公曰：后治法甚多，再传二法。一方用人参一钱，白术三钱，甘草一钱，半夏一钱，柴胡三钱，茯苓三钱，水煎服。（眉批：扶正散邪汤。）此方专治正气虚而邪入之者。如头疼、发热，**凡脉右寸口大于左寸口者**，急用此方，无不全愈。盖虽有外邪，不可纯作邪治，当以**补正为先**，治邪为后。又一方，用当归三钱，白芍三钱，枳壳一钱，槟榔一钱，甘草一钱，水煎服。（眉批：补血荡邪汤。）此方治痢疾之病最妙。以补正为先，荡邪为后，其余后治之法，可意会而默通之也。

华君曰：予未传。

雷公曰：后治法有**疟疾**方，用人参五钱，白术一两，青皮一钱，柴胡一钱，半夏三钱，水煎服。（眉批：天师云：方妙。）疟病虽有痰邪，不可先治邪，此方一味补正，略为祛邪以消痰，**然正足而邪自退**矣。更有阴虚而发热如疟者，亦以前方，加熟地一两，生何首乌一两，去半夏，换白芥子三钱，治之亦效。

急治法

论风邪作喘　直中阴寒　中心卒痛　中痰　中邪　中气　论气喘非外感　论腹痛非内伤

天师曰：急治者，不可须臾缓也。乃外感之喘胀，气不能息之类。如直中阴寒，手足厥冷，小腹冷痛而欲死者是也。如心中卒痛，手不可按，气闷欲死者是也。凡人忽感风邪，寒入乎肺经，以致一时喘急，抬肩大喘，气逆，痰吐不出，人不能卧是也。方用柴胡一钱，茯苓二钱，当归一钱，黄芩一钱，麦冬二钱，射干一钱，桔梗二钱，甘草、半夏各一钱，水煎服。（眉批：灭邪汤。）此方妙在用柴胡、射干、桔梗以舒发肺金之气，用半夏以祛痰，用黄芩以去火，盖外感寒邪，则内必变为热症，今用黄芩以清解之。然徒用黄芩，虽曰清火，转足以抑遏其火气，妙在用桔梗、射干、柴胡，一派辛散之品，转足以消火灭邪，此急治之一法也。

直中阴寒之症，乃寒邪直入于肾经，不由皮毛而入营卫，不由营卫而入脏腑也。乃**阴寒之邪，直中于两肾之中，而命门之火无可藏之地**，乃奔越星散，而寒邪乘其真火逃亡，趁势赶逐，于是入腹则腹痛，入肝则肝绝，入心则人亡。此至急之时，不可用药之须臾缓也。方用人参五钱，白术一两，附子一钱，肉桂一钱，干姜五分，水煎服。（眉批：逐寒回阳汤。）此方妙用人参、白术，盖寒邪直入，宜只用附、桂以逐之，何必用参、术？而且多加之也。不知**寒邪直犯肾宫，元阳遁出于脾胃之间，只此一线之微气在焉**。若不用人参以救之，何**能唤回于无何有之处**？不多加**白术**，何**能利其腰脐而回其元气**？故又加附子、**肉桂**，**以祛散其寒邪**也。

中心卒痛，手不可按者，乃火邪犯心也。若不急救息其火，则脏腑内焚，必致身殉。方用栀子三钱，白芍五钱，甘草一钱，良姜三分，天花粉二钱，苍术一钱，贯众一钱，水煎服。（眉批：泻火定痛汤。）此方妙在用栀子以清火。或疑心经之热，宜用黄连以凉之，何以不用黄连，而反用栀子耶？盖心中火发，用黄连固宜，然**黄连性燥，心火正在燥烈之时，以燥投燥，正其所恶，不特不能去火，而转助其焰**矣。不若栀子泻其肝木之邪，**母衰**则子**亦衰**，不泻心火，正所以泻心火也。且**栀子能泻六经之郁火**，原不专入肝经，亦能入心经也。一味而两用之，此用药之奇妙，况又与白芍共用以泻肝，又加良姜数分，以引入于心中，复增天花粉，以逐其火热之痰，则痰去自然火散而郁气益舒，此急治肝，而正急治心也。又是急治之一法。余可类思。

张公曰：急治之法，妙矣。而余更有法。如人中痰、中邪、中气三法，亦不可不讲。

中痰方：用人参三钱，白术三钱，茯苓三钱，附子一钱，天南星一钱，半夏二钱，水煎服。下喉即愈。**盖痰之生也，由于气之虚；而气之虚也，由于脏腑之**冷，故方中用参、术以补正气；用半夏、南星、茯苓以祛痰；用附子以温中，所以一下喉而痰声静、痰气清也。（眉批：开窍消痰饮。）

中邪方：用人参三钱，白术三钱，半夏三钱，皂角末一钱，陈皮一钱，水煎服。此方之妙，在皂角能开人之孔窍，引人参、白术、半夏之类。直入心经，而痰之迷滞，无不尽开，痰去邪将何留？（眉批：助气回生饮。）

中气方：用人参一两，白术五钱，茯苓五钱，甘草一钱，陈皮一钱，附子一钱，半夏三钱，南星三钱，水煎服。此方与中痰方相仿佛，而此方胜于前者，以**分两之多**，而又多甘草、陈皮，以消中和内也。三法有利于医者不浅。

华君曰：予闻之天师矣，尚有二症，一则气喘之不能卧，而非外感也；一则腹痛之不可忍，而非内伤也。**凡人有气喘不得**卧，吐痰如涌泉者，舌不燥而喘不甚，**一卧则喘加**，此非外感之风邪，**乃肾中之寒气**也。盖**肾中无火，则水无所养**，乃上泛而为痰。**将胃中之水尽助其汹涌之势**，而不可止遏矣。法当用六味丸汤，加附子、肉桂，大剂饮之，则肾宫火热，而水有所归，水既归宫，喘逆之气亦下安而可卧。**凡人之卧，必得肾气与肺气相交，而后河车之路平安，无奔逆**也。（眉批：妙！）方中补其肾火，何以安然能卧？不知**肾为肺之子，子安则母亦宁**，肺金之气，可归于肾宫，以养其耗散之气矣。**此所以补肾火，正所以养肺金也**。况**六味丸**全是补肾水之神剂乎？**水火同补，而肺金更安**。肺肾相安，有不卧之而甚适者乎？

凡人腹中疼痛欲死，手按之转甚者，此乃火挟痰与食而作祟也。若作直中治之，立死矣。方用甘草一钱，茯苓三钱，白芍五钱，枳实一钱，栀子三钱，山楂二十粒，水煎服。加柴胡一钱。此方有解纷之妙。（眉批：纷解散。）乃天师未传者。想于别门见之也。

岐天师曰：实未传。孙真君有治心痛方：贯众三钱，乳香末二钱，白芍三钱，炒栀子三钱，甘草五分，水煎服，一剂即止痛。此方专治火痛也。治呼号口渴者，神效。

缓 治 法

论阳明之火大渴　论大吐　论大泻

天师曰：缓治者，不可急，而姑缓之也。如人病火盛之症。大渴引饮，呼水自救，朝食即饥，或夜食不止，或久虚之人，气息奄奄，不能饮食者是。前症阳明火盛，故能食善消，自宜竹叶石膏以治之矣。然而不可急也。盖**火盛必然水衰，火之有余，水之不足**。**石膏辛散**之味，虽然去火，而势过猛烈，实能铄尽真阴，大热之际，不得已而用之，所以救存肾中之水也。若日日用之，则水不能救，而**反耗真阴之气**。**真阴之气既耗，则火仍复沸腾**。不若缓治之为得也。方用元参一两，麦冬五钱，白芥子二钱，竹叶三十片，甘菊花二钱，生地三钱，陈皮五分，丹皮二钱治之。（眉批：清肃至凉汤。）此方之妙，全在**元参，能去浮游之火，使阳明之余火，渐渐消灭**。麦冬消肺中之热，断胃之来路；用生地清肾中之火，断胃之去路；加丹皮截胃之旁路；竹叶与白芥子，清痰行心，又截胃之中路。四面八方，俱是分散其势，则余火安能重聚？此缓治法，胜于急遽之功也。

至于久虚之人，气息奄奄，无不曰宜急治矣。不知气血大虚，骤加大补之剂，力量难任，必至胃口转加膨胀，反不若缓缓清补之也。方用茯苓一钱，白术五分，山药一钱，陈皮三分，甘草三分，人参三分，当归一钱，白芍二钱，枣仁五分，山楂三粒，麦芽三分，炮姜三分，水煎服。（眉批：和缓散。）此方妙在用白芍为君，引参、苓入肝为佐，**小小使令，徐徐奏功，潜移默夺，使脾气渐实，胃口渐开**，不急于张皇，而徐能奏功。此又缓治之一法。

张公曰：缓治之法，不只阳明之火宜然，天师借而说法，余又广之可也。凡人久病，俱不可急遽用药，须缓治为妙。譬如人大渴之后，不可纯用止渴之药是矣。然而**大吐**之人，岂亦可纯用止呕之味耶？不可也。法当用人参五钱，茯苓三钱，白术三钱，甘草三分，陈皮一钱，豆蔻仁三粒，水煎服。此方纯用健胃补脾之剂，而人不知其中**奥妙**也。**大吐之后，津液已干**，如何又用健脾补胃以重燥之，得毋伤子太甚耶？不知**脾胃之气健，而后津液能生，苟以润药补之，则脾胃恶湿，反足伤其真气**，所以不用润剂，而反用燥药也。**他脏腑恶燥，惟脾胃脏腑反恶湿而喜燥**，以人参、白术投之，正投其所好，又安有燥烈之虞哉？

大泻之后，自多亡阴，宜以补阴药治之矣。然而以补阴之药急治，反足增其水势，法当以温药补之。用熟地五两，山药四两，山茱萸四两，白术五两，肉桂一两，肉果一两，北五味一两，吴茱萸一两，人参五两，薏仁五两，各为末，蜜为丸，如大梧子大。（眉批：生阴止泻丹。）每日晚饭前吞五钱，旬日即健矣。此方之妙，不用茯苓、泽泻、猪苓之类，去分消水气，而水气自然分消。盖补肾正所以补脾，而缓治胜于急治也。

华君曰：未传。

本 治 法

论心惊不安　夜卧不睡　论精滑梦遗　见色倒戈

天师曰：本治者，治心肾之法也。人非心不能宁静致远，非肾不能作强生育，故补心即当补肾，补肾即当补心也。是二经一身之主宰，脏腑之根本也。故人病心惊不安，或夜卧不睡者，人以为心之病也，谁知非心病也，肾病也。如人见色而思战，入门而倒戈者，或梦遗精滑者，人以为肾之病也，谁知非肾病也，心病也。然则欲安心者当治肾，欲治肾者当治心。治心方：用人参三两，茯苓三两，茯神三两，远志二两，生枣仁一两，熟地三两，山茱萸三两，当归三两，菖蒲三钱，黄连五钱，肉桂五钱，白芥子一两，麦冬三两，砂仁五钱，各为末，蜜为丸。每日送下五钱。或酒或汤俱可。此方乃**治心之惊与不寐**耳。宜用参、苓、当归、麦冬足矣。即或为火起不寐，加黄连亦足矣。何以反用熟地、山茱萸补肾之药，又加肉桂以助火？不知**人之惊恐者，乃肾气不入于心也；不寐者，乃心气不归于肾**也。今用熟地、山茱萸以补肾，则肾气有根，自然上通于心矣。肉桂以补命门之火，则肾气既温，相火有权，则心气下行，君火相得，自然上下同心，君臣合德矣。

治肾方者，精滑梦遗，与见色倒戈，则关门不守，肾无开合之权矣。谁知皆心君之虚，而相火夺权，以致如此。方用熟地半斤，山药四两，山茱萸四两，茯苓三两，肉桂一两，附子一个，人参三两，白术四两，北五味一两，麦冬三两，远志一两，炒枣仁一两，鹿茸一副，巴戟天三两，肉苁蓉三两，柏子仁一两，砂仁五钱，紫河车一副，杜仲一两，破故纸一两，各为末，蜜为丸。此方用熟地、山萸、杜仲、山药之类补肾也；巴戟天、苁蓉、附子、鹿茸补肾中之火也，可以已矣。而必加入参、苓、柏子仁、麦冬、远志、枣仁之类者，何也？盖**肾中之火虚，由于心中之火先虚**也。故**欲补肾火者，先补心火，使心火不补，肾火终不能益，而转增其上焦之枯渴**，故必须兼补其心，心气下舒于肾中，肾气上交于心，则水火相济，君臣和悦，人民奠安，肺气清宁，脾胃得养，通调三焦，不妨整戈矛再利，即野御亦可收功也。

张公曰：予有一言，愿赞高深。本治责之心肾，又何疑焉？然而心不可徒补之肾，而肾不可徒补之心也。譬如人有心惊不寐，虽是肾气之不上通于心，而亦**有肝气之不上生于心**，故补肾之中，自宜添入补肝之品，方中有当归、肉桂，亦是补肝之品，然终非直入肝经之药也。愚意前方中加入白芍三两，补肾而兼补肝，相因而生心火，心有不泰然者乎？肾虚而用补心之药固是，然**补心而不补肝**，则**肝木郁塞，心难下生**。愚意补肾方中，亦宜添入白芍三两，则**肝气自舒，自生心包之火，火足自生命门之火**矣。可质之岐天师，再定去留。（眉批：雷公曰：天师方固妙，而张公论亦佳。）

华君曰：予亦曾闻之夫子矣。有方亦妙，并传于此。凡人**卧不安枕**，方用人参五两，远志二两，枣仁，炒，二两，熟地八两，山茱萸四两，茯神三两，柏子仁一两，麦冬三两，陈皮五钱，各为末。蜜为丸，每日白滚水送下一两，五日即安。一料全愈。名为宁神安卧丸。人有梦遗者，用熟地一斤，山药一斤，芡实一斤，生枣仁五两，巴戟天二两，麦冬三两，北五味三两，莲子半斤，同心用，各为末，蜜为丸。每日白滚汤送下一两，名为益心止遗丸。前方补心中而兼补肾，后方补肾中而兼补心。与天师传方同意。二方亦天师传也。不知何故各各不同，然而四方俱奇妙通玄。甚矣！夫子之不可测也。**巴戟天不特强阳，而且止精，肾水非火不能生，亦非火不能止**。若用肉桂、附子大热之味，果然助其虚火。巴戟性非大热，不能温中，用之纯阴之中何害？反得其既济之功也。

孙真君传治**心惊不安**方。**心惊，非心病**也。**乃肝血虚而不能养心**也。方用白芍五钱，当归五钱，熟地五钱，生枣仁一两，远志一钱，茯神三钱，麦冬五钱，北五味一钱，人参二钱，水煎服。（*眉批：天师云：此方之妙在用生枣仁至一两。*）此方之妙，全不尽去治心，**治肝正所以治心，治肺亦所以益心也**。

又传治见色倒戈方：用人参三两，熟地八两，黄芪五两，白术八两，肉桂二两，山茱萸三两，巴戟天五两，肉苁蓉三两，麦冬五两，北五味一两，覆盆子五两，各为末，蜜为丸。每日半饥酒送下一两，一月后，房事即改观。但不可传与匪人耳。

末 治 法

论大便不通　小便不通　疟症不已　产妇感中风邪

天师曰：末治者，乃六腑之治也。人如病大小便不通，或疟症不已，产后风寒，皆作末治也。凡久病之后，或大便一月不通，不必性急，只补其真阴，使精足以生血，血足以润肠，大便自出。不可视为根本之病，而速求其愈。亦有人小便点滴不出，亦不必十分大急，乃肾气不能行于膀胱也。补其肾气，则小便自出，不必视为根本之病，而急欲出之也。**大便不通**方：用熟地一两，元参一两，当归一两，川芎五钱，火麻仁一钱，蜜半瓯，大黄一钱，桃仁十个，红花三分，水煎服。此方妙在用熟地、元参、当归以生阴血，少加麻仁、大黄以润肠下行，此正末治其闭结，而不亟亟以通之也。**小便不通**方：用肉桂一钱，熟地一两，山茱萸四钱，茯苓二钱，车前子一钱，泽泻一钱，丹皮一钱，山药一钱，水煎服。此方即**七味地黄汤**。妙在不去通小便，而专治肾水肾火。盖肾中有火，而膀胱之气化自行，不通小便，而小便自通矣。此末治之一法也。

疟症不已，终岁连朝，经年累月，或已止而又发，或未止而难痊，人皆谓有邪未散也，急宜逐邪，不可末视之。殊不知**邪之久踞，乃正虚之甚**也，自当重补其正，而末治其邪。方用熟地五钱，何首乌五钱，鳖甲五钱，白术五钱，当归五钱，人参三钱，甘草一钱，柴胡一钱，半夏一钱，肉桂五分，山茱萸四钱，水煎服。此方妙在熟地、山茱萸、当归之品以补阴血，加人参、白术以健脾，加鳖甲以入阴分，加何首乌以补阴气，加半夏、柴胡少少去其痰与邪，则正气有余，邪自退舍。此又末治之一法。

产妇感中风邪，皆作末治者，产妇**旧血尽去，新血未生，大虚躯壳，原易中邪**。风寒袭之，一散邪必有厥逆、寒症之变，死亡顷刻矣。方用当归一两，川芎五钱，人参一两，荆芥一钱，肉桂一钱，益母草一钱治之。此方妙在用参、归各一两，参以固气，归以生血，**气血既生，而风邪易去**。**大虚之人，略带祛邪之药，则邪原易出，乃腠理实疏，关门不锁**故耳。方中荆芥一品最妙，不特易于祛邪，而且引旧血以归经，佐新血以复正，故两用之而成功也。益母草更是产科最利之品，安有他虞哉！此又固气血为先，散邪为末。又一法也。

张公曰：俱讲得入神出化，予又何佐高深哉？尚有一言相商，**产妇临月之前一月**，如有风邪感冒等症，皆作风寒感冒治之。**其临月之期**，如有感中风邪，不可作风邪治之。方用人参一两，当归一两，川芎五钱，柴胡二钱，甘草一钱，白芥子三钱，水煎服。毋论其头疼，身痛，咳嗽，太阳痛，六经传经伤寒，俱宜以此方治之，切不可轻用桂枝、麻黄，盖孕妇实与平常人治法大不相同耳。

孙真君曰：大便不通，亦多实症，天师传者，治虚症之方耳。我传此方，治实症者，实有奇妙。方用大黄五钱，当归尾一两，升麻五分，蜜半瓯，水煎服。（眉批：天师云：此方尚加熟地一两。）大黄泄利，用当归润之，仍以为君，虽泄而不十分过猛，不至有亡阴之弊，况有升麻以提之，则泄中有留，又何必过虑哉？

不内外治法

论跌仆断伤

天师曰：内者，胸腹之中；外者，风邪之犯。今既无胸腹之病，又无风寒之侵，忽然跌仆为灾，断伤受困，此不内外之因，又一门也。方用当归五钱，大黄二钱，生地三钱，赤芍药三钱，桃仁一钱，红花一钱，丹皮一钱，败龟板一钱，水一碗，酒一碗，煎服。（眉批：逐瘀至神丹。）方中最妙当归、芍药和其血，大黄、桃仁逐其瘀，生地、红花动其滞，一剂即可病去也。倘以大黄为可畏，或不用，改为别味，则虽有前药，亦用之而不当。盖有病则病受之，用大黄之药，始能消去其瘀血，而终不能大下其脾中之物，又何必过忌哉？倘跌伤、打伤，手足断折，急以杉板夹住手足，不可顾病人之痛，急为之扶正、凑合、安当，倘苟不正，此生必为废人。故必细心凑合端正，而后以杉板夹之，再用补骨之药，令其吞服，则完好如初矣。（眉批：接骨至神丹。）方用羊踯躅三钱，炒黄大黄三钱，当归三钱，芍药三钱，丹皮二钱，生地五钱，土狗十个，槌碎，土虱三十个，捣烂，红花三钱，自然铜末，先将前药酒煎，然后入自然铜末，调服一钱，连汤吞之，一夜生合。神奇之甚，不同世上折伤方也，不必再服，只服二剂可也。盖羊踯躅最能入心而去其败血，人受伤至折伤手足，未有不恶血奔心者，得羊踯躅入心，引诸活血之药，同群共入，则恶血必从下行，而新生之血，必群入于折伤之处，况**大黄不特去瘀血，亦能逐瘀而生新**，瘀去而各活血之品，必能补缺以遮其门路，况土狗、土虱俱是接骨之圣药，即有缺而不全，又得自然铜竟走空缺而补之，此所以奏功之速耳。骨断之处，自服药后，瑟瑟有声，盖两相连贯，彼此合缝，若有神输鬼运之巧，恐世人不信耳，吾传至此，不畏上泄天机者，正副远公好善之心，共为救济之事，庶天眷可邀，愆尤可免耳。

跌损唇皮之类，以桑白皮作线缝之，后以**生肌散**糁之自合。

张公曰：方至此，神矣，圣矣，化矣，亦何能赞一言哉！惟有前方煎药之内，少为商酌者：第一方中，再加生地三钱，枳壳五钱，盖生地乃折伤之圣药，多多益善，少则力不全耳。折伤之病，未免瘀血奔心，有枳壳之利于中，则瘀血不能犯也。

华君曰：无可言。

阴 治 法

论肾虚感寒　水亏夜热

天师曰：阴治者，病症乃**阴气不足**，而**阴邪又犯**之也。如**肾水虚寒**，又感寒者；或**肾水亏竭**，夜热昼寒是也。此等病，若认作阳证治之，则口渴而热益炽，必致消尽阴水，吐痰如絮，咳嗽不已，声哑声嘶，变成痨瘵。法当峻补其真阴，则**阴水足而火焰自消**，**骨髓清泰**，**上热余火俱归乌有**矣。方用熟地一两，山茱萸五钱，麦冬五钱，北五味五钱，元参三钱，地骨皮三钱，丹皮一钱，沙参五钱，白芥子一钱，芡实五钱，车前子一钱，桑叶七片，水煎服。（眉批：安火至圣汤。）此方妙在全用纯阴之品，一直竟进肾宫，滋其匮乏，则焦急之形，不上焰于口舌皮毛之际，又加元参、地骨皮、沙参、丹皮之品，少清其骨髓中之内热，自然阴长阳消，不治阳而自安也，又何必更加柴胡以散之，而邪始去哉？此方乃治阴火自动者，神效。

若**阴寒无火**者，又不宜用此方，当用肉桂一钱，附子一钱，熟地一两，山茱萸四钱，白术三钱，人参三钱，柴胡五分，水煎服。（眉批：祛寒至圣丹。）此方之妙，用附、桂祛寒之药，加之于参、熟补阴之内，使阳得阴而有制，不至奔越沸腾，少加柴胡数分，则阴邪自散，又何必纯用麻黄、桂枝之类，铄尽真阴哉？况**肾中之火**，**必得水而后生**，以水非邪水，乃**真水**也。**邪水可以犯心而立死**，**真水可以救心而长延**，盖**阳根于阴**，而**真阴肾水**，**实为真阳君相之火之**母也。（眉批：妙极。）此方中加熟地、山萸，正是此意。恐人未知，故又表而出之。倘只用附桂以祛寒，未尝不效，然而邪去而阴消，必然枯渴，苟或治之不得法，必有亡阳之症矣。愿人加意于**水中补火**，更于**水中去邪**也。

张公曰：妙绝之论，发千古所未发。何以再赞高深？然尚有一方以参之：前症乃**阴虚火动**也，用**六味汤**，似亦相宜。后症乃**阴寒无火**也，**八味汤**似亦可用。然而终不及天师二方，盖**治阴之内**，**即留以治阳**；而**治阳之中**，**即藏于补阴**也。有贫不能用人参者，用予后方可也。

华君曰：同传予法无异。

阳 治 法

论伤寒发斑　中暑火炽　伤暑吐血　阳症　火泻

天师曰：阳治者，治阳症之病也。阳症甚多，不能概举，姑举一二症大者言之。伤寒内发斑，身热心如火，口渴呼水，气喘舌燥，扬手出身者是。或中暑热之气，大渴饮水数桶不止，汗如雨下，大喊狂呼，日重夜轻是也。此皆阳火烧焚于胃口，烟腾势急，威猛不可止遏，皆阳症也。此时杯水实不足以胜之，非大剂寒凉，安能扑灭？即以用寒凉扑灭之矣，而余烟断火，微焰犹存，必得大雨滂沱，屋栋沟渠，无非膏泽，则火气消亡，门庭可整。此阳症之治，难于阴症也。方用元参三两，升麻二钱，黄芩一两，麦冬三两，防风三钱，天花粉三钱，苏叶一钱，青黛三钱，生甘草三钱，生地一两，桑白皮五钱，一剂即消大半，二剂全愈。（眉批：滂沱汤。）此方妙在元参为君，不特去其浮游之火，兼能清其胃中之热，且性又滋润，发斑虽是火热，不能外越。然亦**因胸中水少不足润**，**故郁而不出**也。今用元参润之，则火得润而难居，况又有黄芩，以大凉其胸膈，又加升麻、防风，引散其火邪，更佐之麦冬、生地，凉血以清肺气，自然清肃下行，而中焦之火，尽化为乌有也。

至于中暑之病，亦阳火邪炽也。法用青蒿五钱，石膏五钱，麦冬五钱，半夏一钱，黄连一钱，人参三钱，甘草一钱，茯苓五钱，竹叶五十片，水煎服。（眉批：消暑至神汤。）此方妙在用青蒿去暑，**再加二钱香薷**，**则暑气自化**。用石膏以平泻其胃中之邪火，邪火一去，胃气始转，水能下行，不蓄停于膀胱之内，而散逸于四肢，况又有茯苓导其下行者乎！又虑火气伤心，复加黄连以救心，人参以救肺，各脏既安，胃邪必遁，此治阳症之妙法也。

张公曰：妙论出奇不穷。阳症固多，二症最急。故天师特举之以为法。予再广之，有二症在焉。一则伤暑中之吐血也。凡人感伤暑气，忽然吐血倾盆，人皆谓是阴虚，不知阴虚吐血，与阳虚吐血不同。

阴虚吐血者，人必安静，不似**阳虚之躁动不宁**也。**阳虚必大热作渴，欲饮凉水，舌必有刺，不似阴证之口不渴而舌苔滑也**。法当清胃火，不必止其血。方用石膏三钱，青蒿五钱，香薷三钱，荆芥一钱，当归三钱，人参三钱，水煎服。(*眉批：祛暑止血汤。*)此方乃正阳症吐血之神剂也。方中虽有解暑之味，然而补正多于解暑，去香薷一味，实可通治诸阳证之血也。但此方只可用一二剂，即宜改用六味地黄汤，以滋其阴水，水足则阳火自消耳。

一则阳症之火泻也，完谷不化，饮食下喉即出，一日或泻十余次，或泻数十次，或昼夜泻数百次，人以为热也，然而热之生也，何故？**生于肾中之水衰不能制**火，**使胃土关门不守于上下**，所以**直进而直出也**。论其势之急迫奔崩，似乎宜治其标，然治其标，不能使火之骤降，必须急**补肾中之水**，**使火有可居之地**，**而后不至于上腾**。方用熟地三两，山茱萸一两，车前子一两，甘草一两，茯苓一两，白芍三两，肉桂三分，水煎服。(*眉批：壮水汤。*)此方乃补肾之汤，非止泻之药也。然而止泻之妙，捷如桴鼓，盖**肾水一生**，**肾火即降**，顷刻应验，非好为奇谈而不据实理也。若只作胃虚有火治之，未尝无功，终不若此之捷。

脾约丸亦佳，安能及此方之神哉！

华君曰：与余同，不必讲。

雷公曰：无一论不奇妙。

假治法

论假热假寒

天师曰：假治者，病是假热，而治以假热之方；症是假寒，而治以假寒之药也。如人喉痛、口干、舌燥，身热，人以为热，而非热也，内真寒而外现假热耳。如人手足冰冷，或发厥逆，或身战畏寒，人以为寒，而非寒也，内真热而外现假寒耳。此时看症未确，死生反掌。吾以假热之药，治假寒之症，以假寒之品，治假热之病，是以假对假也。假寒方：附子一钱，肉桂一钱，人参三钱，白术五钱，猪胆汁半个，苦菜汁三匙。先将药二碗，水煎好，以冰水泡凉，入猪胆汁、苦菜汁调匀，一气服之即愈。方中全是热药，倘服之不宜，必然虚火上冲，尽行呕出，吾以热药凉服，已足顺其性而下行，况又有苦菜汁、胆汁之苦，以骗其假道之防也。盖**上热之症，下必寒极**，热药入之，至于下焦，投其所喜，无奈关门皆为强贼所守，非以间牒给之，必然拒绝而不可入，内无粮草，外无救援，奈之何哉？吾今用胆汁、菜汁以与守关之士，买其欢心，不特不为拒绝，转能导我入疆，假道灭虢，不信然哉！

至于假热之方，则又不然。心胸之内，全是一团邪火，盘踞于中焦，若不直捣中坚，巨魁不擒，余党安能星散？然而用师无法，则彼且力拒死斗，而不可救。方用黄连三钱，柴胡二钱，白芍三钱，当归三钱，炒栀子二钱，半夏三钱，枳壳一钱，茯苓三钱，菖蒲三分，水煎服。此方妙在用黄连一味，直入心经，佐以栀子副将，单刀直入，无邪不散。又柴胡、白芍，泻其运粮之道，又半夏、枳壳，斩杀余党，中原既定，四隅不战而归正矣。然而火热居中，非用之得宜，则贼势弥空，安能直入？又加菖蒲之辛热，乘热饮之，则热喜同热，不致相反，而转能相济，此又假治之妙法也。

张公曰：讲得透彻痛快，予又何说之词？然而假热、假寒不只此二症也。吾再广言之。如人气喘不安，痰涎如锯而不止者，人以为热，而非热也，乃下元寒极，逼其火而上喘也，此最急、最危之症。苟**不急补其命门之火与肾水，则一线微阳，必然断绝**。方用熟地四两，山茱萸三两，麦冬三两，北五味一两，牛膝一两，附子一钱，肉桂一钱，冰水泡冷服之。一剂即愈。附子、肉桂斩关夺门之药，其性最热，倘不用之于熟地、山茱萸、北五味之中，则**孤阳乘大热之势**，**沸腾而上**矣，方中妙在用熟地、山茱萸之类，使足以济火，又**麦冬以滋肺金之化原**，使金去生水，而水益足以生火，而火不敢于飞越。况又有牛膝之下走而不上行乎？然必冰水泡之，骗其上焦之热，直至肾宫，肾宫下热，则上焦清凉，火自归舍，又何患喘与痰作祟哉。更有眼目红肿，经年不愈者，人以为热，而不知非热也，亦肾火上升而不下降耳。法用六味地黄汤加麦冬、甘菊花、白芍、当归各三两，柴胡五钱，各为末，蜜为丸。每日吞服五钱，一料必全愈。此虽病轻，而世人多患之，迷而不悟。予所以特表出也。虽非假治之法，而症实假热之症，可触类而旁通之耳。假寒之法莫妙岐天师之方，可以统治矣，故不再传。

华君曰：亦同。

真 治 法

论真热真寒

天师曰：真病原难分晰，然有假即有真也。即以前症言之，如人喉痛、口干、舌燥、身热，与假热无异。然而此曰“**真热者**”，何以辨之？**假热**之症，口虽渴而不甚，舌虽干而不燥，即燥而无芒刺，无裂纹，喉虽痛而日间轻，身虽热而有汗，不若**真热**之症，口干极而呼水，舌燥极而开裂、生刺，喉日夜痛而不已，身大热烙手而无汗也。方用麻黄三钱，黄连三钱，黄芩三钱，石膏三钱，知母三钱，半夏二钱，枳壳二钱，甘草一钱，当归五钱，水煎服。一剂轻，二剂愈。此方纯用寒凉之药，以祛逐其火，火一去而上焦宽快矣。更有人**手足冰冷**，或数厥逆，身战畏寒，与假寒无异，然而谓之“**真寒者**”，何以辨之？**假寒**之症，**手足冰冷**，或有时温和，厥逆身战，亦不太甚，有时而安。然有时而发搐，不若真寒之症，手足寒久不回，色变青紫，身战不已，**口噤出声而不可禁**也。方用附子三钱，肉桂一钱，干姜一钱，白术五钱，人参一两，急救之。此乃**直中寒邪**，**肾火避出躯壳之外**，而**阴寒之气**，**直犯心宫**，**心君不守**，**肝气无依**，乃发战、发噤，手足尽现青色也。然则只宜用附、桂、干姜，祛逐其寒邪足矣，何以又用白术、人参，且少用亦足济用，何以多加如许也？盖**元阳飞越**，**只一线之气未绝**，若不急**用人参**，**返气于若存若亡之际**，而徒用桂、附、干姜，一派辛辣火热之药，邪虽外逐，而正气亦就垂绝，故不若多加于危急之际，则败军残卒，见有孤军未亡，而又骁勇之将，号召散失，有不再整旗枪，共奔纛下者乎？此真治之妙也。

张公曰：奇论天开。**真治即直治**，真治其本病，而不必以假药骗之，对症用药可也。余不再论。

华君曰：亦同。

男 治 法

论狐疝　论强阳不倒　论痿阳不振

天师曰：男子与女子之治，原无分别，然而亦有殊处。男子与妇人殊者，疝病、阳强不倒、痿而不举。疝病不同，然而与妇人异者，只狐疝不同耳，余俱相同。**狐疝者**，**日间缩在囊之上**，**夜间垂在囊之下也**。此乃寒湿，又感阴阳不正之气，乘于交感之际，或在神道之旁，或在风湿之际，感而成之也。方用杜若五钱，捣汁，以凉水浣之，取汁一碗，加沙参一两，肉桂一钱，桂枝一钱，小茴香一钱，橘核一钱，水煎服。（眉批：扶正祛疝汤。）一服即伸出，二服即消，三服全愈，神方也。

强阳不倒，此虚火炎上，而肺金之气，不能下行故尔。若用黄柏、知母二味，煎汤饮之，立时消散。然而自倒之后，终岁经年，不能重振，亦是苦也。方用元参三两，肉桂三分，麦冬三两，水煎服。即倒。

（*眉批：养阳汤。*）此方妙在用元参以泻肾中浮游之火，尤妙肉桂三分，引其入宅，而招散其沸越之火，同气相求，火自回合，况麦冬又助肺金之气，清肃下行，以生肾水，**水足火自息**矣。此不求倒而自倒，他日亦可重整戈矛，再图欢合耳。

至于痿而不振者，乃过于琢削，日泄其肾中之水，而肾中之火，亦日消亡。盖水去则火亦去，必然之理。如一家人口，厨下无水，又何以煮爨而生烟，必汲其泉源，而后取其薪炭，可以钻燧取火，以煮饮食，否则空铛安爨也？方用熟地一两，山茱萸四钱，远志一钱，巴戟天一钱，肉苁蓉一钱，肉桂二钱，人参三钱，枸杞子三钱，茯神二钱，杜仲一钱，白术五钱，水煎服。一剂起，二剂强，三剂妙。（*眉批：起阳至神丹。*）老人倍加。此方用**热药于补水之中，则火起而不愁炎烧之祸**，自然煮汤可饮，煮米可食，断不致焦釜沸干，或虞爆碎也。此皆男治之法也。

张公曰：男治法妙。然余亦有数方，可并传之。狐疝方：用白术五钱，沙参一两，柴胡三钱，白芍三钱，王不留行三钱，水煎服。（*眉批：逐狐丹。*）一剂即出而不缩。

阳倒不举方：用熟地一斤，肉桂三两，覆盆子三两，黄芪二斤，巴戟天六两，柏子仁三两，去油，麦冬三两，当归六两，白术八两，各为末，蜜为丸，每日白滚汤送下一两。（*眉批：强阳神丹。*）自然阳旺不倒矣。

孙真君传治疝方：用沙参一两，橘核一钱，肉桂一钱，柴胡一钱，白芍五钱，陈皮五分，吴茱萸五分，水煎服。一剂即定痛，二剂即全愈。**疝气一症，大约皆肝木之病**，予所以治其肝，自随手而奏功也。妙。

女 治 法

论风邪入血室　论治羞隐　阴内生虫　阴门生疮

天师曰：女症各经，俱与男人同治。惟是经症宜知，至于羞隐之处，更宜留心是也。经期前后，寒热温凉，有邪无邪，俱当细辨。世有专门，不须枚举。我今只据一症而言之。如妇人**经期适来，为寒风所中，则经水必然骤止**。经不外泄，必变为寒热，时而身战，时而身凉，目见鬼神，心中惊悸。论治法，本当刺其期门之穴，一刺出血，立已。无奈世人不肯刺于乳下，羞恚不肯为医人所见，于是必变而益发狂谵语，所由来也。今立一方治之，方用柴胡三钱，当归二钱，白芍五钱，枳壳二钱，炒栀子三钱，甘草一钱，陈皮五分，生地二钱，水煎服。此方妙在**用柴胡于白芍之中**。盖前症经血不能外出，则血藏于血室之中，藏而不出，则血化为热，气郁结不伸，必在半表半里之间，以兴妖作怪。柴胡真半表半里之药，用白芍直入血室，和平而分解之，如人羞恚隐藏于血宅之内，必得一相信之人，走入其中，为之开导，而后众人排闼而入，庶几一笑回春，仍然欢好，身出而祸亦消。此方之妙，理实相同。故取而显譬之。非好为论说也。至于羞隐之症，亦不可枚举，查其专门。而细询病情，随症加减，治之可也。

张公曰：论奇辟。予更有说。热入血室，非热也，乃风邪壅之而热也。所以用柴胡一散而愈。

妇人羞隐之处，不便明言，然大约非寒则热耳。今有一试方，先用当归三钱，白芍三钱，川芎一钱，熟地五钱，甘草一钱，柴胡一钱，白芥子一钱，黄芩三分，炮姜三分，水煎服。倘有羞隐之处，不肯明言者，以此方投之，必奏奇功。问其服药后，较前平善，则是虚证也，竟用四物汤治之可也。未好，则是热病作祟，方中大加栀子三钱，治之，必奏功也。此亦妙法。行医者宜亟知之。

华君曰：女子治法，尚有二条未传，待予补之。妇人阴内生虫，乃湿热也。用鸡肝入药末引之亦妙，终不若夫子之方更神也。方用蚯蚓三四条，炙干为末。用葱数条，火上炙干，为末，用蜜一碗，煮成膏，将药捣于其中，纳入阴户，虫尽死矣，自然随溺而下。神方也。世人未知，幸为留意。

又妇人阴门边生疮，作痒作痛不止者，以此方煎水洗之立效。方用蛇床子一两，花椒三钱，白矾三钱，水十碗，煎五碗，乘热熏之，温则洗之，一次即止痒，二次即止痛，三次即全愈。分作五日洗之，每日只消洗一次，神效之极。幸珍之。

虚 治 法

论气虚血虚

天师曰：虚证亦多，我举一二以概其余。虚治者，非气虚即血虚也。气虚，如人不能饮食，食之而不能化者是。血虚者，面色黄瘦，或出汗、盗汗，或夜眠常醒，不能润色以养筋者，是也。盖饮食入胃，必须胃气充足，始能化糟粕而生津液。气既自馁，何能化饮食也。方用人参二钱，黄芪三钱，白术三钱，陈皮五分，甘草一钱，麦芽五分，神曲五分，山楂五粒，炮姜一钱，茯苓三钱，水煎服。此方参、苓、芪、术，纯是健脾开胃之品，又恐饮食难消，复加山楂、神曲、麦芽之类以消之，则胃气既旺，又何愁饮食之不化，津液之不生耶？

血虚自当补血，舍**四物汤**又何求耶？余今不用**四物汤**，用麦冬三钱，熟地一两，桑叶一片，枸杞子三钱，茜草一钱，当归五钱，水煎服。此方妙在用桑叶以补阴而生血，又妙加入茜草，则**血得活而益生**，又况济之熟地、麦冬、当归，大剂以共生之，则**血足色润而筋舒**也。外症既见改观，则内自安而寐适，心气得养，又宁有盗汗之生哉？此虚治之法也。

张公曰：虚治亦不只补气补血，盖此二方，实可统治之。甚矣，天师立方之妙也！别有加减之法：**气虚**方中，倘伤米食，加麦芽五分；伤肉食，加山楂十粒；伤面食，加萝卜子五分；有痰，加半夏一钱，白芥子一钱；咳嗽，加苏子一钱，桔梗二钱；伤风，加柴胡二钱；夜卧不安，加炒枣仁二钱；胸中若微疼，加枳壳五分；**血虚**方中，亦同前加减法治之。

华君曰：尚有一方，并传子。有**气血两虚**之人，饮食不进，形容枯槁，补其气而血益燥，补其血而气益馁，助胃气而盗汗难止，补血脉而胸膈阻滞，**法当气血同治**。方用人参一钱，白术一钱，甘草八分，陈皮五分，茯苓二钱，当归二钱，白芍三钱，熟地三钱，川芎一钱，神曲五分，麦冬五钱，谷芽一钱，水煎服。此方气血双补，与**八珍汤**同功。而此更妙于**八珍**者也，妙在补中有调和之法耳。

实 治 法

论治实邪

天师曰：实病亦不同，亦甚多。今亦举其一二。如人终岁终年，不畏劳役，不辞辛苦，寒凉之品，可以多食，辛热之味，不能上口者是也。至于邪气之人，不可同观。吾言实病之多，皆邪气之多也。人实者少，而虚者多。邪气之人，别有治法，不可混入于此门。倘人有强壮之容颜，过于热甚，欲求方者与之。方用陈皮一钱，神曲一钱，麦芽一钱，黄芩一钱，厚朴一钱，天花粉一钱，甘草五分，芍药二钱，山楂十粒，枳壳五分，当归二钱，茯苓一钱，水煎服。此等方只可备用，以治有余之人，不可据之以概治天下之人也。盖实者，一百中一二人，而虚者遍天下。天地之气，何能过厚？况培植者少，而琢削者多乎！今定此方，亦定一门之治法，非教医者，执此以消导之耳。

张公曰：仁心仁术，于此方并见。实病甚少，天师言多者，乃言邪气之实，非言正气之实也。邪气之实，伤寒门最多。天师言有专门者，说有伤寒之书也。倘人病邪气之实，幸于伤寒门查而治之，无差毫发。伤寒书卷繁多，兹不能备载耳。

华君曰：予未传。

寒 治 法

论吐血衄血　目肿　口舌生疮

天师曰：寒治者，乃火盛而正折之也。如人病目痛、口舌生疮、鼻中出血、口中吐血是也。此等之症，乃**火气郁勃于上焦**，不能分散，故重则上冲，而为吐血衄血，轻者目痛而口舌生疮也。法当用寒凉之品，以清其火热燎原之势，并泻其炎上巅顶之威。方用生地一两，当归一两，川芎五钱，元参五钱，黄芩三钱，三七根末三钱，甘草一钱，荆芥，炒，一钱，水煎服。此方妙在不纯用寒凉以逐火，而反用微寒之药以滋阴，盖**阴气生则阳气自然下降**。尤妙用荆芥引血归经，用三七末以上截其新来之路，又加黄芩以少清其奔腾之势，诚恐过于寒凉，恐冷热相战，又加甘草以和之，此治热之最巧、最妙法也。若竟用寒凉折之，非不取快一时，然**火降而水不足，则火无所归，仍然焰生风起**，必较前更胜，而始以清补之药救之，则胃气已虚，何能胜任？予所以乘其初起，即用之为妙也。

目肿而痛，亦是火症。然必看其眵多、泪多，红肿而痛，如有物针触一般。用柴胡三钱，甘草一钱，炒栀子三钱，半夏一钱，白蒺藜三钱，水煎服。此方之妙，全在**直散肝胆之郁火，火散则热自退**，不攻之攻，胜于攻，不下之下，胜于下也。一剂即可奏功，正不必再服。

口舌生疮，又不可如是治之。乃心火郁热，而舌乃心苗，故先见症。法用黄连二钱，菖蒲一钱，水煎服。一剂而愈，神方也。此方不奇在黄连而**奇在菖蒲，菖蒲引心经之药**，黄连虽亦入心经，然未免肝脾亦入，未若**菖蒲之单入心**也。况不杂之以各经之品，孤军深入，又何疑哉？此所以奏功如响也。倘不知用药神机，轻混之以肝脾之药，虽亦奏功，终不能捷如桴鼓。此治热之又一法也。

张公曰：寒治之法，世人最多，予皆不取。今天师之法，不容予不首折也。用寒而又远寒，用散而又远散，真奇与巧并行，而攻与补兼用也。予又何必多言哉？无已，则更有一方，在治火初起之时，尚未现于头目口舌之际，亦可化有为无。方用柴胡二钱，白芍三钱，甘草一钱，炒栀子三钱，半夏一钱，羌活五分，茯苓三钱，水煎服。一剂可以散火。方名先解汤。乘外症之不见，而先解之，亦争上流法。医者宜留意焉。

华君曰：亦无有传我。

孙真人曰：予有吐血方传子。生地汁一碗，无鲜生地处用干者一两，煎汤半碗，调三七根末三钱，炮姜灰末五分，服一剂即止血，吐血神效。**衄血**亦可治，妙。

热 治 法

论肾寒吐泻　论心寒胃弱

天师曰：热治寒也。寒证不同，举一二症言之。如呕吐不已，食久而出是也。或下利不已，**五更**时分，痛泻四五次是也。此等之症，人皆以为脾胃之寒，治其胃，则呕吐可止；治其脾，则下利可遏。然而终岁经年，服胃脾药而不愈者，何也？不得其故耳。盖**胃为肾之关，而脾为肾之海。胃气不补命门之火，则心包**寒甚，何以生胃土而消其谷食？**脾气不补命门之火，则下焦虚冷**，何以化其糟粕而生精微？故补胃必宜补肾，而补脾亦宜补肾也。方用熟地三两，山茱萸二两，茯苓三两，人参三两，肉桂一两，附子一两，北五味一两，吴茱萸五钱，山药四两，各为末，蜜为丸。饥服一两。（眉批：补命全生丹。）

此方之妙，全在用肾药居多，而脾胃药居少。尤妙用热温之药于补肾补土之中，则火足而土健，谁知水足而火生也。此种议论，举世未闻。然岂徒托空言以示奇乎？实有至理存焉。试之，无不效奏顷刻。愿世人加意之。此热治之妙法。一方可兼治之。凡如此等之病，无不可统而兼治也。

张公曰：真妙绝之论，快心之语。天师言补肾之法，而余更有论。乃言补心方也。胃与脾虽同是属土，而补胃补脾宜辨。凡人能食而食之不化者，乃胃不病而脾病也，当以补脾，而补脾尤宜补肾中之火。盖肾火能生脾土也。有人不能食，食之而反安然者，乃胃病而非脾病，不可补肾中之火，当补心中之火，盖心火能生胃土也。世人一见人不能饮食，动曰脾胃之病，而不知分胃之虚寒责之心，分脾之虚寒而责之肾也。天师之法，心肾兼补，予可不必更立奇方。然而治脾胃两虚者，用之神效，若单是胃虚、胃寒者，自宜独治心之为妙。余所以更定一方，以佐天师之未及。方用人参一两，白术三两，茯神三两，菖蒲五钱，良姜五钱，莲肉三两，山药四两，半夏三钱，白芥子三钱，附子三钱，远志二两，炒枣仁五钱，白芍三两，各为末，蜜为丸。每日白滚水送下三钱。饭后服。此方专补心火，并疏肝气，专生心火，内加附子、良姜，以助火热之气，心火足，自然生胃土；胃土足，而饮食自然能进而无害矣。此方实可济天师之未及也。

华君曰：治法与余相同，无可言。

通　治　法

论痢下通治　论火泻通治　论下血通治

天师曰：通治者，因其通而通之也。如人病下痢者是。痢疾之症，**多起于暑天之郁热，而又感以水湿雨露之气以成之**。红白相见，如血如脓，甚者如屋漏水，如鱼冻水，里急后重，崩迫痛疼，欲下而不能，不下而不快，一日数十行或一夜数百行，或日夜数千行，气息奄奄，坐而待死，此通之病也。若骤止其邪，则死生顷刻。不止其邪，则危绝如丝；欲补其气，则邪气转加；欲清其火，则下行更甚。此时惟有因势利导之法，可行于困顿之间。或疑人已气虚血败，更加利导，必致归阴。不知**邪气一刻不去，则正气一刻不安**。古人之痢疾无止法，信不诬也。方用白芍三两，当归三两，萝卜子一两，枳壳三钱，槟榔三钱，甘草三钱，车前子三钱，水煎服。一剂即止，二剂全安，可用饮食矣。（眉批：此方前已有了，只分两不同耳。）多车前子一味。此方之奇而妙者，全在用白芍、当归，盖水泻最忌当归之滑，而痢疾最喜其滑也。芍药味酸，入肝以平木，使木不敢再侵脾土；又有枳壳、槟榔，消逐其湿热之邪；又加车前分利其水湿，而又不耗真阴之水，所以功胜于茯苓也。尤奇者，在用萝卜子一味，世多不解。盖萝卜子味辣而能逐邪去湿，且又能上下通达，消食利气，使气行于血分之中，助归、芍以生新血，而祛荡其败瘀也。少加甘草以和中，则无过烈之患。此奏功之神奇，实有妙理耳。

张公曰：固然奇妙通权。通因通用，痢疾立论，最为妥当。然而通因之法，不只痢疾也，水泻亦是，下血亦是也。水泻者，人见其如潮而来，如瀑而下，皆曰急宜止之以免亡阴之症，用粟壳、罂粟、乌梅之类止之。其论则是，其治则非也。水泻虽不比痢疾之断不可止，然而水泻之中，亦有不可遽止之病，**如疼痛于腹中，后重于门口，皆是有火而泻**，不比虚寒之直泻，俱当用通因之法治之。方用人参三钱，车前一两，白芍三钱，槟榔一钱，甘草一钱治之。此方之妙，妙在车前以滑之，而又佐以槟榔之去积，自然有滞皆行，况车前性虽滑而能分消水谷，则水气自然分开。第大泻之后，自然亡阴，又用**人参以补气，则气足而阴自生**。又虑久泻自然亏中，又加甘草以和之，虽是通因之法，实乃扶正之方。

下血之症，其人之血虚，不言可知，似乎宜补其血矣。然而血之下也，必非无故，非湿热之相侵，即酒毒之深结，若不逐去其湿热酒毒，而徒尚止涩之味，吾未见其下血之能止也。方用熟地一两，地榆三钱，白芍三钱，当归三钱，黄连三钱，甘草一钱，葛根一钱，柞树枝五钱，水煎服。（眉批：解酒散火汤。）一剂必下血更多，二剂略少，三剂全愈。盖此病不用通因之法，永不奏功，必如此而能愈也。方中妙在用熟地、当归、芍药以生新血，新血生，则旧血必去。又妙在地榆以凉大肠，用柞木以去酒毒，所以相济而成功也。此二方亦通因之妙用，人亦亟宜知之。

华君曰：同。

雷公曰：通因通用，张公补论之，尤为酣畅。我无以赞一言。虽然，尚有一说。在大泻之后，虽是火泻，毕竟宜温补之，以生其阴，泻一止，即宜用四物汤，加人参、炮姜以温补，而不可谓水泻忌滑，而禁用归、熟也。（眉批：天师云：妙论。）

（痢症，按昔贤谓如屋漏水者，为不治症；鱼冻水者，为虚寒症。后方恐宜酌用。李子永识。）

塞治法

论气虚中满　论饱食填塞

天师曰：塞者，因其塞而塞之也。如人气虚、中满是也。**凡人气虚，多不能食，食则倒饱**，人以为多食之故。以香砂、枳实等丸消导之，其初未尝不少快，久则腹饱，又消之，久久不已，必变成中满之症矣。腹高而大，气喘而粗，人又以为臌胀也，用牵牛、甘遂等药以利导其水，水未必去而臌胀益甚；又以为药之不胜也，又用大黄、巴豆之药下之；又不应，以为风邪袭之，又以辛散之品，如龙胆草、茵陈之类，杂然纷进，不至死不止。犹然开鬼门、泄净府，纷纷议论，皆操刀下石之徒也。谁知初起之时，即以补胃健脾之药，先为速治，何至此哉？初用之方，用人参一钱，白术二钱，茯苓三钱，陈皮三分，甘草一分，萝卜子一钱，薏仁五钱，芡实五钱，山药三钱，水煎服。（眉批：消胀至神汤。）此方绝不去消导，而专以补为事，世医未有不笑其迂，以为此等药，服之必增胀满，下喉之时，实觉微饱，世医乃夸示曰："吾言之验如此。"而病人与病家，并诸亲友，俱叹世医，而咎此方之迂而害事也。讵知下喉之时，虽觉微胀，入腹之后，渐觉开爽，连服数剂，不特开爽，而并无胀满之疾矣。盖中满之疾，原是气虚而成，不补其虚，胀何从解？补药之中，加以萝卜子，分消其胀气，使人参不敢助邪，而反助正，况又有茯苓、薏仁、芡实之类，纯是去湿之药，则水道自行，而上壅可免。尤妙用甘草一分，以引群药之入于满处，盖中满最忌甘草，而余偏用之，成功于忌之中也。

张公曰：妙论叠出不穷，大哉！圣人之语。中满固是塞症，饱食填塞于胸膛，亦是塞症也。人皆用香砂、厚朴消之，而余独不然，方用人参三钱，白术三钱，陈皮一钱，甘草一分，肉桂一钱，神曲三钱，水煎服。此方妙在全不去消食，反助其饱闷之气，谁知**饱食而不消者，由于胃气之不足也**，我补其胃气，则胃强自能运化，而入于脾中，又何必用厚朴、枳壳之消导哉！此亦塞治之法也。可与天师方，并垂天壤。

华君曰：法同于余，而论备之。

雷公曰：我亦有方。**中满病，固是胃气之虚**，然徒补胃气亦难疗，当**补心火以生胃土**。方用人参三钱，白术五钱，炒枣仁五钱，远志八分，山药三钱，茯苓三钱，米仁五钱，陈皮三分，神曲三分，麦芽五分，水煎服。方中全不治满，而满自除，正以治心火也。

解　治　法

论结胸　论内伤肝郁

天师曰：解者，邪聚于一处，而分解之也。如人病结胸等症者是。伤寒初愈，五脏六腑久不见饮食矣，一旦饱食，则各经群起而盼，无如胃经火炽，一瓯之物，不足以供其自食，又安能分散于诸人乎？势必群起而争，而胃经自家困乏，茹而不吐，则五脏六腑喧哗扰攘，而胃经坚不肯出矣。然则治之法奈何？惟有坚壁以待，枵腹以守，则敌人自散。盖原因无食，所以起争，使终无粮草，势亦难于久待，自然仰关而攻，不战自退。乘其散亡之时，少佐师旅，声言追逐，实仍和解，彼此同归于好。方用元参一两，麦冬一两，水二碗，煎服。此方之妙，全不去顾胃中之火，亦不去消胃中之食，只分清肺中之气，散其心肾浮游之焰，心肾肺经，既已退舍，则肝经一旅之师，又何能为难哉！脾与胃唇齿相倚，从前不过同群共逐，大家声扬，原未尝有战攻之举，今心、肝、肺、肾之火，既已收师，则脾藏一经，亦自相安于无事矣。倘一逢结胸，即以此方投之，则不特无功，转且有害。故一遇**结胸之病，必须令其空腹数日**，而后以此方投之，万举万当。此解治之一法也。

张公曰：真妙绝奇文！结胸之症，不意发如许奇语。非天师又乌能哉！我欲再发一言，不可得矣。非学贯天人，不可言医；非识通今古，不可谈医；非穷尽方书，不可注医。此得人所以最难。自古及今，代不数人。元以前无论，明朝三百年，只得数人而已。李濒湖之博，缪仲醇之辨，薛立斋之智，近则李士材之达，喻嘉言之明通，吾子之弘肆，我所言者数人，皆上关星宿，钟山川之灵而生者也。今日既许子在著书中人，愿吾子勿以菲薄自待也。著书当弘而肆，医道尽矣！至矣！化矣！神矣！

解法，更有人病内伤，而头疼、目疼、心胁痛、遍身痛、手足又痛，此皆**肝气郁蒸**之故。或头痛救头，脚痛救脚，治何日始能尽期？当据其要而先治之，余者不治自愈。方用白芍五钱，当归三钱，柴胡三钱，天花粉三钱，丹皮三钱，栀子三钱，甘草三钱，川芎一钱，香附一钱，桂枝一钱，水煎服。此方妙在白芍为君，柴胡为臣，祛风祛痰之药为佐使，一剂而胁痛失，再剂而诸痛平，三剂而一身泰。真扼要争奇，解法之至妙者！施之内伤之症，尤多奇功。愿世人勤而用之，收功无量也。

华君曰：未传于予。

敛　治　法

论亡阳　论下血　论吐血　论头汗　论手汗

天师曰：敛治者，乃气将散而收敛之也。譬如人汗出不已，此亡阳而气欲散也。又如下血与吐血不已，此血欲散而不能住者是也。气散仅存一线之阳，倘再令其奔越，则阳脱而死所不免也。然而治脱之法，惟在敛其肺气，使皮毛腠理固密，则阳从何散？第徒敛肺气，而不大补元阳，则元气仍然欲脱。即不脱出于皮毛腠理，必然脱出于口鼻耳目，故必以补为敛之为得也。方用人参一两，黄芪一两，当归一两，五味子一钱，山茱萸四钱，桑叶五片，酸枣仁一钱，麦冬三钱，水煎服。此方之妙，全在用参、芪以补气，用山萸、五味以敛气，则补足以济敛之功，而敛足以滋补之益。况又有桑叶收汗之妙品，调停于敛之中，不偏于敛，亦不偏于补也。

下血之症，多因**好酒成病**。用解酒之品，可以成功，而殊不尽然也。世医所用解酒之品，无过干葛、桑白皮而已，然而**干葛不可多服**，而桑白皮又气味轻清，不可专任此二味，所以解酒而酒病终难去也。况**中酒**之病，其来已素，非一朝一夕之有，岂是轻清、不可久服之药可能治之乎？余故皆弃而不取。方用人参二钱，当归一两，地榆三钱，生地五钱，三七根末三钱，水煎服。（*眉批：生新汤。*）三七亦能生血，不只止血也。此方之妙，全在不去治酒病，亦不去治血病，全以生地、当归活其血，**血活则新血生而旧血止**，况又佐以地榆之寒，以去大肠之火；又佐以三七之末，以杜塞大肠之窍，自然血止而病愈也。此敛之一法也。

更有**吐血**之症，或倾盆，或盈碗，若不急以收敛，则吐将安底？然而一味酸收寒遏，则血势更狂，愈足以恣其崩腾之势，不若从其性，而少加以收敛之品，则火寝息而血归经。方用人参一两，当归一两，酸枣仁三钱，三七根末三钱，水煎调服。此方之妙，不去止血，而**惟固其气**。**盖血脱益气**，实有奇功。血乃有形之物，既已倾盆盈碗，尽情吐出，则一身之中，无血以养可知，自当急用生血补血之品，犹以为迟，奈何反用补气之味，得无迂而寡效乎？谁知**血乃有形之物，气为无形之化，有形不能速生**，而无形实能先得。况有形之物，必从无形中生之。气无形，始能生血有形之物。补气正所以补血，生气正所以生血也。况血既尽情吐出，只存几希一线之气，若不急为补之，一旦气绝，又何以生血而补血哉！经云：**有形之血，不能速生，无形之气，所当急固**。真治血之妙法，此又敛之之一法也。

张公曰：真有不可思拟之妙。余无以赞一词矣。只语汝头汗出而敛之法。凡人头顶出汗，乃肾火有余，而肾水不足。若不知其故，而徒用止汗之药，必致目昏而耳痛，法当滋其肾，而清肺金之化源，自易奏功如响。方用桑叶一斤，熟地二斤，北五味三两，麦冬六两，各为末，蜜为丸。每日白滚水送下五钱，或一两。（*眉批：遏汗汤。*）一月后，永不出汗矣。更有人每饭之时，头汗如雨落者，此又胃火胜，而非肾火余也。法当用元参一斤，麦冬一斤，天冬一斤，生地一斤，北五味四两，酸枣仁半斤，各为末，蜜为丸，每日白滚水送下一两，二月必愈。（*眉批：敛汗汤。*）似乎胃火胜，宜用竹叶石膏汤，而余偏不用者，何也？盖胃火之胜者，微胜耳，非若炽盛而火炎，奔腾而热发，不过因饮食之味，入于胃中，逐觉津津汗出，饮食完而汗随止。然则以元参一味，解之有余矣，况又用天麦二冬，以清肺火，生地以凉血，酸枣仁以平心火，五味子以收汗而滋液，则胃经有火之盛，亦已消磨，况原未十分之盛乎？此敛法之一也。手中之汗，细小病也，不必入于此中。见浴治法，以药水洗之即愈。俟后可入处，予当言之。

华君曰：亦未传。

升治法

论阳虚下陷　阴虚下陷

天师曰：升治者，乃气虚下陷，不能升而升之者也。凡人因饥饱劳役，内伤正气，以致气乃下行，脾胃不能克化，饮食不能运动，往往变成痨瘵。若疑饮食不进，为是脾胃之火，或疑肉黍所伤，谓是水谷之积，轻则砂仁、枳壳、山楂、麦芽之类，重则大黄、芒硝、牵牛、巴豆之品，纷然杂进，必致臌闷不已。倘先以升提之药治之，何成此等病症哉！方用人参一钱，黄芪三钱，柴胡一钱，升麻三分，当归三钱，陈皮一钱，甘草一钱，白术三钱治之，此方即补中益气汤，余为之增定其轻重，以为万世不删之定则。东垣一生学问，全在此方。**凡人右手寸脉，大于左手寸口之脉**，无论其左右关脉与左右肾脉之大与小、沉与浮，即以此方投之，无不神效。盖**右寸之脉大于左寸口，即内伤之症也**，此方实为对病。妙在用柴胡、升麻二味，杂于参、芪、归、术之中，以升提其至阳之气，不使其下陷于阴分之间。尤妙加甘草、陈皮于补中解纷，则补者不至呆补，而升者不至偏堕，所以下口安然，奏功如响耳。或疑参、芪太多，不妨略减则可。倘以为补药不可骤，竟去参、芪，则柴、麻无力。譬如绳索细小，欲升千斤重物于百丈之上，难矣！或用参而不用芪，或用芪而不用参，则功必减半，然犹胜于尽去之也。倘以升、柴提气，或疑清气不升，反又浊阴之腾上者，此必左手寸口之脉，大于右手寸口，始可借言。苟或不然，杀人无算，必是此人创说也。余最恶此等似是而非，为吾道之乡愿，愿吾子尽辟之也。

张公曰：讲补中益气汤，从无有如此痛快者，东垣何幸得如是之褒扬哉！余何言乎！惟是阳虚而下陷者，宜如是升提，阴虚而下陷者，又当何法以升提之乎？天师不言，予当增入。譬如人阴虚脾泄，岁久不止，或食而不能化，或化而溏泄是也。方用熟地五钱，山茱萸五钱，北五味一钱，白术一两，山药三钱，车前子一钱，肉桂一钱，茯苓三钱，升麻三分，水煎服。（*眉批：升阴汤。*）此方奇妙，不意张公见及。雷公曰：张公之方妙甚，真补天手也。此方之妙，纯是补阴之药，惟加升麻三分，以提阴中之气。阴气升而泻自止，乃又有温热之味，以**暖命门**而**健脾土**，又何至再行溏泄哉！天师乃升阳气之论，而余乃补**升阴气之汤**也。有此二方，可与乾坤不老。

华君曰：亦未传。

堕 治 法

论腹痛三症

天师曰：堕治者，不能下降，用药以堕之也。如腹中痛，手按疼甚，或胸中伤食，手不可按者，皆宜堕之也。方用白术二钱，枳壳三钱，白芍三钱，甘草一钱，山楂二十粒，麦芽三钱，厚朴一钱，水煎服。（*眉批：速腐汤。*）论理，胸中既然伤食，但用麦芽、厚朴、山楂、枳壳消之足矣，何以又加白术与白芍？盖伤食而食不能化，所以结在心胸，以致作痛。若徒消食而不健脾胃之气，则土亏而物难速腐，故必用白术以健其胃口之气，以生其脾内之阴，则土气有余，何难消食？然而**心胸饱闷**，**则肝经乘我之困**，来**侵脾胃之土**，又加**白芍以平肝木**，**则木弱而脾胃之土自**安，自可顺还以化糟粕矣。此堕治之妙法也。至于邪气夹食，存于大肠，大肠之内，火气炎蒸，夹食作祟，故痛而不可手按，是食已离脾胃，可攻之直下。方用大黄三钱，芒硝一钱，厚朴一钱，柴胡一钱，黄芩一钱，甘草一钱治之。此即大承气汤也。此方之妙，全在用大黄、芒硝二味，盖**大黄性凉而散**，又**善走而不守**，芒硝性更紧于大黄，但其味实热，佐之黄芩，则相济有功，尤妙仍用柴胡，以舒其肝经之邪气，又佐以厚朴之祛荡，若邪甚者，或再加枳实，尤易成功。此堕之又一法也。

张公曰：不可思议之论，予何言耶！必欲予言，又有一症相商。有人成痞块之症，一时发作，而腹痛亦不可手按者，亦可用下堕之法，盖乘其邪动而堕之也。方用枳实一两，白术二两，马粪，炒焦，五钱，酒煎服。盖马粪最能安痛，又不伤气，且又能逐邪而化物。药箱中最宜先备而不用也。盖仓猝间，不可即得，此物愈久愈妙。不必多用，至五钱，即一二钱用之，无不奇妙。今况用之五钱乎？况又与枳实同用，则积块自消。然而徒消其积，未免恐伤脾阴，又佐以白术二两，大健其脾气，则马粪与枳实。可以施其祛荡之功。此又堕治之妙法也。

华君曰：亦未传。

雷公曰：我尚有堕治之方。如人腹痛手不可按，方用枳实一钱，大黄二钱，生甘草一钱，白芍五钱，乳香末一钱，水煎服。（*眉批：天师云：此方妙极，可师之。*）此方之妙，用攻于和解之中，不十分攻邪，而邪自退舍。此堕治之最善者也。

开 治 法

论关隔 论尸厥

天师曰：开治者，气闭不开而开之也。如关隔之症是也，或如尸厥气闭是也。关隔者，乃上焦有关，一层关住，而饮食不能下；下焦有关，一层关住，而下不能出。此乃气之郁塞，一时偶得上吐下泻不能尽命而死矣。此等症，五脏六腑原未尝有损，偶然**触怒肝气，冲于胃口之间，肾气不得上行，肺气不得下达**，以成此症。若言胃病，而胃实未病；若言脾病，而脾实无病也。法当以开郁为主。方用柴胡一钱，郁金一钱，白芍三钱，茯苓一钱，白芥子一钱，天花粉一钱，苏子一钱，荆芥一钱，甘草五分，水煎服。（*眉批：和解至圣丹。*）此方妙在平常而有至理。盖**肝气之郁，必用柴、芍以舒之**。然过多则必阻而不纳。方中以此二味为君，而佐以郁金之寒散，芥子之去痰，天花粉之散结，甘草之和中，茯苓之去湿，气味平和，委婉易入，不争不战，相爱相亲，自能到门而款关，不致扣关而坚壁也。

至于尸厥闭气，此中邪气闭，必须用药以开之。开之奈何？不用瓜蒂以探吐，即用皂角以取嚏也。方用瓜蒂七个，水二碗，煎汤一碗，加盐少许灌之，即大吐浓痰数碗而愈。或用皂角刺研为细末，取鹅翎管盛药末，吹入疾人鼻中，得打喷嚏，口吐浓痰如黄物者即愈。盖**厥症多系热邪，然热邪必然叫号，今黯然无语，宛似死人，明系阴虚之人，忽中阴邪**，不可以治阳厥之法治之，多至不救。不若先以瓜蒂、皂角取吐，以去其痰涎，人自出声，而后以人参五钱，白薇一钱，茯苓三钱，白术五钱，半夏二钱，治之自安。（*眉批：开闭至圣丹。*）此乃开治之一法也。

张公曰：论奇而方妙。中风之症，亦可用**瓜蒂散、皂角汤**以开之。然必须用人参一两，半夏三钱，南星三钱，附子一钱，以继之也。否则徒用瓜蒂、皂刺，徒取一时之开关，而终不能留中气之坚固，虽开关何益哉？

华君曰：尚有二法未传。一阴阳汤也。法用滚水、凉水各一碗，均之，加炒盐一撮，打百余下，起泡饮之。凡有上焦欲吐而不能吐者，饮之立吐而愈。

一喷嚏之法，未授也。用生半夏三钱，为末，水丸如黄豆大，入鼻孔中，则必**喷嚏不已，用水饮之立止**。通治**中风不语、尸厥**等症，**中恶、中鬼**俱妙。皆开治之法也。

关隔症，上不得入，下不得出，病在上下二焦，而根实本于中焦。喻嘉言以黄连汤进退法，兼朝服八味丸治之，甚善。附记于末。以俟临症者之自择。方法详《医门法律·关隔》条，兹不赘。（*李子永识。*）

闭 治 法

论交感脱精 论梦遗脱精

天师曰：闭治者，乃虚极下脱，关门不闭而闭之也。如人交感乐极，男女脱精而死者，或梦遗、精滑不守者是也。男女走精而亡，亦因气虚不能自禁，一时男贪女爱，尽情纵欲，以致**虚火沸腾，下元尽失**，先泄者阴精，后泄者纯血，血尽继之以气而已。当此之时，切不可离炉（*离炉：性交隐语。不可离炉，意二人不可骤然分开*），仍然抱住，男脱，则女以口哺送其热气；女脱，男以口哺送其热气，一连数口呵之，则必悠悠忽忽，阳气重回，阴精不尽全流出。倘一出玉炉，则彼此不相交接，必立时身死。然苟能以独参汤数两急煎之，内可加附子一钱，乘热灌之，亦有已死重生者。盖脱症，乃一时暴亡，阳气未绝，只阴精脱绝耳。故急补其真阳，则阳能生阴，可以回绝续于无何有之乡。方中**人参，纯是补气之剂**；附子乃追亡逐失之妙药，相济易于成功。倘无参而徒用附子，则阳旺而阴愈消，故必用人参以为君。

既用参矣，而珍惜不肯多加，终亦无效，盖阴精尽泄，一身之中，已为空壳，若不多加人参，何以生津以长其再造之阴哉？故**必多加参，而后收功**耳。

问：用阴药以引阳可否？

天师曰：似是而非，此喻嘉言之臆说耳。盖阴精尽出，用补阴之味，内无根源，何从补入？故必补阳以生阴，而不可补阴以引阳也。论理，阴精脱尽，宜用涩精之药以闭之。殊不知内已无阴，何从闭涩，独用人参补气，气足而阴自生，阴生而关自闭，此不闭之闭，正妙于闭也。

至于梦遗脱精，又不可执此法以治之。梦遗之病，多成于读书飘荡之子，或见色而思，或已泄而战，或用心作文，以取快于一时，或夜卧不安而渔色，遂至风情大胜，心气不宁，操守全无，玉关不闭。往往少年坐困，老大徒伤，为可叹也。今立一方：熟地八两，山茱萸四两，山药八两，北五味三两，麦冬三两，炒枣仁四两，远志一两，车前子三两，茯苓三两，芡实半斤，白术八两，各为末，蜜为丸。每日白滚水送下一两。一料全愈，不再发。此方妙在用芡实、山药为君，而以熟地、山茱之类为佐，直补其心肾之阴，而又以白术利其腰脐，而元精自不外泄。况梦遗原无止法，愈止而愈泄，不若补其阴气，纵或走泄，亦不狼狈，何必补涩而后不走失乎？然则不闭之闭，正深于闭，又何必牡蛎、金樱子之为得哉！车前利小便而不走气，利其水，则必存其精，又不可不知其功也。

张公曰：前后俱妙。男女脱精，以口送气固佳，然而不知其法，以冷气送之，亦是徒然。必须闭口先提关元之气，尽力哺其口中，而后送下喉，可救于垂绝之顷。否则，适所以害之也。但不可遽然离炉。即欲离炉，亦须缓缓取出，不可见其死去，惊走下床也。离炉，抱住其身，尚不至死。此等症，富贵人多，而贫贱人少。富贵人，自宜独参三两，或四两，或半斤，或一斤，愈妙。煎汤灌之，可以重苏。若贫穷之士，荆布之妇，亦得此病，急用黄芪四两，当归二两，附子二钱，水五碗，煎一碗，急灌之，亦有生者，又不可不知。即死在床褥之内，亦可以药灌之而生。大约夜死者，日救之则活；日死者，夜救之则亡。梦遗之症，余尚有一方至妙，可佐天师之不言：有人梦遗，日日而遗者，有不须梦而遗者，俱效。方用芡实八两，山药十两，生枣仁十两，莲子心五钱。将莲子劈开，肉不用，单用其绿芽，焙干为末。前药俱为末，米汤打粉为丸，如桐子大，每日早晚用白滚水送下各五钱。此方平淡之中，有至理存焉。盖心一动而精即遗，此乃心虚之故，而玉门不闭也。方中**山药补肾而生精，芡实生心而去湿，生枣仁清心而益心包之火，莲肉心尤能清心，而气下通于肾，使心肾相交**，关玉门之圣药。谁知**莲肉之妙，全在心**，总由世医之不读书耳。果然此段文，乃载在《大乘莲花经》内，医道所以须通竺典。生枣仁正安其不睡，始能不泄。妙在与山药同用，又能睡而不泄。

华君曰：同。

雷公曰：我亦有梦遗方最妙。方用白术八两，山药八两，人参二两，生枣仁四两，远志一两，麦冬四两，芡实四两，炒北五味一两，车前一两，各为末，蜜为丸。每日白滚水送下五钱自愈。此亦补心肾之法。

孙真君曰：遇交感脱精，急以人参三两，煎汤灌之，固是奇妙方法。然贫家何以救之？我有法：用人抱起坐之，以人之口气呵其口，又恐不能入喉，以笔管通其两头，入病人喉内，使女子呵之，不必皆妻妾也。凡妇人皆可尽力呵之，虽死去者，亦能生。妙法也。吾今日泄天地之奇。（眉批：孙君泄尽天地之秘矣。）

吐治法

论痰块壅塞

天师曰：吐治者，病在胃口之间，不能下，则必上越而吐之。如人上焦，壅滞痰块，不上不下，塞在胸间，气喘，欲呕不能，欲吐不肯者是也。法当用阴阳水探吐之。或用瓜蒂、藜芦煎汁饮之，即吐。然必痰气与火，结住在胸间作痛者，始可用此法吐之，否则断断不可。盖**人之元气，不可一伤，吐一次，则五脏反覆，必损寿元**，故必问其人胸痛否？气塞否？喉间有所碍者，痰吐出黄否？有此数种，始可用前药以吐之。苟或不尽然，即病人自家欲吐，亦须慎之，况行医者乎？此吐治之一法，在人裁度而用之耳。

张公曰：吐不可轻用。不知禁忌而妄吐之，必致五脏反覆不宁，天师之叮咛告诫，真仁人之言也，汝当敬听。我更有一法教人，宜吐之症，必须看其痰吐在壁上，有光亮者，放心吐之，余则皆忌。光亮者，如蜗牛之涎一样光亮也。但看见光亮者，无论其痰在上、中、下，此光亮之色，必须俟其痰迹干而分辨之，不可据其湿痰时，而即以为光亮也。

华君曰：同。

泄治法

天师曰：泄治者，汗之也。邪居于腠理之间，不肯自出，必用汗药以疏泄之。方用荆芥一钱，桔梗一钱，防风一钱，甘草一钱，苏叶一钱，白术五钱，茯苓三钱，陈皮五分，水煎服。（*眉批：去湿散邪汤。*）此方妙在用白术为君，而以表汗为佐使。盖**人之脾气健，而皮毛腠理，始得开阖自如**。今用白术以健土去湿而利腰脐，邪已难于久住，况有防风、荆芥、苏叶之品，尽散外邪，何敢再居营卫？又有甘草从中调治，则邪不必攻而自散矣。此泄治之佳者。

张公曰：予方泄治最多，无如此方之妙。我方一味主散，天师方妙在健脾而散邪也。此方倘治冬月之泄汗，或加入桂枝五分乎？或加入麻黄五分乎？亦在人斟酌之耳。

华君曰：同。

（泄治方用白术，与苏合丸用白术同意。其法甚妙。李子永。）

卷三 射集

王 治 法

论饮食难消 内伤诸症

天师曰：王治者，不可以伯道治之，而用王道治法为必全，而尊尚之也。如人病已将愈，不过饮食难消，胸膈不快，或吐酸，或溏泄，或夜卧不宁，或日间潮热，俱宜王道治之，而不可以偏师取胜。方用人参一钱，茯苓二钱，白术二钱，甘草五分，陈皮五分，半夏七分，此六君子汤也。最妙者，有热，加黄芩三分；夜不睡，加黄连五分、肉桂五分；潮热，加柴胡一钱、地骨皮三钱、丹皮一钱；有食，觉胸中少痛，加枳壳五分、山楂十粒；有痰，加白芥子一钱；咳嗽，加桔梗一钱；下泄水，加车前一钱；腹中痛，加肉桂五分、白芍一钱；头晕，加蔓荆子一钱、川芎一钱；上吐酸水，加白芍三钱、倍加茯苓；饱满，加枳壳五分。所谓**王道荡荡，看之平常，用之奇妙。日计不足，岁计有余**，何必用参至两计，加桂、附以出奇哉？此王道之法也。

张公曰：天师用药，多尚霸法。此偏以王道出奇，真不可测也。言医者，细心观之，勿以天师皆用霸术，而群以霸道斗奇，置王道于不用。又非天师之心，并失远公之求矣。

华君曰：未尝传予。

霸 治 法

论大渴 大吐 大泻 大满 发背痈肿

天师曰：霸治者，不可用王道，不得已而霸者也。如人病至危，安可仍用六君子辈，迂缓从事，以图速功哉？势必如宋襄之速亡而已。故一遇大渴、大吐、大泻、大满、发背、痈肿之类，死亡顷刻，若不用大剂去毒、去邪之药，单刀直进，摧荡逐除，而欲尚补正则邪自散之论，未有不一败涂地，而不可救者也。故必须大剂与之为得。大吐方：此寒邪直入肾宫，将脾胃之水，挟之尽出，手足厥逆，少腹痛不可忍，以火热之物，熨之少快，否则寒冷欲死。方用附子一个，白术四两，肉桂一钱，干姜三钱，人参三两，救之，下喉便觉吐定。再进则安然如故。（眉批：定吐至神丹。）雷公曰：方中用人参三两，大吐有火邪而吐者，饮之水则呃逆不止；与之茶则吐；食亦大吐，有吐至二三日不已者。方用人参一两，炒栀子三钱，黄连三钱，各为末，米糕水调服，少少服之，若吐再服少少，即不吐矣。此方名止吐泄火丹。盖吐则未有不胃气伤者也。以人参救胃气。盖肾水养人，何能克心以杀人？惟阴寒邪。气，**直入肾宫，则肾火逃避，而诸邪挟众逆犯心君不宁矣**。所以必用附子、肉桂、干姜一派辛辣大热之物，而**又必多用人参以定变**，使诸药遍列分布，无非春温之气，自然寒邪散而吐止，此方之所以霸而奇也。

大泻者，乃火挟邪势，将膀胱、脾中水谷尽驱而出，必欲无留一丝而后快。腹必大痛，手不可按，完谷不化，饮食下喉即出，捷如奔马，若稍稍迟延，必死亡顷刻。盖其病得之夏秋之暑热，一遇凉风，便起波涛，乘风拍浪，荡日掀天，直趋海口而下。若不急用大剂治之，而尚王道之迟迟，鲜不败乃事矣。方当用大黄一两，人参二两，黄连五钱，车前子五钱，甘草一钱，水煎服。此方之奇，全在用大黄，既已火泻，何反助其威？不知火泻之症，乃火留于肠胃之间，若不**因势利导，则火不去，而水不流**，故**必用大黄以利之**也。然徒用大黄，而不多用人参，有攻无补，反致损伤真气矣。至方中又加甘草者，恐大黄过于猛迅，用此缓之也。更用车前者，分消其水势也，水不入于膀胱，则大肠增势而添流，今得车前，自然引水归于故道，又何至陆地为水乡哉！此又用霸之妙法也。

大满之症，此邪壅住上焦，而不得散也。方用枳壳三钱，栀子三钱，瓜蒌一个，天花粉三钱，甘草一钱，陈皮三钱，厚朴一钱五分，半夏一钱，水煎服。此方之妙，全在瓜蒌，盖**瓜蒌最能去胸膈之食，而消上焦之痰**，况又佐之枳壳、天花，同是消中焦之胜药，又有厚朴、半夏以逐其胃口之痰，尤妙用甘草，使群药留中而不速下，则邪气不能久留，自然分散而潜消矣。此又用霸之妙法也。大渴之症，前已备载，兹不再谈。

发背前已定方立论，俱可通观，亦不再悉。

张公曰：奇谈畅论。霸道之说，无不入神入妙，又何能赞一说？惟大泻之症，不可不辨。大泻有火泻，有寒泻。天师之言，乃火泻也，未言寒泻，予补之。寒泻之症，以一日或数十行，数百行，腹亦有痛者，以完谷不化，下喉即出，亦死亡顷刻，亦多在夏秋之间。然则将何以辨之？予辨之热与痛耳。火热者，口必渴，舌必燥，甚则生刺也，苔必黄、灰黑色，腹必痛，而手不可按也。若寒泻者，口不渴，即渴亦不十分喜饮水。舌苔必白滑而不燥。腹痛喜手按，不按则苦是也。然则治之法，岂可相同哉？法当急**用补气之药，以生其胃气**，佐以分消之品。方用人参一两，白术三两，附子一钱，茯苓一两，泽泻三钱，猪苓三钱，肉桂二钱，水煎服。（眉批：止泻定痛丹。）此方即**五苓散加人参**者也。妙在加参至一两，有参始能挽回垂绝之地，佐白术、茯苓以去水湿之气，而又有**附子、肉桂以补命门之火，使火热以生脾土，而膀胱气化，水道可通于故辙**，况又有猪苓、泽泻以分消其水势乎！自然大便实而寒邪去也。此霸治之不可不知者，又一也。其余天师已言之尽矣。不再赘。

华君曰：与予同传。

（大泻方，借治火痢甚妙。李子永识。）

倒治法

论肝叶倒转　论狂言见鬼　论堕水淹死

天师曰：倒治者，乃不可顺，因而倒转治之也。如人病伤筋力，将肝叶倒转，视各物倒置，人又无病，用诸药罔效，必须将人倒悬之，一人手执木棍，劈头打去，不必十分用力，轻轻打之。然不可先与之言，必须动其怒气，使肝叶开张，而后击之。彼必婉转相避者数次，则肝叶依然相顺矣。（眉批：雷公曰：如人视正为斜，视斜为正，亦以此法治之愈。）更有一法，以黄酒一壶，令病人饮之大醉，以竹轿抬之，故意跌翻，亦必愈也。更有痰结在胃中，不能吐出，狂言如见鬼状，时发时止，气塞胸膛，以牛肉五斤，水二斗，煎汤饮之，至不可食而止，以鹅翎探吐，必大吐，必吐至如块黄色顽痰而后止，若不吐出，再饮之，必以吐尽而止，前病顿失。后以陈皮茯苓甘草白术汤，徐徐饮之，平复如故。此倒治之法也。

张公曰：好。倒治无可言。

华君曰：同。然予尚有一法未传。如人堕水而死，令一人将死人双足反背在肩上，行二里许，必然口中倒出水来，然后放在灰内半日，任其不动，然后以生半夏丸纳鼻孔中，倘冬天则不能救，其夏秋之间，无不活者，必然打嚏而苏，急以人参三钱，茯苓一两，白术五钱，薏仁五钱，车前五钱，肉桂一钱，煎汤半盏灌之，无不生全也。

缚　治　法

论肺痈开刀　论欠伸两手不能下

天师曰：缚治者，乃肺中生痈，必须开刀，有不可内消者。必其人不守禁忌，犯色而变者也。毒结成于肺叶之下，吐痰即痛欲死，手按痛处，亦痛欲死。此等肺痈，必须开刀。将病人用绵丝绳缚在柱上，必须牢紧妥当，不可使病人知。手执二寸之刀，令一人**以凉水急浇其头面，乘病人惊呼之际，看定痛处，以刀刺入**一分，必有脓射出如注，乃解其缚，任其流脓流血，不可以药敷之。后以前膏药贴之。不可遽入生肌散，三日后加之可也。此缚治之法也。

问：服煎药否？

天师曰：方用金银花一两，元参五钱，人参三钱，甘草三钱足矣，可用四剂，不必再用。肝痈不用刺。

张公曰：缚治法妙极，亦无可言。

华君曰：同。然予尚有一症。**凡人有伸欠，而两手不能下者**，将人抱住，缚在柱上，又把木棒打去，病人自然把手来遮隔，而两手自下矣。下后用当归一两，川芎五钱，红花五分，生地五钱，桃仁五个，甘草一钱，大黄一钱，丹皮二钱，水煎服，二帖全愈。比有妇人而得此症者，亦缚在柱上，令一人解其下衣，而彼怕羞，自然以两手下来遮隔，亦一时手下。亦以前汤与之可愈也。

肥　治　法

论气虚多痰

天师曰：肥治者，治肥人之病也。**肥人多痰，乃气虚也。虚则气不能运行，故痰生之**，则治痰焉。可仅治痰哉？必须补其气，而后带消其痰为得耳。**然而气之补法**，又不可纯补脾胃之土，**而当兼补其命门之火**。盖**火能生土，而土自生气，气足而痰自消**，不治痰正所以治痰也。方用人参三两，白术五两，茯苓二两，薏仁五两，芡实五两，熟地八两，山茱萸四两，北五味一两，杜仲三两，肉桂二两，砂仁五钱，益智仁一两，白芥子三两，橘红一两，各为末，蜜为丸，每日白滚水送下五钱。（眉批：火土两培丹。）此方之佳，全在肉桂之妙，妙在补命门、**心包之火，心包之火足，自能开胃以去痰；命门之火足，始能健脾以去湿**，况方中纯是补心、补肾之味。肉桂于补药之中，行其地天之泰，水自归经，痰从何积？此肥人之治法有如此。

张公曰：妙。肥人治法，不过如此，无可再言。此乃丸药方也。若有人不肯服丸药，当用煎方，予定一方：用人参三钱，白术五钱，茯苓三钱，熟地一两，山茱萸四钱，肉桂一钱，砂仁一钱，益智仁一钱，半夏一钱，陈皮五分，神曲一钱，水煎服。（眉批：补气消痰饮。）此方治气虚，而兼补肾水、肾火者也。肾中水火足，而脾胃之气自健，痰亦渐消矣。此方肥人可常用也。

华君曰：同。

瘦　治　法

论瘦人多火

天师曰：瘦人多火，人尽知之。然而**火之有余，水之不足**也。不补水以镇阳光，又安能去火而消其烈焰哉？方用熟地三两，元参八两，生地四两，麦冬三两，白芍五两，丹皮三两，沙参三两，地骨皮五两，天门冬三两，陈皮五钱，各为末，蜜为丸。加桑叶六两，亦为末，同捣为丸。每日白滚水送下五钱。（眉批：添阴汤。）妙在**元参去浮游之火，而又能调停五脏之阳**。各品之药，阴多于阳，则**阴气胜于阳气，自然阴胜阳消**，又何必石膏、知母之纷纷哉！虽石膏、知母，原是去火神剂，不可偏废，然而用之于火腾热极之初，可以救阴水之熬干，不可用之于**火微热退之后，减阳光之转运**，此瘦人之治法又如此。

张公曰：妙。瘦人多火，予亦定一煎方：方用元参一两，麦冬三钱，天冬三钱，生地三钱，熟地三钱，山茱一钱，北五味五分，白芍三钱，丹皮二钱，白芥子一钱，甘草五分，水煎服。（眉批：去薪汤。）此方皆滋阴之药，而又不凝滞于胃中，**瘦人常服，必无火症之侵**矣。（眉批：妙。）

华君曰：同。无可谈。

摩 治 法

论手足疼痛 论脏腑癥结 论颈项强直 论口眼歪斜

天师曰：摩治者，抚摩以治之也。譬如手足疼痛，脏腑癥结，颈项强直，口眼歪斜是也。法当以人手为之按摩，则气血流通，痰病易愈。手足疼痛者，以一人抱住身子，以两人两腿，夹住左右各足一条，轻轻捶之千数，觉两足少快，然后以手执其三里之间，少为伸之者七次，放足，执其两手，捻之者千下而后已。左右手各如是。一日之间，而手足之疼痛可已。脏腑癥结之法：以一人按其小腹，揉之，不可缓，不可急，不可重，不可轻，最难之事，总以中和为主，揉之数千下乃止。觉腹中滚热，乃自家心中注定病，口微微漱津，送下丹田气海，七次乃止，如是七日，癥结可消。颈项强直，乃风也，以一人抱住下身，以一人手拳而摇之，至数千下，放手，深按其风门之穴，久之，则其中酸痛乃止，病人乃自坐起，口中微微咽津，送下丹田者，七次而后已，一日即痊。口眼歪斜之法，令一人抱住身子，又一人扼住不歪斜之耳轮。又令一人摩其歪斜之处者，至数百下，面上火热而后已。少顷口眼如故矣。此皆摩之之法也。

张公曰：妙。予不能增一词。

华君曰：无。

浴 治 法

论治疥 论止手汗 论治癞头

天师曰：浴治者，以水煮滚浴之也。如人生疮、生疥者是。不可在浴堂内去浴，必须在自家屋内，用苦参四两，生甘草一两，金银花一两，苍耳草半斤，荆芥一两，防风一两，生黄芪三两，水煮汤一大锅，乘热熏之。外用席二条，裹住身上，用衣盖之，使气不散，俟稍凉浴之。必至汤寒而后已。一日再浴。将渣再煎，如前浴之。三日疮疥必全愈也。

熏不可为训。恐引毒入脏腑也。熏者，乃用药裹在纸内，或在火炉，同人熏于被内者是。切不可用之。不若洗浴之为妙。

张公曰：妙。人有手汗出者，以黄芪一两，葛根一两，荆芥三钱，防风三钱，水煎汤一盆，热熏而温洗，三次即无汗。神方也。即是此汤亦可。然不若每日一换药之为妙也。

更有癞头洗方：用蜗牛数十条，以癞头洗之，二次必全愈，亦神方也。水三碗，煎蜗牛三十条足矣。

华君曰：无。

达 治 法

论火丹痧疹

天师曰：达治者，乃火郁于胸中而不得散，因而达之外也。火气热甚，蕴蓄日久，则热势益盛，往往变为火丹之症，或发痧疹是也。若不急为达之，则火势燎原，立刻灰烬。方用升麻三钱，元参八两，干葛三两，青蒿三两，黄芪三两，水煎服。（眉批：达郁汤。）此方之奇，奇在青蒿与元参同用，盖火丹、痧疹之病，乃胃火与肝结之火，共腾而外越，治肝则胃不得舒，治胃则肝不得泄，今妙在用青蒿，青蒿平胃火，兼能平肝火。然未免性平而味不甚峻，又佐之元参之重剂，则火势散漫，无不扑灭矣。然而青蒿虽平胃肝之火，而胃肝二火相形，毕竟胃火胜于肝火，又佐以干葛之平胃。此方之斟酌咸善，而人不可测度者也。达治之法也。

张公曰：达治法，古今绝妙异方，目中不曾多见，此方实奇而当。予更增一方，亦可少佐高深：白芍三钱，柴胡二钱，丹皮二钱，元参三钱，麦冬三钱，荆芥三钱，生地三钱，炒栀子三钱，防风一钱，天花粉二钱，水煎服。（眉批：固本散。）此方专散肝木中之火，达其肝木之火，而诸经之火尽散矣。

华君曰：无。

孙真人传治火丹神效：丝瓜子一两，柴胡一钱，元参一两，升麻一钱，当归五钱，水煎服。一剂即消。（眉批：天师云：绝奇绝妙之方。）

发 治 法

论疏通肝邪

天师曰：发治者，邪入皮毛腠理，将入营卫，而急发散之谓也。方用柴胡一钱，白术三钱，荆芥一钱，苏叶一钱，半夏一钱，甘草一钱，苍术一钱，丹皮一钱，水煎服。此方平和之中有妙理，**盖木气之郁，最宜平散**，今所用之药，俱是直入肝经之圣药，自然肝木疏通，枝叶调达，无风吹动，柳叶自繁，嫩绿芳草，遍出新青，宇宙之间，无非春气之舒畅矣。此发治之法也。

张公曰：不意天师早已言之矣，我前方可废也。予方即发之也，可删之。远公言是，姑两存之。

华君曰：无。

夺 治 法

论水肿腹胀跗肿

天师曰：夺治者，乃土气壅塞而不行，不夺则愈加阻滞，故必夺门而出，而水乃大流也。病如水肿之疾，**腹胀如鼓，两跗如浮**，按之如泥，小便不利，大便反结。人以为水病，谁知皆由于土气之郁？方用鸡屎醴一升，炒黄色，为末，以黄酒一斤，先将鸡屎末盛于新布上，后将黄酒洒之，不可太骤，缓缓冲之，则药味尽下。取汁一碗，病人服之，**切不可令病人先知，则不肯信心而服，使生别病**。下喉之后，腹即作雷鸣，一饭之间，倾腹而出，两足即减大半，再饮一碗，全消。盖**鸡屎善能逐水**，而**又通土性**，无微不入，**将从前所蓄之水，无不开其水口，尽归大肠而泄**，此夺法之奇也。至于牵牛、甘遂，非不善于逐水，终不胜鸡屎神效。但已用之后，必须禁用饮食，否则再发无救。行医者，切宜知之，有病者，切宜记之。

张公曰：鸡屎醴果然神效。若言甘遂、牵牛不及鸡屎，则未然也。二方俱可酌用。

华君曰：同。然予尚有一法未传。水肿之法，有用大麦芒二两，煎汤饮之亦消。且无后病。但须一连数月，作汤饮之，即泄水而愈。药味平常，而奏功甚奇，此类是也。天师何故不传？岂以无奇而忽之耶？然而奏功实神。予终不敢没其奇。

天师曰：此方只可治初起之水肿，而不可治久病之水肿也。

深 治 法

论病入膏肓骨髓脑中

天师曰：深治者，病患深而深治之也。如人病在膏肓，或在骨髓，或在脑中者是。此等症，成非一朝，则治亦非一日，必须**多服汤药于日间**，久**服丸饵于夜半**，非数百剂，非数十斤，不能奏效。大约劳瘵之症居多。而虚劳次之。方用熟地一两，山茱萸四钱，山药三钱，丹皮二钱，泽泻二钱，茯苓三钱，北五味一钱，麦冬三钱，芡实五钱，水煎服。此朝服方也。晚服丸方，用紫河车一具，鹿角胶二两，龟胶三两，元参三两，熟地八两，山茱萸四两，地骨皮五两，人参二两，白术五两，白芍五两，炒枣仁三两，枸杞子三两，麦冬三两，人乳二碗，浸熟地晒干，砂仁五钱，各为末，每日半夜，白滚水送下五钱。此方不热不寒，可以长服，方名中正丸。病伤根本，扶之不易，譬如花木，大肆摧残，欲其枝叶之茂，岂是一朝可成？必须培植灌溉，终岁经年，自然春意渐回，萌芽可达，渐渐扶苏，而不可性急也。方丸并用，**饮食更须得**时，深治之难，从来眉蹙。切勿心急，以期奏功之速，此深治之法也。膏肓病，**十人只可逃一二**。论此治法，**非尽人能救之**也。但舍此又别无治法，余悯世人，故又立门如此。**倘肯听吾言，断绝色欲，口淡滋味，心戒贪嗔**，自然服药有功。否则亦只可苟延岁月而已。又不可不告诫也。

张公曰：佛心神术。劳瘵之症，诚难速效。天师之方，平稳中实有妙理。余更有一方，亦极平稳，可并传，以备世选用。方用芡实八两，薏仁八两，山药三斤，糯米一斤，人参三两，茯苓三两，莲子半斤，白糖半斤，各为末，每日白滚水调服一两。（眉批：长寿粉。）如不欲调服，以水打成丸，如元霄服亦可。上、下午服一丸最妙。亦可为深治之佐。

华君曰：无。

雷公曰：我亦有一方传子。用芡实一斤，山药二斤，黑芝麻八两，小黄米，炒，三斤，薏仁一斤，白糖一斤，肉桂五钱，各为末，白滚水每日调服五钱或一两。自能开胃、健脾、补肾、益精也。（眉批：天师曰：妙极，可常服。）或疑入肉桂恐动火，不知人非命门之火，不能生长。于七斤有余之药，加桂只五钱，不过百分之一，何热之有？**正取其温气以生长脾胃**耳。方名**全生至宝丹**。（眉批：张真人曰：极妙。）

浅 治 法

论细小疾病

天师曰：浅者，因病未深而浅治之，不必深治之者也。如人患细小疾病，何必张皇而用人参，惊惧而加桂附？饮食不调，用**六君子**可也；头痛，用**小柴胡汤**可也；咳嗽，用**逍遥散**可也；水泻，用**五苓散**可也；腹痛，用**小建中汤**可也；两胁饱闷，亦用**逍遥散**可也。盖略一舒之，自必奏功，无容以深中脏腑之药，以治皮毛也。此浅治之法，又宜知之也。

张公曰：浅治法妙。

华君曰：无。

长 治 法

论痿症 论腰痛 论背脊骨痛 论两腿酸痛

论诸胬肉攀睛 论痓病

天师曰：长治者，永远之症，不可以岁月计也。如病痿症、痓症是也。痿病，必久卧床席，不能辄起，其故何也？盖**诸痿之症，尽属阳明胃火，胃火铄尽肾水，则骨中空虚，无滋润，则不能起立**矣。然则只治阳明，而骨中之髓，何日充满？欲其双足有力难矣。方用元参一两，熟地二两，麦冬一两，牛膝二钱，水煎服。（眉批：润阴坚骨汤。）此方之妙，全在不去治阳明，而直治肾经，以补其匮乏。**肾水一生，则胃火自然息焰**，况又有麦冬以清肺气，牛膝以坚膝胫，故以此方长治之，则痿废之状可免。若徒以石膏、知母之类，降其胃中之火，火降矣，肾水益干，又将何物以充足其骨髓乎？无怪经年累月，愈治而愈惫也。此长治之法，不可不知之。

张公曰：妙。长治法，不只痿、痓二项，予为广之。如腰痛、背脊骨痛、两腿酸痛、两目生胬肉攀睛是也。腰痛服药，服之不验者，乃湿气入于两腰子也，最难治。补肾水而益痛，泻肾水而觉空，去风而无益，去寒而转增，去火而益甚，此所以知为水湿之症也。**外无水象，内无水形，令人揣摩不着**。然余实有**辨而知之**之法：**凡腰痛**而**不能下俯者**是也。方用柴胡一钱，防己二钱，泽泻一钱，猪苓一钱，肉桂三分，白术五钱，甘草五分，山药三钱，白芥子一钱，水煎服。（眉批：解湿仙丹。）此方妙在入肾而去湿气，不是入肾而补水。然须多服为妙。大约此等腰痛，初起之时，三四剂即可奏近功，痛至经年累月者，非服两月不效也。

腰不能俯者，水湿；腰不能直者，非水湿，乃风寒也，用逍遥散，加防己一钱。初起时，一剂可愈，久则非一剂可愈也。当改用白术二两，杜仲一两，酒煎服，十剂可愈。（眉批：利腰丹。）可为长治之法。

背脊骨痛者，乃肾水衰耗，不能上润于脑，则河车之路，干涩而难行，故尔作痛。此等症，非一二剂可以见功，非久服**补气之药以生阴**，非大服**补阴之药以生水**，未易奏功也。方用黄芪一两，熟地一两，山茱萸四钱，麦冬四钱，北五味一钱，白术五钱，防风五分，茯苓三钱，附子一分，水煎服。（眉批：润河汤。）此方补气，则有黄芪、白术；补水，则有熟地、山茱；去湿，则有茯苓；去风，则有防风；引经，则有附子，而又**麦冬以生肾水之母**，自然**金旺生水**，**水足则河车之路不干**，**不干则润金滋骨可**知，又何痛之作楚？既不痛矣，又何背之不直哉！然此方不能奏近功于旦夕，必须多服、久服乃效，所以入之于长治之门也。

两腿酸痛，又不如是治法。此湿气入于骨中，而皮外无湿也。此病不只骨内而受湿气，或被褥中得之也。方用薏仁二两，芡实一两，茯苓三两，肉桂一钱，牛膝二钱，萆薢一钱，水煎服。（眉批：壮骨去湿丹。）此方之妙，妙在**薏仁能入骨而去水**，加**芡实健脾以去**湿，不使湿以增湿，而牛膝、萆薢又是最利双足之品，又加肉桂引经，直入于骨中，湿有不去、酸痛有不止者乎？但脚中之病，乃人身之下流，一有病，不易去之。况湿气在骨，如陆地低洼之处，久已成潭，如何能车水即干？必多用人功，而后可以告竭。故此方必须多服、久服，正是此意。

胬肉攀睛，乃眼病失治而生肉。人不知避忌，将眼皮翻转，以取凉快，谁知风忽中之，则眼毛倒生而攀睛矣。此等病最忌动刀，一动刀则不可内治矣。法当用丸散以消之。然非服至半年，不能奏效。方用甘菊花十两，须用家园自种者为妙，否则断不可用。白芍一斤，当归半斤，柴胡四两，丹皮三两，葳蕤一斤，潼州蒺藜一斤，草决明四两，茯苓十两，麦冬十两，天门冬十两，枸杞子一斤。各为末，蜜为丸。每日饥服一两。一料少愈，二料全痊。最忌房事。能断欲者，一料全愈。否则必须二料、三料也。此亦长治之一法，可参用之。故又广之如此。

天师曰：痊病，乃寒湿之气，集之双足之间，骨中寒痛而不可止，亦终岁经年，不能身离床褥，伛偻之状可掬，其故何也？盖**诸痊尽皆水湿也**。**水气久不出，则一身关节，无非水气之弥空，土无权矣**，又何以分消而利道哉？然则只治其水，而湿气可以尽去，乃治水亦终岁经年，仍然不验者为何？徒治水而不治土也。方用白术五钱，薏仁二两，芡实三钱，茯苓一两，肉桂一钱，牛膝一钱，萆薢一两，杜仲三钱，水煎服。此方之妙，利其水湿之气，又不耗其真阴，**日日吞服，不必改方**，服之三月，必然如旧，再服三月，必然步履如初矣。此真长治之法，人宜遵守，而不可变更者也。

华君曰：同。

雷公曰：痊病方，白术四两，薏仁八两，山药八两，车前子一两，牛膝三两，生黄芪十两，肉桂一两，杜仲四两，各为末，蜜为丸。每日饭前，酒送下一两，一料必全愈。用补于利之中也。

又方：治痿用元参一两，甘菊花五钱，麦冬一两，熟地二两，牛膝五钱，天门冬三钱，水煎服。此方与天师同意。妙。

短治法

论阳明口渴用石膏汤　论四逆汤　论附子理中汤　论大承气汤

天师曰：短治者，乃病不必长治，而可以短兵取胜，则用短治之法。譬如阳明之症初起，乘其口渴、引水自救之时，急用石膏、知母煎服，一剂而渴减，再剂而渴止，三剂而病如失。即不可再与四剂矣。**盖石膏初用有荡邪之功，久用有损正之失**，故可暂用，而不可长用。倘不信吾言，以石膏为夺命之药，日日与之，必致变为痿症，而不能速起也。故我频频戒用石膏者为此。

仲景创立此方，所以救人，伤寒传入阳明之症，不得已而用之，截住其邪，不使再传也。原非教人日日用之也。奈何世医不知此故，妄自多加，任情纵意，忍于轻用，以致杀人而不悟也。悲夫！此短治之法，又不可不知之。

张公曰：吾方得岐天师发明，真大幸也。我立此方，原所以救一时之急，非教人经年累月，而亦用之也。世医不悟，亦可闻岐天师之语而悟矣。短治法，不只**石膏汤**，如**四逆汤**，不可久服也，久则有火盛自焚之虑；**附子理中汤**，亦不可久用，有太刚则折之虞；**大承气汤**，只可一剂，而不可至再，重则有大下亡阴之祸。诸如此俱可类推。

华君曰：同。

（白虎汤，张路玉谓为治暍、热病主方，极有理，故在伤寒门，亦不可轻用。李子永识。）

日治法

论日间发寒热

天师曰：日治者，病重于日间，而发寒发热，较夜尤重。此等症，必须从天未明而先截之。方用柴胡三钱，当归三钱，黄芪五钱，人参一钱，陈皮一钱，半夏一钱，青皮一钱，枳壳一钱，白术五钱，甘草一钱，干姜五分，水煎服。（眉批：补正逐邪汤。）此方妙在加**柴胡于参、芪、归、术之中，盖邪之敢在日间作祟者，欺正气之衰也**。今用祛邪之品，同补正之药，共相攻邪，则正气有余，邪自退舍，譬如贼人，白昼操戈入室，明欺主人软弱，故肆无忌惮，倘主人退缩潜形，则贼势更张，必大恣摽掠，席卷资囊而去。正气日消，病安能愈也？妙在全用补正为君，则主人无惧，指挥如意，号召家人，奋勇格斗，前后左右，无不执耒而来，负锄而至，争先捍御，贼人自然胆落，惟恐去之不速矣。况方中有柴胡、半夏之类，各各消邪。又譬如主人既勇，奴仆无非勇士，则贼不奔逃，必被擒获。此方之用于日间，实有妙用也。

张公曰：妙绝。日间之病，以此法治之最妙。余尚有一法，治日间之症，尤易奏功。方用人参一钱，白术五钱，甘草一钱，陈皮一钱，柴胡二钱，熟地一两，白芥子一钱，水煎服。（眉批：阴阳兼治汤。）天师之方，乃治阳虚之症，余方乃治阳虚而兼阴虚之症。二方彼此参用，何愁日间之病棘手哉！

华君曰：同。

雷公曰：日间发热，乃邪在于阳分也。补阳气而邪自退，方用人参三钱，甘草一钱，白术五钱，当归三钱，陈皮一钱，柴胡二钱，水煎服。有痰加半夏一钱，有食加山楂一钱，方名**助正汤**。助其正，邪不祛而自祛也。

夜治法

论夜发寒热

天师曰：夜治者，病重于夜间而发热者也。或寒少而热多，或热少而寒多，一到天明，便觉清爽，一到黄昏，便觉沉困，此阴气甚虚，故行阳分则病减，行阴分则病重也。方用熟地一两，山茱萸四钱，当归三钱，白芍三钱，鳖甲五钱，柴胡三钱，白芥子三钱，陈皮一钱，生何首乌三钱，茯苓五钱，北五味一钱，麦冬三钱，水煎服。（眉批：补阴辟邪汤。）此方妙在鳖甲同柴胡并用，又以诸补阴之药，合而攻之也。**盖鳖甲乃至阴之物，逢阴则入，遇阳则转**。即此二味，原是治阴经之邪热，况又用于纯阴同队之中，有不去阴邪而迅散哉！生何首乌直入阴经，亦能攻邪，加以白芥子去脏腑之滞痰，又不耗其真阴之气，有不奏功如响者乎！譬如人家主妇，一旦被贼人所执，刀火相逼，倘箱柜空虚，则贼人失望，势必因羞变怒，愈将主妇施刑。今用熟地、山茱、当归、芍药，纯是补正之品，同群共投，犹贼在房中，尽将金玉散倾，则贼喜出望外，必且弃主妇而取资财，饱则扬去。又有鳖甲、首乌、芥子之类，力能战邪，则堂外声扬，夺门攻击，邪自张皇，更思早遁。倘只用鳖甲、首乌，则又势单力薄，无物饵贼，岂肯甘心反走？必致相争相战，彼此败衄而后去。更有妙论，人多未知，如此等症，**必须在黄昏之前，以此药先与之，则阴气固而邪不敢入**。又譬如人家门户谨防，锁钥严整，司更值宿之仆，俱各精健绝伦，则贼必望风退却，又何至越墙上壁，而主妇知觉，呼召家人，捆缚而献哉！此皆日间不治，而以夜间先治之法也。

张公曰：真绝奇之论！予何从而赞助高深？惟有阴经之邪盛，而又带阳经之邪，天师尚未发明也，余一论之。**阴邪之盛，必发夜间**无疑矣。然亦有阴邪而兼带阳邪，亦发于夜间，其病亦发寒发热，无异纯阴邪气之症，但少少烦躁耳，不比阴症之常静也。法当于补阴之中，少杂阳药一二味，使阴长阳消，自然奏功如响。方用熟地一两，山茱萸四钱，当归三钱，鳖甲五钱，柴胡三钱，白芥子三钱，陈皮一钱，生何首乌三钱，茯苓五钱，北五味一钱，麦冬三钱。此天师方也。予再加人参二钱，白术三钱而已，即可治阴邪而兼治阳邪之症。

气治法

天师曰：气治者，气实气虚而不可不平之也。气实者非气实，乃正气虚而邪气实也。若作正气之实，而用消气之药，使正气益虚，而邪气益实，害且不可救药。方用补正之药，而佐以祛邪之品，则正气自旺，邪气日消矣。方用人参一钱，白术一钱，甘草一钱，柴胡三钱，白芍三钱，麻黄一钱，半夏一钱，水煎服。（眉批：补正荡邪汤。）此方之妙，亦是用散药于补正之中，使正气旺于邪气，自然两相击斗，邪可逃亡。否则适所取败，此气病宜知气治耳。

张公曰：气治法甚多，天师只言一条，似乎未备，余更广之。气陷，补中益气汤可用；气衰，六君子汤可采；气寒，人参白术附子汤可施；气虚，则用四君子；气郁，则用归脾汤；气热，则用生脉散；气喘，则用独参汤；气动，则用二陈汤加人参；气壅滞，则用射干汤；气逆，则用逍遥散。余广至此，气治之法，庶几全乎！人可因症而施治也。

华君曰：同。予更有论。气虚气实，原有分别。气虚，则羸弱而难施；气实，则壮盛而易察。虚者用天师之方。实者另有一方：枳壳五分，白术一钱，陈皮五分，茯苓三钱，甘草一钱，山楂十粒，柴胡一钱，白芍三钱，炒栀子一钱，水煎服。（眉批：消实汤。）亦可佐天师之未逮。

雷公曰：华君补得妙。

血 治 法

论治血宜顺性

天师曰：血治者，乃血病不肯归经，或上或下，或四肢皮毛，各处出血者是也。血循经络，外行于皮毛，中行于脏腑，内行于筋骨，上行于头目、两手，下行于二便、两足、一脐，是周身无非血路，一不归经，自然各处妄行，有孔则钻，有洞则泄，甚则吐呕，标出于毛孔，流出于齿缝，渗出于腹脐，而不只大小便之出也。然则血宜顺其性而不宜拂。方用当归三钱，白芍三钱，熟地五钱，川芎一钱，荆芥末一钱，生地五钱，麦冬三钱，茜草根一钱，甘草一钱，水煎服。此方即四物汤加减，妙在用茜草根、荆芥，引血归经，不拂乱其性，则血自归经，各不相犯矣。倘用止血之剂，未尝无效。然而如石压草，一时虽止，而性思冲突，必得空隙，仍飞越沸腾，何如此方，顺其性而引之？譬如与强横之人同行，少拂其意，便怀愠怒，愠怒未已，必致斗殴，皮碎血流，是其常也。若赞扬称颂，顺其性而与之饮食，则同群相得，转得其气力，以助我匮乏，同舟无敌国之形，一室无操戈之事，久且为我绸缪，彻我桑土，不特血不妄行，亦将润筋生色，永断覆辙之患。又何必绝之太甚，以自取争斗哉！此血治之法，尤当留意。

张公曰：讲得近理近情。治血以**四物汤**为主，加荆芥、茜草更妙，顺其性而引其归经也。然而用六味丸汤，治血症亦妙。盖**血病最忌寒凉之品，寒则凝滞不行，难以归经**，六味丸汤，妙在不寒不热，补肾水以滋肝木，肝木得养。则血有可藏之经，自然不致外泄，何至上吐？方用熟地五钱，山茱萸三钱，山药二钱，丹皮二钱，泽泻二钱，茯苓二钱。此**六味地黄汤**方也，又加麦冬三钱，北五味一钱。得此二味，又去**清补肺金，使皮毛有养，毛孔坚固，则血难外越**，肺金不干，下且足以克肝，而肝木畏金之克，又何至上犯于肺耶？故血症最宜用此方，久服三年不吐，始庆重生。否则尚在生死之间也。

华君曰：同。而余又另有方：用生地一两，荆芥一钱，麦冬三钱，元参三钱，水煎服。（眉批：止血归经汤。）一剂血止，后用**六味汤**全愈。

雷公曰：血症余亦有奇方。用生地一两，三七根末三钱，荆芥末一钱，人参三钱，水煎，调末服。一剂即止血。后亦须用**六味汤**调理。

脏 治 法

论脾肺同治 论肾肝同治 论心肾同治 论肺经独治

天师曰：脏治者，五脏中有病而治之者也。脏有五，治法惟三：脾肺同一治，肾肝同一治，心肾同一治也。**肺气之伤，必补脾气，脾气既伤，肺气亦困**，故补肺必须补脾，而补脾必须补肺。如人或咳嗽不已，吐泻不已，此肺脾之伤。人以为咳嗽宜治肺，吐泻宜治脾。殊不知咳嗽由于脾气之衰，而吐、呕、泻由于肺气之衰，盖肺气无清肃之下行，始上呕而下泻，脾气斡旋之令不行，则上为咳嗽矣。方用人参一钱，麦冬三钱，茯苓三钱，柴胡一钱，神曲五分，车前子一钱，甘草一钱，薏仁五钱，水煎服。（眉批：肺脾双解饮。）此方乃治肺、治脾之药，合而用之者也。咳嗽、喘病之尽除，吐、呕、泻症之各去，所谓一方两用也。

肾肝同治者，**肾水不能滋肝，则肝木抑郁而不舒**，必有两胁饱闷之症，**肝木不能生肾中之火，则肾水日寒**，必有腰脊难于俯仰之症。故补肝必须补肾中之水，补肾中之水，又不可不补肝木。倘补肝而不补肾，则胁痛何以顿除？补肾而不补肝，则腰脊何以立愈！方用熟地一两，山茱萸五钱，白芍五钱，当归五钱，柴胡二钱，肉桂一钱，水煎服。（眉批：肾肝同补汤。）此方熟地、山茱补肾之药，而当归、白芍、柴胡、肉桂补肝之品，既两脏平补，似乎药不该轻重，今补肝之药，反多于补肾者，可见**肾为肝之母，肝又为命门之母也。命门是一身主宰，当生五脏之气，不宜为五脏所生**，然而五脏迭为生克，肝既是木，岂木独不可以生命门之火乎？此有至理存焉。非吾仙人，安能阐发？愿世人勿惊为创说奇闻，而疑为不可执之以治病也。

再心肾治法。二脏合而治之者，其义又何居？肾，水脏也；心，火脏也。是心肾二经为仇敌，似乎不宜牵连而一治之。不知心肾虽相克，其实相须，无心之火，则成死灰；无肾之水，则成冰炭。心，必得肾水以滋养；肾，必得心火而温暖。如人惊惕不安，梦遗精泄，岂非心肾不交乎？人以为惊惕不安，心之病，我以为肾之病；梦遗精泄，人以为肾之病，我以为心之病。非颠倒之也，实至当不易之理。方用人参三两，白术五两，远志一两，炒枣仁三两，熟地五两，山茱萸三两，麦冬三两，北五味一两，芡实五两，山药三两，菖蒲一两，柏子仁三两，去油，茯神三两，砂仁三钱，橘红一两，各为末，蜜为丸。白滚水送下五钱。（眉批：心肾同补丹。）此丸之妙，乃治肾之药，少于治心，盖心君宁静，肾气自安，肾气既安，何至心动？此治心正所以治肾，而治肾正所以治心也。此治脏之法，幸人加之意哉。

张公曰：脏治之法，尽于三方，无可再议不已。其肺脏之独治乎？肺有忽感风寒，而鼻塞出嚏，咳嗽不已，吐痰如败絮，乃肺经独病也。不必兼治于脾，予留一方：用甘草一钱，桔梗三钱，半夏一钱，射干一钱，水煎服。（眉批：散寒汤。）此方之妙，妙在桔梗升提于鼻，引去痰之药上行于肺，以散风寒之邪，邪散则鼻塞顿除，痰亦随之而散，又何必治脾之迂缓哉！然只可治风寒之外感，而不可治内伤之诸症。内伤诸症，有天师方在，肺脾同治之可耳。肾肝与心肾治法，亦不必再言。

天师曰：尽善也。

华君曰：无。

（此脾湿熏肺之症，方用燥脾利湿为宜。如肺热移于大肠者，又宜清肺润燥法治之，不可以泄泻而戒用润剂也。李子永识。）

腑治法

论小便闭塞 大便闭结 论治胆怯 论肾虚吐呕

天师曰：腑治法甚多，我举其一二症，取以为法，余可推广。如人病小便不通，大便甚结者是也。小便不通，乃膀胱之病，膀胱之气化不行，小便即不能出。小便闭塞，治膀胱之经而已矣，然而治法全不在治膀胱也。方用人参三钱，莲子三钱，白果二十个，茯苓三钱，甘草一钱，车前子三钱，肉桂三分，王不留行三钱，水煎服。（眉批：通水至奇丹。）一剂即如注。此方之奇妙，全在用人参，其次则用肉桂三分，盖膀胱必得气化而始出。气化者何？心包络之气也。**膀胱必得心包络之气下行，而水路能出**。尤妙用白果二十个，人多不识此意，白果通任督之脉，又走膀胱，引参、桂之气，直奔于膀胱之中，而车前、王不留行，尽是泄走之物，各随之趋出于阴气之口也。此治腑之妙法，人知之乎？

大便闭结者，人以为大肠燥甚，谁知是肺气燥乎？肺燥则清肃之气，不能下行于大肠，而肾经之水，仅足以自顾，又何能旁流以润溪涧哉！方用熟地三两，元参三两，火麻子一钱，升麻二钱，牛乳一碗，水二钟，煎六分，将牛乳同调一碗服之。（眉批：润燥至神汤。）一剂小解，二剂必大便矣。此方之妙，全在不润大肠而补肾，尤妙不只补肾，而且补肺，更妙不只补肺，而且升肺。盖大肠居于下流，最难独治，**必须从肾经以润之，从肺经以清之。气既下行，沉于海底，非用升提之法，则水注闭塞而不通，启其上孔，则下孔自然流动**，此下病治上之法，亦腑病治脏之法也。其余治腑之法，可即此以悟。

张公曰：天师太略，余当增广之。凡人胆怯，不敢见人者，少阳胆经虚也。而所以致少阳胆经之虚者，肝木之衰也。而肝木之衰，又因肾水之不足，法当补肾以生肝木。方用熟地一两，山茱萸四钱，芍药五钱，当归五钱，柴胡一钱，茯神五钱，白芥子一钱，生枣仁一钱，肉桂一钱，水煎服。（眉批：助勇丹。）此方之妙，补肾之中，用补肝之品，尤妙再去补心，**使心不取给于肝胆之血，则胆之汁有余**，而怯形可去。又妙在用肉桂以入肝，如人得勇往之人，自然顷刻胆壮矣。此治腑实有妙理，人知之乎？

吐呕之症，人以为胃虚，谁知由于肾虚？无论食入即出，是肾之衰。凡有吐症，无非肾虚之故，故**治吐不治肾，未窥见病之根**也。方用人参三钱，白术五钱，薏仁五钱，芡实五钱，砂仁三粒，吴茱萸五分，水煎服。（眉批：转胃丹。）此方似平治脾胃之药，不知皆治肾之法。方中除人参救胃之外，其余药品，俱入肾经，而不只留在脾也。**肾火生脾，脾土始能生胃**，胃气一转，呕吐始平。此治胃而用治肾之药。人知之乎？

华君曰：亦无。

孙真君传治小便闭塞方：用车前子五钱，肉桂三分，水煎服，即通。

常治法

论头疼 论目痛

天师曰：常治者，可以常法而常治之者也。如人病头疼，则以头疼常法治之；目痛，则以目痛常法治之是也。何必头疼而治之于两足，目痛而治之以两手乎？虽头疼实有治之两足而愈，目痛实有治之两手而痊者，然彼必常治之而不愈、不痊，然后以变法治之，非可以常治，而先求之于变法也。故一遇头疼。即以蔓荆子一钱，川芎五钱，白芷一钱，甘草一钱，半夏一钱，细辛一钱，治之，病去如扫。（眉批：顾首汤。）一遇目痛，以柴胡一钱，白芍三钱，当归一钱，白蒺藜二钱，甘菊花一钱，荆芥、防风各一钱，半夏一钱，甘草五分，栀子二钱，水煎服，二剂即愈。（眉批：全目饮。）皆无事舍常而思变也。

此常治之法，为可师也。

张公曰：常病用常法，极是。予亦不再言变也。

华君曰：无。

变 治 法

论伤寒变结胸　论疟变下痢　论中风变狂　论中暑变亡阳　论反胃变噎膈

天师曰：变法者，不可以常法治，不得已而思变之也。变症不同，用药各异。吾举其大者言之：如伤寒变为结胸，疟疾变为下痢，中风变为发狂，中暑变为亡阳，反胃而变成噎膈，若不以变法治之，仍以平常药饵相治，吾见其坐毙而已矣。然则结胸之症，乃伤寒之变也，可不以变法治之乎？**伤寒火邪正炽，原不可急与饮食**，若不知禁忌与之，胃中得食，不啻如宝，故茹而不出，而他脏见胃中有食，群起而争，其势猖狂，非杯水可解，必当以变法治之。急须以瓜蒌一枚，捶碎，入甘草一钱，同煎服之。夫**瓜蒌乃陷胸之胜物，平常人服之，必至心如遗落**。今病人一旦服之，不畏其虚乎？谁知无病常人，断断不可服此。而伤寒结胸之症，却有相宜。盖食结在胸，非大黄、芒硝、枳壳、槟榔、厚朴之类，可能祛逐，**必得瓜蒌，始能陷之**，入于脾中，尤恐其过于下也，少加甘草留之，且得甘草之和，不致十分推荡。此变症而用变法，真胜于用正也。

疟疾本是常症，只可以平常消导而发散之。今忽为下利等症，则变轻为重，欲发汗则身已亡阴，欲祛邪则下已便物，顾上则虑下，顾下则碍上。倘仍以常法治之，奏功实少。今用人参一两，鳖甲一两，白术三两，茯苓一两，当归一两，白芍三两，柴胡一钱，枳壳一钱，槟榔一钱，水煎服。（眉批：补阳消疟丹。）此方奇在用人参、白术，盖疟病则亡阳，若不急补其阳气，则下多亡阴，势必立亡。惟急补其阳气之不足，阳生阴长，始有生机。尤妙**白芍、当归之多，以滋润其肠中之阴**，盖下利多，则阴亡亦多，今用补阴之剂，则阴生阳降，自然春意融和，冰泮化水，分消水道，污秽全无。况方中又加枳壳、槟榔，仍然去积，又妙少用柴胡，微舒肝气，使木气相安，不来克土，自然土克水之多，水润木之下，内气既生，外邪亦散。此治下利而疟病同除。此种治变之法，何可不知？

中风系是危症，况变发狂，死在眉睫。倘不以变法救之，何以得免于垂绝耶？方用人参三两，菖蒲三钱，半夏三钱，南星三钱，生用附子一钱，丹砂末三钱。（眉批：救绝至圣丹。）先将参、苓、附子等项煎汤，调入丹砂末灌之，十人中亦可救三四。盖天下无真中风之人，不过中气、中痰、中湿而已。若不用人参、附子，大剂煎饮，何能返已去之元阳，**回将绝之心气哉**？**况人将死之时，未有不痰上涌者**，妙在用半夏、南星以祛逐之。尤妙用菖蒲以引入心经，使附子、半夏得施其荡邪之功，而丹砂又能镇定心气，所以往往返危为安。倘仍以寻常二陈之类以消痰，痰未必消而心气已绝，此又症变而法变者也。

中暑原是热症，然而热之中也，亦由于气之虚，人若气实形壮者，多难中暑。然则中暑之病，宜补气为先，解暑为次。无如人以为热也，治表为急，治本为末，先以香薷饮治之；不效，又改用白虎汤；又不效，乃用发散之剂，杂然并进，则火邪乘热气外走，尽趋皮肤而出，而不可止，以变为亡阳之症者，多矣。法当以人参三两，元参三两，甘草一钱，北五味一钱，生地三两救之。（眉批：仙丹。）此方之妙，全在用人参以补元气，用元参以凉血。盖血得凉，则气自止而不走，又有五味子之酸，以收敛肺金之气，此不止汗而汗自止也。倘惟以**四君子汤**，平常治法，则一杯之水，何能止车薪之发焰哉！此又变法之宜知也。

反胃症初起之时，未尝非胃病也，当时以**逍遥散**加**黄连**一钱，立止也。无如世医不知治法，乃用香砂、厚朴、枳壳、砂仁之类纷纷投之；不应，又改用大黄、巴豆之类下之；又不应，乃改用黄连、黄柏、黄芩、栀子、知母太寒之品以凉之；又不应，乃改用桂枝、白果、肉桂、附子、干姜、吴茱萸之类以热之；又不应，乃始用柴胡、荆芥、桔梗、防风、苏子之类以散之，遂成**噎膈**之症矣。吾今悯之，乃传一方：用熟地一两，山茱萸四钱，麦冬三钱，北五味一钱，元参一钱，当归三钱，白芥子一钱，牛膝二钱，水煎服。（*眉批：转食至神丹。*）此方之妙，全在不治翻胃，正所以治**翻胃**也。盖人之反胃，乃是肾中阴水竭也。肾水不足，则大肠细小，水不足以润之。故肠细而干涸，肠既细小，则饮食入胃不能下行，必反而上吐。治之之法，不可治上，而宜治下。方中用熟地、山茱之类，纯是补肾中之水也。肾水足而大肠有水相资，则大肠仍复宽转，可以容物，水路既宽，则舟楫无碍，大舸小舶，可以顺行，又何惧区区小舟，不可以转运粮食哉！**此肾中虚而水不足以润大肠者**，宜如是治法。若肾中寒凉而虚者，又不如是治也。盖翻胃之名虽同，翻胃之实各异。**肾中无水而翻胃者，食下喉即吐；肾中无火而翻胃者，食久而始吐也**。譬如今日食之，明日始尽将今日之物吐出者是也。方用熟地一两，附子一钱，肉桂一钱，山茱萸四钱，麦冬五钱，北五味一钱，茯苓二钱，山药二钱，丹皮一钱，泽泻一钱，牛膝一钱，水煎服。此方八味丸汤也。妙在用附子、肉桂于补肾水之中，使去水中补火。补火者，补命门之火也。盖脾胃之气，必得命门之火始生，譬如釜下无火，何以煮爨？未免水冷金寒，结成冰冻。必得一阳初复之气，始解阳和。人身脾胃亦然。然而寒凉之病，只该腹痛心疼，今反无此症，乃上越而吐者何也？盖**脾胃有出路，则寒邪之气不留于中。今日日上吐，将胃口咽门，已成大道熟径，往来无所阻滞，则径情趋奔，其势甚便**，又何必积蓄于中州，盘踞于心腹？颠寒作热，以苦楚此脾胃哉！此翻胃下寒，心腹之所以不痛也。此又不治反胃，**而适所以治反胃也**。此变法治病之端也。

张公曰：说得我闭口无言。汝知而不能言，今可以言矣。无可一言，惟有三叹顿首而已。惟圣者知之。予亦不能言之也。

华君曰：余虽有传，不及君之多而且畅。

雷公曰：无一论不奇辟，真圣人之言，不可测也。

（*反胃而用逍遥加黄连，赵养葵先生亦主此方。但此必食入即吐之症，如朝食暮吐者，又为命门无火，当是八味汤症矣。李子永识。*）

初治法

论伤风初治　论伤寒初治　论伤食初治　论伤暑初治　论伤湿初治　论燥病初治　论火病初治

天师曰：初治者，首先宜以此治之也。初病伤风，即以伤风治之；初病伤寒，即以伤寒治之；初病伤食，即以伤食治之也。凡人病初起之时，用药原易奏功。无如人看不清，用药错乱，往往变症蜂起。苟认得清，用得当，又何变症之生耶？如**伤风**之症，必然头痛、身疼，咳嗽痰多，切其脉必浮，此伤风也。即以防风一钱，荆芥一钱，柴胡一钱，甘草一钱，黄芩一钱，半夏一钱，水煎服。（*眉批：逐风散。*）一剂即止，不再剂也。

伤寒之初起也，鼻塞，目痛，项强，头亦痛。然切其脉必浮紧，此伤寒也。若以伤寒治之即愈。方用桂枝一钱，甘草一钱，陈皮一钱，干葛一钱，水煎服。（*眉批：荡寒汤。*）一剂即愈。

伤食之症，心中饱闷，见食则恶，食之转痛，此伤食也。即以消食药服之立已。方用白术一钱，茯苓一钱，枳壳一钱，山楂二十粒，麦芽二钱，谷芽二钱，神曲三分，半夏一钱，甘草五分，砂仁三粒。水煎服，一剂快，二剂愈。（*眉批：消食散。*）此初治之法，人易知之。不能知，即知而不肯用，行医者，无轻易此初治法也。

张公曰：又不必言。甚矣！圣人之言之大也。三方而初症定之矣。初病伤暑，必然头晕、口渴、恶热，甚则身热、痰多、气喘是也。方用青蒿一两，香薷三钱，白术五钱，陈皮一钱，甘草一钱，茯苓三钱，有参加一钱，无亦可。一剂即愈。（眉批：青香散。）

伤湿初起之时，必然恶湿、身重、足肿、小便短赤。方用白术三钱，泽泻三钱，猪苓三钱，肉桂五分，茯苓五钱，柴胡一钱，车前子一钱，半夏一钱，水煎服。（眉批：引水散。）一剂立愈，二剂脱然。

燥病初起，咽干口燥，嗽不已，痰不能吐，面目红色，不畏风吹者是也。方用麦冬五钱，桔梗三钱，甘草一钱，天花粉一钱，陈皮三分，元参五钱，百部八分，水煎服。（眉批：宁肺汤。）一剂燥立止，二剂嗽止，三剂全愈。

火症初起，必大渴引饮，身有斑点，或身热如焚，或发狂乱语。方急用石膏三钱，元参一两，麦冬三两，甘草三钱，升麻三钱，知母三钱，半夏三钱，竹叶百片。一剂少止，二剂即安，三剂全愈。（眉批：平乱汤。）不可用四剂也。若初起之时大势少衰，减半与之。乘其火势初起，胃气未衰，急用此汤，以止遏之，则火自然骤灭，而不为害矣。方即**竹叶石膏汤**。妙在加入元参、麦冬数两，使石膏不为主帅，而反为偏裨，听麦冬、元参之差遣，则只去火而不损肾中之阴。又妙加入升麻，引其外出而不能入，只祛火而不损肾水，所以更奏功如神也。**倘疑升麻太多而少减之，则转不奏功之捷**。予所以**又戒世人之不知用升麻者**。

华君曰：余未传。

（暑症未有不兼湿者，故方中多用术、苓。李子永识。）

终　治　法

论伤寒调理　论中暑调治　论中风调治　论中湿调治　论火症调治　论燥症善后

天师曰：终治者，病已愈而为善后之计，故曰终治。如伤寒愈后，作何调治？中暑之后，作何汤饮？中风之后，作何将息是也。**伤寒**邪已尽退，正气自虚，理宜补正。但胃强脾弱，多食补剂，恐能食而不能受，法当用补胃之药少，而补脾之药多，尤不宜补脾之药多，而补肾之药少。盖肾能生土，而土自能生金，金旺则木有所畏，不至来克脾土，然则**补肾正所以补脾**也。方用熟地一两，麦冬三钱，五味子五分，白芍三钱，肉桂三分，白术三钱，薏仁三钱，白芥子一钱，水煎服。（眉批：脾肾至资汤。）此方专补肾脾二经，不去通补各脏，而各脏无不治之也。

中暑伤气，而调治之法，不可以治气为先，**当以补血为主**。盖**阳伤**则**阴血亦耗**也。方用当归一两，白芍三钱，川芎一钱，熟地一两，五味子一钱，麦冬三钱，水煎服。此方即四物汤也。妙在全是阴经之药，又加之麦冬、五味以养肺金，金既旺，可以制木之克脾，则四物生肝而安于无事之福也。

中风之后，亦气之虚也。此等病断宜补气，不可补血。盖**血滞而后中风，不可再补血以增添气滞**也。方用人参三钱，茯苓三钱，薏仁三钱，半夏一钱，神曲五分，白术五钱，甘草一钱，肉桂一钱，陈皮五分，水煎服。（眉批：气血两补丹。）此方妙**补胃气，以生肺金之气；补命门以生脾土之阴**，又何畏风木之旺哉！此三方皆善后至妙者，可以为终治之法。

张公曰：妙极矣。予又何言！予当一一补之。中湿之后，水已泻尽，法当健脾，然而不可徒健脾也，**当补命门之火，以生脾土**。方用白术五钱，茯苓三钱，肉桂三分，白芍三钱，薏仁五钱，白芥子一钱，水煎服。此方专补肾经之火，而又不十分大热，则**脾气得温，自然能去湿气，而生胃气**也。

火症既已散尽，余火势必气息奄奄，不能坐立。若一味泻火，则胃气必伤，而骨髓耗尽，水何日重生？方用熟地一两，元参五钱，麦冬一两，牛膝一钱，白芍三钱，水煎服。（*眉批：济水汤。*）此方妙在**润肺金以生肾水，兼去平肝**。三脏既安，则胃气自然得生，又何必再泻其余火哉！

燥病既除，善后之计，惟大补肾水，水足则肺金有养。方用六味汤，加麦冬、五味子治之可也。

华君曰：予亦未传。无可谈。

专 治 法

论直中阴寒　论中暑

天师曰：专治者，专治一脏，单刀直入之谓也。如人病直中阴经寒症，势如奔马，不可止遏。倘征兵分调于各路，势必观望低徊，而不能急遽以救主。不若只用一二大将，斩关直进之为得也。方用人参一两，附子二钱，水煎服，即愈。方名参附汤。用之却有至理。盖寒邪直入肾藏，邑主外亡，市民逃窜，贼人且驱倾城之民，尽为盗贼，上犯潢池，其锋不可当。此时若号召邻邑之兵，则缓不济事。故不若即此具师，推大将登坛，以兵马之权尽归之，令其奋勇当先，突围冲入，斩杀剪除，城安民乐，前途倒戈，返兵而逐贼矣。方中用附子者，如大将也；用人参者，乃兵马也。身如城郭，药可借观，生死相同，足以显譬。愿人深思自得之。专治之法也。

张公曰：专治之法，归属直中阴寒之症，绰乎有理。但直中一门，不只一方尽之，吾传一门，可畅观之，而治无遗法也。

华君曰：余亦同传。然余尚有法。如人病中暑之症，发渴引饮，其势亦甚急。若欲缓兵分治，则暑邪不易分散，当用一二味解暑之品，以直逐其邪，则心君庶可以安宁。法当用人参一两，青蒿二两，香薷三钱，白术五钱，水煎服。（*眉批：清暑神丹。*）此方之妙，妙在人参以固元气，而后青蒿始得以散其邪。虽青蒿一味，亦能解暑。似不必人参之助。然**解暑而不补气，暑虽解**矣，**人必弱**也。**惟与参同用，则祛邪之中，而有补正之道，暑散而不耗散真气**，自然奏功如响，方中况有白术以健脾，香薷以追热，又用之咸宜乎！

分 治 法

论便血与溺血分治　论腰痛与头痛分治　论遗精与健忘分治　论吞酸与泄泻分治　论中气与中痰分治

天师曰：分治者，症犯艰难，不可作一症治之，乃用分治之法。如人便血矣，又溺血；腰痛矣，又头痛；遗精矣，又健忘；吞酸矣，又泄泻。症既纷出，药难一般，不得不分之以相治也。或治其上，或治其下；或治其有余，或治其不足，正未可以混同一例。然而得其道，则分中可合；不得其道，则合处仍分。如**便血**与**溺血**，不可同论也。然总之出血于下，用生地一两，地榆三钱治之，则二症自愈。（*眉批：两地丹。*）盖**大小便虽各有经络，而其源同因膀胱之热而来也。生地清膀胱之火，地榆亦能清膀胱**，一方而两用之，分之中又有合也。

腰痛与**头痛**，上下相殊也。然而**肾气上通于脑，而脑气下达于肾**，上下虽殊，气实相通。法当用温补之药，以大益其肾中之阴，则上下之气自通。方用熟地一两，杜仲五钱，麦冬五钱，北五味二钱，水煎服。即愈。（*眉批：上下兼养丹。*）盖熟地、杜仲，肾中之药也，止腰中痛，是其专功。今并头痛而亦愈者，何也？盖熟地虽是补肾之剂，然**补肾则上荫于脑，背脊骨梁辘轳上升，是其直路。肾一足，则气即腾奔而不可止。故一补肾气，腰不疼而脑即不痛也**。合中有分，而分中实合，不信然乎！

遗精，下病也；**健忘**，上病也。何以分治之而咸当乎？方用人参三两，莲须二两，芡实三两，山药四两，麦冬三两，五味子一两，生枣仁三两，远志一两，菖蒲一两，当归三两，柏子仁，去油，一两，熟地五两，山茱萸三两，各为末，蜜为丸，每日早晚，各用白滚水送下各五钱，半料，两症俱痊。（眉批：遗忘双治丹。）此方乃治健忘之方也，何以遗精而亦效？盖**遗精虽是肾水之虚，而实本于君火之弱**。今补其心君，则玉关不必闭而自闭矣。此合中之分，实有殊功也。

吞酸，火也；泄泻，寒也。似乎寒热殊而治法宜变。不知**吞酸虽热，由于肝气之郁结；泄泻虽寒，由于肝木之克脾**。然必一方以治木郁，又一方以培脾土，则土必大崩，而木必大凋矣。不若于一方之中而两治之。方用柴胡一钱，白芍五钱，茯苓三钱，陈皮五分，甘草五分，车前子一钱，神曲五分，水煎服。二症皆愈。（眉批：两舒散。）此方之奇绝，在白芍之妙，盖**白芍乃肝经之药，最善舒木气之郁。木郁一舒，上不克胃，而下不克脾**。方中又有茯苓、车前，以分消水湿之气，水尽从小便出，何有余水以吞酸，剩汁以泄泻？况又有半夏、神曲之消痰化粕哉！此一治而有分治之功，世人未尽知也。

张公曰：何奇之多如此！我是无可再言。远公请益，我有一症增入可也。**中气**而又**中痰**，虽若中之异，而实皆中于气之虚也。气虚自然多痰，痰多必然耗气，虽分而实合耳。方用人参一两，半夏三钱，南星三钱，附子一钱，茯苓三钱，甘草一钱，水煎服。（眉批：仁勇汤。）中气、中痰之症俱愈矣。盖**人参原是气分之神剂，而亦消痰之妙药。半夏、南星，虽是逐痰之神品，而亦扶气之正神**。附子、甘草，一仁一勇，相济而成大敌。用之于三味之中，扶正必致祛邪，荡痰必然益气，分合而无分合之形，奇绝而有神化之妙，又不可不知。

华君曰：与余同。无可讲。

同治法

论四物　逍遥　六君　归脾　小柴胡　参苏　补中益气　四君子诸汤加减法

天师曰：同治者，同是一方，而同治数病也。如四物可治吐血，又可治下血；**逍遥散**可治木郁，又可治数郁；**六君子汤**，可治饮食之伤，又可治痰气之积。然而方虽同，而用之轻重有别，加减有殊，未可执之以治一病，又即以治彼病耳。如吐血宜加麦冬、甘草；便血宜加地榆、黄芩之类于**四物汤**中也。如丹皮、栀子，宜加于木郁之中；黄连宜加火郁之中；黄芩、苏叶宜加于金郁之中；石膏、知母，宜加于土郁之中；泽泻、猪苓，宜加于水郁之中也。伤肉食，宜加山楂；伤米食，宜加麦芽、枳壳；伤面食，宜加萝卜子之类于**六君子汤**内也。同治之法可不审乎！

张公曰：同治法，不只三方，予再广之。**归脾汤**，可治郁怒伤肝之人，又可治心虚不寐之症；**小柴胡汤**，可治伤风初起之病，又可和伤寒已坏之病；**参苏饮**可治风邪之侵，又可治气郁之闷；**补中益气汤，可升提阳气，又可补益脾阴，兼且消食于初伤，祛邪于变后，疟症藉之以散邪，泻症资之以固脱也；四君子汤，可以补气之不足，又可以泻火之有余**。诸如此类，不可枚举。亦在人善悟之耳。

华君曰：余未传。

异治法

论中湿　论中暑　论中寒

天师曰：异治者，一病而异治之也。如人病**中湿**也，或用开鬼门之法，或用泄净府之法是也。虽同是水症，何以各施治法而皆效？盖开鬼门者，开人毫毛之孔窍也；泄净府者，泄大小之二便也。治法虽殊，而理归一致。其一致何也？盖水肿之症，原是土气之郁。土郁，则水自壅滞而不流。开鬼门者，如开支河也；泄净府者，如开海口也。故异治之而皆效也。方已备载前文，兹不再谈。愿人即此以悟其余之异治耳。

张公曰：异治甚多，天师太略，予再广之。如人中暑也，或用热散，或用寒解。伤寒之法，或用桂枝汤，或用麻黄汤是也。桂枝与麻黄，寒热各殊，如何用之而皆效？盖二物总皆散药，风寒初入于营卫之间，热可散于初，寒可散于后。风寒初入于皮毛，将入胃经，则风邪尚寒，所以可用桂枝以热散。风寒既由皮毛而入营卫，则寒且变热矣。盖正气逃入于腑，而皮毛躯壳听邪外据，而成内热之症，所以可用麻黄而寒散之也。治法虽有不同，祛邪则一，故用之而皆效耳。

中暑，或用香薷以热散之，或用青蒿以凉散之。似乎有异，不知非异也。盖中暑之症，感夏令之热邪也。邪入脏腑，必须祛散。香薷与青蒿同是祛暑热之圣物。性虽有寒热之分，而祛逐无彼此之异也。此异治之宜知耳。其余异治之法，可不因此以更通之哉！

华君曰：余亦不传。

劳治法

论久坐　论久卧

天师曰：劳治者，使之身劳而后治之也。如人**久坐**则**血滞筋**疏，久卧则肉痿而骨缩，必使之行走于途中，攀援于岭上，而后以药继之也。方用当归一两，白芍三钱，黄芪一两，甘草一钱，陈皮五分，防风五分，半夏一钱。水煎服。此方原是补血汤而变之者也。盖久坐、久卧之人，其血甚滞，若再补血则血有余而气不足，未免血胜于气矣。似宜急以补气之药补之。今仍补血者何也？盖**气之能生，必本血之能养**，吾反**驱之于奔走攀援之际**，而后以补血之药继之者，使气喘则**气更不足**，而**血愈加有余**。**仍以补血之药加之，则血喜气之怯，转怜其匮乏，损己之有余，以益气之不足，则血气和平，而滞者不滞，痿者不痿矣**。此劳治之所以妙也。

张公曰：不必增。

华君曰：余亦未传。

逸治法

论过劳　论治气劳　论治血劳

天师曰：逸者，因人之过劳，而劝其安闲，而后以汤丸之药继之者也。凡人太劳，则脉必浮大不伦，按之无力，若不劝其安闲作息，必有吐血损症之侵。故逸治不可不讲也。或遨游于山水，或习静于房闱，或养闲于书史琴玩，或偷娱于笙箫歌板，是随地皆可言欢，而生人无非乐境，自足转火宅而清凉，变劳心为暇豫也。后以滋补之方继之，自然开怀，饮食易于消磨矣。方用人参三两，白术五两，茯苓三两，熟地五两，山茱四两，砂仁五钱，当归八两，白芍五两，黄芪五两，麦冬三两，北五味三两，陈皮五钱，神曲一两，各为末，蜜为丸。每日早晚服，各五钱。（*眉批：胜偏汤。*）此方乃补气、补血、补精之妙品也。有斡旋之力，可以久服滋人，不致有偏胜之祸也。逸治之方。惟此最佳，幸为留意。

张公曰：劳逸得宜，方剂有法，吾无间然。吾方虽有，不及天师。汝言亦是有理，予再传二方：一治气之劳，一治血之劳。**劳气**方：人参三两，黄芪三两，茯苓四两，白术八两，白芍三两，陈皮一两，炙甘草八钱，麦冬三两，北五味一两，远志一两，白芥子一两，各为末，蜜为丸。早服五钱。此方乃补气药也。人有伤气而右脉大者，最宜服此方。倘左手脉大于右手者，乃伤血也，另立一方：用熟地八两，白芍八两，当归四两，山茱萸四两，麦冬三两，五味子一两，远志一两，生枣仁一两，茯神三两，砂仁五钱，白芥子一两，橘红三钱，肉桂五钱，各为末，蜜为丸。晚服一两。此方专治血之不足也。如身夜热者，加地骨皮五两，去肉桂。无血人服之，实有奇功。可并载之，以供世人之采择。

吸 治 法

论胞上升　论头痛　论肠下　论疮毒初起

天师曰：吸治者，不可用汤药，而用吸治也。如人生产，子落地而胞不坠，或头痛而久不愈，或肠下而久不收，或疮毒初起，而未知阴阳之症，皆可用药以吸之也。产妇子落地矣，而胞忽上升者，必有恶血奔心之症，势甚危急。倘以下药下之，则虚其元气，恐致暴亡，不若用蓖麻子一钱，捣烂，涂于本妇之足心，则少顷胞胎自下矣。更有胞落子生，而大肠坠下者，更为可畏。此虚极下陷，法当用人参加升麻、柴胡提之。而产妇初生，未便用升麻、柴胡，以发散其正气，恐气散而肠愈难收。不若仍用蓖麻子一味，捣烂，涂于本妇之顶心，少顷肠自收入，急用温汤，将顶上蓖麻洗净，不使少留些须，倘若时辰太久，则肠且上悬，又成危症而不可救矣。胞胎一落，亦是同然，俱宜洗净为祷。至于头痛之症，只消用蓖麻子一粒，捣碎，同枣肉些须同捣匀，丸如黄豆大，外用丝绵裹之，纳于鼻孔，少顷，必有清涕流出，即将丸药取出，不可久放其中，头痛即愈，永不再发。倘久留在中，必致脑髓流出，又成不可药救之症。切记，切记。

疮毒初起，有一种解毒之石，即吸住不下。但毒轻者，一吸即下，毒重者，必吸数日而始下，不可急性而人自取下也。此石最妙，一石可用三年。然只可用以治小疮口可耳，大毒痈疽，仍须前汤药治之为妙。此吸治之宜知也。

张公曰：吸法尽于此。无可再谈。

引 治 法

论虚火沸腾　论厥逆

天师曰：引治者，病在下而上引之，病在上而下引之也。如人**虚火沸腾于咽喉口齿间**，用寒凉之药，入口稍快，少顷又甚，又用寒凉，腹泻肚痛，而上热益炽。欲用热药凉饮，而病人不信，不肯轻治，乃用外治之法，引之而愈。方用附子一个，为末，米醋调成膏药，贴在**涌泉穴**上。少顷，火气衰，又少顷而热止退，变成冰凉世界，然后**六味地黄丸汤**，大剂与之，则火不再沸腾矣。盖此火乃雷火也，见水则愈酷烈。子不见雷霆之震，浓阴大雨之时，愈加震动，惊天轰地，更作威势，一见太阳当空，则雨歇声消，寂然不闻矣。又不见冬令之天地耶？严寒霜雪，冰冻郊原，雨雪霏霏，阴风惨厉。此天气下行，而地气反上，盖下热则上自寒也。又不见夏日之天地乎？酷日炎蒸，蕴隆火热，烁木焚林，燔汤沸水。天气上升，地气下降。此上热而下寒也。人身虚火，亦犹是也。今既火腾于上，则下身冰冷。今以附子大热之药，**涌泉引之者**，盖**涌泉虽是水穴**，**水之中实有火气存焉**。**火性炎上**，**而穴中正寒**，**忽然得火**，**则水自沸温**。**水温则火自降**，**同气相求**，**必归于窟宅之中矣**。火既归于窟宅，又何至沸腾于天上哉！此咽喉口齿，忽然消亡，有不知其然而然之妙。此引治之巧，又当知之者。

张公曰：引治尚有一法，汝备志之。如人病厥逆之症，不敢用药以治之者，用吴茱萸一两，为末，以面半两，用水调成厚糊一般，以布如钟大摊成膏，纸厚半分，贴在**涌泉穴**内，则手足不逆矣。况上热下寒之症，皆可用此法而引之。亦**引火归元**之法也。

华君曰：亦未传。

单治法

论诸痛治肝　论吐泻各症治胃

天师曰：单治者，各经有病，而单治一病也。如人病身痛，又双手痛，又两足痛，腹痛，心痛者是。此等症，如单治其一经，是此病先愈，而后一症一症治之也。论此症满身、上下、中央俱病矣，当先治肝为主，肝气一舒，则诸症自愈。不可头痛救头，脚痛救脚也。方用柴胡一钱，白芍五钱，茯苓五钱，甘草一钱，陈皮一钱，当归二钱，苍术二钱，薏仁五钱，栀子一钱，水煎服。（眉批：加减逍遥散。）此方逍遥散之变方也。单治肝经之郁，而又加去湿之品，盖诸痛皆属于火，而两足之痛，又兼有湿气作祟。方中用栀子以清火，用薏仁以去湿，故虽治肝经之一经，而诸经无不奏效也。此单治之神，更妙于兼治，人知之乎？

张公曰：更有或泻或吐，或饱闷，或**头晕眼花**之症，当先治其胃气，则诸症俱安。方用人参三钱，茯苓三钱，甘草三分，陈皮一钱，白芍三钱，神曲一钱，砂仁三粒，薏仁五钱，水煎服。此方乃治胃之方也。胃气一生，则吐泻各症自愈。此亦单治之一法也。附于天师之方后可耳。

华君曰：未传。

双治法

论心痛治肝　论胃吐治脾　论肺嗽治肾

天师曰：双治者，一经有疾，单治一经不足，而双治二经，始能奏效，故曰双治。如人病心痛，不可只治心痛，必须兼治肝；如人胃吐，不可单治胃，而兼治脾；如人肺嗽，不可单治肺，而兼治肾是也。病心致痛，理宜治心，而今不治心者，何也？盖**心气之伤，由于肝气之不足**，补其肝，而心君安其位矣。方用白芍五钱，当归五钱，有火加栀子三钱，无火加肉桂二钱，水煎服，疼立止。（眉批：心肝双解饮。）盖芍药平肝，又能生肝之血，与当归同用，更有奇功。栀子、肉桂，皆是清肝助肝之神品。肝气既平，则心气亦定。**子母有关切之谊，母安而子未有不安者**，此心肝两治之妙法也。

胃吐，由于脾虚，脾气不下行，自必上反而吐，补其脾气，则胃气自安。方用人参三钱，茯苓三钱，白术五钱，甘草一钱，肉桂一钱，神曲一钱，半夏一钱，砂仁三粒，水煎服。（眉批：脾胃双治饮。）此方乃治脾之药居多，何以用之于胃吐之病反宜也？盖**胃为脾之关**，关门之沸腾，由于关中之溃乱。然则欲关外安静，必先关内敉宁。方中全用补脾之药，则脾气得令，又何患胃口之吐哉！况方中又有砂仁、半夏、神曲等类，全是止吐之品，有不奏功如神者乎！此又脾胃双治之妙法也。

肺嗽之症，本是肺虚，肺虚必宜补肺明矣。奈何兼治肾也？**盖肺金之气，夜卧必归诸肾之中，譬如**母子之间，母虽外游，夜间必返于子家，以安其身。今肺金为心火所伤，必求救于己子，以御外侮，倘其子贫寒，何以号多人以报母仇哉？今有一方治之：用熟地一两，山茱萸四钱，麦冬一两，元参五钱，苏子一钱，甘草一钱，牛膝一钱，沙参三钱，天门冬一钱，紫菀五分，水煎服。此方之妙，全在峻补肾水，而少清肺金，则子盛于母，而母仇可报。方中又有祛邪之品，用之得宜，全不耗散肺金，譬如子率友朋，尽是同心之助，声言攻击，全不费老母之资，则子之仇虽在未复，而外侮闻风退舍，不敢重犯于母家。此又肺肾相治之妙法也。

张公曰：双治之法甚多，然有此三法，无不可触类而治之矣。盖诸病非心肝之痛，即脾胃与肺肾之病也。今天师既各有双治之法，且药味入神，宁不可据之以为枕中秘乎！余所以赞叹而不敢再为参赞也。

华君曰：未传。

立 治 法

论厥症 论腰疼

天师曰：立治者，不可坐卧而立治之也。如人厥病者是。盖厥症多两手反张，两足转逆，必须立而饮药，则顷刻立定，不可不知之也。**盖厥症原是热病，热深则厥亦深**。倘令其卧而服药，则药到胃一遇火气沸腾，冲击而不相入，反致吐出者，比比也。我今立一法，立而饮药，则断断无吐出之虞。方用黄连三钱，柴胡一钱，茯苓三钱，白芍三钱，白芥子一钱，木瓜一钱，甘草一钱，水煎服。（眉批：顺性汤。）此方纯是平肝之品，去火而又顺火之性，自宜入口不吐。然而火热炎上，吐亦常有。**令人将病人抱而立之，令一人将药与饮，俟其下口久之，然后抱卧**，则药性相顺，而无吐逆之苦矣。此立治之法，人可不知之耶？尚有腰疼之症，亦宜立而饮药，盖腰属肾，肾虚而后腰痛，痛久则肾宫益虚，纵然有补肾之药，不肯直入肾宫，如浪子久不在家，反畏家如敌国。纵有缠头在手，又将别游他院。必须人扶住身子，与药服之，则药始能直入肾经。又譬如浪子不肯还家，得人劝阻，不得已而返其家室。盖**肾宫坐卧，水谷不能直达得行，使之站立，水谷滋味，始能入之**。所以，**必得一人扶立，而药得达也**。方用熟地一两，山茱四钱，北五味一钱，麦冬二钱，白术一两，杜仲五钱，酒煎服。（眉批：健腰丹。）此方虽妙，非立饮不能直达于肾宫。此又立治之妙也，人知之乎？

张公曰：立治之症无多，只此二症，不再论。

华君曰：与余同。

卧 治 法

论痛风 论风懿 论风痱 论痿废 论痉症

天师曰：卧治者，因其卧而卧治之也。如痛风之人，风懿、风痱、痿废之症是也。**痛风之病，乃中湿也。湿气入于关节骨髓之中，则痛不可忍，手足牵制，腰脊伛偻**，经岁周年，不起床席。欲其坐起，且不可得，欲其不卧而治得乎？方用薏仁一两，芡实一两，茯苓三钱，车前子一钱，白术五钱，肉桂一分，不可多，水煎服。（眉批：解湿汤。）此方妙在去湿而不走气，尤妙在用肉桂一分，**得桂之气，而不得桂之味，始能入诸关节之间，以引去其水湿之气也**。此方常服，当用作汤，不可责其近功。此卧治之一法。

风懿之症，奄忽不知人，不疼不痛，卧于床褥之上，亦终岁经年，此亦风湿之症，入之皮肉之内，而手足不为用者也。方用白术五钱，薏仁一两，芡实五钱，山药三钱，车前子一钱，人参三钱，甘草一钱，陈皮一钱，柴胡一钱，白芍三钱，白芥子三钱，水煎服。（眉批：健胃散湿丹。）此方亦去湿之神剂。水去而又不耗气，则皮肉自然血活，而风症可痊。但不可责之以近功。此又卧治之一法。

风痱之症，乃火热也。**火之有余，由于肾水之不足**。补水则火自消亡于乌有。方用熟地四两，山茱萸三钱，北五味二钱，麦冬二两，元参一两，附子一分，白芥子三钱。水煎服。（眉批：息火汤。）此方妙在纯是补水之味，水足则火自息，火息则风痱之患自除。此又卧治之一法也。

痿废之症，乃阳明火症，肾水不足以滋之，则骨空不能立。方用元参三两，麦冬二两，熟地三两，山茱萸二两，水煎服。（眉批：生阴壮髓丹。）此方妙在熟地、山茱，全去滋水，而元参去浮游之火，麦冬生肺金之阴，阴长阳消，阳明自然息焰。火焰既息，金水又生，脏腑有津，骨髓自满，而两足有不能步履者乎？此又卧治之一法也。

张公曰：卧病固不止此。更有痉症，亦须卧治者也。其症必脚缩筋促，不能起立。或痛或不痛，终年难以下床，不得不卧以治之。方用薏仁五钱，芡实五钱，山药五钱，茯苓五钱，白术五钱，肉桂一钱，水煎服。（眉批：风湿两祛散。）此方乃纯是去湿健脾之药，绝不去祛风，而祛风已在其中。盖痉病原是湿症，而非风症，脾健则水湿之气自消，湿去则筋之疼痛自去，筋舒则骨节自利矣。但此药必须多服始得。

华君曰：与余同。

孙真君曰：痿症奇方：用薏仁三两，熟地三两，麦冬一两，北五味一钱，牛膝五钱，水煎服。此方之妙，妙在薏仁用至三两，则熟地不患太湿，麦冬不患太寒，牛膝不患太走，转能得三味之益，可以久服而成功也。（眉批：妙论妙方。）我传子只此。天师已发天地之奇，又何必吾辈之多事哉。我有方俱已传世，今传子者，从前未传之方也。实无可再传，非隐秘之也。

饥 治 法

论伤寒　论虫痛　论霍乱

天师曰：饥治者，不可饱食，俟其饥而用药治之也。如伤寒邪火初退之时，虫痛枵腹，胃空之候是也。伤寒火退邪散，则胃气初转，**最忌急与之食**。**一得食而胃气转闭**，不可复开。此时即以药下之，则胃气大伤，而火邪复聚，反成不可解之症。不若禁之不与之食，则中州之地，自然转输，渐渐关开搬运，不至有阻隔之虞。方用陈皮一钱，甘草五分，白芍三钱，神曲五分，枳壳五分，厚朴五分，栀子一钱，茯苓一钱。麦芽二钱，水煎服。（眉批：退邪消食饮。）此方药味平平，似无甚奇妙，然而此症，本不可以大剂出奇，得此平调，转能化有事为无事。然**必待其饥饿之时**，**始可与服**。若正饱之时服之，徒滋满闷而已矣。

虫痛之症，**得食则痛减**，**无食则痛增**。以**酸梅汤**一盏试之，饮下而痛即止者，乃虫痛；饮下而痛增重，或少减者，非虫痛也。方用楝树根一两，黄连三钱，乌梅肉三钱，吴茱萸三钱，炒栀子三钱，白薇一两，白术二两，茯苓三钱，甘草三钱，鳖甲三钱，各为末，蜜为丸。每服三钱，丸如小米大。（眉批：杀虫丹。）此丸**必须乘其饥饿思食之时**与之。此丸服下，必痛甚，不可即与之水，盖**虫得水即生**也。此方之妙，妙在健脾之中，而用杀虫之品。既是杀虫之药，何故必待其饥饿而始杀之？盖**腹中无食则虫无所养**，**虫口必上向而索食**。**待其饥饿枵腹之时**，**则虫头尽向上而不向下矣**。**一与之食**，**彼必以为食**也。**尽来争食之**。**奈入口拂其性**，**则又乱动而跳跃**，**故转痛甚**也。禁与之水，则周身上下，耳目口鼻，无非沾染药气，内外夹攻，有死而已。设不知禁忌，仍与之水，则虫且借势而翻腾沐浴，药少水多，自然解体。只可杀虫一半，而不能剪草除根矣。故必坚忍须臾一刻之痛，使终身之痛除。愿人忍之哉！此饥治之宜知也。大黄亦可加三钱，不加亦可。腹之上疼不宜加，腹之下痛宜加也。

张公曰：饥治之法，尽此二条，无可增也。惟消虫之法，予尚有一方，可传于世，省事而效捷。凡人腹中，不论生何虫，只消食榧子，每日十个，不消三日，尽化为水矣。或用生甘草一两，榧子二两，米饭为丸，白滚水饥时送下五钱，五日虫皆便出。皆不费钱，而又去病之捷。急宜载入者也。

华君曰：同。然余尚有一法。**霍乱**之症，一时而来，少顷即定。切不可与之食，当令其忍饥一日，而后以陈皮一钱，甘草五分，白术二钱，茯苓三钱，山楂五粒，香薷一钱，藿香五分，木瓜一钱，白芍三钱治之，则痛不再发。盖**霍乱乃暑之热气也**。**暑热得食，复聚而不可解**。**所以必使之饿，则暑邪尽散**也。名为**定乱汤**。

（虫系湿热所生，故祛热是标，燥湿是本。燥湿是标，健脾是本。李子永识。）

饱治法

论治上焦火　论治上焦痰　论治胃寒　论治脾寒　论治痨虫　论消肺痰

天师曰：饱治者，病在上焦，用药宜饱饭后食之，此一法也。又病宜吐，宜饱食之后，用药以吐之，又一法也。又有不必吐，宜饱食以治之，又一法也。病在上焦者，头目上之病也。用上清丸之类。上清丸方，世多不妥，吾斟酌更定之，以治**上焦之火**，俱可服。苏叶二两，薄荷一两，白芷五钱，黄芩二两，甘草一两，桔梗三两，麦冬三两，天门冬三两，半夏一两，陈皮一两，蔓荆子五钱，柴胡一两，各为末，水打成丸。每服三钱。饱食后服。（眉批：上清丸。）此方妙在清火而不伤中气，强弱人感中风邪，上焦有风火者，服之俱妙。

上焦痰气甚盛，而下焦又虚者，不可下之。乃令其饱食后，以药服之即吐，吐至饮食即止。在下无碍，而上焦之痰火，一吐而愈。此治法之巧者。方用瓜蒂七个，人参二钱，水三大碗，煎数沸饮之。即大吐。（眉批：加参瓜蒂散。）此方妙在瓜蒂散中，加入人参，盖吐必伤气，今以瓜蒂吐之，而人参仍补其胃中之气。虽大吐而仍不伤胃也，故能一吐而即定。

不必吐，饱食以治之者，乃胃口寒而痛也，手按之而少止者，当用此法治之。方用人参一两，白术一两，肉桂一钱，肥鸭一只，将药入鸭腹内，煮之极烂，外以五味和之，葱椒之类俱不忌，更以腐皮同煮，恣其饱餐食尽，如不能食尽，亦听之，不必又食米饭也。一餐而痛如失矣。此饱食之法，真有奇效。（眉批：五香汤。）胃寒未有不胃气虚者，若以汤药与之，未免不能久留于胃中，各经俱来分取，所以难愈。今以肥鸭煮药，饱食之，必久留于胃中，任其独乐，各经不能分取，自然一经偏受其益，而独感之寒，亦不觉其顿失，**正气久留于胃中，则邪气自避于胃外也**。因陈子之不明，余故又广泄其秘。

张公曰：凡病在上者，俱宜饱饭后服之。惟饱食用鸭治胃，实所创闻，真神仙之治法也。必饱食之以治病，乃脾病也。**胃寒而痛**者，**在心之上**也。**脾寒而痛**者，**痛在心之下与左右**也。方用猪肚一个，莲肉一两，红枣一两，肉桂一钱，小茴香三钱，白糯米一合，将各药同米，俱入肚中，以线扎住口，外用清水煮之。（眉批：莲花肚。）肚未入药之前，先用清水照常洗去秽气，入药煮熟，以极烂为主，一气顿食，沾甜酱油食之。如未饱，再用米饭压之，而痛如失矣。可与天师方并垂。天师方治胃，而予方治脾，两不相妨。

又方：用肥鳗二斤，白薇一两，小茴香三钱，甘草一钱，薏仁五钱，榧子十个，去壳，同在砂锅内用水煮烂，加五味和之。乘饥饱餐一顿。（眉批：作香鳗。）不可少留些须，以食尽为度，不必再食饭食，亦半日不可用茶水，凡有痨虫，尽皆死矣。我因远公之问，大启其机，我不敢隐之，以干天谴也。

华君曰：同。余更有一法，未备也。人患痰病，久不愈，乃用猪肺头一个，以萝卜子五钱，研碎，白芥子一两，研碎，五味调和，饭锅蒸熟，饭后顿食之。一个即愈。此方乃治**上焦之痰**，汤药不能愈者，用此神验。盖久留于肺上，而尽消其膜膈之痰，亦治之最巧者。

卷四 御集

富治法

论治膏粱宜补正气

天师曰：富治者，治膏粱富贵之人也。身披重裘，口食肥甘，其腠理必疏，脾胃必弱。一旦感中邪气，自当**补正为先**，不可以祛邪为急。若惟知推荡外邪，而**不识急补正气，必至变生不测，每至丧亡**，不可不慎也。方用人参三钱，白术三钱，甘草一钱，陈皮五分，茯苓三钱，半夏五分，为君主之药。倘有风邪，加入桂枝一钱，或柴胡一钱；伤暑，加入香薷一钱；伤湿，加入猪苓二钱；伤热，加入黄连一钱；伤燥，加入苏子一钱，麦冬五钱；伤气，加入白芍五钱；伤寒，加入肉桂一钱，水煎服。此方之妙，妙在健脾顺气，正补而邪自退，况又逐经各有加减妙法，使膏粱之子，永无屈死矣。此富贵之善治也。

张公曰：富贵治法，已备极细微，不必再行加减。

贫治法

论贫贱不可与富贵同治

天师曰：贫治者，藜藿之民，单寒之子，不可与富贵人同为治法，故更立一门。盖贫贱之人，其筋骨过劳，腠理必密，所食者粗粝，无燔熬烹炙之味入于肠胃，则胃气健刚可知。若亦以富贵治法治之，未必相宜也。方用白术二钱，茯苓三钱，白芍三钱，甘草一钱，半夏一钱，陈皮五分，厚朴五分，共七味为主。有风者，加桂枝一钱，或柴胡一钱；有火者，加黄连一钱，或栀子一钱；有湿者，加猪苓二钱；有燥者，加麦冬五钱，苏叶一钱；有寒者，加肉桂一钱；有暑者，加香薷一钱；有热者，加石膏一钱；伤米食者，加麦芽二钱；伤肉食者，加山楂二十粒；伤面食者，加萝卜子一钱。以此方加减，无不神效。此贫贱治法，实有圆机，赖世医审之。

张公曰：贫贱治亦同。实无可传，非好隐也。

产前治法

论子悬　论漏胎　论胎动　论横生倒养　附胎产全丹　回生丹

天师曰：产前之症，俱照各门治之。惟有子悬之症，最难治；其次漏胎；又其次是胎动，更难；可畏者，是横生倒养，不可不急讲也。**子悬**之症，乃胎热而子不安，身欲起立于胞中，故若悬起之象，其实非子能悬挂也。若作气盛下之，立死矣。方用人参二钱，白术五钱，茯苓二钱，白芍五钱，黄芩三钱，杜仲一钱，熟地一两，生地三钱，归身二钱，水煎服。此方纯是利腰脐之圣药，少加黄芩清之，则胎得寒，子自定。况方中滋补有余，而寒凉不足，定变扶危，中藏深意。盖**胎系于腰肾之间**，而**胞又结于任冲之际**，今药皆直入于内经之中。则深根固蒂，子即欲动而不能，况又用清子之药，有不泰然于下者乎。

其次**漏胎**，乃气血不足之故。急宜以峻补之，则胎不漏。方用人参二钱，白术五钱，杜仲一钱，枸杞子一钱，山药二钱，当归身一钱，茯苓二钱，熟地五钱，麦冬二钱，北五味五分，山茱萸二钱，甘草一钱，水煎服。此方不寒不热，安胎之圣药也。凡有胎不安者，此方安之，神效。胎之动也，由于男女之颠狂，今补其气血，自然镇定，又何至漏胎哉！

胎动即漏胎之兆，亦以此方治之，无不神效。

难产如横生倒养，此死亡顷刻也。**若无急救之法，何以成医之圣**。然而**胎之不顺，由于血气之亏。血气既亏，子亦无力**，往往不能转头，遂至先以手出，或先脚下矣。倘手足先出，急以针刺儿手足，则必惊而缩入。急用人参一两，当归三两，川芎二两，红花三钱，速灌之，少顷，则儿头直而到门矣。（眉批：转头丹。）倘久之不顺，再将前药服之，不可止也。若**儿头既已到门，久而不下，此交骨不开之故**，速用柞木枝一两，当归二两，川芎一两，人参一两，煎汤服之。少顷，必然一声响亮，儿即生矣。（眉批：夺门丹。）真至神至奇之方也。倘儿头不下，万万不可用柞木枝，盖此味专开交骨，儿未回头，而儿门先开，亦死之道，故必须儿头到门，而后可用此方也。此产前之法，**必当熟悉于胸中，而后临产不致仓皇**。

张公曰：产前无白带也，有，则难产之兆。即幸而顺生，产后亦有血晕之事。方用黑豆三合，煎汤二碗，先用一碗，入白果十个，红枣二十个，熟地一两，山茱萸四钱，茯苓三钱，泽泻二钱，丹皮二钱，山药四钱，薏仁四钱，加水二碗，煎服。（眉批：束带汤。）一剂止，二剂永不白带，亦通治妇人之诸带，无不神效。

小产之症，非产前也，然非正产之症，亦可作产前治。如**人不正产而先产者**，名曰**小产**。**虽无大产之虚，而气血亦大伤**矣。宜急补之，则日后坐胎，不至再有崩漏。用人参五钱，白术五钱，茯苓三钱，熟地一两，当归五钱，杜仲二钱，炮姜五分，水煎服。（眉批：全带汤。）此方乃补气补血之圣方。胞动而下，必损带脉，补其气血，则带脉损处，可以重生，他日受孕，不致有再损之虞也。

华君曰：治法与余同。然尚有二方未传，一漏胎也，一胎动也。**胎动**方：白术一两，熟地一两，水煎服。此方妙在用白术以利腰脐，用熟地以固根本。药品少，而功用专，所以取效神也。此方可以救贫乏之人。天师留以待予传世立功，甚矣！天师之恩德大也。方名**黑白安胎散**。

漏胎方亦奇绝。用白术五钱，熟地一两，三七根末三钱，水煎服。此方妙在三七根末，乃止血神品，故用之奏效如响。此方更胜安胎之药，方名**止漏绝神丹**。

雷公真君曰：难产，妇人之常，生子而反致死母，仁人所痛心也。但**难产非儿之横逆，实母之气衰**，以致儿身**不能回转**，于是手先出而足先堕矣。一见此等生法，绝勿惊惶，我有至神之法：口中念无上至圣化生佛百遍，儿之手足，即便缩入，急用人参一两，附子一钱，当归一两，川芎五钱，黄芪一两，煎汤饮之，**儿身即顺，立刻产下**。盖参芪补气，归芎补血，气血既足，儿易舒展，何必服催生之丸哉！倘不补气血，而用催生堕胎之药，必致**转利转虚，不杀母必杀子**矣。

（**胎动是热，不动是寒。热用黄芩，寒用砂仁。寒热相兼，并用砂仁、黄芩。世不察寒热，专以黄芩、砂仁为安胎圣药，亦谬矣！横生倒产，独参汤**最妙，世医不知也。至有胎衣不下者，**令常服参汤**，或加入砂仁数分，服二三日，其衣自下。李子永识。）

附：**胎产金丹**　此丹专治妇人胎前产后，调经种子，保孕安胎，及一切虚损等症，应验如神。方用当归二两，酒洗，白茯苓二两，人乳制，人参二两，白术二两，土炒，生地四两，酒洗，煮，白薇二两，洗净，人乳拌，桂心一两二钱，延胡索二两，酒拌，煮干透，蕲艾二两，醋煮，川藁本二两，水洗净，粉甘草一两二钱，酒炒，赤石脂二两，煅，水飞，川芎二两，丹皮二两，水洗晒干，沉香六钱，没药一两二钱，去油，鳖甲四两，醋炙，北五味子一两，益母草二两，取上半截童便煮，香附子四两，童便、醋、人乳、盐水、米泔水制，如内热，加青蒿二两。以上诸药，共合一处，惟人参、沉香二样另研。生地，酒煮晒干，其汁拌诸药同。再用紫河车一具，盛竹篮内，放于长流水，浸半日，洗净，用黄柏四两，入铅球内，将黄柏与河车下，用白酒二斤，外加清水一碗，灌满铅球，仍以铅球，封口讫，外以砂锅盛水，将铅球悬于锅中，下以煤火煮两日两夜为度，取出河车、黄柏共汁，俱捣入群药内，拌匀，晒干磨面，炼蜜为丸，每丸重三钱五分，外以飞过朱砂为衣，再以蜡丸收贮。如临产，米汤化服一丸；血崩，好酒、童便化服一丸；血晕，当归、川芎汤化服一丸；胞衣不下，干姜炒黑，煎汤化服一丸即下。或小产，无论已下未下，白滚汤化服一丸，即下。以上诸症，照方调服，无不神效。

回生丹，亦专治妇人胎前产后，功效如前。方用锦纹大黄一斤，为末，苏木三两，打碎，河水五碗煎汁三碗，听用。大黑豆三升，水浸取壳，用绢袋盛壳，同豆煮熟，去豆不用。将壳晒干，其汁留用。红花三两，炒黄色，入好酒四碗，煎三五滚，去渣，存汁听用。米醋九斤，陈者佳。将大黄末一斤，入净锅，下米醋三斤。文火熬之，以长木箸不住手搅之成膏，再加醋三斤，熬之，又成；又加醋三斤，次第加毕，然后下黑豆汁三碗，再熬，次下苏木汁，次下红花汁，熬成大黄膏，取入瓦盆盛之，大黄锅粑，亦铲下，入后药同磨：人参二两，当归一两，酒洗，川芎一两，酒洗，香附一两，醋炒，延胡索一两，醋炒，苍术一两，米泔浸炒，蒲黄一两，隔纸炒，茯苓一两，乳制，桃仁一两，去皮、尖、油，川牛膝五钱，酒洗，甘草五钱，炙，地榆五钱，酒洗，川羌活五钱，广橘红五钱，白芍药五钱，酒洗，木瓜三钱，青皮三钱，去穰炒，白术三钱，米泔浸炒，乌药二两半，去皮，良姜四钱，木香四钱，乳香二钱，没药二钱，益母草二两，马鞭草五钱，秋葵子二钱，怀熟地二两，酒蒸，如法制就，三棱五钱，醋浸透，纸裹煨，五灵脂五钱，醋煮化，焙干、研细，山茱萸肉五钱，酒浸蒸，捣烂入药晒。以上三十味，并前黑豆壳，共晒干为末，入石臼内，下大黄膏，拌匀，再下炼熟蜜一斤，共捣千杵，取起为丸，每丸重二钱七八分，静空阴干，须二十余日，不可日晒，不可火烘，干后只重二钱有零。熔蜡护之。用时去蜡壳调服。如临产，用参汤调服一丸，则分娩全不费力。如无参，用淡淡炒盐汤服。或横生、逆生、儿枕同治。亦有因气血虚损难产者，宜多用人参。或子死腹中，因产母染热病所致，用车前子一钱，煎汤调服一丸，或二丸，至三丸，无不下者。若因血下太早，子死，用人参、车前子各一钱，煎汤服。如无参，用陈酒少许，煎车前汤服。或胎衣不下，用炒盐少许，泡汤调服一丸，或二三丸，即下。或产毕血晕，用薄荷汤调服一丸，即醒。以上乃临产紧要关头，一时即有名医，措手不及，起死回生。此丹必须预备，胎前常服此丹，壮气养胎，滋阴顺产，调和脏腑，平理阴阳，更为神妙。室女经闭，月水不调，众疾并效。以上二方，非敢以后人鄙意妄与先圣同传，第以屡试屡验，弗忍自私，特公诸天下。苟敬谨珍重，必获奇效。倘修合之粗疏，或用引之讹谬，以致药症不合，疑悔交生，而曰药之咎也，药不受也。愿临事者慎之。

产后治法

论产后宜补 附胎产金丹 回生丹

天师曰：产后之病，不可枚举，终以补气补血为主，余未尝不可定方而概治之也。产后往往血晕，头痛，身热，腹疼，或手足逆而转筋，或心胁满而吐呕，风邪入而变为阴寒，或凉气侵而直为厥逆，皆死亡定于旦夕，而危急乱于须臾也。此时若作外症治之，药下喉即死，可不慎欤！方用人参五钱，白术五钱，熟地一两，当归二两，川芎一两，荆芥末，炒黑，二钱。此方为主，有风感之，加柴胡六分；有寒入之，加附子一钱，肉桂一钱。其余诸症，俱不可乱加，以此方服之，无不神效。但可或减分两，而不可去取药味。**盖产妇一身之血，尽行崩下，皮毛腠理，如纸之薄，邪原易入，然亦易出**也。故以大剂补正之中，略加祛邪之药，少黏气味，邪则走出于躯壳之外，乌可照平常无病之人，虑其邪之难散，而重用逐邪之方也！方中妙在纯是补气补血之品，全不顾邪，尽于辅正，正气既多，邪气自遁，况方中原有荆芥之妙剂，不特引气血各归经络，亦能引邪气各出皮毛，此方之所以奇而妙、妙而神也。惟有儿枕作痛，手按之少痛者，加入山楂十粒，桃仁五个，可也。一剂即去之，余药万不可轻用增入也。问：熟地三日内可服否？一曰何尝不可服也？

张公曰：产后方，最定得妙。无可再传方也。

华君曰：与予异，并传子。如产后诸症，以补气血为主，方用人参三钱，当归一两，川芎五钱，荆芥，炒黑，一钱，益母草一钱，水煎服。（眉批：气血兼补汤。）有风加柴胡五分；有寒加肉桂一钱；血不净，加山楂十粒；血晕，加炒黑姜片五分；鼻中衄血，加麦冬二钱；夜热，加地骨皮五分；有食，加山楂五粒，谷芽一钱；有痰，少加白芥子五分。余断断不可轻入。此方纯补气血，而不治表，所以为妙。予亲治产后，无不神效。不知天师何故不传此方，而另传方与远公。想因气数之薄，而此方尚欠力量也。然亦可并传千古云。

附：**胎产金丹** 治产后诸症。凡产后，好酒、童便，化服一丸，诸病不生。产后经风，防风汤，化服一丸；儿枕疼者，山楂沙糖汤，化服一丸；虚怯者，川芎当归汤，每日服一丸，十日全愈。无子者，行经后，川芎当归汤，服一丸，即能受孕。以上诸症，照方调服，能保命护身，回生起死，其功不能尽述。

回生丹，治产后诸症。凡产后三日，血气未定，还走五脏，奔充于肝，血晕，起止不得，眼见黑花。以滚水调服，即愈。或产后七日，血气未定，因食物与血结聚胸中，口干、心闷、烦渴，滚汤下；或产后虚羸，血入于心肺，热入于脾胃，寒热似疟，实非疟也，滚汤下；或产后败血，走注五脏，转满四肢，停留化为浮肿，渴而四肢觉寒，乃血肿，非水肿也，服此即愈；或产后败血热极，中心烦躁，言语颠狂，非风邪也，滚水下；或产后，败血流入心孔，闭塞失音，用甘菊花三分，桔梗二分，煎汤调服；或产未满月，误食酸寒坚硬之物，与血相抟，流入大肠，不得克化，泄痢脓血，用山楂煎汤调服；或生产时，百节开张，血入经络，停留日久，虚胀酸疼，非湿症也，用苏梗三分，煎汤调服；或产后月中，饮食不得应时，兼致怒气，余血流入小肠，闭却水道，小便涩结，溺血似鸡肝，用木通四分，煎汤调服；又或流入大肠，闭却肛门，大便涩难，有瘀而成块，如鸡肝者，用广皮三分，煎汤调服；或产后恶露未净，饮食寒热，不得调和，以致崩漏，形如肝色，潮湿烦闷，背膊拘急，用白术三分，广皮二分，煎汤调服；或产后，血停于脾胃，胀满呕吐，非翻胃也，用陈皮煎汤服；或产后，败血入五脏六腑，并走肌肤、四肢，面黄，口干，鼻中流血，遍身斑点，危症也，陈酒化服；或产后，小便涩，大便闭，乍寒乍热，如醉如痴，滚水调服。以上诸症，皆产后败血为害也。故此丹最有奇功。至产后一切异症，医所不识，人所未经，但服此丹，无不立安。一丸未应，二丸、三丸，必效无疑。慎之！重之！

老 治 法

论老人宜补肾

天师曰：老人之气血既衰，不可仍照年少人治法，故食多则饱闷，食少则困馁，食寒则腹痛，**食热则肠燥**。此老人最难调治，而医之用药，不可不知其方也。丸方莫妙用**六味丸**，加麦冬三两，北五味子一两，与之**常服**，**则肠无燥结之苦**，**胃有能食之欢**。此方之妙，竟可由六十，服至百年终岁，不断常服。

盖**老人气血之虚，尽由于肾水之涸，六味丸妙在极补肾水，又能健脾胃之气，去肾中之邪火，而生肾中之真阳**，所以老人最宜也。然而老人最不肯节饮食，又将何以治之？余今新定一方，可以统治伤食、多痰之症。方用人参五分，茯苓一钱，白芥子一钱，麦冬三钱，薏仁五钱，山药二钱，陈皮三分，麦芽五分，山楂三粒，神曲三分，萝卜子三分，甘草五分，水煎服。有火者，加元参二钱；有寒者，加肉桂五分；有痰者，加半夏五分；有食者，加山楂、麦芽；有湿者，加泽泻一钱；有暑者，加香薷五分；有燥者，加麦冬五钱、苏叶五分；不眠者，加枣仁一钱；胁痛者，加白芍三钱；心痛者，加栀子一钱；咳嗽者，加桔梗一钱；腰酸者，加熟地五钱，杜仲五钱；足无力者，加牛膝一钱，余可不必再加。老人之方如此，可悟也。

张公曰：老治之法，最平稳而妥当，不必再立方也。

华君曰：无。

更有一方，治**老人不寐**最妙。用**六味地黄丸**一料，加麦冬四两，炒枣仁五两，黄连三钱，肉桂五钱，当归三两，白芍五两，甘菊花三两，要家园自种者，白芥子二两，为末，蜜为丸，每日白滚水送下五钱，服后用饭，此方**老人可服至百岁**。

少 治 法

论少年人宜治脾胃

天师曰：少年人，血气方刚，不可动用补血，必看其强弱如何，而后因病下药，自然无差。方用厚朴一钱，茯苓三钱，陈皮一钱，甘草一钱，半夏一钱，砂仁三粒，车前子一钱。此方为主，而逐症加减，自易奏功。畏寒者，伤寒也，加桂枝一钱；畏风者，伤风也，加柴胡一钱；畏食者，伤食也，加麦芽三钱，山楂三十粒；伤酒者，加干葛一钱；畏湿者，伤湿也，加猪苓、泽泻各一钱；恶热者，伤热也，加石膏一钱；畏暑者，伤暑也，加香薷一钱；痰多者，加半夏一钱，天花粉一钱。余可照症加之。此治少年之方法，亦非无意，盖**管其脾胃**，则诸药虽加，而**不伤胃气**，故易奏功，人不可易视之也。

张公曰：少治法，亦妥妙，不必再为加减。

东南治法

论补中益气汤

天师曰：东南治者，东方之人，与南方之人同治也。东南俱系向明之地，腠理疏泄，**气虚者多**，且天分甚薄，不比西北之人刚劲。若照西北人治法治之，立见危殆矣。方用人参一钱，白术二钱，当归一钱五分，黄芪三钱，柴胡一钱，升麻五分，陈皮五分，甘草一钱。此**补中益气汤**也。以此方出入加减，无有不妙。加减法，照老少贫富治法用之。

张公曰：东南治法，以补中益气汤加减，俱得其妙，不必再言。

西北治法

天师曰：西北人赋质既坚，体亦甚壮，冷水冷饭，不时常用，始觉快然。一用热剂，便觉口鼻、双目火出，故治法与东南人迥别。方用黄连五分，黄芩一钱，栀子一钱，陈皮一钱，枳壳一钱，厚朴一钱，甘草一钱，麦芽二钱，水煎服。有食加山楂三十粒；伤食加大黄一钱；有痰加天花粉三钱；伤风加柴胡二钱；伤暑加香薷三钱；伤热加石膏五钱；怒气伤肝，加白芍五钱，余俱照病加减可也。此治西北人又如此。因其强而多用消导之品也。

张公曰：西北治法，尚可斟酌。倘健者，可加大黄一钱。

华君曰：无。

治皮毛法

论疥疮　论黄水疮　论痱疮　论紫白癜风

天师曰：皮毛治法者，感轻之症，病未深入营卫，故从皮毛上治之也。如病疥疮、黄水疮、痱疮是也。此等症，不必用汤药。**疥疮**，用轻粉一钱，油胡桃末三钱，不可去油，猪板油三钱，白薇末二钱，防风末一钱，苏叶末一钱，捣成圆如弹子大，擦疮处，一日即愈。

黄水疮，凡毒水流入何处，即生大水泡疮，即为**黄水疮**。手少动之即破。此热毒郁于皮毛也。当以汤洗之即愈。方用雄黄五钱，防风五钱，二味用水十碗，煎数沸，去渣取汁，洗疮上，即愈。

痱疮，以暑气伤热而生也，有**雪水洗之**更佳，**随洗随灭**。如不能得，有一方最妙，用黄瓜切成片，擦之即愈。此皆从皮毛治之也。

张公曰：凡人生**白癜风**与**紫癜风**者，乃暑热之时，人不知而用日晒之手巾，擦其身中之汗，便成此病。最无害而最难愈。方用苍耳子一两，防风三钱，黄芪三两，各为末，水打成丸，米汤每日早晨送下三钱，一料服完必愈。神方也。**紫白癜**俱效。

肌肤治法

论脓窠疮粉刺　论顽癣　论冻疮　论坐板疮

天师曰：肌肤者，虽同是皮毛，而各有治法。肌肤之病，从腠理而出，较皮毛略深，如人生脓窠疮、粉刺、顽癣之类是也。然皆气血不和，故虫得而生焉。活其气血，则病自愈。**脓窠疮**：用当归三钱，生地三钱，熟地三钱，白芍三钱，麦冬三钱，天门冬三钱，川芎一钱，茯苓三钱，甘草一钱，柴胡一钱，人参一钱，白术三钱，黄芪五钱，荆芥一钱，薏仁五钱，水煎服。此方妙在补气、补血之药，而略用柴胡、荆芥以发之。先服四剂，必然疮口尽加臌胀作脓。四剂后，去柴胡，加五味子五粒，又服四剂，则满身之疮如扫而愈矣。

粉刺之症，乃肺热而风吹之，多成此刺。虽无关人病，然书生娇女，各生此病，亦欠丰致。我留一方，为之添容，未为不可。方用轻粉一钱，黄芩一钱，白芷一钱，白附子一钱，防风一钱，各为细末，蜜调为丸，于每日洗面之时，多擦数遍，临睡之时，又重洗面而擦之，不须三日，自然**消痕灭瘢**矣。

惟有**顽癣**之方，最难治理，然一经我治，亦易收功。方用楝树皮一两，白薇一两，轻粉三钱，冰片一钱，生甘草一钱，蜗牛三钱，火焙干，有壳亦可用，杜大黄根一两，各为细末，先以荔枝壳扒碎其癣皮，而后以此药末，用麻油调搽之，三日即结靥而愈。此皆治肌肤之法，可以为式。

张公曰：**冻疮**乃人不能耐寒，而肌肤冻死，忽遇火气，乃成冻疮。耳上冻疮，必人用手去温之，反成疮也。方用黄犬屎，露天久者，变成白色，用炭火煅过，为末；再用石灰，陈年者炒，各等分，以麻油调之，敷上，虽成疮而烂，敷上即止痛、生肌，神方也。若耳上、面上虽冻而不成疮者，不必用此药，只消荆芥煎汤洗之，三日愈。

坐板疮亦是肌肤之病，只消轻粉一钱，萝卜子种三钱，冰片半分，杏仁，去皮尖，十四粒，研为末，以手擦之疮口上，一日即愈。神效奇绝，无以过也。

筋脉治法

论筋病 论脉病

天师曰：筋脉者，一身之筋，通体之脉，不可有病，病则筋缩而身痛，脉涩而体重矣。然**筋之舒，在于血和**，而**脉之平，在于气足**，故治筋必须治血，而治脉必须补气。人若筋急踡缩，伛偻而不能立，俯仰而不能直者，皆筋病也。方用当归一两，白芍五钱，薏仁五钱，生地五钱，元参五钱，柴胡一钱，水煎服。此方之奇，在用柴胡一味，入于补血药之中，盖**血亏则筋病**，用补血药以治筋，宜矣。何以又用柴胡以舒散之？不知**筋乃肝之余**，**肝气不顺**，**筋乃缩急**，**甚而伛偻**。今用柴胡，舒其肝脉之郁，郁气既除，而又济之以大剂补血之品，则筋得其养而宽，筋宽则诸症悉愈矣。

血脉不足之症，任、督、阴阳各跻经络不足，或毛发之干枯，发鬓之凋落，或色泽之不润，或相貌之憔悴，是也。此等之症，人以为气之衰也，谁知血之竭乎？法当补其血，而血不可骤补也，须缓缓补之：当归一钱，白芍三钱，川芎一钱，熟地四钱，白果五个，何首乌三钱，桑叶七片，水煎服。此汤即四物汤，妙在用白果以引至唇齿，用桑皮以引至皮毛，用何首乌以引至发鬓，则色泽自然生华，而相貌自然发彩矣。此治脉之法，人亦宜知。

张公曰：筋脉之治，予尚有二奇方传世。用当归三钱，芍药一两，熟地二两，柴胡一钱，白术五钱，肉桂一钱，白芥子一钱，水煎服。（*眉批：滋筋舒肝汤。*）此方乃肾肝同治之法。**筋虽属肝，而滋肝必责之肾**。今大补其肾，又加之舒肝之药，而筋有不快然以养者耶？

脉治法：当归一两，白芍三钱，生地三钱，麦冬三钱，熟地一两，万年青三分，枸杞子二钱，旱莲草一钱，花椒三分，天冬三钱，水煎服。此方药味俱是补血之品，而又上走于面，**久服**自然**两鬓变黑**，**容颜润泽**矣。可与天师法并传也。

华君曰：无方。乌须我有绝奇之方，世间方甚多，皆不能取效于旦夕。我之奇方，不须十天，保汝重为乌黑：熟地三两，何首乌三两，用生不用熟，用红不用白，用圆不用长。黑芝麻一两，炒，万年青二片，桑叶二两，山药三两，白果三十个，桔梗三钱，各为细末。不可经铁器，为丸。每日早饭后服一两，十日包须乌黑，乃余自立之方，治人亲验者也。

岐天师加花椒一钱。此方奇绝。华君不畏泄天机耶？

温　治　法

论虚劳

天师曰：温治者，不可用寒凉，又不可用辛热，不得已乃用温补之药，以中治之也。如人病虚劳，四肢无力，饮食少思，怔忡惊悸，失血之后，大汗之后是也。此等各症，俱不可用偏寒、偏热之药，必须**温平之品**，**少少与之**，**渐移默夺**，庶几奏效。倘以偏师出奇，必有后患。方用熟地五钱，白术五钱，茯苓五钱，白芥子五分，山药二钱，枸杞子一钱，当归二钱，枣仁五分，麦冬一钱，神曲三分，芡实三钱，水煎服。（*眉批：起虚汤。*）此方去湿之药居多，使健脾利气，生血养精，既无偏热之虞，又鲜偏寒之虑。**中和纯正**，**久之可服**，**湿去则脾气自行**；**血足则精神自长**。此温治之所以妙也。

张公曰：温治法妙，予亦有一方可存。熟地五钱，山萸一钱，茯苓一钱，甘草一钱，女贞子一钱，麦冬三钱，白芍二钱，当归二钱，菟丝子一钱，枣仁一钱，远志八分，山药一钱，陈皮三分，砂仁一粒，覆盆子一钱，水煎服。（*眉批：温良汤。*）此方不凉不热，补肾、肝、肺、脾、心之五脏，而无偏重之忧。

可以温治者，幸留意于此方。

华君曰：未传。

清治法

论脉燥

天师曰：清治者，不可用凉药，又不可用温补，乃改用清平之剂，故曰清治。此等病，必是肺气之燥。肺金之气一燥，即有意外之虞。若不急治，必变成肺痿、肺痈等症。盖**燥极成火**，自宜用凉药矣，此不可凉药者何？**肺居上流**，用凉药以寒肺，或**药不能遽入于肺中**，**势必趋于脾胃**，肺之热未除，而胃口反成虚寒之症，必致下泻，泻久而胃口无生气矣。胃既无生气，又何能生肺金而养肺气哉！故不若用清平之味，**平补胃口**，**而上清肺金之气之**为得也。方用元参三钱，麦冬五钱，桔梗一钱，天门冬一钱，甘草一钱，紫菀一钱，款冬花一钱，贝母一钱，苏子一钱，水煎服。（眉批：清肺益气汤。）此方皆一派清平之品，而专入肺金之妙剂也。**久服胃既不寒**，**而肺金得养**，又何肺痿、肺痈之生哉！故人久咳不已，即当敬服此方，万勿惑于时师，而用偏寒之药也。

张公曰：清治法，方最妙。予不能赞一词。不留方。

收治法

论久嗽　久泻　久汗

天师曰：收治者，气散而收之也。如人病久嗽不已，久泻不已，久汗不已，是也。久嗽者，人无不为邪之聚也，日日用发散之剂，而不效者何？气散故耳。气散矣，而仍用散药，无怪乎经月而不效也。法当用收敛之药，一二剂便见成功。方用人参一钱，白芍三钱，酸枣仁二钱，北五味子一钱，麦冬五钱，苏子一钱，益智仁五分，白芥子一钱。水煎服。（眉批：止嗽神丹。）一剂轻，二剂全愈。后服六味地黄丸，加麦冬三两，北五味子一两服之，不再发。否则不能保其不发也。盖久服散药，耗尽真阴，虽暂用收敛之药，一时奏功，**而真阴既亏**，**腠理不密**，**一经风邪**，**最易感入**。此必然之势也。**服地黄丸**，**水足而肺金有养**，**腠理自密**，又何患重感风邪哉！

大泻之后，必多亡阴。亡阴既多，则元阳亦脱，若不急为收止，则阴绝阳亡，可立而待。法当用止塞之品。或疑邪未尽去，如何止住其水？万一邪居中州，则腹心之患，不可不虑。其言则是，其理则非。吾言大泻者，乃纯是下清水，非言下利也。利无止法，岂泻水亦无止法乎！故人患水泻者，急宜止遏，方用白术五钱，茯苓三钱，车前子一钱，北五味一钱，吴茱萸五分，酸枣仁一钱，水煎服。（眉批：分水神丹。）此方止药少于补药，健脾去湿，水性分消，不收而自收也。若纯以粟壳以涩止之，而不分消其滔天之势，则阻滞一时，势必溃决，反生大害矣。

大汗之病，阳气尽随汗而外越，若不急为止抑，则阳气立散，即时身死。法当以大补之剂煎饮，一线之气可留，而大汗可止。方用人参一两，或黄芪二两代之，当归一两，北五味一钱，桑叶七片，急为煎服。（眉批：止汗神丹。）此方即补血汤之变，妙在补气药多于补血，使气旺则血自生，血生汗可止。况方中加五味子以收汗，加桑叶以止汗，有不相得益彰者乎！倘以大汗之人，气必大喘，不可以参、芪重增其气，纯用补血之品，未为无见，然而血不可骤生，气当急固，不顾气，徒补血，未见功成，此似是而非，又不可不急辨之也。此收法宜知，医可不细加体认乎！

张公曰：俱论得畅而妙，吐泻无可再言。惟久嗽之法，吾意即宜以六味地黄汤，加麦冬、五味治之，似宜不必先用人参，以救肺气之害也。然而天师用之，必有深意，他日再敬询之。

（大汗症，多系阳脱，有用大剂参附汤者。李子永识。）

散 治 法

论散郁

天师曰：散治者，有邪而郁结于胸中，以表散之药散之也。如人头疼，身热，伤风，咳嗽，或心事不爽，而郁气蕴于中怀，或怒气不舒，而怨愤留于胁下，倘以补药温之，则愈甚矣。方用柴胡一钱，白芍三钱，薄荷一钱，丹皮一钱，当归二钱，半夏一钱，白术一钱，枳壳三分，甘草一钱，水煎服。（眉批：散郁神丹。）此方纯治前症，投之无不效应如响，即**逍遥散**变之也。开郁行气，去湿利痰，无不兼治，散之中有补之法。得补益之利，受解散之功，真药壶之妙药，刀圭之神剂也。散之方，**无出其右**，毋轻视之。

张公曰：固然。散之法**无出其右**。予再言其加入之味。如头疼加川芎一钱；目痛加蒺藜一钱，甘菊花一钱；鼻塞加苏叶一钱；喉痛加桔梗二钱；肩背痛加枳壳二钱；两手痛加桂枝一钱，两胁痛倍加柴胡、白芍；胸痛加枳壳一钱；腹痛，手不可按者，加大黄二钱；腹痛，手按之不痛者，加肉桂一钱。此加减之得宜，人亦不可不知之也。

软 治 法

论消痞块

天师曰：软治者，病有坚劲而不肯轻易散者，当用软治。如人生块于胸中，积痞于腹内是也。法用药以软之。心中生块，此气血坚凝之故，法当用补血、补气之中，少加软坚之味，则**气血活**而**坚块自消**。倘徒攻其块，而不知温补之药，则坚终不得消。方用人参一钱，当归一钱，白芍三钱，青盐一钱，熟地五钱，山茱萸二钱，麦冬三钱，北五味一钱，柴胡一钱，半夏一钱，附子一片，水煎服。（眉批：软坚汤。）此方妙在纯用补药，只加**青盐一味以软**坚，若无意于坚者，久之而坚自软，**柔能制刚**之妙法也。

痞块之坚，又不可以此法治之。盖坚在于腹中，若徒攻其坚，必致腹中不和而损伤胃气，法当用和解之中，软以治之，则坚之性可缓，而坚之形可化，坚之气可溃，坚之血可消。否则，有形之物，盘踞于中，无形之气，必耗于外，日除坚而坚终不得去也。方用白术五两，茯苓三两，神曲二两，地栗粉八两，鳖甲一斤，醋炙，人参五钱，甘草一两，白芍三两，半夏一两，白芥子一两，萝卜子五钱，厚朴五钱，肉桂三钱，附子一钱，各为末，蜜为丸。（眉批：消积化痞至神丹。）每日临睡送下五钱，即以美物压之。一料，未有不全愈者。此方有神功，妙在用鳖甲为君，则无坚不入。尤妙用地栗粉，佐鳖甲以攻邪，又不耗散真气。其余各品，俱是健脾、理正之药，则脾健而物自化，尤妙用肉桂、附子，冲锋突围而进，则鳖甲大军相继而入，勇不可当。又是仁者之师，贼虽强横，自不敢抵敌，望风披靡散走，又有诸军在后，斩杀无遗，剿抚并用，有不三月告捷者哉，此更软治之妙。倘不补正气，惟大黄、巴豆、两头尖、阿魏之类，直前攻坚，虽亦有得胜之时，然中州扫荡，田野萧然，终必仓空箱罄，人民匮乏之形，有数年不能培植者也。人乌可徒言攻坚哉。

张公曰：奇论不磨。如**人身生块**而不消者，乃**气虚**而**痰滞**也。法当补气，而不可全然消痰。**痰愈消而气愈虚矣**。方用人参一钱，白术五钱，薏仁五钱，茯苓三钱，黄芪五钱，防风五分，白矾一钱，白芍三钱，陈皮五分，白芥子三钱，水煎服。（眉批：消补兼施汤。）此方妙在补气多，而祛痰之药少，**气足**

而**痰自难留**，况又有白芥子，无痰不消；白矾无坚不入，况又有白芍以和肝木，不来克脾胃之土，而土益能转其生化之机，又得薏仁、茯苓，以分消其水湿之气，何身块之不消乎！

瘰串之块，必须软治。方用柴胡一钱，白芍五钱，茯苓五钱，陈皮五分，半夏一钱，甘草一钱，连翘一钱，香附一钱，皮硝五分，屋上瓦葱，干者，三分；生者，用一钱，水煎服。一剂动，二剂轻，三剂少愈，四剂全愈。神方也。**人参弱人加之一钱，不可多加**。

坚 治 法

论疰夏

天师曰：坚治者，怠惰不振，用坚药以坚其气，或坚其骨也。坚气者，如人夏月无阴，到三伏之时，全无气力，悠悠忽忽，惟思睡眠，一睡不足，再睡，再睡不足，则懒于语言，或梦遗不已，或夜热不休者是也。此皆肾水泄于冬天，夏月阳胜，阴无以敌，所以如此。必须峻**补其肾水，水足而骨髓充满，则骨始有力，而气不下陷**矣。方用熟地一两，山茱萸四钱，北五味一钱，麦门冬三钱，白芍三钱，当归二钱，白术三钱，茯苓一钱，陈皮一钱，生枣仁二钱，芡实三钱，水煎服。方名软坚汤。得此方妙在纯是补阴，而全无坚治之法。然坚之意，已寓于中矣。盖骨空则软，补其骨中之髓，则骨不坚而坚也。此方之妙，可以治以上之气软、骨软，无不全愈，终不必再立坚骨之法也。

此亦有凡小儿十岁以上，十岁以下，天癸水未至，亦有患前症者，岂皆冬不藏精之故耶？而非然也。盖小儿最不忌口，一见瓜果、凉热之物，尽意饱啖，久则胃气弱矣，再则脾气坏矣，又肾气寒矣，遂至肾水耗去，亦如冬不藏精之症。方又不可全用前方，当以补胃、补脾、补肾三经为主，不可纯用补肾一经之味也。方用白术一钱，茯苓一钱，熟地三钱，北五味五分，麦冬一钱，当归一钱，白芍二钱，陈皮三分，山楂三粒，枳壳二分，人参五分，水煎服。（眉批：健脾生水汤。）一剂立愈。不必再服也。此方脾、肺、肾俱为统治，而又平肝木，肝既得养，则心亦泰然，此五脏皆用补剂，而小儿纯阳，尤易奏功。不若大人之必须多服也。夏天小儿最宜服一二剂，再无疰夏之病。此又坚治之一法。留心儿科者，幸察之。

张公曰：坚治法妙。

华君曰：君多小儿症治。

抑 治 法

论肺火　心火　胃火　肝火　肾火

天师曰：抑治者，抑之使不旺也。或泻其肺中之火，或遏其心中之焰，或止其胃中之气，或平其肝木之盛是也。此四经最多火而最难治。**肺经之火**，散之则火愈甚，**抑之反胜于散之**矣。盖**肺经之气实，则成顽金，顽金非火不炼**。然而**肺乃娇脏**，终不可以炼法治之，故用抑之之法。方用山豆根一钱，百部一钱，青黛一钱，黄芩一钱，天花粉二钱，桑白皮一钱，水煎服。（眉批：养肺汤。）此方专抑肺金之气，而又不伤气，则肺金有养，自然安宁。倘全以寒凉之药降之，则又不可，盖**肺乃娇脏，可轻治而不可重施。以轻清下降之味，少抑其火，则胃气不升，心火少敛，肺经煅炼，必成完器**。又何必用大散之药哉！

心中之焰，非黄连不可遏，徒用黄连而不加泻木之品，则火虽暂泻而又旺。方用黄连一钱，柴胡一钱，白芍三钱，菖蒲一钱，半夏一钱治之。此方用泻肝之药多于泻心，**母衰则子自弱**，必然之理。设不用泻木之药，而纯用泻心之黄连，则黄连性燥，转动心火，此所以心肝必须同治也。

胃中之气有余，必且久变为热。人以为我能食冷，乃气之有余也；我能消食，乃脾之健旺也；我能不畏天寒，此肾之有余也。谁知胃气之有余，本之肾水之不足，一遇风寒袭之，夏暑犯之，非变为消渴之症，必成为痿废之人，必须平日用大剂六味地黄丸吞服，自然气馁而火息，胃平而热除也。无如世人不信，自号曰强，不肯多服，又托言我不能吞丸药，下咽则吐，不听仁人之语，因循不服，及至火病，则曰快与我用竹叶石膏汤，晚矣。吾今立一方，为汤药，省其不可吞服丸药。方用元参三钱，熟地五钱，麦冬三钱，北五味一钱，山茱萸三钱，山药三钱，丹皮一钱，天花粉八分，水煎服。此方乃平胃火之圣药，妙在补肾、补肺、补肝，全不纯去平胃，中州安泰，岂有阻滞、抑郁之理！自然挽输有路，搬运无虞，上不凌铄肺金，下不侵克脾土，旁不关害肝木。一方之中，众美备臻，又何患胃火之上腾哉！至于胃火既旺，或丸药原有艰难之道，世人不知，予并发明之。盖**人之胃口，虽是胃土主事，其实必得肾水上滋，则水道有路，粮食搬运，而无阻隔之虞**。今胃火既盛，水仅可自救于肾宫，又安能上升于咽喉、口舌之间！况丸药又是硬物，原非易得下喉，此所以不肯服，非天性不能服也。如反胃之病，食人反出，非明验欤！**无肾水之人，无食以下喉，犹然吐出**，盖**胃中无肾水以润故**耳。彼**无肾水**冲上，尚不能入于胃中，况又有胃火之盛，无肾水之润者，无怪乎到口难咽也。

肝木之盛，抑之之法，必须和解。然和解之中，而不用抑之之法，则火愈盛，木愈旺矣。方用白芍五钱，甘草一钱，炒栀子三钱，当归二钱，白芥子一钱，柴胡一钱，荆芥一钱，泽泻一钱，水煎服。（眉批：散风汤。）此方用柴荆以散肝木之气，更妙用白芍、栀子以清肝木之火，火去而木衰，此善于抑之也。

张公曰：抑治法，说得如此透辟，不刊之书，益信然也。

肾中之水，有火则安，无火则泛。倘人过于入房，**则水去而火亦去，久之水虚而火亦虚，水无可藏之地，则必上泛而为痰**矣。治之法，欲**抑水之下降**，必先**使火之下温**。法当仍以**补水之中**，而**用大热之药，使水足以制火，而火足以生水**，则水火有相得之美也。方用熟地三两，山茱萸一两，肉桂三钱，茯苓一两，北五味一钱，牛膝三钱，水煎服。一剂而痰即下行，二剂而痰消无迹矣。盖肉桂乃补肾中火之圣药，倘只用之以温命门，水亦可以下降，然而不补其肾宫之水，则肾宫匮乏，水归而房舍空虚，难以存活，仍然上泛。故必用补水以补火也。方用熟地、山茱，纯是补水之药，而牛膝又是引下之绝品，水有火之温，又有水之养，又有引导之使，自安然而无泛上之理也。

扬治法

论气沉血滞

天师曰：扬治者，乃气沉而不能上，血滞而不能行是也。气得扬而展舒，血得扬而活动。倘沉抑不扬，则必有呃逆、躄废之症，必用药以扬之，则气舒展而血活动也。方用当归三钱，白芍三钱，黄芪三钱，白术三钱，柴胡五分，熟地五钱，升麻五分，人参一钱，茯苓一钱，川芎一钱，水煎服。此**八珍汤**也。妙是血气平补，若用甘草而不用黄芪，则不是八珍汤矣。气血平补既无偏曲，而后以升麻、柴胡扬之，**使血气流动，自无气并血，而成躄废之症；亦无血并气，而成呃逆之症**矣。此扬治之不可废也，故又立一门耳。设只补阳而不补阴，则阳旺而阴愈消；设只补其阴而不补其阳，则阴旺而阳愈息，故必兼补之，而扬法始为有益，不可与发散之一类而并观之也。

张公曰：阐发细微，无可道。

痰治法

论治初起之痰　已病之痰　久病之痰　论老痰　顽痰

天师曰：痰治者，痰塞于咽喉之间，虽是小病，而大病实成于此。古人所以另立门以治之。然而所立之方，皆是治痰之标，不足治痰之本也。故立二陈汤以治上、中、下、新、暂、久之病，通治之而无实效也。今另立三方，一治初起之痰，一治已病之痰，一治久病之痰。痰病虽多，要不能越吾之范围也。初起者，伤风、咳嗽、吐痰是也，用半夏一钱，陈皮一钱，天花粉一钱，茯苓一钱，甘草一钱，苏子一钱，水煎服。二剂可以消痰矣。此方去上焦之痰也。上焦之痰原只在胃中而不在肺，去其胃中之痰，而肺金气肃，何致火之上升哉！已病之痰，痰在中焦也。必观其色之白与黄，而辨之最宜分明：黄者，乃火已将退也；白者，火正炽也。火炽者，宜用寒凉之品；火将退者，宜加祛逐之品。吾今立一方，俱可治之：白术三钱，茯苓五钱，陈皮一钱，甘草一钱，白芥子三钱，栀子一钱，火痰加之枳壳五分，水煎服。此方系健脾之剂，非祛痰之剂也。然**而痰之多者，多由于脾气之**湿，今健其脾气，则水湿之气下行。水湿既不留于脾中，又何从而上出？况又加之消痰之圣药，而痰有不安静速亡者乎？至于久病之痰，切不可以作脾湿生痰论之。**盖久病不愈，未有不肾水亏损者，非肾水泛上为痰，即肾火沸腾为痰**。此久病之痰，当补肾以祛逐之。方用熟地五钱，茯苓三钱，山药三钱，薏仁五钱，芡实五钱，山茱萸三钱，北五味一钱，麦冬三钱；车前子一钱，益智仁三分，水煎服。此治水泛为痰之圣药。若火沸为痰者，内加肉桂一钱。此方之妙，纯是补肾之味，而又兼祛湿之品，化痰之味。水入肾宫，自变化为真精，又安有升腾为痰者乎！此治下焦有痰之法也。有此三方，再看何症，出入加减，治痰无余事矣。

张公曰：三方极妙，可为治痰之圣方也。然予尚有方在。初起之痰，用天师方可也。已病之痰，予方亦佳。并附于后：用白术三钱，茯苓三钱，陈皮一钱，天花粉二钱，益智仁三分，人参三分，薏仁三分。有火者，加黄芩一钱；无火者，加乾姜一钱，水煎服。此方亦健脾而去湿，且不耗气，不助火之沸腾。二剂而痰症自消。久病之痰，用予六味丸汤，加麦冬、五味，实有奇功。可与天师方并传万古也。无火者，加附子、肉桂可耳。

华君曰：予尚有二方，治痰之久而成老痰者。方用白芍三钱，柴胡一钱，白芥子五钱，茯苓三钱，陈皮三分，甘草一钱，丹皮二钱，天花粉八分，薏仁五钱，水煎服。此方妙在用白芥子为君，薏仁、白芍为臣，柴胡、花粉为佐，使老痰无处可藏，自然渐渐消化。此方可用八剂，老痰无不消者，方名消渴散。又方：治**顽痰成块**而**塞在咽喉者为顽痰，留在胸膈而不化者为老痰**也。方用贝母三钱，甘草一钱，桔梗三钱，紫菀二钱，半夏三钱，茯苓三钱，白术三钱，神曲三钱，白矾一钱，水煎服。（*眉批：逐顽汤。*）此方妙在贝母与半夏同用，一燥一湿，使痰无处藏避，而又有白矾以消块，桔梗、紫菀以去邪，甘草调停中央，有不奏功如响者乎！二方亦不可废也。

（*火沸为痰，反加肉桂，此火不从水折也。李子永识。*）

火治法

论阳明胃火　论治各经之火

天师曰：火治者，治火之有余也。火症甚多，惟阳明一经最难治。前论虽悉，尚有未尽之议也。知治阳明之法，则五脏之火，各腑之火，无难专治矣。**阳明本胃土**也，如何有火？**此火乃生于心包，心包之火，乃相火**也。**君火失权，则心包欺之**，以**自逞其炎赫之势**，是必以辛凉大寒之品，大剂投之，恣其快饮，斯火得寒而少息，热得凉而略停。然必添入健胃之药，始可奏功。盖**胃火之沸腾，终由于肾气之不足**。去胃火，必须补胃土。然而徒补胃土，而不去水湿之痰，亦不得也。方用石膏一两，或二两，或三两，看火势之盛衰，用石膏之多寡。知母三钱，麦冬五钱，甘草一钱，糯米一合，竹叶百片，人参三钱，水煎服。方则人参竹叶石膏汤也。胃火之盛，非此汤不能平。还问其人，必大渴饮水，见其有汗如雨者，始可放胆用之，否则不可轻用。盖无汗而渴，亦有似此症者，不可不辨也。此方纯是降胃火之药，所以急救先天之肾水也。此症一日不治，即熬干肾水而不救，故不得已用此霸道之药也。倘无汗而渴，明是肾火有余，而肾水不足，又乌可复用石膏汤，以重伤其肾水乎！然则又当何方以治之？用熟地三两，山茱萸二两，北五味三钱，麦冬二两，元参一两，此方乃治似白虎症，而非胃火之热者，人更宜知之也。其余心火用黄连，肝火用栀子，肺火用黄芩，前言悉之矣，兹不再赘。

张公曰：不意吾方，得真人阐发至此，大快也。然予更有说。阳明之火，虽起于心包，实成于肝木之克之也。肝木旺，则木中有火，不特木来克土，而转来助焰。**肝木之火，半是雷火**，一发则震地轰天。**阳明得心包之火而沸腾，又借肝木龙雷之火以震动**，如何可以止遏？故轻则大渴，重则发狂也。予治此症，往往白芍加至数两，未曾传世，世所以不能发明之也。先用石膏汤以去火，随加白芍以平木，木平而火无以助焰，自然胃火孤立无援，又加麦冬以平肺金之气，则金有水润，不必取给于胃土，而胃土可以自救。况又有石膏、知母之降火哉！此狂之所以定，而热之所以除也。方用石膏一两，知母三钱，麦冬一两，半夏三钱，甘草一钱，竹叶一百片，糯米一合。先煎汤四碗，又加白芍二两同煎。（眉批：法制白虎汤。）此方之妙，不在石膏、知母之降胃火，妙在白芍之平肝木，使木气有养，不来克土，并不使木郁生火，以助胃火也。又妙在麦冬以清肺金，使金中有水，胃火难炎，且去制肝，无令克土也。

华君曰：予方又不同。传远公乃专论阳明，传予乃论各经之火也。有方并传子：栀子三钱，白芍五钱，甘草一钱，丹皮三钱，元参三钱，水煎服。（眉批：泻火圣神汤。）心火加黄连一钱；肺火加黄芩一钱；胃火加石膏三钱；肾火加知母一钱，黄柏一钱；大肠火加地榆一钱；小肠火加麦冬三钱，天冬三钱；膀胱火加泽泻三钱。**治火何以独治肝经也**？**盖肝属木，木易生火**。**故治火者首治肝，肝火一散，而诸经之火俱散**。所以加一味去火之药，即可以去各经之火也。

静治法

论解火郁

天师曰：静治者，静以待之，而不可躁也。如人病拂逆之症，躁急之状，不可一刻停留，此火郁而不得舒，故尔如此。倘用寒凉之品，急以止之，则火郁于中，而反不得出。静以待之，使其燥气稍息，而后以汤药投之，任其性而无违其意，则功易奏，而病易去矣。方用白芍、当归各三钱，茯苓五钱，柴胡五分，甘草一钱，白芥子一钱，丹皮二钱，枣仁一钱，水煎服。方名**静待汤**。此方之妙，全无**惊张之气**，一味和解，火郁于肝木之中，不觉渐渐自散。此静治之妙法也。

张公曰：妙。从无医人讲至此，更欲立方而不可得。气躁乃气中有火也，亦宜以静法待之。予酌一方，用白术三钱，茯苓三钱，白芍三钱，陈皮五分，甘草五分，麦冬三钱，元参三钱，天花粉一钱，苏子一钱，水煎服。名为**静气汤**。此方和平安静，**无惊张之气**，可治心烦气动，肺燥胃干之症。

血燥乃血热之故，往往鼻衄血，心烦不寐，不能安枕，怔忡等症，亦宜以静待之。方用当归三两，芍药三钱，熟地五钱，生地三钱，丹皮一钱，地骨皮五钱，沙参三钱，白芥子一钱，甘草三钱，炒枣仁一钱，水煎服。（眉批：宁血汤。）此方亦**无惊张之气**，又加荆芥五分，血动者，最宜服之。

动 治 法

论治手足麻木

天师曰：动治者，因其不动，而故动之也。如双脚麻木，不能履地，两手不能执物者是也。法当用竹筒一大个，去其中间之节，以圆木一根穿入之，以圆木两头，缚在桌脚下。病人脚心，先踏竹筒而圆转之，如踏车者，一日不计其数而踏之，然后以汤药与之。方用人参一钱，黄芪三钱，当归一钱，白芍三钱，茯苓三钱，薏仁五钱，白术五钱，半夏一钱，陈皮五分，肉桂三分，水煎服。（眉批：发机汤。）此方俱是补药，之中妙有行湿之味。盖此等病，必湿气侵之，始成偏废，久则不仁之症成也，成则双足自然麻木。乘其尚有可动之机，因而活动之。从来足必动而治血始活，因湿侵之，遂不能伸缩如意，所以必使之动。而后可以药愈也。否则徒饮前汤耳。两手之动，又不如是。必使两人反转病人之手在背后，以木槌转棰之，棰至两臂酸麻，而后以汤药与之可愈。方用人参一钱，茯苓三钱，黄芪五钱，防风一钱，半夏一钱，羌活一钱，水煎服。（眉批：发动汤。）此方又妙在防风、黄芪同用，而以黄芪为君，人参为臣，祛痰、祛湿为使。又乘其动气之时与服，则易成功，否则亦正不能奏效耳。

张公曰：动治法最妙，予则更有法。于二症，尤当使人抱起坐了，以一人有力者，将其手延拳回者不已，后服天师之药更妙。可并志之。

春夏治法

论春宜理气　夏宜健脾

天师曰：春夏治者，随春夏发生之气而治之，得法也。春宜疏泄，夏宜清凉，亦不易之法也。然而舒发之中，宜用理气之药，清凉之内，宜兼健脾之剂，未可尽为舒发与清凉也。春用方：春则用人参一钱，黄芪一钱，柴胡一钱，当归二钱，白芍三钱，陈皮五分，甘草一钱，神曲五分，水煎服。（眉批：迎春汤。）此方有参、芪以理气，又有柴、芍、当归以养肝而舒木气，则肝不克脾土，自然得养矣。夏则用麦冬三钱，元参三钱，五味子一钱，白术五钱，甘草一钱，香薷八分，神曲三分，茯苓三钱，陈皮五分，水煎服。（眉批：养夏汤。）此方妙在健脾之中，而有润肺之药，脾健而肺润，又益之去暑之品，又何患暑极之侵入哉！此春夏之法，所宜知者。

张公曰：春夏治法最妙。以老幼加减法门法，通用之。妙甚。

秋冬治法

论秋宜润肺　冬宜补肾

天师曰：秋冬治者，以顺秋气之肃，冬气之寒也。然秋天而听其气肃，冬令而顺其气寒，则过于肃杀矣。法当用和平之药以调之，使肃者不过于肃，而寒者不过于寒也。秋则用麦冬五钱，北五味一钱，人参一钱，甘草一钱，百合五钱，款冬花一钱，天花粉一钱，苏子一钱，水煎服。（眉批：润秋汤。）此方妙在不寒不敛，不热不散，则肺金既无干燥之患，而有滋润之益，又何虑金风之凉也！冬则用白术五钱，茯苓三钱，山茱萸二钱，熟地五钱，肉桂三分，生枣仁一钱，枸杞子一钱，菟丝子一钱，薏仁三钱，水煎服。（眉批：温冬饮。）此方**补肾之水多，补肾之火少，使水不寒而火不沸**，又何虞冬令之寒哉！秋冬治法之佳妙者。

张公曰：妙。亦以老少门法加减之。

奇治法

论治奇症四十七

天师曰：奇治者，不以常法治之也。如人生怪病于腹中，或生异症于身上，或生奇形于口上是也。奇病岂是常药可治？余当以奇药治之。倘人腹中忽有应声虫，此将何法以治之乎？用杀虫药治之不应，用祛痰药治之不应，用寒药凉之又不应，用热药消之又不应。然则终何以治之哉？古人有将本草读之，而虫不应声者，用之即愈。此奇治之一法也。余别有一神奇法治之，省阅本草之劳神。用生甘草一味，加入白矾各等分。不须二钱，饮下即愈。（眉批：甘白丹。）盖应声出，非虫也，乃脏中毒气有祟以凭之也。用甘草以消毒，用白矾以消痰，况二物一仁一勇，余又以智用之，智、仁、勇三者俱全，祟不觉低首而却走矣。

张公曰：妙绝矣。不可思议。

天师曰：倘人身上，忽生人面疮者，有口鼻双眼之全，与之肉且能食，岂非怪病乎！而治之法奈何？世人有以贝母末敷之，而人面疮愁眉而愈，人以为此冤家债主也。而余以为不然。盖亦有祟凭焉。我有一方奇甚，效更捷于贝母。方用雷丸三钱，一味研为细末，加入轻粉一钱，白茯苓末一钱，调匀敷上即消。（眉批：轻雷丸。）盖雷丸此药最能去毒而逐邪，加入轻粉，深入骨髓，邪将何隐？用茯苓不过去其水湿之气耳。此中奇妙，最难言传。余不过道其理之奥妙，而不能言其治之神奇也。

倘入口中，忽生疮于舌上，吐出在外寸余，上结成黄靥，难以食物，人以为病在心也。心热故生此疮，此亦近理之谈，而不知非也。亦**有祟以凭之**也。方用冰片一分，入在蚌口内，立化为水。乃以鹅翎敷扫其上，立刻收入其舌，便可饮食矣。**蚌乃至阴之物**，以至阴攻至阴之邪，则邪自退走，况又加以冰片之辛温，逐邪不遗余力，自然手到功成也。

倘鼻中生红线一条，长尺许。少动之则痛欲死。人以为饮酒之病也，而余以为不然。亦祟也。方用硼砂一分，冰片一分，研为末，以人乳调之，轻轻点在红线中间，忽然觉有人如将病人打一拳一般，顷刻即消。奇绝之方也。（眉批：冰砂丹。）盖硼砂亦是杀祟之物也。

耳中闻蚂蚁战斗之声者，此则非祟，乃肾水耗尽，又加怒气伤肝所致。方用白芍三两，柴胡三钱，栀子三钱，熟地三两，山茱萸三两，麦冬一两，白芥子三钱，水煎服。（眉批：止喧丹。）方中纯是补肾平肝之圣药，饮之数日，其战斗之声渐远，服一月即愈。此乃奇病，而以伯道之方治之也。

耳中作痒，以木刺之尚不足以安其痒，必以铁刀刺其底，铮铮有声，始觉快然，否则痒极欲死。此肾肝之火，结成铁底于耳中，非汤药可救。余立一方，用龙骨一钱，皂角刺一条，烧灰存性，冰片三分，雄鼠胆一枚。先将前药为末，后以鼠胆水调匀，而后以人乳再调，如厚糊一般，将此药尽抹入耳孔内，必然痒不可当，必须人执其两手，痒定而自愈矣。愈后服六味丸三十斤可也。（眉批：收痒丹。）

如人无故见鬼，如三头六臂者，或如金甲神，或如断手无头死鬼，或黑或白，或青或红之状，皆奇病也。然此皆心虚而祟凭之。方用白术三两，苍术三两，附子一钱，半夏一两，天南星三钱，大戟一两，山慈菇一两，各为细末，加入麝香一钱，为末，做成饼子，如玉枢丹一样。（眉批：石室秘丹。）此方更妙于紫金锭。凡遇前病，用一饼，姜汤化开，饮之，必吐顽痰碗许而愈。

更有山魈木客，狐狸虫蛇，作祟凭身者，方用生桐油，搽其下身不便处最妙。然余更有奇法，以本人裤子包头。则妖自大笑而去，永不再犯。盖妖原欲盗人之精气也，然最喜清洁，见人污物包头，则其人之不洁可知，故弃之而去，亦因其好洁而乱之也。不成器之物，而睡梦中来压人者，亦以此法治之。

如人背脊裂开一缝，出虱千余，此乃肾中有风，得阳气吹之，不觉破裂而虱现。方用熟地三两，山茱萸三两，杜仲一两，白术五钱，防己一钱，豨莶草三钱，二剂。裂缝生虱尽死。（眉批：活水止虱丹。）

张公曰：方皆妙绝、奇绝。脊缝生虱方：用蓖麻三粒，研成如膏，用红枣三枚，捣成为丸，如弹子大。火烧之，熏衣上，则虱死而缝合。亦绝奇方也。真不可思议矣。**蓖麻子能杀虱而去风**，虱去风出，则缝自合矣。

天师曰：如人粪从小便出，小便从大便出者，此夏天暑热之症，人以五苓散治之亦妙，而予更有奇方：只用车前子三两，煎汤三碗，一气服完，即愈。

人有腹中生蛇者，乃毒气化成也。或感山岚水溢之气，或感四时不正之气，或感尸气、病气而成也。方用雄黄一两，白芷五钱，生甘草二两，各为细末。端午日修合为丸，粽子米和而丸之，如大桐子大，饭前食之，食后必作痛，用力忍之，切不可饮水，一饮水则不效矣，切记。

张公曰：生蛇腹中，以身上辨之：身必干涸如柴，似有鳞甲者，蛇毒也，最易辨。吾尚有一方，治之最验：白芷一味，为丸，每日米饮汤送下五钱，即全愈。

天师曰：生鳖者，乃饮食饥饱之时，过于多食，不能一时消化，乃生鳖甲之虫，似鳖而非鳖也。亦以前方，再用马尿一碗，加人尿半合，童便尤妙，饮之立消。雄黄乃杀蛇之药，白芷乃烂蛇之品，甘草乃去毒之剂，而马尿化鳖之圣药也。故用之随手而效耳。此则奇病而用奇药也。

人有生鸟鹊于头上臂上，外有皮一层包之，或如瘤状，或不如瘤，而皮肤高起一块者，内作鸟鹊之声，逢天明则啼，逢阴雨则叫，逢饥寒则痛疼，百药不效。必须用刀割破其皮，则鸟鹊难以藏形，乃破孔而出，宛似鸟鹊，但无羽毛耳。鸟鹊出孔之后，以前生肌散敷之，外加神膏，三日后依然生合，乃人不敬神道而戏弄之耳。此病予见之数次矣。扁鹊之治，华佗之医，皆我教之也。

如人遍身生疙瘟，或内如核块，或外似蘑菇、香蕈、木耳之状者，乃湿热而生也。数年之后，必然破孔出血而死。当先用外药洗之，后用汤药消之则愈。外浴洗方：苍耳子草一斤，荆芥三两，苦参三两，白芷三两，水一大锅，煎汤倾在浴盆内，外用席围而遮之，热则熏，温则洗，洗至水冷而止。（眉批：消湿汤。）三日后，乃用煎方：白术五钱，薏仁一两，芡实五钱，人参一两，茵陈三钱，白芥子三钱，半夏三钱，泽泻三钱，附子一钱，黄芩三钱，水煎服。（眉批：红黄霹雳散。）一连十剂，自然全消无踪矣。外边亦无不消也。

如人有腹中高大，宛似坐胎者，形容憔悴，面目瘦黑，骨干毛枯，此乃鬼胎也。方用红花半斤，大黄五钱，雷丸三钱，水煎服。倾盆泻出血块如鸡肝者数百片而愈，后乃用六君子汤调治之，自然复元。此等之病，乃妇人淫心忽起，有物以凭之，才生此症。无论室女出嫁之人，生此病者，邪之所凑，其气必虚，况又起淫心，有不邪以亲邪者乎！方中妙在用红花为君，又用至半斤，则血行难止，有跃跃自动之貌。又加以大黄，走而不守之味，则雷丸荡邪之物，自然功成之速也。

如人有头角生疮，当日即头重如山，第二日即变青紫，第三日青至身上即死，此乃毒气攻心而死也。此病多得之好吃春药。盖春药之类，不过一丸，食之即强阳善战，非用大热之药，何能致此。世间大热之药，无过附子与阳起石之类是也。二味俱有大毒，且阳起石，必须火煅而后入药，是燥干之极，自然克我津液，况穷工极巧于妇女博欢，则筋骸气血俱动，久战之后，必大泄尽情，水去而火益炽矣。久之贪欢，必然结成大毒，火气炎上，所以多发在头角太阳之部位也。初起之时，若头重如山，便是此恶症。急不待时，速以金银花一斤煎汤，饮之数十碗，可少解其毒，可保性命之不亡，而终不能免其疮口之溃烂也。再用金银花三两，当归二两，生甘草一两，元参三两，煎汤，日用一剂，七日仍服，疮口始能收敛而愈。此种病世间最多，而人最不肯忌服春药也，痛哉！

脚大指生疽，亦多不救，亦可以此法治之。

张公曰：有人脚板下忽生二指，痛不可忍者，乃湿热之气结成，触犯神祇之故。方用硼砂一分，瓦葱一两，冰片三分，人参一钱，为末。（眉批：消指散。）以刀轻刺出血，刺在生出指上，即时出水，敷星星在血流之处，随出随糁，以血尽为度。流三日不流水矣，而痛亦少止。再用人参三钱，白术五钱，生甘草三钱，牛膝三钱，萆薢三钱，薏仁一两，半夏一钱，白芥子三钱，水煎服。（眉批：化水汤。）四剂可全愈，而指尽化为水矣。外用一天师膏药，加生肌散敷之，即愈矣。

如人有背上忽然疼痛，裂开一缝。撺出蛇一条，长二尺者，颇善跳跃。予亲手治之而验。其症必先背脊疼甚，而又无肿块，久则肿矣，长有一尺许一条，直似立在脊上。予乃用刀，轻轻破其皮而蛇忽跳出，其人惊绝。予乃用人参一两，半夏三钱，南星三钱，附子一钱，治之忽苏，生肌散敷其患处而愈。予问其何故而背忽痛耶？彼人云：我至一庙，见塑一女娘，甚觉美丽非常，偶兴云雨之思，顿起脊背之痛，今三月以来，痛不可忍。若有蛇钻、毒刺光景。余心疑似生怪物，见其人又健壮，故用刀刺开皮肉，不意蛇出，而人竟死也。予随用三生饮救之而愈。可立医案，以见病之奇，而神道之不可玩也。

又有七孔流血者，亦肾虚热也。用六味地黄汤，加麦冬三钱，五味子一钱，骨碎补一钱治之。

天师曰：如人有足上忽毛孔标血如一线者，流而不止即死。急以米醋三升，煮滚热，以两足浸之，即止血。后用人参一两，当归三两，川山甲一片，火炒为末，煎参归汤，以川山甲末调之而饮，即不再发。（眉批：杜隙汤。）此症乃酒色不禁，恣意纵欲所致。世上人多有之，方书不载。今因陈子之问，而立一奇方也。凡有皮毛中出血者，俱以此方救之，无不神效。脐中出血，亦是奇症，然法不同，用六味汤加骨碎补一钱，饮之即愈。如齿上出血，亦以此方投治。盖脐、齿亦**俱是肾经之位**，而**出血皆是肾火之外越**也。六味汤滋其水，则火自息焰矣。骨碎补专能止窍，补骨中之漏者也，故加入相宜耳。

如有人觉肠胃中痒而无处扒搔者，只觉置身无地，此乃火郁结而不散之故，法当用表散之药。方用柴胡三钱，白芍一两，甘草二钱，炒栀子三钱，天花粉三钱，水煎服，即愈。（眉批：化痒汤。）

如有人先遍身发痒，以锥刺之少已，再痒，以刀割之快甚，少顷又痒甚，以刀割之觉疼，必流血不已。以石灰止之，则血止而痒作。又以刀割之，又流血，又以石灰止之，止之又痒。势必割至体无完肤而后止。此乃冤鬼索命之报也。无法可救。我悯世人不知作恶误犯者亦有之，余今酌定一方救之：方用人参一两，当归三两，荆芥三钱，水煎服。（眉批：救割全生汤。）贫者无力买参，则用黄芪二两代之。服此药三剂，必效而痒止，痛亦平。但须对天盟誓，**万勿作犯法之事**，有冤仇者为之忏经礼佛，庶几不再发。否则发，不能再救。

如人有皮肤手足之间，如蚯蚓唱歌者，此乃水湿生虫也。方用蚯蚓粪敷于患处即止鸣。以水调涂之，厚一寸可也。鸣止，再用煎汤，方用：白术五钱，薏仁一两，芡实一两，生甘草三钱，黄芩二钱，附子三分，防风五分，水煎服即愈。**此治湿则虫无以养**，况又有生甘草以解毒、化虫，防风去风而逐瘀，附子斩关而捣邪，所以奏功如神也。

如有人臂上忽生头一个，眼耳口鼻俱全。且能呼人姓名。此乃债主索负之鬼，结成此奇病也。方用人参半斤，贝母三两，白芥子三两，茯苓三两，白术五两，生甘草三两，白矾二两，半夏二两，青盐三两，各为末，米饭为丸，每日早晚，白滚水送下各五钱，自然渐渐缩小而愈。病奇而方神也。此症初起之时，必然臂痛发痒，以手搔之，渐渐长大，久则渐渐露形大如茶钟，但无头发须眉而已。如用刀割之，立刻死亡不救。服吾药后，亦以忏经念佛为妙。

如人舌吐出，不肯收进，乃阳火盛强之故。以冰片少许点之即收。（眉批：收舌散。）后用黄连三钱，人参三钱，菖蒲一钱，柴胡一钱，白芍三钱，水煎服，二剂可也。

如人舌缩入喉咙，不能语言者，乃寒气结于胸腹之故，急用附子一钱，人参三钱，白术五钱，肉桂一钱，干姜一钱治之，则舌自舒矣。

如人舌出血如泉者，乃心火旺极，血不藏经也。当用六味地黄汤加槐花三钱，饮之立愈。

有人唇上生疮，久则疮口出齿牙于唇上者，乃七情忧郁，火动生齿，奇症也。方用柴胡三钱，白芍三钱，黄连一钱，当归三钱，川芎一钱，生地三钱，黄芩一钱，天花粉二钱，白果十个，水煎服。外用冰片一分，僵蚕末一钱，黄柏，炒，为末，三钱，糁之自消齿矣。

人掌中忽高起一寸，不痛不痒，此乃阳明经之火，不散而郁于手也。论理该痛痒，而今不痛痒，不特火郁于腠理，而且水壅于皮毛也。法当用外药消之。**盖阳明之火盛，必然作渴，引饮不休**，今又不渴，是胃中之火尽散，而流毒于掌中。必其人是阳明之火盛，手按于床席之上，作意行房，过于用力，使掌上之气血不行，久而突突而高也。不痛不痒，乃成死肉矣。方用附子一个，煎汤，以手渍之，至凉而止。（眉批：至圣口滞汤。）如是者十日，必然作痛，再渍必然作痒，又渍而高者平矣。盖**附子大热之物，无经不入。虽用外渍，无不内入也**。倘以附子作汤饮之，则周身俱热，又引动胃火，掌肉不消，而内症蜂起，予所以外治而愈也。或附子汤中，再加轻粉一分，引入骨髓，更为奇效耳。

有人鼻大如拳，疼痛欲死，此乃肺经之火热，壅于鼻而不得泄，法当清其肺中之邪，去其鼻间之火可也。方用黄芩三钱，甘草三钱，桔梗五钱，紫菀二钱，百部一钱，天门冬五钱，麦冬三钱，苏叶一钱，天花粉三钱，水煎服。（眉批：解壅汤。）四剂自消。此方全在群入肺经，以去其火邪，又何壅肿之不消耶？此奇病而以常法治之者也。

男子乳房，忽然壅肿如妇人之状，扪之痛欲死，经岁经年不效者，乃阳明之毒气，结于乳房之间也。然此毒非疮毒，乃痰毒也。若疮毒不能经久，必然外溃。今经岁经年，壅肿如故，非痰毒而何？法当消其痰，通其瘀，自然奏功如响矣。方用金银花一两，蒲公英一两，天花粉五钱，白芥子五钱，附子一钱，柴胡二钱，白芍三钱，通草三钱，木通一钱，炒栀子三钱，茯苓三钱，水煎服。（眉批：化圣通滞汤。）此方妙在金银花与蒲公英，直入阳明之经，又得清痰通滞之药为佐，附子引经，单刀直入，无坚不破，又何患痰结之不消？或疑附子大热，诸痛皆属于火，似不可用，殊不知非附子不能入于至坚之内，况又有栀子、芍药之酸寒，虽附子大热，亦解其性之烈矣，又何疑于过热哉！

人脚板中，色红如火，不可落地，又非痰毒，终岁经年不愈。此病亦因人用热药，立而行房，火聚于脚心而不散，故经岁经年不愈也。法当用内药消之。若作外治，必然烂去脚板。方用熟地三两，山茱萸五钱，北五味三钱，麦冬一两，元参一两，沙参一两，丹皮三钱，甘菊花五钱，牛膝三钱，金钗石斛一两，茯苓五钱，泽泻三钱，车前子三钱，萆薢二钱，水煎服。（眉批：祛火丹。）十剂消，二十剂全愈。然须忌房事三月，否则必发，发则死矣。慎之哉！

人有手足脱下，而人仍不死之症，此乃伤寒之时口渴，过饮凉水，以救一时之渴，孰知水停腹内，不能一时分消，遂至四肢受病，气血不行，久而手足先烂，手指与脚指堕落，或脚指堕落之后，又烂脚板，久之连脚板一齐堕落矣。若有伤寒口渴，过饮凉水者，愈后倘手足指出水者，急用吾方，可救指节脚板之堕落也。方用薏仁三两，茯苓二两，肉桂一钱，白术一两，车前子五钱，水煎服。一连十剂，小便大利，而手脚不出水矣。永无后患，不必多服。

更有人手指甲尽行脱下，不痛不痒，此乃肾经火虚，又于行房之后，以凉水洗手，遂成此病。方用六味汤，加柴胡、白芍、骨碎补治之而愈。

有人指缝流血不止，有虫如蜉蝣之小，钻出少顷，即能飞去。此症乃湿热生虫也。然何故生虫而能飞耶？盖不止湿热，而又带风邪也。凡虫感风者，俱有羽翼能飞，安在人身得风之气，转不能飞也？方用茯苓三钱，黄芪五钱，当归三钱，白芍三钱，生甘草三钱，人参一钱，柴胡一钱，荆芥一钱，熟地五钱，川芎一钱，白术三钱，薏仁五钱，水煎服。此方之妙，全不去杀虫，而但补其气血，而佐之去湿去风，人身气血和，自不生虫；补气血之和，则虫自无藏身之窟，况又逐水消风，虫更从何处生活耶？此方之所以平而奇也。服四剂，则血不流，而虫不出。再服四剂，手指完好如初矣。

人有喉患大肿，又非瘿瘤，忽痛忽不痛，外现五色之纹，中按之半空半实，此乃痰病结成，似瘤非瘤，似瘿非瘿也。方用海藻三钱，半夏三钱，白芥子三钱，贝母三钱，南星三钱，人参三钱，茯苓五钱，昆布一钱，附子一分，桔梗三钱，甘草一钱，水煎服。此方乃消上焦之痰圣药也。又有海藻、昆布以去其瘿瘤之外象，消其五色之奇纹，妙在消痰而仍不损气，则胃气健而痰易化也。一剂知，二剂消大半，三剂则全消，四剂永不再发。此方兼可治瘿症，神效。

人有脐口忽长出二寸，似蛇尾状而又非蛇，不痛不痒，此乃祟也。然亦因任、带之脉，痰气壅滞，遂结成此异病也。**人世之间，忽生此病，必有难喻之灾。盖人身而现蛇龟之象，其家必然败落，而时运亦未必兴隆也。**法当以硼砂一分，白芷一钱，雄黄一钱，冰片一分，麝香一分，儿茶二钱，各为末，将其尾刺出血，必然昏晕欲死，急以药点之，立刻化为黑水，急用白芷三钱，煎汤服之而愈。倘不愈，则听之，不可再治。盖妖旺非药能去之，非前世之冤家，即今生之妖孽也。

人有粪门内，拖出一条似蛇非蛇，或进或出，便粪之时，又安然无碍，此乃大肠湿热之极，生此怪物，长于直肠之间，非蛇也，乃肉也。但伸缩如意，又似乎蛇。法当内用汤药，外用点药，自然消化矣。内用当归一两，白芍一两，枳壳一钱，槟榔一钱，萝卜子三钱，地榆五钱，大黄一钱，水煎，饭前服之。二剂后，外用冰片点之。先用木耳一两，煎汤洗之，洗后将冰片一分，研末而扫，扫尽即缩进而愈。（眉批：逐邪杀蛇丹，神验。）

亦有人粪门生虫，奇痒万状，似人之势，进出而后快者，此乃幼时为人戏耍，乘风而入之，以见此怪症也。以蜜煎成为势一条，用蛇床子三钱，生甘草一钱，楝树根三钱，各为细末，同炼在蜜内，导入粪门，听其自化。一条即止痒而愈，神方也。

人有小便中，溺五色之石。未溺之前痛甚，已溺之后，少觉宽快。此即石淋也。交感之后入水，或入水之后交感，皆有此症。方用熟地三两，茯苓五两，薏仁五两，车前子五两，山茱萸三两，青盐一两，骨碎补二两，泽泻三两，麦冬五两，芡实八两，肉桂三钱，各为末，蜜为丸，早晚白滚水吞下各一两，十日必无溺石之苦矣。（眉批：消石神丹。）此症成之最苦，欲溺而不溺，不溺而又欲溺，尿管中痛如刀割，用尽气力，只溺一块，其声铮然，见水不化，乃膀胱之火，熬煎而成此异病也。其色或红或白，或黄或青或黑不一，总皆水郁而火煎之也。此方之妙，全不去治石淋，而转去**补肾水之不足，水足而火自消，火消而水自化**，其中有奥妙之旨也。倘治膀胱，则气不能出，又何以化水哉！

人有脚肚之上，忽长一大肉块，如瘤非瘤，如肉非肉，按之痛欲死。此乃脾经湿气，结成此块，而中又带火不消，故手不可按，按而痛欲死也。法宜峻补脾气，而分消其湿为是。然而外长怪状，若在内一时消之，恐不易得，当用内外夹攻之法，自然手到病除。内服方：用白术一两，茯苓三钱，薏仁一两，芡实一两，泽泻五钱，肉桂五分，车前子三钱，人参三钱，牛膝二钱，萆薢三钱，白矾三钱，陈皮二钱，白芥子三钱，半夏二钱，水煎服。（眉批：消湿化怪汤。）二剂后，用蚯蚓粪一两，炒，水银一钱，冰片五分，硼砂一分，黄柏五钱，炒，儿茶三钱，麝香五分，各为细末，研至不见水银为度，将此药末，用醋调成膏，敷在患处，一日即全消矣。（眉批：消块神丹。）神效之极也。此膏可治凡有块者，以此内外治之，无不效应如响。

人腰间忽长一条肉痕如带，围至脐间，不痛不痒。久之，饮食少进，气血枯槁。此乃肾经与带脉不和，又过于行房，尽情纵送，乃得此疾。久之，带脉气衰，血亦渐耗，颜色黯然。虽无大病，而病实笃也。法当峻补肾水，而兼补带脉，自然身壮而形消。熟地一斤，山萸肉一斤，杜仲半斤，山药半斤，白术一斤，破故纸三两，白果肉三两，炒当归三两，白芍六两，车前子三两，各为末，蜜为丸，（眉批：灭痕丹。）每日早晚各服一两，十日后觉腰轻，再服十日，其肉浅淡，再服全消，不须二料也。然必须忌房事者三月，否则无效。此方乃纯补肾经而少兼任、带脉也。任、带之病，而用任带之药，何愁不建功哉！

有人眼内长肉二条，长一寸，如线香之粗，触出于眼外，**此乃祟也。虽是肝胆之火，无祟则不能长此异肉**。法当药点之：冰片一分，黄连一分，硼砂半分，甘草一分，各为细末，无声为度。用人乳调少许，点肉尖上，觉眼珠火炮出。一时收入而愈。（眉批：去刺全目丹。）更须服煎药，用白芍五钱，柴胡一钱，炒栀子三钱，甘草一钱，白芥子三钱，茯苓三钱，陈皮一钱，白术三钱，水煎服。（眉批：舒郁全睛丹。）此方妙在舒肝胆之气，而又泻其火与痰，则本源已探其骊珠，又何愁怪肉之重长耶！

人身忽长鳞甲于腹间胁上，此乃妇人居多，而男子亦间生焉。盖孽龙多化人，与妇人交，即成此症。而男子与龙合，亦间生鳞甲也。此病速治为妙，少迟则人必变为龙矣。今先传一方，用雷丸三钱，大黄三钱，白矾三钱，铁衣三钱，雄黄三钱，研末，各为末，枣肉为丸。（眉批：黄雷丸。）凡得此病，酒送下三钱，立时便下如人精者一碗。胸中便觉开爽，再服三钱，则鳞甲尽落矣。远公，吾传术至此，非无意也，汝将来救人不少，此方之妙，妙在**雷丸无毒不散，而龙又最恶雄黄**，故相济而成功，又何疑哉！况各药又皆去毒、去水之品乎！此方之最神最奇者也。

此书无一症不全，无一论不备，真天地之奇宝，轩岐之精髓也。善用之成医之圣，岂但良医而已哉！愿远公晨夕研穷，以造于出神入化耳。吕道人又书。

华君曰：奇病尚有数症未全，我今尽传无隐。人手上皮上现蛇形一条，痛不可忍，此蛇乘人之睡，而作交感于人身，乃生此怪病。服汤药不效。以刀刺之，出血如墨汁。外用白芷为末，糁之少愈。明日又刺，血如前，又以白芷末糁之，二次化去其形。先刺头，后刺尾，不可乱也。

尚有一症更奇。喉中似有物行动，吐痰则痛更甚。身上皮肤开裂，有水流出，目红肿而又不痛。足如斗肿，而又可行。真绝世不见之症。此乃人食生菜，有蜈蚣在叶上，不知而食之。乃生蜈蚣于胃口之上，入胃则胃痛，上喉则喉痛，饥则痛更甚也。方用鸡一只，煮熟，五香调治，芬馥之气逼人，乘人睡熟，将鸡列在病人口边，则蜈蚣自然外走。倘有蜈蚣走出，立时拿住，不许其仍进口中。或一条，或数条不等，出尽自愈。大约喉间无物走动，则无蜈蚣矣。然后以生甘草三钱，薏仁一两，茯苓三两，白芍五钱，当归一两，黄芪一两，防风五分，荆芥一钱，陈皮一钱，水煎服。（眉批：全肤汤。）十剂，则皮肤之裂自愈，而双足如斗亦消矣。盖蜈蚣在上焦，非药食能杀，因药下喉，即至胃中，而蜈蚣却在胃口之上，故不能杀之也。所以引其外出，然后以药调治其气血自愈。皮肤开裂者，乃蜈蚣毒气，盘踞肺边，肺主皮毛，故皮肤开裂。两足如斗，**足乃肾之部位，肺居上，为肾之母，母病则子亦病**。然肾水终是不乏，而毒气留于肾部，故足之皮大而浮，非骨之病也，所以能走耳。眼属肝，肝受肺气之毒，熏蒸而红肿矣。

更有奇症，人有胃脘不时作痛，遇饥更甚，尤畏大寒，日日作楚。予以大蒜三两捣汁灌之，忽吐蛇一条，长三尺而愈。盖蛇最畏蒜气，此予亲手治人者。

更有人忽头面肿如斗大。看人小如三寸，饮食不思，呻吟如睡，此痰也。用瓜蒂散吐之，而头目之肿消。又吐之，而见人如故矣。后用人参、白术各三钱，茯苓三钱，甘草一钱，陈皮五分，半夏三钱，水煎服。（眉批：天师曰：此亦邪气凭之迫。）三剂愈。

更治陈登之病，中心闷甚，面赤不能饮食。予谓有虫在胸中，必得之食腥也。以半夏三钱，瓜蒂七个，甘草三钱，黄连一钱，陈皮一钱，人参三钱，吐之，（眉批：加味瓜蒂散。）吐虫三升，皆赤头而尾如鱼。予谓能断酒色，可长愈，否则三年后，必病饱满而死。登不听吾言，三年果死。

相传：华真人治一人，被犬咬其足指，随长一块，痛痒不可当。谓：疼者，有针十个；痒者，有黑白棋子二枚，以刀割开取之，果然否？真人云：并无此事，后人附会之也。更治一人，耳内忽长肉一条，手不可近，色红带紫。予曰：此**肾火腾烧于耳**也。用硼砂一分，冰片一分，点之，立化为水。后用六味地黄丸，大料饮之，服二料全愈。

张公曰：人大腿肿痛，坚硬如石，疼苦异常，欲以绳系足，高悬梁上，其疼乃止，放下疼即如砍。腿中大响一声，前肿即移大臀之上，肿如巴斗，不可着席，将布兜之悬挂，其疼乃可。此亦祟凭之也。方用生甘草一两，白芍三两，水煎服。盖生甘草，专泻毒气，白芍平肝木以止痛也，痛止则肿可消，毒出则祟可杜也。

人有心窝外忽然生疮如碗大，变成数口，能作人声叫喊。此乃忧郁不舒，而祟凭之也。用生甘草三两，人参五钱，白矾三钱，茯神三钱，金银花三两，水煎服，即安不鸣矣。再用二剂即愈。盖甘草消毒，人参、茯神以安其心，白矾以止其鸣，金银花以解其火热，故易于奏功也。

平治法

论气虚　血虚　肾虚　胃虚　脾虚诸用药方

天师曰：平治者，平常之病，用平常之法也。气虚者，用六君子、四君子汤；血虚者，用四物汤；肾虚无火者，用八味汤；肾虚有火者，用六味地黄汤；肺虚者，用生脉散；心虚者，用归脾汤或天王补心丹；肝虚者，用建中汤；胃虚者，用四君子汤；脾虚者，用补中益气汤；郁症，用逍遥散；伤风，用小柴胡汤或参苏饮；有热者，用二黄汤；胃热甚者，用竹叶石膏汤。诸如此类，俱可以平常法治之，何必出奇炫异哉！此平治之宜知也。

奇治法

论单味治病

天师曰：奇治者，可以一味而成功，不必更借重二味也，故曰奇治，非奇异之奇也。如吐病用瓜蒂散，只用瓜蒂一味足矣，不必再添别药，反牵制其手也。如泻病，只用车前子一两，饮之即止水泻是也，不必更加别药，以分消之也。又如气脱、吐血等症，只要一味独参汤治之是也。又如腰痛不能俯仰，用白术四两，酒二碗，水二碗，煎汤饮之，即止疼痛，不必更加他药也。（眉批：利腰散。）盖瓜蒂专能上涌，若杂之他药，反不能透矣。譬如人善跳跃，一人牵扯其身，转不自如。车前子性滑，而能分水谷，倘兼附之他药，又如人善入水者，一人牵其足，则反下沉。人参善能补气，接续于无何有之乡，加之别药，则因循宛转。所以可以专用，而不可以双用也。此奇治之宜知者。

偶 治 法

论双味治病

天师曰：偶治者，方中不能一味奏功，乃用二味兼而治之也。如吐血，用当归、黄芪之类；中寒，用附子、人参之类；中热用元参、麦冬之类是也。夫吐血，则必血虚，用当归一味以补血足矣。何以又佐之黄芪也？盖**血乃有形之物，不能速生，必得气旺以生血**，故必用黄芪以补其气也。夫中寒之症，阴寒逼人，阳气外越，祛寒用附子足矣，必加之人参者，何也？盖元阳既不归合，则一线之气，在若存若亡之间，不急补其气，则元阳出走而不返矣，故必兼用人参，以挽回于绝续之顷也。夫中热之症，上焦火气弥漫，不用降火之品，何能救焚？似乎用元参以退其浮游之火足矣，何以加入麦冬？盖**胃火沸腾，则肺金自燥**，胃口自救不暇，又何以取给以分润肺金之气？故**必用麦冬以润之，则肺足以自养，不藉胃土之奉膳**，则胃土足以自资，而火自然可息。此皆偶治之妙法，谁能知其奥耶？举三方可通其余。至于三之、四之、至于十之外，均可于偶方之法广悟也。

形 治 法

论目痛　头痛　手痛　脚痛

天师曰：形治者，四肢头面，有形可据而治之也。如见其目痛，则治目；见其头痛则治头；见其手痛则治手；见其脚痛则治脚也。其病见之形象，何必求之于无形？此形治之宜审也。审何经之病，用何经之药，自然效应。如**手之麻木，乃气虚而风湿中之**，必须用手经之药引入手中，而去风去湿之药，始能有效。否则，亦甚无益。倘舍外形之可据，而求内象之无端，无怪其不相入也。方用白术五钱，防风五分，黄芪五钱，人参二钱，陈皮五分，甘草一钱，桂枝五分，水煎服。（眉批：逐虚汤。）方中黄芪、人参、白术，俱补气去湿之药，防风乃去风之品，然必得桂枝，始能入于手经也。经络既清，自能奏功，举一而可类推，愿人审诸。

张公曰：天师太略。予补一二可也。脚痛之症最多，而最难治。盖**脚乃人身之下流，水湿之气一犯，则停蓄不肯去**。**须提其气，而水湿之气始可散**也。今人动以五苓散治湿，亦是正经，**然终不能上升，而尽去其湿**也。予今立一方，可以通治湿气之侵脚者。方用人参、白术各三钱，黄芪一两、防风一钱，肉桂一钱，薏仁五钱，芡实五钱，陈皮五分，柴胡一钱，白芍五钱，半夏二钱，水煎服。（眉批：升气去湿汤。）此方乃去湿之神剂，**防风用于黄芪之中，已足提气而去湿，又助之柴胡以舒气，则气更升腾，气升，则水亦随之而入于脾**矣。方中又有白术、芡实、薏仁，俱是去水去湿之圣药，有不奏功如响者乎！凡有湿病，幸以此方治之。

目之红肿也，乃风火入于肝胆之中，湿气不散，合而成之也。初起之时，即用舒肝舒胆之药，而加之去湿散火之品，自然手到功成。无如人只知散邪，而不知合治之法，所以壅结而不能速效。少不慎疾，或解郁于房闱，或留情于声色，或冒触于风寒，遂变成烂眼流泪之症，甚则胬肉攀睛有之。吾今定一方，即于初起之三五日内，连服二剂，即便立愈。方用柴胡三钱，白芍三钱，白蒺藜三钱，甘菊花二钱，半夏三钱，白术五钱，荆芥一钱，甘草一钱，草决明一钱。水煎服。（眉批：清目散。）一剂轻，二剂愈。有热者，加栀子三钱；无热者，不必加入。此方之妙，在火、风、湿同治，而又佐之治目之品，所以药入口而目即愈也。其余有形之治，可以类推。

气 治 法

论气逆痰滞 论气虚痰多 气虚痰寒 气虚痰热

天师曰：气治者，气病实多，吾亦举其大者言之。如气逆痰滞是也。夫痰之滞，非痰之故，乃气之滞也。苟不利气，而惟治痰，吾未见痰去而病消也。方用人参一钱，白术二钱，茯苓三钱，陈皮一钱，天花粉一钱，白芥子一钱，神曲一钱，苏子一钱，豆蔻三粒，水煎服。（眉批：顺气活痰汤。）此方之妙，在治痰之中，而先理气，气顺则痰活，气顺则湿流通，而痰且不生矣。此气治之宜知，可即一方，而悟滞气之法。

张公曰：气治法甚多，天师方甚略，吾再传二方，可以悟治法矣。气虚痰多之症，痰多本是湿也，而治痰之法，又不可徒去其湿，必须补气为先，而佐以消痰之品。方用人参三钱，茯苓三钱，薏仁五钱，半夏三钱，神曲一钱，陈皮一钱，甘草一钱，水煎服。（眉批：助气消痰汤。）此方虽有半夏、陈皮消痰，然而**不多用人参，则痰从何消**？有人参以助气，有薏仁、茯苓之类，自能健脾以去湿，**湿去而痰自除**矣。此气治之一法也。

更有气虚痰寒者，即用前方，加肉桂三钱，干姜五分，足矣。

有气虚痰热者，不可用此方，当用麦冬三钱，天花粉一钱，甘草一钱，陈皮一钱，白芥子一钱，茯苓二钱，神曲三分，白芍三钱，当归三钱，水煎服。（眉批：清火消痰汤。）此方之妙，在不燥而又是补气之剂，润以化痰，痰去而气自足也。得此二方，则治气无难矣。

暗 治 法

论儿门暗疾 论产门生虫 产门生疮

天师曰：暗治者，乃人生暗疾，而不可视之症，最难治而最易治也。大约暗疾，妇人居其九，或生于儿门之外，或生于儿门之中，或生于乳上，或生于脐间，或生于粪门之旁，或生于金莲之上，只可陈说，然犹有羞愧而不肯尽言者，只可意会而默思之也。患在身体之外者，必系疮疡，以疮疡前法治之，不再论也。惟是儿门之内，不可不立一方，以传行医之暗治。大约儿门内之病，非痒则痛，吾言一方。俱可兼治，取效甚神。方用当归一两，栀子三钱，白芍五钱，柴胡一钱，茯苓五钱，楝树根五分，水煎服。（眉批：默治汤。）此方之妙，皆是平肝去湿之品，无论有火无火，有风有湿，俱奏奇功，正不必问其若何痒、若何痛、若何肿、若何烂，此暗治之必宜知者也。有痰，加白芥子一钱；有火，加黄芩一钱；有寒，加肉桂一钱。余不必加。

张公曰：何奇至此！吾不能测之矣。

华君曰：有二法未传，我传与远公。产门内生虫方：用鸡肝一副，以针刺无数孔，纳入产门内，则虫俱入鸡肝之内矣。三副全愈，不必添入药味也。只要刺孔甚多，则虫有入路，三副后，用白芍五钱，当归五钱，生甘草三钱，炒栀子三钱，陈皮五分，泽泻三钱，茯苓三钱，白术五钱，水煎服。（眉批：去湿化虫汤。）四剂，不再发。

又方治产门外生疮久不愈，神效：黄柏三钱，炒为末，轻粉五分，儿茶三钱，冰片五分，麝香三分，白薇三钱，炒为末，蚯蚓粪三钱，炒，铅粉三钱，炒，乳香三钱，出油，樟脑三钱，各为末。（眉批：化毒生肌散。）调匀，以药末糁口上，二日即全愈，神效之极。兼可治各色之疮。无不神效。

明 治 法

论治疮毒　论头面上疮　论身上手足疮

天师曰：明示人之病症，而不必暗治之也。如生毒在手面，或结毒在皮肤，或生于面上，或生于颊间是也。有疮，俱照前传疮毒之法消之，但不可如发背、肺痈重症而治之也。我今再传以治小疮毒如神。方用金银花一两，当归一两，蒲公英一两，生甘草三钱，荆芥一钱，连翘一钱，水煎服。（*眉批：消痈汤。*）一剂轻，二剂消，三剂愈。此明治之妙法，人亦宜知之，不可忽也。**头上最不可用升药**，切记，切记。**下病宜升**，而**上病不宜升**也。头**上病**，**最宜用降火之**药。

张公曰：吾不能加一言。

华君曰：予尚有二方。一方：头面上疮，用金银花二两，当归一两，川芎五钱，蒲公英三钱，生甘草五钱，桔梗三钱，黄芩一钱，水煎服。（*眉批：上消痈疮散。*）一剂轻，二剂全消，不必三剂。一方，治身上手足之疮疽，神效：金银花三两，当归一两，生甘草三钱，蒲公英三钱，牛蒡子二钱，芙蓉叶七个，无叶时，用梗三钱，天花粉五钱，水煎服。（*眉批：消痈万全汤。*）一剂即消，二剂全愈。神方也。与远公方各异，不知何故。天师曰：二方俱神效，并传可也。

卷五 书集

久 治 法

论虚寒久治

天师曰：久治者，日久岁长而治之也。此乃寒虚之人，不可日断药饵，如参、苓、芪、术之类，日日煎饮始好，否则即昏眩怔忡是也。方用人参一钱，白术二钱，黄芪二钱，茯苓二钱，甘草五分，白芥子一钱，神曲五分，肉桂一分，麦冬二钱，北五味三分，苏子五分，水煎服。（眉批：久道汤。）心不宁，加生枣仁一钱；不寐，加熟枣仁一钱，远志一钱；饱闷，加白芍二钱；口渴，加当归二钱，熟地三钱；**梦遗**，加**芡实**三钱，**山药**三钱；饮食不开加麦芽一钱，山楂三四粒；有痰，加半夏五分；咳嗽，加桔梗一钱；有浮游之火，加元参二钱；头疼，加蔓荆子七分，或川芎一钱；有外感，加柴胡一钱；鼻塞，加苏叶一钱；目痛，加柴胡一钱；心微痛，加栀子五分；胁痛，加芍药一钱；腹痛，加肉桂三分。此久治之法。

张公曰：妙极。

暂 治 法

论伤风 伤食 伤暑 伤湿

天师曰：暂治者，乃强壮之人，素不服药，一朝得病，用药暂治之也。如人外感伤寒，用伤寒专门治之，兹不再赘。其余伤风、伤食、伤暑、伤湿，俱可以暂治而愈。**伤风**则用柴胡三钱，荆芥一钱五分，白芍三钱，苍术五分，茯苓二钱，炒栀子二钱，枳壳一钱，丹皮一钱，白芥子一钱，水煎服。（眉批：祛风散。）此方发散之药虽重，然因其素不患病，则腠理必密，故以重剂散之。然方中有健脾之药，正不必忧散药之太重也。

如**伤食**作痛，胸腹胞闷填胀，欲呕而不得，方用白术三钱，枳壳二钱，山楂三十粒，麦芽三钱，半夏一钱，甘草一钱，砂仁三粒，厚朴一钱，水煎服。（眉批：化食汤。）此方纯是攻药，而不至消气，妙用白术为君，故不消气而转能消食。然亦因其形壮体健而用之，倘体弱久病之人，不敢以此方投之。

伤暑者，乃暑气因其劳而感之，必非在高堂内、寝之中而得之也。方用香薷二钱，青蒿五钱，石膏一钱，干葛一钱，车前子一钱，茯苓三钱，白术一钱，厚朴一钱，陈皮一钱，甘草一钱，水煎服。（眉批：解暑神奇丹。）此方纯是解暑之药，亦因其气壮而用之。气虚人最忌。

伤湿之症，两足浮肿，手按之必如泥，乃湿侵于脾也。急用茯苓五钱，猪苓三钱，白术三钱，泽泻三钱，肉桂二分治之。亦**因其体壮气盛而用之**。倘气虚还须斟酌。此皆暂治之法。

远 治 法

论中风 臌胀 痿症 食炭

天师曰：远者，病得之年远，而徐以治之也。如中风已经岁月，臌胀已经年许，痿症而卧床者三载，如癫痫、食炭数年是也。此等之症，卧床既久，起之最难卒效。然而治之得法，亦可起之于旦夕。如**中风**手足不仁，不能起立行步者，但得胃气之健，而手足不致反张，便足蹩者，皆可起之。方用人参五两，白术半斤，薏仁三两，肉桂三钱，附子一钱，茯苓一两，半夏一两，南星三钱，水二十碗，煎四碗，分作二次服。（*眉批：回生神丹。*）早晨服二碗，即卧，上以绵被盖之，令极热，汗出如雨，任其口呼大热，不可轻去其被，任其自干。再用后二碗，晚服，亦盖之如前，不可轻去其被，一夜必将湿气冷汗尽行外出，三日可步履矣。后用八味地黄丸四料为丸，服完，永不再发。

臌胀经年而不死者，必非水臌。水臌之症，不能越于两年，未有皮毛不流水而死者。今二三年不死，非水臌，乃气臌、血臌、食臌、虫臌也。但得小便利而胃口开者，俱可治。方用茯苓五两，人参一两，雷丸三钱，甘草二钱，萝卜子一两，白术五钱，大黄一两，附子一钱，水十碗，煎汤二碗。（*眉批：消臌至神汤。*）早服一碗，必然腹内雷鸣，少顷，必下恶物满桶，急拿出倾去，再换桶，即以第二碗继之，又大泻大下，至黄昏而止。淡淡米饮汤饮之。不再泻，然人弱极矣。方用人参一钱，茯苓五钱，薏仁一两，山药四钱，陈皮五分，白芥子一钱，水煎服。（*眉批：回春健脾丹。*）一剂即愈。忌食盐者一月，犯则无生机矣。先须断明，然后用药治之。

痿症久不效者，阳明火烧尽肾水也。然能不死长存者何？盖肾水虽涸，而**肺金终得胃气以生之，肺金有气，必下生肾水**。肾虽干枯，终有露气，夜润肾经，常有生机，故存而不死也。方用麦冬半斤，熟地一斤，元参七两，五味子一两，水二十碗，煎六碗。（*眉批：起废神丹。*）早晨服三碗，下午服二碗，半夜服一碗，一连二日，必能坐起。后改用熟地八两，元参三两，麦冬四两，北五味三钱，山茱萸四钱，牛膝一两。（*眉批：壮体丹。*）水十碗，煎二碗，早晨一碗，晚服一碗，十日即能行步，一月即平复如旧矣。盖**大滋其肺肾之水，则阳明之火不消而自消**矣。

癫痫之症，亦累岁经年而未愈。乃痰入于心窍之间而不能出。喜食炭者，盖**心火为痰所迷，不得发泄，炭乃火之余，与心火气味相投**，病人食之竟甘如饴也。方用人参一两，南星三钱，鬼箭三钱，半夏二钱，附子一钱，肉桂一钱，柴胡三钱，白芍三钱，菖蒲二钱，丹砂末二钱，先将前药煎汤二碗，分作二服，将丹砂一半调入药中，与病人服之。（*眉批：启迷奇效汤。*）彼不肯服，即以炭饴之：服了与汝炭吃，彼必欣然服之索炭也。不妨仍与之炭。第二服，亦如前法。则彼不若前之欣然，当令人急灌之，不听，**不妨打之以动其怒气，怒则肝木火起以生心，反能去痰**矣。皆绝妙奇法。世人未见未闻者，吾救世心切，不觉尽传无隐。此皆远治之法，最宜熟记。

张公曰：中风之有胃气，则脾健可知。但脾胃俱有根源，何难用药？天师所用之药，又是健脾之品。使脾一旺，则气益旺可知。气旺则湿自难留，方中又全是去湿之药，湿去则痰消，又有消痰之品，痰消则寒自失。而又有补火之剂，所以奏功也。然**非大剂煎饮，则一杯土安能止汪洋之水**，而重筑其堤岸哉？

臌胀之症，年久不死，原是可救，所以用下药以成功，非土郁之中固有水积。若果水症，早早死矣，安能三年之未死也？然而虽非水症，**而水必有壅阻之病**。方中仍用茯苓为君，以雷丸、大黄为佐，不治水而仍治水，所以奏功如神也。

痿症久不死，虽是肺经之润，亦由肾经之有根也。倘肾水无根，纵肺金有夜气之生，从何处生起？吾见立槁而已矣。惟其有根，所以不死，故用大剂补肾之品，因之而病愈，亦因其有根可救而救之也。

癫痫之病，虽时尝食物，肠中有水谷之气，可以养生不死，亦其心之不死也。倘心早死，即无病之人，食谷亦亡，况有癫痫之症，吾见其早亡，不能待于今日。惟其中心不死，不过胃痰有碍，一时癫痫，其脾胃犹有生气也。故用人参以治心，加附子、菖蒲、肉桂温中以祛邪，加柴胡舒肝平木，加南星、鬼箭、半夏逐痰荡邪，加丹砂定魂镇魄，自然邪气少而正气多也。皆天师未言，而予发其奥妙如此。方则天师至神至奇，予不能赞一辞也。

华君曰：予无此之多，各有小异，不必尽言。只言异处可也。臌胀方不同，传余之方，乃用甘遂三钱，牵牛三钱，水三碗，煎半碗，服之。则泻水一桶。泻极，用人参一钱，茯苓三钱，薏仁一两，山药五钱，芡实一两，陈皮五分，白芥子一钱，水煎服。（眉批：健脾分水汤。）一剂即愈。亦忌盐一月。

痿症方亦不同：方用元参一两，熟地三两，麦冬四两，山茱萸一两，沙参三两，五味子五钱，水煎服。十日即可起床。（眉批：起痿神汤。）予曾亲试之，神验。不知天师，何故不传此方，而更传新方也。想天道之薄，而人身亦殊，用药更重也。

癫痫余未传方。然别有治癫之方，亦奇妙。方用柴胡五钱，白芍三两，人参一两，半夏三钱，白芥子五钱，南星三钱，用牛胆制过者，附子一钱，茯神三钱，菖蒲三钱，水十碗，煎二碗，先与一碗服之，必倦怠，急再灌一碗，必熟睡，有睡至一二日者，切不可惊醒，如死人一般，任其自醒。醒来病如失。（眉批：天师曰：亦奇妙方也。）二方相较彼更奇于此。即索饮食，说从前之病，不可即与饮食，饿半日，与之米粥汤，内加人参五分，陈皮五分，煎粥与之。再用人参三钱，白术一两，甘草一钱，茯苓五钱，陈皮五分，白芥子五钱，水煎与之，彼必欣然自服。（眉批：加减六君子汤。）服后再睡，亦听其自醒。则永不再发。亦奇妙法也。

天师曰：此方未尝不佳妙。

近　治　法

论猝倒　心伤暴亡　腹痛欲死　中恶　中痰　心疼

天师曰：近治者，一时猝来之病而近治之也。如一时眼花猝倒，不省人事，一时心痛暴亡，一时腹痛，手足青而欲死者是也。此等之症，如风雨骤至，如骏马奔驰，不可一时止遏，不可少缓须臾以治之也。眼花猝倒，非中于恶，则中于痰。然中恶中痰，实可同治。盖正气之虚，而后可以中恶；中气之馁，而后可以痰迷。然则二症皆气虚之故，故补其气，而中气、正气自回。或加以祛痰之品、逐邪之药，无有不奏功顷刻者。方用人参三钱，白术五钱，附子一钱，半夏一钱，南星一钱，陈皮一钱，白薇一钱，水煎服。（眉批：消恶汤。）下喉即愈。此方妙在补气之药多于逐痰祛邪，中气健于中，邪气消于外，又何惧痰之不速化哉！

心痛暴亡，非寒即火。治火之法，只消二味：用炒栀子五钱，白芍五钱，煎汤服之，下喉即愈。（眉批：自焚急救汤。）治寒之药，必须多加，方用人参三钱，白术五钱，肉桂一钱，附子一钱，甘草一钱，白芍三钱，熟地一两，山茱萸四钱，良姜一钱，水煎服。（眉批：消冰散。）二方各有深意：前方**因火盛而泻以肝木也**；后方**因大寒而补肾气**也。多寡不同，而奏功之神则一耳。

腹痛之症，一时痛极，甚至手足皆青，救若少迟，必致立亡。**此肾经直中寒邪**也。法当急温命门之火，而佐热其心包之冷，使痛立除，而手足之青亦解。方用人参三钱，白术五钱，熟地五钱，附子一钱，肉桂一钱，吴茱萸五分，干姜五分，水煎服，即愈。（眉批：救疼至圣丹。）此方之妙，**补火于真阴之中，祛寒于真阴之内**，自然邪去而痛止，不致上犯心而中犯肝也。此近治之法，当于平日留心，不致临症急遽，误人性命也。

华君曰：余亦有传，但不同耳。中恶、中痰方：人参三钱，茯苓五钱，天南星三钱，附子一钱，虚人多加人参至一两，水煎服，即苏。（眉批：解恶仙丹。）

心痛方，治有火者神效：贯众三钱，白芍三钱，栀子三钱，甘草二钱，水煎服。（眉批：止痛仙丹。）一剂即止痛。

轻 治 法

论小柴胡汤

天师曰：轻者，病不重，不必重治而用轻剂以治之也。如人咳嗽、头疼、眼目痛、口舌生疮，皆是小症，何必用重剂以补阳，用厚味以滋阴哉！法当用轻清之品，少少散之，无不立效，如小柴胡之方是也。然而小柴胡汤，世人不知轻重之法，予再酌定之，可永为式。方用柴胡一钱，黄芩一钱，半夏一钱，陈皮五分，甘草一钱，此小柴胡汤。予更加人参五分，茯苓二钱，更为奇妙。盖气足，则邪易出而汗易发。世人见用人参，便觉失色，匪独医者不敢用，即病者亦不敢服。相沿而不可救药者，滔滔皆是，安得布告天下医人，详察其病源而善用之也？此轻治之法，极宜究心。

张公曰：天师言小柴胡汤，治外感者也。予言治内伤者，补中益气汤是也。然补中益气汤，东垣立方之后，世人乱用，殊失重轻之法，予再酌定之，可传之千古不敝：柴胡一钱，升麻四分，黄芪三钱，白术三钱，当归三钱，陈皮八分，甘草一钱，人参一钱，人气虚者，多加可至一两，看人之强弱分多寡耳。（眉批：酌定补中益气汤。）若有痰，加半夏一钱；有热，加黄芩一钱；有寒，加桂枝一钱；头疼，加蔓荆子八分或川芎一钱；两胁痛，加白芍三钱；少腹痛，亦加白芍三钱；有食，加麦芽二钱；伤肉食，加山楂二十粒；胸中痛，加枳壳五分，神曲五分。如此加用，自合病机。无如人不肯用此方以治内伤也。法最宜留心。大约**右手寸口脉与关脉大于左手之脉者**，急用此汤，无不神效。

（小柴胡本是半表半里少阳经药，内用参苓，以病在少阳，恐渐逼里，乘之于所胜也。故先扶胃气，使邪不入而已。入者，亦得正旺而自退耳。李子永识。）

重 治 法

论大渴 大汗 大吐 大泻 阴阳脱

天师曰：重治者，病出非常，非轻淡可以奏功，或用之数两，或用半斤、一斤，而后可以获效。如大渴、大汗、大吐、大泻、阴阳脱之症，从前俱已罄谈，而方法亦尽，余可不言。然而尚未尽者：大渴之症，必用石膏，往往有一昼夜而用至斤许者。盖热之极，药不得不用之重。此时倘守定不可多与之言，反必杀之矣。第此等症，乃万人中一有之，不可执之以治凡有胃火之人也。

张公曰：**大渴**之症，用石膏以平胃火，无人不知矣，尚有未知其故者。**胃火沸腾奔越，不啻如火之燎原，必得倾盆之雨，始能滂沛而息灭之**。原取一时权宜之计，故可以暂时用之，多能取效。必不可久用，久用则败亡也。

天师曰：**大汗**之症，必用参芪，往往有用参斤许者。然亦偶尔有之，不可拘执以治凡有汗亡阳之症。盖阳药不宜偏多，而阴药可以重用故耳。

张公曰：大汗势必用补气之药，以救亡阳之症。然而过用补气之药，仍恐阳旺而阴消，服数剂补气之后，即宜改用补阴之品。**况亡阳之后，阴血正枯，进以补水之药，正投其所好也。阴定则阳生，而阴阳无偏胜**之弊矣。

天师曰：**大吐**之症，明是**虚寒**，亦有用参至数两者。然而吐不可一类同观。其势不急，不妨少用，可以徐加。倘寒未深而吐不甚，亦以参数两加之，恐增饱满之症矣。

张公曰：大吐之症，虚寒居多。然亦有热而吐者，不可不讲。**热吐**者，必随痰而出，不若寒吐之纯是清水也。热吐不可用参，以二陈汤饮之得宜。若寒吐，必须加人参两许，而杂之辛热之品，始能止呕而定吐。第人参可以暂用，而不可日日服之。吐多则伤阴，暂服人参止吐则可，若日日服之，必至阳有余而阴不足，胃中干燥，恐成闭结之症矣。所以人参可暂而不可常也。

大泻之症，往往用止泻之药至数两者，亦一时权宜之计，而不可执之为经久之法。

大泻，涩之始能止泻。若过于酸收，则大肠细小矣。下不能出，又返而上。故止泻之药，只可一时用之，而不可经久用之也。

阴阳脱，亦有用参至数斤者。然脱有不同，有火盛而脱，有水虚而脱。水虚者，用人参数斤实为对药。倘肾中有火，作强而脱，只可用参数两，挽回于一时，而不可日日用参数斤，以夺命于后日也。盖重治之法，前已备言其功，兹更发明其弊，愿人斟酌善用之。

阴阳脱症，**明是气虚**之症，用参最宜，最可多服，即肾中有火，亦可用之。但**脱后用参以救脱**则可，**救活之后**，亦**当急用熟地**、**山茱**，**大剂作汤**饮之，**使已脱之精重生**，**则未脱之气可长**。否则，阳旺阴消，恐非善后之策，不特肾中有火者不宜久服人参也。倘能用熟地、山茱、北五味、麦冬之类于人参之中，又各各相宜，不必避忌人参之不宜用也。

华君曰：前已明言，然余尚有方并传，以为临症之鉴。大渴不止，方用石膏数两，知母三钱，糯米一撮，麦冬三两，人参亦数两，与石膏同用，半夏三钱，甘草一钱，竹叶百片，元参二两，水煎服。

大汗方：用人参四两，北五味三钱，麦冬三两，生地二两，水煎服。一剂即止汗。更有奇方，以救贫乏之人：黄芪三两，当归二两，桑叶十四片，北五味三钱，麦冬二两，水煎服之。（眉批：消汗至神丹。）一剂即止汗。

大吐方：人参一两，陈皮二钱，砂仁三粒。（眉批：止呕仙丹。）此治有火之吐。倘寒甚而吐，加丁香二钱，干姜三钱，神效。更有肾火沸腾而吐，食入即出等症，用六味汤一料，煎汤二碗，服之即止吐。更有肾寒之极，今日饮食，至明日尽情吐出者，用六味汤一料，加附子一个，肉桂二两，煎汤二碗，服之即不吐。二方予亲试而验者也。

大泻方：用白术一两，茯苓一两，肉桂五分，泽泻三钱，猪苓三钱，一剂即止泻。更有肾经作泻，五更时痛下七八次者，亦用八味地黄汤一料，煎汤二碗与之，当日即减大半，二服愈，四服全愈。

阴阳脱，无可说，大约必得人参以救之。天师之说，亦言其变也。

（吐症，张公旋覆花汤最妙，宜补入。李子永识。）

瘟疫治法

天师曰：瘟疫之症，其来无方，然而召之亦有其故。或人事之错乱，或天时之乖违，或尸气之缠染，或毒气之变蒸，皆能成瘟疫之症也。症既不同，治难画一。然而瘟疫之人，大多火热之气，蕴蓄于房户，则一家俱病；蕴蓄于村落，则一乡俱病；蕴蓄于市廛，则一城俱病；蕴蓄于道路，则千里俱病。故症虽多，但去其火热之气，而少加祛邪逐秽之品，未有不可奏功而共效者也。方用大黄三钱，元参五钱，柴胡一钱，石膏二钱，麦冬三钱，荆芥一钱，白芍三钱，滑石三钱，天花粉三钱，水煎服。（眉批：逐瘟神圣丹。）此方可通治瘟疫之病，出入加减，无不奏功。此方之妙，用大黄以荡涤胸腹之邪，用荆芥、柴胡以散其半表半里之邪气，用天花粉以消痰去结，用石膏以逐其胃中之火，用芍药以平肝木，不使来克脾气，则正气自存，而邪气自出。此方最妥最神，治瘟疫者，以此为枕中秘。

张公曰：瘟疫不可先定方，瘟疫来之无方也。不可空缺一门，天师所以酌定此方，可以救世。大约可据之以治时气之病，而终不可以治气数之灾也。

瘴疠治法

天师曰：瘴疠者，乃两粤之气郁蒸而变之者也。其气皆热而非寒，其症皆头痛而腹满。土人服槟榔无碍者，辛以散之也。盖**火气得寒，反抑郁而不伸**，槟榔气辛，同气易入，其味却散，故适与病相宜。然只可救一时之急，终不可恃之为长城也。今立一方，可长治瘴疠之侵：人参一钱，白术五钱，茯苓三钱，陈皮五分，甘草五分，半夏一钱，槟榔一钱，枳壳五分，柴胡五分，五味子五粒，麦冬三钱，水煎服（消瘴神丹）。此方之妙，全非治瘴疠之品，而服之自消。盖脾健则气旺，气旺则瘴疠不能相侵。即既感者，方中已有去瘴疠之药，岂有不奏功立应者乎？此瘴疠治法，又宜知之也。

或人有感疠而成大麻风者，又不可如是治法。盖大麻风，纯是热毒之气，裹于皮肤之间，湿气又藏遏于肌骨之内，所以外症皮红生点，须眉尽落，遍体腐烂，臭气既不可闻，人又安肯近而与治？予心痛之，乃立一奇方。用元参四两，苍术四两，熟地四两，苍耳子四两，薏仁四两，茯苓四两，名为四六汤。各为末，蜜为丸。每日吞用一两，二料必然全愈。盖此方之妙，能补肾健脾，而加入散风去湿，正补则邪自退，不必治大风而大风自治矣。急宜先刻一张，广行施舍，功德又何可量哉！只忌房事而已。

华君曰：传予方不同。用槟榔一钱，白芍三钱，柴胡八分，白术三钱，茯苓三钱，车前子二钱，枳壳五分，白芥子三钱，水煎服（化瘴神丹）。有火，加黄连五分，水煎服。二剂即瘴消，亦妙方也。

大麻风，予有奇方。用苍术二两，熟地二两，元参二两，苍耳子二两，车前子二两，生甘草二两，金银花十两，蒲公英四两，白芥子二两，各为末，蜜为丸，一料全愈。此方中和之中有妙理，似胜天师传方也。

尚有论二篇，并传之。

一论真假。病有真假，则药岂可无真伪？盖假对假，而真乃现。苟必真以治假，则假症反现真病以惑人，故必用假药以治假症也。如**上焦极热**，而**双足冰凉**，此**下寒**乃**真寒**，而**上热**乃**假热**也。设我以凉药投之，下喉自快，及至中焦，已非其所喜，必且反上而不纳，况药又不肯久居于中焦，势必行至下焦而后已。乃下焦冰凉世界，以寒入寒，虽同气相通，似乎可藏，殊不知阴寒之地，又加冰雪，必然积而不流，成冰结冻，何有已时？必得大地春回，阳和有气而后化。人身假热之症，亦正相同。倘以寒药投之，自然违背。**先以热药投之**，亦未必遂顺其性。法当用四逆汤，加人尿、胆汁，调凉与服，则下喉之时，自觉宽快，不致相逆。其拂抑之气，及至中焦，味已变温，性情四合，引入下焦，则热性大作，不啻如贫子得衣，乞儿逢食。下既热矣，则龙雷之火，有可归之宅，自然如蜃之逢水，龙之得珠，潜返于渊，不知不觉，火消乌有矣！四逆汤，热药也。乱之以人尿、胆汁，则热假为寒，以骗症之假寒作热，实有妙用。倘执定以热攻寒之说，而不知以假给热之方，则肾且坐困。尽以真热之药遽治假热之病，必至扞格而不入。此真假之宜知，予所以特为作论。此一端之法，可通之以治假寒之症矣。

二论内外治法。**内病治内**，**外病治外**，人皆知之矣。不知**内病可以外治**，而**外病可以内攻**也。夫**外病徒于外治之**，**必致日久而难效**，**必须内治之**，**可旦夕奏功**也。如痈疽、结毒之类是也。人见痈疽等症之发于外，以铁箍散围之，以刀圭刺之，以膏药贴之，以末药敷之，总然药神，亦不能速效。必用内药内散，不过一二日之间，便为分消乌有。然则何可徒治其外哉！至于内病以药内散，实多奇功，不比外症之难愈。然而内外两施，表里兼治，其功更捷。如引导之奇，按摩之异，又不可不急讲也。

天师曰：二论俱欠明快警切，似不必传。

得治法

天师曰：得治者，言治之得法也。如伤寒而得传经、直中之宜；伤暑而得中暑、中暍之宜；中风而得中气、中火、中痰之宜；中湿而得中水、中气、中食、中虫之宜；中燥而得中凉、中热之宜；中寒而得中肝、中肾、中心、中脾、中脏、中腑之宜，因病下药，又何至杀人顷刻哉！虽得之治，无方之可言，而得之鉴，实为人之幸也。吾存得之一门者，欲人**知得则有功，不得则有过也**。

得治之法，看病人色泽之真伪；看病人脉息之实虚，有神无神；问病人之喜好若何，饮食若何，有痰无痰若何，痰之色若何；再察病人舌之颜色若何，滑与不滑若何；能食不能食，心腹之间痛不痛？试观其情意，详审其从违，徐听其声音，再闻其气息，**病之症了然于心**中，又何患不得哉？

失治法

天师曰：失治者，不能知病之**真假**，症之**虚实**，与阴阳寒热，而妄治之也。信口雌黄，全无见识；喜攻人之短，炫自己之长；不识药味之温和，动言可用；何知方法之大小，辄曰难投？视熟地、人参为冤家仇敌，珍黄柏、知母为亲子娇儿；用寒凉之品，全无畏忌之心，见平补之施，顿作警疑之色；喜攻喜散，矜消导为神奇；怒抑怒扬，薄通塞为怪诞。但明泻火，而不悟从治之妙，鄙茱萸为无用之材；仅晓益水，而不晓变症之方，笑甘遂为可弃之物。消痰而不消痰之本，诧病难攻；泻火而不泻火之原，叹方可废。奇平之法，原未曾熟究于胸中；正变之机，安能即悟于指下？无怪动手即错，背谬殊多；举意全非，失乱不少。以致冤鬼夜号，药柜中无非黑气；阴魂惨结，家堂上尽是啼声。愿学医者，见失以求得，庶可改过以延祥。然则求得延祥之法奈何？见寒药投之而拒格，即当改用大热之方；见热药投之而躁烦，即当改用清凉之剂；见消导之而转甚者，宜改温补；见祛邪之而更加者，宜用平调；见利水而水益多者，补肾为先；见散邪而邪益盛者，助正为急。此皆补过之文，抑亦立功之术。临症切须详审，慎弗忽略。

意治法

天师曰：**医者，意也**。

因病人之意而用之，一法也；因病症之意而用之，又一法也；因药味之意而用之，又一法也。因病人之意而用之，奈何？如病人喜食寒，即以寒物投之，病人喜食热，即以热物投之也。随病人之性而加以顺性之方，则不违而得大益。倘一违其性，未必听信吾言而肯服吾药也。所以古人有问“可食蜻蜓、胡蝶（蝴蝶）否?”而即对曰可食者，正顺其意耳。

因病症之意而用之，奈何？如人见弓蛇之类于杯内，必解其疑；见鬼祟于庭边，必破其惑是也。

因时令之意而用之奈何？时当春寒而生疫病，解散为先；时当夏令而生瘟症，阴凉为急之类是也。

因药味之意而用之又奈何？或象形而相制，或同气而相求，或相反而成功，或相畏而作使，各有妙理，岂曰轻投？此意治之入神，人当精思而制方也。

神治法

天师曰：神治者，通神之治，不可思议，而测度之以人谋也。或剖腹以洗肠，或破胸以洗髓，或决窦以出鸟雀，或用药以化龟蛇，此尤不经之奇，未足以取信也。惟是寻常之中，忽然斗异；死亡之刻，顿尔全生。**药品是人之同施，功效实世之各别。非学究天人之奥理，通鬼神之玄机**，何能至此哉！洞垣之术，饮之上池之水，刮骨之疗，得之青囊之书，远公既神授于今朝，岂难通灵于他日？愿寝食于兹编，为天下万世法。

岐天师载志于篇终，欲远公极深而研几之也。冬至后六日书于客邸。

伤寒相舌秘法

天师曰：我有伤寒相舌法。

凡见舌系白苔者，邪火未甚也，用小柴胡汤解之。

舌系黄色者，心热也，可用黄连、栀子以凉之。

凡见黄而带灰色者，系胃热也，可用石膏、知母以凉之。凡见黄而带红者，乃小肠、膀胱热也，可用栀子以清之。

见舌红而白者，乃肺热也，用黄芩、苏叶以解之。

见舌黑而带红者，乃肾虚而挟邪也，用生地、元参，又入柴胡以和解之。

见舌红而有黑星者，乃胃热极也，宜用石膏以治之，元参、干葛亦可，终不若石膏之妙。

见舌红而有白点者，乃心中有邪也，宜用柴胡、黄连以解之，心肝同治也。

见舌红而有大红点者，乃胃热而带湿也，须茵陈五苓散以利之。盖水湿必归膀胱以散邪，非肉桂不能引入膀胱，但只可用一二分，不可多入。

见舌白苔而带黑点，亦胃热也，宜用石膏以凉之。

见舌黄而有黑者，乃肝经实热也，用柴胡、栀子以解之。

见舌白而黄者，邪将入里也，急用柴胡、栀子以解之，不使入里。柴胡乃半表半里，不可不用之也。

见舌中白而外黄者，乃邪入大肠也，必须五苓散以分水，水分则泄止矣。见舌中黄而外白者，乃邪在内而非外，邪在上而非下，只可加柴胡、枳壳以和解，不可骤用大黄以轻下也。天水加五苓亦可，终不若柴胡、枳壳直中病原。少加天水则更妥，或不加，用天水加五苓散亦可也。

见根黄而光白者，亦胃热而带湿也，亦须用石膏为君，而少加去水之品，如猪苓、泽泻之味也。见舌黄而隔一瓣一瓣者，乃邪湿已入大肠，急用大黄、茵陈下之，不必用抵当、十枣汤也。若下之迟，则不得不用之。然须辨水与血之分：下水，用十枣；下血，用抵当也。

见舌有红中如虫蚀者，乃水未升而火来乘也，亦须用黄连、柴胡以和解之。

见舌红而开裂如人字者，乃邪初入心，宜用石膏、黄连以解之。

见舌有根黑而尖带红者，乃肾中有邪未散，宜用柴胡、栀子以解之。

见舌根黑而舌尖白者，乃胃火乘肾，宜用石膏、知母、元参以解之。不必论其渴与不渴，不必问其下利也。

舌根黑而舌尖黄者，亦邪将入肾，须急用大黄下之，然须辨其腹痛与不痛：按之腹痛而手不能近者，急下之，否则只用柴胡、栀子以和解之。

见舌纯红而独尖黑者，乃肾虚而邪火来乘也，不可用石膏汤，肾既虚而又用石膏，是速之死也，当用元参一两或二两以救之，多有能生者。

见舌有中心红晕，而四围边防纯黑者，乃君相之火炎腾，急用大黄加生地两许，下而救之，十人中亦可救五六人。

见舌有中央灰黑，而四边微红者，乃邪结于大肠也，下之则愈，不应则死，以肾水枯槁，不能润之推送，此时又不可竟用熟地补肾之药，**盖邪未散不可补，补则愈加胀急**，适所以害之也。必邪下而后以生地滋之则可，然亦不可多用也。

见舌有纯灰色，中间独两晕黑者，亦邪将入肾也，急用元参两许，少加柴胡治之。

见舌有外红而内黑者，此火极似水也，急用柴胡、栀子、大黄、枳实以和利之。

若舌又见刺，则火亢热之极矣，尤须多加前药。总之，内黑而外白，内黑而外黄，皆前症也，与上同治，十中亦可得半生也。

惟舌中淡黑，而外或淡红，外或淡白，内或淡黄者，较前少轻，俱可以前法治之，十人中可得八人生也。

见舌有纯红而露黑纹数条者，此水来乘火，乃阴症也，其舌苔必滑，必恶寒恶水，下喉必吐。

倘现纯黑之舌，乃死症也。不须治之。**水极似火，火极似水**，一带纯黑，俱不可治。伤寒知舌之验法，便有把握，庶不至临症差误耳。

伤寒得仲景而大彰，今又得天师而大著，又得吾子之补论，而无遗蕴矣。兹相舌法，正天师所传，较《金镜录》更备，且无误治之虞，诚济世之慈航，救生之实录也。愿世人细心观之，保无有操药杀人之祸矣。吕道人书于燕市。

（《伤寒大成》中，相舌法较备，可参看。李子永识。）

雷公真君曰：我受广成夫子之传，深知医道，世人只推我炮制，可慨也。今得远公陈子，可以尽泄吾秘。汝注《内经》，无微不扬，无隐不出，虽岐公之助，然亦汝之灵机，足以发之也。第其中只可因经发明，不能于经外另出手眼秘奥，虽岐公传汝《石室秘录》，实为医术之奇，而其中尚有未备。我今罄予子，附于《石室秘录》之后，以广岐天师之未备，使后世知我医道之神，不只以炮制见长，亦大快事也。当详言之。子细记之可耳。

一 论五行

雷公真君曰：五行，火、木、土、金、水，配心、肝、脾、肺、肾，人尽知之也。然而生中有克，克中有生，生不全生，克不全克，生畏克而不敢生，克畏生而不敢克，人未必尽知之也。

何以见生中有克？肾生肝也，肾之中有火存焉，肾水干枯，肾不能生肝木矣；火无水制，则肾火沸腾，肝木必致受焚烧之祸，非生中有克乎？治法当急补其肾中之水，水足而火息，肾不克木，而反生木矣。肝生心也，肝之中有水存焉，肝火燥烈，肝不能生心火矣。木无水养，则肝木焦枯，心火必有寒冷之虞，非生中有克乎？治法当急补其肝中之水，水足而木旺，肝不克火而反生火矣。心中之火，君火也；心包之火，相火也。二火之中，各有水焉。二火无水，则心燔灼而包络自焚矣，又何能火生脾胃之土乎！火无所养，则二火炽盛，必有燎原之害，此生中有克，不信然乎！治法当补其心中之水，以生君火，更当补其肾中之水，以滋相火，水足而二火皆安，不去克脾胃之土，而脾胃之土自生矣。脾土，克水者也。然土必得水以润之，而后可以生金。倘土中无水，则过于亢热，必有赤地千里，烁石流金之灾，不生金而反克金矣。治法当补其脾阴之水，使水足以润土，而金之气有所资，庶几金有生而无克也。肺金，生水者也。然金亦必得水以濡之，而后可以生水。倘金中无水，则过于刚劲，必有锻炼太甚，崩炉飞汞之忧，不生水而反克水矣。治法当补其肺中之水，使水足以济金，而水之源有所出，庶几水有生而无克也。

以上五者，言生中有克，实有至理，非漫然立论。倘肾中无水，用六味地黄丸汤，大剂与之；肝中无水，用四物汤；心中无水，用天王补心丸；心包无水，用归脾汤；脾胃无水，用六君、四君；肺经无水，用生脉散。举一而类推之可也。

何以见克中有生乎？肝克土也，而肝木非土，又何以生？然而肝木未尝不能生土，土得木以疏通，则土有生气矣；脾克水也，而脾土非水又何以生？然而脾土未尝不生水，水得土而蓄积，则水有根基矣；肾克火也，而肾水非火不能生，无火则肾无温暖之气矣。然而心火必得肾水以生之也，水生火而火无自焚之祸；心克金也，而心火非金不能生，无金则心无清肃之气矣。然而肺金必得心火以生之也，火生金，而金无寒冷之忧；肺克木也，而肺金非木不能生，无木则金无舒发之气矣。然而肝木必得肺金以生之也，金生木，而木无痿废之患。以上五者，亦存至理，知其颠倒之奇，则治病自有神异之效。

何以见生不全生乎？肾生肝也，而不能全生肝木。盖肾水无一脏不取资也。心得肾水而神明始焕发也；脾得肾水，而精微始化导也；肺得肾水，而清肃始下行也；肝得肾水，而谋虑始决断也。六腑亦无不得肾水而后可以分布之。此肾经之不全生，而无乎不生也。

何以见克不全克乎？肾克火也，而不至全克心火。盖肾火无一脏不焚烧也。心得肾火而躁烦生焉，脾得肾火而津液干焉，肺得肾火而喘嗽病焉，肝得肾火而龙雷出焉，六腑亦无不得肾火，而燥渴枯竭之症见矣。此肾经之不全克，而无乎不克也。

何以见生畏克而不敢生乎？肝木本生心火也，而肝木畏肺金之克，不敢去生心火，则心气愈弱，不能制肺金之盛，而金愈克木矣。心火本生胃土也，而心火畏肾水之侵，不敢去生胃土，则胃气转虚，不能制肾水之胜，而水益侵胃土矣。心包之火，本生脾土也，而心包之火畏肾水之泛，不敢去生脾土，则脾气更困，不能伏肾水之凌，而水益欺脾土矣。脾胃之土，所以生肺金也，而脾胃之土，畏肝木之旺，不敢去生肺金，则肺金转衰，不敢制肝木之犯，而木愈侮土矣。肾经之水，所以生肝木也，而肾水畏脾胃之土燥，不敢去生肝木，则肝木更凋，不能制脾胃二土之并，而土愈制水矣。见其生而制其克，则生可全生，忘其克而助其生，则克且更克。此医道之宜知，而用药者所宜究心也。

何以见克畏生而不敢克乎？金克木也，肺金之克肝，又何畏于肾之生肝乎？不知肾旺，则肝亦旺，肝旺则木盛，木盛则肺金必衰，虽性欲克木，见茂林而自返矣。故木衰者，当补肾以生肝，不必制肺以扶肝。木克土也，肝之克脾，又何畏于心之生脾乎？不知心旺则脾亦旺，脾旺则土盛，土盛则肝木自弱，虽性思克土，遇焦土而自颓矣。故土衰者，当补心以培土，不必制木以救土。土制水者也，脾之克肾，又何畏于肺之生肾乎？不知肺旺则肾亦旺，肾旺则水盛，水盛则脾土自微，虽性欲制水，见长江而自失矣。故水衰者，当补肺以益水，不必制土以蓄水。水制火者也，肾水之克心，又何畏肝之生心乎？不知肝旺则心亦旺，心旺则火盛，火盛则肾水必虚，虽性喜克火，见车薪而自退矣。故火衰者，当补肝以助心，不必制水以援心。火制金者也，心之克肺又何畏脾之生肺乎？不知脾旺，则肺亦旺，肺旺则金盛，金盛则心火自衰，虽性欲克金，见顽金而难煅矣。故金衰者，当补土以滋金，不必息火以全金也。此五行之妙理。实医道之精微，能于此深造之，医不称神，未之前闻也。

长沙守张真人曰：阐发至此，精矣，神矣！自有轩岐之书，从未有谈五脏之五行，颠倒神奇至此。实有至理存乎其中，用之却有效。莫惊言过创辟可喜，而难见施行也。

二 论脏腑

雷真君曰：五脏六腑，人所知也，然而五脏不止五，六腑不止六，人未之知也。心、肝、脾、肺、肾，此五脏也。五脏之外，胞胎亦为脏。虽胞胎系妇人所有，然男子未尝无胞胎之脉。其脉上系于心，下连于肾，此脉乃通上通下，为心肾接续之关。人无此脉，则水火不能相济，下病则玉门不关，上病则怔忡不宁矣。若妇人上病，与男子同。下病则不能受妊，是生生之机，属阴而藏于阳，实另为一脏也。然既为一脏，何以不列入五脏之中？因五脏分五行，而胞胎居水火之两歧，不便分配，所以只言五脏，而不言六脏也。或疑胞胎既是一脏，不列入五脏之中，何以千古治病者，不治胞胎，竟得无恙？是胞胎亦可有可无之脉，其非五脏之可比，而不知非也。盖胞胎不列入五脏，亦因其两歧，故病在上则治心，而心气自通于胞胎之上；病在下则治肾，而肾气自通于胞胎之下。故不必更列为一脏，而非胞胎之不为脏也。或又疑女子有胞胎以怀妊，以胞胎为一脏固宜，而男子亦曰有胞胎，其谁信之？不知**男子之有胞胎，论脉之经络，而非胞之有无也**。于心之膜膈间，有一系，下连于两肾之间，与妇人无异，惟妇人下大而上细，男子上下俱细耳。妇人下有口，而男子下无口为别。此脉男女入房，其气下行，而妇人之脉，其口大张，男子泄精，直射其口，而胞胎之口始闭而受妊矣。若男子精不能射，或女子气不下行，或痰塞，或火烧，或水冷，其口俱不敢开，断不能受妊，此胞胎之为一脏甚重也。

至小肠、大肠、膀胱、胆、胃、三焦，此六腑也。六腑外，更有膻中，亦一腑也。膻中即心包络，代君火司令者也。膻中与心，原为一脏一腑，两相表里，今独称心而遗膻中，非膻中不可为腑，尊心为君火，不得不抑膻中为相火也。或曰：千古不治膻中，何以治心而皆效？不知心与膻中为表里，表病则里亦病，故治里而表自愈。况**膻中为脾胃之母**，土非火不生，心火不动，必得相火之往来以生之，而后胃气能入，脾气能出也。膻中既为脾胃母，谓不足当一腑之位乎？此膻中之为一腑，人当留意。

张真君曰：六脏七腑，今日始明，真一快事。

（尝论五脏各相生相克，实各相成。一经之病，每兼数经以治。此经之邪，或向别经而求，故用药不得胶柱，过于区别。然论其大概，亦不可混。肺为金脏，其质娇，畏寒畏热，而过寒过热之药，不可以之治肺也。脾为土脏，其质厚，可寒可热。而偏寒偏热之药，无不可以之治脾也。心为火脏，体居上，忌用热，其有以热药治心者，乃肾虚而坎不交离，本肾病，而非心病也。肾为水脏，体居下，忌用寒，其有以寒药治肾者，乃心实而阳亢烁阴，本心病，而非肾病也。至于肝为木脏，木生于水，其源从癸火以木炽。其权挟丁，用热不得远寒，用寒不得废热。古方治肝之药，寒热配用，反佐杂施，职此故也。其五脏之不同如此。此谨附志以俟后来者之鉴诸。李子永识。）

三 论阴阳

雷真君曰：天地之道，不外阴阳。人身之病，又何能离阴阳也？《内经》论阴阳，已无余义。然而只论其细微，反未论其大纲也。**人身之阴阳，其最大者，无过气血**。《内经》虽略言之，究未尝言其至大也。盖气血之至大者，在**气之有余**与**血之不足**。气有余，则阳旺而阴消；血有余，则阴旺而阳消。阳旺而阴消者，当补其血；阴旺而阳消者，当补其气；阳旺而阴消者，宜泄其气；阴旺而阳消者，宜泄其血。欲阴阳补泻之宜，视气血之有余不足而已。

四 论昼夜

雷真君曰：昼夜最可辨病之阴阳，然而最难辨也。阳病昼重而夜轻，谓阳气与病气交旺也。然亦有阳病而昼不重者，盖阳气虚之故耳。阴病昼轻而夜重，阴气与病气交旺也，然亦有阴病而夜反轻者，盖阴气虚之故耳。夫阳气与病气交旺者，此阳未虚之症，故元阳敢与邪气相争而不止，虽见之势重，其实病反轻，当助其阳气以祛邪，不可但祛邪而不补其阳气也。阴气与病气交旺者，此阴未衰之症，故真阴与邪气相战而不已，虽见之势横，其实病未甚也，助其阴气以逐邪，不必仅逐邪而不补其阴气也。阳虚则昼不重，视其势若轻，而不知其邪实重，盖元阳虚极，不敢与阳邪相战，有退缩不前之意，非阳旺而不与邪斗也。阴虚而夜反轻，视其势亦浅，而不知其邪实深，盖真阴微甚，不敢与阴邪相犯，有趋避不遑之象，非阴旺而不与邪角也。此阴阳辨于昼夜，不可为病之所愚。然而尚不可拘于此也。或昼重而夜亦重，或昼轻而夜亦轻，或有时重，有时不重，或有时轻，有时不轻，此阴阳之无定，而昼夜之难拘。又不可泥于补阳之说，当竣补于阴，而少佐其补阳之品，则**阴阳有养**，而**邪气不战自逃**矣。

张真君曰：论阴阳，亦不能出经之微。

五　论四时

雷真君曰：春夏秋冬，各有其令，得其时则无病，失其时则病生。《内经》亦详言之矣。而余更取而言之者，劝人宜先时加谨，不可后时以恃药也。别有导引法，欲传世久矣，知天师已先有之，然法未尝不佳，可并行不悖也。法开后。

先春养阳法　每日闭目冥心而坐，心注定肝中，咽津七口，送下丹田，起立，双手自抱两胁，微摇者三，如打恭状，起立，俟气定，再坐如前法。咽津七口，送下丹田，永无风症之侵。一月行六次可也。多多更妙。

先夏养阴法　每日闭目冥心而坐，心中注定于心，咽津十四口，送下心中，永无暑气之侵。

先秋养阴法　每日闭目冥心而坐，心注肺中，咽津送下丹田者十二口，以双手攀足心者三次，候气定，再如前咽津送下丹田者，七口而后止，永无燥热之病。

先冬养阳法　每日五更坐起，心中注定两肾，口中候有津水，送下丹田者三口，不必漱津，以手擦足心，火热而后已，再送津三口至丹田，再睡，永无伤寒之症。而长生之法，亦在其中矣。长夏不必更有方法。

张真君曰：妙方也。惜人不肯行耳。行则必能却疾。

六　论气色

雷真君曰：有病必须察色，察色必须观面，而各有部位，不可不知。面之上两眉心，候肺也。如色红则火，色青则风，色黄则湿，色黑则痛，色白则寒也。两眼之中为明堂，乃心之部位。明堂之下，在鼻之中，乃肝之部位。肝位之两傍以候胆也。鼻之尖上以候脾，鼻尖两傍以候胃。两颧之上以候肾。肾位之上以候大肠。肝胆位下，鼻之两傍，以候小肠。肺位之上为额，以候咽喉。额之上以候头面。心位之傍，以候膻中。鼻之下人中为承浆，以候膀胱。三焦无部位，上焦寄于肺，中焦寄于肝，下焦寄于膀胱。其余各部位，俱照《灵枢》无差错也。五色之见，各出于本部，可照五色以断病，一如肺经法断之，无不神验。但其中有生有克，如青者而有黄色，则木克土矣；红者而有黑色，则水克火矣；黄者而有红色，则火生土矣；黑者而有白色，则金生水矣。克者死，生者生也。治之法，克者救其生，生者制其克，否则病不能即瘥。然其中有从内出外，有从外入内。从内出外者，病欲解而不欲藏；从外入内者，病欲深而不欲散。欲解者病轻，欲深者病重也。治之法，解者助其正，深者逐其邪，否则，病不能遽衰。男女同看部位，无有分别。《灵枢》误言也。但内外何以别之？色之沉而浊者为内，色之浮而泽者为外也。五色既见于部位，必细察其浮沉，以知其病之浅深焉；细审其枯润，以观其病之死生焉；细辨其聚散，以知其病之远近焉；细观其上下，而知其病之脏腑焉。其间之更妙者，在察五色之有神无神而已：色暗而神存，虽重病亦生；色明而神夺，虽无病亦死。然有神无神，从何辨之？辨之于色之黄明。倘色黄而有光彩，隐于皮毛之内，虽五色之分见，又何患乎？此观神之法，又不可不知之也。

七 论脉诀

雷真君曰：脉诀，《内经》已畅言矣，王叔和又发明之，子又何言？虽然，尚有未备者，不可不一论之。脉诀，大约言愈多则旨益晦，吾独尚简要以切脉，不必纷纷于七表八里也。切脉之最要者，在浮沉，其次则迟数，又其次则大小，又其次则虚实，又其次则涩滑而已。知此十脉，则九人之病，不能出其范围。至于死脉尤易观也，不过鱼虾之游，禽鸟之喙，屋漏、弹石、劈索、水流之异也。知十法之常，即可知六法之变，又何难知人之疾病哉！《灵枢》之形容脉象，不可为法也。

张真君曰：**脉诀原不必多，多则反晦**。明言十法，至简至要，可以为万世切脉之法。

八 论强弱

人有南北之分者，分于强弱也。南人之弱，不及北人之强也远甚。然而南人亦有强于北人者，北人亦有弱于南人者，亦不可一概而论。然而统治强弱，又断断不可，当观人以治病，不可执南北以治强弱也。盖天下有偏阴偏阳之分，偏于阳者，虽生于南而亦强；偏于阴者，虽生于北而亦弱。故偏于阳者，宜用寒凉之剂；偏于阴者，宜用湿热之品也。

张真君曰：是。

九 论寒热

雷真君曰：病之有寒热也，半成于外来之邪，然亦有无邪而身发寒热者，不可不知。无邪而身发寒热，**乃肝气郁而不得宣，胆气亦随之而郁**。木之气既郁滞，而心之气自然不舒。心、肝、胆三经皆郁，则脾胃之气不化，肺金无养，其金不刚。上少清肃之气下行，而木寡于畏，土且欲发泄而不能，于是作寒作热，似疟非疟，而不能止。倘用祛邪之药，则其势更甚，惟有舒其木气而寒热自除矣。

张真君曰：亦创论也。方宜用逍遥散大加白芍可也。

十 论生死

雷真君曰：知生死而后可以为医。生中知死，死中知生，非易易也。何以知生中之死？如伤寒症，七日不汗，死是也。何以知死中有生？如中风、中恶、中毒是也。生中之死而辨其不死，死中之生而辨其不生，医道其庶几乎！伤寒至七日犹无汗，人皆谓必死矣，而予独断其不死者，非因其无汗而可生也，盖伤寒邪盛，禁汗之不得出，其人无烦躁之盛，肾水犹存，邪不能熬干之也。虽无汗，必有汗矣。七日来复，岂虚言哉！此生中之死，而辨其不死之法也。中风不语，中恶不出声，中毒致闷乱，虽其人之气犹存，似乎不死，然而，遗尿则肾绝矣；手撒，则肝绝矣；水不下喉，则脾胃绝矣；舌本强，则心绝矣；声如酣，则肺绝矣。五脏无一生，无有不死者。倘有一脏之未绝，未死也。看何脏之绝，而救何脏之气，则死犹不死矣。然而五脏之中，尤最急者，莫过心肾，心肾之药，莫过人参、附子二味，二味相合，则无经不入，救心肾，而各脏亦无不救之矣。虽将死之人，必有痰涎之作祟，似祛痰化涎之药，亦不可轻废。然不**多用人参**，而只用祛痰化涎之药，适足以死之也。即或偶尔生全，未几仍归于死。**此死中之生**，而**辨其不生**之法也。

张公曰：真奇绝之文。

十一 论真假

雷真君曰：病之有真有假也。大约寒热之症居多，《内经》已辨之无遗义矣。予再取而论之者，以真假之病难知，而用药者不可徒执泛逆之治法也。予有治真寒假热之法，而不必尚夫汤剂也。如人下部冰凉，上部大热，渴欲饮水，下喉即吐，此真寒反现假热之象以欺人，自当用八味汤，大剂搅冷与饮。人或不敢用，或用之不多，或病人不肯服，当用吾法治之：以一人强有力者，擦其脚心，如火之热，不热不已，以大热为度。后用吴茱萸一两为末，附子一钱，麝香一分，为细末，以少少白面入之，打为糊，作膏二个，贴在脚心之中，少顷必睡熟，醒来下部身热，而上部之火自息矣。急以八味汤与之，则病去如失。至于治真热假寒之法，则又不然。如人外身冰凉，内心火炽，发寒发热，战慄不已，此内真热反现假寒之象，自当用三黄石膏汤加生姜，乘热饮之。医或信之不真，或病家不肯与服，予法亟宜用之也：井水一桶，以水扑心胸，似觉心快，扑之至二三十次。则内热自止，而外之战慄，不觉顿失。急以元参、麦冬、白芍各二两，煎汤与之，任其恣饮，则病不至再甚矣。

张公曰：何方法之奇至此！遵而行之，人无死法矣。

十二 论老少

雷真君曰：老人与小儿，最难治也。老人气血已衰，服饮食，则不生精而生病；小儿精气未满，食饮食，则伤胃而伤脾。故治老人小儿，当另立一门。虽岐天师已立有门有方，然终觉未全。今另留数方，半治老人之生精，半治小儿之伤胃也。生精者，生其肾中精也。人生肾气有余，而后脾胃之气行，脾胃气行，而后分精四布于各脏腑，俱得相输以传化，方名**养老丸**。用熟地八两，巴戟天四两，山茱萸四两，北五味一两，薏仁三两，芡实四两，车前子一两，牛膝三两，山药四两，各为末，蜜为丸，每日吞五钱。自能生精壮气，开胃健脾也，又何虑饮食之难化乎！小儿之方，单顾其胃，天师已有神方传世，今再立一方，亦治肾以生土也。论小儿纯阳，不宜补肾，不知**小儿过于饮食，必至伤胃**，久之胃伤而脾亦伤，脾伤而肺金亦伤，**肺金伤而肾水更伤矣**。小儿至肾水之伤，则痨瘵之症起，鸡胸、犬肚之证见，苟治之不得法，而仍治以治胃之药，未能奏功。杂然攻利之药并进，殇人夭年可悯。今立一方，治小儿肾脏之损，实有奇功。方名**全幼丸**。用熟地二两，麦冬一两，山药三两，芡实三两，车前子一两，神曲五钱，白术一两，地栗粉三两，鳖甲三两，生何首乌三两，茯苓一两，各为末，蜜为丸。每日白滚汤送下三钱，一料，前症尽愈。二方实可佐天师之未逮也。

张真君曰：妙绝之论，妙绝之方。

十三 论气血

雷真君曰：气无形也，血有形也。人知治血必须理气，使无形生有形，殊不知治气必须理血，使有形生无形也。但**无形生有形，每在于仓皇危急之日，而有形生无形，要在于平常安适之时**。人见用气分之药速于见功，用血分之药难于奏效，遂信无形能生有形，而疑有形不能生无形。不知气血原叠相生长，但只有缓急之殊耳。故吐血之时，不能速生血也，亟当补其气。吐血之后，不可纯补气也，当缓补其血。气生血，而血无奔轶之忧；血生气，而气无轻躁之害。此气血之两相须而两相得也。

张真君曰：论妙极。无弊之道也。

十四 论命门

雷真君曰：命门为十二经之主。《内经》已详言之。余再取而尚论者，盖命门之经虽彰，而命门之旨尚晦也。命门既为十二经之主，而所主者何主也？人非火不能生活，有此火而后十二经始得其生化之机。**命门者，先天之火也。此火无形，而居于水之中**。天下有形之火，水之所克；无形之火，水之所生。火克于水者，有形之水也；火生于水者，无形之水也。然而无形之火，偏能生无形之水，故火不藏于火，而转藏于水也。命门之火，阳火也，**一阳陷于二阴之间**者也。**人先生命门，而后生心**，其可专重夫心乎！心得命门而神明有主，始可以应物，肝得命门而谋虑，胆得命门而决断，胃得命门而能受纳，脾得命门而能转输，肺得命门而准节，大肠得命门而传导，小肠得命门而布化，肾得命门而作强，三焦得命门而决渎，膀胱得命门而收藏，无不借命门之火以温养之也。此火宜补而不宜泻，宜于水中以补火，尤宜于火中以补水，使火生于水，而还以藏于水也。倘日用寒凉以伐之，则命门之火微，又何能生养十二经耶！此《内经》所谓“主不明，则十二官危”，非重言命门欤！

张真君曰：命门得天师之辨，正若日月之经天。今又得雷真君之尚论，则命门何至于晦而不彰乎！万世之大幸也。

张景岳先生谓：善补阴者，宜于阳中补阴，无伐阳以救阴；善补阳者，宜于阴中补阳，无伐阴以救阳。深得此意。（李子永识。）

十五 论任督

雷真君曰：任督之脉，在脏腑之外，别有经络也。每为世医之所略。不知此二部之脉，不可不讲。非若冲、跷之脉，可有可无也。任脉起于中极之下，以上毛际，循腹里，上关元，至咽喉，上颐循面，入目，此任脉之经络也。督脉起于少腹以下骨中央，女子入系廷孔，在溺孔之际，其络循阴器，合篡间，绕篡后，即前后二阴之间也。别绕臀，至少阴，与巨阳中络者合少阴，上股内后廉，贯脊属肾，与太阳起于目内眦，上额交颠上，入络脑，还出别下项，循肩膊，侠脊抵腰中，入循膂络肾，其男子循茎下至篡，与女子等。其少腹直上者，贯脐中央，上贯心入喉，上颐环唇，上系两目之下中央，此督之经也。二经之病，各有不同，而治法实相同也。盖六经之脉络，原相贯通，治任脉之疝瘕，而督脉之遗溺、脊强亦愈也。然此二脉者，为胞胎之主脉，无则女子不受妊，男子难作强以射精。此脉之宜补而不宜泻，明矣。补则外肾壮大而阳旺，泻则外肾缩细而阳衰；补则子宫热而受妊，泻则子宫冷而难妊矣。

张真君曰：妙绝。今人不知任督之至要，所以用药不效也。知任督，何难治病哉！

十六 论子嗣

雷真君曰：人生子嗣，虽曰天命，岂尽非人事哉！有男子不能生子者，有女子不能生子者。男子不能生子有六病，女子不能生子有十病。六病维何？一精寒也，一气衰也，一痰多也，一相火盛也，一精少也，一气郁也。精寒者，肾中之精寒，虽射入子宫，而女子胞胎不纳，不一月而即堕矣。气衰者，阳气衰也。**气衰则不能久战，以动女子之欢心**。男精已泄，而女精未交，何能生物乎？精少者，虽能射而精必衰薄，胞胎之口大张，细小之人，何能餍足？故随入而随出矣。痰多者，多湿也。多湿则精不纯，夹杂之精，纵然生子，必然夭丧。相火盛者，过于久战，女精已过，而男精未施，及男精既施，而女兴已寝，又安能生育哉！气郁者，乃肝气抑塞，不能生心包之火，则怀抱忧愁，而阳事因之不振。或临炉而兴已阑，或对垒而戈忽倒。女子之春思正浓，而男子之浩叹顿起，则风景萧条，房帏岑寂。柴米之心难忘，调笑之言绝少，又何能种玉于兰田，毓麟于兰室哉！故精寒者，温其火；气衰者，补其气；痰多者，消其痰；火盛者，补其水；精少者，添其精；气郁者，舒其气，则男子无子者可以有子，不可徒补其相火也。十病维何？一胎胞冷也，一脾胃寒也，一带脉急也，一肝气郁也，一痰气盛也，一相火旺也，一肾水衰也，一任督病也，一膀胱气化不行也，一气血虚而不能摄也。**胎胞之脉，所以受物者也，暖则生物，而冷则杀物矣**。纵男子精热而射入之，又安能茹之而不吐乎！脾胃虚寒，则带脉之间必然无力，精即射入于胞胎，又安能胜任乎！带脉宜弛不宜急，带脉急者，由于腰脐之不利也。腰脐不利，则胞胎无力，又安能载物乎！肝气郁则心境不舒，何能为欢于床笫？痰气盛者，必肥妇也。毋论身肥，则下体过胖，子宫缩入，难以受精。即或男子甚健，鼓勇而战，射精直入，而湿由膀胱，必有泛滥之虞。相火旺者，则过于焚烧，焦干之地，又苦草木之难生。肾水衰者，则子宫燥涸，禾苗无雨露之润，亦成萎黄，必有堕胎之叹。任督之间，倘有疝瘕之症，则精不能施，因外有所障也。膀胱与胞胎相近，倘气化不行，则水湿之气，必且渗入于胎胞，而不能受妊矣。女子怀胎，必气血足而后能养，倘气虚则阳衰，血虚则阴衰，气血双虚，则胞胎下坠，而不能升举，小产之不能免也。故胎胞冷者温之，脾胃寒者暖之，带脉急者缓之，肝气郁者开之，痰气盛者消之，相火旺者平之，肾水衰者补之，任督病者除之，膀胱气化不行者，助其肾气，气血不能摄胎者，益其气血也，则女子无子者，亦可以有子，而不可徒治其胞胎也。种子方，莫妙用岐天师之方，故不再定。

张真君曰：男女之病，各各不同，得其病之因，用其方之当，何患无子哉！以男子六病，女子十病，问人之有无，即可知用药之宜也。

十七　论瘟疫

雷真君曰：古人云：疫来无方。非言治疫之无方，乃言致疫之无方也。然亦未尝无方。疫来既有方，而谓治之无方可乎？大约瘟疫之来，多因人事之相召，而天时之气运，适相感也，故气机相侵，而地气又复相应，合天地之毒气，而瘟疫成焉。侵于一乡，则一乡之人病；酿于一城，则一城之人病；流于千里，则千里之人病甚且死亡相继。阖门阖境，无不皆然，深可痛也。此等病，必须符水救之。然而符水终不浪传于世。今别定一法，用贯众一枚，浸于水缸之内，加入白矾少许，人逐日饮之，则瘟疫之病不生矣。真至神之法也。

张真人曰：妙方。此先制瘟疫之法也。

岐天师儿科治法

天师曰：儿科得其要，无难治人。今传一法门，使万世小儿尽登仁寿。法在先看气色，后看脉。小儿有疾，其颜色必鲜艳，以鼻之上，眼之中间，中间睛明穴上辨之：色红者，心热也；红筋横直现于山根，皆心热也。色紫者，心热之甚，而肺亦热也。色青者，肝有风也。青筋直现者，乃肝热也。青筋横现者，亦肝热也。直者风上行，横者风下行也。色黑者，风甚而肾中有寒；色白者，肺中有痰；色黄者，脾胃虚而作泻；黄筋现于山根，不论横直，总皆脾胃之症。只有此数色，无他颜色，故一览而知小儿之病矣。大人看脉于寸关尺，小儿何独不然？但小儿不必看至数，只看其数与不数耳。数甚则热，不数则寒也。数之中，浮者，风也；沉者，寒也；缓者，湿也；涩者，邪也；滑者，痰也。如此而已，七表八里，俱不必去看。自知吾诀，则《脉诀》亦不必读也。有止歇者，乃痛也，余亦不必再谈。小儿症，大约吐、泻、厥逆，风、寒、暑、热而已。其余痘、疹、瘄，余无他病。或心疼腹痛，或有痞块，或有疮疔，可一览而知也。然而小儿之病，虚者十之九，实者十之一，故药宜补为先。今立三方，通治小儿诸症。第一方，人参三分，白术五分，茯苓一钱，甘草一分，陈皮二分，神曲三分，半夏一分，此六君子加减也，通治小儿脾胃弱病，神效。如伤肉食者，加山楂五粒；伤米食者，加麦芽五分；伤面食，加萝卜子三分；吐者，加白豆蔻一粒，去甘草，加生姜三片；泻者加干姜三分，猪苓五分。第二方，治外感也。或伤风、伤寒，或咳嗽，或发热，或不发热，或头痛，或鼻塞，或痰多，或惊悸，或角弓反张，皆以此方通治之，无不神效。方用柴胡七分，甘草三分，桔梗五分，半夏三分，黄芩三分，白芍二钱，白术二钱，当归五分，陈皮二分，茯苓五分，水煎服。头痛加蔓荆子三分；心痛，手不可按者，乃实火也，加栀子一钱；按之不痛者，乃虚火也，加甘草八分，贯众五分，广木香三分，乳香一分；胁痛者，加芍药三钱；腹痛者，以手按之，手按而疼甚者，乃食也，加大黄一钱；按之而不痛者，乃寒也，非食也，加肉桂三分，干姜三分；有汗出不止者，加桑叶一片；眼痛而红肿者，乃火也，加黄连三分，白蒺藜一分；喉痛者，加山豆根三分。第三方，治虚寒之症，夜热出汗，夜啼不寐，怔忡，久嗽不已，行迟语迟，龟背狗肚，将成痨瘵等症。方用熟地三钱，山茱萸二钱，麦冬二钱，北五味五分，元参二钱，白术二钱，茯苓一钱，薏仁三钱，丹皮一钱，沙参二钱，地骨皮二钱，水煎服。倘兼有外感，少加柴胡五分，白芍三钱，白芥子一钱，余无可加减矣。

诸真人传授儿科

痘疮计日　痘疮坏症疹　痘治法

天师曰：今人看痘为难治，不知得其法则无难也。初起之时，不论身弱身强，先以补气、补血之药为君，加之发散之药，则重者必轻，而轻者必少。无如世人皆以寒凉之品为主，又助以劫散之味，此所以轻变重，重至死也。吾今传五方，朝夕服之，至七日无不结靥，再无回毒之症，十人十活，不杀一小儿也。

第一日方：见**小儿身热，眼如醉眼**者，此出痘兆也。若不是醉眼，则非出痘，不可用此方。用治外感方治之。若见醉眼，急投此方，则痘点即现。必不待三日而自出也。方用黄芪三钱，白术一钱，甘草一钱，当归二钱，川芎二钱，茯苓三钱，柴胡一钱五分，升麻五分，麦冬二钱，元参三钱，陈皮五分，荆芥一钱，金银花先用五分，水三碗，煎汤二碗，再煎药至五分，与小儿饮之。此方五岁以上俱照此分两，五岁以下减半；周岁内者，又递减之。服此药，自然神思清爽。病家不肯服，劝其速服，包其速愈，不妨身任之。服后见点，再用第二方。

第二日方：白术二钱，麦冬三钱，甘草一钱，桔梗二钱，当归五钱，生地五钱，元参三钱，柴胡一钱，升麻三分，荆芥一钱，茯苓二钱，白芍三钱，白芥子二钱，金银花三钱，水煎服。服此药后，一身尽现点矣。其色必红而无色白、色黑之虞矣。

第三日方：人参五分，白芍三钱，白术三钱，茯苓三钱，元参二钱，神曲三分，丹皮一钱，水煎服。此方服后尽皆灌浆，无不气血之足，永无退症之虞矣。再服第四日方。

第四日方：人参一钱，当归二钱，熟地五钱，茯苓三钱，金银花三钱，陈皮五分，甘草一钱，元参三钱，白术三钱，白芍二钱，神曲五分。服此方后，小儿必然口健，要吃食不已，不妨少少频与，亦不可多食也。第五方可不必用矣。然更传之者，恐小儿多食，则生他病，故又传此方。

第五日方：人参一钱，茯苓三钱，白术二钱，甘草一钱，有食加麦芽五分，山楂五粒。若不伤食，不必加。只加金银花三钱。能服此五方，期七日前而回春也。以上小儿年岁小者，俱照第一方减之。如小儿已身热三日，则用第三方；四日，则用第四方。如坏症，另用坏症方。

秦真人传坏症方：治**痘疮坏症已黑**者，人将弃之，下喉即活。人参三钱，陈皮一钱，蝉蜕五分，元参二钱，当归二钱，荆芥穗一钱，水二钟，煎八分，灌下喉中即活。大约坏症，皆元气虚而火不能发也。我用参以助元气，用元参以去浮游之火，用陈皮去痰开胃，则参无所碍，而相得益彰；荆芥以发之，又能引火归经；当归以生新去旧，消滞气；蝉蜕亦解毒、去斑，世人如何知此妙法？初起不可服，必坏症乃可。一剂即回春，不必再剂也。

雷真君传**痘疮坏症**方：痘疮坏症，最为可怜，身如黑团之气，口不能言，食不能下，世人到此，尽弃之沟中，医者到此，亦置而不顾，谁知尽人皆可生之乎？吾有奇方，名必全汤：人参三钱，元参一两，荆芥一钱，金银花一两，陈皮三分，水煎五分灌之，下喉而眼开，少顷而身动，久之而神气回，口能言，食能下矣。不必再服他药，痘疮自面而生全，至奇至神之方也。盖痘疮坏症，皆气虚而火不能发也。火毒留于中而不得泄，故形如死状，其实脏腑未坏。我用参以固元气，用元参以去火，用金银花以消毒，用陈皮以化痰，用荆芥以引经，而发出于外，内中原有生机，所以一剂回春也。

疹治法：凡疹初起，小儿必发热，口必大渴呼水。其发疹之状，如红云一片，大约发斑相同，但斑无头粒而疹有头粒也，头如蚤咬之状，无他别也。我今传四时之疹方：用元参三钱，麦冬二钱，苏叶一钱，升麻五分，天花粉一钱，金银花三钱，陈皮三分，甘草一钱，生地三钱，黄芩八分，桂枝二钱，水钟半，煎五分，热服。凡有疹子，无不神效。惟夏天加青蒿三钱可也。小儿初生数月减半，一周外俱照此分两，不必再传方也。服吾方一剂即愈。何至三喋。

张真人传痘疹门

痘疹初起方：白芍二钱，柴胡一钱，当归一钱，陈皮五分，荆芥八分，防风三分，生地二钱，甘草一钱，桔梗一钱，麦冬一钱，干葛一钱，水煎服。二剂，痘疮恶者必变为良。

痘疮出齐方：人参一钱，黄芪一钱，甘草一钱，白芍二钱，生地二钱，麦冬二钱，柴胡八分，红花五分，水煎服。有热，加黄连五分，或黄芩一钱，栀子一钱。亦可；有惊，加蝉蜕，去翅足，三分；色黑者，加肉桂五分；大便闭结不通，加大黄三分；腹痛，加芍药一钱，甘草一钱；泄泻，加茯苓一钱；有汗，倍加黄芪；有痰，加白芥子一钱；痒，加荆芥子六分；身痛者，加广木香三分；色白者，寒也，加肉桂一钱，人参、黄芪俱多加。痘疮头不突者，气虚也，倍黄芪；腰不满者，血虚也，加当归一钱，熟地二钱可也。

痘疮将回方：人参一钱，白术一钱，茯苓一钱，甘草三分，桔梗三分，升提其气，而又益肺金，使皮毛得诸补药之益也。水煎服。有红紫干燥黑陷者，热未退也，本方加黄芩一钱；如痘色白、黑灰、黑色而陷，寒虚也，加肉桂三分，人参一钱；灌脓者，倍加人参，再加黄芪二钱，当归二钱；泄泻加干姜五分，茯苓一钱；心慌闷乱者，多加人参；呕吐者，亦加人参、干姜；身痒者，加广木香三分；当靥不靥，多加人参；大便闭者，加大黄三分；口渴者，热也，加麦冬二钱，元参一钱；失音者，加石菖蒲三分，桔梗一钱；痘疮入眼成翳者，加蝉蜕五分；从前初起方中即加蝉蜕七个，则目无痘矣。咽喉之中，防其生痘者，初起方即用桔梗一钱，即无此症。小儿痘症有此三方，再无死法，神而通之，可谓神医矣。坏症亦以此方治之，无不生者。总之，小儿宜补不宜散，一言尽之矣。

疹乃热也，不可用人参、白术。当用补血，而不可散血，俱宜切记。

方用当归二钱，元参三钱，升麻三分，甘草三分，干葛一钱，水煎服。（眉批：疹方。）此治疹奇方也。有此奇方为骨，又出入加减可也。心火热极，加黄连三分；肝火，加栀子六分；肺火，加黄芩一钱，麦冬一钱。辨各经病，亦看小儿山根之色。然看之时，须用洗去面上尘土，细看之。《痘疹全书》统诸症以立言，而余总秘要以传方。有此四方为骨，参之彼书，出入加减，神奇之极矣。

钱真人传痘疮神方

不论起初　灌浆　收靥俱用之　神妙无比

人参一两，白术八钱，茯苓五钱，陈皮三钱，白芍一两，生甘草三钱，元参八钱，蝉蜕一钱，柴胡二钱，黄连五分，神曲三钱，山楂肉二钱，各为细末，水打成丸如绿豆大。遇前症，与一钱，未起者即起，已起者即灌浆，不收靥者收靥，神奇之极。毋视为寻常也。愿将此方，广传人世。

岐天师传治回毒方

名为**回毒即消丹**：金银花五钱，生甘草一钱，人参二钱，元参三钱，水二碗，煎三分，与小儿服之。一剂即消大半，二剂全愈，不须三剂也。付符一道，焚在药中煎汁，神效。凡服药不效，焚符于药中，煎药与小儿饮之，十人十生。

咒曰：小儿有病，病魔作祟，吾今施符，治无不愈。吾奉天师岐真君律令敕。书符前后念一遍，焚于药内。又念一遍书符时。此秘诀也。

又传疹方：治夏日发疹者，神效。苏叶一钱，麦冬二钱，桔梗一钱，生甘草一钱，升麻五分，生地二钱，元参三钱，青蒿三钱，水煎服。

岐真人曰：张真人治四时之疹，余方治夏时热疹也。切记此二方，何患疹病之难治哉！

又传治**水痘**方：亦治热症而有水气也。柴胡一钱，茯苓二钱，桔梗一钱，生甘草五分，黄芩五分，竹叶十片，灯草一圆，水煎服。有痰者，加天花粉三分；有食，加山楂三粒，麦芽三分；有火，加黄连一分。余可不必。有此一方，水痘无难治矣。

岐天师又传治回毒岁久不愈方

金银花一两，当归、人参、白术各一两，黄芪二两，薏仁三两，生甘草二钱，白芥子三钱，柴胡、肉桂各五分。先将薏仁用水四碗，煎汤二碗，再煎前药半碗，饥服一剂。再用金银花一两，当归五钱，黄芪、薏仁各一两，白术五钱，生甘草、白芥子各二钱，陈皮五分，水三碗，煎半碗，四服全愈。其服药之时，更须用药洗之。金银花一两，生甘草三钱，生葱三条，煎二碗。

岐真人传儿科秘法

山根之上有青筋直现者，乃肝热也，用柴胡三分，白芍一钱，当归五分，半夏三分，白术五分，茯苓一钱，山楂三粒，甘草一分，水煎服。有青筋横现者，亦肝热也，但直者风上行，横者风下行，亦用前方，多加柴胡二分，加麦芽一钱，干姜一分。有红筋直现者，乃心热也，亦用前方加黄连一分，麦冬五分，去半夏，加桑白皮三分，天花粉二分；有红筋斜现者，亦心热也，亦用前方加黄连二分，盖热极于胸中也。亦不可用半夏，用桑白皮、天花粉。有黄筋现于山根者，不必论横直，总皆脾胃之症，或水泻，或上吐，或下泻，或腹痛，或不思饮食。余定一方，皆可服，服之无不神效。如皮黄，即黄筋也。方用白术五分，茯苓五分，陈皮二分，人参二分，神曲一分，麦芽二分，甘草一分，水一钟，煎半酒盏，分二起服，加淡竹叶七片。有痰，加半夏一分，或白芥子二分，或天花粉二分；有热，如口渴者是，加麦冬三分，黄芩一分；有寒者，加干姜一分；吐者，加白豆蔻一粒；泻者，加猪苓五分；腹痛者，如小儿自家捧腹是，须用手按之，大叫呼痛者，乃食积也，加大黄三分，枳实一分；如按之不痛，不呼号者，乃寒也，再加干姜三分；如身热者，不可用此方，予另立一方。

万全汤：凡小儿发热者，毋论夜热、早热、晚热，用之无不神效。方用柴胡五分，白芍一钱，当归五分，白术三分，茯苓二分，甘草一分，山楂三粒，黄芩三分，苏叶一分，麦冬一钱，神曲三分，水一钟，煎半酒钟服。或分二起服。冬天加麻黄一分，夏天加石膏三分，春天加青蒿三分，秋天加桔梗三分。有食加枳壳三分；有痰加白芥子三分；泻者，加猪苓一钱；吐者，加白豆蔻一粒。**小儿诸症，不过如此，万不可作惊风治之**。有惊者，此方加人参五分，即定惊如神。有疳者，用脾胃方加蒲黄三分，黄芩三分，可也。

长沙张真人传治小儿感冒风寒方

柴胡五分，白术一钱，茯苓三分，陈皮二分，当归八分，白芍一钱，炙甘草三分，半夏三分，水一钟，煎半钟，热服。一剂即愈，不必再剂。

治小儿**痢疾**神方：当归一钱，黄连二分，白芍一钱五分，枳壳五分，槟榔五分，甘草三分，水一钟，煎半钟，热服。一剂轻，二剂愈。红痢加黄连一倍；白痢加泽泻三分；腹痛者，倍加甘草，多加芍药；小便赤，加木通三分；下如豆汁，加白术一钱；伤食，加山楂、麦芽各三分；气虚者，加人参三分。此方通治小儿痢疾，加减之，无不神效。

治小儿**疟疾**方：柴胡六分，白术一钱，茯苓一钱，归身一钱，白芍一钱五分，半夏五分，青皮五分，厚朴五分，水一盅，煎半盅。露一宿，再温之与服。热多者，加人参、黄芪各五分；寒多者，加干姜三分；痰多者，加白芥子一钱；夜发热者，加何首乌、熟地二钱，日间发者不用加。腹痛，加槟榔三分。

治小儿**咳嗽**神方：苏叶五分，桔梗一钱，甘草一钱，水一酒盅，煎五分，热服。二剂即全愈。有痰，加白芥子五分可也。

治小儿口疳流水口烂神方：黄柏二钱，人参一钱，为末，敷口内，二日即愈。一匙一次，一日不过用二次而已。小儿之疳，皆虚热也。用黄柏以去火，人参以健脾土也。大人亦可用，神效。

治小儿**便虫**神方：诸虫皆可治。榧子，去壳，五个，甘草三分，为末，米饭为丸，服完虫尽化为水矣。大人亦用此去虫。盖榧子最能杀虫，又不耗气，食多则伤脾。

治小儿**虫积**方：使君子十个，去壳炒香，槟榔一钱，榧子十个，甘草一钱，各为细末，米饭为丸如梧桐子大，与十丸小儿服之，二日即便虫，五日全愈。神方也。

儿　科

惊　疳　吐　泻　生下不肯食乳　初生脐汁不干　肚脐突出

小儿病，惊、疳、吐、泻尽之矣。然而惊、疳、吐、泻，不可不分别言之也。世人动曰惊风，谁知小儿惊则有之，而风则无。小儿纯阳之体，不宜有风之入，而状若有风者，盖小儿阳旺则内热，热极则生风，是风非外来之风，乃内出之风也。内风何可作外风治之？故治风则死矣。法当内清其火，而外治其惊，不可用风药以表散之也。吾今特传奇方，名为**清火散惊汤**，方用白术三分，茯苓二钱，陈皮一分，甘草一分，栀子三分，白芍一钱，半夏一分，柴胡三分，水煎三分服。此方健脾平肝之圣药。肝平则火散，脾健则惊止。又加去火散痰之品，自然药下喉而惊风定也。

疳症，乃脾热也。然亦因心热而脾火旺极，遂至口中流涎。若不平其心火，则脾火更旺，而湿热上蒸，口涎正不能遽止。治法，不可徒清脾火，而当先散心火，方用**止疳散**：芦荟一钱，黄连三分，薄荷三分，茯苓二钱，甘草一分，桑白皮一钱，半夏三分，水煎服三分。此方心脾两清之圣药，不专清脾，引水下行，则湿热自去。湿热去，疳病自愈也。

吐症，虽胃气之弱，亦因脾气之虚。盖小儿恣意饱餐，遂至食而不化，久而停积于脾中。又久之而上冲于胃口，又久之而大吐矣。故治吐必先治胃，而治胃尤先治脾。吾有奇方，止吐速效，方名定吐汤：人参一钱，砂仁一粒，白术五分，茯苓二钱，陈皮二分，半夏一分，干姜一分，麦芽五分，山楂三粒，水煎服。夏月加黄连三分，冬月加干姜三分，无不愈者。此方即六君子之变方，乃治脾胃之圣药。脾胃安而化导速，自然下行，不至上吐。况方中加减得宜，消积有法，有不奏功如神者乎！

泻症，则专责之脾矣。论理亦用煎汤，可以取效。然而泻有不同，有火泻，有寒泻，不可不分。火泻者，小儿必然身如火热，口渴舌燥，喜冷饮，而不喜热汤。若亦以前方投之，则益苦矣。予另有奇方，名为**泻火止泻汤**。方用车前子二钱，茯苓一钱，白芍一钱，黄连三分，泽泻五分，猪苓三分，麦芽一钱，枳壳二分，水煎服。一剂即止泻。车前、茯苓、泽泻、猪苓，皆止泻分水之圣药；白芍以平肝，使不来克脾，黄连清心火，不来助脾之热，而麦芽、枳壳消滞气以通水道，不必止泻，泻自止也。寒泻者，腹痛而喜手按摩，口不干而舌滑，喜热汤而不喜冷饮，又不可用泻火之汤，五苓散可也。然五苓尚欠补也，盖小儿致于寒泻，未有不大伤脾气者，脾气既伤，非人参不能救，五苓散无人参，仅能止泻，元气未能顿复。我今传一奇方，名为散寒止泻汤。方用人参一钱，白术一钱，茯苓二钱，肉桂二分，甘草一分，干姜一分，砂仁一粒，神曲五分，水煎服。此方参、苓、白术乃健脾补气之神品，分湿利水之圣药也，又加肉桂、干姜以祛寒，砂仁、甘草、神曲以调和之，则寒风自然越出，而泄泻立止矣。

雷公真君曰：小儿惊症，皆本于气虚，一作风治，未有不死者。或治风而兼补虚，可以苟全性命。要之，断断不可作风治也。我今特传奇方，名压惊汤：人参五分，白术五分，甘草三分，茯神一钱，半夏三分，神曲五分，砂仁一粒，陈皮一分，丹砂三分，水煎服。此即六君子之变方也。小儿只有脾病，治脾而惊自定，故用六君子以健脾，少加压惊之品，奏功如神耳。

小儿吐泻，伤食之故也。盖饮食饱餐，自难一时消化，不上吐，必下泻矣。亦用前方六君子汤，但吐者去甘草加砂仁，泻者加车前子治之，自能奏功于俄顷。倘不知补脾，而惟图消克，非救儿生，乃送儿死矣。愿人敬听吾言，共登儿龄于百岁也。

小儿生下**不肯食乳**者，乃心热也。葱煎乳汁，令小儿服之亦妙，终不若用黄连三分，煎汤一分，灌小儿数匙，即食乳矣，神效。

小儿初生，**脐汁不干**，用车前子炒焦，为细末，敷之即干，神效。

小儿**肚脐突出**半寸许，此气旺不收也。若不急安之，往往变为角弓反张。方用茯苓一钱，车前子一钱，甘草二分，陈皮三分，通草三分，如无通草，灯心一圆，共煎汤灌之，一剂即安，神方也。

卷六　数集

伤　寒　门

雷公真君曰：伤寒两感，隔经相传，每每杀人。如第一日宜在太阳，第二日宜在阳明，第三日宜在少阳，第四日宜在太阴，第五日宜在少阴，第六日宜在厥阴，此顺经传也。今第一日，太阳即传阳明，第二日阳明即传少阳，第三日少阳即传太阴，第四日太阴即传少阴，第五日少阴即传厥阴，此过经传也。更有第一日太阳即传少阳，第二日阳明即传太阴，第三日少阳即传少阴，第四日太阴即传厥阴，此隔经传也。第一日太阳即传少阴，第二日阳明即传太阴，第三日少阳即传厥阴，此两感传也。顺传者，原有生机，至七日而病自愈。过传者，有生有死矣；隔传者，死多于生矣。两感而传者，三日水浆不入，不知人即死。虽仲景张公，立门原有治法，然亦只可救其不死者，而不能将死者而重生之也。我今悯世人之枉死，特传二方，一救过经传之伤寒，一救隔经传之伤寒。过经传方，名救过起死汤：麻黄一钱，柴胡一钱，厚朴一钱，石膏五钱，知母一钱，青蒿五钱，半夏一钱，黄芩一钱，茯苓五钱，炒栀子五分，当归三钱，水煎服。一剂即生。盖过经之传，必然变症纷纭，断非初起之一二日也，所以方中不用桂枝，以散太阳之邪，只用麻黄以散其表。伤寒至三四日，内热必甚，故以石膏、知母为君，以泄阳明之火邪。阳明火一退，而厥阴之木不舒，则木以生火，邪退者复聚，故又用青蒿、柴胡、栀子以凉散之，木不自焚，而各经之邪不攻自散，况又有**茯苓之重用，健脾行湿，引火下行，尽从膀胱而出**之乎！且黄芩以清肺，厚朴以逐秽，半夏以清痰，又用之咸宜，五脏无非生气矣。所以不必问其日数，但见有过经之传者，即以此方投之，无不庆更生也。

隔经传方，名救隔起死汤：人参五钱，石膏五钱，知母一钱，青蒿一两，柴胡二钱，白芍三钱，半夏一钱，炒栀子三钱，甘草一钱，水煎服。隔经之传，必至三日而症乃明，虽已过阳明，而余火未散，故少阴之火助其焰，而少阳之火失其权，若不仍用石膏、知母，则阳明之火势不退，而少阴之火势不息也，故必须用此二味为主。然徒用二味，而太阴脾土不急为救援，则火极凌亢，何以存其生气？故又用人参以助生气。但生气既存，而厥阴受邪，则木气干燥，势必克太阴之脾土，仅存之生气，又安能保乎？故又用柴、芍、栀、蒿以凉散其木中之邪。木之邪散，则木气得养，自然不去克土，而太阴之气生。太阴土有生气，则阳明之火必消归无有矣，又何至焚烧，自灭其少阴之脏哉！况方中半夏清痰，甘草和中，又用之无不宜乎。起死为生，实非虚语。故一见有隔经之传，即以此方投之，必能转败为功也。或疑青蒿用之太多，不知**青蒿不独泄肝木之火，尤能泻阳明之焰，且性静而不动，更能补阴**，火旺之时，补阴重药又不敢用，惟青蒿借其攻中能补，同人参兼用，实能生阴阳之气于无何有之乡。若但用人参，只生阳气，而不能生阴气矣。阴生则阳火无权，制伏之道，实非世人所能测也。

其两感传者，近岐天师已传四方，可以救死。予不必再传。远公固请奇方以救世，我于第三日少阳与厥阴两感，水浆不入，不知人者，再传一方，以佐天师之未逮。方名救脏汤：人参一两，麦冬三两，当归一两，天花粉三钱，元参二两，白芍二两，荆芥二钱，水煎服。余方多当归者，助肝胆以生血也；多加麦冬者，救肺气之绝，以制肝胆之木，使火不旺，而血易生，而后胃气有养，脏腑可救其坏也。与天师方，大同小异，各有妙用。

伤寒发狂，至登高而歌，弃衣而走，见水而入，骂詈呼号，不避亲疏者，去生远矣。仲景以竹叶石膏汤救之，妙矣！盖阳明之火，其势最烈，一发而不可救，非用大剂白虎汤，何能止其燎原之势？而世人畏首畏尾，往往用之而特小其剂，是犹杯水救车薪之焰也。故用石膏必须至三四两，或半斤，一剂煎服，火势始能少退，狂亦可少止也。然石膏性猛，虽善退火，未免损伤胃气，必须与人参兼用为妙。我今传一方，用白虎汤之半，而另加药味，方名祛热生胃汤：石膏三两，知母三钱，人参五钱，元参三两，茯苓一两，麦冬三两，车前子五钱，水煎服。此方石膏、知母以泻胃火；人参以生胃气；元参去浮游之焰；麦冬生肺中之阴；**茯苓、车前引火下行于膀胱，从小便而出**；且火盛者，口必渴，口渴必多饮水，吾用此二味以分湿，则水流而火自随水而散矣。方中泻火又不伤气，似胜于白虎汤。一剂而狂定，二剂而口渴减半，三剂而口渴止，火亦息，正不必用四剂也。凡有火热而发狂，或汗如雨下，口渴舌燥，或如芒刺者，以此方投之立救，断不至于死也。

伤寒发斑，死症也。然而斑亦不同。有遍身发斑者，有只心窝内发斑者。遍身发斑，症似重而反轻，心窝发斑，症似轻而转重。盖遍身发斑，内热已尽发于外；心窝发斑，热存于心中而不得出，必须用化斑之药，以解其热毒之在中也。我有一方最神，名起斑汤：升麻二钱，当归一两，元参三两，荆芥三钱，黄连三钱，天花粉五钱，甘草一钱，茯神三钱，水煎服。火毒结于内，必须尽情发出，然内无血以养心则心中更热、火毒益炽而不能外越也，故用当归、元参以滋心中之血，用黄连以凉心中之火，天花粉以消心中之痰。然而无开关之散，则火藏于内而不得泄，故又用升麻、荆芥以发之，甘草、茯神以和之，自然引火出外，而不内蓄矣。火既外越，斑亦渐消，又何至于丧命哉！

伤寒太阳症，结胸症具，烦躁者主死。言不可下，即下，而亦死也。夫结胸而加烦躁，此胃气之将绝也。胃气欲绝，津液何生？津液既无，心何所养？故结胸而又烦躁，所以症或不可治也。虽然，津液之竭非五脏之自绝，亦因结胸之故耳，是必攻其中坚，使结胸症愈，而津液自生，死症可望重苏也。我今传一奇方，名化结汤。天花粉三钱，枳壳一钱，陈皮五分，麦芽三钱，天门冬三钱，桑白皮三钱，神曲三钱，水煎服。一剂即结胸开，而津液自生也。此方用天花粉以代瓜蒌，不至陷胸之过猛。然而天花粉即瓜蒌之根也，最善陷胸，而无性猛之忧。枳壳消食宽中；**麦芽与桑白皮同用，而化导更速**；神曲、陈皮，调胃实有神功；天门冬善生津液，佐天花粉有水乳之合，世人未知也。天花粉得天门冬，化痰化食，殊有不可测识之效。所以既结者能开，必死者可活。若以大陷胸汤荡涤之于已汗、已下之后，鲜不速其死矣。

伤寒有脏结之症，载在太阳经中，其实脏结非太阳经病也。然则仲景载在太阳经者何故？正辨太阳经有似脏结之一症，不可用攻，故载之以辨明也。脏结之症，小腹之内与两脐之旁，相连牵痛，以至前阴之筋亦痛，重则有筋青而死者，此乃阴邪而结于阴地也。原无表症，如何可作表治？必须攻里为得。我有一方，专补其阴中之虚，而少佐之祛寒之味，则阴邪自散，而死症可生。方名散结救脏汤：人参一两，白术五钱，甘草一钱，附子一钱，当归一两，肉桂五分，水煎服。白术利腰脐之气，人参救元阳之绝，当归活周身之血，**血活而腰脐之气更利**也。甘草和中以定痛，附、桂散寒以祛邪，脏中既温，结者自解矣。用攻于补之内，祛寒于补之中，其奏功为独异耳。

伤寒阳明症中，有"直视、谵语、喘满者死，而下利者亦死"之文，此必症犯直视、谵语、而又喘满、下利一齐同见也。苟有一症未兼，尚不宜死，倘三症皆见，明是死证矣。虽然，直视、谵语之生，多是胃火之盛，自焚其心，而肾水不能来济，于是火愈盛而无制。喘满者，火炎而气欲上脱也；下利者，火降而气欲下脱也。此犹欲脱未脱之危症，苟治之得法，犹可望生。吾有奇方，名曰援脱散：石膏五钱，人参一两，麦冬一两，白芍一两，竹茹三钱，水煎服。此方用人参以救脱，用石膏以平火，用麦冬以平喘，白芍以止利，用竹茹以清心，自然气不绝而可救也。

伤寒坏症，乃已汗、已吐、已下，而身仍热如火，此不解之症也。其时自然各死症纷见矣。我用何法以生之乎？夫已汗而不解者，乃不宜汗而汗之；已吐而不解者，乃不宜吐而吐之；已下而不解者，乃不宜下而下之也。于不宜汗而救其失汗，于不宜吐而救其失吐，于不宜下而救其失下，固是生之之法，然而终无一定之法也。我今特传奇方，于三者之失而统救之，名救坏汤：人参五钱，茯苓五钱，柴胡一钱，白芍一两，元参五钱，麦冬五钱，白芥子二钱，当归五钱，陈皮五分，水煎服。此方妙在全不去救失吐、失汗、失下之症，反用参、苓、归、芍大补之剂，少加柴胡以和解之，自能退火而生胃气。倘鉴其失吐而重吐之，失汗而重汗之，失下而重下之，孱弱之躯，何能胜如是之摧残哉！必死而已矣。故必用吾方，而后死者可生也。

伤寒少阴症，恶寒、身踡而下利，手足逆冷，不治之病也。盖阴盛无阳，腹中无非寒气，阳已将绝，而又下利不止，则阳随利而出，不死何待？虽然阳气将绝，终非已绝也，急用补阳气之药，挽回于无何有之乡，则将绝者不绝。方用人参二两，附子二钱，甘草二钱，干姜二钱，白术一两，茯苓五钱，水煎服。方名救逆止利汤。一剂而逆回，二剂而利止，三剂全愈矣。此方用人参、附子回元阳于顷刻，以追其散失，祛其阴寒之气；用白术、茯苓以分消水湿，而仍固其元阳；用甘草、干姜调和腹中，而使之内热，则外寒不祛而自散，又何有余邪之伏莽哉！自然寒者不寒，而踡者不踡，逆者不逆，而利者不利也。寒踡、逆利之尽去，安得而不生乎！

伤寒少阴症，吐利兼作，又加烦闷，手足四逆者，死病也。上吐下泻，且兼烦躁，则阴阳扰乱，拂抑而无生气可知，况加手足四肢之逆冷，是脾胃之气，又将绝也，自是死症无疑。然而治之于早，未尝不可救。如一见此等症，急以人参二两，白术二两，肉桂二钱，丁香二钱灌之，尚可救耳。方名止逆奠安汤。人参救元阳之绝，原有奇功；白术救脾胃之崩，实有至效；丁香止呕，肉桂温中，又能止泻，救中土之危亡，奠上下之变乱，转生机于顷刻，杜死祸于须臾，舍此方又何有别方哉！

伤寒少阴症，下利虽止，而头眩、昏晕，亦是死症。盖阳虽回而阴已绝，下多亡阴，竟至阴绝，原无救法。虽然，阴阳之道，未尝不两相根而两相生也。今因阴绝，而诸阳之上聚于头者，纷然乱动，所以眩冒，阳欲脱而未脱。夫阳既未绝，补其阳而阳气生，**阳生则阴之绝者可以重续，阴生于阳之中**也。方用参桂汤：人参二两，肉桂二钱，煎服可救。人参返阳气于无何有之乡，是只能返阳气也，如何阴绝者亦能回之？不知**人参虽属阳，而中存阴气，阳居其八，阴居其二，阳既回矣，阴气亦从之而渐返**。肉桂虽是纯阳之品，而性走肝肾，仍是补阴之圣药，故用之而成功也。

伤寒少阴症，四逆，恶寒，身踡，脉不至，不烦而躁，本是死症，而吾以为可救者何？全在脉不至、不烦而躁也。夫病至四肢之逆，其阴阳之将绝可知。脉之不至，未必非寒极而伏也，不然，**阳绝则心宜烦**矣，而何以不烦？但**嫌其不烦而躁，则阳未绝而将绝**，为可畏耳。阳既欲绝，则阴亦随之而绝矣。故一补其阳，阳回而阴亦回矣。阴阳之道，有一线未绝，俱为可救。譬如得余火之星星，引之可以焚林，况真阴真阳，非有形之水火也，**乃先天之气耳，一得接续，便有生机**。故一见此等之症，急以生生汤救之，可以重生。方用人参三两，附子三钱，炒枣仁五钱，水煎服。此方得人参以回其阴阳，得附子以祛其寒逆，加枣仁以安心，则心定而躁可去，躁定而脉自出矣。死中求生，其在斯方乎！

伤寒少阴病，六七日息高者死。息高见于六七日之间，明是少阴之症，而非太阳之症也。息高与气喘大殊。太阳之症乃气喘，气喘本于邪盛；少阴之症乃息高，息高本于气虚。而息高与气喘，终何以辨之？气喘者，鼻息粗大；息高者，鼻息微小耳。此乃下元之真气，欲绝而未绝，牵连气海之间，故上行而作气急之状，能上而不能下也，最危最急之候。方用止息汤：人参三两，熟地三两，牛膝三钱，麦冬二两，破故纸三钱，胡桃仁一个，干姜五分，水煎服。此方大补关元、气海，复引火之下行，绝不去祛寒逐邪，庶几气可回而息高者可平也。倘疑是太阳喘症，而妄用桂枝汤，杀人于顷刻矣。故必用止息汤救之，十人中亦可望生五六人，然必须多服、久服始得，苟或服一剂而辄止，亦未能收功者，又不可不知。

伤寒少阴病，脉微沉细，但欲卧，汗出，不烦，自欲呕吐，至五六日自利，复烦躁，不能卧寐者，死症也。伤寒而脉微沉细，明是阴症，况欲卧而不欲动乎？汗已出矣，内无阳症可知，心中不烦，时欲呕吐，此阳邪已散，而阴邪作祟，急以祛寒为是。乃失此不温，至五六日而下利，是上下俱乱也。此时倘不烦躁，则肾中之真阳未散，今又加烦躁、不得卧寐，明是奔越而不可回之兆矣，非死症而何？然而其先原因失治，以至于不可救，非本不可救，而成此扰乱之症也。我有奇方，名转阳援绝汤：用人参一两，白术一两，炒枣仁一两，茯神五钱，肉桂二钱，水煎服，一剂即可安卧而回春矣。此方用人参以救绝，用白术、茯神以分消水湿而止下利，又用肉桂以温中而去寒，加枣仁以安心而解躁，用之得宜，自然奏功如响也。

伤寒脉迟，自然是寒，误与黄芩汤以解热，则益加寒矣。寒甚宜不能食，今反能食，病名除中，仲景为是死症者何也？夫能食者，是胃气有余，如何反曰死症？不知胃寒而加之寒药，反致能食者，此胃气欲绝，转现假食之象以欺人也。此不过一时能食，非可久之道，病名除中者，正言其胃中之气，除去而不可留也。虽然，此病虽是死症，而吾以为犹有生机，终以其能食，胃气将除而未除，可用药以留其胃气也。方用参苓汤加减：人参一两，茯苓五钱，肉桂一钱，陈皮三分，甘草一钱，水煎服。此方参、苓健脾开胃，肉桂祛寒，陈皮化食，甘草留中，相制得宜，自然转败为功，而死者可重生矣。

伤寒六七日，脉微，手足厥冷，烦躁，灸厥阴，厥不还者死。此仲景原文也。夫伤寒阴症发厥，灸其厥阴之经，亦不得已之法，原不及汤药之神也。灸厥阴不还，听其死者，亦仅对贫寒之子而说，以其不能备参药也。倘以参附汤救之，未有不生者。我今怜悯世人，另传一方，名还厥汤：用白术四两，附子三钱，干姜三钱，水煎服，一剂而苏。凡见有厥逆等症，即以此方投之，无不神效如响。盖白术最利腰脐，阴寒之初入，原从腰脐始，吾利其腰脐，则肾宫已有生气，况佐之附子、干姜，则无微不达，而邪又安留乎！况白术健脾开胃，中州安奠，四肢边旁，有不阳回顷刻者乎！

伤寒发热，下利，又加厥逆，中心烦躁而不得卧者，死症也。身热未退，邪犹在中，今既发厥，身虽热而邪将散矣。宜下利之自止，乃不止，而心中转添烦躁不得卧，此血干而心无以养，阳气将外散也，不死何待！又将何法以生之？亦惟有补元阳之气而已矣。方用参术汤：人参三两，白术三两，炒枣仁一两，麦冬三钱，水煎服。此方参术补气，气足而血自生，血生而烦躁可定。况又佐之枣仁以安魂，麦冬以益肺，有不奏功如神者乎！纵不能尽人可救，亦必救十之七八也。

伤寒发热而能发厥，便有可生之机，以发厥则邪能外出也。然厥可一二而不可频频，况身热而下利至甚，如何可久厥而不止乎？其为死症何疑？盖下寒而上热，郁结于中，而阴阳之气不能彼此之相接也。必须和其阴阳而通达其上下，则死可变生。方用人参三两，白术五钱，甘草一钱，苏子一钱，附子二钱，水煎服。此方通达上下，以和其阴阳之气，自然厥止而利亦止。厥利既止，死可变生。倘服后而厥仍不止，则亦无药之可救，正不必再与之也。盖阴阳已绝，而上下之气不能接续矣。

伤寒热六七日不下利，忽然变为下利者，已是危症。况又汗出不止乎？是亡阳也。有阴无阳，死症明甚，吾何以救之哉？夫阳之外越，因于阴之内祛也。欲阴之安然于中而不外祛，必先使阳之壮于内而不外出。急以人参三两，北五味一钱，煎汤救之可生。然而贫寒之子，安可得参？我另定一方：用白术三两，黄芪三两，当归一两，北五味一钱，白芍五钱，水煎服。此方补气补血，以救阳气之外越，阳回则汗自止。汗止而下利未必遽止，方中特用当归、白芍者，正所以止利也。水泻则当归是所禁用。下利非水泻也，正取当归之滑，白芍之酸，两相和合，以成止利之功，况又有五味之收敛，不特收汗，并且涩利。若遇贫贱之子，无银备参者，急投此方，亦可救危亡于顷刻。

伤寒下利，手足厥冷，以致无脉，急灸其关元之脉者，以寒极而脉伏，非灸则脉不能出也。今灸之而脉仍不出，反作微喘，此气逆而不下，乃奔于上而欲绝也。本是死症，而吾以为可生者，正以其无脉也。夫人死而后无脉。今人未死而先无脉，非无也，乃伏也。灸之不还，岂真无脉之可还乎？无脉应死矣，而仍未死，只作微喘，是脉欲还而不能遽还也。方用人参一两，麦冬一两，牛膝三钱，熟地五钱，甘草一钱，附子一钱，名为**还脉汤**。一剂，而脉骤出者死。苟得渐渐脉出，可望生全矣。

伤寒下利后，脉绝，手足厥冷，猝时还脉，而手足尽温者生。此亦用灸法而脉还者也。然亦必手足温者可生，正见阳气之尚留耳。倘脉不还，则手足之逆冷，终无温热之时，是阳不可返，而死不可生矣。今将何以救之哉？不知脉之不返者，因灸法而不能返也，灸之力微，终不及药之力厚。吾以人参三两灌之，则脉自然骤出矣。夫少阴下利、厥逆无脉者，服白通汤，恶脉之骤出。兹厥阴下利，厥逆脉绝者，用灸法欲脉之猝还，一死一生者，何也？**一用灸而一用药**也。可见**用药之能速出脉**，不于此益信乎？吾所以用**独参汤**救之而可生也。

伤寒下利，日十余行，脉反实者死。何也？盖下多亡阴，宜脉之虚弱矣。今不虚而反实，现假实之象也。明是正气耗绝，为邪气所障，邪盛则正气消亡，欲不死不可得矣。然则何以救之哉？仍补其虚而不必论脉之实与不实也。方名**还真汤**：人参一两，茯苓二两，白术一两，水煎服。此方人参以固元阳，茯苓以止脱泻，白芍以生真阴，阴生而阳长，利止而脱固，则正气既强，虚者不虚，而后邪气自败，实者不实也。假象变为真虚，则死症变为真生矣。

产后感太阳风邪，大喘、大吐、大呕，不治之症也。喘则元阳将绝，况大喘乎？吐则胃气将亡，况大吐乎？呕则脾气将脱，况大呕乎？产后气血大弱，如何禁此三者？自是死症无疑。吾欲于死里求生。将用何方以救之？仍然大补气血，而少加止吐、止呕、止喘之药，而太阳风邪反作末治而已矣。方用**转气救产汤**：人参三两，麦冬三两，白术一两，当归一两，川芎三钱，荆芥一钱，桂枝三分，水煎服。一剂而喘转、呕吐止，便有生机，否则仍死也。**人参夺元气于欲绝未绝之间**；麦冬安肺气于将亡未亡之候；白术救脾胃之气于将崩未崩之时；当归、川芎不过生血而已，荆芥仍引血归经而兼散邪，助桂枝祛风，而同入膀胱，下行而不上逆也。方中酌量，实有深意，非漫然或多或少而轻用之。大约此方救此症，亦有七八人生者，总不可惜人参而少用之耳。

产后感冒风邪，是太阳之症。口吐脓血，头痛欲破，心烦不止，腹痛如死，或作结胸，皆在不救。以产后气血大亏，不可祛邪，而病又犯甚拙，不能直治其伤故耳。如口吐脓血者，血不下行而上行也；头痛欲破者，血不能养阳，而阳欲与阴绝也；心烦不止者，心血已尽，肾水不上滋也；腹痛如死者，腹中寒极，肾有寒侵，命门火欲外遁也；或作结胸，胃中停食不化，胃气将绝也。诸症少见一症，已是难救，况一齐共见乎？必死无疑矣。予欲以一方救之，何也？盖产后感邪，原不必深计，惟补其正而邪自退。予用**佛手散**，多加人参而佐之肉桂、荆芥，不必治诸症，而诸症自必皆去：当归二两，川芎一两，人参三两，荆芥二钱，肉桂一钱，一剂即见功，再剂而全愈。盖佛手散原是治产后圣方，加之人参，则功力更大，生新去旧，散邪归经，止痛安心，开胃消食，所以奏效皆神也。

产后感少阳风邪，谵语不止，烦躁不已，更加惊悸者死。盖少阳胆经也。**胆中无汁则不能润心，心中无血，则不能养心**，于是心中恍惚，谵语生矣。而烦躁、惊悸相因而至，总皆无血之故。无血补血，如何即是死症？不知胆木受邪，不发表则血无以生，然徒发表，则血更耗散，顾此失彼，所以难救。然而非真不可救也，吾用佛手散加减治之，便可生全。方用当归二两，川芎一两，人参一两，炒枣仁一两，麦冬三钱，竹茹一团，丹砂一钱，熟地五钱，水煎服。此方归芎生血以养心，又加人参、枣仁，麦冬、竹茹、丹砂无非安心之药，而熟地又是补肾之妙剂，上下相需，心肾两济，又何烦躁之不除，惊悸之不定，而谵语之不止者乎？

产后感中阳明之风邪，大喘、大汗者，亦不治。盖风邪入于阳明，寒变为热，故大喘、大汗。平人得此病，原该用白虎汤，而产妇血气亏损，如何可用乎？虽然，大补产妇之气血，而兼治阳明之邪火，未必不降，而大喘、大汗未必不除也。方用**补虚降火汤**：麦冬一两，人参五钱，元参五钱，桑叶十四片，苏子五分，水煎服。此方人参、麦冬补气，元参降火，桑叶止汗，苏子定喘，助正而不攻邪，退邪而不损正，实有奇功也。

产后感阳明之邪，发狂亡阳者，不救之症也。狂症多是实热。产后发狂，又是虚热矣。实热可泻火而狂定，虚热岂可泻火以定狂哉？然吾以为可救者，正以其亡阳也。亡阳多是气虚，虽实热而气仍虚也。故泻实热之火，不可不兼用人参，况产后原是虚症乎？大约亡阳之症，用药一止汗，便有生机。吾今不去定狂，先去止汗，方用**救阳汤**：人参三两，桑叶三十片，麦冬二两，元参一两，青蒿五钱，水煎服。一剂而汗止，再剂而狂定，不可用三剂也。二剂后，即单用人参、麦冬、北五味、当归、川芎调理，自然安也。此方只可救亡阳之急症，而不可据之为治产之神方。盖青蒿虽补，未免散多于补，不过借其散中有补，以祛胃中之火，一时权宜之计，倘多服又恐损产妇气血矣。所以二剂后，必须改用他方。

妊妇临月，忽感少阴经风邪，恶寒，踡卧，手足冷者，不治之症也。少阴肾经也。无论传经至少阴，与直中入少阴，苟得此症，多不能治。盖少阴肾经，宜温而不宜寒，今风寒入之，则命门之火微，而肾宫无非寒气，势必子宫亦寒，手足冷者，脾胃寒极之兆也。脾胃至于寒极，不死何待？而吾以为可生者，以胎之未下也。急以温热药救之。方名**散寒救胎汤**：人参一两，白术二两，肉桂一钱，干姜一钱，甘草一钱，水煎服。一剂而寒散，不恶寒矣，再剂而手足温，不踡卧矣，三剂全愈。夫人参、白术，所以固气；肉桂、干姜，所以散寒；甘草和中亦可已矣。不知肉桂、干姜，虽是散寒，用之于临月之时，何愁胎堕？然毕竟二味性甚猛烈，得甘草以和之，则二味单去祛腹中之寒，而不去催胎中之子，助人参、白术以扫除，更有殊功耳。岂漫然而多用之哉！

妊妇临月，感少阴经症，恶心、腹痛，手足厥逆者，不治。亦以寒入肾宫，上侵于心，不独下浸于腹已也。较上症更重。夫肾水滋心，何以反至克心？盖肾之真水，心藉之养；肾之邪水，心得之亡。今肾感寒邪，挟肾水而上凌于心，故心腹两相作痛，手足一齐厥逆，此候至急至危，我将何术以救之？亦仍治其少阴之邪而已。方用**回阳救产汤**：人参一两，肉桂一钱，干姜一钱，白术五钱，甘草一钱，当归一两，水煎服。此方妙在加当归，盖**少阴之邪，敢上侵于心者，欺心中之无血**也。用当归以补血，助人参之力以援心，则心中有养，而肉桂、干姜无非祛寒荡邪之品，况又有白术、甘草之利腰脐，而调心腹乎！自然痛止而逆除矣。仲景谓子生则可治，用**独参汤**以救之，亦救之于生子之后，而非救之于未生子之前也。子未生之前，当急用吾方；子既生之后，当急用仲景方。

产妇临月，忽感少阴症者，急以人参、白术大剂温之，不应则死。此仲景之文也。似乎舍人参、白术无可救之药矣。吾以为单用人参、白术，尚非万全。苟用人参、白术不应，急加入附子、肉桂、干姜，未必不应如响也。吾今酌定一方，名**全生救难汤**：人参一两，白术一两，附子一钱，甘草五分，水煎服。可治凡感少阴经之邪者，神效。

产妇三四日至六七日，忽然手足踡卧，息高气喘，恶心腹痛者，不救。此症盖感少阴之寒邪，而在内之真阳，逼越于上焦，上假热而下真寒也。倘治之不得法，有死而已。急用平喘祛寒散：人参二两，麦冬五钱，肉桂二钱，白术三两，吴茱萸五分，水煎服。一剂喘止，二剂痛止。此方亦补气反逆之圣药，祛寒定喘之神方。但服之不如法，往往偾事。必须将药煎好，俟其微寒而顿服之。盖药性热而病大寒，所谓宜顺其性也。

产妇半月后至将满月，亦患前症，又不可用前方矣。当改用**护产汤**：人参五钱，茯苓五钱，附子一钱，白术五钱，当归一两，熟地一两，山茱萸五钱，麦冬五钱，牛膝一钱，水煎服。**盖产妇已产至半月以后，与将满月，不比新产，血气之大亏**也。故参可少用。而补阳之中，又可用补阴之剂。有附子以祛寒，何患阴滞而不行哉！

产妇产后，手足青，一身黑，不救。此阴寒之最重，而毒气之最酷者也。原无方法可以回生，然见其未死而不救，毋宁备一方救之而不生。吾今酌定一方，名**开青散黑汤**：人参四两，白术四两，附子一钱，当归一两，肉桂三钱，水煎服。此方服下手足之青少退，身不黑，便有生机，否则仍死也。盖毒深而不可解，寒结而不可开耳。

产后足纯青，心下痛，虽较上症少轻，而寒毒之攻心则一，故亦主死。以前方投之，往往多效，不比一身尽黑者之难救也。盖此症由下而上，一散其下寒，而上寒即解，所以易于奏效。

产后少阴感邪，肾水上泛，呕吐，下利，真阳飞越也。亦死症也。盖产妇肾水原枯，如何上泛而至呕吐？不知肾水之泛滥，因肾火之衰微也。火为寒所祛，水亦随寒而趋，此症犯在平人尚然难救，况产妇乎？而吾以为可救者，有肾水之存耳。急用补阳之药，入于补阴之中，引火归原，水自然下行而不致上泛。方用**补火引水汤**：人参五钱，白术一两，熟地一两，山茱萸五钱，茯苓一两，附子一钱，肉桂三钱，车前子一钱，水煎服。一剂而肾水不泛滥矣。此方大补命门之火，仍于水中补之，故水得火而有归途，火得水而有生气，两相合而两相成也。

产后四五日，忽感风邪，发厥者，死症也。厥症多是热，而产后发厥，岂有热之理？是热，亦虚热也。欲治厥，而身虚不可散邪；欲清热，而身虚不可用凉，所以往往难治，谓是死症，而实非尽是死症也。我定一方，名**转厥安产方**：当归一两，人参一两，附子一钱，水煎服。一剂即厥定而人生矣。盖产后发厥，乃阳气既虚，而阴血又耗，复感寒邪以成之者也。我用人参以回元气于无何有之乡，用当归以生血于败瘀未复之后，用附子以祛除外来之邪，故正回而邪散，血生而厥除也。

产后吐蛔虫者，不治之症也，以胃气将绝，虫不能安身耳。夫蛔虫在人之胃中，太寒不居，太热亦不居。今产后吐蛔，必在发厥之后。其吐蛔也，必然尽情吐出，非偶然吐一条也。更有成团逐块而吐出者，真是恶症。吾欲生之何也？正因其吐蛔之尚可生也。盖人脏既绝，虫亦寂然。今纷然上吐，是胃中尚有气以逼迫之。吾安其胃气，则虫自定，而人可生。方用**安蛔救产汤**：人参一两，白术一两，榧子仁一两，白薇三钱，肉桂一钱，神曲五分，水煎服。一剂而蛔定矣。此方参、术以生胃气；榧子、白薇、肉桂以杀虫，所以奏功独神耳。

产后口吐血脓，又复发斑，此千人中偶一有之。本是不救。然治之得法，亦有不死者。此症盖因夏月感受暑热之气，未及发出，一至生产，而火毒大彰。又因身虚，而火势犹不能一时尽发，故口吐脓血以妄行，而身生斑点以拂乱也。论理，产后不宜用凉药化斑，然此等症，又不得不用凉药，为权宜之计，吾今酌定一方，名为**化火救产汤**：人参五钱，当归一两，川芎五钱，麦冬五钱，荆芥三钱，元参一两，升麻一钱，水煎服。一剂而血脓止，再剂而斑稀，三剂而斑化矣。不可用四剂也。三剂后当改用**佛手散**，大剂多饮，自然无后患，否则恐有变寒之患。吾方原不大寒，即变寒而可救。倘从前一见斑即用黄连解毒之药以救一时之急，及至热退寒生，往往有寒战而死者，凉药可轻用乎！故宁可服吾方，以渐退斑，而缓降血，不可用霸药以取快于一时也。

产后患厥阴症，呕吐，两胁胀满者，必便血，不治之症也。盖伤肝而血乃下行。本无血而又伤血，岂有不死之理？而吾必欲救之，将恃何法乎？正因其便血耳。倘肝受风邪而不下行，则邪留两胁，反是腹心之病。今血尽趋大便而出，是肝中之邪散，吾清其大肠之火，似可奏功矣。但产妇宜温补，不宜清理，用凉药以消其火，非所以救产后之妇也。不知火之有余，乃水之不足，大补其水则火自消归无有矣。方用**平肝救血汤**：当归一两，川芎五钱，麦冬一两，三七根末一钱，水煎服。一剂而血止，两胁之胀满亦除矣。又何至上呕食而下便血哉！

产后下利，厥逆，躁不得卧，或厥不得止，俱是死症。盖下利则亡阴，厥逆则亡阳，已是难救，况躁不得卧，是血无以养心矣。而厥更不止，则汗出又无已也，欲不死得乎？我欲于死中求生，舍人参、当归无别药也。方名**参归汤**：人参二两，当归二两，荆芥一钱，水煎服。用参、归补气血以生新，则旧血可止，旧血止而新血益生，自然有血以养心，厥可定而心可安，躁可释也。

中寒门

雷公真君曰：阴寒直中少阴经肾中，手足青黑者，不治之症也。盖**阴毒结成于脾胃之间，而肾中之火全然外越**，如何可救？然而心尚不痛，则心中尚有星星余火，存于其中，急用救心荡寒汤：人参三两，良姜三钱，附子三钱，白术三两，水煎服。助心中之火，不使遽绝，则相火得君火之焰而渐归。火势既旺，寒邪失威，自然火生土，而脾胃之气转，一阳来复，大地皆阳春，手足四肢，尽变温和矣。此方妙在良姜入心，同附子斩关直入。然非参、术之多用，亦不能返元阳于无何有之乡也。故必须多用而共成其功耳。

阴寒直中肾经，面青鼻黑，腹中痛欲死，囊缩，较前症更重矣。死亡顷刻，救之少迟，必一身尽黑而死。急用**救亡丹**：人参五钱，白术三两，附子一个，干姜三钱，肉桂五钱，水煎，急灌之。吾方似较仲景张公之用热更重。不知此症，全是一团死气，现于身之上下。若不用此等猛烈大热重剂，又何以逐阴寒而追亡魂，祛毒气而夺阳魄哉！故人参反若可少用，而附桂不可不多用也。然而白术又何以多用之耶？不知白术最利腰脐，腹痛欲死，非此不能通达，故多用之，以驱驾桂、附，以成其祛除扫荡之功，而奏返魄还魂之效耳。

阴寒直中肾经，心痛欲死，呕吐不纳食，下利清水，本是不治之病。盖寒邪犯心，而脾胃将绝，急不待时。此时觅药，缓不济事，速用针刺心上一分，出紫血少许，然后用**逐寒返魂汤**救之：人参一两，良姜三钱，附子五钱，茯苓五钱，白术三两，丁香一钱。此方专入心以逐邪，返元阳于顷刻，心若定而诸邪退走，脾胃自安，不至上下之逆，庶可重生。否则因循观望，必至身死矣。

阴寒直中肾经，两胁作痛，手足指甲尽青，囊缩，拽之而不出，踡曲而卧，亦不治之症也。此乃阴寒从肾以入肝，而肝气欲绝，故筋先受病、将死也。虽症较前三症少轻，而能死人则一。余又将何法以生之乎？夫肝木之绝，由于肾气之先绝。欲救肝不得不先救肾，方用**救肾活肝汤**：白术三两，当归一两，人参五钱，熟地一两，山茱萸五钱，附子一钱，肉桂二钱，水煎服。此方祛寒之中，仍用回阳之药，然**加入熟地、山茱萸，则参、术无过燥之忧，附桂有相资之益，肝得火而温，亦得水而养**。自然筋活而青去，囊宽而缩解也。

阴寒而直中肾经，舌黑眼闭，下身尽黑，上身尽青，大便出，小便自遗，此更危急之症。虽有仙方，恐难全活。而予必欲生之，因定一方，虽不敢曰人尽可救，亦庶几于十人中而救一二人乎！方名救心汤：人参五两，附子一个，白术半斤，肉桂一两，菖蒲五分，良姜三钱，水煎服。此方参、术多用者，恐少则力量不能胜任，以驾御夫桂、附之热药也。故必多加，而后可望其通达上下，以尽祛周身之寒毒。倘得大便止而小便不遗，便有生机。再进一剂，则眼开而舌黑可去，身黑身青，俱可尽解也。苟服药后仍前大小便之不禁，不必再服药，听其身死而已矣。大约此方救此病，十人中亦可救三四人。

凡人直中阴寒，冷气犯于小腹，不从传经伤寒而自寒者，命曰直中阴经。阴经者，少阴肾经。其症必畏寒，腹痛作呕，手足厥逆，有手足俱青，甚则筋青囊缩，若不急以温热之药治之，有立时而死者，最可惧之症也。方用**荡寒汤**：白术三两，肉桂三钱，丁香一钱，吴茱萸一钱，水煎服。一剂而阴消阳回，不必再剂也。此方妙在独用白术至三两，则腰脐之气大利。又得肉桂，以温热其命门之火，丁香、吴茱萸止呕逆而反厥逆，则阴寒之邪，何处潜藏，故一剂而回春也。

中　暑　门

雷公真君曰：中暑亡阳，汗出不止，立时气脱者，死症也。盖亡阳则阳气尽从汗出，故气尽而死。法当急补其阳气，则阳气接续阴气，而不至有遽脱之忧。用**独参汤**妙矣。而贫家何从得参？不若以**当归补血汤**：用当归一两，黄芪二两，加桑叶三十片救之。盖二味价廉，而功亦不亚于人参。且桑叶又有补阴之功，无阴则阳不化，黄芪补气，得当归则补血，得桑叶则尤能生阴也。

中暑发狂，气喘，汗如雨下，如丧神失守，亦死亡顷刻也。盖热极无水以养神，心中自焚，逼汗于外，亡阳而且失神也。急宜用白虎汤救之。然少亦不济也。必须石膏用四两，人参亦用四两，加黄连三钱，水煎服。一剂而神定，二剂而汗止矣。或疑心中无水，而身何以有汗？不知发狂之症，口未有不渴者。口渴必饮水自救，水入腹中，不行心而行脾，脾必灌注于肺，肺主皮毛，故从外泄。然则汗乃外来之水，非内存之液也，况汗从外泄，阳气亦从之而出。阳出而心中之阴气亦且随之而散亡，所以丧神失守耳。吾以黄连平其心火，石膏除其胃火，而大加人参以救其亡阳之脱，庶几火散而正气独存，神存而外邪皆失也。

中暑循衣摸床，以手撮空，本是死症，然而可救者，以暑气之在心，解心中之热，则五脏即有生气。方用**独参汤**三两，加黄连三钱，灌之，而循衣摸床、撮空等症遽止者即生。盖人参救心气之绝，而黄连散心中之火，火散气回，其生也必矣。

中暑猝倒，心痛欲死者，不治之症也。暑气最热，而心乃火宫，以火入火，何以相犯而竟至心痛欲死也？不知心火，君火也；暑火，邪火也。邪火凌心与邪水浸心，原无彼此之异。故寒暑之气，不犯则已，犯则未有不猝然心痛者也。**心君至静，有膻中之间隔。犯心者，犯膻中也。邪犯膻中，便猝然心痛，**此时即以祛暑之药，直引入膻中，则暑散火退，而心君泰然也。方用**散暑救心汤**：青蒿一两，黄连三钱，人参三钱，茯神五钱，白术三钱，香薷一钱，藿香五钱，半夏一钱，水煎服。一剂而痛即止。此方神效者，妙在青蒿同用，直入膻中，逐暑无形，所以止痛如响耳。

中暑忽倒，口吐白沫，将欲发狂，身如火烧，紫斑烂然者，多不可救。而予谓有一线可救者，正以其紫斑之发出也。倘不发出，则火毒内藏，必至攻心而亡。今嫌其斑虽发出，而其色纯紫，则毒气太盛，恐难化耳。方用**救斑再苏汤**：元参三两，升麻三钱，荆芥三钱，黄连三钱，黄芩三钱，麦冬三两，天冬一两，青蒿一两，水煎服。一剂而斑色变红，再剂而斑红变淡，三剂而斑色尽消，便庆再苏也。否则终亦必亡而已矣。

夏日感暑，至生霍乱，欲吐而不能，不吐不可，最急之病也。用香薷饮亦得生。然有用之而不纳，随饮即吐，尤为至凶。法当从治。我有妙方，名**转治汤**：白术三钱，茯苓三钱，芍药五钱，藿香一钱，紫苏五分，陈皮五分，天花粉一钱，肉桂五分，香薷五分，白豆蔻一粒，水煎冷服，下喉即纳，霍乱即定矣。此方之妙，妙在用芍药为君，而佐之白术、茯苓，则肝气自平，不来下克脾土，则霍乱自定。况又有解暑之药乎？尤妙在用肉桂、香薷、藿香温热之药，顺暑热之气，引邪下行，而暗解纷纭。此实有神鬼不测之机，而用之于刀圭之内也。

霍乱腹痛，欲吐不能，欲泻不得，四肢厥逆，身青囊缩，必死之症也。予亦何必再为立方？然而其人一刻不亡，岂可听之而不救乎？此症乃下虚寒而上感暑热之气，阴阳拂乱，上下不接，最危最急之候。法当用阴阳水探吐之，若不应，急以救乱汤治之：人参五钱，香薷三钱，吴茱萸三钱，茯苓三钱，白术三钱，附子五分，藿香一钱，木瓜三钱，水煎服。下喉而气即回矣，真治干霍乱之神方也！若湿霍乱，又不可用此方，用白术五钱，香薷一钱，青蒿五钱，茯苓五钱，陈皮一钱，砂仁三粒，一剂即回春也。

产后忽感中暑，霍乱吐泻，法在不救。然而亦有用药救之而能生者，总不可用香薷也。方用**消暑活产丹**：人参一两，当归二两，川芎一两，肉桂二钱，青蒿一钱，水煎服。一剂即愈。盖产妇只补气血，气血既回，暑气自散，况方中又有祛寒解暑之味乎！所以奏功独神也。或疑感暑是热，胡为反用肉桂？不知产妇气血大虚，遍身是寒，一感暑气便觉相拂，非有大热之气，深入腹中也，不过略感暑气，与本身之寒，两相攻击，以致霍乱。今仍用肉桂以温其虚寒，以青蒿而解其微暑，用之于大剂补气补血之中，是以驾御而不敢有变乱之形，此立方之妙，而建功之神也。又何必疑哉！

夏令火热，烁石流金，人有一时感犯暑邪，上吐下泻，立刻死者，最可惧之症也。切勿轻用香薷饮，亦莫妄用白虎汤。我有一方，名曰**解热消暑散**：青蒿一两，干葛一钱，香薷一钱，茯苓一两，白术三钱，白扁豆二钱，陈皮一钱，治之即安。此方妙在用青蒿、茯苓为君，**青蒿最能解暑而去热**，一物而两用之，**引其暑热，尽从膀胱而出**，而干葛、香薷之类，不过佐青蒿以去暑也。尤妙少用白术以健脾胃之气，则暑热退而胃气不伤，胜于香薷饮多矣。

水湿门

雷公真君曰：水气凌心包之络，呃逆不止，死症也。而吾以为可救者，心包为水气所凌，惟恐犯心，所以呃逆不止者，欲号召五脏之气，共救水气之犯心也。水气凌心包，以成呃逆之症，亦只须分消其水湿之气，而呃逆自除也。方用**止呃汤**：茯神一两，苍术三钱，白术三钱，薏仁一两，芡实五钱，半夏一钱，人参三钱，陈皮一钱，丁香五分，吴茱萸三分，水煎服。一剂而呃即止，二剂而呃即愈。此方健胃固脾，虽利湿分水，而不消真气，故能补心包而壮心君之位，不必治呃而呃自定矣。

水湿结在膀胱，点滴不能出，以致目凸口张，足肿气喘者，不治之症也。而吾以为可治者，膀胱与肾为表里，膀胱之开阖，肾司权也。水湿结在膀胱者，肾气不能行于膀胱耳。吾通其肾气，而膀胱自通，诸症自愈矣。方用**通肾消水汤**：熟地一两，山茱萸五钱，车前子三钱，茯神五钱，肉桂一钱，牛膝一钱，山药一两，薏仁一两，水煎服。此方专治肾，以通膀胱之气。膀胱得肾气，而水自难藏，水不能藏而下行，则气亦自顺而不逆，又何至有目凸、气喘之病哉？上病渐消，而下病寻愈。足肿之水，不觉尽归于膀胱，从溺而尽出也。

黄瘅之症，一身尽黄，两目亦黄，却是死症。倘初起即治之，亦未必即死也。我有奇方，名为**消黄去瘅汤**：茵陈三钱，薏仁三两，茯苓二两，车前子三两，肉桂三分，水煎服。一连四剂，黄去瘅消矣。黄瘅虽成于湿热，毕竟脾虚，不能分消水湿，以致郁而成黄。吾用茯苓、薏仁、车前大剂为君，分消水湿，仍是健脾固气之药，少用茵陈以解湿热，用肉桂引人膀胱，尽从小便而出，无事张皇，而暗解其湿热之横，此方之淡而妙，简而神也。四剂之后减半，加白术一两，煎汤饮之，再用四剂，则全愈而无后患矣。

黄瘅之症，原不宜死，然治之不得法，往往生变为死。盖黄瘅外感之湿易治，内伤之湿难医。外感单治湿而瘅随愈，内伤单治湿而瘅难痊。泻水则气愈消，发汗则精愈泄，又何能黄瘅之速愈哉！我有方，单治内伤而得黄瘅者，名**治内消瘅汤**：白术一两，茯苓一两，薏仁一两，茵陈二钱，炒栀子二钱，陈皮五分，水煎服。此方妙在用白术、茯苓、薏仁之多，使健脾又复利水，助茵陈、栀子以消湿热，尽从膀胱内消，不必又去退皮肤之湿，而皮肤之湿自消。大约此方用至十剂，无不消者，不必十剂之外。服十剂减半，去栀子再服五剂，则全愈。人亦健旺矣，至妙至神之方，有益无损，可为治内伤而成湿者之法。

产妇感水肿，以致面浮，手足浮，心胀者，不治之症也。然而此浮非水气也，乃虚气作浮耳。若作水湿治之必死矣。吾今不治水湿，单去健脾，反有生意。方用**助气分水汤**：白术二两，人参三两，茯苓五钱，薏仁一两，陈皮五分，萝卜子三分，水煎服。此方参、苓、薏、术皆健脾之圣药，陈皮、萝卜子，些微以消其胀，脾气健而水湿自行，水湿行而胀自去，胀去而浮亦渐消矣。但此方须多食见效，不可一剂而即责其近功也。

产妇痢疾，而加之呕逆者，必死之症也。盖痢疾亡阴，平人尚非所宜，何况产妇气血之大虚乎？今又加呕逆，则胃中有火，遏抑拂乱而气血更虚，势必至胃气之绝，不死何待乎。然而胃气有一线未绝即可救援。吾有一方，不必服药，只须将田螺一个，捣碎，入麝香一厘，吴茱萸一分，为细末，掩在脐上，即不呕吐，便庆再生。盖田螺最利水去火，痢疾本是热症，而又加湿也。产妇痢疾，因气血之虚，不可竟用祛热散火之药，以虚其虚。今用田螺外治，法至巧也。呕逆一回，速以当归一两，白芍三钱，甘草一钱，枳壳三分，槟榔三分，水煎服。二剂而痢自除，后用独参汤调理可也。

产妇一身发黄者，湿热壅滞而不散。欲治黄而气血更消，欲补虚而湿黄更甚，此方法之穷，而医人束手，亦听其死亡而已矣。虽然，湿热之成，原本于虚，补虚以治黄病，未有不可，但宜兼治之得法耳。吾有一方，治因虚而发黄者神效，不独治产妇也。方名**补虚散黄汤**：白术一两，薏仁二两，车前子五钱，茯苓五钱，荆芥一钱，茵陈五分，水煎服。常人非产妇者，茵陈用三钱。此方之妙，健脾以利水，而不耗气，既补虚又去湿，湿去而黄不退者，未之有也。

产妇湿气感中胞络，下阴肿胀，小水点滴不出，死症也。盖水入腹中，必趋膀胱而出之小便。今不由膀胱，而尽入于胎胞之络，是相反不相顺也，如何不死乎！然则予将何法以救之？亦仍利膀胱而已。夫膀胱之能化水者，得肾气以化之也。产妇气血大虚，则肾气亦虚，肾气虚，则膀胱之气亦虚，膀胱气虚，故不化水而水乃入于胎胞而不散，故初急而后肿，肿极而水点滴不出也。吾今不独治膀胱，而先治肾，肾气足，而膀胱之气自行，水道自顺也。方用**通水散**：白术一两，熟地一两，茯苓三钱，山茱萸五钱，薏仁一两，肉桂五分，车前子三钱，人参一两，水煎服。此方补肾而兼补心，盖胎胞上连心，下连肾，吾补其心肾，则胎胞之气通，自不受水，而转输于膀胱矣。况膀胱又因肾气之通，自能化水而分消于大小肠，下趋于便门而出，此实有妙用，非泛然以立方也。

产妇水气凌肺，作喘不已者，亦是死症。然治之得法，正不死也。产妇因虚以受水气，原不可全治夫水也。虽作喘不已，似为水气所犯，然徒治其水，则喘且益甚，而治之之法将若何？亦助其脾气之旺，使之无畏乎水，则水自不能凌脾，脾不受凌，喘将何生乎？方用**补土宁喘丹**：人参一两，白术一两，麦冬一两，茯苓三钱，苏子一钱，水煎服。此方人参补气以健脾，白术利腰以健脾，麦冬养肺以健脾，茯苓、苏子不过借其佐使，以行水止喘而已。然而治喘实有神功也。脾健则土旺，土旺则水不敢泛滥，何至有胀喘之生哉！

热症门

雷公真君曰：热病发狂，如见鬼状者，死症也。与热病不知人，正复相同。然而热症同，而死症异也。发狂如见鬼状者，实热也；热病不知人者，虚热也。实热宜泻火，虚热宜清火。热极而至发狂，大约阳明之火居多。火热燔烧，自己之心亦焚。心中自焚，则心之神外越而见鬼矣。非如见鬼也，乃实实见鬼耳。人至见鬼，与死为邻矣。将用何药以救之乎？方用**火齐汤**：石膏一两，元参三两，人参二两，知母一钱，黄连三钱，茯神一两，白芥子三钱，水煎服。此方石膏以降胃火，元参以降浮游之火，知母以降肾火，黄连以降心火，茯神以清心，引诸火从小便而泄出，白芥子以消痰，则神清而心定。然非多加人参，则胃气消亡，又安能使诸药之降火哉！此方之所以妙而神也。一剂而狂止，再剂而不见鬼矣，三剂而火全退也。

热病不知人者，虽亦阳明之火，然非尽阳明之火也，乃肝气郁闷，木中之火不得泄，于是木克胃，而胃火亦旺，热气熏蒸，心中烦乱，故不知人。然神尚守于心中，而不至于外越也。方用**开知汤**：白芍一两，当归一两，甘草三钱，石膏一两，柴胡一钱，炒栀子五钱，白芥子三钱，菖蒲三钱，麦冬一两，水煎服。此方用归、芍以滋肝，用柴胡以开郁，用石膏、栀子平胃肝之火，用白芥子、麦冬消痰清肺，用菖蒲启心中之迷，自然热去而心安，又何至闷乱不知人哉！故一剂顿解，二剂全愈也。

人有火盛之极，舌如芒刺，唇口开裂，大渴呼饮，虽非伤寒之症所得，而人患此病。即不身热，亦去死不久也。**白虎汤**亦可救。但过于太凉，恐伤胃气，往往有热退而生变，仍归于亡，故白虎汤不可轻投也。我有一方，名曰**清凉散**：元参二两，麦冬一两，甘菊花五钱，青蒿五钱，白芥子三钱，生地三钱，车前子三钱，水煎服。此方妙在元参为君，以解上焦之焰；麦冬为臣，以解肺中之热；甘菊、青蒿为佐，以消胃中之火，尤妙车前子、白芥、生地为使，或化痰，或凉血，尽从膀胱以下，泻其大热之气，是上下之间，无非清凉，而火热自散，又不损胃，故能扶危而不至生变也。

产妇产半月，忽然大汗如雨，口渴舌乾，发热而躁，有似伤寒症者，死症也。若作伤寒治之，无不死矣。此乃**内水干枯，无血以养心，阳气无阴不化**，乃发汗亡阳而身热耳。故口虽渴而不欲饮水，舌虽干而胎又滑甚，心躁而不至发狂，此所以异于伤寒之外症也。此时急用人参二两，当归二两，黄芪二两，桑叶三十片，北五味一钱，麦冬五钱，水煎服。方名**收汗丹**。参、归、黄芪，大补其气血；麦冬、五味，清中有涩，佐桑叶止汗，实有神功。盖此等虚汗，非补不止，而非涩亦不收也。故一剂而汗止，二剂而汗收，起死回生，非此方之谓乎！

燥症门

雷公真君曰：血燥肺干，又生痈疽者，多不可救，恐无血以济之也。此等病多得之膏粱之人，纵情房帏，精血大耗，又忍精而战，精不化而变为脓血，乃阴毒，非阳毒也。如以治阳毒法治之，则死矣。我今特留奇方，名**化痈汤**：金银花五两，荆芥三钱，白芥子三钱，肉桂三分，当归二两，元参三两，水煎服。一剂而阴变阳矣，二剂而未溃者全消，已溃者生肉，三剂即愈，四剂收功，神效之极。倘疮口大溃大烂，已成坏症者，肯服吾方，亦断无性命之忧。坚守长服，断必收功。盖此方消毒而不散气，尚补而不尚攻，治阴毒之痈疽，实有鬼神莫测之妙。

血崩之后，口舌燥裂，不能饮食者死，盖亡血自然**无血以生精**，**精涸则津亦涸**，必然之势也。欲使口舌之干者重润，必须使精血之竭者重生。补精之方，**六味丸**最妙。然而六味丸，单补肾中之精，而不能上补口舌之津也。虽补肾于下，亦能通津于上，然终觉缓不济急。我今定一奇方，上下兼补，名**上下相资汤**：熟地一两，山茱萸五钱，葳蕤五钱，人参三钱，元参三钱，沙参五钱，当归五钱，麦冬一两，北五味二钱，牛膝五钱，车前子一钱，水煎服。此方补肾为君，而佐之补肺之药，子母相资，上下兼润，精生而液亦生，血生而津亦生矣。安在已死之症，不可庆再生耶！

燥症，舌干肿大，溺血，大便又便血不止，亦是死症。盖夏感暑热之毒，至秋而燥极，肺金清肃之令不行，大小便热极而齐便血也。论理见血宜治血矣，然而治血，血偏不止，反至燥添而不可救。吾不治血，专治燥，方用**兼润丸**：熟地一两，元参二两，麦冬二两，沙参二两，车前子五钱，地榆三钱，生地五钱，当归一两，白芍一两，水煎服。一剂轻，二剂血止，便有生机也。此方纯是补血妙品，惟用地榆以清火，车前子以利水，火清水利，不必治血，血自止也。

干燥火炽，大肠阴尽，遂至粪如羊屎，名为肠结，不治之症也。然而阴尽即宜死，今不死而肠结，是阴犹未尽也。真阴一日不尽，则一日不死，一线不绝，则一线可生。吾有奇方，专补其阴，使阴生而火息，阴旺而肠宽也。方用生阴开结汤：熟地二两，元参一两，当归一两，生地五钱，牛膝五钱，麦冬五钱，山茱萸五钱，山药三钱，肉苁蓉五钱，酒洗，淡水煎服，一连数剂，肠结可开，粪即不如羊屎矣，可望再生。然必须日日一剂，三月终，改用**六味地黄汤**，或不用汤，而用丸调理岁余，永无肠结之苦也。

燥症干甚，小肠细小，不能出便，胀甚欲死者，亦不治之症也。而我欲治之者何？盖小肠之开阖，小肠不得而司令，肾操其权也。倘徒治小肠，则小肠益虚，失其传道之官，而胀且益甚。我今不治小肠而专治肾，则肾气开，小肠亦开也。方名**治本消水汤**：熟地二两，山茱萸一两，车前子五钱，麦冬一两，北五味二钱，茯苓五钱，牛膝三钱，刘寄奴三钱，水煎服。一剂少通，再剂肠宽，小便如注矣。方用熟地、山茱萸以补肾，麦冬、五味补肺气以使清肃之气，下行于膀胱，茯苓、车前分消水势，牛膝、寄奴借其迅速之气，导其下行，而不使上壅，此肾气通，水亦顺也。

肺燥复耗之，必有吐血之苦，久则成肺痿矣。如何可治？然我乘其未痿之前而先治之，何尽至于死乎？方用**救痿丹**：麦冬三两，元参三两，金银花三两，白芥子三钱，桔梗三钱，生甘草三钱，水煎服。此方专资肺气，虽用**金银花之解毒**，**仍是补阴之妙药**，故**肺痿**可解，而吐血之症又不相犯。倘专治肺痿，则肺痿未必愈而血症重犯，不可救药矣。故必用吾方而肺痿可愈也。

燥极生风，手足牵掣者，死症也。盖脾胃干枯不能分荫于手足。故四肢牵掣而动，风生于火，肝木又加燥极，复来克土，则脾胃更虚，愈难滋润于手足，而牵掣正无已时也。方用**润肢汤**：人参一两，元参一两，当归一两，白芍一两，炒栀子三钱，麦冬一两，山药五钱，水煎服。一剂少安，再剂渐定，三剂而风止矣。此方用人参、山药生胃以健脾；归、芍平肝以生血；麦冬以生肺气；元参、炒栀子清火、去风兼且解燥，内热既除，外症牵掣自愈，死症可望生也。

燥热之极，已生膹郁之症，不可起床者，不治之症也。膹郁者，两胁胀满，不可左右卧，而又不能起床，此肝经少血而胃气干枯，久之，肾气亦竭，骨中无髓，渐成痿废，如何可治？不知此症起于夏令之热，烁尽肺金之津，不能下生肾水，遂至肾水不能生肝木，木不能生心火，火不能生脾土，而成膹郁也。然则，只救肺肾，而脾胃不治自舒矣。方用金水两资汤：熟地一两，山茱萸五钱，麦冬一两，北五味二钱，人参一两，白芍一两，水煎服。此方虽曰金水两资，实肾、肝、肺三经同治。盖补肺肾则金水有源，燥症自润。若不平肝木，则胃气难生，未易生精生液，欲骨坚能步，胁安能卧，不易得矣。所以补肾补肺之中，不可无治肝之圣药。白芍最能平肝，且能生血，用之于补肾、补肺之中，更善调剂，而奏功更神也。久服自有生机，但不可责其近效耳。

燥极口吐白血者，不治之症也。夫血未有不红者也，如何吐白？不知久病之人，吐痰皆白沫者，乃白血也。吐白沫何以名白血？以其状如蟹涎，绝无有败痰存乎其中，实血而非痰也。世人不信，取所吐白沫，露于星光之下，一夜必变红矣。此沫出于肾，而肾火挟之，沸腾于咽喉，不得不吐者也。虽是白沫，而实肾中之精，岂特血而已哉！苟不速治，则白沫变成绿痰，无可如何矣。方用六味地黄汤：熟地一两，山茱萸五钱，山药五钱，丹皮二钱，泽泻二钱，茯苓五钱，麦冬一两，北五味一钱，水煎服。日日服之，自然白沫止而化为精也，沫化为精则生矣。

燥极一身无肉，嗌干面尘，体无膏泽，足心反热者，亦不治之症也。此血干而不能外养，精涸而不能内润耳。吾有奇方，实可救之，名**安润汤**：当归五钱，白芍五钱，熟地一两，川芎二钱，麦冬五钱，牛膝三钱，人参三钱，桑叶三十片，水煎服。此**四物汤**而加味者也。妙在加人参、桑叶，则四物更加大补，一身之气血无不润，又何至干燥之苦哉！

燥症善惊，腰不能俯仰，丈夫癞疝，妇人小腹痛，目盲，眦突者，不治之症也。然予谓可治者，以诸症皆肾病也。肾虚可补，补肾则心中有血，可以止惊；补肾则腰中有精，可以俯仰；补肾则任督有水，男子去疝，而女子可去痛，又何患目盲眦突之小症乎！予今特传一方，名资本润燥汤：熟地二两，桑叶三十片，山茱萸五钱，沙参一两，白术一两，甘菊花三钱，水煎服。此方纯是补肾，而少佐之健脾者何也？盖燥甚必口渴，**口渴必多饮水，水多则腰必有水气而不得散，白术最利腰脐，又得熟地补肾之药，则白术不燥，转得相助以成功**，此立方之妙也。倘遇此等病，即以吾方投之，未有不生者。

燥症咳嗽，已伤肺矣，复加吐血、吐脓、乌得不死？而必欲生之迂矣。不知燥症以致咳嗽，原是外感，非比内伤，虽吐脓血，亦因咳嗽之伤而来。救咳嗽，而肺金有养，嗽止而脓血亦消也。方用养肺救燥丹：麦冬三两，金银花三两，元参三两，甘草三钱，天门冬三钱，桔梗三钱，水煎服。此方单入肺经，以润津液，兼消浮火，而止血脓。内气既润，外感又除，何愁死症之难制哉！

产后血燥而晕，不省人事，此呼吸危亡时也。盖因亡血过多，旧血既出，新血不能骤生，阴阳不能接续，以致如此。方用**救晕至圣丹**：人参一两，当归二两，川芎一两，白术一两，熟地一两，炒黑干姜一钱，水煎服。人参以救脱，归、芎以逐瘀生新，熟地、白术利腰脐而补脾肾，黑姜引血归经以止晕，一剂便可获效，夺死为生，真返魂之妙方也。

产妇产后，大便燥闭，欲解不能，不解不可，烦躁身热者，往往不救。盖此症因亡血过多，肠中无肾水以相资，所以艰涩而不得出，一用大黄下之，鲜不死矣。必须用**地黄汤**大补之，亦有生者。但不论服之效与不效，日日与服一剂，或四五日，或十余日，自然大便出而愈。切勿见其一二服不效，即用降火之剂以杀之也。吾今**酌定地黄汤**：熟地二两，山茱萸一两，山药五钱，丹皮五钱，泽泻三钱，茯苓三钱，麦冬一两，北五味一钱，水煎服。照吾分两，治大便燥结俱妙，不独产妇产后之闭结也。

产妇产后，失血、衄血症俱不治。盖血少而又耗之也。然肯服**六味地黄丸**，亦能不死。而予更有奇方，名**止失汤**：人参一两，当归五钱，麦冬三钱，山茱萸五钱，三七根末三钱，水煎调服。一剂而血止，再剂而有生气矣。此方补气血以顾产，滋肺脉以救燥，止血以防脱，用之咸宜，所以奏功独神，胜于**六味汤**也。

产后血燥，成瘵症者，乃产怯也。亦缘产时，失于调理，故成痨瘵。如何可治？亦于未成之先，而急治之乎？或于产后一月之外，见怯弱而不能起床者，急用**救痨丹**救之：熟地一两，当归一两，黄芪一两，人参一两，鳖甲五钱，山茱萸五钱，麦冬一两，白芍五钱，白芥子一钱，水煎服。此方气血双补，不寒不热，初起痨瘵最宜，而产后尤能奏效。乘其初起，投以此方，无不生者。万勿因循，至于日久而不可救也。

产后血崩不止，口舌燥裂，不治之症也。然以大补药救之，往往有生者。予有奇方，名**定崩救产汤**：人参一两，当归一两，黄芪一两，白术一两，三七根末三钱，水煎服。此方亦补气血，不纯去止崩，而血自止。所以为妙，只三七根末，乃止崩之味，然又是补药，同群共济，收功独神。血崩止，而口舌燥裂亦愈也。倘惟图止崩，不去补虚，则血崩不止而死矣。

内　伤　门

雷公真君曰：凡人忽然猝倒不知人，口中痰声作响，人以为中风也，谁知是气虚？若作风治，未有不死者，盖因平日不慎女色，精亏以致气衰，又加起居不慎，故一时猝中，有似乎风之吹倒也。方用**培气汤**：人参一两，白芥子三钱，黄芪一两，白术一两，茯神五钱，菖蒲二钱，附子一钱，半夏二钱，水煎服。此方补气而不治风，消痰而不耗气，反有生理。一剂神定，二剂痰清，三剂全愈。

凡人有一时昏眩，跌倒，痰声如锯，奄忽不知人，此似中风而非中风，不可作真中风治也。虽然不可作中风治，但其中有阴虚、阳虚之不同。阴虚者，肾中之水虚，不能上交于心也。阳虚者，心中之火虚，不能下交于肾也。二症各不能使心气之清，往往猝倒。更有肝气过燥，不能生心中之火而猝倒者，亦阴虚也。更有胃气过热，不能安心中之火而猝倒者，亦阳虚也。辨明四症而治之，毋难起死回生。阴虚虽有二症，而治阴虚之法，只有一方，名**再苏丹**：熟地二两，山茱萸一两，元参一两，白芥子三钱，柴胡一钱，菖蒲一钱，麦冬一两，北五味一钱，茯神五钱，水煎服。一剂而苏醒，再剂而声出，十剂而全愈矣。此方之妙，全不去治中风，竟大补其肾中之水，使真水速生，自能上通心中之气。尤妙滋肺中之气，不特去生肾水，更能制伏肝木，不来下克脾土，则脾土运用，而化精尤易。至于茯神、菖蒲安心而通心窍，柴胡舒肝以生心气，使白芥子易于消痰，使元参易于解火，实有妙用耳。

阳虚须用二方：一方治心中火虚，不能下交于肾也，方名**交肾全生汤**：人参一两，生半夏三钱，附子三钱，菖蒲一钱，茯神五钱，生枣仁一两，白术一两，甘草一钱，水煎服。下喉即痰静而声出矣。连服数剂，安然如故。此方妙在人参、白术、附子、半夏同用，直补心脾之气而祛痰，则气旺而神易归，阳生而痰易化矣。尤妙在用生枣仁一两，则心清不乱，况又有菖蒲、茯神之通窍而安心，甘草之和中而调气乎？立见死症之变为生矣。

一方，名**抑火安心丹**，治胃热而不能安火之症也：人参一两，石膏五钱，天花粉五钱，茯神一两，菖蒲一钱，麦冬三钱，元参一两，水煎服。一剂而心定，再剂而火消，三剂病全愈矣。此方妙在用石膏于人参、茯苓之中，补心而泻胃火，则火易消，气又不损，况天花粉之消痰，菖蒲之开窍，又佐之各得其宜，有不定乱而为安乎？以上四症，虚实寒热不同，苟细悉之于胸中，断不至临症之错误也。

更有中风之症，口渴引饮，眼红气喘，心脉洪大，舌不能言，又不可作气虚治之。倘作气虚，用参芪之药，去生亦远。此乃肾虚之极，不能上滋于心，心火亢极自焚，闷乱遂至身倒，有如中风也。法当大补肾水，而佐之清心祛火之药，自然水足以济火。方用**水火两治汤**：熟地一两，山茱萸五钱，麦冬一两，五味子二钱，当归一两，生地一两，元参一两，茯神三钱，黄连二钱，白芥子三钱，水煎服。此方补肾兼补肝，肝肾足而心血生，又得祛火之剂以相佐，火息而痰消，喘平而舌利，何至有性命之忧哉！

心痛之症有二，一则寒气侵心而痛，一则火气焚心而痛。寒气侵心者，手足反温；火气焚心者，手足反冷。以此辨之最得。寒痛与火痛不同，而能死人则一。吾传二方，一治寒，一治热，无不效应如响。治寒痛者，名**散寒止痛汤**：良姜三钱，肉桂一钱，白术三钱，甘草一钱，草乌一钱，苍术三钱，贯众三钱，水煎服。此方妙在用贯众之祛邪，二术之祛湿，邪湿去而又加之散寒之品，自然直中病根，去病如扫也。治热痛者，名泻火止痛汤：炒栀子三钱，甘草一钱，白芍二两，半夏一钱，柴胡一钱，水煎服。此方妙在用白芍之多，泻水中之火，又加栀子，直折其热，而柴胡散邪，半夏逐痰，甘草和中，用之得当，故奏功如神也。二方皆一剂奏效。可以起死为生。

胁痛之症，乃肝病也。肝宜顺而不宜逆，逆则痛，痛而不止则死矣。故治胁痛必须平肝，平肝必须补肾，肾水足而后肝气有养，不必治胁痛，胁痛自平也。方用**肝肾兼资汤**：熟地一两，白芍二两，当归一两，白芥子三钱，炒栀子一钱，山茱萸五钱，甘草三钱，水煎服。此方补肝为君，补肾为佐，少加清火消痰之味，自然易于奏功。一剂而痛定矣。

腹痛之最急者，绞肠痧也。世人惧用官料药，殊不知药能去病，何畏官料哉！吾有一方最妙，不用官料之味，而功力十倍胜之。方用马粪一两，炒黑，入黄土一撮，微炒，用黄酒乘热服五钱，一剂即痛去如失。盖马粪最善止痛，而治腹痛尤神。用黄土者，因马粪过行之迅速，得土而少迟，且黄土与脾土，同性相亲，引之入于病处，使马粪易于奏功也。况又用黄酒佐之，则无微不达，非吐则泻，气一通而痛辄定矣。

阴阳脱症，乃男女贪欢，尽情纵送，以致兴酣畅美，一时精脱而不能禁也。少治之缓，则精尽气散而死矣。夫症本脱精，自当益精以救脱。然精不能速生也，此时精已尽泄，惟有气存。然精尽而气亦甚微，不急补其气，何以生元阳而长真水哉？方用**生气救脱汤**：人参三两，附子一钱，黄芪三两，熟地一两，麦冬一两，北五味一钱，水煎服。此方大用参、芪，补元阳于无何有之乡，加熟地、麦冬以生精，加五味以止脱，加附子温经以走经络，庶几气旺而神全，精生而身旺也。倘不补气而惟补精，则去生远矣。

人有小解之时，忽然昏眩而倒者，亦阴阳之气脱也。此症多得之入内过于纵欲。夫纵欲宜即亡于男女之身，兹何以离男女而暴亡？盖亡于男女之身，乃泄精甚酣，乐极情浓使然也。离男女而亡者，乃泄精未畅，平日肾气销亡，肾火衰弱，既泄其精，更加虚极，故气随小便而俱绝。二症虽异而实同，救法亦不必大异。惟死于男女之身，桂、附可不必重加，而脱于小便之顷，桂、附断须多用。至人参，则二症皆当用至二三两。予有一方，名**逢生丹**：人参二两，附子二钱，白术一两，菖蒲一钱，半夏一钱，生枣仁一两。水煎服。此方妙在人参急救其气以生于无何有之乡，加附子以追其散亡之气，菖蒲启心窍而还迷，半夏消痰饮而辟邪，尤妙用白术以利腰脐而固肾气之脱，用枣仁以安魂魄，而清心君之神，自然绝处逢生也。此方阴阳脱，俱可兼治而收功。

怔忡之症，扰扰不宁，心神恍惚，惊悸不已，此肝肾之虚，而心气之弱也。若作痰治，往往杀人。盖肾虚以致心气不交，心虚以致肝气益耗，不治虚而反攻痰，安得不速死乎！吾有一方，名**宁静汤**：人参一两，白术五钱，白芍一两，熟地一两，元参一两，生枣仁五钱，白芥子三钱，麦冬五钱，水煎服。

此方一派补心、肝、肾之药，三经同治，则阴阳之气自交，上下相资，怔忡自定，而惊悸恍惚之症，亦尽除矣。**怔忡**治之不得法，多致危亡。此症乃因泄精之时，又得气恼，更不慎色而成者也。似乎宜治肾为主。不知愈补肾，而心气愈加怔忡者何故？因肝得气恼，肝气大旺，补肾则肝气更旺，反去增心之火，故愈加怔忡也。然则心不可补乎？心不补则火不能息，补心而又加去火之药，则得生矣。方用**化忡丹**：人参二钱，麦冬五钱，生枣仁二钱，白芍五钱，元参五钱，茯神五钱，黄连一钱，白芥子一钱，甘草五分，水煎服。此方妙在不去定心，反去泻火；尤妙在不去泻肝，反去补肝；尤妙在不去补肾，反去补肺。盖泻心火即所以定心气也。补肝气则肝平，肝平则心亦平；补肺气则肺旺，能制肝经之旺矣。制服相宜，自然心气得养，而怔忡有不全愈者乎！

痨病最难治者，痨虫、尸气也。此症感之日久，遂至生虫，而蚀人脏腑，每至不救。灭门灭户，传染不已。若不传方救之，则祸且中于后世。我有奇方，久服自然消除，名**救痨杀虫丸**：鳖甲一斤，醋炙，茯苓五两，山药一斤，熟地一斤，白薇五两，沙参一斤，地骨皮一斤，人参二两，山茱萸一斤，白芥子五两，鳗鱼一斤，煮熟，先将鳗鱼捣烂，各药研末，米饭为丸，每日五更时服一两，半料即虫化为水矣。此方大补真阴，全非杀虫伤气之药。然补中用攻，而虫又潜消于乌有，真治痨神方也。

离魂之症，乃魂出于外，自觉吾身之外，更有一吾，此欲死未死之症。然而魂虽离，去身未远，尚有可复之机。盖阴阳未至于决绝也。急用**定魂全体丹**救之：人参一两，茯神五钱，柏子仁三钱，生枣仁一两，远志一钱，白芥子三钱，丹砂一钱，当归一两，白术一两，甘草一钱，麦冬五钱，龙齿末五分，水煎服。此方救心气之虚，心虚而后魂离。心气足而魂自定，况方中又用引魂合一之味于补虚之中乎？所以一剂即见功也。

反胃有食入而即出者，此肾水虚，不能润喉，故喉燥而即出也。有食久而反出者，此肾火虚，不能温脾，故脾寒而反出也。治反胃者，俱当治肾，但当辨其有火无火之异，则死症可变为生也。治反胃之症，莫妙用**仲景地黄汤**，但无火者，加附子、肉桂，则效验如响。然而世人亦有用仲景方而不验者，何也？以所用之不得其法，而非方之不神也。我今酌定二方，一治无火而反胃者：熟地二两，山茱萸一两，附子三钱，茯苓三钱，泽泻三钱，丹皮三钱，肉桂三钱，山药六钱，水煎服。一治有火而反胃者：熟地二两，山茱萸五钱，山药一两，泽泻三钱，丹皮三钱，茯苓五钱，麦冬五钱，北五味二钱，水煎服。二方出入加减，自然治反胃有神功也。

反胃之症，虽一时不能遽死，然治之不得其宜，亦必死而后已。反胃多是肾虚无火，故今日食之，至明日尽吐，即《内经》所谓食入即出是也。夫食入于胃中而吐出，似乎病在胃也，谁知**胃为肾之关门，肾病而胃始病。饮食之入于胃，必得肾水以相济，而咽喉有水道之通，始上可输挽，下易运化**。然而肾中无火，则釜底无薪，又何以蒸腐水谷乎？此肾寒而脾亦寒，脾寒不能化，必上涌于胃，而胃不肯受，则涌而上吐矣。方用**定胃汤**：熟地三两，山茱萸二两，肉桂三钱，茯苓三钱，水煎服。一剂而吐止，十剂而病全愈。然此治朝入暮吐，暮服朝吐者也。倘食下即吐，又不可用肉桂。加麦冬一两，北五味子一钱，亦未尝不效应如响，盖二方全是大补肾中之水火，而不去治胃，胜于治胃也。

失血之症，有从口鼻出者，有从九窍出者，有从手足皮毛之孔而出者，症似各异，吾有一方，可统治之，名**收血汤**：熟地二两，生地一两，荆芥一钱，三七根末三钱，当归一两，黄芪一两，水煎服。此方补血而不专补血，妙在兼补气也；止血而不专止血，妙在能引经也。血既归经，气又生血，自然火不沸腾，相安无事，何至有上中下之乱行哉！故无论各症用之而皆效也。

癫痫之症，多因气虚有痰，一时如暴风疾雨，猝然而倒，口吐白沫，作牛、羊、马声，种种不同。

治之不得法，往往有死者。吾今留一方，名**祛痰定癫汤**：人参三钱，白术五钱，白芍五钱，茯神三钱，甘草一钱，附子一片，半夏三钱，陈皮一钱，菖蒲一钱，水煎服。此方参、术、茯、芍皆健脾平肝之圣药，陈皮、半夏、甘草，不过消痰和中，妙在用附子、菖蒲以起心之迷，引各药直入心窍之中，心清则痰自散，而癫痫自除矣，既不耗气，又能开窍，安有死法哉！

中邪遇鬼，亦阳气之衰也。阳气不衰，则阴气不能中人，况鬼祟乎！惟阳气衰微，而后阴鬼来犯，治之又何可不补其正气哉！倘或只治痰以逐邪，而不加意于元阳之峻补，则气益虚而邪且不肯轻退，反致死亡之速矣。我今传一方，名**扶正辟邪丹**：人参一两，当归一两，茯苓五钱，白术二两，菖蒲一钱，半夏三钱，白芥子三钱，丹参五钱，皂角刺五分，山羊血五分，附子一钱，水煎服。此方山羊血、皂角刺，开关之圣药也。半夏、白芥子，消痰之神剂也。然不多用人参各补药，以回阳补气，必不能起死回生。大约用此方，一剂便觉鬼去，二剂而痰消人健矣。

中恶之症，乃中毒气也，犯之亦不能救，如犯蛇毒之气，与各虫之毒气也。其症肚胀腹大，气满口喘，身如燥裂而不可忍之状，大便闭结，小便黄赤，甚则阴头胀大，疼痛欲死，此等症，必须消毒，不可骤用补剂，犯则杀人。吾今酌定奇方，治之最效，而且最神，名**解恶神丹**：金银花三两，生甘草三钱，白矾五钱，白芷三钱，水煎服。此方解恶而不伤气，化毒于无形，实有妙用。大约中恶之症，服吾方不须二剂，便可庆生全也。

晕眩似乎小症，然而大病皆起于晕眩。眼目一时昏花，卒致猝倒而不可救者，比比也。故世人一犯晕眩之症，治之不可不早。吾今传一奇方，名**防眩汤**：人参三钱，白术一两，当归一两，熟地一两，川芎五钱，白芍一两，山茱萸五钱，半夏三钱，天麻二钱，陈皮五分，水煎服。此方单治气血之虚，不治头目之晕，盖气血足则阴阳和，阴阳和则邪火散，又何虑晕眩之杀人哉！多服数剂，受益无穷，不可见一二剂不能收功，便弃之而不用也。

呕吐之症，一时而来，亦小症也。然而倾胃而出，必伤胃气。胃气一伤，多致不救。其症有火、有寒。火吐宜清火而不可降火，寒吐宜祛寒而不可降寒。盖降火则火引入脾，而流入于大肠，必变为便血之症；降寒则寒引入肾，而流入于膀胱，必变为遗溺之症矣。我今酌定二方，一治火吐，名**清火止吐汤**：茯苓一两，人参二钱，砂仁三粒，黄连三钱，水煎服。此方解火退热，则呕吐自止。妙在茯苓分消火势，引火缓行于下，而非峻祛于下也。尤妙人参以扶胃气，则胃土自能克水，不必止吐，吐自定也。况又有砂仁之止呕乎！所以一剂而吐止耳。一治寒吐，名**散寒止呕汤**：白术二两，人参五钱，附子一钱，干姜一钱，丁香三分，水煎服。此方散寒而仍用补脾健土之药，则寒不能上越，而亦不敢下行，势不得不从脐中而外遁也。一剂亦即奏功如响。

泻症，乃水泻也。寒泻易治，火泻难医。往往有一日一夜，泻至数百遍者，倾肠而出，完谷不化，粪门肿痛，泻下如火之热，此亦百千人一病也。然无方救之，必致立亡。我今酌定一方，名**截泻汤**：薏苡仁二两，车前子一两，人参三钱，白芍二两，黄连三钱，茯苓五钱，甘草二钱，山药一两，肉桂三分，水煎服。一剂而泻减半，再剂而泻止，神方也。愈后用**六君子汤**调治。此等症，因火盛之极，挟水谷之味，一直下行，不及传道，所以完谷而出也。若认作脾气之虚，以止塞之，则火益旺而势益急，我乘其势而利导之，则水气分消，火势自散，所以奏功能神。

喘症与短气不同，喘乃外感，短气乃内伤也。短气之症状似乎喘，而非喘也。喘必抬肩，喉中作水鸡之声；短气则不然，喘不抬肩，喉中微微有息耳。若短气之症，乃火虚也，作实喘治之立死矣。盖短气乃肾气虚耗，气冲于上焦，壅塞于肺经，症似有余而实不足。方用**归气定喘汤**：人参二两，牛膝三钱，麦冬一两，熟地二两，山茱萸五钱，北五味一钱，枸杞子二钱，胡桃一个，破故纸一钱，水煎服。一剂而气少平，二剂而喘可定，三剂而气自平矣。此方妙在用人参之多，下达气原，以挽回于无何有之乡。其余纯是补肾、补肺之妙品，子母相生，水气自旺，水旺则火自安于故宅，而不上冲于咽门。此治短气之法，实有异于治外感之喘症也。

喘症不同，有虚喘，有实喘。实喘看其症，若重而实轻，用黄芩二钱，麦冬三钱，甘草五分，柴胡一钱，苏叶一钱，山豆根一钱，半夏一钱，乌药一钱，水煎服。一剂喘止，不必再服也。然实症之喘气大急，喉必作声，肩必抬起，非若虚喘，气少急而喉无声，肩不抬也。虚喘乃肾气大虚，脾气又复将绝，故奔冲而上，欲绝尚未绝也。方用**救绝止喘汤**：人参一两，山茱萸三钱，熟地一两，牛膝一钱，麦冬五钱，五味子一钱，白芥子三钱，水煎服。一剂轻，二剂喘止，十剂全愈。此病实死症也。幸几微之气，流连于上下之间，若用凉药以平火，是速其亡也，然用桂附以补火，亦速其亡，盖气将绝之时，宜缓续而不宜骤续，譬如炉中火绝，只存星星之火，宜用薪炭引之，若遽投之以硫黄之类，反灭其火矣。更以寒温之物动之，鲜有生气矣。方中妙在一派补肾、补肺之药与人参同用，则直入于至阴之中而生其气，肾气生而脾气亦生，自能接续于无何有之乡。况人参又上生肺，以助肾之母，子母相生，更能救绝也。

消渴之症，虽分上、中、下，而肾虚以致渴，则无不同也。故治消渴之法，以治肾为主，不必问其上、中、下之消也。吾有一方最奇，名**合治汤**：熟地三两，山茱萸二两，麦冬二两，车前子五钱，元参一两，水煎服。日日饮之，三消自愈。此方补肾而加清火之味，似乎有肾火者宜之，不知消症非火不成也，我补水而少去火，以分消水湿之气，则火从膀胱而出，而真气仍存，所以消症易平也，又何必加桂附之多事哉！惟久消之后，下身寒冷之甚者，本方加肉桂二钱，亦响应异常。倘不遵吾分两，妄意增减，亦速之死而已，安望其有生哉！消渴之症，虽有上、中、下之分，其实皆肾水之不足也。倘用泻火止渴之药，愈消其阴，必至更助其火，有渴甚而死者矣。治法必须补肾中之水，水足而火自消。然而此火非实火也，实火可以寒消，虚火必须火引。又须补肾中之火，火温于命门，下热而上热顿除矣。方用引火升阴汤：元参二两，肉桂二钱，山茱萸四钱，熟地一两，麦冬一两，北五味子二钱，巴戟天五钱，水煎服。此方大补肾中之水，兼温命门之火，引火归原，而水气自消，正不必止渴而渴自除，不必治消而消自愈也。

梦遗之症，久则玉关不闭，精尽而亡矣。世人往往用涩精之药，所以不救。倘于未曾太甚之时，大用补精、补气之药，何至于此？我有奇方传世：芡实一两，山药一两，莲子五钱，茯神二钱，炒枣仁三钱，人参一钱，水煎服。此方名**保精汤**。先将汤饮之，后加白糖五钱，拌匀，连渣同服。每日如此，不须十日，即止梦不遗矣。方中药味平平，淡而不厌，收功独神者，盖芡实、山药，固精添髓；莲子清心、止梦；茯神、枣仁安魂利水，得人参以运用于无为，不必止梦，而梦自无；不必止精，而精自断也。又何至于玉关不闭，至于夭亡哉。

痿症不起床席，已成废人者，内火炽盛以熬干肾水也。苟不补肾，惟图降火，亦无生机。虽治痿独取阳明，是胃火不可不降，而肾水尤不可不补也。我今传一奇方，补水于火中，降火于水内，合胃与肾而两治之，自然骨髓增添，燔热尽散，不治痿而痿自愈，方名**降补丹**：熟地一两，元参一两，麦冬一两，甘菊花五钱，生地五钱，人参三钱，沙参五钱，地骨皮五钱，车前子二钱，水煎服。此方补中有降，降中有补，所以为妙。**胃火不生，自不耗肾中之阴，肾水既足，自能制胃中之热，两相济而两相成**，起痿之方，孰有过于此者乎！

凡人有两足无力，不能起立，而口又健饭，如少忍饥饿，即头面皆热，有咳嗽不已者，此亦痿症。

乃阳明胃火，上冲于肺金，而肺金为火所逼，不能传清肃之气于下焦，而肾水烁干，骨中髓少，故不能起立。而胃火又焚烧，故能食善饥，久则水尽髓干而死矣。可不急泻其胃中之火哉！然而泻火不补水，则胃火无所制，未易息也。方用**起痿至神汤**：熟地一两，山药一两，元参一两，甘菊花一两，人参五钱，白芥子三钱，当归五钱，白芍五钱，神曲二钱，水煎服。一剂火减，二剂火退，十剂而痿有起色，三十剂可全愈也。此方奇在甘菊花为君，泻阳明之火，而又不损胃气，其余不过补肾水，生肝血，健脾气，消痰涎而已。盖治痿以阳明为主，泻阳明然后佐之诸药，自易成功耳。

痹症虽因风、寒、湿三者之来，亦因身中元气之虚，邪始得乘虚而入。倘惟攻三者之邪，而不补正气，则痹病难痊，必有死亡之祸矣。我今传一方，于补正之中，佐之祛风、祛湿、祛寒之品，则痹症易愈也。方名**散痹汤**：人参三钱，白术五钱，茯苓一两，柴胡一钱，附子一钱，半夏一钱，陈皮五分，水煎服。此方健脾利湿，温经散风，正气不亏，而邪气自散。二剂而痹症如失。

阴蛾之症，乃肾水亏乏，火不能藏于下，乃飞越于上，而喉中关狭，火不得直泄，乃结成蛾，似蛾而非蛾也。早晨痛轻，下午痛重，至黄昏而痛更甚，得热则快，得凉则加，其症之重者，滴水不能下喉，若作外感阳症治之，用山豆根、芩、连、栀子之类，则痛益甚而关不开，有不尽命而死者矣。我今传一方，单补阴虚，用引火归源之法，而痛顿失也。方名**化蛾丹**：熟地一两，山茱萸一两，附子一钱，车前子三钱，麦冬一两，北五味二钱，水煎服。此方大补肾之水，不治蛾之痛，壮水则火息，引火则痛消，故一剂即可收功，奇绝之法也。

水臌，满身皆水，按之如泥者是。若不急治水，留于四肢而不得从膀胱出，则变为死症，而不可治矣。方用**决流汤**：牵牛二钱，甘遂二钱，肉桂三分，车前子一两，水煎服。一剂而水流斗余，二剂即全愈。断不可与三剂也。与三剂，反杀之矣。盖牵牛、甘遂最善利水，又加之车前、肉桂，引水以入膀胱，但利水而不走气，不使牵牛、甘遂之过猛，利水并走气也。但此二味，毕竟性猛，多服伤人元气，故二剂逐水之后，断宜屏绝，须改用五苓散，调理二剂，又用**六君子汤**以补脾可也。更须忌食盐，犯则不救。

气臌，乃气虚作肿，似水臌而非水臌也。其症一如水臌之状，但按之皮肉不如泥耳。必先从脚面肿起，后渐渐肿至上身，于是头面皆肿者有之。此等气臌，必须健脾行气加利水之药，则可救也。倘亦以水臌法治之，是速之死也。我今传一奇方，名**消气散**：白术一两，薏仁一两，茯苓一两，人参一钱，甘草一分，枳壳五分，山药五钱，肉桂一分，车前子一钱，萝卜子一钱，神曲一钱，水煎服。日日一剂，初服觉有微碍，久则日觉有效，十剂便觉气渐舒，二十剂而全消，三十剂而全愈。此方健脾，而仍是利水之品，故不伤气。奏功虽缓，而起死实妙也。然亦必**禁食盐**三月，后可渐渐少用矣。即秋石亦不可用，必须三月后用之。

虫臌，惟小腹作痛，而四肢浮胀不十分之甚，而色红而带点，如虫蚀之象。眼下无卧蚕微肿之形，此是虫臌也。必须杀虫可救。然过于峻逐，未免转伤元气，转利转虚，亦非生之之道。方用**消虫神奇丹**：雷丸三钱，当归一两，鳖甲一两，醋炙，地栗粉一两，鲜者取汁一茶瓯，神曲三钱，茯苓三钱，车前子五钱，白矾三钱，水煎服。一剂即下虫无数，二剂虫尽出无留矣。虫去而臌胀自消，不必用三剂也。盖雷丸最善逐虫去秽，而鳖甲、地栗更善化虫于乌有。然虫之生必有毒结于肠胃之间，故又用白矾以消之。诚虑过于峻逐，又佐之当归以生血，新血生而旧瘀去。更佐之茯苓、车前，分利其水气，则虫从大便而出，而毒从小便而行，自然病去如扫矣。但此药服二剂后，必须服四君、六君汤去甘草，而善为之调理也。

血臌之症，其由来渐矣。或跌闪而血瘀不散，或忧郁而结血不行，或风邪而血蓄不发，遂至因循时日，留在腹中，致成血臌。饮食入胃，不变精血，反去助邪，久则胀，胀则成臌矣。倘以治水法逐之，而症犯非水，徒伤元气；倘以治气法治之，而症犯非气，徒增饱满。是愈治而愈胀矣。我有奇方，妙于逐瘀，名**消瘀荡秽汤**：水蛭三钱，必须炒黑可用，大约一两，炒黑，取末用三钱，当归二两，雷丸三钱，红花三钱，枳实三钱，白芍三钱，牛膝三钱，桃仁四十粒，去皮尖，捣碎，水煎服。一服即下血斗余，再服即血尽而愈。盖血臌之症，惟腹胀如鼓，而四支手足并无胀意，故血去而病即安也。服此方一剂之后，切勿再与二剂，当改用**四物汤**调理，于补血内，加白术、茯苓、人参补气而利水自然全愈。否则血臌虽痊，茯苓、人参，补气而利水，恐成干枯之症。

血　症

雷公真君曰：凡人有一时忽吐狂血者，人以为火也，多用寒凉药泻火，乃火愈退而血愈多；或用止血药治之，而仍不效，此乃血不归经之故。若再以寒凉泻火之药而重泻之，未有不死者矣。当用补气之药，而佐之归经之味，不必止而自止矣。方用**引血汤**：人参五钱，当归一两，炒黑，荆芥三钱，丹皮二钱，水煎服。一剂而血无不止。此方妙在不专去补血，反去补气以补血，尤妙在不单去止血，反去行血以止血。盖血逢寒则凝滞而不行，逢散则归经而不逆，救死于呼吸之际，此方实有神功也。

人有大怒而吐血者，或倾盆而出，或冲口而来，一时昏晕，亦生死顷刻也。倘以止血药治之，则气闷而不能安；倘以补血药治之，则胸痛而不可受，往往有变症蜂起而毙者，不可不治之得法也。方用**解血平气汤**：白芍二两，当归二两，荆芥炒黑，三钱，柴胡八分，红花二钱，炒栀子三钱，甘草一钱，水煎服。一剂而气舒，二剂而血止，三剂而病全愈。盖怒气伤肝，不能平其气，故致一时吐血，不先去舒气，而遽去止血，愈激动肝木之气，气愈旺而血愈吐矣。方中芍药多用之妙，竟去平肝，又能舒气，荆芥、柴胡，皆引血归经之味，又适是开郁宽胁之剂，所以奏功甚速，而止血实神，全非用当归补血之故，当归不过佐芍药以成功耳。

凡人有**血崩**不止者，妇人之病居多，亦一时昏晕，或有不知人而死者。此病多起于贪欲，若治之不得法，日用止涩之药，未有不轻变重，而重变死者。方用**安崩汤**治之：人参一两，黄芪一两，白术一两，三七根末三钱，水煎调三七根末服之。一剂即止崩，可返危为安也。盖**崩血之后，惟气独存**，不补气而单补血，缓不济事。今亟固其欲绝之气，佐之三七以涩其血，气固而血自不脱也。

腹　痛

雷公真君曰：凡人有腹痛不能忍，按之愈痛，口渴，饮冷水则痛止，少顷依然大痛，此火结在大小肠，若不急治，亦一时气绝。方用**定痛至神汤**：炒栀子三钱，甘草一钱，茯苓一两，白芍五钱，苍术三钱，大黄一钱，厚朴一钱，水煎服。此方妙在舒肝经之气，用白芍、甘草和其痛，尤妙多用茯苓为君以利膀胱之水，更妙在栀子以泻郁热之气，又恐行之欠速，更佐之大黄，走而不守，则泻火逐瘀，尤为至神也。

喉　痛

雷公真君曰：凡人有咽喉忽肿作痛，生双蛾者，饮食不能下，五日不食即死矣。但此症实火易治，而虚火难医。实火世人已有妙方，如用山豆根、芩、连、半夏、柴胡、甘草、桔梗、天花粉，治之立消。惟虚火乃肾火不藏于命门，浮游于咽喉之间，其症亦如实火，惟夜重于日，清晨反觉少轻，若实火清晨反重，夜间反轻，实火口燥、舌干而开裂，虚火口不甚渴，舌滑而不裂也。以此辨症，断不差错。此种虚痛，若亦以治实火之法治之，是人已下井，而又益之石也。故不特不可用寒凉，并不可用发散，盖虚火必须补也。然徒补肾水，虽水能制火，可以少差，而火势太盛，未易制伏，又宜于水中补火，则引火归原而火势顿除，有消亡于顷刻矣。方用**引火汤**：熟地一两，元参一两，白芥子三钱，山茱萸四钱，北五味二钱，山药四钱，茯苓五钱，肉桂二钱，水煎服。一剂而痰声静，痛顿除，肿亦尽消，二剂全愈。盖熟地、山茱萸、五味之类，纯是补肾水圣药，茯苓、山药，又益精而利水，助肉桂之下行，元参以消在上之浮火，白芥子以消壅塞之痰，上焦既宽，而下焦又得肉桂之热，则龙雷之火，有不归根于命门者乎！一剂便生，真有鬼神莫测之机，又胜于**八味地黄汤**也。倘喉肿闭塞，勺水不能下，虽有此神方，将安施乎？我更有法，用附子一个，破故纸五钱，各研末，调如糊，作膏布摊如膏药，大如茶钟，贴脚心中央，以火烘之一时辰，喉即宽而开一线路，可以服药矣。又不可不知此妙法也。

气　郁

雷公真君曰：凡人有郁郁不乐，忽然气塞而不能言，苟治之不得法则死矣。夫郁症未有不伤肝者也。伤肝又可伐肝乎？伐肝是愈助其郁，郁且不能解，又何以救死于顷刻哉！方用**救肝开郁汤**：白芍二两，柴胡一钱，甘草一钱，白芥子三钱，白术五钱，当归五钱，陈皮二钱，茯苓五钱，水煎服。一剂而声出，再剂而神安，三剂而郁气尽解。此方妙在用白芍之多至二两，则直入肝经，以益其匮乏之气，自然血生而火熄。又用白术、当归，健土以生血；柴胡以解郁，甘草以和中，白芥子以消膜膈之痰，又妙在多用茯苓，使郁气与痰涎尽入于膀胱之中，而消弭于无形也。倘人有郁气不解，奄奄黄瘦，亦急以吾方治之，何至变生不测哉！

癫　症

雷公真君曰：癫病之生也，多生于**脾胃之虚寒**。**脾胃虚寒**，所养水谷不变精而变痰，痰凝胸膈之间不得化，流于心而癫症生矣。苟徒治痰而不补气，未有不速之死者。方用**祛癫汤**：人参五钱，白术一两，肉桂一钱，干姜一钱，白芥子五钱，甘草五分，菖蒲五分，半夏三钱，陈皮一钱，水煎服。此方用人参、白术专补脾胃，用桂、姜以祛寒邪，用白芥子、半夏以消顽痰，用甘草、菖蒲以引入心而开窍，自然正气回而邪痰散，一剂神定，再剂神旺，又何癫病之不能愈哉！

惟是**花癫**之症，乃女子思想其人而心邪，然亦因脾胃之寒而邪入也。本方加入白芍一两，柴胡二钱，炒栀子三钱，去肉桂，治之亦最神，一剂而癫止矣。盖柴胡、白芍、炒栀子，皆入肝以平木，祛火而散郁，故成此奇功也。

狂　症

雷公真君曰：狂病有伤寒得之者，此一时之狂也，照仲景张公伤寒门治之，用白虎汤以泻火矣。更有终年狂病而不愈者，或欲拿刀以杀人，或欲见官而大骂，亲戚之不认，儿女之不知，见水则大喜，见食则大怒，此乃心气之虚，而热邪乘之，痰气侵之，遂成为狂矣。此等症欲泻火，而火在心之中，不可泻也；欲消痰，而痰在心之中，不易消也。惟有补脾胃之气则心自得养，不必祛痰痰自化，不必泻火火自无矣。方为**化狂丹**：人参一两，白术一两，甘草一钱，茯神一两，附子一分，半夏三钱，菖蒲一钱，菟丝子三钱，水煎服，一剂狂定，再剂病痊。此方妙在补心、脾、胃之三经而化其痰，不去泻火，盖泻火则心气愈伤，而痰涎愈盛，狂将何止乎？尤妙用附子一分，引补心消痰之剂直入心中，则气尤易补，而痰尤易消，又何用泻火之多事乎？此所以奏功如神也。

呆　病

雷公真君曰：呆病如痴，而默默不言也；如饥，而悠悠如失也；意欲癫而不能，心欲狂而不敢；有时睡数日不醒，有时坐数日不眠；有时将己身衣服，密密缝完，有时将他人物件，深深藏掩；与人言，则无语而神游；背人言，则低声而泣诉。与之食，则厌薄而不吞；不与食，则吞炭而若快。此等症，虽有祟凭之，实亦胸腹之中无非痰气，故治呆无奇法，治痰即治呆也。然而痰势最盛，呆气最深，若以寻常二陈汤治之，安得获效？方用**逐呆仙丹**：人参一两，白术二两，茯神三两，半夏五钱，白芥子一两，附子五分，白薇三钱，菟丝子一两，丹砂三钱，研末，先将各药煎汤，调丹砂末，与半碗，彼不肯服，以炭给之，欣然服矣。又给之，又服半碗，然后听其自便，彼必倦怠欲卧矣。乘其睡熟，将其衣服被褥，尽行火化，单留身上所服之衣，另用新被盖之，切不可惊醒，此一睡，有睡至数日者，醒来必觅衣而衣无，觅被而被非故物，彼必大哭，然后又以前药与一剂，必不肯服，即给之炭，亦断不肯矣。不妨以鞭责之，动其怒气，用有力之人，将前药执而灌之，彼必大怒，已而又睡去矣。此时断须预备新鲜衣服被褥等项，俟其半日即醒，彼见满房皆是亲人，心中恍然如悟，必又大哭不已，诸人当以好言劝之，彼必说出鬼神之事，亲人说幸某人治疗，已将鬼神尽行祛遣，不必再虑，彼听之欣然而病亦全愈矣。此方之妙，妙在大补心脾，以茯神为君，使痰在心者，尽祛之而出，其余消痰之药，又得附子引之，无经不入，将遍身上下之痰，尽行祛入膀胱之中而消化矣。白薇、菟丝子皆是安神妙药，而丹砂镇魂定魄，实多奇功，所以用之而奏效也。

厥　症

雷公真君曰：人有忽然发厥，口不能言，眼闭手撒，喉中作酣声，痰气甚盛，有一日即死者，有二三日而死者。此厥多犯神明，然亦因素有痰气而发也。治法自宜攻痰为要。然徒攻痰而不开心窍，亦是徒然。方用**启迷丹**：生半夏五钱，人参五钱，菖蒲二钱，菟丝子一两，甘草三分，茯神三钱，皂角荚一钱，生姜一钱，水煎服。此方人参、半夏各用五钱，使攻补兼施则痰易消，而气易复，尤妙用菟丝子为君，则正气升而邪气散。更妙用皂荚、菖蒲、茯神，开心窍以清心，自然气回而厥定。倘疑厥症是热，而轻用寒凉之药，则**去生远矣**。**半夏用生不用制者，取其生气以救死**，且制之过熟，反掣肘效迟，而不能奏功也。其余厥症，岐天师新定于《内经》可考，伤寒厥症，张仲景载于伤寒门中可稽，故不再传。

斑　疹

雷公真君曰：人有一时身热，即便身冷，而满体生斑如疹者，乃火从外泄而不得尽泄于皮肤，故郁而生斑，人尽以为热也，用寒凉泻火之药不效，有斑不得消而死者，亦可伤也。亦用**消斑神效汤**治之：元参一两，麦冬一两，升麻三钱，白芷一钱，白芥子三钱，沙参三钱，丹皮五钱，水煎服。一剂斑势减，再剂斑纹散，三剂斑影尽消矣。此方妙在用元参、麦冬以消斑，尤妙在升麻多用，引元参、麦冬以入于皮肤，使群药易于奏功，而斑无不消也。

亡　阳

雷公真君曰：凡人毋论有病无病，一旦汗如雨出，不肯止者，名曰亡阳。汗尽，只有气未绝，最危之症也。若因汗出而用止汗之药，则汗不能止；若因汗尽而用补血之药，则血难骤生，所当急补其气，尚可挽回。然而补气之药，舍人参实无他味可代。方用**收汗生阳汤**：人参一两，麦冬一两，北五味三钱，黄芪一两，当归五钱，熟地一两，炒枣仁五钱，甘草一钱，水煎服。一剂而汗收，再剂而气复，三剂而气旺，四剂而身健矣。此方之妙，妙在气血均补，而尤补于气，使气足以生阳，阳旺而阴亦生矣。夫亡阳之症，虽是阳亡，其实阴虚不能摄阳，以致阳气之亡也。倘阴足以摄阳，则汗虽出何至亡阳？然治亡阳之症，乌可徒救阳乎！我所以救阳兼救阴也。

痢　疾

雷公真君曰：凡人夏秋感热之气，患痢便血，一日间至百十次不止者，至危急也。苟用凉药以止血，利药以攻邪，俱非善法。我有神方，可以救急援危，又不损伤气血，痢止身亦健也。方用**援绝神丹**：白芍二两，当归二两，枳壳二钱，槟榔二钱，甘草二钱，滑石末三钱，广木香一钱，萝卜子一钱，水煎服。一剂轻，二剂止，三剂全愈。此方妙在用白芍、当归至二两之多，则肝血有余，不去制克脾土，则脾气有生发之机，自然大肠有传导之化，加之枳壳、槟榔、萝卜子俱逐秽祛积之神药，尤能于补中用攻，而滑石、甘草、木香调和于迟速之间，更能不疾不徐，使瘀滞之尽下，而无内留之患也。其余些小痢疾，不必用如此之多，减半治之，亦无不奏功。前方不必分红白、痛与不痛，皆神效。

五　绝

五绝，乃缢死、跌死、魇死、淹死、压死是也。世人祸成仓猝，往往不救。然此等之死，五脏未绝，因外来之祸而枉死者也。其魂魄守于尸旁，相去未远，苟以神术招之，魂魄即附体而可生也。我传神符一道，先书黄纸上，焚化在热黄酒内，掘开牙关，灌入喉中，后再用药丸化开，亦用黄酒调匀，以人口含药水，用葱管送于死人喉内，少顷即活。

招魂符式：（略）无咒。但书符时，一心对雷真君天医使者书之，自然灵应无比。

药丸名：**救绝仙丹**：山羊血二钱，菖蒲二钱，人参三钱，红花一钱，皂角刺一钱，半夏三钱，制苏叶二钱，麝香一钱，各为末，蜜为丸，如龙眼核大，酒化开用。修此丸时，端午日妙。如临时不必如许之多，十分之一可也。此方神奇之极，又胜于秦真人。闲时备药，修合一料，大可救人。若到临期缓不济事。此方不特救五绝，凡有邪祟昏迷，一时猝倒者皆可灌之，以起死回生也。

砒　毒

雷公真君曰：世人有服砒霜之毒，五脏欲裂者，腹必大痛，舌必伸出，眼必流血而死，最可怜也。方用**泻毒神丹**：大黄二两，生甘草五钱，白矾一两，当归三两，水煎汤数碗，饮之，立时大泻即生，否则死矣。此砒毒已入于脏，非可用羊血、生甘草上吐而愈。我所以又变下法救之。饮之而不泻，此肠已断矣，又何救乎？倘用之早，未有不生者，不可执吐法而无变通。若初饮砒毒，莫妙用生甘草三两，急煎汤，加羊血半碗，和匀饮之，立吐而愈。若饮之不吐，速用大黄之方，则无不可救也。

虎　伤

雷公真君曰：世人被虎咬伤，血必大出，其伤口立时溃烂，其疼不可当。急用猪肉贴之，随贴随化，随化随易，速用地榆一斤，为细末，加入三七根末三两，苦参末四两，和匀掺之，随湿随掺，血即止而痛即定。盖地榆凉血，苦参止痛，三七根末止血，合三者之长，故奏功实神。

汤火伤

火烧　汤池

雷公真君曰：凡人有无意之中，忽为汤火所伤，遍身溃烂，与死为邻。我有内治妙法，可以变死而生。方名**逐火丹**：用大黄五钱，当归四两，荆芥三钱，炒黑，生甘草五钱，黄芩三钱，防风三钱，黄芪三两，茯苓三两，水煎服。一剂痛减半，二剂痛全减，三剂疮口全愈，真至神至圣之方也。此方妙在重用大黄于当归、黄芪之内，既补气血，又逐火邪，尤妙用荆芥、防风引黄芪、当归之补气血，生新以逐瘀，更妙用茯苓三两，使火气尽从膀胱下泻，而皮肤之痛自除。至于甘草、黄芩，不过调和而清凉之已耳。

痈疽并无名疮毒

雷公真君曰：凡人痈疽发于背，或生于头顶，或生于胸腹，或生于手足臂腿腰脐之间，前阴粪门之际，无论阳毒阴毒，一服吾方，无不立消，已溃者即敛，真神方也。金银花四两，蒲公英一两，当归二两，元参一两。水五碗，煎八分，饥服。一剂，尽化为无有矣。切勿嫌其药料之重，减去分两，则功亦减半矣。此方既善攻散诸毒，又不耗损真气，可多服久服，俱无碍。即内治肺痈、大小肠痈，亦无不神效也。

我已传完。汝另抄一本，存之《医述》之中，以成全书。他年刊布天下，传之万年，以见吾道之大，亦快事也。

雷公真君传于燕市。时康熙戊辰七月晦日也。我无他言，但愿汝修道以答上帝之心也。

跋

余与陈子远公，同里而神交，偶得是编，读之叹为神奇，故亟梓以济世。远公淹贯经史，才思泉涌，论议数千言，娓娓不穷。盖是编原期救人，而非取乎采藻。窃恐以词害志，故略有所删改，要使雅俗一览了然。至定方用药之间，总不敢增减一字。知我当不罪我也。（以谋谨识。）

辨证录

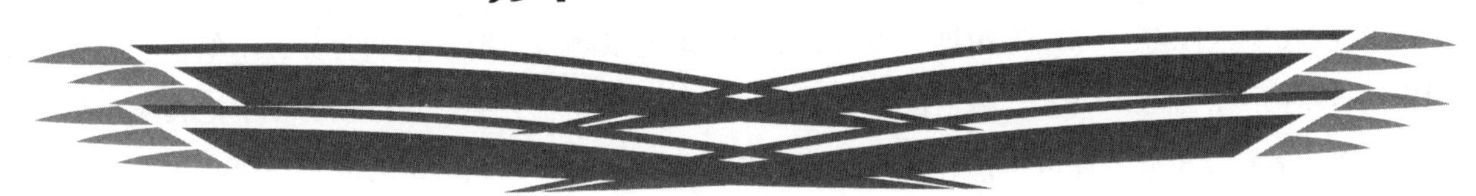

年 序

九流莫难于医，亦莫慎于医，盖人之性命所攸关也。是必奉其传于名师，穷其理于素习，小其心于临时。一遇其人之病，先审其人之气质，按其人之性情，据其人之居处、服习，循经辨络，以得其致病之原与夫病之所在，然后随节气就方与切脉，对症而投之以药，无不有随手而效焉者也。顾自张仲景以后，名医代出，其所著述几于汗牛充栋，后之学者于茫茫大海中，非埋首读书，潜心味道，得名师之指授而能知三昧者盖寡。余少留心于方书，稍稍知本草，每有疾而不轻服药，惟恐庸医之误也。

兹奉圣天子命抚粤东。粤东山海陬区也，在天文星躔鹑火，其气多燥，而又近于大海，群山叠抱，其间溪涧泉窦，莫非潮湿也。以天燥地湿之乡，而人之生于其中者，苟不自谨，立即致病。其气之壮者，感之轻而发之速，固可不药而愈；然疾甚者必延医，讵知粤东之医其能记诵《汤头》，耳熟《脉诀》者十无一二，甚而不解《内经》为何文，《条辨》为何意，略知药性，拘守陈方，究之胸中不通，指下不明，是以投之剂而多死。今夫病之寒热有表里之分焉，有疑似之别焉，有浅深主客之攸殊焉。其于似热症者辄投凉剂，岂知凡感于寒则为病热，寒郁则热盛，须温以解者而凉剂直利刃矣；于似寒症者辄投暖剂，岂知食重内蒸，热极反寒，六脉全伏，须下以解者而暖剂尤利刃矣。更可骇者，不论其人之形气与天行之节候、致病之根源，而擅用桂、附、人参，以为能用贵药者为通方、为老手，而不知杀人于三指而卒不自认其罪者，莫若此等庸医之甚也。余抚粤未及三载，而闻医之杀人者不可数计，殊悯粤人之甘心送命于庸医而不自知也。比山阴余子燮菴来粤，携函秘藏《辨证录》一书，余假一观，真有仲景诸公所未及者，而辨证折衷补救，诚为仁人济世寿物之至宝，即为捐俸授梓印本普行，愿吾粤之医家熟读精思，悟其今之所是，故不惮琐琐以为之序。

大清雍正三年岁次乙巳中澣

钦命巡抚广东等处地方提督军务兼理粮饷都察院右副都御史

广宁年希尧撰

自　序

丁卯秋，余客燕市，黄菊初放，怀人自远，忽闻剥啄声，启扉迓之，见二老者衣冠伟甚，余奇之。载拜问曰：先生何方来，得毋有奇闻诲铎乎？二老者曰：闻君好医，特来辨难耳。余谢不敏。二老者曰：君擅著作才，何不著书自雄，顾呫呫时艺，窃耻之。余壮其言，乃尚论《灵》《素》诸书，辨脉辨证，多非世间语，余益奇之。数共晨夕，遂尽闻绪论。阅五月别去，训铎曰：今而后君可出而著书矣！铎退而记忆，合以所试方，日书数则，久乃成帙。夫医道之难也，不辨脉罔识脉之微，不辨证罔识证之变。今世人习诊者亦甚多矣，言人人殊，究不得其指归，似宜辨脉，不必辨证也。虽然，辨脉难知，不若辨证易知也。古虽有从脉不从证之文，毕竟从脉者少，从证者众，且证亦不易辨也。今人所共知者，不必辨也；古人所已言者，不必辨也；必取今人之所不敢言，与古人之所未及言者，而畅辨之。论其证之所必有，非诡其理之所或无，乍闻之而奇，徐思之而实未奇也。客曰：布帛菽粟，可以活人，安在谈医之必奇乎。余谢之曰：布帛菽粟，平淡无奇，而活人之理实奇也。日服之而不知其何以温，日食之而不知其何以饱，致使其理之彰可乎？铎之辨证，犹谈布帛菽粟之理耳。客又笑曰：君辨理奇矣，已足显著作之才，奚必托仙以炫奇耶！铎，尼山之弟子也，敢轻言著作乎？闻二先生教，亦述之而已，何必讳其非仙哉！仙不必讳，而必谓是书非述也，得毋欺世以玄奇乎！书非玄奇，而仍以奇闻名者，以铎闻二先生之教，不过五阅月耳，数十万言，尽记忆无忘，述之成帙，是则可奇者乎，岂矜世以玄奇哉！

山阴陈士铎敬之甫别号远公又号朱华子题于大雅堂

凡　例

一、是编皆岐伯天师、仲景张使君所口授，铎敬述广推以传世。实遵师诲，非敢自矜出奇。

二、辨证不辨脉者，以证之易识也。苟能知证，何必辨脉哉！虽然，辨证更能辨脉，则治病益精，又在人善用之耳。

三、辨论证候，均出新裁，阐扬《灵》《素》所未备，于二经不无小补云。

四、编中不讲经络穴道，以经络穴道之义，已显载于《灵》《素》二经，人可读经自考也。

五、各门辨证，专讲五行生克之理，生中有克，克中有生，经权常变，颠倒纷纭，贵人善读之耳。

六、铎壮游五岳，每逢异人传刀圭之书颇富，凡可引证，附载于各辨证条后，以备同人采择。

七、祖父素好方术，遗有家传秘本，凡关合各症者，尽行采入，以成异书。

八、吾越多隐君子，颇喜谈医，如蒋子羽、姚复菴、倪涵初、金子如、蔡焕然、朱瑞林诸先生，暨内父张公噩仍与同辈余子道元、叶子正叔、林子巨源、钱子升璲、丁子威如、家太士，或闻其余论，或接其片言，均采入靡遗。

九、兹编不讲针灸，非轻之也。盖九针治病之法，已畅论于《灵》《素》书中，不必再为发明耳。

十、人病最多，集中所论，恐不足概世人之病，然生克之理既明，常变之法可悟，此编旁通治法，正有余也。

十一、二师所传诸方，与鄙人所采诸法，分两有太多过重之处，虽因病立方，各有机宜，然而气禀有厚薄之分，生产有南北之异，宜临症加减，不可拘定方中，疑畏则不敢用也。

十二、铎年过六旬，精神衰迈，二师传铎之言，愧难强记，恐至遗忘，辨论之处或多未备，尤望同人之教铎也。

十三、是编方法，亲试者十之五，友朋亲出传诵者十之三，罔不立取奇验，故敢付梓告世。然犹恐药有多寡、轻重，方有大小、奇偶，又将生平异传诸方，备载于后，便世临病酌用也。

十四、岐天师传书甚富，而《外经》一编尤奇。篇中秘奥，皆采之《外经》精鉴居多，非无本之学也。铎晚年尚欲笺释《外经》以求正于大雅君子也。

十五、铎勤著述，近年以来，广搜医籍，又成一编，决寿夭之奇，阐生克之秘，有益于人命不浅。帐卷帙浩繁，铎家贫不克灾梨，倘有同心好善之士，肯捐资剞劂，铎倾囊付之，不吝惜也。

大雅堂主人远公识

卷之一

伤寒门四十三则

1. 冬月伤寒，发热，头痛，汗出，口渴，人以为太阳之症也，谁知太阳已趋入阳明乎。若徒用干葛汤以治阳明，则头痛之症不能除；若徒用麻黄汤以治太阳，则汗出不能止，口渴不能解，势必变症多端，轻变为重。法宜正治阳明，而兼治少阳也。何则？邪入阳明，留于太阳者，不过零星之余耶，治太阳反伤太阳矣。故太阳不必治，宜正治阳明。盖阳明为多气多血之府，邪入其中，正足大恣其凶横，而挟其腑之气血，为炎氛烈焰者，往往然也，故必须用大剂凉药，始可袪除其横暴也。方用：

石膏一两　知母二钱　麦冬二两　竹叶二百片　茯苓三钱　甘草一钱　人参三钱　柴胡一钱　栀子一钱　水煎服。

一剂而头痛除，二剂而身热退，汗止而口亦不渴矣。

此即**白虎汤变方**，用石膏、知母以泻其阳明之火邪；用柴胡、栀子以断其少阳之路径；用麦冬以清补其肺金之气，使火邪不能上逼；用茯苓引火下趋于膀胱，从小便而出，而太阳余邪尽随之而外泄也。至于人参、甘草、竹叶，不过取其调和脏腑，所谓攻补兼施也。（*伤寒症最难治而最易治也，盖邪有来路有去路，有大路有旁路。由太阳而来是来路也，从阳明而去是去路也。断少阳是阻其大路也，塞太阴肺经是断其旁路也。知此法而通之，以治各经何伤寒之不愈耶。*）

或惧前方太重，则**清肃汤**亦可用也，并载之以备选用。

石膏五钱　知母一钱　麦冬一两　甘草　人参　柴胡　栀子各一钱　独活　半夏各五分　水煎服。

2. 冬月伤寒，发热，口苦，头痛，饥不欲饮食，腹中时痛，人以为太阳之症也，谁知少阳之病乎。夫伤寒未有不从太阳入者。由太阳而入阳明，由阳明而入少阳者，传经之次第也。何以邪入太阳，即越阳明而入于少阳耶？人以为隔经之传也，而孰知不然。盖少阳乃胆经也，**胆属木，木最恶金**，肺属金而主皮毛。**风邪之来，肺金先受，肺欺胆木之虚，即移其邪于少阳，故太阳之症，往往多兼少阳同病者**。然则此症，乃二经同感，而非传经之症也。（*辨二经同感，不是传经，最有把握。*）治法似亦宜二经同治矣，而又不然，单治少阳，而太阳之病自愈。方用：

柴胡二钱　白芍五钱　甘草一钱　陈皮一钱　黄芩一钱　神曲一钱　白术三钱　茯苓三钱

水煎服。一则热止，二剂而腹不痛，头不疼，而口亦不苦矣。

此方即**逍遥散**之变方也。盖病在半表半里之间，**逍遥散**既解散表里之邪，而太阳膀胱之邪，何能独留？况方中原有茯苓、白术以利腰脐而通膀胱之气乎！余所以止加神曲、黄芩，少解其胃中之火，以和其脾气，而诸症尽除也。

此病用**舒经汤**亦佳。

薄荷二钱　白芍五钱　甘草八分　黄芩二分　白术二钱　茯苓五钱　桂枝三分　水煎服。

3. 冬月伤寒，发热，口渴，谵语，时而发厥，人以为热深而厥亦深也，疑是厥阴之症，谁知为太阴之症乎。夫太阴脾土也，脾与阳明胃经为表里，表热而里亦热，此乃胃邪移入于脾经也。此症最危最急，盖人以脾胃为主，脾胃尽为火邪所烁，而肾水有不立时熬干者乎！治法宜急救脾胃矣。然而救脾则胃火愈炽，救胃则脾土立崩，此中之消息最难，惟当速救肾水之干枯而已。（厥阴、太阳最难辨，今辨得甚清。讲用药处，妙论解颐。）方用：

玄参三两　甘菊花一两　熟地一两　麦冬二两　芡实五钱　水煎服。

此方名为**救枯丹**。用玄参以散其脾胃浮游之火，甘菊以消其胃中之邪，麦冬以滋其肺中之液，助熟地以生肾水，庶几滂沱大雨，自天而降，而大地焦枯，立时优渥，何旱魃之作祟乎！又恐过于汪洋，加入芡实以健其土气，而仍是肾经之药，则脾肾相宜，但得其灌溉之功，而绝无侵凌之患。故一剂而谵语定，再剂而口渴除，三剂而厥亦止，身亦凉也。此症世人未知治法，即仲景张使君亦未尝谈及，天师因士铎之请，特传神奇治法，以为伤寒门中之活命丹也。

此症用**清土散**亦妙。

石膏一两　麦冬一两　生地一两　甘草一钱　金银花五钱　白术三钱　水煎服。

4. 冬月伤寒，大汗而热未解，腹又痛不可按，人以为邪发于外未尽，而内结于腹中，乃阳症变阴之症也。余以为不然。夫伤寒而至汗大出，是邪随汗解，宜无邪在其中，何至腹痛？此乃阳气尽亡，阴亦尽泄，腹中无阴以相养，有似于邪之内结而作痛，盖**阴阳两亡之急症**也。（世人俱知亡阳，而不知亡阳即是亡阴，此等议论非仙人指授安得发千古之所未发耶。）夫**痛以可按为虚**，不可按为实，何以此症不可按，而又以为虚乎？不知阴阳两亡，腹中正在将绝之候，不按之已有疼痛难忍之时，况又按而伤其肠胃，安得不重增其苦，所以痛不可按也。如遇此症，急不可缓，方用急救阴阳汤。用：

人参二两　黄芪三两　当归一两　熟地二两　甘草二钱　白术二两　水煎服。一剂而腹痛顿止，身热亦解，汗亦尽止矣。

此方用参、芪以补气，**使阳回于阴之内**；用当归、熟地以补血，**使阴摄于阳之中**；用白术，甘草和其肠胃，而通其腰脐，**使阴阳两归于气海**、**关元**，则亡者不亡，而绝者不绝也。倘认是阳症变阴，纯用温热之剂，加入肉桂、干姜、附子之类，虽亦能回阳于顷刻，然**内无阴气**，**阳回而阴不能摄**，亦旋得而旋失矣。

此症用**救亡散**亦易奏功。

人参　当归　熟地各一两　甘草二钱　附子一片　水煎服。

5. 冬月伤寒，大汗，热解腹微痛，腰不可俯仰，人以为邪在肾经未出，欲用豨莶丸加防己治之，非其治也，此乃发汗亡阳，阳虚而阴不能济之故也。夫**阴阳相根**，此症因汗泄过多，阳气无几，而阴又自顾不遑，不敢引阳入室，而阳无所归，故行于腹，**孤阳无主**，而作痛；肾中之阴，又因阳气不归，而**孤阴无伴**，不敢上行于**河车之路**，故腰不可以俯仰。方用**引阳汤**治之。（阴不能济，以致亡阳，亦发前人所未发。）

杜仲一钱　山药五钱　甘草一钱　茯苓二钱　芡实三钱　人参三钱　肉桂三分　白术五钱　水煎服。一剂而腹疼止，二剂而腰轻，三剂而俯仰自适矣。

此方助阳气之旺，而不去助阴气之微。盖阴之所以杜阳者，欺阳气之衰也，予所以助阳而不助阴也。倘用豨莶、防己以重损其阴阳，则终身不为废人者几希矣！

此症**济阳汤**亦可用。

杜仲二钱　山药一两　甘草一钱　人参五钱　白术五钱　破故纸一钱　水煎服。

6. 冬月伤寒，大汗气喘不能息，面如珠红，口不能言，呼水自救，却仅能一口而不欲多饮。人以为热极，欲用白虎汤以解其阳明之火也，而不知此为**戴阳**之症，乃**上热**而**下寒**也。若用白虎汤，虽多加人参，下喉即亡矣。（面如珠红或有时而紫者，唇焦似疮，舌有燥胎，但人时与之水，则不欲饮或一口而止，两足冰冷。此症易辨也，今人不知辨明，误人性命矣。）方用：

八味地黄汤半斤，大锅煎汤，恣其渴饮。必熟睡半日，醒来汗必止，气必不喘，面必清白，口必不渴矣。

盖此症原不宜汗而汗之，以致大发其汗。汗既大出，而阳邪尽泄，阳气尽散，阴亦随之上升，欲尽从咽喉而外越。以皮毛出汗，而阴气奔腾不得尽随汗泄，故直趋咽喉大路，不可止抑矣。阴既上升，阳又外泄，不能引阴而回于气海，阳亦随阴而上，而阴气遂逼之而不可下，故**气喘不能息**也。且阳既在上火亦在上者，势也。况阴尽上升，则肾宫寒极，下既无火，而上火不得归源，故泛炎于面，而作红珠之色也。上火不散，口自作渴，呼水自救者，救咽喉之热，而非欲救肠胃之热也。（此证初起，原属内伤，乃庸医竟作外感治之，则成戴阳症矣。既成戴阳，而见其面有珠红色，又作热治，则无有不死者也。）夫实热多成于胃火，而胃热之病，必多号咷狂呼之状，今气虽喘息而宁，口欲言语而不得，非虚热而何？此真所谓**上假热**而**下真寒**也。**八味地黄汤**补水之中，乃是补火之药。下喉之时，火得水而解，入胃之后，水得火而宁，调和于上下之间，灌注于肺、肾之际，实有妙用也。夫发汗亡阳，本是伤气也，何以治肾而能奏功耶？不知亡阳之症，内无津液，以致内火沸腾，我**大补其真阴**，则**胃得之而息其焰**。**胃火一息**，而**肾之关门闭**矣。**肾之关门闭**，**而胃之土气自生**。胃之土气生，而肺金之气有不因之而得养者乎。肺气一生，自然清肃之令行，母呼子归，同气相招，势必下引肾气而自归于子舍矣。肾气既归，而肾宫之中，又有温和春色以相熏，又得汪洋春水以相育，则火得水而生，水得火而悦，故能奏功之神且速也。（读此快论，益信**胃为肾之关**，非肾为胃之关也。）

返火汤治此症亦神。

熟地三两　山茱萸一两　肉桂三钱　水煎服。

7. 冬月伤寒发厥，面青手冷，两足又热，人以为直中阴寒也，宜用理中汤治之，而不知非其治也。此乃肝气邪郁而不散，风邪在半表半里之间也。若用理中汤治之，必然发狂而死矣。夫**直中阴寒**之症，未有不**从足而先冷**者也。今两足既热，其非直中肝经明矣。（足热不是阴症，真见到之言。）夫邪既不在肝经，似乎不可迳治肝经矣。然而邪虽不在肝经之内，而未尝不在肝经之外也。邪在门外，与主人何豫，而忽现发厥、面青、手冷之症耶？不知**震邻之恐**，犹有警惕之心，岂贼在大门之外，而主人有不张惶色变者乎！倘用理中汤，是用火攻以杀贼，贼未擒烧而房舍先焚，贼且乘火而突入于中庭，必至杀主人而去矣。治法用**小柴胡汤加减**，以散其半表半里之邪，而肝气自安，外邪化为乌有。方用：

柴胡二钱　白芍五钱　甘草一钱　当归一钱五分　黄芩一钱　半夏一钱　水煎服。一剂而手温，再剂而厥止，身热尽除，而面青自白矣。

此症用**七贤汤**亦甚效。

白芍　白术各五钱　甘草一钱　肉桂三分　柴胡一钱　丹皮三钱　天花粉二钱　水煎服。一剂即安。

8. 冬月伤寒，身热汗自出，恶寒而不恶热，人以为阳明之症也，欲用石膏汤治之，而不知非也。汗出似阳明，然阳明未有不恶热者，今不恶热而恶寒，此阳气甚虚，邪欲出而不出，内热已解，而内寒未散之症也。此症必因误汗所致。方用**补中益气汤**：

人参三钱　黄芪二钱　白术二钱　当归二钱　柴胡一钱　升麻四分　陈皮一钱　甘草一钱　加桂枝五分　水煎服。一剂而汗止身凉，寒亦不恶矣。

夫补中益气之汤，非治伤寒之症也，李东垣用之以治内伤之病，实有神功，我何所取乎？不知伤寒之中，亦有内伤之病，正不可拘拘于伤寒，而不思治变之方也。况此症因误汗而成者，汗已出矣，邪之存于经络者必浅，即有畏寒，其寒邪亦必不重，是外感而兼内伤也。**补中益气汤**，补正之中而仍有祛邪之药，故兼用之而成功也，况又加桂枝散寒之味乎！倘误认作阳明之症，而妄用白虎汤，少投石膏，鲜不变为虚寒之病而死矣，辨症乌可不明哉。（失汗之症，径作内伤治，非胆识两到者，断不敢轻用，谁知放胆用之无不奏功。）

温正汤亦可用。

人参五钱　黄芪一两　当归五钱　柴胡一钱　甘草五分　神曲一钱　桂枝三分　水煎服。

9. 冬月伤寒，身热五六日不解，谵语，口渴，小便自利，欲卧，人以为阳明之余热未解也，而予以为不然。夫谵语虽属胃热，然**胃热谵语者，其声必高，拂其意必怒**；今但谵语而低声，非胃热也。但既非胃热，何以口中作渴，欲饮水以自救耶？然口渴饮水，水不化痰上涌，反直走膀胱而小便自利，其非胃热又明矣。夫阳明火盛，多致发狂，今安然欲卧，岂是胃热之症。但既不是胃热，何以谵语口渴不解，至五六日而犹然耶？不知此症，乃**心虚**之故也。**心虚**则神不守舍而谵语，**心虚**则火起心包而口渴。夫心与小肠为表里，水入心而心即移水于小肠，故小便自利也。治法用：

茯苓五钱　麦冬一两　丹皮二钱　柴胡一钱　甘草五分　水煎服。一剂而谵语止，二剂而口渴除，身热亦解。

此方名为**清热散**。用麦冬以补心，用茯苓以分消火热，用柴胡、丹皮、甘草以和解其邪气。心气足而邪不能侵，邪尽从小肠以泄出，而**心中宁静**、**津液自生**，故渴除而**肾气上交于心**而**精自长**，亦**不思卧**矣。倘疑为胃热，而用白虎，或用青龙之汤，鲜不败衄矣。（余热未解用清热散最宜。）

凉解汤亦可用。

茯神三钱　麦冬五钱　玄参一两　柴胡一钱　甘草三分　炒枣仁二钱　水煎服。

10. 冬月伤寒，至五六日往来寒热，胸胁苦满，或呕或吐，或渴或不渴，或烦或不烦，人以为少阳之病也，宜用小柴胡汤和解之。夫小柴胡汤治少阳邪之圣药，用之似乎无不宜也。以少阳居于表里之间，**邪入而并于阴则寒，邪出而并于阳则热**，故痰结于胸而苦满，欲吐不吐，欲渴不渴，而烦闷生矣。用柴胡汤以和解之，自易奏功，然而止可一用而不可常用也。盖**少阳胆木，最喜者水耳，其次则喜风**。**柴胡风药**，得之虽可以解愠，然**日以风药投之**，**则风能燥湿**，**愈见干枯**，必以大雨济之，则郁郁葱葱，其扶疎青翠为何如耶。（木最喜风，**有风**而**无雨**济之，则**水必干涸**矣。故以风治木，尤不若**以雨治木**之得快也。）譬之炎夏久旱，禾苗将至枯槁，必得甘霖霑足，庶乎可救，故用柴胡汤之后，必须用补水之剂以济之。方用**济生汤**：

熟地五钱　玄参五钱　麦冬三钱　山茱萸一钱　山药三钱　茯苓二钱　白芍三钱　柴胡五分　神曲三分　竹茹一团　水煎服。一剂而烦满除，再剂而寒热止，三剂而前症尽失也。

此方多是**直补肾水之味，直补其胆木之源，则胆汁不枯**，足以御邪而有余；况加入白芍、柴胡，仍散其半表半里之邪，安得不收功之速乎！倘疑伤寒之后，不宜纯用补肾之药，恐胃气有伤，难以消化。不知少阳之症，由太阳、阳明二经传来，火燥水涸，不但胆汁为邪所逼，半致熬干，而五脏六腑尽多炎烁。是各经无不喜盼霖雨，非惟少阳胆木一经喜水也。然则用补水之药，正其所宜，何至有停隔之虞哉！

此症用**和膈散**亦妙。

柴胡一钱　白芍一两　生地五钱　玄参三钱　麦冬二钱　茯苓二钱　竹茹一团　芥子一钱　水煎服。

11. 冬月妇人伤寒，发热至六七日，昼则了了，夜则谵语，如见鬼状，按其腹则大痛欲死，人以为热入血室，而不知非止热入血室也。虽亦**因经水适来，感寒而血结**，故成如疟之状；然而其未伤寒之前，原有食未化，血包其食而为疟母也（世人一见伤寒，手忙脚乱，谁肯于伤寒之前而一问其所伤乎？读远公书不胜慨然）。论理小柴胡为正治，然而小柴胡汤止能解热，使热散于血室之中，不能化食，使食消于血块之内。予有一方最神，治热入血室，兼能化食，可同治之也。方名**两消丹**。用：

柴胡二钱 丹皮五钱 鳖甲三钱 山楂肉一钱 枳壳五分 炒栀子二钱 甘草一钱 白芍五钱 当归三钱 桃仁十粒 水煎服。一剂而痛轻，二剂而鬼去，谵语亦止，腹亦安然，杳无寒热之苦矣。

盖此方既和其表里，而血室之热自解。妙在用鳖甲进攻于血块之中，以消其宿食，所谓直捣中坚，而疟母何所存立以作祟乎！服吾药实可作无鬼之论也。

此症**清白饮**治之亦妙。

丹皮三钱 柴胡 前胡各二钱 白芍一两 青蒿三钱 人参 甘草 半夏各一钱 青皮 炒栀子各二钱 茯苓 当归各三钱 水煎服。

12. 冬月伤寒，项背强几几，汗出恶风，服桂枝加葛根治之而不愈，人以为太阳、阳明合病，舍前方又将用何药以治之？而不知不可执也。夫太阳之邪，既入阳明，自宜专治阳明，不必又去顾太阳也，况于葛根汤中，仍用桂枝，以祛太阳之邪乎！是太阳之邪轻，而阳明之邪重矣。方用**竹叶石膏汤**，以泻阳明之火，而前症自愈，但不必重用石膏也。余定其方：

石膏三钱 知母八分 半夏一钱 麦冬三钱 竹叶五十片 甘草一钱 水煎服。一剂而汗止，再剂项背强几几之症尽去，而风亦不畏矣。倘必拘执仲景方法，而仍用桂枝加葛根汤，虽病亦能愈，而消烁津液亦多矣。予所以更示方法，使治伤寒者**宜思变计**，而**不可死泥古人之文**也。

此症用**清胃汤**亦佳。

玄参 生地各五钱 知母二钱 半夏一钱 甘草五分 水煎服。

13. 冬月伤寒，头痛几几，下利。夫头痛太阳之症也，几几阳明之症也，是二经合病无疑，似乎宜两解其邪之为得，然而不可两治之也，正以其下利耳。夫阳明胃土也，今挟阳明胃中之水谷而下奔，其势欲驱邪而尽入于阴经，若不专治阳明，而急止其利，则阳变为阴，热变为寒，其害有不可言者矣。方用**解合汤**治之。（伤寒，阳邪变阴最为可危，若不急为挽救，一入于阴便难措手。此际用药必须力量，用解合汤以止利，直争先之法也。）

葛根二钱 茯苓五钱 桂枝三分 水煎服。一剂而利止，二剂而几几头痛之病顿愈。

盖葛根乃太阳、阳明同治之圣药，况加入桂枝，原足以散太阳之邪，而茯苓不独分消水势，得桂枝之气，且能直趋于膀胱。夫膀胱正太阳之本宫也，得茯苓淡泄，而葛根亦随之同行，祛逐其邪尽从小便而出，小便利而大便自止矣。此不止利而正所以止利，不泻阳明而正所以泻阳明，两解之巧，又孰能巧于此者乎！此予所以谓不必两治，而止须一治之也。

此症用**葛根桂枝人参汤**大妙。

葛根三钱 桂枝五分 人参一钱 水煎服。

14. 冬月伤寒，六七日后，头疼目痛，寒热不已。此太阳、阳明、少阳合病也，而不可合三阳经而统治之。然则终治何经而三阳之邪尽散乎？夫邪之来者太阳也，邪之去者少阳也。欲去者而使之归，来者而使之去，必须调和其胃气。胃气一生，而阳明之邪自孤，势必太阳、少阳之邪，尽趋阳明以相援，而我正可因其聚而亟使之散也。譬如贼人散处四方，自难擒剿，必诱其蚁屯一处，而后合围守困，可一举而受缚也。方用**破合汤**：

石膏三钱　葛根三钱　茯苓三钱　柴胡一钱　白芍三钱　陈皮一钱　甘草一钱　水煎服。

此方治阳明者十之七，治太阳者十之一，治少阳者十之二，虽合三经同治，其实仍专治阳明也。故一剂而目痛愈矣，再剂而头痛除矣，三剂而寒热解矣。此皆**胃气发生之故**，奏功所以甚速也。倘不治阳明，而惟治少阳，则损伤胃气，而少阳之邪，且引二经之邪尽遁入阴经，反成变症，而不可收拾矣。

此症和阳汤亦妙。

石膏五钱　葛根　白芍各二钱　人参三钱　麻黄三分　柴胡　甘草各一钱　天花粉五分　水煎服。

15. 冬月伤寒，五、六日吐泻后，又加大汗，**气喘不得卧**，发厥者。此误汗之故，人以为坏症而不可治也。夫大汗之后，宜身热尽解矣，今热不退，而现此恶症，诚坏症之不可治也。吾欲于不可治之中而施可救之法，亦庶几于不宜汗之中而救其失汗乎！（失汗必须救汗又何疑哉！但苦救汗必多用人参。夫今贫人多而富人少，何从得参以全活之乎？余不禁三叹云！）盖伤寒至吐泻之后，上下之邪必散而热未解者，此邪在中焦也，理宜和解，当时用柴胡汤调治之，自然热退身凉而无如其误汗之也。今误汗之后，而热仍未退，身仍未凉，是邪仍在中焦也。此时若用柴胡汤，则已虚而益虚，不死何待乎！必须大补其中气，使汗出亡阳仍归于腠理之内，少加柴胡以和解，则转败为功，实有妙用也。方用**救汗回生汤**：

人参三两　当归二两　柴胡二钱　白芍一两　陈皮五分　甘草一钱　麦冬五钱　水煎服。一剂而汗收，再剂而喘定，可以卧矣。二剂而厥亦不作，然后减去柴胡，将此方减十分之六，渐渐调理，自无死法。

此救坏病之一法也。人见人参之多用，未必不惊用药之大峻，殊不知阳已尽亡，非多用人参，何以回阳于无何有之乡，尚恐人参回阳而不能回阴，故又佐之当归之多，助人参以奏功。至于白芍、麦冬之多用，又虑参、归过于勇猛，使之调和于肺、肝之中，使二经不相战克，而**阳回于阴之中，阴摄于阳之内**，听柴胡之解纷，实有水乳之合也，何必以多用参归为虑哉！

此症用**救败散**，亦效如响。

当归　麦冬　人参各五钱　白芍五钱　柴胡　甘草各五分　北五味十粒　神曲三分　水煎服。

16. 冬月伤寒，汗吐后，又加大下，而身热犹然如火，发厥气息奄奄欲死，皆为坏症，不可救矣。然亦有可救之法，正以其误下耳。夫**误下必损脾胃之气**，救脾胃未必非生之之道也。惟是邪犹未解，补脾胃之气，未必不增风寒之势，必须救脾胃，而又不助其邪始可耳。方用**援下回生丹**：

人参三钱　白术一两　茯苓五钱　柴胡五分　甘草一钱　赤石脂末一钱　水煎调服。一剂而泻止厥定，二剂而身热解口思饮食矣。此时**切戒不可遽与饮食**，止**可煎米汤少少与饮**，**渐渐加入米粒**，调理而自安。设若骤用饮食，必变为结胸之症，断难救死也。

夫同是坏症，前条何以多用人参，而此条少用人参耶？盖大汗亡阳，其势甚急；大下亡阴，其势少缓。亡阳者阳易散也，亡阴者阴难尽也。亡阳者遍身之阳皆泄，非多用人参，不能挽回于顷刻；亡阴者脾胃之阴尽，而后及于肾，故少用人参而即可救于须臾。此方之妙，参、术以固其脾、胃、肾之气；茯苓以分消其水湿之邪；柴胡、甘草以调和于邪正之内；加入赤石脂以收涩其散亡之阴，所以奏功实神，此又救坏症之一法也。

此症用**定乱汤**亦神。

人参　山药各一两　茯苓　薏仁各五钱　甘草　黄连各五分　陈皮　神曲各三分　砂仁一粒　水煎服。

17. 冬月伤寒，汗下后又加大吐，气逆，呕吐，饱闷，胸中痞满，时时发厥，昏晕欲死，谵语如见神鬼，且**知生人出入**，此亦坏症之不可救者。盖不宜吐而误吐，以成至危之症，则当深思安吐之方，舍转气之法，又将何求乎！（救误吐必须人参，况神已外越乎！）方用**转气救吐汤**治之：

人参一两　旋覆花一钱　赭石末一钱　茯神五钱　水煎服。一剂而气逆转矣。另用**招魂汤**：

人参三钱　茯苓三钱　山药三钱　芡实三钱　陈皮三钱　神曲三分　麦冬三钱　柴胡一钱　白芍五钱　水煎服。一剂而身凉神魂宁贴，前症尽愈。

夫汗下之后，而身热未解者，此邪在半表半里也，理宜和解；乃不用和解，而妄用吐药，邪随气涌，气升不降者，因汗下之后，元气大虚，又加大吐，则五脏反复，自然气逆而不能顺矣。气既逆矣，呕吐何能遽止，胸中无物，而作虚满、虚痞之苦，以致神不守舍，随吐而越，出于躯壳之外，故**阴阳人鬼，尽能见之**也。似乎先宜追魂夺魄之为急，而必先转气者，何也？盖**气不转，则神欲回而不能回，魄欲返而不能返**，所以先转其气，**气顺而神自归**矣。况转气之中，仍佐以定神之品，安得不奏功如响哉！至于**转气之后**，反用**招魂汤**者，岂魂尚未回，魄尚未返，而用此以招之乎？盖**气虚之极**，用**转气之汤**以顺之，苟不用和平之剂调之，则气转者未必不重变为逆也。招魂汤一派健脾理胃之药，土气既生，安魂定魄，而**神自长处于心宫**，而不再越矣。然则**招魂之汤**，即**养神之汤**也，此又救坏症之一法也。

更有**救逆散**亦能成功。

人参二两　茯苓　白芍各一两　附子一钱　麦冬五钱　牛膝二钱　破故纸一钱　水煎服。

18. 冬月伤寒，身重，目不见人，自利不止，此亦坏症之不可救者，乃误汗误下之故耳。一误再误，较前三条为更重，本不可救；而内有生机者，以胃未经误吐，则胃气宜未伤也。**扶其胃气以回阳，助其胃气以生阴**，未必非可救之又一法也。（误汗，误下，断非人参不为功。）方用**渐生汤**：

人参三钱　白术五钱　茯苓一两　山药一两　芡实一两　黄芪五钱　白芍五钱　甘草一钱　砂仁三粒　水煎服。一剂而目能见人，再剂而自利止，三剂而身凉体轻矣。

此方妙在缓调胃气，胃气生而五脏、六腑俱有生气矣。夫阴阳之衰，易于相生；阴阳之绝，固难以相救。第**阴阳之道，有一线未绝者，犹可再延**。此症虽坏而犹有生气，**是阴阳在欲绝未绝之候**，故用参、苓、芪、术之品，得以回春也。倘阴阳已绝，又安能续之乎！此又救坏症之一法也。

此症用救脾饮亦效。

人参　茯苓　巴戟天各五钱　山药　芡实各一两　北五味　陈皮各五分　神曲五分　水煎服。

19. 冬月伤寒，误吐、误汗、误下，而身热未退，死症俱现，人以为必死矣，即法亦在不救。**吾不忍其无罪而入阴也**，再传一起死回生之法，以备无可如何之地，而为追魂夺魄之方，方名**追魂丹**：

人参一两　茯神五钱　山药一两　附子一分　甘草一钱　生枣仁一两　水煎服。

一剂而大便止者，便有生机；（汗、吐、下齐误，非人参何以追魂夺魄哉。方中止用人参一两，人以为多，吾以为犹少也。）或汗止或吐止，三者得一，亦有生意。盖**阴阳未绝，得一相接，则阴阳自能相生**。盖误吐、误汗、误下之症，其阳与阴气原**未尝自绝**，而**亡其阴阳**耳，其**阴阳之根实有在**也，故一得相引，而生意勃发。服之而**大便止，是肾阴之未绝**也；服之而**上吐止，是胃阳之未绝**也；服之而**身汗止，是五脏六腑之阳与阴俱未绝**也，何不可生之有！倘三者杳无一应，是阴阳已绝，实无第二方可救矣。

或问追魂丹方中纯是回阳、回阴之药，而绝不去顾邪者，岂无邪之可散乎？使身内无邪，宜身热之尽退矣，何以又热如故也？嗟乎！经汗、吐、下之后，又有何邪？其**身热之未退者，因阴阳之虚为虚热**耳，使早用补剂，何至有变症之生耶！故止须大补其阴阳，阴阳回而已无余事，不必又去顾邪，（若顾邪无性命矣。）若又顾邪，则追魂丹反无功矣。

此症用**夺魂汤**亦神。

人参　生枣仁　白芍各一两　茯神五钱　附子一分　水煎服。

20. 冬月伤寒，八九日，腹痛，下利便脓血，喉中作痛，心内时烦，人以为少阴之症也。治法不可纯治少阴，然而本是少阴之症，舍治少阴，必生他变。使治脓血而用**桃花汤**，则心烦者不宜；使治喉中作痛而用桔梗汤，则腹痛者不宜。而我以为二方不可全用，而未尝不可选用也。余酌定一方，名为**草花汤**。用：

甘草二钱　赤石脂二钱　糯米一撮　水煎服。一剂而腹痛除，二剂而喉痛止，三剂而利亦愈，烦自安。

盖少阴之症，乃脾气之拂乱也，（安脾土以定少阴之乱，实有定识。）故走于下而便脓血，奔于上而伤咽喉。今用甘草以和缓之，则少阴之火不上炎，而后以赤石脂固其滑脱。况有糯米之甘以益中气之虚，则中气不下坠，而滑脱无源而自止。何必用寒凉之品，以泻火而化脓血哉！脓血消于乌有，而中焦之间尚有何邪作祟使心中之烦闷乎，故一用而各症俱痊耳。谁谓桃花、甘草之汤不可选用哉！

此症用**脂草饮**亦效。

甘草　赤石脂各一钱　人参二钱　水煎服。

21. 冬月伤寒，一二日即自汗出，咽痛，吐利交作，人以为太阴之病也，而不知乃少阴肾寒之病，而非太阴脾虚之症也。盖伤寒初起宜无汗，而反汗出者，无阳以固其外，故邪不出而汗先出耳。此证实似太阴，以太阴亦有汗自出之条。但太阴之出汗，因无阳而自泄；少阴之出汗，因阳虚而自越也。（太阴出汗因于无阳，少阴出汗因于阳虚。）夫少阴之邪，既不出于肾经，不能从皮毛分散，势必随任、督而上奔于咽喉；而咽喉之窍甚小，少阴邪火，直如奔马，因窍小而不能尽泄，于是下行于大肠，而下焦虚寒，复不能传送以达于肛门，又逆而上冲于胃脘，而作吐矣。方用**温肾汤**：

人参三钱　熟地一两　白术一两　肉桂二钱　水煎服。一剂而汗止，吐泻亦愈而咽痛亦除。

此症乃下部虚寒。用参、术以回阳，用肉桂以助命门之火，则龙雷之火，喜于温暖，自然归经，安于肾脏矣。然肉桂未免辛热，恐有助热之虞，得熟地以相制，则水火有既济之欢也。

此症可用**桂术汤**。

白术五钱　肉桂一钱　水煎服。

22. 冬月伤寒，五六日腹痛利不止，厥逆无脉，干呕而烦，人以为直中阴寒之症，而不知非也。夫直中之病乃冬月一时得之，身不热而腹痛，呕吐发厥者为真。今身热至五六日之后，而见前症，乃传经少阴之症，而非直中少阴之症也。（真中阴症与传经症，世人不知分别久矣，何幸辨明。）虽传经之阴症，可通之以治直中之病，而辨症终不可不清也。此症自然宜用**白通加猪胆汁汤**治之。夫本是阴寒之症，何以加入人尿、胆汁以多事，不知**白通汤**乃纯是大热之味，投其所宜，恐致相格而不得入，正借人尿、胆汁为响导之物，乃因其阴盛格阳，用从治之法为得也。盖违其性则相背，而顺其性则相安。然此等之症，往往脉伏而不现，服白通汤而脉暴出者，反非佳兆，必缓缓而出者，转有生机，亦取其相畏而相制，原有调剂之宜；不取其相争而相逐，竟致败亡之失也。

此症可用**桂术加葱汤**。

白术五钱　肉桂一钱　加葱一条　水煎服。

23. 冬月伤寒，四五日后，腹痛小便不利，手足沉重而疼，或咳或呕，人以为少阴之症也，宜用**真**

武汤救之是矣。然而不知其病也，我今畅言之：四五日腹中作痛，此阴寒入腹而犯肾也。然而小便自利，则膀胱尚有肾气相通，可以消寒邪，而从小便中出；倘**小便不利，则膀胱内寒，无肾火之气矣**。**火微何以能运动于四肢乎**？此**手足之所以沉重而作痛**也；火既不能下通于膀胱，引寒邪以下走，势必上逆而为咳为呕矣。**真武汤**补土之药也，土健而水不能泛滥作祟。仲景制此方，于火中补土，土热而水亦温，消阴摄阳，其神功有不可思议者矣。

此症用**四君加姜附汤**亦神。

白术一两　茯苓五钱　附子一钱　人参五钱　甘草一钱　干姜一钱　水煎服。

24. 冬月伤寒，四五日后，手足逆冷，恶寒身蜷，脉又不至，复加躁扰不宁，人以为少阴阳绝之症也，而不知不止阳绝也，阴亦将绝矣。（人之阴阳最易绝而又最难绝。易绝者，邪旺也；难绝者，正衰也。正衰何反难绝，以正未敢与邪争，邪反留一线之阴阳耳，故助正而可回也。）盖恶寒身蜷，更加脉不至，阳已去矣；阳去而不加躁扰，则阴犹未绝，尚可回阳以摄之也。今既躁扰不宁，是基址已坏，何以回阳乎！虽然，凡人有一息尚存，当图救援之术，以人之阴阳未易遽绝也，有一丝之阳气未泯，则阳可救；有一丝之阴气未泯，则阴可援也。阴阳有根，原非后天有形之物，实先天无形之气也。补先天之气，而后天之气不期其续而自续矣，方用**参附汤**救之。用：人参二两，附子二钱，水煎服，往往有得生者。虽此方不能尽人而救之，然而既有此症，宁使用此方而无济于生，不可置此方而竟听其死也。况人参能回阳于无何有之乡，而附子又能夺神于将离未离之际，使魂魄重归，阴阳再长，原有奇功，乌可先存必死之心，豫蓄无生之气哉！（此证躁扰，阴将绝矣。参、附固能回阳气于无何有之乡，必宜加入熟地黄一钱，庶无孤阳发躁之虞耳！何如如后方加枣仁正其扼也。）

此症用**参术附枣汤**，亦神。

人参一两　白术二两　附子一钱　炒枣仁五钱　水煎服。

25. 冬月伤寒六七日，经传少阴而息高，人以为太阳之症未除而作喘，而不知非也。夫太阳之作喘，与少阴之息高，状似相同而实殊。太阳之喘，气息粗盛，乃邪盛也；少阴之息高，气息缓慢而细小，乃真气虚而不足以息，息若高而非高也。故太阳之喘宜散邪，而少阴之息高宜补正。因少阴肾宫大虚，肾气不能下藏于气海之中，乃上奔而欲散，实至危之病也。宜用**朝宗汤**救之：

人参三两　麦冬二两　熟地三两　山茱萸一两　山药一两　破故纸一钱　胡桃一个　水煎服。一剂而息平，再剂而息定。

此方纯用补气填精之药，不去治息，而气自归源者，气得补而有所归也。譬如败子将田园消化无存，不能安其室，而逃出于外，岂不欲归家哉！实计无复之耳。倘一旦有资身之策，可以温饱，自然归故里，而返旧居，岂肯飘泊于外，而为落魄之人哉！或曰：**下寒则火必上越**，此等息高，独非肾气之虚寒乎，何以不用肉桂引火归源耶？嗟乎！肾气奔腾，实因肾火上冲所致。然而不用桂、附者，实亦有说**肾火必得肾水以相养**，不先补肾水，而遽助肾火，则火无水济，而龙雷必反上升，转不能收息于无声矣。吾所以先补水而不急补火也。况故纸亦是补火之味，更能引气而入于气海，何必用桂、附之跳梁哉！

此症**延息汤**亦妙。

人参　熟地各一两　山茱萸五钱　牛膝　破故纸各三钱　胡桃一个　陈皮三分　炮姜一钱　百合一两　水煎服。

26. 冬月伤寒，头痛遍身亦疼，宜用麻黄汤以发汗矣。倘元气素薄，切其尺脉迟缓，虽是太阳正治，而不可轻用麻黄以汗之也。人以为宜用建中汤治之，以城廓不完，兵甲不坚，米粟不多，宜守而不宜战耳。然建中汤止能自守，而不能出战，且贼盛围城，而城中又有奸细，安能尽去而出之？此症是太阳伤营之病，舍**麻黄汤**终非治法，用麻黄之汤，加人参一两治之，则麻黄足以散邪，而人参足以助正，庶补攻兼施，正既不伤，而邪又尽出也。或谓既是麻黄之症，不得已而加用人参，可少减其分两乎。谁识元气大虚，非用参之多则不能胜任。故必须用至一两，而后元气无太弱之虞。且能生阳于无何有之乡，可以御敌而无恐矣。倘不加人参于麻黄汤中，则邪留于胸中，而元气又未能复，胡能背城一战乎！此方若以麻黄为君，而人参为佐，必致偾事。今用参至一两，而麻黄止用一钱，是以人参为君，而麻黄转为佐使，正正奇奇，兼而用之，此用兵之妙，而可通之于医道也。

此症亦可用**参苓麻草汤**。

麻黄一钱　人参三钱　茯苓一两　甘草一钱　水煎服。

27. 冬月伤寒，吐、下、汗后，虚烦脉微，八九日心下痞硬，胁痛，气上冲咽喉，眩冒，经脉动惕者，必成痿症，人以为太阳之坏症也。然而不止太阳之坏也，伤寒经汗、吐、下之后，症现虚烦者，虚之至也；况脉又现微，非虚而何？夫痿症责在阳明，（治痿宜治阳明，非泻阳明也，补胃以散火最是。）岂未成痿症之前，反置阳明于不治乎！治阳明之火，宜用**人参石膏汤**矣，然既经汗下之后，石膏峻利，恐胃土之难受，火未必退，而土先受伤，非治之得也。方用**青蒿防痿汤**：

人参一两　青蒿五钱　半夏一钱　陈皮五分　干葛一钱　连服二剂，胃气无伤，而胃火自散，诸症渐愈，而痿症亦可免也。

盖此症不独胃火沸腾，而肾、肝之火亦翕然而共起。**青蒿能去胃火而更能散肾、肝之火也**，一用而三得之。然非用人参之多，则青蒿之力微，不能分治于脏腑。尤妙在佐之半夏、陈皮，否则痰未能全消，而气不能遽下，痞硬、胁痛之症，乌能尽除哉！然而青蒿泻胃火，尚恐势单力薄，复佐之干葛，以共泻阳明之火，则青蒿更能奏功。况干葛散邪，而不十分散气，得人参以辅相，青蒿尤有同心之庆也。

此症可用**调胃二参汤**。

人参　玄参各五钱　石膏三钱　天花粉二钱　干葛一钱　水煎服。

28. 冬月伤寒，谵语发潮热，以承气汤下之，不应，脉反微涩者，是里虚也。仲景张公谓难治，不可更与承气汤，岂承气汤固不可用乎？夫既以承气汤下之矣，乃不大便，是邪盛而烁干津液，故脉涩而弱也，非里虚表邪盛之明验乎！倘攻邪则邪未必去，而正且益虚，故为难治，当此之时，不妨对病家人说：此症实为坏症也，予用药以相救，或可望其回生，而不能信其必生也。用**人参大黄汤**救之：

人参一两　大黄一钱　水煎服。

一剂得大便而气不脱，即生；否则死矣。苟大便而气不脱，再用：人参三钱、陈皮三分、甘草三分、芍药一钱，煎汤与之，二剂而可庆生全也。

此症亦可用**表里兼顾汤**。

大黄二钱　人参五钱　柴胡三分　甘草一钱　丹皮二钱　水煎服。

29. 冬月伤寒，发热而厥，厥后复热，厥少热多，病当愈；既厥之后，热不除者，必便脓血；厥多热少，寒多热少，病皆进也。夫厥少热多，邪渐轻而热渐退也。伤寒厥深热亦深，何以厥少而热反深乎？此盖邪不能与正相争，正气反凌邪而作祟也。譬如贼与主人相斗，贼不敌主，将欲逃遁，而主人欺贼之懦，愈加精神，正气既旺，贼势自衰，故病当愈也。至于既厥之后，而热仍不除，譬如贼首被获，而余党尚未擒拿，必欲尽杀为快，则贼无去路，自然舍命相斗，安肯自死受缚，势必带伤而战，贼虽受伤，而主亦有焦头烂额之损矣。故热势虽消，转不能尽散，虽不敢突入于经络，而必至走窜于肠门，因成便脓血之症矣。治法不必用大寒之药，以助其祛除，止用和解之剂，贼自尽，化为良民，何至有余邪成群作祟哉！方用**散群汤**：

甘草二钱　黄芩三钱　当归五钱　白芍一两　枳壳一钱　水煎服。

一剂而无脓血之便者，断无脓血之灾；倘已便脓血者，必然自止。妙在用归、芍以活血，加甘草、黄芩以凉血而和血也，所以邪热尽除，非单借枳壳之攻散耳。

至于厥多热少，寒多热少，无非正气之虚。正虚则邪盛，邪盛自易凌正，而正不能敌邪，自不敢与贼相战，安得而不病进乎！治法宜大补正气，而少加祛邪之药，自然热变多而厥变少而寒亦少也。方用祛厥汤：

人参五钱　白术一两　甘草二钱　当归五钱　柴胡一钱　附子一分　水煎服。一剂而转热矣，二剂而厥定寒除矣。

夫热深而厥亦深，似乎消其热即消其厥也，何以反助其热乎？不知此二症，非热盛而厥，乃热衰而厥也。热衰者正气之衰，非邪气之衰也。吾用人参、归、术以助其正气，非助其邪热也。正旺则敢与邪战而作热，一战而胜，故寒与厥尽除也。方中加入附子者尤有妙义，参、术之类，未免过于慈祥，倘不用附子将军之药，则仁而不勇，难成迅扫之功，加入一分，以助柴胡之力，则无经不达，寒邪闻风而尽散，所谓以大勇而济其至仁也。

此症可用**胜邪汤**。

甘草　柴胡各一钱　当归　白芍各五钱　枳壳五分　白术三钱　附子一分　人参二钱　水煎服。

30. 冬月伤寒，四五日后，下利，手足逆冷，无脉者，人以为厥阴之寒症也。急灸之，不温而脉亦不还，反作微喘，皆云死症，而不必治也。而吾以为可治者，正因其无脉耳！夫人死而后无脉，今未断气而无脉，乃伏于中而不现，非真无脉也。无脉者固不可救，脉伏而似于无脉，安在不可救乎！用灸法，亦救其出脉也。灸之而脉不还，宜气绝矣；乃气不遽绝，而反现微喘之症，此生之之机也。盖脉果真绝，又何能因灸而作喘。作微喘者，正其中有脉欲应其灸，而无如内寒之极，止借星星之艾火，何能骤达。是微喘之现，非脉欲出而不能遽出之明验乎！急用参附汤救之，以助其阳气，则脉自然出矣。但参、附宜多用而不宜少用也。方用：

人参二两　附子三钱　水煎服。一剂而手足温，二剂而脉渐出，三剂而下利自止，而尽愈矣。

夫附子有斩关夺门之勇，**人参有回阳续阴之功**，然非多用，则寒邪势盛，何能生之于无何有之乡，起之于几微欲绝之际哉！遇此等之症，必须信之深，见之到，用之勇，任之大，始克有济。倘徒施灸法而不用汤剂，或用参附而不多加分两，皆无识而害之，兼财力不足而不能救也。

此症可用**人参双姜汤**。

人参一两　干姜三钱　生姜三钱　水煎服。

31. 冬月伤寒，身热一日即发谵语，人以为邪传阳明也。谁知其人素有阳明胃火，风入太阳而胃火即沸然不静乎！治之法，若兼治阳明以泄胃热，治亦无差；然而太阳之邪正炽，不专治太阳，则卫之邪不能散，营之邪不能解；先去退阳明之火，未必不引邪而入阳明，反助其腾烧之祸也。不若单治太阳，使太阳之邪，不能深入，而阳明之火不治而自散耳。方用**平阳汤**：

桂枝三分　麻黄一钱　甘草一钱　青蒿三钱　天花粉一钱　水煎服。一剂而身热退，谵语亦止矣。

此方少用桂枝，而多用麻黄者，以**寒轻**而**热重**也。用青蒿为君者，青蒿退热而又能散邪，且又能入膀胱而走于胃，既解膀胱之邪，而又解胃中之火，不特不引邪以入阳明，而兼且散邪以出阳明也。方中又加天花粉者，以谵语必带痰气，天花粉善消膈中之痰，而复无增热之虑，入于青蒿、桂枝、麻黄之内，通上达下，消痰而即消邪也，痰邪两消，又何谵语乎。所以一剂而奏功耳。

此症亦可用**争先汤**。

桂枝五分　麻黄五分　石膏一钱　麦冬五钱　茯苓五钱　半夏八分　水煎服。

32. 冬月伤寒，身热二日即有如疟之状，人以为证传少阳也。谁知其人少阳之间原有寒邪，一遇伤寒，随因之而并见乎。世见此等之症，以小柴胡汤投之，亦能奏功，然终非治法也。法当重治阳明，而兼治少阳为是。盖阳明之火邪未散，虽见少阳之症，其邪仍留阳明也。邪留阳明，身发寒热，而谵语发狂之病，未必不因之而起。惟重治阳明，则胃中之火自解，使邪不走少阳，而少阳原存之寒邪孤立无党，何能复煽阳明之焰？自然阳明火息，而少阳之邪亦解也。方用**破邪汤**：

石膏三钱　柴胡一钱　半夏一钱　茯苓三钱　甘草一钱　麦冬一两　玄参三钱　陈皮一钱　水煎服。一剂而身热解，如疟之症亦痊。

此方用石膏、玄参以治阳明之火，用麦冬以滋肺中之燥，盖**肺燥即不能制肝、胆之过旺也。且肺燥必取给于胃，则胃土益加干枯，其火愈炽矣**。今多用麦冬，使肺金得润，不必有借于胃土，则肺气得养，自能制肝胆之木，而少阳之邪，何敢附和胃火以作祟乎！况柴胡原足以舒少阳之气，而茯苓、甘草、半夏、陈皮之类，更能调和于阳明、少阳之间，邪无党援，安得而不破哉。

此症用**八公和阳汤**亦神。

石膏一钱　柴胡二钱　茯苓三钱　白术二钱　甘草一钱　炒栀子一钱　青皮三分　天花粉一钱　水煎服。

33. 冬月伤寒，身热三日，腹满自利，人以为阳传于阴矣，而孰知不然。夫阴症腹满自利，而阳症未闻无之也。不辨其是阳非阴，而概用治太阴之法，鲜有不死亡者矣。然阴与阳，何以辨之？夫太阴之自利，乃寒极而痛也；少阳之自利，乃热极而痛也，（寒痛、热痛分别最清。）痛同而症实各异。此痛必须手按之，按而愈痛，是阳症也；若太阴阴症，按之而不痛矣。故治阳症之法，仍须和解少阳之邪而不可误治太阴也。方用**加减柴胡汤**治之。

柴胡一钱　白芍五钱　茯神二钱　甘草一钱　栀子二钱　陈皮一钱　当归三钱　枳壳五分　大黄五分　水煎服。一剂而腹满除，二剂而自利止矣，不必三剂也。

此方和解之中，仍寓微攻之意；分消之内，少兼轻补之思，所以火邪易散而正气又不伤也。若以**大承气**下之，未免过于推荡；若以大柴胡下之，未免重于分消，所以又定**加减柴胡**汤，**以治少阳腹满之自利**耳。

此症亦可用和攻散。

柴胡　栀子　丹皮各二钱　白芍五钱　茯苓三钱　甘草　陈皮　大黄各一钱　水煎服。

34. 冬月伤寒，身热四日，畏寒不已，人以为太阴转少阴矣，谁知仍是太阴也。夫太阴脾土也，少阴肾水也，似不相同，然而**脾土乃湿土**也，**土中带湿**，**则土中原有水象**，故**脾寒即土寒**，而**土寒即水寒**也。所以不必邪传入肾，而早有畏寒之症矣。治法不必治肾，专治脾而寒症自消。（治脾以消寒，看得到，说得出。）方用**理中汤加减**治之：

白术一两　人参三钱　茯苓三钱　肉桂一钱　附子一钱　水煎服。一剂而恶寒自解，而身热亦解矣。

夫方中用桂、附似乎仍治少阴之肾，然而以参、术为君，仍是治脾而非治肾也。虽然脾肾原可同治，参、术虽治脾而亦能入肾；况得桂附，则无经不达，安在独留于脾乎！然则治脾而仍是治肾，此方之所以神耳。

此症用**加味桂附汤**亦效。

白术一两 肉桂 干姜各一钱 附子 甘草各五分 水煎服。

35. 冬月伤寒，身热五日，人即发厥，人以为寒邪已入厥阴也，谁知是肾水干燥，不能润肝之故乎。夫发厥本是厥阴之症，邪未入厥阴，何以先为发厥？盖肝血燥极，必取给于肾水；而肾水又枯，肝来顾母而肾受风邪，子见母之仇，自然有不共戴天之恨，故不必邪入厥阴，而先为发厥，母病而子亦病也。治法无庸治肝，但治肾而厥证自定，母安而子亦安也。方用**子母两快汤**：

熟地五钱 麦冬五钱 当归二钱 山茱萸三钱 茯苓二钱 芡实二钱 山药二钱 玄参五钱 水煎服。一剂而厥定，再剂而身热亦愈也。

此方纯用补肾之味，惟当归滋肝之血也。治肾而治肝在其中，何必再用白芍以平肝气耶。且此症又不可用白芍也，以白芍虽平肝气，可以定热厥于须臾，然而白芍定厥，未免过于酸收。与补水之药同用于无邪之日，易于生精；与补水之药同用于有邪之顷，亦易于遏火。不若单用补肾之味，使水足以制火，而又无火留之害，为更胜也。故**子母两快汤**所以不用芍药而单用当归者，以当归之性动，不比芍药之酸收耳。且当归善助熟地、山萸以生水，生水以滋肝，即补肾以制肝也。

36. 冬月伤寒，身热六日，而汗不解，仍有太阳之症。人以为邪返于太阳也，谁知是邪欲返于太阳而不能返乎。夫邪既不能返于太阳，当无太阳之症矣，治法宜不治太阳也。然而不治太阳，而邪转有变迁之祸。盖邪既不能复返于太阳，窥太阳之门而欲入者，亦势之所必至也。用太阳之药，引邪而归于太阳，而太阳曾已传过，邪走原路而邪反易散矣。方用桂枝汤，（伤寒症凡兼太阳者，俱可用桂枝汤，但宜分轻重耳。）少以散之，一剂而邪尽化也。倘多用桂枝汤则焦头烂额，曷胜其祛除乎！此又用药之机权也。

此症用**解邪汤**亦佳。

桂枝三分 茯苓五钱 当归三钱 生地五钱 白术三钱 陈皮三分 甘草一钱 麦冬五钱 水煎服。

37. 冬月伤寒，至七日而热犹未解，谵语不休，人以为证复传阳明也，谁知是邪欲走阳明而阳明不受乎。夫阳明已经前邪，见邪则拒，似乎邪之难入矣。然而切肤之痛，前已备经，故一见邪再入太阳，惟恐邪之重入阳明也。所以震邻之恐先即呼号，而谵语生，非从前邪实而作谵语者可比。治法不必专治阳明，以截阳明之路，惟散太阳之邪，而邪已尽散，断不复入阳明也。方用**桂枝汤**，一剂而谵语自止，又何必用石膏汤以重伤胃气哉。

此症用**和营汤**亦神。

麻黄三分 茯苓三钱 当归三钱 玄参五钱 甘草一钱 麦冬五钱 竹叶三十片 半夏五分 水煎服。

38. 冬月伤寒，至八日而潮热未已，人以为邪再传少阳矣，谁知是邪在阳明，欲出而未出乎。夫阳明之府，多气多血之府也。气血既多，脏邪亦正不少。**痰在胃膈，原能自发潮热**，不必假借少阳之经也。况邪又将出，而窥伺少阳，乃少阳前受阳明之贻害，坚壁以拒，未免寒心，故现潮热之症，其实尚未入于少阳也。治法正不须治少阳之邪而单解阳明之热，阳明热解而少阳之邪自散矣。方用**解胃汤**：

青蒿五钱 茯苓二钱 甘草五分 麦冬五钱 玄参三钱 竹叶五十片 水煎服。一剂而胃热清矣，再剂而潮热退矣，不必三剂也。

此方息阳明之焰，而又能解少阳之氛，一方而两治。倘徒解少阳之氛，而阳明愈炽矣；倘徒息阳明之焰，而少阳又燥矣。两阳有偏胜之虞，则二府必有独干之叹，自然轻变为重，邪传正无已时。今一方两治，仍是单治阳明，而少阳治法已包于中，所以能收全功也。

此症用**发越汤**亦妙。

葛根三钱　茯苓五钱　甘草五分　麦冬三钱　玄参一两　生地三钱　柴胡五分　水煎服。

39. 冬月伤寒，至九日而泻利不已，人以为邪入太阴，阳又变阴之症，谁知是阳欲辞阴之病乎。夫变阴与辞阴，何以辨之？变阴者，阳传入于阴也；辞阴者，阳传出于阴也。入于阴则自利，岂出于阴而反自利乎？不知阴阳不相接时，多为泻利不已。但入阴之自利，其腹必痛；出阴之自利，其腹不痛也。（辨得妙。离阴自利前人并不道破。）倘至九日而泻利不已，其腹不痛者正离阴之自利也。切戒不可用太阴止利之药，一用止利之药，而邪转入阴，必成危证矣。法宜仍治少阳，而解其表里之邪，则自利自止，而寒热之邪亦散也。方用**小柴胡汤加减**用之：

柴胡一钱　茯苓三钱　甘草　黄芩各一钱　陈皮五分　水煎服。一剂即止利，而寒热顿解矣。

此方专解半表半里之邪，而又能分消水湿之气，既不入阴而复善出阳，故取效独捷耳。

此症用**合阴汤**亦效。

柴胡八分　茯苓五钱　甘草五分　天花粉一钱　枳壳三分　神曲五分　白芍三钱　水煎服。

40. 冬月伤寒，至十日，恶寒呕吐，人以为邪再传少阴矣，谁知是邪不欲入少阴乎。夫邪既不欲入少阴，何以恶寒呕吐？不知伤寒传经，而再入于太阴，其中州之气，前经刻削，则脾气已虚。脾气既虚，而脾必耗肾中之火气，而肾又曾经邪犯，在肾亦自顾不遑。母贫而子不忍盗母之财，故邪入于脾，而脾甘自受。先行恶寒呕吐，不待传入少阴，而始见此等证候也。治法单治太阴脾土，而呕吐可止。然而单治脾而不治肾，则肾火不生脾土，而恶寒终不能愈，寒既不除，而呕吐仍暂止而不能久止也。方用**脾肾两温汤**：

人参三钱　白术五钱　肉桂一钱　巴戟天三钱　丁香三分　肉豆蔻一枚　芡实三钱　山药三钱　水煎服。一剂而恶寒止，二剂而呕吐尽除也。

此方用参、术以健脾，用巴戟天、芡实、山药以补肾，而又用肉桂、丁香以辟除寒气。旺肾火以生脾土，则土气自温，母旺而子不贫，亦母温而子不寒也。

此症用**加味参术附姜汤**亦神。

人参五钱　白术五钱　肉豆蔻一枚　附子三分　干姜一钱　水煎服。

41. 冬月伤寒，身热十一日，而热反更盛，发厥不宁，一日而三四见，人以为邪再传厥阴也，谁知是邪不能传肝乎。夫少阴寒水也，邪在少阴，未入厥阴，何以发厥而见热症？然而此厥乃似热而非热也。内寒之甚，逼阳外见而发厥，故不待传入厥阴之经而先发厥耳。症见此等证候，本是死证，而用药得宜，未必至死。仲景夫子未尝立方者，非无方也，以灸法神奇，示人以**艾火灸**少阴者，正教人不必治厥阴也。虽然灸少阴者固易回春，而阳药又安在不可以起死。方用**回生至神汤**：

人参三两　肉桂三钱　白术二两　生姜汁一合　葱十条，捣汁　水煎服。一剂而厥定，再剂而身热解矣。

此虽在用参、术之多，第不佐之姜、葱二汁，则不能宣发于外，而邪伏于肾中而不得出也。惟参、术得姜、葱之助，导之出外，不必走肝，而厥反自安矣，此治法之巧者。

此症亦可用**加味人地汤**殊验。

熟地二两　人参一两　白术一两　附子一钱　生姜汁一合　水煎调服。

42. 冬月伤寒，身热十二日，而热仍不退，不见发厥。人以为伤寒至厥阴，不发厥而病将退矣，谁知伤寒虚极，欲厥而不可得乎。夫热深者厥亦深，不厥似乎热之不深矣。然而热深而发厥者，元气足以鼓之也；热深而不能发厥者，元气不足以充之也。传经至十二日，病已入肝，而厥不应者，非热之不深，乃元气之甚困也。乌可因不厥而即疑其厥阴之不热乎。治法补其肝气，而辅之以解热之品，则厥阴不燥，而木气大舒，邪不能留，非惟热解而见厥，抑亦邪散而消厥也。方用**消厥散**：

白芍五钱　当归五钱　丹皮三钱　生地二钱　甘草一钱　人参一钱　炒黑荆芥三钱　炒栀子一钱　天花粉二钱　水煎服。一剂而厥乃发，再剂而厥反定矣。

此方补肝凉血以治传经之伤寒，世无其胆。然而肝燥而内热，因虚而厥伏也，非滋其肝中之血，则热深者，何能外见乎！故必补其虚而发厥，随可乘其厥而散热也。人亦可闻吾言，而放胆治之矣。

此症用**增减逍遥散**大效。

白芍　白术各三钱　当归　人参　炒黑荆芥　白芥子各二钱　柴胡一钱　甘草五分　陈皮神曲各三分　水煎服。

43. 冬月伤寒，至十二日之后，忽然厥发，发去如死人一样，但心中火热，其四肢如冰，有延至三、四日，而身体不腐者，人以为尸厥也，谁知是邪火犯心包络，坚闭其气以守护其心乎。夫伤寒传遍六经，未有传心者也，一至传心无不死者。然而邪得以传心者，亦因包络之虚力不能障心，使邪之竟入也。若包络素无亏损，邪虽直捣心宫，而膻中膜膈，足以相拒。然而三阴三阳，俱为邪之所传，各各损伤，包络相臣，出死力以御贼，号召勤王，绝无一应，惟有坚闭宫门，甘与君王同殉。至于各脏腑，见君相号令，不能宣扬于外，自然解体，有国亡无主之象，所以手足肢体，先冷如死灰也。此时设有斩围夺门之将，扫荡群妖，救君相于危亡之候，自然外藩响应，不必听旨宣召，无不归诚恐后矣。然则治法奈何？助包络之气而加之祛邪之味，可返死而回生也。方用**救心神丹**：

人参一两　黄连三钱　菖蒲二钱　茯苓五钱　白芍一两　半夏三钱　附子一分　水煎一碗，以笔管通于病人喉中，另使亲人含药送下，无不受者。

一剂而人之气甦，再剂而心中之大热自解，而四肢手足尽温矣。（此方固是神奇，亦因心中火热而敢用之。若四肢厥逆，心中仅见温热，则一点孤阳不能自主，又用黄连三钱以泻心中之火，虽有人参为君，吾恐不能相济，不若少用黄连以加减天王补心汤治之何如，此亦因心中不甚火热而言也。）

夫厥症多热，四肢之冷如冰者，正心中之热如火也。热极反为寒颤，颤极而人死，其实人死而心尚未死。此方用人参以固其生气，以黄连清其心中包络之火邪；加附子一分为先锋，加菖蒲为向导，引人参、黄连突围而共入于心中；又得白芍、茯苓、半夏平肝而不助火，利湿而共消痰，则声援势盛，攻邪尤易也。或疑用黄连以清热是矣，何必助之以人参，而用人参亦不必如此之多。孰知六经传遍以攻心，则脏腑自虚，多用黄连而不君之人参，则有勇无谋，必至斩杀过甚，反伤元气，又有主弱臣强之虞矣。虽救君于顷刻，而不能卫君于崇朝，不几虚用奇兵哉。

此症用**活心丹**甚神。

人参一两　黄连三钱　菖蒲一钱　麦冬　生枣仁各五钱　南星一钱　附子三分　良姜五分　生姜十片　水煎灌服。

中寒门七则

1. 人遇严寒之时，忽感阴冷，直入于腑，手、足、身皆冷，面目色青，口呕清水，腹中雷鸣，胸胁逆满，体寒发颤，腹中觉有凉气一裹，直冲而上，猝不知人，此寒气直中七腑也。夫中寒之病，与伤寒之症，大相悬绝。盖伤寒之寒，由表而入于里；中寒之寒；由腑而入于脏。虽入腑、入脏，同是直中之症，而治法终有不同也。盖入腑之寒，轻于入脏，则治腑之寒，乌可重于治脏哉！惟是腑有七，而中腑之药，似宜分别。大凡阴寒之中人，必乘三焦之寒，而先入，温三焦之寒，而七腑之寒可尽散也。（温三焦以散各腑之寒，则寒无不散，诚得其要也。）然而三焦之所以寒者，又由于胃气之虚也。徒温三焦之寒，而不急补其胃气，则气虚而不能接续，乌能回阳于顷刻乎！方用**救腑回阳汤**：

人参五钱　附子一钱　肉桂二钱　巴戟天一两　水煎服。

此方用人参以扶胃气，用肉桂以回阳，亦不必更借巴戟天之为君矣。不知巴戟天补心肾之火，心肾之火旺，而三焦之火更旺矣。且巴戟天生胃气而回阳，故用之为君，（此方异于四逆汤，而用巴戟为君，是为神妙。）尤能统人参、附、桂同心之将，而扫荡祛除，寓剿于抚之中也。所以一剂奏功，阳回而阴寒立散矣。

此症用**术桂干姜汤**甚效。

白术一两　肉桂三钱　干姜三钱　水煎服。

2. 人有严冬之时，忽感阴寒，唇青身冷，手足筋脉挛急，上吐下泻，心痛腹疼，囊缩甲青，腰不能俯仰，此阴寒中脏之病也。夫中脏重于中腑，寒气入于五脏，似宜分脏而治；然而不必分也，但直温其命门之火，则诸脏之寒，可以尽散。（五脏中寒急温命门则阳回，亦扼要之法。）盖命门为十二经之主，主不亡，则心君必不为下殿之走；主不亡，则肝木必不为游魂之变，主不亡则肺金必不为魄散之升；主不亡则脾土必不为崩解之阨。惟命门既寒，而阳气为阴邪所逼，越出于肾外，则五脏之神，不能独安，各随阳而俱遁矣。然则五脏为寒邪所犯，不必治五脏也，独温其命门，而五脏之寒可解。虽然，命门虽为五脏之主，而五脏气虚，大兵到处，扫荡群妖，苟无粮草，何以供命。此命门宜温，而五脏之气亦不可不补也。方用**荡阴救命汤**：

人参一两　白术三两　熟地三两　肉桂一钱　附子三钱　山茱萸三钱　茯神三钱　水煎服。一剂而阳回，再剂而全愈。

何神速乃尔？盖寒入五脏，由命门之阳外出，一回其阳，而寒气无留于脏矣。方中以参、术为君，似乎止救心、脾二经；虽附子、肉桂与熟地、山茱同用，肾亦在所救之中，而肝肺竟置之度外。何以能斩关直入，回阳于顷刻耶？不知五脏为寒邪所犯，大约犯肾之后，即便犯脾，而后犯心也，犯肝、肺者无多也。故专顾心肾与脾经，而肝肺已在其内。况人参同附子并用，无经不达，又宁有肺肝之不入者乎！而且补肝、补肺之药，无非收敛之剂。欲祛邪而使之出，不可留邪而使之入。倘用收敛之味，以补肝肺，反掣人参、附子之手，不能迅于荡阴矣。此用药之不杂，实有秘义也。且肾中水火原不相离，用桂、附大热之药以回阳，未免肾中干燥，与其回阳之后，又补肾水以济阳，何如于用火之时，而先为防微之为得哉。吾所以少用熟地、山茱于桂、附之中，以制火之横。且火得水而归源，水招火而入宅，故能奏既济之勋，而无亢炎之失也。

此症用**参术桂附加熟地汤**亦妙。

人参　白术各一两　附子　肉桂各二钱　熟地五钱　水煎服。

冬月直中阴寒，吐泻交作，身发热者，人以为伤寒传经之症也。然而虽是伤寒，实有分别，此乃直中少阴之邪，而非传经少阴之邪也。夫直中阴经，原无身热之症，兹何以身热耶，此正阳与阴战，乃邪旺而正不肯安于弱，以致争斗而成热也。若传经少阴之症，必至数日后，始行吐泻，未有初感第一日，即身热而上吐下泻者，故此症确是直中，而非传经也。直中邪即入里，传经邪在表而入里，本是悬殊，不可不察也。治法用**参附茯苓汤**：

人参一两　附子一钱　茯苓五钱　水煎服。一剂而吐泻止，而身热亦退。

何其效之速乎？不知此症，原因阳气之弱，不胜阴邪之盛，故尔发热。吾助其阳气，则阳旺而阴自衰。况又佐之附子之勇猛，突围破敌，则阳气更盛，自然转败而成功矣。且益之茯苓之淡泄，分消水气，则胃土得安，而上下之间，无非阳气之升降，阴邪又安能冲决哉！

此症亦可用**参苓附术加生姜汤**。

人参　白术　生姜各一两　附子二钱　茯苓三钱　水煎服。

3. 人有直中阴寒，肾经独受，身颤手战者，人以为寒入于骨中也，谁知是命门火冷，不能外拒夫阴寒乎！盖命门为十二官之主宰，人有此火则生，无此火则死。火旺则运用于一身，而手足自温；火衰则力不能通达上下，而一身皆冷，又何能温热夫手足耶！故命门火旺，外来之寒邪可以相拒，而不敢相犯。惟火衰之极，而阴寒内逼，直入肾宫，命门畏寒太盛，几几乎有不敢同居之势。身颤者难以自主也，手战者难以外卫也。（此等之症，更须辨之以舌，舌滑者乃寒，舌燥者乃热也。天下往往有阳症似阴者，亦多身手之寒颤耳。）治法亟温补其命门，使命门之火，足以胜外来之寒，则命门之主不弱，而后阳气健旺，能通达于上下之间，阴消寒散，不致侵犯心宫也。方用**直中阴脏第一方**治之。

附子一钱　肉桂二钱　丁香一钱　白术二钱　水煎服。一剂而寒祛，身颤手战皆定也。

此方尽是**阳药，以阳药而治阴症**，自是相宜；然而至急之症，何以少用分量，而成功至神者？因火欲外越，一助火而火即回宫；火因弱而逃，自必见强而返。火既归矣，又有余火以相助，则命门大旺，毋论足以祛寒，而寒邪亦望火而遁也。

此症用**援命拒寒汤**实神。

白术三两　肉桂三钱　破故纸三钱　杜仲三钱　水煎服。

4. 人有少阴肾经，感中邪气，小腹作痛，两足厥逆，人以为寒邪之直犯于肾也，谁知入肾而兼入于小肠之腑乎。夫邪即入肾，乃入脏也，脏重于腑，何必辨其邪入于小肠乎？然而辨症不清，则用药必然寡效。虽肾开窍于二阴，又曰：肾主大小便，肾寒则小肠亦寒，治肾则小肠亦愈，而终不知小肠之与肾同感寒邪也。盖寒客于小肠，则腹痛而脉不通，脉既不通，安得两足之不厥逆乎。不可徒认作寒入于肾，而不入于小肠也。但治法不必治小肠，而仍须治肾。治肾者温肾也，（温肾者乃温命门也。）温肾即所以温小肠矣。方用止逆汤：

附子一钱　白术三钱　车前子三分　吴茱萸五分　水煎服。一剂而痛除厥止矣。

此方用附子以祛寒，用吴茱萸以通气，加白术、车前利腰脐而消湿，虽治小肠而实温肾宫也。肾宫之命门热，而小肠之气化自行，又乌有不通之病乎！故不必止痛而痛除，不必转逆而逆定耳。

此症亦可用**术桂豆苓汤**亦效。

肉桂一钱　白术一两　茯苓三钱　肉豆蔻一枚　水煎服。

5. 人有猝中阴寒，身不能动，人以为寒中于脾也，谁知仍是寒中于肾乎。夫中寒而致手足之不能动，已是危症，况一身全不能动乎！盖手足冷而不动，犹是四围之病；身僵而不动，实乃中州之患也。人非火不生，而火非心火，乃肾火也。肾火旺而脾土自可运用于无穷，肾火衰而脾土难转输于不息。故肾寒而脾亦寒，脾寒而身即不能运动耳。所以治法，不可徒治脾，而必须治肾；尤不可统治肾，而必须温肾中之火也。（脾寒非温肾不成功，而温肾非补命门不奏效，信然也。）方用**直中阴脏第二方**治之。

附子一钱　肉桂一钱　熟地二钱　干姜一钱　水煎服。一剂而身动寒消矣。

此方用桂、附、干姜直捣中坚，以迅扫其寒邪，则肾中命门之火，勃然猝发，而寒邪自去矣。第过用纯阳，未免偏于太燥，益之熟地以佐之，阳得阴而不至耗水，岂特相济有成哉！

此症亦可用**附桂姜术加熟地汤**。

熟地五钱　白术一两　干姜三钱　肉桂二钱　附子二分　水煎服。

6. 人有猝犯阴寒之气，两胁痛极至不可受，如欲破裂者，人以为寒犯肝也，谁知仍是寒犯肾乎。夫胁乃肝位，犯肾宜病在肾，不宜病在肝。因肾寒而又畏外寒之侵，而肾之气乃逃避于肝子之家，受创深重，而不敢复出也。在肝木因肾水遁入，忍见父母之受伤乎。自然奋不顾身，怒极而欲战也。两胁欲破，正木郁难宣之象。治法以火熨其外寒者，小济其一时之急也。（虽曰宽肝，仍是救肾。）方宜用**宽肝汤**救之：

人参一两　熟地二两　附子一钱　柴胡五分　甘草三分　肉桂三钱　水煎服。一剂而痛定也。

7. 人见用参、附以回阳，未必相疑；用熟地以滋阴，不能无疑也。嗟乎！肾气遁入肝宫，而寒邪必乘势以逼肝矣。肝气一怯，非上走于心，必下走于肾矣。走于心则引邪而上犯于心君，必有下堂之祸；走于肾则引邪而下侵于相位，必有同殉之虞。故用参以补心，使心不畏邪之犯；用熟地以补肾，使肾不畏邪之侵。而肝气瞻顾于子母之间，两无足虑，自然并力以御寒矣。况又益之以助火舒木之品，而肝中之郁大解，故背城一战而奏捷也。倘用此药，而全无一效，是心肾两绝，而肝气独存，不能生矣。

此症用**祛寒舒胁汤**亦神。

人参五钱　肉桂三钱　白芍二钱　当归三钱　柴胡五分　白术一两　甘草五分　水煎服。

卷之二

中风门二十五则

1. 人有入室向火，一边热而一边寒，遂致左颊出汗，偶尔出户，为贼风所袭，觉右颊拘急，口㖞于右，人以为中风之症也，而余以为非中风也，乃向火而火逼其热，以并于一边耳。若作风治，而中实无风。和其气血，而佐之以解火之味，则火平而㖞斜自正也。（小病以全力注之，自易取效。）方用**和血息火汤**：

升麻一钱　当归五钱　黄芪三钱　防风三分　秦艽一钱　白芷五分　桂枝三分　天花粉二钱　甘草一钱　麦冬三钱　玄参五钱　水煎服。一剂轻，二剂而㖞斜正矣。（虽是火逼逆热，亦由气血皆虚所致，故以归、芪为君，佐以升麻提右边清气上升，余邪自除。）

方中以补血补气为先，而佐辅之药多用阳明之味者，何居？盖阳明之脉起于鼻，交于頞中，循鼻外入上齿中，是两颊与齿正阳明之部位也。升麻、白芷，乃阳明经药也，故用之以引入于齿颊；而秦艽能开口噤，防风能散风邪，桂枝实表而固营卫，与归、芪、玄、麦同用，自善通经络而活脏腑，使真有风邪，亦于何处存活，矧原无大风之犯，不过些小之风乎，自然效应如桴鼓也。

此症亦可用**偏解散**。

当归　炒栀子　生地各三钱　乌药　防风　白芷各三分　半夏一钱　黄芪　茯苓各一钱　白芍五钱　秦艽一钱　水煎服。

2. 人有久痢之后，一旦昏仆，手撒眼瞪，小便自遗，汗大出不止，喉作曳锯之声，人以为中风之症也，而余独以为不然。盖此病乃下多亡阴，阴虚而阳暴绝也。本不可救，然急灸其气海之穴，而阳气得续亦有生者。虽然，阳气回而不用补气之药，阳气随回而随绝也。方用**独参汤**：

人参三两　附子三分　煎汤灌之，而人不死矣。

夫气海之穴，前与丹田相通，乃生气之原也，故灸之而阳回。非助之以人参，则气回于无何有之乡，而不能生生于无尽，徒为接续，又何益乎？此人参所以为夺命之药欤！

此症亦可用**参术加桂汤**。

人参二两　白术二两　肉桂一钱　水煎灌服。

3. 人有两手麻木，而面亦麻者，人以为中风将现之症也，谁知乃气虚而不能运化夫血乎。夫头乃六阳之经，而面尤阳之外见也。气旺则阳旺，气衰则阳衰。阳旺则气行夫血，而面乃和。**阳衰则气滞于血，而面乃木矣。面既木矣，而阳气之衰可知**，何能运动于臂指间，毋怪两手十指尽麻也。（若无真中风，大约皆从气虚而中也。麻木者，中之兆也，不补虚而单防夫风中，鲜不气中矣。）治法宜补其气之虚，通其阳之闭。方用**助阳通气汤**。

人参三钱　白术五钱　黄芪五钱　防风五分　当归三钱　葳蕤五钱　广木香三分　附子二分　乌药二钱　麦冬二钱　茯苓三钱　天花粉二钱　水煎服。连服二剂，而手之麻木解矣。再服二剂，而面之麻木亦解矣。更服二剂，不再发。此方大补其气，气旺而血行，又何麻木之有？

此症亦可用**助气解麻汤**。

人参三钱　白术　黄芪　麦冬各五钱　当归　荆芥各二钱　乌药八分　附子一分　柴胡八分　半夏一钱　水煎服。

4. 人有身忽猝倒，两目紧闭，昏晕不识人，即子孙亦不相识，人以为中风之危症也，谁知绝非中风，乃心气之乏绝乎。（人谓气虚则邪易中，谁知绝无风邪耶。世人治风而死者比比也，读远公文可胜痛哭！）夫身中未有不痰盛者也，痰盛则直走心经，而心气乏绝，则痰涎壅住于膻中，而不能开矣。虽膻中为心君之相，痰来侵心，膻中先受，所以障心而使痰之不能入也。然则膻中本卫心以障痰，何反壅痰以害心乎？不知心气既虚，而膻中亦虚矣；膻中既虚，仅可障痰以卫心，力难祛痰以益心也。况痰气过盛，犯心甚急，膻中坚闭夫膜膈，使痰之不入，而心气因之不通，不能上通于内眥，故目紧闭而不识人也。治法急补其君相之火，而佐之祛痰之味，心气一通，目自开而人自识也。方用**四君子汤加减**用之。

人参一两　白术二两　茯苓三钱　附子一钱　竹沥一合　姜汁一合　菖蒲三分　水煎服。一剂而目开，再剂而人识矣。

此方用参、术以救心气之绝，然非假附子之力，断不能破围而直入；即用附子而不用竹沥、姜汁，则痰涎间隔，恐附子孤军难于斩杀耳。又佐之菖蒲者，借其向导，引附子群药迳达心宫，易施其祛除之力也。

此症用**加味三生饮**亦神效。

人参　白术各一两　附子　南星　半夏　菖蒲　远志各一钱　生枣仁三钱　水煎服。

5. 人有素性好饮，两臂作痛，服祛风治痰药，更加麻木，痰涎愈盛，体软筋弛，腿膝拘痛，口噤语涩，头目晕重，口角流涎，身如虫行，搔起白屑，人以为中风之症已成也，谁知是脾气之不足乎。凡人后天全借饮食之补益，若饮食过多，反伤脾气，何能受益；况酒能散人真气，少饮则益，多饮则损，日日贪杯，脏腑之间，无非糟粕之气，欲真气之无伤得乎！故体软筋弛，脾虚不能运也；痰涎加盛，脾虚不能化也；腿膝拘痛，脾虚不能行也；口噤语涩，脾虚气难接也；头目晕重，脾虚气难升也。至于流涎起屑，一则脾虚而不能摄，一则脾虚而不能润也。以上诸症总皆脾气亏损之故。（世人中风多是脾气虚寒，故一作风治，重耗胃气，胃虚而脾益虚，乌得而不死乎？）方用**六君子汤加味**治之。

人参五钱　白术一两　甘草一钱　半夏二钱　陈皮五分　附子三分　茯苓三钱　连服十剂而愈。

六君子汤，专补脾气之药也，而又兼善治痰，然**非加入附子，则不能走经络而通血脉**。或疑白术太多，不知白术健脾而更善去湿，多用始能利腰脐而升阳气，则阳不下陷，而脾得健其运化之功也。

此症用**参术去湿汤**亦妙。

人参　白术各五钱　甘草　半夏　附子各一钱　山药一两　薏仁三钱　砂仁三粒　水煎服。

6. 人有怒后吐痰，胸满作痛，服四物、二陈之汤，加芩、连、枳壳之类，杳无一应；更加祛风之味，反致半身不遂，筋渐挛缩，四肢痿软，日晡益甚，内热口干，形体倦怠，人以为风中于腑也，谁知是郁怒未解，肝气未舒所致。本无风症，治风而反为风药所损，损气伤血，以成似中风之病也。（中风得于肝木之旺者居多，得于肝木之郁者犹少。远公之论，论症之全也，不可执此以概治中风）。治法必须仍解其郁怒，而佐之补气补血之剂，益阴益精之味，庶几可救耳。方用**舒怒益阴汤**：

熟地一两　当归五钱　茯苓二钱　甘草五分　白芍一两　陈皮五分　麦冬三钱　丹皮三钱　柴胡一钱　白术二钱　人参一钱　水煎服。十剂而筋不挛缩矣，再十剂而四肢不痿软矣。后纯用**六味汤**，大剂煎饮，二月而半身皆遂矣。

此方即**逍遥散加味**者也。用参、熟、麦、丹于逍遥散中，实有妙义。盖逍遥散为解郁之圣药，郁散而得补，则补始有功，而方中全在用白芍至一两以平肝气，肝平则木不克土，而土有生气；况又有健脾开胃之品，以辅佐而相成，所以能反败为功也。

此症用**加减逍遥散**亦验。

柴胡二钱 白芍五钱 白术 当归 生地各三钱 甘草 炒栀子 半夏各一钱 青皮五分 水煎服。

7. 人有怀抱郁结，筋挛骨痛，喉间似有一核，结住不下，服乌药顺气散等药，口眼歪斜，两臂不能伸举，痰涎愈甚，内热晡热，人以为偏枯之渐也，谁知是肝木之不舒乎。夫木最喜水，木郁则耗水矣，水耗而木更难舒，木既不舒，而木中之火，又安得而舒乎。自然木来克土，而脾胃两伤。脾热胃燥，内自生风而现风象；正不必外来之风入，始见歪斜之症也。治法自必补脾胃之土矣。然而徒补脾胃之气，而肝来克土，脾胃仍不舒也，必须摅肝以扶脾胃之为得耳。方用**舒木生土汤**（此方因上条而推广之也，方治郁病最佳，不止治歪斜之症也）：

白芍五钱 茯苓三钱 山药一钱 生枣仁二钱 远志一钱 甘草五分 白术三钱 熟地五钱 郁金一钱 人参一钱 麦冬二钱 当归二钱 玄参三钱 水煎服。

此方心、脾、胃、肺、肾兼治之药也，何以谓之**舒木生土汤**？不知方中虽是兼治之药，而实为专治肝经也。治心者不耗肝气也，治肾者所以生肝也，治肺者使其不来克肝也，治脾胃者使其不来仇肝也，故用群药，无非滋肝以舒木，木舒矣而脾胃有不得其天者乎？此**舒木生土**之名，实有微意耳。

此症用**疏木饮**亦佳。

柴胡 薄荷 甘草 苍术 白芥子各一钱 白芍五钱 茯苓三钱 丹皮 生地各二钱 青皮五分 水煎服。

8. 有人一时猝倒，口吐痰涎，发狂号叫，自坐自起，自立自行，目不识人，身中发斑，数日后变成疮疖者，此谓真正中风。盖其人元气未虚，一时为风邪所中，正气既盛，而邪气又不弱，正与邪相战，两不肯负，于是而痰涎生，于是而狂叫起，心中如焚，坐立不安，行止不定，目不识人。内热既盛，必由内而发于外，故红斑灿烂于皮肤，火毒难消于肌肉，因变为疮为疖。譬如人家门户既牢，主伯亚旅又健，突来强盗，劈门而入，两相格斗，因而火攻焚杀，反成焦头烂额之伤矣。治法不必助正，而惟事祛邪，扫荡贼风，而正气已安。方用**扫风汤**：

荆芥五钱 防风三钱 半夏三钱 陈皮一钱 天花粉一钱五分 茯苓三钱 黄芩二钱 苏叶一钱 水煎服。一剂而狂定，二剂而痰消，三剂而斑化，疮疖亦寻愈矣。

此等之症，万人中生一者也。人亦不知是中风之真症，吾独表而出之，使人知真中风之如此，而类中风可照症而治之也。

此症用**排风饮**殊效。

大黄酒蒸三钱 丹皮五钱 甘草 防风 天麻 天南星各一钱 玄参一两 柴胡三钱 黄芩 苏叶 荆芥各二钱 当归三钱 水煎服。

9. 人有素多内热，一旦颠仆，目不识人，左手不仁，人以为中风之症，谁知此乃**肾水不足以养肝**，肝木太燥，木自生风而自仆，非真中风也。（木自生风，补水而风恬木静，谁人知之。）若作风治，鲜不立亡；即作气虚治，亦阳旺而阴愈消，非恰中病情之法。必须仍补肾水以生肝木，则木得其养，而左手之不仁可以复愈。方用**六味地黄汤加味**治之。

熟地一两 山茱萸五钱 山药四钱 茯苓三钱 丹皮三钱 泽泻一钱 白芍一两 当归五钱 白芥

子三钱 柴胡一钱 水煎服。一剂而目能识人，四剂而手知痛痒，十剂全愈矣。

夫**六味地黄丸**，料非治中风之药也。今用之以滋其肾水，又用芍药、当归以平其肝木，柴胡、白芥子以疏通肝气，而消其两胁之痰。水足而木自条达，痰去而气自流通，内热顿除，外体自适，亦何至左手之不遂哉！

此症用润燥丹亦效。

熟地二两 白芍一两 柴胡五分 天花粉三钱 水煎服。

10. 有人身忽自倒，不能言语，口角流涎，右手不仁，肌肤不知痛痒，人以为气虚而中风也。（气虚似中风多有之，治风以成肢体之不仁皆医之过，医病者从无一悟，尚悔风药之欠多也，岂不痛乎！）夫气虚则有之，而中风则未也。此病乃**心气既虚，不能行气于胃；而胃气又虚，则胃自生热**，蒸其津液，结为痰涎，壅塞隧道，不能行气于心，即堵截其神气出入之窍，故神明瞀乱；神明无主，则舌纵难言，廉泉穴开，而口角故流涎沫也。一身能运者，全借气以行之，今气既大虚，不能行于四肢，则手自不仁，右手者尤气之所属也。气不能行于肌肤，则痛痒不知矣。此等之症，若作风治，未有不死者，则于补气之中，加入祛风之药，亦止苟延性命，必成半肢之风症矣。故半肢之风，皆错治中风而成之也。治法宜用**六君子汤加入附子**治之。

人参一两 白术二两 黄芪二两 半夏三钱 茯苓五钱 甘草一钱 附子一钱 陈皮一钱 水煎服。一剂而出声，二剂而痰涎收，一连十剂，而前症尽愈。

夫参、苓、芪、术补气之圣药也，加入附子，则将军有威令，遍达于诸经之内，岂独心胃相通，使痰涎之不壅塞乎，所以奏功之能神也。

此症用**释躁汤**亦佳。

玄参一两 荆芥三钱 天花粉三钱 甘草一钱 陈皮五分 茯苓三钱 菖蒲 附子各三分 水煎服。

11. 有人无故身倒，肉跳心惊，口不能言，手不能动，足不能行，痰声如鼾，惟双目能动者，人以为因痰而中风也。嗟乎！此痰病而非中风也。**天下怪病多生于痰，而痰病多成于湿**，痰湿结而不散，往往有见鬼神而猝倒者。此病之无故身倒，亦其一也。医工不知为痰湿之气，见其倒而即呼为中风误矣。然则治此病，不治痰而治风，适足以招风而生变，即不治风而惟治痰，亦不能消痰而弭灾。必须大补其气血，气旺而痰自化，血盛而痰自去也。（理气以治痰，则痰化而风息，无风而治风，益耗其气，必至虚中，真弄巧而成拙者也。）方用**十全大补汤**：

人参五钱 黄芪一两 当归五钱 白芍三钱 茯苓五钱 白术五钱 甘草一钱 熟地一两 川芎二钱 肉桂二钱 水煎服。一剂而口能言，二剂而心惊肉跳者止，三剂而鼾声息，十剂而手能动足能行矣，又二十剂而气血重旺，一如无病之人。

此等之症，世人皆以风治，多致偾事。苟不治风，而惟治气血之虚，断不至变生不测者也。或谓补虚则风自出，用**十全大补之汤**，而能愈中风者是也。谁知类中风之病，绝无风也，非必补虚而风始出耳。

此症用**扶倾汤**亦妙。

人参 当归 茯苓各五钱 半夏二钱 附子 破故纸各一钱 黄芪 麦冬各一两 砂仁三粒 白术五钱 水煎服。

12. 有人一时猝倒，痰涎壅塞，汗如雨出，手足懈弛不收，口不能言，囊缩小便自遗，人以为中风急症，谁知是阴阳两脱乎。（虚脱绝似中风，要辨得清。）此至危之病，刻不可缓，生死在反掌之间也。若作风治，下口即亡，必须用**三生饮**救之。

人参二两　生附子一枚　生天南星五钱　生半夏三钱　水煎服。一剂而囊缩伸，小便止，再剂而口乃能言矣，始可别用汤剂也。

世人疑**三生饮**过于猛烈，不知病人甚暴，非此等斩关夺门之药，何能直入脏腑，而追其散失之元阳。故必投于人参数两之中，始可夺命于须臾也，否则斩关而关不能开，夺门而门不得进。惟是关门既开，而前药又不可再用，另用：

人参一两　白术二两　茯苓五钱　当归一两　熟地一两　山茱萸五钱　麦冬一两　半夏三钱　水煎服。

方名**济急丹**，连服二剂，而元气日旺，虚汗不流，手足可以运动而无瘫痪之忧也。譬如破城而守，内无粮草，则士有饥色。今关门大开，搬输挽运而入者皆糗粮米谷，则仓廪既实，兵马有饱腾之气，贼自望风而飞遁矣。倘仍用附子、南星之属，未免过于酷烈，民已归诚，而犹用虎贲之士，遍城搜粮，其损伤元气，不又多乎。妙在不用附子、南星，而反用当归、熟地、山茱萸、麦冬滋阴之品，盖从前斩关夺门之时，未免斩杀太甚，抢劫无遗，脏腑必有焦枯之苦，今一旦得资财接济，真不啻恩膏之赐矣。

此症用**救脱饮**亦甚效。

人参一两　白术二两　附子一钱　干姜　半夏各三钱　贝母一钱　水煎服。

13. 有人口眼㖞斜，身欲颠仆，腹中鸣如囊裹浆之声，人以为此中风之症，内有水湿之气也，而余以为不然。夫水湿之气，由于脾气之虚也。脾气不能运化乎水，而水乃停积不化。下不能行，必涌而上行矣。于是涌于头而作晕，涌于口眼而为㖞斜，水气既在于上，则头重而足轻，故身欲时时颠仆，有似乎中风而实非中风也。（怪病多生于痰，一治痰而怪病自除，故不必治风得其原委也。）方用**分水止鸣汤**：

人参五钱　白术一两　车前子三钱　茯苓一两　肉桂一钱　半夏三钱　水煎服。连服四剂，腹中之鸣止，而口眼亦平复矣。

此等之症，原无风之可祛，故不必祛风，单健其脾土之气，而土胜自能制水。又虑徒消其膀胱之水，恐水冷不化，**又补其命门之火，以生脾土，则土有先天之气**，益足以制其后天之狂澜。大地阳回，而溪涧之水，无非春气熏蒸，则膀胱不寒，尤能雪消冰解，而无阻隔之叹。下河疏通，而上游又何患壅塞而成泛滥之害哉。或曰：口眼㖞斜，实系风症，安在水气而能使之然也？不知水寒则成冰冻，**口眼处于头面之间，一边吹寒风而成㖞斜**，似乎中风，然而风在外而不在内也。风既在外，不入于腠理之中，何必加祛风之剂哉！

此症亦可用**术苓加桂汤**。

白术　茯苓各一两　肉桂三钱　水煎服。

14. 有人猝倒之后，致半身不遂，人以为中风而成偏枯也，谁知因治中风而成偏枯乎。（偏枯之症，多成于治中风之医，可胜慨叹。）夫中风之症，万人中而间生一二者也，岂可因一时猝倒，即认作中风而治风乎。此中原无风邪，因气虚而猝倒，大用补气之药，而少佐以消痰之味，焉有成偏枯之症乎。惟其过于祛风以耗其气，必至右身之不遂；或过用祛风以耗其血，必至左身之不遂矣。夫猝倒之时，本正气之不能主宰也，乃不补气而转虚其气，欲气之周遍于身，何可得乎！天下至误者，谓中风有中经、中络、中脏、中腑之分也。自此言出世，遂信风初中络，不可引之入经；风既中经，不可引之入腑，不可引之入脏。于是诸般风药，杂然乱投，而民生不可救药矣。脏腑经络，未尝有风，而必欲强用风药，成偏枯之症，犹其幸也。盖脏腑既无风症，即是元气未虚之人，尚不禁风药之侵耗，况系羸弱之子，摇摇靡定之身乎！今不致死亡而成偏枯者，亦因其于补正之中，而用祛风之剂，故犹存残喘耳。然则已成偏枯之症，其可再用风药乎！（此等论出，实惊世人，谁知却是不刊之论。闻是论而悔悮半生之用药。加意于补气之中兼用消痰之味，民生之大幸，亦子孙之福也。倘执而不悟，吾未如之何矣。）方用**全身汤**：

人参二两　白术二两　茯苓一两　半夏三钱　附子三分　神曲一钱　水煎服。连服四剂，而手足能举矣，再用四剂，而步履如故，身臂皆轻。

或疑偏枯之病，似非急症可比，何必大用参术。不知猝倒之后，**非重用参术，则元气不能骤复**。与其日后而多用补剂，零星而期久效，何若乘其将绝未绝之先，急为多用而救之也。

此症用**全身饮**亦妙。

人参　黄芪　巴戟天各一两　半夏三钱　附子一片　水煎服。

15. 有人猝倒之后，遍身不通，两手两足不收者，人以为中风而成瘫痪也，不知此乃血虚而气不顺也。夫**手得血而能握，足得血而能步**，今不能握不能步者，正坐于血虚耳。然而气血未尝不相兼而行者，使血虚而气顺，则气能生血，而血尚足以供手足之用。今**气既不顺，是气与血有反背之失**，欲血之荫手足也何可得乎！故不独手足不收，而且一身尽不通也。夫手足不收者，犹在四隅之疾；而一身不通者，实腹心之患也。此即所谓**风痱之症**也。名为风痱，实无风也。（风痱之症，近人鲜知，得此表扬，大快。）方用**四物汤加味**治之。

熟地一两　当归一两　白芍五钱　川芎二钱　人参二钱　半夏二钱　黄芪三钱　水煎服。二剂即知痛痒，服十剂即能步履矣，再服十剂全愈。

若作中风治之，则风药必耗烁其血。血干而气益不顺，气既不顺，而血益加虚，必变为废弃之人矣。

此症可用**滋血通经汤**。

当归　熟地各一两　黄芩　麦冬各五钱　北五味子　天花粉　秦艽各一钱　水煎服。

16. 有人猝倒于地，奄忽不知人，人以为中风之重症也。然而非风也，乃**气虚而不能接续耳**。既无口眼之㖞斜，又无手足之麻木，是全无风象。若作风治，势必引风入室耳。世人谓中风之症，必须填塞空窍，使风之不能入也。今反用风药，以治无风之症，安得不开其腠理哉！腠理既开，玄府大泄，欲风之不入，其可得乎。夫**气虚而不能接续**，以致猝倒，奄忽而不知人，本是**风懿之病**，（风懿无风，亦无人阐发，今发明无遗，何难治风懿之症哉。）未尝内有风也。世人不察，必欲以中风治之，误矣。方用**六君子汤**治之。

人参五钱　白术一两　甘草一钱　茯苓三钱　半夏三钱　陈皮一钱　水煎服。一剂而即能知人，二剂全愈，盖不治风而反奏功也。

此症用**续气汤**亦效。

白术五钱　人参　白芥子　白芍各三钱　甘草一钱　枳壳三分　砂仁一粒　水煎服。

17. 有一时猝倒，状似中风，自汗不止，懒于语言，人亦以为中风也，谁知亦是气虚乎。夫猝倒已似中风，更加自汗，此虚极之症，乃亡阳而非中于风也。（亡阳有似中风亦无人道破。）亡阳之症，必须参、附以回阳，始有生机。倘以为中风而用风药，有立亡而已矣。方用**参芪归附汤**救之。

人参一两　黄芪二两　附子三钱　当归一两　水煎服。一剂而自汗止，再剂而言语出，四剂而神气复矣。

或曰：猝倒之后，既无五绝之虞，不过自汗多与言语懒耳，似乎可以缓治，何必药品之多如此。不知此症看其似轻而实重，看其似缓而实急。天下初病，易于图功，而久病难于着力。况亡阳之症，**元气初脱，有根易于重治，而无根难于再续**。故必乘此将亡未亡之时，以大补其气血，实省后日无数之挽回也。苟畏药品之多，因循退缩，坐失机宜，而不敢多用参芪，迨至日后，百剂而不能见效矣。

此症亦可用龟蛎神膏。

人参 黄芪各一两 麦冬五钱 北五味 蜀漆各一钱 肉桂二钱 牡蛎 龟膏各三钱 水煎服。

18. 有人身未猝倒，而右手不仁，言语謇涩，**口中流沫**，人以为半肢风也。然而非外来有风，乃本气自病，所谓中气之病也。夫气何以曰中，因其似乎中风，而又非中风，故取其名曰中气，其实乃气虚而非气中，因其气虚故不中于左而中于右。盖人身左属血而右属气也，惟女子则右为血而左为气，今所言之病，乃男子耳。男子既右手之不仁，非气虚而何。既是气虚，可不急补其气乎！一补气而右手之不仁随补而随效也。方用至仁丹：

人参一两 白术一两 黄芪一两 茯苓三钱 半夏三钱 肉桂二钱 薏仁三钱 甘草一钱 水煎服。一服而语言清，再服而涎沫止，十服而不仁者愈矣。

此补气之妙也。或疑既是气虚，补气可矣，何以必多加消痰之药，岂气旺而不能摄水，气盛而不能化水耶？至加肉桂以助火，不更多事乎？不知气虚者，未有不脾胃寒也。脾胃既寒，难以运化水谷不变精而变痰矣。故**气虚者痰盛**，**痰即欺气之虚而作祟**，上迷心而旁及于手足，故身欲仆而手不仁，口吐涎沫耳。乃用参芪以补气，复用苓术以健土，治湿则痰无可藏之经；更加半夏、薏仁以逐其已成之痰，则未成痰涎，又安能再化哉。犹恐脾胃久寒，一时难以建功，增入肉桂，以补其命门之火，则火自生土。土旺而气自郁蒸，气有根蒂，脏腑无非生气，而经络皮肉，何至有不通之患哉！

此症亦可用**固气收涎汤**。

人参一两 白茯苓 远志 山药各三钱 半夏二钱 麦冬 炒枣仁 巴戟天各五钱 附子三分 水煎服。

19. 有人身未颠仆，左手半边不仁，语言謇涩，口角流涎，人亦以为半肢风也。然而此非风也，乃血虚之故，血不能养筋脉有似乎中耳。（血虚似中世人尚少。）夫中气病速，而易于奏功；中血病缓，而难于取效。盖中气阳症，中血阴症，阳速而阴迟耳。方用**生血起废汤**：

葳蕤二两 熟地一两 山茱萸四钱 当归一两 茯苓五钱 白芥子五钱 水煎服。一剂而语言清，十剂而涎沫止，三十剂而不仁者愈矣。愈后前方中加人参三钱，黄芪五钱，减当归五钱，再服二十剂，一如无病人矣。

或疑葳蕤之药，过于中和，不若用四物汤之流动，虽白芥子能消膜膈之痰，然用至五钱，未免过多，起首口角流涎，自宜多用，至于后来，似可少减，何以始终用至五钱耶？不知血病多痰，消痰始能补血。况中血之病，血虚之极，膜膈之间，无非痰也，非多用白芥子断不能消。**白芥子消痰而不耗气**，且能助补血之药以生血，故始终之所必需。但其力少薄，不比半夏、贝母之力厚，是以必宜多用而不可少用也。**四物汤**虽是补血之圣药，而白芍非中血之宜，川芎亦过于动。故特用葳蕤者，以葳蕤生血，而又能起废，同熟地、当归用之，尤善建功，实胜于**四物汤**耳。且葳蕤之药，暂用则难于取胜，久用则易于建绩。以之治缓病，实有相宜。况多用至二两，其力更厚。用之为君主之药，又相佐得宜，故始终任之而攸利也。

此症用**益阴生血汤**亦佳。

熟地一两 茱萸 白术 白芍 麦冬各五钱 人参三钱 白芥子三钱 五味子五分 水煎服。

20. 有人头面肿痛，口渴心烦，一旦猝中，手足抽搐，言语不出，口眼㖞斜，人以为中风也，谁知是中火也。（火盛似中，世人实多。）夫火生于木之中，火借风之力，似乎中火即中风也。人谓不解其风，则火从何而息？嗟乎！中火而祛风，非所以治火也。**火所最恶者，水也，祛风以息火，则火之焰少戢，**

而火之根未除；滋水以救火，则火之光自消，而火之性尽灭。是祛风以治火，不若滋水以治火也。况中火之症，内实无风，**用祛风之药，则毛窍尽开，反足以通火之路。火之路开，而风反得入之矣。火得风之威，风恃火之势**，本非中风，欲不变为风症，而不可得矣。治法贵乎补水，而不必用祛风之药也。方用灭火汤：

玄参三两　沙参二两　白芥子三钱　茯苓一两　熟地一两　山茱萸五钱　麦冬五钱　北五味一钱　水煎服。一剂而心烦定，二剂而口渴除，三剂而语言清，四剂而㖞斜正，十剂而手足不牵搐矣。

盖玄参能消浮游之火，况益之熟地、沙参、茱萸、麦冬、五味之类，纯是补水添精之味，自然水足而火衰，何必用风药以搜风哉！倘于补水之中，少加风药，则于补水添精，反多牵制，而不能奏功矣。或曰不用风药是矣，独不可用凉药以解氛乎？不知**此火乃虚火**，而非实火也。实火可用寒凉以直治，而虚火断不可用寒凉以增其怒也。况玄参微寒，未尝不于补中以泻火，何必更用寒凉哉。

此症用**二冬二皮汤**亦妙。

麦冬　天冬　地骨皮　丹皮各二两　水煎服。

21. 有人一时猝中，手足牵搐，口眼㖞斜，然神思则清，言语如故。人以为阳虚中风也，而孰知不然。夫阳虚猝倒，未有不神昏者也。今猝倒而心中明了，状似阳虚，而非阳虚，此乃阴虚之中耳。（阴虚似中，前人实无法治，得远公之论，真补天手也。）夫阴虚非血虚之谓，盖真阴之虚。肾水干枯，不能上滋于心，故痰来侵心，一时迷乱而猝中，及痰气既散，而心之清如故也。作中风治，非其治也。即作中气治，亦非治法。惟有直补其肾中之阴，则精足而肾自交于心，而心之液自流行于各脏腑，而诸症自痊也。方用**填阴汤**：

熟地四两　山茱萸二两　北五味三钱　麦冬一两　山药一两　白芥子五钱　破故纸一钱　牛膝三钱　附子一分　水煎服。一剂而牵搐除，再剂而口眼正，一连十剂而平复如常矣。

夫熟地、山茱、山药实填精之圣药，而麦冬、北五味又益肺之仙丹。盖单补肾水，恐水不能速生，故又补其肺，使肺金以生肾水，子母相资，更易滋润也。又虑阴不下降，用破故、牛膝下行，以安于肾宫，则浊阴不致上干，而真阴自然既济矣。复加附子一分者，以阴药太多，未免过于腻滞，少加附子以行其真阴之气，非假之以助其火也。水得火之气，则水尤易生，毋怪其奏功之奇矣。

此症用清宁汤亦效。

熟地　麦冬各二两　北五味三钱　芡实　巴戟天　菟丝子各一两　水煎服。

22. 有人平居无恙，只觉手足麻木，尚无口眼㖞斜等症，人以为风中于内，三年后必有晕仆之症矣。劝人预服搜风顺气等药，以防猝中。（服搜风之药适所以招风，前人亦有言之者。）其论则是，而所用之方非也。手足麻木，乃气之虚，非气之不顺也。即气之不顺，非风之作祟也。人苟中风，其来甚暴，岂待至三年之后，而始发哉！然而气虚能使手足麻者，何故？盖气一虚，即不能化痰，痰聚于胸中，而气即不能通于手足也。治法于补气之中，而佐以消痰之味，则得之矣。方用**释麻汤**：

人参一钱　当归三钱　黄芪三钱　茯苓三钱　半夏一钱　白芥子一钱　陈皮一钱　白术三钱　甘草五分　附子一分　柴胡八分　水煎服。一连四剂，而手足自然不麻不木矣。倘仍然麻木，前方加倍，再服四剂，未有不愈者。

盖麻木于手足，此四余之轻病，原不必重治之也。今人因不知症，所以取效之缓，遂疑为重症。于是风药乱投，反致变轻为重矣。苟知是虚而非风，一治虚而风象灭矣，何难之有？

此症用**芪附汤**亦妙。

人参 茯神各三钱 白术 黄芪各五钱 附子二分 水煎服。

23. 有人遍身麻木，而身又不颠仆，状似中风，然而风则有之，而非中也。此等之病，不可不治风，而又不可直治风也。不治风则风不能出于躯壳之外；直治风则损伤气血，风又欺气血之虚，反客为主，而不肯去。必须于补气补血之中，而佐之祛风祛痰之品，则气血不伤，而风又易散也。（风轻而虚，重补虚以祛风。）方用**解缚汤**：

黄芪一两 当归五钱 人参五钱 附子一钱 白芍五钱 葳蕤一两 白术五钱 熟地五钱 天花粉三钱 秦艽三钱 羌活一钱 水煎服。一连四剂身知痛痒矣，十剂全愈。

同一麻木之症，何以上条用药之少，而此条用药之多且重耶？盖上条麻木，止在手足，尚无风之入体也。此条麻木，在于遍身，是风乘虚而入腑矣，原不可同日而语也。故上条可以轻治，而此条非重治断难奏效耳。

此症用**顺气和血汤**亦大佳。

当归三钱 白术五钱 黄芪五钱 人参二钱 附子一片 天麻 南星 羌活 独活各五分 半夏一钱 水煎服。

24. 有人天禀甚厚，又素好烧酒。一时怒气相激，致成口眼㖞斜，有似中风，而未尝身仆，且善饮食，其脉洪大有力，此非风中，乃火盛而肝伤也。此等之症，在西北人甚多，而南人甚少。然而治法又不可徒泻火而不养肝血也。方用：

酒蒸大黄二钱 柴胡一钱 白芍一两 当归一两 白芥子二钱 炒栀子二钱 水煎服。

方名**解焚汤**。用大黄以泻其火酒之毒，用栀子以泄其肝木之火。用二味祛除，未免过于迅利，复用芍药、当归以大补其肝血，盖血足而火自息也。加柴胡、白芥子以舒其肝叶之气，而消其膜膈之痰，痰消而肝气益舒，肝气舒而风象自去。倘误以为中风也，而妄加入麻黄、羌活等药，愈祛风而愈动其火矣。或不去滋肝，而反去补气，则阳旺而气盛转来助火，肝中血燥，益足以增添怒气，势必火亢自焚，而成猝中之症矣。

此症亦可用**宽气汤**。

柴胡 乌药 秦艽 甘草 酒蒸大黄各一钱 白芍一两 茯苓三钱 当归三钱 天麻 防风各三分 天花粉二钱 水煎服。

25. 有人猝中之后，手足流注疼痛，久之则麻痹不仁，难以屈伸，人以为中风之伤，以致风湿相搏，关节不利也，而不知不然。此症实因先有水湿，人不知治元虚之衰，而反去祛风利湿，以成似中风之症也；既因虚而成湿，又因湿而致中，不去治元气之虚，尚可治风湿之旺乎！然而风湿既已搏结于一身，但去补气而不去祛风、利湿，亦非救误之道也。今用**两利汤**：（风湿相搏最难治疗，两利汤实佳。）

白术五钱 茯苓五钱 薏仁一两 人参一钱 甘草五分 白芍一两 当归一钱 肉桂三分 防风五分 半夏一钱 水煎服。连服四剂，而疼痛止；再服十剂，而麻痹愈；再服十剂，而屈伸尽利矣。

方中补多于攻，用防风以散风，而不用泽泻、猪苓以利水。盖因虚而成风湿，既祛其风，何可复泻其水；况方中白术、薏仁未尝非利水之药也，于补水之中，以行其利水之法，则水易流而无阻滞之虞；水湿既去，而风难独留，故少用防风以表邪，而孤子之风邪，无水艰于作浪，不必多用风药而风无不除也。

此症用**至仁汤**亦能收功。

白术 黄芪 白芍 天花粉各三钱 茯苓五钱 车前子一钱 防风五分 甘草五分 肉桂三分 益

智仁五分　水煎服。

痹证门十一则

1. 人有两足牵连作痛，腹又微溏，人不能寐，卧倒足缩，而不能伸，伸则愈痛者，人以为寒湿之成痹也，谁知是风寒湿同结于大肠乎。夫风入大肠，日日大便，邪似易下，即有湿气，亦可同散，何以固结于中，而痛形于两足耶？不知寒邪入腹，而留于大肠，又得风湿相搏，每不肯遽散，因成为痹耳。治法必去此风寒湿三气之邪，使不留于大肠，而痹病可愈。（痹症最难治，得其要正不难也。信然！）然而徒治大肠之邪，而风寒湿转难去也，又宜益大肠之气，令气旺于肠中，而转输倍速，则风寒湿亦易祛矣。方用**逐痹丹**：

人参一钱　茯苓五钱　肉桂三分　升麻五分　甘草一钱　薏仁一两　神曲五分　白术五钱　水煎服。一剂而湿去，二剂而风寒亦散也。

此方治湿为多，而治风治寒反轻者，盖水湿最难分消，治其难而易者更易。况治湿之中不伤元气，则大肠自有传化之妙，力能使风寒随湿而同解也。

此症亦可用**薏仁苓术汤**。

茯苓　白术各五钱　薏仁一两　肉桂三分　炒荆芥二钱　水煎服。

2. 人有呕吐不宁，胸膈饱闷，吞酸作痛，因而两足亦痛者，人以为胃口之寒也，谁知是风、寒、湿结于胃而成痹乎。夫胃喜热而不喜寒。胃口一寒，邪气因之相犯，风入于胃而不散，湿停于胃而不行，三者相合，而痹症乃成。治法祛三者之邪，而仍在调其胃气，胃气健而风、寒、湿不攻自解也。（胃健而风、寒、湿俱不能侵，故补胃而三邪俱散也。）方用**六君子汤加减**治之。

人参三钱　白术五钱　生姜五片　陈皮五分　甘草五分　肉桂五分　荆芥三钱　茯苓三钱　半夏一钱　水煎服。一剂轻，二剂又轻，三剂更轻，连服十剂而饱闷酸痛之证尽去。

此方开胃而又善分消，加之生姜、荆芥，尤善祛散风寒，以离散党羽，故奏功特神也。

此症亦可用**温胃消湿丹**。

人参　黄芪　茯神　巴戟天各三钱　远志一钱　肉桂三分　肉豆蔻一枚　益智仁　甘草　防风各五分　水煎服。

3. 人有心下畏寒作痛，惕惕善惊，懒于饮食，以手按之，如有水声啯啯，人以为水停心下也，谁知是风寒湿结于心包络乎。夫水邪犯心则痛，风邪乘心则痛，寒邪入心则痛，是邪无论风寒湿，均能成病。重则未有不死者，今止畏寒作痛，而不致有死亡者，正心包以障心也。然心包既然障心，独当其锋，安得而不痛乎。治法自当急祛风、寒、湿三者之邪，使之毋犯心包，而心君相安，何致心下之痛哉！虽然，徒祛风寒湿之邪，而不补心包之气，则心包太弱，而外援之师亦多相欺，反成复亡之祸，故必补心包而兼治风寒湿也。方用**散痹汤**：

巴戟天五钱　白术五钱　菟丝子三钱　炒枣仁三钱　远志八分　山药五钱　莲子五钱　茯苓三钱　甘草三分　柴胡一钱　半夏一钱　水煎服。一剂而惊止，二剂而胃气开，三剂而水声息，十剂而心下之痛安然也。

此方之药，似乎单治心也；然而心包为心之相臣，治心正所以治心包耳。譬如君主清明，而相臣供职惟谨，自能安，反侧于顷刻也。

此症可用**巴戟天汤**。

人参 白术 茯神 巴戟天 车前子各三钱 山药一两 半夏 肉桂各一钱 水煎服。

4. 人有小便艰涩，道涩如淋，而下身生疼，时而升上有如疝气，人以为疝，或以为淋，而不知非也。盖风寒湿入于小肠之间，而成痹耳。（风、寒、湿入于小肠而成痹，亦无人能识。）夫小肠主泄水者也，水入小肠何邪不去，乃缩住而不流，盖寒与风作祟也。治法必须散小肠之风寒，而湿气不难去也。然而治小肠，必宜治膀胱之为得，膀胱利而小肠无不利也。虽膀胱亦有痹症，而与小肠之痹，正无差别，故治小肠之痹，必当以治膀胱者治之耳。方用**攻痹汤**：

车前子三钱 茯苓三钱 薏仁一两 肉桂五分 木通二钱 白术五钱 王不留行一钱 水煎服。一连数剂，而似淋者不淋，似疝者不疝，再服数剂，而痛如失也。

此方利湿而又不耗气，祛寒而风自散，所以为佳，何用逐风之品以损伤脏腑哉！

此症可用**寄奴汤**。

白术一两 茯苓三钱 肉桂一钱 柴胡一钱 刘寄奴二钱 水煎服。

5. 人有一身上下尽行作痛，有时而止，痰气不清，欲嗽不能，咽喉气闷，胸膈饱胀，二便艰涩，人以为肺气之不行也，谁知是风寒湿之犯于三焦乎！夫三焦主气，而流通于上、中、下之间者气也，风寒湿感一邪而气即不能宣矣，况三邪搏结，安能自舒乎！毋怪清浊二道，举皆闭塞，因而作痛也。治法不急祛风寒湿三者之邪，则三焦何以流通哉！然三焦不可径治也，治三焦必宜治肾，肾气旺而下焦之气始通；更宜治肺，肺气肃而上焦之气始降；尤宜治脾胃，脾胃健而中焦之气始化，理肺肾脾胃之气，而益之散邪之药，则三焦得令，而风寒湿不难去也。方用理本汤：

人参一钱 白术五钱 麦冬三钱 山药五钱 芡实五钱 巴戟天三钱 肉桂一钱 桔梗五分 贝母五分 白芥子二钱 防己三分 茯苓三钱 豨莶草一钱 水煎服。四剂而上、中、下之气乃通，一身之病尽解，再用四剂，诸症全愈。

此方全去扶肺、肾、脾胃之气，而轻于祛风寒湿者，正所以理其本也。理本而攻标在其内矣，况原未尝无荡邪之药乎！故能建功若是之神也。

此症亦可用**防桂术苓散**。

白术 茯苓 防风各五钱 巴戟天三钱 肉桂一钱 桂枝八分 天花粉 黄芪各二钱 水煎服。

6. 人有胸背、手足、腰脊牵连疼痛不定，或来或去，至头重不可举，痰唾稠黏，口角流涎，卧则喉中有声，人以为此痹症也，宜用**控涎丹**治之，而不知非也。夫痹虽合风寒湿三气之邪以成，然而人之气血不虚，则风寒湿何从而入；风寒湿之入，乃乘气血之虚而侵之也。乌可徒治其邪，而不补其正乎！控涎丹用甘遂、大戟以祛邪，而无补气、补血之药，往往用之以治痹而不能收功，反致败绩者坐此弊也。法宜补正而助以祛邪，则百战而百胜矣。方名**补正逐邪汤**：

白术五钱 薏仁五钱 人参一钱 桂枝三分 茯苓一两 白芥子三钱 水煎服。二剂轻，十剂愈。

白术、薏仁、人参、茯苓皆健脾补气之药，又利水去湿之剂也。虽曰风寒湿合而成痹，**其内最多者，湿也。湿在经络肠胃之间，最难分化**，逐其湿而风寒正在不必治而自散，所以止佐桂枝数分而已足也。惟是既用参、术、薏苓以健土而利湿，尚何虑痰哉！然而风寒湿之邪，每借痰为奥援，故治痹者必治痰。今用白芥子，膜膈之中痰且尽消，其余各处之痰，有不尽消者乎。**痰消而风寒湿无可藏之薮**，欲聚而作乱，已不可得，况正气日旺哉。或曰：痹成于气血之虚，治法自宜气血双补矣，何以方中止用气分之药以益气，绝不用血分之药以益血也？不知气旺自能生血，且血有形之物，补之艰于速生，且恐因循等待，有碍生气之速，不若专补其气，而去风去湿去寒之更捷也。

此症亦可用**自适汤**。

黄芪 白芍 当归 茯苓各五钱 陈皮五分 半夏 羌活 甘草各一钱 柴胡二钱 桔梗五分 水煎服。

7. 人有肌肉热极，体上如鼠走，唇口反裂，久则缩入，遍身皮毛尽发红黑，人以为热痹也。夫风寒湿三者合而成痹，未闻三者之中，更添入热痹之谓。此乃热极生风，似乎痹症而实非痹症也。（中热非痹，何等明白。）治法解其阳明之热，而少散其风则得矣，不必更治其湿也；至于寒邪，尤不必顾。盖寒则不热，而热则不寒耳。方用**化炎汤**：

玄参一两 甘菊花五钱 麦冬五钱 升麻三钱 羚羊角五分 生地五钱 荆芥炒三钱 水煎服。连服二剂，而热少解，再服四剂而诸症尽愈矣。

方中用玄参、菊花、生地、麦冬解其阳明之火，而更退其肺金之炎者，以肺主皮毛也。然而仅治其胃与肺，恐止散其在内之热，而不能散其在外之热也。故又多用升麻、荆芥导之出外，而不使其内留以乱心君之神明。外既清凉，而内有不快然者乎。至于羚羊角者，虽取其散火之毒，亦借其上引而入于唇口之间，使缩者不缩而裂者不裂也。或谓既是阳明火毒，何不用石膏、知母寒凉之药以泻之？不知火热而外现于皮毛唇口肌肉之处，一用大寒大凉之药，则直攻其火，必从下泄，不能随升麻荆芥之类而外泄矣。故不用石膏、知母，而用玄参、菊花于补中表火之为得也。

此症用**凉肢散**亦效。

茯苓 薏仁 玄参各五钱 甘草 升麻各一钱 炒荆芥一钱 甘菊三钱 麦冬三钱 天花粉二钱 水煎服。

8. 人有脚膝疼痛，行步艰难，自按其皮肉，直凉至骨，人以为是冷痹也。夫痹而曰冷，正合风寒湿三者之旨也。此等之病，虽三邪相合，而寒为甚。盖挟北方寒水之势，侵入骨髓，乃至阴之寒，非至阳之热，不能胜之也。然而至阳之热，又虑过于暴虐，恐至寒之邪未及祛，而至阴之水先已熬干。**真水涸而邪水必然泛滥**，邪水盛而寒风助之，何以愈痹哉！方用**真火汤**治之。

白术五钱 巴戟天一两 附子一钱 防风一钱 牛膝三钱 石斛三钱 萆薢二钱 茯苓三钱 水煎服。连服四剂而皮肉温矣，又服四剂而骨髓热矣，再服四剂脚膝之痛去，更服四剂而步履无艰难之态矣。

方中用巴戟天为君，补火仍是补水之药，而辅佐之味又彼此得宜，不用肉桂、当归之品，温其血分，实有意义。盖补气则生精最速，生精既速，则温髓亦速矣。若一入血分之药，则沾濡迟滞，欲速而不达矣。萆薢原忌防风，使之相畏而相使，更复相宜，所以同群而共济矣。

9. 人有肝气常逆，胸膈引痛，睡卧多惊，饮食不思，吞酸作呕，筋脉挛急，人以为此肝痹之症也。夫肝痹是矣，而肝之所以成痹者，人知之乎？虽风寒湿三者成之，然亦气血之不足而成之也。肝之血不足，而湿邪乘之；肝之气不足，而风邪乘之；肝之气血不足，而寒邪乘之。有此三邪直入于肝经，而后肝之血益亏，肝之气益耗，于是肝之魂不能藏于肝之中，乃越出而作惊也。肝经既病，何能生心；心无血养，安能生胃气哉！胃气不生，自难消化饮食；不能消化饮食，而强饮强食焉，必至吞酸作呕矣。夫饮食所以养脏腑者也，饮食既不消化，不能变精以分布于筋脉，则筋脉无所养，安得而不拘挛哉！然则治法乌可徒治风寒湿三者之邪，而不顾肝经之气血耶。方用**肝痹散**：

人参三钱 当归一两 川芎五钱 代赭石末，二钱 羌活五分 肉桂一钱 茯苓五钱 酸枣仁一钱 丹砂末，五分 水煎，调丹砂代赭石末，同服。

一剂而惊止；二剂而胸膈不痛，肝气不逆矣；再服四剂，而吞酸呕吐之病痊，筋脉亦不挛急矣。

方中用当归、川芎以生血，加入**人参益气以开血**，引代赭石去通肝气，以佐川归之不逮，气开血通，而后邪可引而出矣。又加肉桂以辟寒，加茯苓以利湿，加羌活以除风，则邪自难留，而魂自不乱矣，所以益之枣仁、丹砂收惊特速也。

此症用**二术救痹饮**亦效。

白术 白芍 茯神各五钱 陈皮 肉桂 柴胡各一钱 枳壳五分 远志 白芥子 苍术各三钱 水煎服。

10. 人有咳嗽不宁，心膈窒塞，吐痰不已，上气满胀，不能下通，人以为肺痹也。肺痹之成于气虚，尽人而不知也。夫肺为相傅之官，治节出焉，统辖一身之气，无经不达，无脏不转，是气乃肺之充，而肺乃气之主也。肺病则气病，而气病则肺亦病。然则肺痹即气痹也，肺痹既为气痹，治肺痹者，乌可舍气而不治乎。但肺虽主气，而补气之药不能直入于肺也，必须补脾胃之气以生肺气。然而生肺气者，止有脾胃之土；而克肺者有心焉，仇肺者有肝焉，耗肺者有肾焉，一脏腑之生，不敌众脏腑之克，此气之所以易衰，而邪之所以易入也。且脾胃之土，又能暗伤肺金，盖饮食入胃，必由脾胃之气，以转入于肺，今脾胃既受风寒湿之邪，则邪亦随脾胃之气而输之于肺，而肺乃受伤矣。况**多怒而肝之气逆于肺**，**多欲而肾之气逆于肺**，肺气受伤，而风寒湿之邪，遂填塞肺窍而成痹矣。方用**肺痹汤**治之。

人参三钱 茯苓三钱 白术五钱 白芍五钱 苏叶二钱 半夏一钱 陈皮一钱 枳壳三分 黄连三分 肉桂三分 神曲五分 水煎服。连用二剂，而咳嗽安；再用二剂，而窒塞开矣；用十剂而诸症尽愈。

或谓人参助气是矣，但多用恐助邪气，何以用之咸宜乎？不知肺气之虚以成痹，非肺气之实以成痹也。人参畏实不畏虚，况又有苏叶以治风，半夏以消湿，肉桂以祛寒，则邪何能作祟哉！而且白术、茯苓以健脾开胃，白芍以平肝，**黄连肉桂以交心肾**，则肺气自宁，自然下降，正不必陈皮之助矣。

此症可用**助气散痹汤**。

甘草 半夏 干姜各一钱 桔梗 茯神各三钱 人参二钱 陈皮 紫菀各五分 花椒 黄芩各三分 水煎服。

11. 人有下元虚寒，复感寒湿，腰肾重痛，两足无力，人以为此肾痹也。而肾痹之成，非尽由于风寒湿也。夫肾虽寒脏，而其中原自有火，有火则水不寒，而风寒湿无从而入。无奈人过于作强，将先天之水，日日奔泄，水去而火亦随流而去，使生气之原，竟成为藏冰之窟，火不能敌寒，而寒邪侵之矣。寒气直入于肾宫，以邪招邪，而风湿又相因而至，则痹症生矣。故治痹之法，不必去邪，惟在补正。补正者，补肾中之火也。然而火非水不长，补火必须补水。但补水恐增其湿，湿旺而风寒有党，未必能遽去为忧。孰知肾水者，火中之水也，此乃真水，而非邪水也。**真水衰而邪水始盛**，**真水盛而邪水自衰**，故补真水而实足以制邪水也。况水中有火，何湿不去乎！夫最难治者水邪也，水邪既去，风寒不治而自散矣。方用**肾痹汤**：

白术一两 山茱萸五钱 茯苓五钱 薏仁五钱 杜仲三钱 肉桂一钱 附子五分 防己五分 石斛二钱 地骨皮五钱 水煎服。二剂而腰轻，四剂而痛止，十剂而两足有力，再十剂而全愈。

方中补水之药少，而去湿之药多，然而又无非补水也。于水中补火，则火无太炎之患；于水中祛湿，则湿无太息之忧。寒湿既去，而风安得独留哉！方中又有防己之祛邪，故风寒湿尽去矣。

此症用**利气丹**亦效。

白术 人参 山药各一两 附子三钱 山茱萸四钱 薏仁五钱 破故纸二钱 防己三分 水煎服。

心痛门六则

1. 人有久患心疼，时重时轻，大约饥则痛重，饱则痛轻，人以为寒气中心也，谁知是虫伤胃脘乎。盖心君宁静，客寒客热之气，皆不能到，倘寒气犯心，立刻死矣，安能久痛乎。凡痛久不愈者，皆邪犯心包，与胃口耳。但邪犯胃与心包，暂痛而不常痛也，断无饥重而饱轻者。若**虫蚀则觅食头上行，而无食以充其饥，则其身上撺，口啮胃脘之皮**，则若心痛，而实非心痛也。不杀虫而但止其痛，痛何能止乎？（凡患虫蚀心痛，一杀虫而痛安。方中妙在不全去杀虫，又是补正之药，所以奇耳！）方用**化虫定痛丹**：

生地二两，水煎汁二碗，入白薇二钱，煎汁一碗，淘饭食之。

非吐物如虾蟆，必泻虫如守宫也。

大凡胃中湿热，人多生虫；饮食倍于寻常，皆易有虫，以此方投之，皆能取效，不止治心痛之虫也。盖生地杀虫于有形，而白薇杀虫于无形，合而用之，化虫最神。虫死而心痛自除，非生地白薇之能定痛也。

此症用**草根粥**亦效。

楝树根一两，煎汤二碗，入甘草一钱，再煮粥一碗，顿食之，即止痛。

2. 人有一时心痛，倏痛倏已，一日而十数遍者，饮食无碍，昼夜不安，人以为此虫也，而不知不然。夫虫痛必非一日而成，岂有无端而一时心痛者乎。或曰：此火也。夫火则终日痛而必非时痛时止者。然则为何痛乎？非火、非虫，乃气虚而微感寒湿之邪，邪冲心包而作痛，邪不冲心包而即不痛，即古人所云去来痛也。痛无补法，而独去来痛，必须用补，不补虚而痛不能止。（诸痛不可用补，独去来痛是虚寒，必温补始愈。）然徒用补药，而不加入祛寒祛痰之味，亦不能定痛也。方用**去来汤**：

人参三钱　茯苓三钱　苍术三钱　白术五钱　甘草二钱　川乌二钱　半夏一钱　水煎服。一剂而痛即止，再剂而痛不再发。

方中用二术为君主，最有佳意。盖痛虽由于气虚，毕竟湿气之侵心包也。二术去湿而又健脾胃之气，故用之以佐人参；茯苓补气以利湿，则湿去而气更旺也；气既旺矣，而川乌得直入心包，以祛逐其寒邪；半夏得行于中脘，而消其败浊之痰；甘草和缓，调停于邪正之间，以奏功于眉睫矣。

此症用**苍乌参苓散**亦甚效。

人参　草乌各一钱　茯苓　苍术各三钱　巴戟天一两　水煎服。一剂即止痛。

3. 人有心痛之极，苦不欲生，彻底呼号，涕泗滂沱者，人以为火邪作祟也。然致此火邪之犯心者何故乎？盖因肝气之郁而不舒，木遂生火以犯心矣。夫肝木生心火者也，而何以反致克心。盖**心属火**而**火不可极，火极反致焚心**，往往有自焚而死者。故**心火太旺，火正为心之所恶**，而**又得肝木之助**火，则心不能受，必呼号求救于四邻，自然涕泪交垂矣。且**肝木之火，又系郁**火，**正火顺**而**郁火逆**，尤非心之所喜，故入心而心不受。然火热太旺，又不能遏抑，偏欲直入于心宫，而心包又掩护重重，未易焚烧；但肝木之郁火，乃木中之火，龙雷之火也，每从下而上冲，霹雳之威，震开天门，火光所至，焚林烧木，天地且为之动荡，何能止遏哉！此肝火之冲心，所以直受其害也。治法必须泻肝木之火，更须解木气之郁，而少佐以安心之剂，则心痛自止也。方用**救痛安心汤**：

白芍一两　炒栀子三钱　甘草一钱　柴胡二钱　贯众二钱　乳香一钱　没药一钱　苍术三钱　水煎服。一剂而痛定，再剂而全愈矣。

白芍、柴胡最解肝气之郁，栀子、贯众最泻肝火之暴，乳香、没药最止脏腑之痛，而甘草、苍术和中消湿，辅佐得宜，故一剂而奏功也。

此症用**栀香饮**亦妙。

炒栀子　荆芥各三钱　茯苓五钱　甘草　乳香末　丹砂末　木香末各一钱　水煎调服，一剂即止痛。

4. 人有真正心痛，法在不救，然用药得宜，亦未尝不可生也。其症心痛不在胃脘之间，亦不在两胁之处，恰在心窝之中，如虫内咬，如蛇内钻，不特用饭不能，即饮水亦不可入，手足冰冷，面目青红者是也。夫真心痛，原有两症：一寒邪犯心，一火邪犯心也。寒犯心者，乃直中阴经之病，猝不及防，一时感之，立刻身死。死后必有手足尽紫黑者，甚则遍身俱青。多非药食能救，以至急而不遑救也。倘家存药饵，用人参一二两，附子三钱，急煎救之，可以望生，否则必死。若火犯心者，其势虽急而犹缓，可以速觅药饵，故不可不传方法以救人也。（辨寒、辨热，鉴彻冰壶，何难活人哉。）余言前症正火邪犯心也，但同是心疼，何以辨其一为寒而一为热。盖寒邪舌必滑，而热邪舌必燥耳。倘辨其为火热之心疼，即用**救真汤**投之。

炒栀子三钱　炙甘草一钱　白芍一两　广木香末，二钱　石菖蒲一钱　水煎服。

一剂而痛止矣，不必更用二剂；但痛止后，必须忍饥一日，断不再发。

或曰：既是真心痛，宜用黄连以直治心火，何以不治心而治肝耶？不知肝为心之母，泻肝木之气，则肝不助火，而心气自平，泻肝木正善于泻心火也。倘直泻其心，则心必受伤，虽暂取效于一时，而脾胃不能仰给于心火，则生气遏抑，必至中脘虚寒，又变成他症矣。此黄连之所以不用，而反用栀子也。

5. 人有患心疼之病，百药治之不效，得寒则痛，得热亦痛，盖此症非心痛乃胃痛也，寒热俱能作痛。盖寒与热不并立，寒热同乘于心胃之间，寒欲凌热，而热不肯相让，热欲欺寒，而寒不肯相安，两相攻战，势均力敌。治心则胃气受伤，治胃则心气受损，所以治寒治热，而两无一效也，治法宜两治之以解纷而心痛自愈。方用**双治汤**：

附子一钱　黄连一钱　白芍五钱　甘草一钱　水煎服。一剂而痛立愈。

用黄连以清心火，用附子以祛胃寒。用白芍甘草为君，使两家有和解之好。盖芍药、甘草，最能入肝平木。肝气既平，自然不去克胃，而又去生心，调和于心胃之间，实有至理，非漫然而用之者也。

此症亦可用**苍乌煖心丹**。

白术一两　白芍二钱　茯苓五钱　苍术三钱　川乌一钱　肉桂　甘草各五分　水煎服，下喉即止痛。

6. 人有心痛不能忍受，气息奄奄，服姜汤而少安，手按之而能忍，日轻夜重，痛阵至时，几不欲生，人以为此寒痛也。用热药少止，片时而仍痛，其故何与？寒有不同也。**凡人心君宁静，由于肾气之通心也。肾气不交于心**，而寒邪中之，心遂不安而痛矣。倘徒祛其寒，而不补其肾，则肾虚而火不能下热于肾中，即**肾虚而水不能上交于心内**，此治心必须治肾，而补肾中之火以救心，尤必须补肾中之水以救肾也。方用**补水救火汤**：

熟地一两　山茱萸三钱　巴戟天五钱　山药三钱　白术五钱　肉桂一钱　北五味五分　水煎服。一剂而痛可止，二剂而痛全愈，十剂而痛不再发。

此方视之，绝非治心痛之药，而用之治心肾不交之心痛，实有奇功。盖肾中水火不交，而肾邪直犯于心矣。吾补其肾中之水火，**水得真火以相生，火得真水以相养，肾中之阴阳既济**，则心肾之阴阳又安得有冰炭之乖乎！故不必引其上下之相交，而**肾气自通于心，心气自降于肾，一如夫妇之好合**矣，邪亦乌能间之，况原无寒邪哉！

此症用**交济汤**亦佳。

白术　苍术各五钱　肉桂　破故纸　菟丝子各三钱　广木香　甘草各一钱　熟地一两　水煎服。

胁痛门五则

1. 人有两胁作痛，终年累月而不愈者，或时而少愈，时而作痛，病来之时，身发寒热，不思饮食，人以为此肝经之病也。然肝经之所以成病，尚未知其故，大约得之气恼者为多。因一时拂抑，欲怒而不敢，一种不平之气，未得畅泄，肝气郁而胆气亦郁，（胁痛多由肝，肝病则胆亦病，必然之理也。）不能取决于心中，而心中作热，外反变寒，寒热交蒸，则肝经之血停住于两胁而作痛矣。倘境遇顺适，则肝气少舒，其痛不甚。及夫听恶声，值逆境，又触动其从前之怒气，则前病顿兴而痛更重矣。治法必须解其怒气，要在平肝。方用**遣怒丹**：

白芍二两　柴胡一钱　甘草一钱　乳香末一钱　广木香末一钱　白芥子三钱　桃仁十粒　生地三钱　枳壳三分　水煎服。一剂痛轻，四剂痛止，十剂病除。

夫平肝之药，舍白芍实无第二味可代，世人不知其功效，不敢多用。孰知白芍必多用而后能取胜，用至二两，则其力倍于寻常，自能遍舒其肝气。况助以柴胡之疏泄，甘草之调剂，桃仁、白芥以攻其败瘀，乳香、广木香以止其痛疼，安得不直捣中坚以解散其敌垒哉。

此症亦可用**宣郁定痛汤**。

白芍一两　川芎　当归　丹皮各三钱　柴胡二钱　甘草　白芥子　大黄　牛膝　炒栀子各一钱　水煎服。二剂自安。

2. 人有横逆骤加，一时大怒，叫号骂詈，致两胁大痛而声哑者，人以为怒气伤肝矣。然而其人必素有火性者，此等肝脉必洪大而无伦次，眼珠必红，口必大渴呼水，舌必干燥而开裂，当急用平肝泻火之药，方能舒其暴怒之气，倘少迟药饵，或药饵不中其病，必触动其气，有吐血倾盆之患矣。急用**平怒汤**：

白芍三两　丹皮一两　当归一两　炒栀子五钱　荆芥炒黑，五钱　天花粉三钱　甘草一钱　香附三钱　水煎服。一剂而气少舒，二剂而气大平，三剂痛如失，不必四剂也。

盖肝性最急，**怒则其气不平**，用芍药平其气也，甘草缓其急也。肝气既平而且缓，而后可散其气而泻其火矣。（胁痛不平肝，总非治法。）当归辛以散之也，荆芥引而散之也，栀子、丹皮凉以泻之也。然而徒散其火，而火为痰气所结，则散火而未能遽散，故又加香附以通其气，加花粉以消其痰。君臣佐使无非解纷之妙药，怒气虽甚，有不自知其解而解者矣。或疑药剂太重，凉药过多，讵知其人素系有火，又加大怒，则五脏无非热气，苟不用大剂凉药，何以平其怒而解其火哉。

此症用**平怒散**亦妙。

白芍一两　丹皮一两　当归五钱　炒栀子　牛膝各三钱　甘草　柴胡　广木香各一钱　枳壳八分　水煎服。一剂轻，二剂愈。

3. 人有跌扑之后，两胁胀痛，手不可按，人以为瘀血之作祟也，用**小柴胡汤**加龙胆草、青皮等药而愈。次年而左胁复痛，仍以前药治之不能取效。盖瘀血存于其中，积而不散，久而成痛也。夫小柴胡乃半表半里之药，最能入肝以舒木，而胁正肝之部位，宜乎取效而不效者，以小柴胡止能消有形之活血，而不能散有形之死血也。血活易于流动，行气而瘀滞可通，血死难于推移，行气而沉积不化，必用败血之药以下死血，而痛可除也。方用**抵当丸**以水蛭、虻虫有形之毒物，庶易下有形之死血耳。服一剂必便黑血而愈，愈后乃用**四物汤加减**而调理之：

熟地一两　白芍一两　丹皮三钱　川芎一钱　当归五钱　三七根末三钱　水煎服。（丹参去故血生新血，似可兼用。）

四物汤补血之剂也，既下死血，又何以补其血乎？不知血死既久，在肝经则肝血已无生气，若不补其血则肝舍空虚，未必不因虚而成痛。惟补其血，则死血方去而新血即生，肝气快乐，何至有再痛之虞乎。（去死血以生新血，才是止痛之法。）然则补血可也，又加三七根以止血者何居？恐水蛭、虻虫过于下血，万一死血行而活血随之而下，不徒补无益乎！所以于补中止之，得补之益而无下之失，始奏万全之功也。

此症亦可用**散瘀汤**。

水蛭炒黑色为末，一钱　当归五钱　丹皮　红花各五钱　甘草一钱　生地三钱　水煎服。一剂即愈。

4. 人有右胁大痛，肿起如复杯，手不可按，按之痛益甚，人以为肝经之火也，谁知是脾火内伏瘀血存注而不散乎。夫胁虽为肝位，而肝必克脾，脾受肝克，则脾亦能随肝而作痛。然而无形之痛治肝而痛可止，有形之痛治脾而痛始消。（痛分有形无形，治分肝脾，尚是形骸之论；病在脾而治在肝，始是探本之法也。）今痛而作肿，正有形之痛也，乃瘀血积于脾中，郁而不舒，乘肝部之隙，因外肿于右胁耳。（右胁肿起之痛，固属瘀血，然伤食亦能作痛。）治法必须通脾中伏热，而下其瘀血，则痛可立除也。方用**败瘀止痛汤**：

大黄三钱　桃仁十四粒　当归三钱　白芍一两　柴胡一钱　黄连一钱　厚朴二钱　甘草一钱　水煎服。一剂而瘀血下，二剂而痛除，肿亦尽消。

此方大黄、柴胡、黄连同用，能扫瘀去陈开郁逐火，迅速而无留滞之苦；然非多用白芍，则肝气难平，而脾中之热受制于肝，正不易散，是病在脾而治仍在肝也。（人有左胁之下，不止一点痛而不移，此为干血痛，乃死症也，惟宜滋阴补血，或亦可愈。后之填精益血汤，甚得其治。）

此症用**木土两平汤**亦效。

石膏　茯苓　苍术　炒栀子各三钱　白芍五钱　甘草一钱　水煎服。一剂轻，二剂愈。

5. 人有贪色房劳，又兼恼怒，因而风府胀闷，两胁作痛，人以为色欲损肾，怒气伤肝，理当兼治，而不知兼治之中，尤当治肾也。盖肝为肾之子，肾足而肝气易平，肾亏而肝血多燥，肝恶急，补血以制其急，不若补水以安其急也。（补水安急，亦奇论也。）况肝血易生而肾水难生，所以肝血不足，轻补肝而木得其养矣。肾水不足，非大用补肾之味，则水不能生。然则房劳之后胁痛，其亏于精者更多，乌可重治肝而轻治肾哉！方用**填精益血汤**：

熟地一两　山茱萸五钱　白芍五钱　当归三钱　柴胡一钱　丹皮二钱　沙参三钱　茯苓二钱　地骨三钱　白术三钱　水煎服。一剂而肝气平，二剂而胁痛止，连服十剂全愈。

此方重于补肾以填精，轻于舒肝以益血。治肝肾之中，而复去通腰脐之气，腰脐气利，而两胁之气有不同利者乎，故精血生而痛亦止耳。

此症亦可用**水木两滋汤**。

熟地一两　山茱萸　山药各四钱　白芍　当归各五钱　甘草一钱　水煎服。

头痛门六则

1. 人有头痛连脑，双目赤红，如破如裂者，所谓真正头痛也。此病一时暴发，法在不救，盖邪入脑髓而不得出也。（真头痛吾未尝见，脑为髓海，风不易入也，魏武之痛真头痛也。）虽然，邪在脑，不比邪犯心与犯五脏也，苟治之得法，亦有生者。我今传一奇方以救世，名为**救脑汤**：

辛夷三钱　川芎一两　细辛一钱　当归一两　蔓荆子二钱　水煎服。一剂而痛即止。

细辛、蔓荆治头痛之药也，然不能直入于脑，得辛夷之导引，则入之矣。但三味皆耗气之味，同川芎用之，虽亦得愈头痛，然而过于辛散，邪气散而真气亦散矣。故又加入当归之补气补血，则气血周通于一身，邪自不能独留于头上矣，有不顿愈者乎。

此症用**护首汤**亦效。

川芎五钱　当归一两　白芷　郁李仁　天花粉各三钱　蔓荆子一钱　水煎服。一剂效。

2. 人有头痛如破，走来走去，无一定之位者，此饮酒之后，当风而卧，风邪乘酒气之出入而中之也。酒气既散，而风邪不去，遂留于太阳之经，太阳本上于头，而头为诸阳之首，阳邪与阳气相战，故往来于经络之间而作痛也。痛既得之于酒，治法似宜兼治酒矣。不知用解酒之药，必致转耗真气，而头痛愈不能效，不若直治风邪能奏效之速也。（饮酒得风，解酒为上，祛风次之。然而酒气最难解也，不若先祛风以救急，其解酒缓图之可也。）方用**救破汤**：

川芎一两　细辛一钱　白芷一钱　水煎服。

一剂而痛止，不必再剂也。

盖川芎最止头痛，非用细辛则不能直上于巅顶，非用白芷则不能尽解其邪气，而遍达于经络也。虽加藁本他药，未尝不可止痛，然而大伤元气，终逊川芎散中有补之为得也。

此症亦可用芷桂川芎汤：

川芎一两　白芷三钱　桂枝三分　水煎服。一剂即止痛。

3. 人有头疼不十分重，遇劳、遇寒、遇热皆发，倘加色欲则头岑岑而欲卧矣。此乃少时之时，不慎酒色，又加气恼而得之者也。人皆以头痛之药，治之而不愈者何也？盖此病得之肾劳，无肾水以润肝，则肝木之气燥，木中龙雷之火，时时冲击一身，而上升于巅顶，故头痛而且晕也。（酒色得头痛之症，必头重而痛轻。）治法宜大补其肾中之水，而少益以补火之品，使水足以制火，而火可归源，自然下引而入于肾宫。火有水养，则龙雷之火安然居肾，不再上升而为头痛也。方用**八味地黄汤加减**用之。

熟地一两　山茱萸五钱　山药五钱　茯苓　丹皮　泽泻各三钱　川芎一两　肉桂一钱　水煎服。二剂而头轻，十剂而全愈。然后去川芎而加白芍、当归各五钱，（川芎能走散人真气，久服多服能令人暴亡，若用一两而服至十剂，恐汗出不收，似宜少用之。）再服二十剂，永不再发矣。

盖六味汤为补精之圣药，肉桂为引火归经之神品，川芎治头痛之灵丹，合而用之，所以奏功如响。惟是头痛在上焦，补肾中之水火在下焦也，何以治下而上愈？且川芎乃阳药也，何以入之至阴之中，偏能取效耶？不知脑髓与肾水原自相通，补肾而肾之气由河车而直入于脑，未尝相格也；川芎虽是阳药，然能补血而走于巅顶，既可上于巅顶，独不可入于脑内乎！况加之肉桂以助命门之火，同气相合，故能同群共济，使宿疾老邪，尽行祛散。而肾中水火又复既济，何至有再冲上焦之患乎！十剂之后，不再用川芎者，头痛既痊，不可再用以耗真气。故改用白芍、当归，肾肝同治，使木气无干燥之忧，而龙雷之火，且永藏于肾宅，尤善后之妙法。**倘倦服药汤，改汤为丸**，未为不可也。

此症用**五德饮**亦佳。

熟地二两　麦冬　玄参各一两　川芎五钱　肉桂三分　水煎服。一剂而火降，二剂而痛止，连服一月，永不再发。

4. 人有患半边头风者，或痛在右，或痛在左，大约痛于左者为多，百药治之罔效，人不知其故。此症得之郁气不宣，又加风邪袭之于少阳之经，遂至半边头痛也。（半边头风痛多在左边，非肝胆之病而何?）其痛有时重有时轻，大约遇顺境则痛轻，遇逆境则痛重，遇拂抑之事，而更加之风寒之天，则大痛而不能出户。痛至岁久，则眼必缩小；十年之后，必至坏目而不可救药矣。治法宜急解其肝胆之郁气。虽风入于少阳之胆，似乎解郁，宜解其胆，然而胆与肝为表里，治胆者必须治肝，况郁气先伤肝而后伤胆，肝舒而胆亦舒也。方用**散偏汤**：

白芍五钱 川芎一两 郁李仁一钱 柴胡一钱 白芥子三钱 香附二钱 甘草一钱 白芷五分 水煎服。毋论左右头疼，一剂即止痛，不必多服。

夫川芎止头痛者也，然而川芎不单止头痛，同白芍用之，尤能平肝之气，以生肝之血。**肝之血生，而胆汁亦生**，无干燥之苦，而后郁李仁、白芷用之，自能上助川芎以散头风矣。况又益之柴胡、香附以开郁，白芥子以消痰，甘草以调和其滞气，则肝胆尽舒而风于何藏，故头痛顿除也。惟是一、二剂之后，不可多用者，头痛既久，不独肝胆血虚，而五脏六腑之阴阳尽虚也。若单治胆肝以舒郁，未免销铄真阴，风虽出于骨髓之外，未必不因劳，因感而风又入于骨髓之中。故以前方奏功之后，必须改用补气补血之剂，如**八珍汤**者治之，以为善后之策也。

此症亦可用**半解汤**。

白芍一两 柴胡二钱 当归三钱 川芎五钱 甘草一钱 蔓荆子一钱 半夏一钱 水煎服。

5. 人有遇春而头痛者，昼夜不得休息，昏闷之极，恶风恶寒，不喜饮食，人以为中伤寒风之故，而不知非也。《内经》云：春气者，病在头。气弱之人，阳气不能随春气而上升于头，故头痛而昏闷也。凡有邪在头者，发汗以散表邪，则头痛可愈。今因气微而不能上升，是无表邪也，无邪而发汗，则虚其虚矣，而清阳之气益难上升，气既不升则阳虚而势难外卫，故恶风寒。气弱而力难中消，故憎饮食耳。治法补其阳气，则清气上升，而浊气下降，内无所怯，而外亦自固也。（春日头痛，宜消息春木之气以治之不差。）方用**升清固外汤**：

黄芪三钱 人参二钱 炙甘草五分 白术二钱 陈皮三分 当归二钱 白芍五钱 柴胡一钱 蔓荆子一钱 川芎一钱 天花粉一钱 水煎服。一剂而痛减，再剂而病愈。

此方即**补中益气之变方**。去升麻而用柴胡者，以**柴胡入肝提其木气也**。木主春，升木以应春气，**使不陷于肝中**，自然清气上升。况参、芪、归、芍，无非补肝气之药，气旺而上荣外固，又何头痛之不愈哉。（阳气内虚者用芎似宜少用，而花粉亦可不必。）

此症亦可用**升阳汤**。

人参 蔓荆子各一钱 半夏一钱 黄芪二钱 白术五钱 甘草五分 白芍 川芎各三钱 升麻六分 白芷三分 水煎服。四剂愈。

6. 人患头痛，虽盛暑大热之时，必以帕蒙其首，而头痛少止，苟去其帕，少受风寒，其痛即发，而不可忍，人以为风寒已入于脑，谁知乃**气血两虚**不能上荣于头而然。夫脑受风寒，药饵上治甚难，用祛风散寒之药，益伤气血而头愈痛。古人有用生莱菔汁以灌鼻者，因鼻窍通脑，莱菔善开窍而分清浊，故用之而可愈头风，然又不若佐以**生姜自然汁**为更胜也。盖**莱菔祛脑中之风**，是其所长，不能祛脑中之寒，二物同用，则姜得莱菔而并可祛风，莱菔得姜而兼可祛寒也。（二物同用，又胜于古人之法。）其法：用生莱菔汁十分之七，生姜汁十分之三，和匀，令病人口含凉水仰卧，以二汁匙，挑灌鼻中，至不能忍而止。必眼泪口涎齐出，其痛立止也。痛止后，用**四物汤**加**羌活**、**藁本**、**甘草**数剂调理，断不再发。此等治法，实法之至巧者。

此症亦可服**爽气丹**。

人参三钱　白术　甘草　黄芪　当归　茯苓　川芎各一钱　防风　荆芥各五分　半夏八分　水煎服。一月全愈。

腹痛门六则

1. 人有腹痛欲死，手按之而更甚，此乃火痛也。但火痛不同，有胃火、有脾火、有大小肠火、有膀胱火、有肾火，不可不辨也。胃火者，必汗而渴口中臭；脾火痛者，必走来走去无一定之处也；大肠火者，大便必闭结，而肛门必干燥后重；小肠火者，小便必闭涩如淋；膀胱火者，小便闭涩而若急；肾火者则强阳不倒，口不渴而面赤，水窍涩痛是也。既知火症分明，然后因症而治之，自然不差。（火不难治，难于不知何经之火也，今明示各经之火，用药不甚易乎。）然而各立一方，未免过于纷纭，我有一方，可以共治有火之腹痛，方名**导火汤**：

玄参一两　生地五钱　车前子三钱　甘草一钱　泽泻二钱　水煎服。连服二剂，而诸痛可愈也。

夫火之有余，水之不足也，玄参、生地滋其阴，而阳火自降；况又益之车前、泽泻之滑利，甘草之调和，尤能导火解氛，化有事为无事。倘知为胃火，而加石膏；知为脾火，而加知母；知为大肠火，而加地榆，小肠火而加黄连；知为膀胱火，而加滑石；知为肾火，而加黄柏，尤效之极也。

2. 人有终日腹痛，手按之而宽快，饮冷则痛剧，此寒痛也。不必分别脏腑，皆命门火衰，而寒邪留之也。盖命门为一身之主，命门寒而五脏七腑皆寒矣，故只宜温其命门之火为主。然命门之火，不可独补，必须治兼脾胃。火土相合，而变化出焉。然又不可止治其土，盖土之仇者肝木也，命门助土，而肝木乘之，则脾胃之气仍为肝制而不能发生，必须制肝，使木不克土，而后以火生之，则脾胃之寒邪既去，而阳气升腾，浊阴销亡于乌有，土木无战克之忧，而肠腹享安宁之乐矣。（补火必须补土，妙矣；又去制肝以益土，更妙于补火也。）方用**制肝益火汤**：

白芍三钱　甘草一钱　肉桂一钱　白术五钱　茯苓三钱　肉豆蔻一枚　半夏一钱　人参三钱　水煎服。一剂而痛减半，再剂而痛尽除也。

方中虽**六君子加减**，无非助其脾胃之阳气。然加入白芍，则能平肝木之气矣。又有肉桂以温命门之火，则火自生土，而肉豆蔻复自暖其脾胃，则寒邪不战而自走也。

此症亦可用**消寒饮**。

白术　人参各五钱　肉桂　肉豆蔻　甘草各一钱　水煎服。一剂即止。

3. 人有腹痛，得食则减，遇饥则甚，面黄体瘦，日加困顿者，此腹内生虫也。夫虫之生也，必有其故，或因饥食难化之物，渴饮寒冷之汤，以致久变为虫者有之。若阴阳之气旺，虫即生而亦随灭，安能久据于腹而作巢窟哉！惟其阴阳之气衰，不能运化于一身，而虫乃生而不死矣。（虫生于腹，实人自生之也，人不予虫以隙，虫何从生哉。）其初食物，后将饮血而不可止，乃至饮血而腹痛之病作。然则治法，乌可单杀虫而不培其阴阳之气血乎！方用**卫生汤**：

人参三钱　白术五钱　白薇一钱　甘草一钱　榧子十枚切片　槟榔一钱　使君子十个，去壳　干葛一钱　水煎服。一剂而腹转痛，二剂而腹痛除矣。

此服药后而腹痛者拂虫之意，切戒饮茶水，一饮茶水，止可杀虫之半，而不能尽杀之也。故禁食半日，则虫尽化为水，从大小便而出。

方中用人参、白术为君，以升其阳气。阳升而虫不能自安，必头向上而觅食，所佐者尽是杀虫之药，虫何能久存哉！倘一饮茶水，则虫得水而反可死中求活矣，虽暂时安贴，久则虫多而痛如故也。

此症用**逐虫丹**颇效。

白薇　茯苓各三钱　雷丸　甘草　槟榔各一钱　黄连五分　使君子十个　乌梅一个　水煎服。二剂全愈。

4. 人有腹痛至急，两胁亦觉胀满，口苦作呕，吞酸欲泻，而又不可得，此乃气痛也。用寒药治之不效，热药亦不效，用补药亦不效。盖肝木气郁，下克脾土，土畏木克，而阳气不敢升腾，因之下行而无可舒泄，复转行于上而作呕，彼此牵掣而痛无已时也。治法必须**疏肝气之滞，而又升腾脾胃之阳气**，则土不畏木之侵凌而痛自止也。方用**逍遥散加减**最妙。

柴胡一钱　白芍五钱　白术一钱　甘草一钱　茯苓三钱　陈皮一钱　当归二钱　神曲一钱　水煎服。二剂而痛止矣。

盖逍遥散解郁，而此痛又须缓图，不必更用重剂，再服四剂而奏功全矣。

此症用**苍白甘草汤**亦妙。

苍术五钱　白芍一两　甘草一钱　水煎服，二剂愈。

5. 人有多食生冷燔炙之物，或难化之品，存于腹内作痛，手按之而痛甚者。此食积于肠，闭结而不得出，有燥屎之故也。（伤食之人，亦有未成燥屎而即作痛者，治法更宜消食。）法宜逐积化滞，非下之不可。然而下多亡阴，不可不防。夫人能食者阳旺也，能食而不能化者阴衰也。（能食不能化分阴阳，何其明显。）使阳旺之人，何物不能消化，焉有停住大肠之理，必阴血不能润于大肠，阳火焚烁而作祟，遂致大肠熬干，留食结为燥屎而不下矣。乃至燥屎不下，则阴阳不通，变成腹痛之病。治宜于滋阴之中，而佐以祛逐之味，则阴不伤而食又下也。方宜用**逐秽丹**：

当归尾五钱　大黄三钱　甘草一钱　枳实一钱　丹皮三钱　水煎服。一剂而燥屎下，腹痛顿除，不必用二剂也。

此方用大黄、枳实以逐秽，加入当归、丹皮以补血生阴，攻补兼施，复何患于亡阴哉。

此症用**利腹汤**亦甚效。

大黄三钱　当归五钱　枳壳　山楂　麦芽　厚朴　甘草各一钱　桃仁十粒　水煎服。一剂即通，腹亦不痛矣。

6. 人有腹痛从右手指冷起，渐上至头，如冷水浇灌，由上而下，而腹乃大痛；既而遍身大热，热退则痛止；或食或不食，或过于食而皆痛也。初则一年一发，久则一月一发，发久则旬日一发也。用四物汤加解郁之药不应，用四君子汤加消积之药又不应，用二陈汤加消痰破气和中之药复不应，人以为有瘀血存焉，谁知是阳气大虚乎。盖四肢为诸阳之末，而头乃诸阳之会，阳虚恶寒，阴虚恶热，阳虚而阴来乘之则发寒，阴虚而阳往乘之则发热。今指冷而上至于头，明是阳不能敌阴，以失其健运而痛乃大作。痛作而热者，寒极变热也。及其寒热两停，阴阳俱衰，两不相斗，故热止而痛亦止也。治法单补其阳，阳旺而阴自衰。况阳旺则气自旺，气旺则血自生，气血两旺，而阴阳又何至争战而作痛哉！方用**独参汤**：

人参一两　加陈皮八分　甘草一钱　水煎服。数剂而痛轻，十剂而痛止矣。

夫**独参汤**乃补气之药也，仲景夫子曰：血虚气弱以人参补之，故用之而止痛也。或曰四君子汤亦补气之剂，何以用之而不效？盖**四君子有白术、茯苓以分人参之权**，不若**独参汤**之功专而力大。况前此兼用消积破气之药，是为诛伐无过，用人参止可救失耳，何能成功哉！

此症用**阴阳和合汤**亦效。

白术五钱　人参二钱　甘草一钱　柴胡一钱　白芍五钱　枳壳五分　水煎服。二剂全愈。

腰痛门六则

1. 人有两腰重如带三千文不能俯仰者，夫腰痛不同，此病因房劳力役，又感风湿而成。伤肾之症，治须补肾矣，然有补肾而腰愈痛者，其故何也？盖腰脐之气未通，风湿入于肾而不得出故也。法宜先利其腰脐之气，以祛风利湿，而后大补其肾中之水火，则腰轻而可以俯仰矣。方用**轻腰汤**：

白术一两　薏仁一两　茯苓五钱　防己五分　水煎服。连服二剂，而腰轻矣。

此方惟利湿而不治腰，又能**利腰脐之气**，一方而两治之也。（利腰脐而痛自止妙法也）然不可多服者，以肾宜补而不可泻。**防己多用必至过泄肾邪**，肾已无邪可祛，而反损正气，故宜用补肾之药，而前药不可再用矣。方另用**三圣汤**：

杜仲一两　白术五钱　山茱萸四钱　水煎服。

此方补肾中之水火，而仍**利其腰脐**者，**肾气有可通**之路，则俯仰之间无非至适也。

此症用**术桂汤**亦神。

白术三两　肉桂三分　水煎服。二剂全愈，不再发。

2. 人有动则腰痛，**自觉其中空虚无着**者，乃肾虚腰痛也。夫肾分水火，未可以虚字一言了之。经谓诸痛皆属于火，独肾虚腰痛非火也。惟其无火，所以痛耳。（肾无火始能作痛，亦奇论也。）治法似宜单补肾中之火，然而**火非水不生**，若徒补火而不补水，所谓**无阴不能生阳**，而痛不可遽止。必须于**水中补火**，**水火既济**，肾气足而痛自除，此即贞下起元之意也。方用**补虚利腰汤**：

熟地一两　杜仲五钱　破故纸一钱　白术五钱　水煎服。连服四剂，自愈。

熟地补肾水也，得白术则利腰脐而熟地不腻；杜仲、破故补火以止腰痛者也，得熟地则润泽而不至干燥，调剂相宜，故取效最捷耳。

此症用**实腰汤**亦佳。

杜仲一两　白术二两　熟地一两　山茱萸四钱　肉桂一钱　水煎服。十剂全愈。

3. 人有腰痛，日重夜轻，小水艰涩，饮食如故者，人以为肾经之虚，谁知是膀胱之水闭乎。膀胱为肾之府，火盛则水不能化，而水反转入于肾之中；膀胱太阳之经也，水火虽犯肾经，而病终在阳而不在阴。若不治膀胱而惟治肾，用补精填水，或用添薪益火，适足以增其肾气之旺。阴旺而阳亦旺，肾热而膀胱益热，致水不流而火愈炽。膀胱之火愈炽，必更犯于肾宫，而腰之痛何能痊乎！方用**宽腰汤**治之。

车前子三钱　薏仁五钱　白术五钱　茯苓五钱　肉桂一分　水煎服。一剂而膀胱之水大泄，二剂而腰痛顿宽也。

夫车前、茯苓以利膀胱之水，薏仁、白术以利腰脐之气，则膀胱与肾气内外相通。又得肉桂之气，尤易引肾气而外达于小肠，从阴器而尽泄，腰痛有不速愈哉！

此症用**术桂加泽泻汤**亦神。

白术一两　泽泻三钱　肉桂五分　水煎服。一剂即愈。

4. 人有大病之后，腰痛如折，久而成为伛偻者，此乃湿气入于肾宫，误服补肾之药而成之者也。夫腰痛明是肾虚，补肾正其所宜，何以用补肾填精之药，不受其益，而反受其损乎？（肾有虚而无实，似宜补肾矣，何以补肾而反害之？以肾中有邪，邪未去而骤用补剂，所以至成废人。倘补中利湿又何害哉！不可谓肾不可补而竟不用补也。）不知病有不同，药有各异，**大病之后**，**腰痛如折者**，**乃脾湿而非肾虚也**。**脾湿当去湿**，而**乃用熟地**、**山茱**一派滋润之药，虽非克削之味，而湿以加湿，正其所恶，故不特无益而反害之也。医工不悟，而以为补肾之药尚少用之也，益多加其分两，则湿以助湿，腰骨河车之路，竟成泛滥之乡，欲不成伛偻不可得也。方用**起伛汤**：

薏仁三两　白术二两　黄芪一两　防风三分　附子一分　水煎服。日用一剂，服一月而腰轻，服两月而腰可伸矣，服三月而全愈。

此方利湿而又不耗气，气旺则水湿自消，加入防风、附子于芪、术之中，有鬼神不测之机，相畏而相使，建功实奇。万不可疑药剂之大，而少减其品味，使废人不得为全人也。（有房劳力役之人，大病之后而腰痛者，乃是虚弱又无力服补药之故，似宜大补腰肾之阳气为主。）

此症用**芪术防桂汤**亦可。

白术四两　黄芪二两　防己一钱　肉桂一钱　水煎服。十剂轻，二十剂愈。

5. 人有跌打闪挫，以至腰折不能起床，状似伛偻者，人以为此腰痛也，而不可作腰痛治。然腰已折矣，其痛自甚，何可不作腰痛治哉！或谓**腰折而使之接续**，其**中必有瘀血在内**，宜于补肾补血之中，而少加逐瘀活血之药，似未可止补其肾也，而不知不然。夫**肾有补而无泻**，加逐瘀之味，必转伤肾脏矣。折腰之痛，内伤肾脏，而非外伤阴血，活血之药不能入于肾之中，皆不可用，而必须独补肾也。（折腰宜补而不宜泻，又不可不知。）惟是补肾之剂，小用不能成功耳。方用**续腰汤**：

熟地一斤　白术半斤　水大碗数碗煎服。一连数剂，而腰如旧矣。

夫熟地原能接骨，不止补肾之功，白术善通腰脐之气，气通则接续更易，但必须多用为神耳。使加入大黄、白芍、桃仁、红花之药，则反败事。若恐其腰痛而加杜仲、破故、胡桃等品，转不能收功矣。

6. 人有露宿于星月之下，感犯寒湿之气，腰痛不能转侧，人以为血凝于少阳胆经也，谁知是邪入于骨髓之内乎。夫腰乃肾室，至阴之宫也；霜露寒湿之气，乃至阴之邪也。以至阴之邪，而入至阴之络，故搐急而作痛。惟是至阴之邪，易入而难散。盖肾宜补而不宜泻，散至阴之邪，必泻至阴之真矣。然而得其法，亦正无难也。（泻肾而仍是补肾，始能去至阴之邪。）方用**转腰汤**：

白术一两　杜仲五钱　巴戟天五钱　防己五分　肉桂一钱　苍术三钱　羌活五分　桃仁五粒　水煎服。一剂而痛轻，再剂而痛止也。

此方以白术为君者，利湿而又通其腰脐之气。得杜仲之相佐，则攻中有补；而肾气无亏，且益之巴戟、肉桂以祛其寒，苍术、防己以消其水；更得羌活、桃仁逐其瘀而行其滞，虽泻肾而实补肾也。至阴之邪既去，而至阴之真无伤，故能止痛如神耳。

此病用**术桂防豨汤**亦佳。

白术二两　肉桂三钱　防己一钱　豨莶草五钱　水煎服。十剂见效。

卷之三

咽喉痛门七则

1. 人有感冒风寒，一时咽喉肿痛，其势甚急，变成双蛾者，其症痰涎稠浊，口渴呼饮，疼痛难当，甚则勺水不能入喉，此阳火壅阻于咽喉，视其势若重而病实轻也。夫阳火者太阳之火也。太阳之火，即膀胱之火也，与肾经之火为表里，膀胱火动，而肾经少阴之火即来相助，故直冲于咽喉之间，而肺脾胃三经之火，亦复相随而上升，于是借三经之痰涎，尽阻塞于咽喉，结成火毒而不可解，治法似宜连数经治矣。然而其本实始于太阳，泄膀胱之火，而诸经之火自安矣。但咽喉之地近于肺，太阳既假道于肺经，而肺经险要之地，即狭路之战场也，安有舍战场要地不解其围，而先捣其本国者乎？所贵有兼治之法也。方用**破隘汤**：

桔梗三钱　甘草二钱　柴胡一钱　白芍五钱　玄参三钱　麻黄一钱　天花粉三钱　山豆根一钱　水煎服。一剂而咽喉宽，再剂而双蛾尽消矣。

方中散太阳之邪者居其二，散各经之邪居其五，尤加意于散肺之邪者，由近以散远也。

此症用**散蛾汤**亦神效。

射干　枳壳　苏叶　当归各一钱　甘草二钱　桔梗三钱　天花粉三钱　山豆根八分　麻黄五分　水煎服，一剂即愈。

2. 人有一时喉忽肿大而作痛，吐痰如涌，口渴求水，下喉少快，已而又热呼水，咽喉长成双蛾，既大且赤，其形宛如鸡冠，此喉痹之症，即俗称为**缠喉风**也。乃阴阳二火并炽，一乃少阳之相火，一乃少阴之君火也，二火齐发，其势更暴，咽喉之管细小，火不得遽泄，遂遏抑于其间，初作肿而后成蛾也。蛾有二：一双蛾，一单蛾也。双蛾生两毒，两相壅挤，中间反留一线之隙可通，茶水药剂尚可下咽；若单蛾则独自成形，反塞住水谷之路，往往有勺水不能咽者，药物既不可咽，又从何路以进药食哉！法宜先用刺法：一则刺少商等穴，尚欠切近；用刀直刺其喉肿之处一分，则喉肿必少消，（昔有人患单蛾，必须刺破可以吹药，乃病者畏惧必不许刺，医者诱以用小毫笔略点之，乃暗藏针于笔头之内，张其喉而刺破之，其肿即消。）可用吹药以开之。吹药方：

胆矾一分　牛黄一分　皂角烧灰，末，一分　麝香三厘　冰片一分　为绝细末。和匀吹入喉中，必大吐痰而愈，然后用煎剂方，名**救喉汤**：

射干一钱　山豆根二钱　玄参一两　麦冬五钱　甘草一钱　天花粉三钱　水煎服。一剂而全愈也。若双蛾不必用刺法，竟用此方。

玄参为君，实足以泻心肾君相之火，况佐之豆根、射干、天花粉之属，以祛邪而消痰，则火自归经，而咽喉之间关门肃清矣。

此症用**两地汤加减**亦神。

熟地　生地　玄参各一两　肉桂三分　黄连　天花粉各三钱　水煎服，下喉即愈，不必二剂。

人有咽喉肿痛，日轻夜重，喉间亦长成蛾，宛如阳症，但不甚痛，而咽喉之际，自觉一线干燥之至，饮水咽之少快，至水入腹，而腹又不安，吐涎如水甚多，将涎投入清水中，即时散化为水，人以为此喉痛而生蛾也，亦用泻火之药，不特杳无一验，且反增其重；亦有勺水不能下咽者，盖此症为阴蛾也。阴蛾则日轻而夜重，若阳蛾则日重而夜轻矣，斯少阴肾火下无可藏之地，直奔而上炎于咽喉也。治法宜大补肾水，而加入补火之味，以引火归藏。（阴蛾治法，古人多用附、桂，此偏不用以出奇。）方用**引火汤**：

熟地三两　巴戟天一两　茯苓五钱　麦冬一两　北五味二钱　水煎服。一剂而火自下归，咽喉之肿痛全消，二剂即全愈。

方用熟地为君，大补其肾水；麦冬、五味为佐，重滋其肺金，金水相资，子母原有滂沱之乐，水旺足以制火矣。又加入巴戟之温，则水火既济，水趋下而火已有不得不随之势，更增之茯苓之前导，则水火同趋，而共安于肾宫，不啻有琴瑟之和谐矣，何必用桂、附大热之药，（桂、附固为引火归经之药，然其性大热，从隘道而过，药未入腹而喉先受其热，益增肿痛矣，故不用桂、附为妙。）以引火归源乎！夫桂、附为引火归源之圣药，胡为弃而不用，不知此等之病，因水之不足，而火乃沸腾，今补水而仍用大热之药，虽曰引火于一时，毕竟耗水于日后，予所以不用桂、附而用巴戟天，取其能引火而又能补水，则肾中无干燥之虞，而咽喉有清肃之益，此巴戟天所以胜桂、附也。

此症用**收火汤**亦神效。

熟地三两　山茱萸一两　茯苓五钱　肉桂三钱　水煎，一碗，探冷服，一剂即消。

3. 人有咽喉干燥，久而疼痛，人以为肺热之故，谁知是肾水之涸竭乎。夫肺金生肾水者也，肺金清肃，自能下生肾水，惟肺气既虚，则肺中津液，仅可自养，而无如肾水大耗，日来取给，则剥肤之痛乌能免乎！譬如父母未有不养赡其子者，而处困穷窘迫之时，则无米之炊，何能止索饭啼饥之哭？倘其子成立，自能顾家，为父母者，不特可以取资，而亦可免迫索之苦；乃其子又伶仃狼狈，不善谋生，则子贫而父母更贫，其干枯之状，有不可形容者矣，肺肾何独不然？故欲救肺之干燥，必先救肾之枯涸也，方用**子母两富汤**治之：

熟地三两　麦冬三两　水煎服。一剂而燥少止，三剂而痛少止，十剂而燥与痛尽去也。

熟地滋肾，救肺子之枯也；麦冬滋肺，救肾母之涸也。上下两治，肾水有润泽之欢，则肺金自无焦焚之迫，犹人子无憔悴之色，则父母自有安享之愉，此肺肾之必须兼治，而熟地、麦冬，所以并用而能出奇也。

此症用**金水汤**亦佳。

熟地　山茱萸各一两　天门冬　地骨皮　丹皮各三钱　沙参五钱　水煎服。

4. 人有生喉癣于咽门之间，以致喉咙疼痛者，其症必先作痒，面红耳热而不可忍，其后则咽唾之时，时觉干燥，必再加咽唾而后快，久则成形而作痛，变为杨梅之红瘰，或痛或痒，而为癣矣。夫癣必有虫，咽喉之地，岂容生虫，世人往往得此病，恬不为意，到不能治而追悔于失治也，不其晚乎。此病因肾水之耗，以致肾火之冲而肺金又燥，清肃之令不行，水火无既济之欢，金水有相形之势，两相战斗于关隘之间，致成此症。治法仍须补肾中之水，而益其肺气，以大滋其化源，兼用杀虫之味，以治其癣，庶几正固而邪散而虫亦可以尽扫也，方用**化癣神丹**：

玄参一两　麦冬一两　五味子一钱　白薇一钱　鼠粘子一钱　百部三钱　甘草一钱　紫菀二钱　白芥子二钱　水煎服。二剂而疼痛少痊，又服四剂，而癣中之虫尽死矣，即不可仍用此方，另用**润喉汤**：

熟地一两　山茱萸四钱　麦冬一两　生地三钱　桑白皮三钱　甘草一钱　贝母一钱　薏仁五钱　水煎服。连服十剂，而痒与痛俱除矣。方中再加肉桂一钱，饥服冷服，实为善后之策，又万举而万全也。

盖从前多用微寒之药，恐致脾胃受伤，加入肉桂以补火，则水得火而无冰冻之忧，土得火而有生发之乐，下焦热而上焦自寒也。

此症先可用**白薇汤**十剂，后可用**溉喉汤**三十剂，亦能奏功。

白薇汤：

白薇二钱　麦冬三钱　款冬花　桔梗各三分　百部二分　贝母五分　生地三钱　甘草三分　水煎汤漱口服，日服一剂，服十日虫死。

溉喉汤：

熟地二两　麦冬一两　甘草一钱　白薇五分　水煎服，服一月全愈。

5. 人有生长膏粱，素耽饮酒，劳心过度，致咽喉臭痛，人以为肺气之伤，谁知是心火太盛移热于肺乎！夫饮酒伤胃，胃气熏蒸，宜乎肺气之热矣，然而胃火熏肺，而胃土实生肺也。故饮酒尚不伤肺，惟劳心过度，则火起于心而肺乃受刑矣。况胃火助之，（胃上克肺，盖助火以刑金，非真上能克金也。）则火性炎上，而咽喉乃成燔烧之路，自然唾涕稠黏，口舌干燥，气腥而臭，而痛症乃成矣。盖心主五臭，入肺而腥臭，又何疑乎。方用**解腥丹**：

甘草二钱　桔梗二钱　麦冬五钱　桑白皮三钱　枯芩一钱　天门冬三钱　生地三钱　贝母五分　丹皮三钱　水煎服。连服二剂而痛止，再服四剂而臭除。

此方治肺而兼治心，治心而兼治胃者也。因膏粱之人，其心肺之气血原虚，不滋益二经之气血，而但泻其火，则胃中之气血必伤，反增其火热之焰矣，今补肺以凉肺，补心以凉心，补胃以清胃，而火自退舍，不止咽喉之痛而痛自定也。

此症用**息炎汤**亦可。

黄连　甘草　黄芩各一钱　麦冬五钱　天冬　生地　玄参各三钱　紫菀　天花粉　石膏各二钱　竹叶三十片　陈皮三分　水煎服，四剂愈。

6. 人有咽喉肿痛，食不得下，身发寒热，头疼且重，大便不通，人以为热也，谁知是感寒而成之者乎！（不感寒无也。）然而人不敢信为寒也，论理用**逍遥散**，散其寒邪而咽喉之痛即解。虽然，人不敢信为寒以用祛寒之药，独不可外治以辨其寒乎！法用：

木通一两　葱十条　煎汤浴于火室中，如是热病身必有汗，而咽喉之痛不减也，倘是感寒，虽汤火大热淋洗甚久，断然无汗，乃进**逍遥散**，必然得汗而咽喉之痛立除。此法辨寒热最确，不特拘之以治感寒之喉痛也。

此症用**紫白饮**亦妙。

紫苏　茯苓各三钱　半夏一钱　陈皮五分　甘草一钱　白术二钱　水煎服，一剂即愈。

牙齿痛门六则

1. 人有牙齿痛甚不可忍，涕泪俱出者，此乃脏腑之火旺，上行于牙齿而作痛也。治法不泻其火，则不能取效。然火实不同：有虚火，有实火，大约**虚火动于脏**，实火起于腑。而**实火**之中，有心包之火，有胃火；**虚火**之中，有肝火，有脾火，有肺火，有肾火。同一齿痛，何以别之？不知各经在齿牙之间各有部位也：两门牙上下四齿同属心包也，门牙旁上下四齿属肝也，再上下四牙乃胃也，再上下四牙乃脾也，再上下四牙乃肺也，再上下之牙乃肾也，大牙亦属肾，肾经有三牙齿，多者贵。治病不论多寡，总以前数分治之多验。火既有如许之多，而治火之法，宜分经以治之矣。虽然，吾实有统治火之法，方用

治牙仙丹：

玄参一两　生地一两　水煎服。

无论诸火服之均效。察其为心包之火加黄连五分，（分经加药不可不知。）察其为肝经之火加炒栀子二钱，察其为胃经之火加石膏五钱，察其为脾经之火知母一钱，察其为肺经之火，加黄芩一钱，察其为肾经之火加熟地一两，饮一剂而火轻，再剂而火散，四剂而平复如故矣。

夫火既有虚实不同，何以一方而均治，不知火之有余，无非水之不足也。我滋其阴，则阴阳之火无不相戢矣。况玄参尤能泻浮游之火，生地亦能止无根之焰，二味又泻中有补，故虚实咸宜，实治法之巧而得其要者也。况又能辨各经之火，而加入各经之药，有不取效如神乎！或曰：火生于风，牙齿之疼，未有不兼风者，治火而不治风，恐非妙法。不知火旺则生风，未闻风大而生火，人身苟感风邪则身必发热，断无风止人牙而独痛之理，况火病而用风药，反增其火热之势，是止痛而愈添其痛矣。或疑膀胱有火，肝经有火，心经有火，大小肠、三焦俱有火，何俱遗之而不言，不知**脏病则腑亦病，腑病则脏亦病，治脏不必治腑，泻腑不必又泻脏**，况膀胱心与三焦、大小肠俱不入于齿牙，故略而不谈也。

此症外治亦可用**荜芫汤**：

荜茇　芫花各二钱　水一碗煎半盏，漱口即止痛。

内治用沙豆汤亦妙。

沙参一两　荆芥　丹皮各三钱　山豆根一钱　水煎服，二剂即愈。

2. 人有多食肥甘，齿牙破损而作痛，如行来行去者，乃虫痛也。夫齿乃骨之余，其中最坚，何能藏虫乎？不知过食肥甘，则热气在胃，胃火日冲于口齿之间，而湿气乘之，湿热相搏而不散，乃虫生于牙矣。初则止生一二虫，久则蕃衍而多，于是蚀损其齿，遂致堕落。一齿既朽，又蚀余齿，往往有终身之苦者，此等之痛，必须外治。（虫痛宜外治不宜内治。）若用内治之药，未必杀虫，而脏腑先受伤矣。方用**五灵至圣散**：

五灵脂三钱，研绝细末　白薇三钱　细辛　五分　骨碎补五分，各研为细末　先用滚水含漱齿至净，然后用前药末五分滚水调如稀糊，含漱齿，半日至气急吐出，如是者三次，痛止而虫亦死矣，断不再发。

盖齿痛原因虫也，五灵脂、白薇最杀虫于无形，加入细辛以散火，骨碎补以透骨，引五灵脂、白薇直进于骨内，则虫无可藏，尽行剿杀，虫死而痛自止也。

此症用**破颜丹**亦可**外治**甚效。

丹砂三分　麝香半分　冰片一分　雄黄一钱　为细末，将末搽于痛处，口吐涎而痛立止。

内治亦可用**安宁饮**。

玄参　生地　麦冬各五钱　白薇一钱　骨碎补五钱　天门冬三钱　水煎服，三剂亦愈。

3. 人有牙痛日久，上下牙床尽腐烂者，至饮食不能用，日夜呼号，此乃胃火独盛，有升无降之故也。**人身之火，惟胃最烈**，火既升于齿牙，而齿牙非藏火之地，于是焚烧于两颊，而牙床红肿，久则腐烂矣。似乎亦可用治牙仙丹加石膏以治之，然而其火蕴结，可用前方以消弭于无形，今既已溃破腐烂，则前方又不可用，以其有形难于补救也。（火牙之痛，必须降火，然纯用降火之药则火反不肯降也，远公言是。）方用**竹叶石膏汤**加减：

石膏五钱　知母二钱　半夏二钱　茯苓二钱　麦冬三钱　竹叶二百片　葛根三钱　青蒿五钱　水煎服。连服四剂，而火退肿消矣，然后再用**治牙仙丹**以收功也。

石膏汤以泻胃火用之足矣，何加入葛根、青蒿也？不知**石膏但能降而不能升**，增入二味则能引石膏至于齿牙以逐其火。而葛根、青蒿尤能退胃中之阴火，所以同用之以出奇，阴阳之火尽散，齿牙之痛顿除，何腐烂之不渐消哉！

此症可用**石母降炎汤**。

石膏　茯苓　荆芥炒黑各三钱　知母一钱　麦冬一两　玄参一两　甘草一钱　升麻五分　天花粉三钱　水煎服，四剂全愈。

4. 人有牙齿疼痛，至夜而甚，呻吟不卧者，此肾火上冲之故也。然肾火乃虚火，非实火也，若作火盛治之，多不能胜，即作虚火治之，亦时而效时而不效。盖火盛当作火衰，有余当认作不足，乃下虚寒而上现假热也。人身肾中不寒，则龙雷之火下安于肾宫，惟其下寒之甚，而水又无多，于是上冲于咽喉，而齿牙受之。正如龙雷之火，至冬则地下温暖，而龙雷皆蛰，春气发动，则地底寒冷，而不可蛰，乃随阳气上升矣。至于夜分尤肾水主事，水不能养火，而火自游行于外，仍至齿而作祟。譬如家寒难以栖处，必居子舍而作威，而子又贫乏，自然触动其怒气矣。治法急大补其肾中之水，而益以补火之味，引火归源，则火有水以养之，自然快乐而不至于上越矣。方用**八味地黄汤加骨碎补**治之，一剂而痛止，再剂而痛不发也。

盖**六味地黄汤**补其肾水，桂附引火以归于命门，但补水引火之药，不先入齿中，则痛之根不能除，所以必用**骨碎补**以透入齿骨之中，而后直达于命门之内，此拔本塞源之妙法耳。

此症亦可用**制火汤**。

熟地二两　生地一两　玄参五钱　肉桂三分　骨碎补一钱　车前子二钱　水煎服，二剂即止痛。

5. 人有上下齿牙疼痛难忍，闭口少轻，开口更重，人以为阳明之胃火也，谁知是风闭于阳明太阳二经之间乎。此病得之饮酒之后，开口向风而卧，风入于齿牙之中，留而不出，初小疼而后大痛也。论理去其风宜愈，而风药必耗人元气，因虚以入风，又耗其气，则气愈虚，风邪即欺正气之怯而不肯出，疼终难止也。古人有用灸法甚神，灸其肩尖微近骨后缝中，小举臂取之，当骨解陷中灸五壮即差；但灸后项必大痛良久乃定，而齿疼永不发也。然而人往往有畏灸者，可用**散风定痛汤**治之。（灸法固神，而汤剂亦妙。）

白芷三分　石膏二钱　升麻三分　梧桐泪一钱　当归三钱　生地五钱　麦冬五钱　干葛一钱　天花粉二钱　细辛一钱　水煎服。一剂轻，二剂即愈，不必三剂也。

此方补药重于风药，正以风得补而易散也。

此症可用**宣扬散**。

柴胡五分　白芍五钱　甘草　白芷　干葛　细辛各一钱　青蒿三钱　天花粉三钱　石膏二钱　水煎服，二剂愈。

6. 人有上下齿痛甚，口吸凉风则暂止，闭口则复作，人以为阳明之火盛也，谁知是湿热壅于上下之齿而不散乎。夫湿在下易散，而湿在上难祛，盖治湿不外利小便也。水湿下行其势顺，水湿上散其势逆；且湿从下受，易于行，湿从上感难于散，故温热感于齿牙之间，散之尤难。以饮食之水，皆从口入，必经齿牙，不已湿而重湿乎？湿重不散，而火且更重矣，所以经年累月而痛不能止也。治法必须上祛其湿热，又不可单利小便，当佐之以风药，则**湿得风而燥，热得风而凉**，湿热一解，而齿痛自愈矣。方用**上下两疏汤**：

茯苓五钱　白术三钱　泽泻二钱　薏仁五钱　防风五分　白芷三分　升麻三分　荆芥二钱　梧桐泪五分　甘草一钱　水煎服。四剂而湿热尽解，而风亦尽散也。

盖茯苓、白术、泽泻、薏仁，原是上下分水之神药，又得防风、白芷、升麻、荆芥风药以祛风。夫风能散湿，兼能散火，风火既散，则湿邪无党，安能独留于牙齿之间耶。仍恐邪难竟去，故加入甘草、梧桐泪，引入齿缝之中，使湿无些须之留，又何痛之不止耶！况甘草缓以和之，自不至相杂而相犯也。

口舌门二则

1. 有妇人产子，舌出不能收，人以为舌胀也，谁知是难产心惊之故乎。夫舌乃心之苗，心气安而舌安，心气病而舌病，产子而胞胎已破，子不能产，欲顾子而母命恐亡，欲全母而子命难保，其心中惊恐，自必异于常时，心气既动，心火必不宁矣。胎胞之系，原通于心，用力产子，而心为之惧，故子下而舌亦出也。舌出不收，心气过升之故，治法必须降气为主。古人有以恐胜之者，然舌出由于心惊，复因惊以增其恐，吾恐愈伤心气矣，虽舌骤收未必不随收而随出也，故降气必须补之，而不可增其恐。方用**助气镇心丹**：

人参三钱　茯神二钱　菖蒲五分　朱砂一钱，不可火制　五味子一钱　水煎含漱，久之然后咽下。一剂即收，二剂全愈。

此方用朱砂以镇心，又得人参以生气，气旺则火自归心，火归而焰息，舌亦随焰而自收矣，何必增其恐惧而气始下哉。

此症亦可用**敛舌神丹**。

人参一两　五味子一钱　麦冬二钱　附子一片　菖蒲　良姜各三分　水煎含漱咽下，一剂即收。

2. 人有舌下牵强，手大指次指不仁，两臂麻木，或大便闭结，或皮肤赤晕，人以为风热之病也，谁知是恼怒所致因郁而成者乎。夫舌本属阳明胃经之土，而大肠之脉散居舌下，舌下牵强，是阳明胃与大肠之病也。然非无因而至，因肝气不伸，木克胃土，则土虚而不能化食，遂失养于臂指经络之间，而麻木不仁之症生。臂指经络失养，何能外润于皮肤乎，此赤晕之所以起也。胃土受肝木之克，则胃气大燥，无血以资大肠，因热以生风，肠中秘结，益失其传导之职矣。治法必须通大肠而健胃，又必平肝以补血。（此等症因郁而成者宜用逍遥散，今用八珍汤者加柴胡犹之舒郁。）方用八珍汤加减治之。

人参一钱　当归五钱　白芍五钱　柴胡一钱　陈皮五分　甘草一钱　槐角一钱　白术一钱　熟地五钱　半夏五分　茯苓一钱　水煎服。二剂轻，四剂又轻，十剂全愈。

八珍汤补气补血之方也，加入柴胡以舒肝，增入槐角以清火，肝之郁解，而胃之气自旺，胃气旺而转输自畅矣。

此症用**颐养汤**亦妙。

当归一两　香附　茯神　丹皮　玄参各二钱　柏子仁　沙参　黄芩各二钱　远志五分　麦冬五钱　甘草一钱　水煎服，四剂愈。

鼻渊门三则

1. 人有无端鼻流清水者，久则流涕，又久则流黄浊之物，如脓如髓，腥臭不堪闻者，流至十年而人死矣。此病得之**饮酒太过**，临风而卧，风入胆中，胆之酒毒不能外泄，遂移其热于脑中。夫**脑之窍通于鼻**，而胆之气何以通于脑，而酒之气何以入于胆耶？凡善饮酒者，胆气自旺，且多叫号，故酒先入胆，而胆不胜酒，即不及化酒而火毒存于其中矣。夫胆属木，最恶者寒风也，外寒相侵，则内热愈甚。胆属阳而头亦属阳，胆移热而上走于头，脑在头之中，头无可藏热之处，故遇穴而即入。况胆与脑原是相通，脑之穴大过于胆，遂乐于相安居之，而不肯还入于胆矣。迨居脑既久，而动极思迁，又寻窍而出，乃顺趋于鼻矣。（胆能渗酒喻嘉言曾言之，然未尝论及鼻渊之症。）火毒浅而涕清，火毒深而涕浊，愈久愈流而愈重，后则涕无可流，并脑髓而尽出，欲不死而不可得矣。治法治其脑可也，然治其脑必仍治其胆者，探源之治也。方用取渊汤：

辛夷二钱　当归二两　柴胡一钱　炒栀子三钱　玄参一两　贝母一钱　水煎服。一剂涕减，再剂涕又减，三剂病全愈。

盖**辛夷最能入胆，引当归以补脑之气，引玄参以解脑之火**，加柴胡、栀子以舒胆中之郁热，则胆不来助火，而自受补气之益也。然不去止鼻中之涕者，清脑中之火，益脑中之气，正所以止之也。盖鼻中原无涕，遏抑上游出涕之源，何必截下流之水乎！此治法之神耳。或疑当归过于多用，不知脑髓尽出，不大补则脑之气不生。辛夷耗散之物，非可常用也，故乘其引导，大用当归以补脑添精，不必日后之再用。倘后日减去辛夷，即重用当归无益矣。此用药先后之机，又不可不识也。人疑当归之不可多用者，不过嫌其性滑，有妨于脾耳，谁知脑髓直流之人，必髓不能化精者也，精不能化，则精必少，精少则不能分布于大肠，必有干燥之苦，然则用当归以润之，正其所喜，何虑之有。

此症用**探渊丹**亦能奏功。

辛夷一钱　当归五钱　麦冬二两　茯苓三钱　黄芩二钱　白芍一两　天花粉三钱　生地五钱　桔梗二钱　水煎服。四剂全愈。

2. 人有鼻流清涕，经年不愈，是肺气虚寒，非脑漏也。夫脑漏即鼻渊也，原有寒热二症，不止胆热而成之也。然同是鼻渊，而寒热何以分乎？盖涕臭者热也，涕清而不臭者寒也。热属实热，寒属虚寒。兹但流清涕而不腥臭，正虚寒之病也。热症宜用清凉之药，寒症宜用温和之剂，倘概用散而不用补，则损伤肺气，而肺金益寒，愈流清涕矣。方用**温肺止流**丹：

诃子一钱　甘草一钱　桔梗三钱　石首鱼脑骨五钱，煅过存性，为末，荆芥五分　细辛五分　人参五分　水煎调服。一剂即止流矣，不必再服也。

此方气味温和自能暖肺，而性又带散更能祛邪，故奏功如神。或谓石首鱼脑骨，古人以治内热之鼻渊，是为寒物，何用之以治寒症之鼻渊耶？不知鼻渊实有寒热二症，而石首鱼脑骨寒热二症皆能治之。但热症之涕通于脑，寒症之涕出于肺，我用群药，皆入肺之药也，无非温和之味，肺既寒凉，得温和而自解，复得石首鱼脑骨佐之，以截脑中之路，则脑气不下陷，而肺气更闭矣，所以一剂而止流也。

3. 人有鼻塞不通，浊涕稠黏，已经数年，皆以为鼻渊而火结于脑也，谁知是肺经郁火不宣，有似于鼻渊，而非鼻渊乎。夫**郁病五脏皆有**，不独肝木一经之能郁也。《内经》曰：诸气膹郁，皆属于肺。肺气郁则气不通，而鼻乃肺经之门户，故肺气不通，而鼻之气亦不通也。《难经》曰：肺热甚则出涕。**肺本清虚之府，最恶者热也。肺热则肺气必粗**，而肺中之液必上沸而结为涕；热甚则涕黄，热极则涕浊，败浊之物，岂容于清虚之府，自必从鼻之门户而出矣。方用**逍遥散加味**治之。

柴胡二钱　当归三钱　白术二钱　陈皮五分　甘草一钱　黄芩一钱　茯苓二钱　白芍三钱　白芷一钱　桔梗三钱　半夏一钱　水煎服。一剂轻，二剂又轻，连服八剂全愈。

此方治肝木之郁者也，何以治肺郁而亦效？不知**逍遥散善治五郁**，非独治肝经一部之郁已也。况佐之桔梗散肺之邪，加之黄芩泻肺之热，且引群药直入肺经，何郁之不宣乎！故壅塞通，稠浊化也。

此症用**宣肺散**亦佳。

柴胡　黄芩　紫菀各二钱　白芍一两　当归　麦冬各五钱　茯苓　白芥子各三钱　甘草　款冬花各

一钱　紫苏一钱　辛夷五分　水煎服。四剂愈。

耳痛门附耳聋七则

1. 人有双耳忽然肿痛，内流清水，久则变为脓血者，身发寒热，耳内如沸汤之响，或如蝉鸣，此少阳胆气不舒，而风邪乘之，火不得散，故生此病。法宜舒发胆气而佐之祛风泻火之药则愈矣。然有治之而不效者，何也？盖胆受风火之邪，烁干胆汁，徒用祛风泻火之汤，则胆汁愈干，胆火益炽，火借风威，愈肆焚烧，而耳病转甚矣。方用**润胆汤**：

白芍一两　当归一两　柴胡一钱　炒栀子二钱　玄参一两　天花粉三钱　菖蒲八分　水煎服。一剂而痛轻，二剂而肿消，三剂而脓血止，四剂而寒热尽除，十剂而全愈也。

归、芍不特入胆而且入肝也，**胆病肝必病，平肝则胆亦平**也。柴胡、栀子亦是舒肝之药，舒肝正所以舒胆，肝血自旺，而胆汁有不濡润者乎！邪风邪火，已有不治自散之机，乃加天花粉之逐痰，则风火无党；用**菖蒲通耳中之窍**，引玄参以退浮游之焰，自然风火渐祛，上焦清凉，而耳病随愈也。

此症用**止鸣丹**亦效。

白芍五钱　柴胡二钱　炒栀子三钱　生地三线　麦冬三线　菖蒲五分　茯苓三钱　半夏五分　水煎服。数剂即愈。

2. 人有耳中如针之触而生痛者，并无水生，止有声沸，皆云火邪作祟，不知乃肾水之耗也。（老人耳聋多是虚火作祟，补水之法实治聋之法也。）夫**肾开窍于耳，肾气不足则耳闭**。然耳闭之前必痛而后闭何也？盖肾火冲之也，火冲而不得出，则火之路塞而不通，于是火不再走于耳而成聋矣。但火既上冲于耳，而火之路何以致塞？盖火邪上冲，耳窍之内如有物塞之状。故此等之病，必须速治，否则成聋而难治矣。方用**益水平火汤**：

熟地一两　生地一两　麦冬一两　玄参一两　菖蒲一钱　水煎服。一剂而痛止，二剂而响息，三剂而全愈而耳不再聋也。

四味乃补水之药，又能于水中泻火，且不损伤肾气，则肾火自降。**菖蒲引肾气而上通**，火得路而上达，又何有阻抑之虞乎！此等之病，老人最多，老人耳聋，虽高寿之征，似可不必施治。不知已成之聋不必治，未成之聋正不可不治也。**此方治已聋者尚有奇功**，矧治未聋之耳，有不取效者哉！

此症亦可用**息沸汤**。

熟地二两　山茱萸一两　麦冬五钱　北五味十粒　菖蒲一钱　远志五分　丹参三钱　水煎服。十剂愈。

3. 人有耳痛之后，虽愈而耳鸣如故者，人以为风火犹在耳也，仍用祛风散火之药，而鸣且更甚，然以手按其耳，则其鸣少息，此乃阳虚而气闭也。法宜补阳气为主，而兼理其肝肾之虚，方用发阳通阴汤治之。

人参二钱　茯苓三钱　白术二钱　黄芪三钱　肉桂五分　熟地五钱　当归二钱　白芍三钱　柴胡一钱　甘草五分　白芥子二钱　荆芥炒黑一钱　水煎服。一剂轻，二剂愈，不必三剂也。

此方即**十全大补之变方**也，治气血之虚者，实有相宜，兹何治阳虚而亦宜也。不知阳虚而阴未有不俱虚者，倘单补阳虚以助其阳，恐阳旺阴衰，转动其火，不若兼补其阴，（阳虚耳聋亦宜补阴，才是万全治法。）则阴足以制阳，**阴阳相济，而彼此气通**，蝉鸣之声顿除也。

此症可用**开闭丹**。

黄芪一两、当归五钱 肉桂 甘草各五分 菖蒲 远志 柴胡 香附各一钱 天花粉二钱 水煎服。二剂愈。

4. 人有双耳聋闭，雷霆喧呼之声，终不相闻，而耳内不痛。此大病之后，或年老人有之，乃肾火内闭而气塞也，最难取效。法当内外兼治，内治必须大补心、肾，虽耳属肾而非心气之相通，则心肾不交，反致阻塞。故必**用补肾之药，使肾之液滋于心**，即宜用补心之剂，使心之气降于肾，心肾之气既交，自然上升而通于耳矣。（补肾以治聋人易知，补心以治聋人难识也。按：肾为耳窍之主，心为耳窍之客，主客相通，自无闭塞。）方用**启窍汤**：

熟地二两 山茱萸一两 麦冬一两 远志三钱 五味子二钱 石菖蒲一钱 炒枣仁三钱 茯神三钱 柏子仁三钱 水煎服。一连四服，而耳中必然作响，此欲开聋之兆也；再照前方服十剂，而外用：

龙骨一分 雄鼠胆汁一枚 麝香一厘 冰片三厘 研绝细末为丸，分作三丸，绵裹塞之，不可取出，一昼夜即通矣，神效之极。

耳通后，仍用前汤再服。一月后用大剂六味丸以为善后之计，否则恐不能久聪也。

此症用通耳汤亦妙。

熟地三两 麦冬一两 炒枣仁 茯神 玄参各五钱 菖蒲一钱 柏子仁 炒黑荆芥各三钱 水煎服。十剂自通。

5. 人有平居无事，忽然耳闻风雨之声，或如鼓角之响，人以为肾火之盛也，谁知是心火之亢极乎。**凡人心、肾两交，始能上下清宁，以司视听**。肾不交心，与心不交肾，皆能使听闻之乱。然而肾欲上交于心，与心欲下交于肾，必彼此能受，始庆相安。倘肾火大旺，则心畏肾炎而不敢下交；心火过盛，则肾畏心焰而不敢上交矣，二者均能使两耳之鸣。但**心不交肾耳鸣轻，肾不交心耳鸣重**。今如闻风雨鼓角者鸣之重也。治法欲肾气复归于心，必须使心气仍归于肾。方用**两归汤**：

麦冬一两 黄连二钱 生枣仁五钱 熟地一两 丹参三钱 茯神三钱 水煎服。二剂而鸣止，四剂不再发。

此方凉心之剂也，心既清凉，则肾不畏心热，而乐于来归，原不必两相引而始合也。况方中全是益心、滋肾之品，不特心无过燥之虞，而且肾有滋润之乐，自不啻如夫妇同心有鱼水之欢，而无乖离之戚也，又何至喧阗于一室哉！

此症可用**定喧汤**：

玄参三两 生地一两 贝母二钱 水煎服。一剂即止鸣。

6. 人有不交感而两耳无恙，一交接妇女，耳中作痛，或痒发不已，或流臭水，以凉物投入则快甚，人以为肾火之盛，谁知是肾火之虚乎。夫肾中之火，乃龙雷之火也，火旺则难动而易息，火衰则易动而难息。其故何哉？盖火旺者水旺也，火衰者水衰也，水衰则不能制火而火易动，水衰则不能养火而火难息耳。故补水必须补火，补火而水乃生；亦补火必须补水，补水而火乃盛，二者原两相制而两相成也。肾开窍于耳，肾之水虚，则肾之火亦虚矣，耳之痒痛作于交感之后，正显其肾中水火之虚也。治法必须补肾中之火，而火不可独补，必须于水中补之。方用**加减八味丸汤**：

熟地一两 山茱萸五钱 丹皮五钱 泽泻二钱 茯苓三钱 山药五钱 麦冬五钱 北五味一钱 肉桂二钱 水煎服。一剂而痛轻，再剂而痛止，三剂痒亦止，四剂而水不出也，十剂全愈。

此方补火而亦补水，而**补水多于补火者，以火不可过旺**也。**水旺于火**而**火有安宁之乐，火引于水之中，水资于火之内，则火不至易动而难息**，又何致上腾于耳门，作痛作痒而出水哉！

此症用**补阴制火汤**亦妙。

熟地二两 山茱萸 芡实各一两 肉桂一钱 水煎服。十剂全愈。

7. 妇人有因怒发热，经来之时，两耳出脓，两太阳作痛，乳房胀闷，寒热往来，小便不利，脐下满筑，此是肝气之逆，火盛血亏也。夫肾虽开窍于耳，耳病宜责之肾，然而肝为肾之子，肾气既通于耳，则肝之气未尝不可相通者，子随母之象也。况肝藏血，怒则血不能藏矣。经来之时，宜血随经而下行，不宜藏于经络而作痛满胀闷也。不知肝喜疏泄，怒则气逆而上奔，气既上逆，而血又何肯顺行于下而为经乎。势必散走于经络而不得泄，则火随郁勃之气而上冲，两耳之间，乃化为脓水，而流出于肾母之窍矣。太阳者膀胱之位也，肾与膀胱为表里，肝走肾之窍，独不可走膀胱之路乎？小便不利，正肝气之乘膀胱也。肾之气通于腰脐，脐下满筑者，正肝气之乘肾也。至于乳房胀闷，尤肝逆之明验，以两胁属肝之部位，而乳房乃两胁之际也。治法宜舒肝气而使之顺，不必治耳而耳自愈也。方用**加味逍遥散**：

白芍一两 柴胡二钱 当归一两 甘草一钱 陈皮一钱 茯神三钱 白术五钱 炒栀子一钱 天花粉二钱 枳壳五分 丹皮二钱 水煎服。二剂而诸症皆痊。

此方乃平肝之圣药，亦解怒之神剂也。补血而又无阻滞之忧，退火而更鲜寒凉之惧。不必治肾，而治肾已包于其中；不必通膀胱，而通膀胱已统乎其内，变通之法，何往往弃之而不用耶！

此症用**莫愁汤**亦神。

白芍 生地各五钱 当归一两 炒栀子 天花粉 香附各二钱 甘草 苍术各一钱 炒荆芥三钱 枳壳五分 水煎服。一剂轻，二剂愈。

目痛门十四则

1. 人有目痛如刺触，两角多眵，羞明畏日，两胞浮肿，泪湿不已，此肝木风火作祟，而脾胃之气不能升腾故耳。人生后天，以脾胃为主，脾胃一受肝木之制，则土气遏抑，津液干涸，于是木无所养而干枯，风又袭之则木更加燥。眼目肝之窍也，肝中无非风火之气，而目欲清凉得乎？惟是肝经既燥，而目偏生泪何哉？盖肾气救之耳。肝为肾之子，肝子为风火之邪所困，燃眉之祸，必求救于肾母，而肾痛其子必以水济之，然而风火未除，所济之水与风火相战，肾欲养木而不能，肝欲得水而不敢，于是目不得水之益，而反得水之损矣。然而水终为木之所喜，而火终为木之所畏，**日为阳火，灯为阴火**，故两忌之。治法自当以祛风灭火为先，然而徒治风火，而不用和解之法，则风不易散而火不易息也。方用息氛汤：

柴胡二钱 当归三钱 白芍三钱 天花粉二钱 白蒺藜三钱 蔓荆子一钱 甘菊花三钱 草决明一钱 炒栀子三钱 白茯苓三钱 水煎服。二剂而火退，再服二剂，而羞明畏日之症除，再服二剂，诸症尽愈也。

此方泻肝木之风火，而又善调脾胃之气，更佐之**治目退翳**之品，真和解得宜也。

此症**柴荆饮**亦妙。

柴胡 薄荷 荆芥 甘菊各一钱 甘草三分 茯苓三钱 白芍四钱 白蒺藜 草决明 炒栀子各二钱 密蒙花 半夏各五分 水煎服。四剂愈。

2. 人有目痛既久，终年累岁，而红赤不除，致生胬肉板睛，拳毛倒睫者，乃误治之故也。大凡目疾初痛则为邪盛，目疾久痛则为正虚，正虚而误以邪盛之法治之，则变为此症矣。世人不悟，动以外治，不知内病未痊，而用外治之劫药，鲜不受其害者。我今特传一方，凡有胬肉攀睛拳毛倒睫者，服之无不渐愈，但不能取效神速也。盖眼既经误治而成斯病，其由来者非一日，用药何能责其近功乎？（外治有失，内治无失而有益也。）方名**磨翳丹**：

葳蕤一斤　甘菊花一斤　当归一斤　白芍一斤　陈皮二两　柴胡三两　同州蒺藜一斤　白芥子四两　茯神半斤　各为末，蜜为丸。每日早晚白滚水送下各五钱，服一料全愈。

此方用攻于补之中，不治风而风息，不治火而火亡，不治努肉而胬肉自消，不去拳毛而拳毛自去，万勿视为平平无奇，而不知奇寓于平之中也。

此症用**加减逍遥散**亦佳。

白芍　当归各一两　甘草　白蒺藜　蕤仁各一钱　陈皮五分　茯苓三钱　甘菊三钱　柴胡　半夏各三分　水煎服。三月愈。

3. 人有目痛后，迎风流泪，至夜则目暗不明，一见灯光两目干涩。此乃少年时，斫丧元阳，又加时眼，不守色戒，以致伤损大眥，故眥孔不闭，风寒透入其孔，内气即虚，外邪难杜，故尔出泪也。夫泪生于心，大眥正心之窍也，伤心则泪出，伤大眥而亦泪出者，正见外内之关切，伤大眥即伤心也。然则欲止大眥之泪，安可不急补其心乎！而徒补心，亦正无益，必须兼肾与肝而治之，使肾水生肝木，而肝木更能补心也。方用**固根汤**：

葳蕤一两　当归五钱　白芍五钱　熟地一两　麦冬五钱　甘菊三钱　菖蒲三分　柴胡五分　水煎服。连服四剂，即不畏风，再服四剂，见风不流泪矣，再服十剂全愈。

盖葳蕤最善止泪，加之当归、白芍以补肝，熟地以滋肾，益之麦冬以补心，佐之甘菊、菖蒲、柴胡以舒其风火，而引诸经之药以塞其泪窍，此固其根本而末症自愈也。

此症用**养目汤**亦效。

当归　熟地　葳蕤　白芍各五钱　山萸　茯苓　麦冬　白术　丹皮　枸杞各三钱　巴戟天二钱　柴胡三分　水煎服。十剂全愈。

4. 人有患时眼之后，其目不痛而色淡红，然羞明恶日，与目痛时无异，此乃内伤之目，人误作实火治之，又加不慎色欲，故尔如此。若再作风火治之，必有失明之悲，必须大补肝肾，使水旺以生肝，木旺以祛风，则目得液以相养而虚火尽散也。方用**养目汤**：

熟地一两　白芍五钱　麦冬五钱　当归一两　葳蕤五钱　山茱萸四钱　北五味一钱　甘草一钱　甘菊花二钱　柴胡五分　水煎服。二剂而目明，又二剂而羞明之症痊，更四剂而红色尽除而愈矣。

此方大补肾肝，全不去治目，正所以治目也。（目痛不治目，谁人能晓？）世医每拘执成方，不顾目之虚实，一味以治火为主者，不知坏天下之眼几百万矣。幸治目者察其虚实，如知其虚，即以此方投之，效应如响，正不必分前后也。然初起即是内伤之目痛，又从何处辨之？**日间痛重者阳火**也，乃是**实症**；**夜间痛重者阴火**也，乃是**虚症**。虚症即用此方急治之，随手建功，何至变生不测哉！

此症用**还光饮**亦妙。

熟地一两　山茱萸四钱　枸杞　甘菊　同州蒺藜　玄参　麦冬各三钱　葳蕤五钱　肉桂三分　水煎服。十剂全愈。

5. 人有阴火上冲，两目红肿，泪出而不热，羞明而不甚，日出而痛轻，日入而痛重。此非虚症之痛乎？然不在肝而在肾也。**肾中无火**，**下焦寒**甚，乃逼其火而上行，浮游于目而目痛也。治法不可泻火而宜补火，并不可仅补火而兼宜补水。肾中真寒而火不存，实肾中少水而火无养也。水火原不可两离，补水即宜补火，则水不寒；补火即宜补水，则火不燥。治阴虚火动之症者，无不当兼治，何独于治目者殊之。方用**八味地黄汤加减**：

熟地一两 山茱萸五钱 山药五钱 茯苓 泽泻 丹皮各三钱 柴胡五分 白芍五钱 甘菊花三钱 肉桂一钱 水煎服。

一剂而**阴火归源**，目疾顿愈。抑何其治法之神乎？盖**阴阳之道，归根最速**，吾用六味大滋其肾中之水，加肉桂以温其命门之火，火喜水养，即随水而同归于本宫，龙雷安静而云汉之间火光自散，有不返为青天白日之世界乎！况佐之柴、芍、甘菊，风以吹之，通大泽之气，而雷火更且安然也。

此症用**抑火散**亦效。

熟地 麦冬各一两 北五味 肉桂各一钱 巴戟天 葳蕤各五钱 水煎服。一剂效，二剂全愈。

6. 人有能近视而不能远视者，近视则蝇脚细字辨晰秋毫，远视咫尺之外不辨真假，人以为肝血之不足，谁知是肾火之本微乎。肾火者，先天之火也，是火存于肾水之中，近视之人既非水之不足，何致火之无余？不知先天之火天与之也，生来火微光焰自短。盖眼目之中，不特神水涵之，抑亦神火藏之，故凡光能照远者火也，近视之人，正神火之微耳。（近视之人无神光以照远也。神光即命门之火，补火以生光，一定之理。）神火藏于目中，而发于肾内，治近视之病，必补肾火为主。然而火非水不养，虽近视之人，原有肾水，然能保其后天之不斫削乎？水中补火不易之道也。方用**养火助明汤**：

熟地五钱 山茱萸三钱 葳蕤五钱 巴戟天一两 肉桂一钱 麦冬三钱 北五味子三分 枸杞三钱 水煎服。一月之后，自然渐能远视矣。仍将前药**修合丸散**，日日吞服，一年之后，远近俱能视也。但服药之时，必须坚忍色欲为妙，否则仅得半之道耳。

此方补命门之火，所以助其阳也。虽助阳无非益阴，本无他害，诚恐不善受益者，借阳以作乐，故戒之如此。

此症用**鉴远汤**亦佳。

附子 北五味各一钱 熟地 葳蕤各一两 山茱萸五钱 水煎服。

7. 人有目痛，二瞳子大于黄睛，视物无准，以小为大，人以为内热之故也，谁知是气血之虚，而骤用热物火酒以成之者乎。夫五脏、六腑之精，皆上注于目，而瞳子尤精之所注也，故精足则瞳子明，精亏则瞳子暗。视物而昧大小者，盖筋骨气血之精而为脉并为系，上属于脑，脑热则瞳子散大；而脑之所以热者，由于多食辛热之物也。火酒者酒中至热之浆，且其气又主散，脑中之精，最恶散而最易散，热而加散，脑气又乌能安然无恙乎？（火酒能散脑中之气，散气则髓耗，髓耗则精耗矣。）自必随热而随散矣。脑气既热，则难于清凉，更难于静，固欲瞳子之不散大而不可得，又乌能视物有准哉！治法以解热益气为主，而解热必须滋阴，滋阴自易降火；然后于滋降之中，佐之酸收之味，始克敛瞳神之散大也。方用**敛瞳丹**：

熟地一两 山茱萸五钱 白芍一两 当归五钱 黄连三钱 五味子一钱 人参三钱 甘草一钱 地骨皮五钱 柴胡五分 柞木枝三钱 陈皮五分 黄柏五分 水煎服。连服四剂，瞳子渐小，再服四剂，而视物有准矣，服一月全愈。

此方凉血于补血之中，泻邪于助正之内，祛酒热于无形，收散精于不觉，实有不知其然而然之妙，**较东垣治法为更神**也。

此症用**束睛丹**亦效。

熟地 白芍 麦冬各一两 人参五钱 炒栀子 川芎各三钱 北五味一钱 水煎服。十剂全愈。

8. 人有病目数日，而即生翳，由下而上，其翳色作淡绿状，瞳子痛不可当，人以为肝木之风，谁知是肾火乘肺，肺火与肾水相合而不解乎。夫肾主黑色，肺主白色，白与黑相合必变绿色也。（发明绿色，妙在近理。）惟是肾为肺子，肺为肾母，二火何以相犯，乃子母之变耳。第子母相犯者，无关轻重，其翳由下而上，是子犯其母，亦缘母之过柔也，天下安有母旺而子敢犯者乎。是治之之法，补母而子之逆可安矣。虽然子之天性凶逆，亦从旁之人必有导之，始敢安于逆而不顾。肾火之犯肺者，亦经络之多不调也。补肺金以抑肾，乌可不调其经络，以孤肾火之党乎。方用**健母丹**：

麦冬　天冬各一两　生甘草　黄芩各一钱　茯苓　青蒿　白芍　桔梗　丹参各三钱　陈皮三分　天花粉二钱　水煎服。一剂而绿色退，四剂而目翳散，十剂全愈。

此方用二冬以补肺，用甘草、桔梗以散肺之邪，用黄芩以退肺之火，则肺气即旺，而肾火自然难侵；况益之茯苓以泻膀胱之火，用青蒿以泻胃脾之热，白芍以平肝胆之气，丹参以清心内之炎，是脏腑无非清凉，而肾脏邪火，安能作祟。譬如一家之中，叔伯兄弟尽是正人君子，群来解劝，而忤逆之儿，即不愧悔自艾，断不能增添其横而为犯上之乱也。

此症用**益肺汤**亦效。

麦冬二两　天门冬五钱　生地　玄参各一两　水煎服。十剂愈。

9. 人有两目无恙，而视物皆倒植，人以为肝气之逆，谁知是肝叶之倒置乎。夫**目之系通于肝，而肝之神注于目，肝斜则视斜，肝正则视正，肝直则视直，肝曲则视曲，肝歧则视歧**，此理之常也。今视物倒植者，乃肝叶倒而不顺耳，此必因吐而得者，盖吐则五脏反复，而肝叶开张，壅塞于上焦，不能一时迅转，故肝叶倒，而视物亦倒也。治法宜再使之吐，然而一吐已伤五脏，再吐不重伤五脏之气血乎，但不吐而肝叶不易遽转，吾于吐中而仍用和法。（此等病正宜用吐。）方用**安脏汤**：

参芦鞭二两　瓜蒂七个　甘草一两　荆芥三钱　水煎三大碗，顿服之，即用鹅翎扫喉中，必大吐，吐后而肝叶必顺矣。

瓜蒂散原是吐药，余加参芦鞭、甘草、荆芥者，于补中以行其吐，即于吐中以安其经络，何至五脏反复，以重伤其气血哉！此乃吐之变法也，凡虚人而宜用吐法者，皆可照此法治之。

此症用**参芦汤**吐之亦妙。

人参芦四两　煎汤数碗，尽服之，以鹅翎扫喉引吐，吐后即愈。

10. 人有惊悸之后，目张不能瞑，百计使之合眼不可得，人以为心气之弱，谁知是肝胆之气结乎。虽五脏、六腑皆禀受脾土，上贯于目，而目之系实内连肝胆也。肝胆血足而气舒，肝胆血亏而气结，然此犹平居无事之谓也。肝胆逢惊则血缩，肝胆逢悸则血止，血止血缩，而气乃因之而结矣。气结则肝胆之系不能上通于目，而目之睫不能下矣。（按：足太阳之筋为目上纲，足阳明之筋为目下纲，热则筋纵目不开。似乎目之开闭乃足太阳、阳明主之，今目张不瞑，属之肝胆气结，岂前说非欤？不知太阳、阳明一经木气之郁，则目之纲无权，非肝胆为目之纲也。远公真善谈纲。）治法必须解其气结，然而不易解也，仍当补其肝胆之血，血旺则气伸而结乃解也。方用**解结舒气汤**：

白芍一两　当归一两　炒枣仁一两　郁李仁三钱　水煎服。一剂而目能瞑矣。

白芍平肝胆之旺，于泻中能补；**当归滋肝胆之枯**，于补中能散；炒枣仁安心之药，心安则不必取资于肝胆，子安而母更安也；郁李仁善能去肝胆之结，入之于三味之中，尤易入肝而舒滞去郁也，此方以一剂奏功耳。

此症用**舒结汤**亦神。

柴胡　荆芥各二钱　白芍一两　甘草　半夏　独活各一钱　枣仁四钱　麦冬五钱　水煎服。一剂目瞑而卧。

11. 人有无故忽视物为两，人以为肝气之有余，谁知是脑气之不足乎。盖目之系下通于肝，而上实属于脑，脑气不足，则肝之气应之，肝气大虚，不能应脑，于是各分其气以应物，因之见一为两矣。孙真人曰：邪中于头，因逢身之虚，其入深，则随目系入于脑，入于脑则转，转则目系急，急则目眩以转，邪中于睛，所中者不相比，则睛散，睛散则歧，故见两物。此言尚非定论。治法必须大补其肝气，使肝足以应脑，则肝气足而脑气亦足也。方用**助肝益脑汤**：

白芍二两　当归一两　人参三钱　郁李仁二钱　柴胡五分　天花粉二钱　细辛五分　川芎三钱　甘菊花五钱　薄荷八分　生地五钱　天门冬三钱　甘草一钱　白芷三分　水煎服。一剂而视物为一矣，二剂全愈。

此方全是益肝之药，非益脑之品也。不知**补脑必须添精**，而**添精必须滋肾**。然而**滋肾以补脑，而肝之气不能遽补**，不若直补其肝，而佐之祛邪之药为当。盖脑气不足，而邪得以居之，不祛邪而单补其精，于脑气正无益也，**治肝正所以益脑**也。

此症亦可用**补瞳神丹**。

当归　白芍各一两　郁李仁　黑荆芥　丹皮各三钱　麦冬　川芎　葳蕤各五钱　细辛五分　水煎服。二剂愈。

12. 人有病目之后，眼前常见禽鸟昆虫之飞走，捉之则无，人以为怪，而不知非怪也，乃肝胆血虚，有痰而闭结之也。夫肝胆属木，木中无血以润之，则木气过燥矣。内燥必取给于外水，然而肝胆喜内水之资，而不喜外水之养，（肝胆喜内水而恶外水，亦无人道破。）于是外水不变血而变痰。血资肝胆则有益，痰侵肝胆则有损，且血能入于肝胆之中，痰难入于肝胆之内，痰即在外，反壅塞肝胆之窍，而气不能展矣。见禽鸟昆虫之飞走者，皆痰之作祟也。治法益肝胆之血，而兼消其外壅之痰。方用**四物汤加味**治之。

熟地三钱　白芍五钱　当归一两　川芎二钱　酸枣仁五钱　青葙子三钱　茯神三钱　陈皮一钱　甘草一钱　半夏三钱　白术二钱　水煎服。四剂目无所见矣。

此方用**四物汤**以滋肝胆，用茯苓、半夏、白术以分消其湿痰。加入枣仁、青葙者，以青葙走目中之系，枣仁去心内之迷，心气清而痰易出，目系明而邪自散也。然但用二味而不合前药同用，正未能出奇制胜耳。

此症用**向荣汤**亦妙。

当归　白芍　生地各一两　麦冬五钱　白芥子　茯苓各三钱　贝母一钱　柴胡五分　水煎服。十剂全愈。

13. 人有目痛之余，两目白眥尽变为黑，不痛不疼，仍能视物无恙，毛发直如铁条，痴痴如醉，不言不语，人以为血偾之症也，谁知是肾邪之乘心乎。夫心属火，肾属水，二经似乎相克，然而心火非肾水不能相养，肾水不上交于心，则心必有烦躁之忧。但肾水仅可相资于心，而不可过侮夫心也。肾气乘心，本欲救心之枯，而肾中倘有邪水，亦挟之以资心，则心受伤矣。心受肾邪，本自死症，乃不死而但现黑色于目者，以肾来救心而非犯心也。心畏肾邪，而又不敢明彰肾之过，白眥变黑，赤白变分，毛发直竖，非怒极之验乎。痴痴如醉，不言不语，非挟制太甚，无可如何之象乎。治法宜斩关直入，急救心君之垂危，袪荡肾邪，拨乱反正之为得也。方用**转治汤**：

茯苓五钱　人参五钱　附子二钱　五灵脂末二钱　菖蒲一钱　白芥子三钱　白术五钱　良姜一钱　水煎服。一剂而痴醉醒，二剂而毛发软，三剂而黑眥解，四剂全愈。

夫肾中之邪，不过寒湿之气，用辛燥温热之剂，自易祛邪，况佐之夺门之将，辅之引路之人，有不恢复于须臾，定乱于顷刻哉。

此症用**利水益心丹**亦佳。

茯苓　人参　薏仁　巴戟天各五钱　白芥子　肉桂各三钱　白术一两　水煎服。四剂全愈。

14. 人有月经不通，三月忽然眼目红肿，疼痛如刺，人以为血虚而不能养目也，谁知是血壅而目痛乎。（血壅目痛惟妇人有之，男子正少。）夫经水不通，似乎血枯之症，然而**血过于盛，则肝气反闭塞而不通**，经既不通，似乎血枯之症，然而血过于盛，则肝气反闭塞而不通，经既不通，则热无可泄，不下行而转壅于上，而肝之窍开于目，乃走肝而目痛矣。此等之痛，肝脉必大、而有力，或弦而滑，必非细涩微缓无力之状也。治法不可补血以助热，宜通经以泻肝。方用**开壅汤**：

红花三钱　当归尾二钱　牛膝二钱　桃仁十四个　柴胡二钱　丹皮三钱　大黄一钱　香附一钱　郁金三钱　天花粉二钱　玄胡索一钱　水煎服。一剂而经通，再剂而目愈。

此方全不治目，但去通经，经通而热散，热散而目安也。

此症可用**泻壅丹**。

当归一两　红花五钱　大黄二钱　生地五钱　荆芥三钱　桃仁十粒　丹皮三钱　炒栀子二钱　水煎服，一剂而血通，二剂而目之肿全消，不必三剂也。

血症门二十一则

1. 人有一时狂吐血者，未有不本之火者也。然血已吐出如倾盆，则火必变为虚火矣。实火可泻，而虚火断不可泻，况血已吐出，无血养身，而又用泻火之药，以重伤其胃气，毋论血不能聚生，而气亦不能遽转，往往有至气脱而死者。法治不可止血而当活血，尤不可活血而急当固气，盖气固则已失之血可以渐生，未失之血可以再旺耳。（血脱益气虽本于前人，而实火变虚实出于创说。）方用**固气生血汤**：

黄芪一两　当归五钱　荆芥炒黑，二钱　水煎服。一剂血止，再剂气旺，四剂血各归经，不致再吐矣。

此方即**补血汤**之变，全在荆芥引血归于气分之中，引气生于血分之内，气血之阴阳既交，则水火之阴阳自济，断不至脏腑经络，再有拂逆，使血冲击而再呕也。盖有形之血，不能速生，无形之气，所宜急固，吐血不治血而治气，前人已有言之者，余不必再论也。大约此方治初起呕狂血者，若吐血既久，尚宜斟酌。

此症用**黄荆汤**亦神。

生地四两　炒黑荆芥三钱　煎服血止。

2. 人有久吐血而未止，或半月一吐，或一月一吐，或三月数吐，或终年频吐，虽未咳嗽，而吐痰不已，委困殊甚，此肾肝之吐也。夫吐血未必皆是肾肝之病，然吐血而多，经数月未有不伤肾肝者，肾肝既伤，则水不能养肝，而肝木必燥，龙雷之火不能安于木中，必下克于脾胃，而脾胃寒虚，龙雷之火，乃逆冲于上，以欺肺金之弱，挟胃中之血，遂火旺而沸腾，随口而出矣。治法必肾、肝、肺三经统补之。方用**三台救命汤**：

熟地半斤　麦冬三两　丹皮二两　水煎两碗，一日服尽，不再吐。

熟地补肾以滋肝，麦冬清肺以制肝，丹皮去肝中浮游之火，又能引上焦之火以下归于肾脏，使血归经也。然非大用之，则火势燎原，何能止抑其炎炎之势，故必用重剂，则滂沱大雨，而遍野炎氛始能熄焰；至于火息血静，用**地黄丸调理三年**，乃**延生之善计**，**愿人守服**以**当续命膏**也。

此症用**填精止血汤**甚佳。

熟地二两　山茱萸四钱　麦冬五钱　北五味子一钱　炒黑荆芥三钱　白芍一两　水煎服。十剂血不再吐。

3. 人有吐黑血者，虽不至于倾盆，而痰嗽必甚，口渴思饮，此肾经之实火也。盖肾中之火，又挟心包相火并起而上冲耳。然而心包之火可泻，而肾火终不可泻，泻心包之火，必致有伤于肾，吾乃泻其肝，则二经之火不泻而自泻也。（泻肝木以退心包与肾之火，实有见解。）肝为心包之母而肾之子也，母弱而子不能强，子虚而母亦自弱耳，方用**两泻汤**：

白芍一两　丹皮一两　地骨皮一两　炒黑栀子三钱　玄参一两　水煎服。连服二剂，而黑血变为红色矣，再服二剂，而咳嗽除，血自止，神效也。

夫黑乃北方之色也，黑血宜属肾，而乃兼属之心火者，亦犹火热之极，投于水中，则化为乌薪。心包之火同入于肾中，则火极似水，又何疑乎。今用两泻之汤，虽泻肝木，其实仍是两泻心包与肾经也，火得水而解，血得寒而化，此黑血之所以易变，而吐血之所以易止也。

此症亦可用**三仙散火汤**。

玄参三两　生地二两　白芍一两　水煎服。二剂即止血。

4. 人有感触暑气，一时气不得转，狂呕血块而不止者，此暑邪犯胃也。其症必头痛如破，汗出如雨，口必大渴，发热乱叫，若作虚症治之，必反增剧，如**当归补血汤**，又不可轻用也。法宜消暑热之气，而佐之下降归经之药，则气不逆而血自止矣。方用：

青蒿一两　当归五钱　荆芥炒黑三钱　石膏一两　麦冬五钱　玄参五钱　大黄一钱　水煎服。一剂而暑气消，口渴止，二剂而血归于经，诸症悉愈，不可再用三剂也。

此方名为解暑止血汤，青蒿能于解暑之中，善退阴火，则**阴阳既济**，而拂抑之气自除，于是以石膏退胃火，麦冬退肺火，玄参退肾火，荆芥从上焦而引火下行，（暑犯心而吐血，不用黄连以安心，又是何故？以黄连气燥，以燥治热恐不遽入，反不若退各经之火而心转安也。）又得大黄迅逐不再停于胃，又恐血既上越，大肠必然燥结，加入当归之滑，以助其速行之势，故旋转如环，而取效甚捷也。

此症亦可用**散暑止血汤**甚神。

大黄　生地　石膏各三钱

5. 人有痰中吐血如血丝者，日间则少，夜间则多，咳嗽不已，多不能眠，此乃肾中之火，冲入咽喉，而火不得下归于命门，故火沸为痰而上升，而心火又欺肺金之弱，复来相刑，是水之中，兼有火之气，所以痰中见血丝也。（血丝最难止，调理养心为上，服药尚其次也。）方用**化丝汤**：

熟地一两　麦冬五钱　贝母一钱　玄参五钱　茯苓三钱　苏子一钱　地骨皮三钱　沙参三钱　荆芥炒黑一钱　水煎服。一剂而血丝少，再剂而血丝断矣。

此方肺、肾、心三经并治，加之去痰退火之剂，消弭于无形，故能成功之速，倘不用补剂，而唯事于去痰退火，吾恐痰愈多而血愈结也。惟是既愈之后，不可仍服此方，宜服**益阴地黄丸**。方用：

熟地一斤　山药八两　麦冬十两　北五味三两　山茱萸八两　丹皮六两　茯苓六两　地骨皮十两　泽泻四两　蜜为丸，服一年，永不再发。

此症用**还源汤**亦佳。

熟地一两　山茱萸五钱　炒黑荆芥三钱　地骨皮五钱　麦冬三钱　天门冬二钱　甘草　贝母各三分

桔梗五分 水煎服，三十剂愈。

6. 人有久吐血，百计止之而不效者，盖血犯浊道也。夫火不盛与气不逆，则血俱不吐，当知气逆由于火盛，欲治气逆，必须降火。然而火盛既久，则火不能盛，气逆既久，则气更加逆，似乎泻火易而降气难，不知火泻则气亦随之而降矣。但火久则变为虚火，虚火宜引，而引火之药多是辛热之味，恐反有助逆之虑，不若壮水以镇阳光之为得也。（引火不若壮水。愚意于壮水中而用引火之药，未为不可。）方用**壮水汤**：

熟地二两 生地一两 荆芥炒黑二钱 三七根末三钱 水煎调服。一剂而血即止，再剂而血即断不再发也。

熟地与生地同用，补精之中，即寓止血之妙，荆芥引血而归于经络，三七根即随之而断其路径，使其入而不再出也，**火得水而消**，**气得水而降**，此中自有至理也。

此症单用三七根末三钱，加入童便一碗，调服即止。

7. 人有大怒吐血色紫，气逆两胁胀满作痛，此怒气伤血，不能藏而吐也。肝本藏血，逢怒则肝叶开张，血即不能藏矣。肝气本急，怒则更急，急则血自难留，故一涌而出，往往有倾盆而吐者。况肝中原有龙雷之火，因怒而击动其火，于是劈木焚林，而血乃上越矣。血既上涌，肝无血养，自然两胁作痛，轻则胀满矣。治法急宜平其肝气，而少加清凉之品，则怒气一平，而龙雷之火自收，血症可愈。（怒气伤肝，平肝则气平而血亦止。）倘一味用止血之药，反足以拂其火热之性也。方用**平肝止血散**：

白芍二两 当归一两 荆芥炒黑三钱 炒栀子二钱 甘草一钱 丹皮二钱 水煎服。一剂而肝气平，二剂而吐血止，三剂气不逆而胀痛尽除也。

芍药平肝而又能益肝中之气血，同当归用之，则生血活血，实有神功，丹皮、栀子不过少凉其血，以清其火，以便荆芥之引经，甘草之缓急也。

此症用**断红饮**亦神效。

白芍 当归各一两 荆芥炒黑，三钱 三七根末三钱 水煎调服。一剂即止血。

8. 人有咯血者，血不骤出，必先咳嗽不已，觉喉下气不能止，必咯出其血而后快，人以为肺气之逆也，谁知是肾气之逆乎。肾气者，肾中之虚火也。虚火之盛，出于真水之衰，不能制火，致火逆冲而上，血遂宜大吐也，又何必咳而后出，盖肺气阻之也。夫肺为肾之母，肾水者，肺之顺子，肾火者肺之骄子也。（肾水为肺之顺子，肾火为肺之骄子，亦前人所未道。）肺本生肾水而不生肾火，恶骄子之凌犯也，其骄子因肺母之偏于肾水，乃上犯劫夺肺金之血，而肺又不肯遽予，故两相牵掣而咯血也。方用**六味地黄汤**：

熟地一两 山茱萸三钱 山药三钱 麦冬一两 五味子一钱 茯苓 泽泻 丹皮各二钱 水煎服。连服四剂，血必不咯矣，服一月全愈。

用**六味汤**以大资其肾水，用麦冬、五味以大益其肺金，自足以制火之有余，何至于血之再咯而出哉。此治水所以不须泻火也。

此症用**生熟二地汤**亦妙。

生地 熟地各二两 水煎服，十剂即愈。

9. 人有嗽血者，因咳嗽而出血也。其症多因劳伤而成，耗损肾水，水不能分给于各脏，而又不慎于女色，则水益涸矣。水涸而肺金必来相生，以泄肺金之气，而无如肾水日日之取给也，则子贫而母亦贫矣。夫贫子盗母之资，则母有剥肤之痛，欲求救于胃，而胃又受肝火之凌，则胃不敢生肺，肝木生火，则心火必旺，心火一旺，必来乘肺，肺受外侮，必呼子以相援，而肾子水衰不能制火，火欺水之无用，凌肺愈甚，肺欲避之子宫，而肾子之家，又窘迫干枯，无藏身之地，势不得不仍返于本宫，而咳嗽吐血矣。治法自宜救肺，然而徒救肺，而肾之涸如故，则肺之液仍去顾肾，而肺仍伤也。故治肺仍须补肾，肾水足而肝木平，心火息，不必治肺而肺已安矣。方用救涸汤：

麦冬二两　熟地二两　地骨皮一两　丹皮一两　白芥子三钱　水煎服。一剂而嗽轻，二剂而咳轻，连服十剂，咳嗽除而血亦自愈。

麦冬与熟地同用，乃肺肾两治之法也，加入地骨、丹皮者，实有微义。盖嗽血必损其阴，阴虚则火旺，然此火旺者，仍是阴火，而非阳火也。我用地骨、丹皮以解骨髓中之内热，则肾中无煎熬之苦，自然不索于肺金，而肺中滋润，自然清肃之气，下济于肾内，子母相安，则肾水渐濡，可以养肝木，可以制心火，外侮不侵，家庭乐豫，何至有损耗之失哉！至于白芥子不过消膜隔之痰，无他深意，以阴虚咳嗽者，吐必有痰，故取其不耗真阴之气也。

此症用**麦冬熟地汤**亦佳。

熟地二两　麦冬一两　水煎服。十剂全愈。

10. 人有鼻中流血，经年经月而不止者，或愈或不愈，此虽较口中吐血者少经，然而听其流血而不治，与治不得其法，皆能杀人。盖吐血犯胃，衄血犯肺，胃为浊道，肺为清道也。犯浊道则五脏尽皆反复，犯清道则止肺经一脏之逆也，气逆则变症多端，故皆能杀人。治法宜调其肺气之逆，但肺逆成于肺经之火。夫肺属金，本无火也，肺经之火仍是肾水之火，肺因心火之侵，肾水救母，而致干涸，以肾火来助，乃火与火斗，而血遂妄行，从鼻而上越矣。然则调气之法，舍调肾无他法也，而调肾在于补水以制火。（夫治血症俱宜顾肾，此治血所以皆宜补而不宜泻也。）方用**止衄汤**：

生地一两　麦冬三两　玄参二两　水煎服。一服即止。

麦冬直治其肺金之匮乏，生地、玄参以解其肾中遏抑之火，火退而气自顺，血自归经矣。倘畏此方之重而减轻，则火势炎炎，未易止遏，不能取效也。

此症用**麦冬三七汤**亦神。

麦冬三两　三七根末三钱　水煎，调服。二剂即止。

11. 人有耳中出血者，涓涓不绝，流三日不止而人死矣。此病世不常有，然而实有其症也。耳者肾之窍也，耳中流血自是肾虚之病，然而肾虚血不走胃，不从口出，而偏从耳出者，正有其故。盖心包火引之也，心包之火，与命门之火，原自相通，二火沸腾，则血不走胃而走耳矣。盖胃为心包之子，胃恐肾火之害心，而兼害胃，故引其火而上走于耳，诸经所过之地，尽卷土而行，故血乃随之而出也。（耳开窍于肾，耳出血宜在肾矣。偏于肾之外发出如许异论。）虽耳窍甚细，不比胃口之大，无冲决之虞，而涓涓不绝岂能久乎？故必须急止之。（耳衄外治，用龙骨末吹入即止。）方用**填窍止氛汤**：

麦冬一两　熟地二两　菖蒲一钱　水煎服。一剂而效如响。

用熟地以填补肾经之水，麦冬以息心包之焰，二经之火息，而耳窍不闭，则有孔可钻，虽暂止血，未必不仍然越出也。故用菖蒲引二味直透于耳中，又引耳中之火，而仍返于心包，火归而耳之窍闭矣。如此用药之神，真有不可思议之妙。

此症用**截流汤**亦神效。

熟地二两　生地　麦冬各一两　三七根末三钱　菖蒲一钱　水煎服。一剂即止血。

12. 人有舌上出血不止者，舌必红烂，其裂纹之中，有红痕发现，**血从痕中流出**，虽不能一时杀人，然而日加顿困，久亦不可救援也。此症乃心火太炎，而肾中之水，不来相济。夫心必得水以相养，邪水犯心则死，**真水养心则生**，故心肾似乎相克，而其实相生也。今**肾水不交于心**，心欲求肾之养而不可得，乃借资于舌下之廉泉，终日取给其津液，未免舌为之敝而干涸矣。夫廉泉有水能灌注五脏，然而肾水足，而廉泉之水亦足，肾水枯而廉泉之水亦枯，譬如江河之水旺，而井水亦满也。今肾水既不济于心之中，何能越心而上升于唇口之上，此廉泉欲自养方寸之舌而不能，何能济心之炎热乎！故泉脉断而井甃裂，亦无济于心，而并烂其舌，舌即烂矣，清泉泥泞，必流红水而成血也。治法必大补其心肾，使心肾交济，而舌血不断而自止也。方用**护舌丹**：

丹皮三钱　麦冬三钱　桔梗三钱　甘草一钱　玄参五钱　人参一钱　熟地一两　五味子一钱　黄连三分　肉桂一分　水煎服。一剂而舌之血即止，连服四剂，而舌之烂亦愈。

此方全不治舌，而但交其心肾，**心肾交**而**心之气下通于肾**，宁再求济于舌乎！舌不耗津于心，则舌得自养，此不治舌正胜于治舌，不止血而正胜于止血耳。

此症用**清心救命丹**亦神效。

玄参　麦冬各一两　甘草一钱　菖蒲三分　茯神　人参　三七根末各三钱　五味子三粒　水煎调服。一剂即止血。

13. 人有齿缝出血者，其血之来，如一线之标，此乃肾火之沸腾也。夫齿属肾，肾热而齿亦热，肾虚而齿亦虚，肾欲出血而齿即出血矣。虽然齿若坚固，则肾即欲出血，无隙可乘。似乎必须治齿，然而徒治齿无益，仍须治肾，盖肾为本而齿为末也。夫肾火乃龙雷之火，直奔于咽喉，血宜从口而出，何以入于齿耶？盖肾火走任、督之路，而上趋于唇齿，无可出之路，乘齿缝有隙而出之，龙雷之火其性最急，而齿缝之隙细小，不足以畅其所出，故激而标出如线也。方用**六味地黄汤**加**麦冬**、**五味**、**骨碎补**治之。

熟地一两　山药四钱　山茱萸四钱　丹皮五钱　泽泻三钱　茯苓三钱　麦冬五钱　五味子一钱　骨碎补一钱　水煎服。一剂而血即止也，连服四剂，永不再发。

六味地黄汤大补肾中之真水，水足而火自降，火降而血不妄行矣。又虑徒补肾水而水不易生，用麦冬、五味子以补其肺，从肾之化源而补之也，补肺而水尤易生。加入骨碎补透骨以补其漏，则血欲不止而不可得矣。

此症亦可用**阖缝丹**。

猴姜　人参　北五味　三七根末各一钱　甘草二分　各为细末，擦牙，含漱即止血，止后用六味丸则不再发。

14. 人有脐中流血者，其血不十分多，夹水流出，人亦不十分狼狈。然脐通气海、关元、命门，乌可泄气乎？虽流血非泄气之比，而日日流血，则气亦随之而泄矣。治法自应闭塞脐门，然而不清其源，而徒闭其门亦徒然也。夫脐之所以出血者，乃大、小肠之火也。二火齐旺，必两相争斗于肠中，小肠之火欲趋出于大肠，而大肠之火欲升腾于小肠，两不相受，而火乃无依，上下皆不可泄，因脐有隙，乃直攻其隙而出，火出于脐而血亦随之矣。然则治脐之出血，可不急安其大小肠之火乎，然大、小肠之所以动火，以肾经干燥无水以润之也，故治大、小肠之火仍须以治肾为主。方用**两止汤**：

熟地三两　山茱萸一两　麦冬一两　北五味五钱　白术五钱　水煎服。一剂即止血不流，四剂除根。

熟地、山茱以补肾水，麦冬、五味以益肺气，多用五味子者，不特生水，而又取其酸而敛之也。加白术以利腰脐，腰脐利则水火流通，自然大、小肠各取给于肾水，而无相争之乱，水足而火息，血不止而自止也。

此症用**障脐汤**亦甚神。

大黄五分　当归　生地各一两　地榆三钱　水煎服。一剂即止血。

15. 人有九窍流血者，其症气息奄奄，欲卧不欲见日，头晕身困，人以为祟凭之，不知此乃热血妄行，散走于九窍也。视其症若重，然较狂血走一经者反轻，**引血归经**则血不再流矣。夫人一身之中无非血也，九窍出血，乃由近而远，非尽从脏腑而出。然而治法仍须治脏腑，而不可止治经络，以脏腑能统摄经络也。方用**当归补血汤加味**治之。

当归五钱　黄芪一两　荆芥炒黑，三钱　人参三钱　白术五钱　生地五钱　水煎服。一剂即止血，二剂不再流血矣。

热血妄行，不清火而反补其气，因由于气之虚也。气虚则不能摄血，血得火而妄行，逢窍则钻，今补其气，则气旺矣，气旺自能摄血。（气虚不能摄血，然精虚亦不能藏血。愚意补气更当补精。）倘用止抑之法，则一窍闭而众窍安保其尽闭乎？用补血汤，而又行气凉血，未尝无清火之味，焉得不奏功如神哉。

此症可用**掩窍丹**：

人参　当归　生地　玄参各一两　炒黑荆芥三钱　甘草一钱　水煎服。一剂即止血，二剂全愈。

16. 人有大便出血者，或粪前而先便，或粪后而始来，人以为粪前来者属大肠之火，粪后来者属小肠之火，其实皆大肠之火也。（一洗从前辨血先后之说。）夫肠中本无血也，因大肠多火，烁干肠中之液，则肠薄而开裂，血得渗入，裂窍在上则血来迟，裂窍在下则血来速，非小肠之能出血也。小肠出血则人且立死，盖小肠无血，如有血则心伤矣，心伤安能存活乎。故大便出血，统小肠论之以辨症则可，谓大便之血以粪后属小肠则不可也。是治便血之症，宜单治大肠，然而大肠之所以出血，非大肠之故也。肾主大小便，肾水无济于大肠，故火旺而致便血也。方用**三地汤**：

熟地一两　当归一两　生地一两　地榆三钱　木耳末，五钱　水煎调服。一剂即止血，二剂全愈。

精血双补，则肠中自润，既无干燥之苦，自无渗漏之患，况地榆以凉之，木耳以塞之，有不取效之速者乎！

此症用**荸荠熟地汤**亦神。

熟地三两　地栗三两，捣汁　同熟地煎汤服。二剂即止血。

17. 人有小便溺血者，其症痛涩，马口如刀割刺触而难忍，人以为小肠之血也，而不知非也。小肠出血，则人立死，安得痛楚而犹生乎？因人不慎于酒色，欲泄不泄，受惊而成之者，精本欲泄，因惊而缩入，则精已离宫，不能仍反于肾中，而小肠又因受惊不得直泄其水，则水积而火生，于是热极而煎熬，则所留之精化血而出于小便之外，其实乃肾经之精，而非小便之血也。（小肠之血为肾精所化，论确而奇。）治法宜解其小肠之火，然而解火而不利其水，则水壅而火仍不得出，精血又何从而外泄哉！方用**水火两通丹**：

车前子三钱　茯苓五钱　木通一钱　栀子三钱　黄柏一钱　当归五钱　白芍一两　萹蓄一钱　生地一两　水煎服。一剂而涩痛除，二剂而溺血止，三剂全愈，不必用四剂也。

方中通利水火，而又加平肝补血之药者，盖**血症最惧肝木克脾胃，则脾胃之气不能升腾，而气乃下陷**，气陷而血又何从而升散乎？今平其肝，则肝气舒，而脾胃之气亦舒，小肠之水火两通，败精有不速去者乎！

此症用**通溺饮**亦神。

黄柏　车前各三钱　茯苓　白术各五钱　王不留行二钱　肉桂三分　黄连一钱　水煎服。二剂即止血。

18. 人有皮毛中出血者，或标出如一线，或渗出如一丝，或出于头上，或出于身中，或出于两胫之间，皆肺肾两经之亏，火乘隙而外越也。此等之症，舍补肾水无第二法可救。（补气亦宜补肾为是。）然而补肾之功缓，必须急补其气，气旺则肺金自旺，而皮毛自固矣。方用**肺肾两益汤**：

熟地二两　人参一两　麦冬一两　三七根末三钱　水煎服。一服而血即止矣。再用**六味地黄汤**加**麦冬**、**五味**，调服一月，不再发。

盖熟地壮水，麦冬益金，金水相资，则肺肾之火自息，血自归经，何至走入皮毛而外泄，况三七根原能止血乎！（如从毛孔出名曰肌衄，用郁金末水调鹅翎扫之，外治亦能止血。）

此症用芪归敛血汤亦神效。

黄芪　玄参各一两　当归五钱　麦冬一两　北五味一钱　苏子二钱　三七根末三钱　水煎调服。一剂即止血。

19. 人有唾血不止者，然止唾一口而不多唾，人以为所唾者不多，其病似轻而不知实重。盖此血出于脾，而不出于胃也。夫脾胃相表里者也，血犯胃已伤中州之土，先天已亏矣，况更犯脾阴之后天乎。胃主受而脾主消，脾气一伤，不能为胃化其津液，虽糟粕已变，但能化粗而不能化精以转输于五脏六腑之间，则脏腑皆困，是脾之唾血，更甚于胃之吐血矣。然而脾之所以唾血者，仍责之胃土之虚，不特胃土之虚，而尤责之肾水之衰也。盖胃为肾之关门，肾衰则胃不为肾以司开阖，而脾之血欲上唾，而胃无约束，任其越出于咽喉之上矣。故脾之唾血，虽脾火之沸腾，实肾胃二火之相助也。治法平脾之火，必须补脾之土，更须补肾水以止胃之火也。方用**滋脾饮**：

人参三分　茯苓二钱　玄参　丹皮　芡实　茅根　山药各三钱　熟地一两　沙参五钱　甘草五分　水煎服。一剂而唾血止，再剂全愈。

此方轻于治脾，而重于补肾，诚探本之法也。倘止泻脾火之有余，必致损胃土之不足，胃气伤而脾气更伤，然后始去补肾，则不能生肾水矣，何能制脾火之旺哉！毋论唾血难止，吾恐胃关不闭，而血且大吐矣，此**滋脾饮**之所以妙耳。

此症用**同归汤**亦神效。

白术　玄参各一两　熟地二两　北五味一钱　荆芥炒黑，三钱　贝母五分　水煎服。一剂即止血。

20. 人有双目流血，甚至直射而出，妇人则经闭不行，男子则口干唇燥，人以为肝血之妄行也，谁知是肾中火动乎。夫肾中之火相火也，若君火宁静，则相火不敢上越，惟君火既衰，而后心中少动于嗜欲，则相火即挟君主之令以役使九窍，而九窍尊君之命，不敢不从听其所使矣。心之系通于目，肝之窍开于目，肝中有火亦相火也，与肾中命门之相火、心中包络之相火，正同类也，同气相助而沸腾，不啻如小人结党比附而不可解，直走心肝之窍系，血不下行而上行矣。治法似宜补心君之弱，以制肾火之动，然而心火既虚，补心而心不易旺，必须补肾以生心，则心火不动，而肾火亦静耳。方用**助心丹**：

麦冬一两　远志二钱　茯神三钱　熟地一两　山茱萸五钱　玄参五钱　丹皮三钱　芡实三钱　莲子心一钱　当归三钱　柴胡三分　水煎服。一剂而血止，二剂不再发。

此方心、肝、肾三经同治之药也。补肾以生肝，即补肾以生心耳，或疑肾中火动，不宜重补其肾。不知肾火之动，乃肾水之衰也，水衰故火动，水旺不火静乎。况心火必得肾水之资而火乃旺也，心火旺而肾火自平，非漫然用之耳。

此症用**郁膏汤**亦神效。

熟地 白芍各一两 山茱萸五钱 柴胡五分 荆芥炒黑，三钱 北五味十粒 竹沥一合 同水煎服。二剂愈。

21. 人有舌上出血不止，细观之有小孔标血，此心火上升以克肺金也。夫鼻衄犯气道也，舌中衄血不过犯经络之小者耳。然有血出于口者，犯胃而不犯心；血出于舌者，犯心而不犯胃。犯胃为腑，而犯心为脏，乌可谓经络细小之病而轻治之乎。治法内补其心中之液，而外填其舌窍之孔，则心火自宁，而舌血易止也。方用**补液丹**：

人参三钱 生地三钱 麦冬五钱 丹参二钱 北五味子十粒 山药三钱 当归五钱 黄连一钱 玄参五钱 贝母一钱 水煎服。外用炒槐花、三七根各等分为末掺之即愈。

夫槐花、三七本能止血，似不必借重于补液丹也。然而内不治本，而徒治其末，未必不随止而随出也。

此症用**柏子安心汤**亦神效。

人参 茯神 柏子仁各三钱 远志一钱 菖蒲三分 当归 生地各五钱 五味子十粒 贝母 黄连各五分 水煎服。二剂即止血。

遍身骨痛门四则

1. 人有一身上下由背而至腰膝两胫无不作痛，饮食知味，然不能起床；即起床席，而痛不可耐，仍复睡卧，必须捶敲按摩，否则其痛走来走去，在骨节空隙之处作楚而不可忍，人以为此症乃痛风也。然痛风之症，多感于风湿，而风湿之感，多入于骨髓。风湿入于经络则易去，风湿入于骨髓则难祛，以骨髓属肾，肾可补而不可泻，祛风湿则伤肾，肾伤则邪欺正弱，将深居久住，而不肯遽出矣。虽然肾不可泻，而胃与大肠未尝不可泻也。（肾不可泻，泻胃与大肠非泻肾也，而胜于泻肾，以肾之真气不损而肾之邪气已出也。）泻胃与大肠之风湿，而肾之风湿自去，盖胃为肾之关，而大肠为肾之户也。方用**并祛丹**：

黄芪一两 白术五钱 茯苓五钱 甘菊花三钱 炙甘草一钱 羌活五分 防风五分 水煎服。一剂而痛减，二剂而痛除，三剂而痛全愈矣。愈后用**八味地黄丸**调理，永无再犯之患。

论理不治肾而治胃与大肠之风湿，去风宜用干葛也，去湿宜用猪苓也。有风有湿，必化为火，去火亦宜用石膏知母也。然邪在骨髓，必须用气分之剂，提出在气分，使微寒之品与轻散之味以和解之，则邪易于速化。然后用补肾之药，补其肾中之水火，真水足而邪水不敢再入，真火足而邪火不能再侵也。

此症亦可用**芪术两活汤**。

人参 肉桂各三钱 白术 黄芪各一两 茯苓五钱 甘草一钱 羌活 独活各五分 水煎服。四剂愈。

2. 人有遍身疼痛，至腰以下不痛者，人亦以为痛风也，谁知乃火郁于上、中二焦不能散而成者也。（风湿必在下部，今上身非风湿明矣。）若作风湿治之，全不能效。然而仅治其火，亦正徒然，盖火生于郁，则肝胆之气不宣，木必下克脾胃之土，而土气不升，则火亦难发，以致气血耗损，不能灌注于经络而作痛矣。（是极。治法宜如此。）方用**逍遥散加味**治之。

柴胡二钱 白芍五钱 当归一两 甘草一钱 炒栀子三钱 陈皮一钱 茯苓三钱 白术二钱 羌活一钱 水煎服。一剂而痛如失矣。

逍遥散专解肝胆之郁，栀子尤善于解郁中之火；肝胆之火既盛，则胆中之汁必干，肝中之血必燥，多加当归、芍药，更于平肝平胆之内而济之滋胆滋肝之味也；血足而气自流通，复加羌活以疏经络，自然火散而痛除耳。

此症用**和肝消火散**亦妙。

柴胡　栀子　丹皮　苍术　天花粉各二钱　白芍五钱　茯苓　生地各三钱　甘草一钱　陈皮五分　川芎一钱　水煎服。四剂全愈。

3. 人有遍身生块而痛者此虽是痛风，然因湿气不入脏腑而外走经络皮肤以生此块，乃湿痰结成者也。消痰于肠胃之内者易为力，而消痰于经络皮肤者难为功。虽然，经络皮肤固难治，而肠胃可易治也，吾治其肠胃而经络皮肤之痛块自消。（痰消胜块消也。）方用**消块止痛丹**：

人参三钱　黄芪五钱　防风一钱　半夏三钱　羌活一钱　白术三钱　桂枝五分　茯苓五钱　薏仁五钱　水煎服。二剂而痛轻，四剂而痛止，十剂而块消，二十剂而块尽消也。

夫块结不散正气虚也。气虚则痰结，吾用人参、芪、术以补其气，而痰之势衰矣；况益之茯苓、薏仁以利湿，半夏以消痰，防风、羌活以祛风，桂枝以逐邪，则痰之党羽既孤，而不能留其块垒矣。倘徒治经络皮肤，反耗损肠胃之气，而气不能行于经络皮肤，则块且益大，何以消之哉！

此症用**防芪分湿汤**甚效。

黄芪　白术　茯苓各五钱　薏仁五钱　防风　柴胡　天花粉各一钱　桂枝三分　麻黄五分　水煎服。四剂愈。

4. 人有遍身疼痛，殆不可忍，然有时止而不疼，人以为风湿相搏，谁知是气血亏损凝滞而不通乎。夫风寒束于肌骨，雨湿入于肢节，皆能作痛，然其痛必一定不迁，非时而痛时而不痛也。惟气血既虚，不能流行于肢节肌骨之中，每视盛衰以分轻重，**气到之时则痛轻，气散之后则痛重，血聚之时则痛轻，血滞之时则痛重**也。（营血行而痛止，气血滞而痛作，明是虚症，极说得是。）倘认作风寒、雨湿之邪，而用祛除扫荡之药，则气血愈虚，而疼痛更甚。治法必大补其气血，而佐以温热之味，则正旺而邪不敢侵，不必止痛而痛自止也。方用**忘痛汤**：

当归一两　黄芪二两　肉桂二钱　延胡索一钱　天花粉三钱　秦艽一钱　水煎服。一剂必出大汗，听其自干。一服即愈，二服不再发。

此方即**补血汤**之变方也。**补血汤**名为补血，实气血双补之神剂，今益以肉桂之祛寒，延胡索之活血化气，天花粉之消痰去湿，秦艽之散风，即有外邪无不兼治，何痛之不愈乎！

此症用**化凝汤**亦妙。

当归五钱　黄芪一两　肉桂五分　茯苓五钱　柴胡　甘草　羌活　半夏各一钱　水煎服。四剂愈。

卷之四

五郁门六则

1. 人有心腹饱满作胀，时或肠鸣，数欲大便，甚则心疼两胁填实，为呕为吐，或吐痰涎，如呕清水，或泻利暴注，以致两足面跗肿，渐渐身亦重大。此等之病，初起之时，必杂然乱治，及其后也，未有不作蛊胀治之，谁知乃是土郁之病乎。**土郁者脾胃之气郁也**。《内经》将土郁属之五运之气，而不知人身五脏之中，原有土郁之病，正不可徒咎之岁气，而不消息其脏腑之气也。夫**土气喜于升腾不喜下降**，肝木来侮，则土气不升；肺金来窃，则土气反降，不升且降，而土气抑郁而不伸，势必反克夫水矣。水既受克，不敢直走于长川大河，自然泛滥于溪涧路径，遇浅则泻，逢窍必钻，流于何经，既于何经受病。（土郁以致水郁，论得极是。）治法宜疏通其土，使脾胃之气升腾，则郁气可解。然而脾胃之所以成郁者，虽因于肝木之有余，与肺金之不足，然**亦因脾胃之气素虚**，则肝得而侮，肺得而耗也。倘脾胃之气旺，何患成郁哉！故开郁必须补脾胃之气，补脾胃而后用夺之之法，则土郁易解耳。方用**善夺汤**：

茯苓一两　车前子三钱　白术三钱　柴胡一钱　白芍五钱　陈皮三分　半夏一钱　水煎服。连服四剂，而诸症渐愈。

此乃利水而不走气，舒郁而兼补正。不夺之夺，更神于夺之，何必**开鬼门**、**泄净府**始谓之夺哉！

此症用**疏土汤**亦佳。

白术　茯苓各一两　肉桂三分　柴胡五分　白芍三钱　枳壳三分　半夏五分　水煎服。四剂愈。

2. 人有咳嗽气逆，心胁胀满，痛引小腹，身不能反侧，舌干嗌燥，面尘色白，喘不能卧，吐痰稠密，皮毛焦枯，人以为肺气之燥也，而不知乃是肺气之郁。夫**肺气之郁**，未有不先为心火所逼而成。然而火旺由于水衰，**肾水不足**，不能为肺母复仇，则肺金受亏，而抑郁之病起。然则治肺金之郁，可不泄肺金之气乎！虽然未可径泄肺金之气也，必须大补肾水，水足而心火有取资之乐，必不再来犯肺，是补肾水正所以泄肺金也。（引论甚妙，然意明则已。夫心火无水自然燔灼，肺金受烁所不必言，补水滋火而肺金自安矣。）方用**善泄汤**：

熟地一两　山茱萸五钱　玄参一两　荆芥三钱　牛膝三钱　炒枣仁三钱　沙参三钱　贝母一钱　丹皮二钱　水煎服。一剂轻，二剂又轻，十剂全愈。

此方滋肾水以制心火，实滋肾水以救肺金也。**肺金得肾水之泄而肺安，肾水得肺金之泄而水壮**，子母同心，外侮易制，又何愤懑哉！**此金郁泄之之义**，实有微旨也。

此症用**和金汤**亦效。

麦冬五钱　苏叶一钱　桔梗二钱　甘草一钱　茯苓三钱　黄芩一钱　半夏五分　百合三钱　水煎服。四剂愈。

3. 人有遇寒心痛，腰椎沉重，关节不利，艰于屈伸，有时厥逆，痞坚腹满，面色黄黑，人以为寒邪侵犯也，谁知是水郁之症乎。水郁之症，成于土胜木复之岁者居多，然而**脾胃之气过盛**，**肝胆之血太燥**，皆能成水郁之症也。然则治法何可舍脾、胃、肝、胆四经而他治水郁哉！虽然，**水郁成于水虚**，（水郁成于水虚，亦不易之论。）而水虚不同，水有因火而虚者，真火虚也；有因水而虚者，真水虚也。真水虚而邪水自旺，**真火虚而真水益衰**。大约无论真火、真水之虚，要在于水中补火，火足而水自旺，水旺而郁不能成也。方用**补火解郁汤**：

熟地一两　山药五钱　巴戟天五钱　肉桂五分　杜仲五钱　薏仁五钱　水煎服。连服四剂，自愈。

此方于补火之中，仍是补水之味，自然火能生水，而水且生火。水火相济，何郁之有，正不必滋肝胆而调脾胃也。

此症用**浚水汤**亦效。

白术一两　杜仲三钱　山药一两　薏仁　芡实各五钱　防己　桂枝各五分　水煎服。四剂愈。

4. 人有少气，胁、腹、胸、背、面目、四肢腹胀愤懑，时而呕逆，咽喉肿痛，口干舌苦，胃脘上下，忽时作痛，或腹中暴痛，目赤头晕，心热烦闷，懊侬善暴死，汗濡皮毛，痰多稠浊，两颧红赤，身生痱疮，人以为痰火作祟也，谁知是火郁之病乎。夫火性炎上，火郁则不能炎上而违其性矣。五脏之火不同，有虚火、实火、君火、相火之异。然**火之成郁者，大约皆虚火、相火即龙雷之火**也。雷火不郁，则不发动，过于郁则又不能发动，（龙火不郁不发，过郁亦不发，亦是至论。）非若君火、实火虽郁而仍能发动也。故治火之郁者，治虚火相火而已矣。既曰虚火，则不可用泻；既曰相火，则不可用寒，所当因其性而发之耳。方用**发火汤**：

柴胡一钱　甘草一钱　茯神三钱　炒枣仁三钱　当归三钱　陈皮三分　神曲　炒栀子各一钱　白芥子二钱　白术二钱　广木香末五分　远志一钱　水煎服。一剂而火郁解，再剂而诸症愈矣。

此方直入胞络之中，以解其郁闷之气，又不直泻其火而反补其气血，消痰去滞，火遂其炎上之性也。或疑龙雷之火在肾、肝而不在心包，今治心包恐不能解龙雷之火郁也。殊不知**心包之火下通于肝、肾**，心包之火不解，则龙雷之火郁何能解哉！吾**解心包之郁火，正所以解龙雷之郁火**也。不然，心包之郁未解，徒解其龙雷之火，则龙雷欲上腾，而心包阻抑，劈木焚林之祸，必且更大。惟解其心包之火，则上火既达，而下火可以渐升；且上火既达，而下火亦可以相安而不必升矣，此治法之最巧者也。

此症用**通火汤**亦妙。

白芍　玄参　麦冬各一两　生地五钱　甘草一钱　陈皮五分　荆芥一钱　白芥子二钱　茯苓三钱　半夏八分　水煎服。一剂而郁解矣，二剂全愈。

5. 人有畏寒畏热，似风非风，头痛颊疼，胃脘饱闷，甚则心胁相连膜胀，膈咽不通，吞酸吐食，见食则喜，食完作楚，甚则耳鸣如沸，昏眩欲仆，目不识人，人以为风邪之病，谁知是木郁之症也。夫木属肝、胆，肝、胆之气一郁，上不能行于心包，下必至刑于脾胃。人身后天以脾胃为主，**木克脾土，则脾不能化**矣；**木克胃土，则胃不能受**矣。脾胃空虚，则津液枯槁，何能分布于五脏七腑哉！且木尤喜水，脾胃既成焦干之土，则木无水养，克土益深，土益病矣。土益病则土不生肺，而肺金必弱，何能制肝！肝木过燥，愈不自安而作祟矣！治法宜急舒肝胆之本气。（郁症虽分五脏，其木郁则五脏皆郁；舒肝胆之郁，而五郁尽舒，又不可不知。）然徒舒肝胆之气，而不滋肝胆之血，则血不能润，而木中之郁未能尽解也。方用**开郁至神汤**：

人参一钱　香附三钱　茯苓二钱　白术一钱　当归二钱　白芍五钱　陈皮五分　甘草五分　炒栀子一钱　柴胡五分　水煎服。一剂而郁少解，再剂而郁尽解也。

此方无刻削之品，而又能去滞结之气，**胜于逍遥散**多矣。或疑郁病宜用解散之剂，不宜用补益之味，如人参之类，似宜斟酌。殊不知**人之境遇不常，拂抑之事常多，愁闷之心易结**，而木郁之病不尽得之岁运者。故治法亦宜变更，不可执郁难用补之说，弃人参而单用解散之药，况**人参用入于解散药中，正既无伤而郁又易解**者也。

此症用舒木汤亦效。

白芍　当归各三钱　川芎　荆芥　郁金　苍术各二钱　香附　车前子　猪苓　甘草各一钱　青皮五分　天花粉一钱　水煎服，四剂愈。

6. 人之郁病，妇女最多，而又苦最不能解，倘有困卧终日，痴痴不语，人以为呆病之将成也，谁知是思想结于心，中气郁而不舒乎。此等之症，欲全恃药饵，本非治法；然不恃药饵，听其自愈，亦非治法也。大约思想郁症，得喜可解，其次使之大怒则亦可解。（喜能解郁人易知，怒能解郁罕知矣。远公阐发实精。）盖脾主思，思之太甚则脾气闭塞而不开，必至见食则恶矣；喜则心火发越，火生胃土，而胃气大开，胃气既开而脾气安得而闭乎！怒属肝木，木能克土，怒则气旺，气旺必能冲开脾气矣。脾气一开，易于消食，食消而所用饮馔必能化精以养身，亦何畏于郁乎！故见此等之症，必动之以怒，后引之以喜，而徐以药饵继之，实治法之善也。方用**解郁开结汤**：

白芍一两　当归五钱　白芥子三钱　白术五钱　生枣仁三钱　甘草五分　神曲二钱　陈皮五分　薄荷一钱　丹皮三钱　玄参三钱　茯神二钱　水煎服。十剂而结开，郁亦尽解也。

此方即**逍遥散之变方**，最善解郁。凡郁怒而不甚者，服此方无不心旷神怡，正不必动之以怒，引之以喜之多事耳。

此症亦可用**抒木汤**加栀子一钱，神曲五分殊效（方见前）。

咳嗽门八则

1. 人有骤感风寒，一时咳嗽，鼻塞不通，嗽重痰必先清后浊，畏风畏寒，此风寒入于皮毛，肺经先受之也。夫肺之窍通于鼻，肺受风寒之邪，而鼻之窍不通者，阻隔肺金之气也。肺窍既不能通，而人身之火即不能流行于经络，而火乃入于肺，以助风寒之党矣。故初起咳嗽必须先散风寒，而少佐散火之剂，不可重用寒凉以抑其火，亦不可多用燥热以助其邪，用和解之法为最妙，如**甘桔汤**、**小柴胡汤**是也。然而世人往往以小恙不急治者多矣，**久则肺气虚而难愈**，则补母、补子之道宜知也。**补母者补其脾胃**也，**补子者补其肾水**也，似乎宜分两治之法，以治久咳久嗽之症。而余实有兼治之方，既有利于子母，而复有益于咳嗽，毋论新久之嗽，皆可治之以取效也。方用**善散汤**：

麦冬三钱　苏叶二钱　茯苓三钱　玄参二钱　甘草一钱　黄芩八分　天门冬三钱　款冬花五分　贝母一钱　水煎服。

此方用麦冬、天冬以安肺气，用茯苓、甘草以健脾胃之土，用玄参以润肾经之水，用苏叶、款冬花以解散其阴阳之风邪，又加黄芩以清其上焦之火，贝母以消其内膈之痰，斟酌咸宜，调剂皆当，故奏功取胜耳。

此症亦可用**宁嗽丹**。

苏叶　甘草　天花粉　天冬　款冬花各一钱　桔梗　生地各三钱　麦冬五钱　水煎服，二剂愈。

2. 人有风寒已散，而痰气未清，仍然咳嗽气逆，牵引腰腹，俯仰不利，人皆谓必须治痰之为亟矣。然而治痰而痰愈多，嗽愈急咳愈重者，何也？盖治痰之标，而不治痰之本耳。**痰之标在于肺，痰之本在于肾**，不治肾而治肺，此痰之所以不能去，而咳嗽之所以不能愈也。人生饮食原宜化精而不化痰，惟肾气虚，则胃中饮食所化之津液，欲入肾而肾不受，则上泛为痰矣。盖因胃中所化之津液无多，不足以济肺之干枯，而心火转来相夺，则津液不能滋肺，反化为痰涎而外越矣。然则治法宜大补其肾水，使肾水汪洋，既能制心火之有余，更能济肺金之不足，心火不敢相夺，胃气又复相安，自然津液下润，肾经独受化精而不化痰矣。（阴虚咳嗽痨怯最多，非大补肾水乌能济事，此篇方论救世不浅。）方用：

熟地二两　麦冬二两　甘草一钱　柴胡一钱　白芍五钱　水煎服。

此方即**子母两富汤加味**者也。以熟地大滋其肾水，以麦冬大安其肺金，加芍药、柴胡、甘草以舒其肝胆之气，使其不来克脾胃之土，则脾胃之气易于升腾，上使救肺而下可救肾，且邪亦易散，实有鬼神不测之妙也。

3. 人有久嗽不愈，用补肾滋阴之药不效，反觉饮食少思，强食之而不化，吐痰不已者。人以为肺经尚有邪留于胃中，而不知乃**脾胃虚寒，不能生肺**，使邪留连于中脘而作嗽也。夫肺金之母，脾、胃二经之土也，土旺则金旺，土衰则金衰，不补母以益金，反泻子以损土，邪即外散肺且受伤，况尚留余邪未散乎！毋怪其久嗽而不愈也。然则治之之法，不可仅散肺之邪，而当急补肺之气；不可仅补肺之气，而尤当急补脾胃之土矣，然不可徒补脾胃也。盖**补胃必须补心包之火，而补脾必须补命门之火。心包生胃土，命门生脾土**，实有不同耳，然而**胃病则脾必病，而脾病则胃亦病**也。吾补胃而即兼补脾，补脾而即兼补胃，未尝非肺金之所喜。肺喜正气之生，自恶邪气之克，不必治嗽而嗽病自已矣。方用**补母止嗽汤**：

白术五钱　茯苓五钱　人参一钱　陈皮三分　甘草一钱　苏子一钱　半夏一钱　桔梗二钱　麦冬五钱　紫菀一钱　肉桂五分　水煎服。一剂而嗽轻，二剂而嗽更轻，四剂而嗽全止矣。

此方乃补脾胃之圣药，加入肉桂以补心包、命门之二火，一味而两得之也。又恐徒治脾胃之母，置肺邪于不问，增入补肺散邪之味，则子母两得，而久嗽安得不速愈哉！

此症用**助金汤**亦佳。

人参三钱　甘草　款冬花各一钱　白术　百合各五钱　茯神二钱　肉桂　炮姜　苏叶　百部各五分　半夏三分　水煎服。四剂愈。

4. 人有咳嗽长年不愈，吐痰色黄，结成顽块，凝滞喉间，肺气不清，用尽气力，始得吐出于口者，此乃老痰之病也。年老阳虚之人，最多此症。然用消痰清肺之药，往往不验者，盖徒治其痰，而不理其气也。夫痰盛则气闭，气行则痰消。老年之人，孤阳用事，又加气闭而不伸，则阳火煎熬，遂成黄浊之痰，气虚不能推送，故必咳之久而始能出也。方用**六君子汤加减**治之。（老痰最难治，六君治法之外，其在补肾乎。）

人参五分　白术五钱　茯苓三钱　陈皮五分　柴胡五分　白芍一两　白芥子三钱　甘草一钱　栀子一钱　水煎服。二剂而痰变白矣，四剂而痰易出矣，十剂而咳嗽尽除。

补阳气之虚，开郁气之滞，消痰结之块，祛久闭之火，有资益而无刻削，则老痰易化而咳嗽易除也。倘徒用攻痰之药，则阳气必伤，而痰又难化，格格难吐，何日是清快之时乎！

此症用**化老汤**亦佳。

人参三分　白术一钱　生地二钱　款冬花三分　白芥子　白芍　地骨皮各三钱　柴胡四分　甘草一钱　麦冬五钱　水煎服。四剂轻，十剂愈。

5. 人有阴气素虚，更加气恼，偶犯风邪，因而咳嗽。人以散风祛邪之药，治之而愈甚，此不治其阴虚之故也。然而徒滋其阴，而肝气未平，则木来侮金，咳亦难已。法宜平肝而益之以补水之剂，则水能资木，而木气更平也。方用**平补汤**：

熟地一两　麦冬一两　甘草五分　白芍一两　柴胡一钱　人参五分　茯苓三钱　天花粉二钱　百合

五钱 炒黑荆芥一钱 水煎服。

此方大补肺、肾、肝、脾之四经，而尤能解肝气之郁，肝经郁解，而肺经风邪亦不必祛而自散矣。人谓补肾、补肺、平肝足矣，何又兼补脾胃而用人参耶？不知**三经之气，非脾胃之气不行**，吾少加人参、茯苓以通之，则津液易生，而**肾**、**肝**、**肺**尤能相益也。

此症用**涣邪汤**亦效。

白芍 熟地 麦冬各五钱 甘草 柴胡 香附各一钱 陈皮三分 白术 玄参各三钱 天花粉五分 苏子一钱 水煎服。四剂愈。

6. 人有久咳而不愈者，口吐白沫，气带血腥，人以为肺经之湿也，而不知实肺金之燥。苟肺气不燥，则清肃之令下行，而周身四达，何处非露气之下润乎！不特肾水足以上升而交于心，亦且心火下降而交于肾，不传于肺矣。心火既不传于肺金，曾何伤燥之虑哉！惟其肺气先已匮乏，高源之水无有留余之势，而欲下泽之常盈，以上供于肺金之用，此必不得之数也。治法自宜专润肺金之燥矣，然润肺金之燥，而肾火上冲，则肺且救子之不暇，何能自润？此肺肾必宜同治也。方用子母两富汤：

熟地二两 麦冬二两 水煎服。连服四剂，而肺金之燥除，肾火之干亦解。（凡肺金两伤之症，皆可用之。）

譬如滂沱大雨，高低原隰，无不沾足，既鲜燥竭之虞，宁有咳嗽之患。倘失此不治，或治而不补益其肺肾，转盼而毛瘁色弊，筋急爪枯，咳引胸背，吊疼两胁，诸气膹郁，诸痿喘呕，溢塞血泄，种种危候，相因俱见矣。又有何药以救其焦枯哉！

此症用**夜露饮**亦妙。

熟地 麦冬 芡实各一两 山茱萸五钱 贝母五分 水煎服。十剂全愈。

7. 人有久病咳嗽，吐痰色红，有似呕血而实非血也，盗汗淋漓，肠鸣作泄，午后发热。人以为肾经之邪火大盛，将欲肾邪传心也，谁知是脾邪之将传于肾乎。此症初因肾水干枯，肾经受邪，肾乃传心，故发热而夜重；未几心邪传肺，故咳嗽而汗泄；未几肺邪传肝，故胁痛而气壅；未几肝邪传脾，故肠鸣而作泄。今既盗汗淋漓，肠鸣作泄，乃肺邪不传肝而传脾矣。邪不入肾肝，尚有可生之机，亟宜平肝滋肾，使邪不再传，则肝平而不与肺为仇，肾滋而不与心为亢；再益之健脾之品，使脾健而不与肾为耗，自然心火不刑肺而生脾，脾气得养而肺气更安矣。方用**转逆养肺汤**：

白芍五钱 麦冬三钱 茯苓三钱 玄参二钱 熟地五钱 山茱萸五钱 北五味二钱 车前子二钱 地骨皮三钱 丹皮三钱 牛膝一钱 破故纸五分 贝母一钱 水煎服。连服十剂，而气转，再服十剂而痰变为白，再服十剂而泄止肠亦不鸣也。

此方本非止泄之药。盖泄成于阴虚，补其阴而泄自止；阴旺则火息，不去烁金；金安则木平，不去克土。所以消痰而化其火炎之色，止泄而撤其金败之声，故肠鸣盗汗尽除，而咳嗽亦愈矣。

此症用**止传汤**亦妙。

熟地二两 玄参 百合各一两 白芥子二钱 荆芥炒黑一钱 茯苓三钱 沙参三钱 地骨皮五钱 桑叶十五片 水煎服。十剂轻，三十剂愈。

8. 人有春暖夏热，则安然不嗽，一遇秋凉，即咳嗽不宁，甚至气喘难卧，人以为肌表之疏泄也，谁知是郁热之难通乎。夫**人身之气血，流通于肌肉之内，则风邪不得而入**。惟气血闭塞不通，而邪转来相侮，凝滞而变为热矣。盖春夏之间，皮肤疏泄，内热易于外宣，**秋冬之际，皮肤致密**，内热难于外发，所以春夏不咳嗽而秋冬咳嗽也。（夏伤暑热，秋必病嗽。然则秋冬之咳嗽，仍是夏间犯之，勿谓夏日安然不归咎于暑热也。）倘不治其郁热之本，而惟用发散之品，徒虚其外，愈不能当风寒之威；徒耗其中，益转增其郁热之势，均失其治之之法也。所贵攻补兼施，既舒其内郁之热，而复疏其外入之寒，则本既不伤而末亦易举也。方用：

当归五钱　大黄一钱　贝母二钱　天花粉三钱　薄荷二钱　荆芥二钱　甘草一钱　白术三钱　陈皮三分　神曲五分　黄芩二钱　桔梗二钱　水煎服。连服四剂，秋冬之时断无咳嗽之症矣。

盖大黄走而不守，用之于祛火消痰之中，通郁最速，又得当归之补而不滞，白术之利而不攻，同队逐群，解纷开结，内外两益矣。

此症用**郁金丹**亦甚效。

白芍　桔梗各三钱　抚芎二钱　白芥子　茯苓　生地各三钱　甘草　款冬花各一钱　水煎服。一剂轻，二剂愈。

喘门四则

1. 人有偶感风寒，一时动喘，气急抬肩，吐痰如涌，喉中作水鸡声，此外感非内伤也。倘误认内伤，少用补气之味，则气塞而不能言，痰结而不可息矣。治法宜用解表之味。然而纯补之药虽不可用，而清补之药未尝不可施也。（此治外感之喘，而不可执之以治内伤之喘也。）方用**平喘仙丹**：

麦冬五钱　桔梗三钱　甘草二钱　半夏二钱　黄芩一钱　山豆根一钱　射干一钱　白薇一钱　乌药一钱　苏叶八分　茯苓三钱　水煎服。一剂喘平，再剂全愈，不必三剂也。

盖外感之喘，乃风寒之邪从风府而直入于肺，尽祛其痰而涌塞于咽喉之间，看其病势似重，然较内伤之喘大轻也。平喘仙丹，专治肺邪，而不耗肺之正，顺肺气而不助肺之火，故下喉即庆安全也。

此症用**止声汤**甚神。

麻黄一钱　天门冬三钱　桔梗三钱　甘草　茯苓各二钱　山豆根八分　射干　陈皮　半夏　青黛各一钱　水煎服。一剂愈。

2. 人有痰气上冲于咽喉，气塞肺管，作喘而不能取息，其息不粗，而无抬肩之状者，此气虚而非气盛也，乃不足之症，不可作有余之火治之。人身之阴阳，原自相根，而阴阳中之水火，不可须臾离也。惟肾水太虚，而后肾火无制，始越出于肾宫，而关元之气不能挽回，直奔于肺而作喘矣。然而关元之气微，虽力不胜任，以挽回其将绝之元阳，而犹幸其一线之牵连也，则犹可救援于万一耳。方用**定喘神奇丹**：

人参二两　牛膝五钱　麦冬二两　北五味二钱　熟地二两　山茱萸四钱　作汤煎服。一剂而喘少止，二剂而喘更轻，四剂而喘大定。

此方人参宜多用，（此治虚喘之重者，病若少轻，药尚可少减。人参非多用不可，实为妙论。今人治不足之症，人参仅用钱分，则徒益上焦之气而不能达下，愈增其喘急；而反归怨于参，竟禁不用，以至危殆，举世无不皆然，良足深叹！）**不用至二两，则不能下达于气海关元**，以生气于无何有之乡。非用牛膝不能下行，且牛膝能平胃肾之虚火，又能直补其下元之气也。麦冬益肺金，非多用则自顾不暇，何能生汪洋之水，以救燎原之炎耶！**人喘则气散**，非五味子何以能收敛乎。用熟地以益肾中之水也，肾水大足，自不去泄肺金之气，然非多加，则阴不能骤生，而火不可以遽制。又益之以山茱萸以赞襄熟地之不逮，自能水火既济，而气易还元也。（此方妙在多用地黄，佐以牛膝，而使之归元，真神术也。然辨症在于息之不粗，更当审脉之虚实耳。）

此症亦可用**参熟桃苏汤**：

人参 熟地各一两 破故纸五分 茯神 麦冬各五钱 胡桃一个 生姜 苏子各一钱 山萸 巴戟天各二钱 水煎服。

3. 人有七情气郁，结滞痰涎，或如破絮，或如梅核，咯之不出，咽之不下，痞满壅盛，上气喘急，此内伤外感兼而成之者也。此等之症，最难治。欲治内伤而外邪不能出，欲治外感而内伤不能愈。（此症气喘而内外俱病也。）然则终何以治之乎？吾治其肝胆而内伤外感俱皆愈也。盖肝胆乃阴阳之会、表里之间也，解其郁气而喘息可平矣。方用**加味逍遥散**治之。

白芍五钱 白术三钱 当归三线 柴胡一钱 陈皮五分 甘草一钱 茯苓三钱 苏叶一钱 半夏一钱 厚朴一钱 水煎服。一剂而痰气清，再剂而痰气更清，四剂而喘急自愈。病成于郁，治郁而诸症安得不速愈哉！

此症用**苏叶破结汤**亦神。

白芍 茯苓各五钱 半夏二钱 苏叶三钱 甘草一钱 枳壳五分 水煎服。一剂气通痰消矣，二剂全愈。

4. 人有久嗽之后，忽然大喘不止，痰出如泉，身汗如油。此汗出亡阳，本是不救之病，而吾以为可救者，以久嗽伤肺而不伤肾也。夫喘症多是伤肾，久嗽之人未有不伤肾者，以肺金不能生肾水而肾气自伤也。然而伤肺以致伤肾，与竟自伤肾者不同。盖伤肺者伤气也，伤肾者伤精也，故伤肺以致伤肾者，终伤气而非伤精。精有形而气无形，无形者补气可以生精，即补气可以定喘；有形者必补精以生气，又必补精以回喘也。所以伤肺者易为功，不比伤肾者难为力。方用**生脉散**：（专力定喘。然而用生脉散人以为敛肺补气，必不肯从。孰知痰出如泉，汗出如油，乃为肺症也。）

麦冬一两 人参五钱 北五味子二钱 水煎服。一剂而喘定，再剂而汗止，三剂而痰少，更加天花粉二钱，白术五钱，当归三钱，白芍五钱，再服十剂全愈。

生脉散补气之圣药也。补其肺气，自生肾水矣。肾得水而火不上沸，则龙雷自安于肾脏，不必又去补肾也。以视伤肾动喘者，轻重不大相悬殊哉！

此症用**归气汤**亦妙。

麦冬三两 北五味三钱 熟地三两 白术二两 水煎服。一剂而汗止，十剂全愈。

怔忡门三则

1. 人有得怔忡之症者，一遇拂情之事，或听逆耳之言，**便觉心气怦怦上冲**，有不能自主之势，似烦而非烦，似晕而非晕，人以为心虚之故也。然而**心虚由于肝虚，肝虚则肺金必旺**，以心弱不能制肺也；**肺无火锻炼，则金必制木，肝不能生心，而心气益困**。故补心必须补肝，而补肝尤宜制肺。然而肺不可制也，肺乃娇脏，用寒凉以制肺，必致伤损脾胃，肺虽制矣，而脾胃受寒，不能运化水谷，则肝又何所取资，而肾又何能滋益，所以肺不宜制而宜养也。方用**制忡汤**治之：

人参五钱 白术五钱 白芍一两 当归一两 生枣仁一两 北五味一钱 麦冬五钱 贝母五分 竹沥十匙 水煎调服。一剂而怔忡少定，二剂更安，十剂全愈。

此方不全去定心，而反去补肝以平木，则火不易动；补肺以养金，则木更能静矣。木气既静，则肝中生血，自能润心之液，而不助心之焰，怔忡不治而自愈矣。

此症用**柏莲汤**亦佳。

人参　麦冬　玄参各五钱　茯苓　柏子仁　丹皮各三钱　丹参二钱　半夏　莲子心各一钱　生枣仁三钱　水煎服。一剂安，十剂愈。

2. 人有得怔忡之症，日间少轻，至夜则重，欲思一睡熟而不可得者，人以为心虚之极也，谁知是**肾气之乏乎。凡人夜卧则心气必下降于肾宫**，惟肾水大耗，一如家贫，客至无力相延，客见主人之窘迫，自然不可久留，徘徊歧路，实乃徬徨耳。治法大补其肾中之精，则肾气充足矣。方用心肾两交汤：

熟地一两　山茱八钱　人参五钱　当归五钱　炒枣仁八钱　白芥子五钱　麦冬五钱　肉桂三分　黄连三分　水煎服。一剂即熟睡，二剂而怔忡定，十剂全愈矣。

此方补肾之中，仍益之补心之剂，似乎无专补之功。殊不知肾水既足，而心气若虚，恐有不相契合之虞。今心肾两有余资，主客分外加欢，相得益彰矣；况益之介绍如黄连、肉桂并投，则两相赞颂和美，有不赋胶漆之好者乎！

此症用交合汤亦效。

人参五钱　熟地二两　黄连三分　肉桂五分　水煎服。一剂即睡，十剂全安。

3. 人有得怔忡之症，心常怦怦不安，常若有官事未了，人欲来捕之状，人以为心气之虚也，谁知是胆气之怯乎。夫胆属少阳，心之母也，母虚则子亦虚。惟是胆气虽虚，何便作怔忡之病？不知脏腑之气，皆取决于胆，胆气一虚，而脏腑之气皆无所遵从，而心尤无主，故怦怦而不安者，乃似乎怔忡，而实非怔怔也。治法徒补心而不补各脏腑之气，则怔忡之病不能痊；补各脏腑之气而不补胆之气，内无刚断之风，外有纷纭之扰，又安望心中之宁静乎！故必**补胆之气，而后可以去怯**也。方用**坚胆汤**：

白术五钱　人参五钱　茯神三钱　白芍二两　铁粉一钱　丹砂一钱　天花粉三钱　生枣仁三钱　竹茹一钱　水煎服。一剂而胆壮，二剂而胆更壮，十剂而怦怦者不知其何以去也。

此方肝胆同治之剂，亦心胆共治之剂也。肝与胆为表里，治胆而因治肝者，兄旺而弟自不衰也；心与胆为子母，补胆而兼补心者，子强而母自不弱也。又有镇定之品以安神，刻削之味以消痰，更相佐之得宜，即是怔忡未有不奏功如响者，况非怔忡之真病乎！

此症用**龙齿壮胆汤**亦效。

人参　竹茹各三钱　五味子　远志各一钱　生枣仁一两　白芍八钱　当归五钱　龙齿醋焠，研末，五分　水煎调服。二剂即安。

惊悸门二则

1. 人有闻声而动惊，**心中怦怦**，半日而后止者，人以为心中有痰也，乃用消痰之药治之不效，久则不必闻声而亦惊且添悸病，心中常若有来捕者，是惊悸相连而至也。虽俱是心虚之症，而惊与悸实有不同。盖惊之病轻于悸，悸之病重于惊，惊从外来而动心，悸从内生而动心也。若怔忡正悸之渐也，故惊悸宜知轻重，一遇怔忡即宜防惊，一惊即宜防悸。然而惊悸虽分轻重，而治虚则一也。（惊悸分内外先后，亦无人道过。）方用**安定汤**：

黄芪一两　白术五钱　当归五钱　生枣仁五钱　远志三钱　茯神五钱　甘草一钱　熟地一两　半夏二钱　麦冬五钱　柏子仁三钱　玄参三钱　水煎服。一剂而惊悸轻，再剂更轻，十剂全愈。

夫神魂不定而惊生，神魂不安而悸起，皆心肝二部之血虚也。血虚则神无所归魂无所主，今用生血之剂，以大补其心肝，则心肝有血以相养，神魂何至有惊悸哉！倘此等之药，用之骤效，未几而仍然惊悸者，此心肝大虚之故也，改煎药为丸。方用**镇神丹**：

人参四两 当归三两 白术五两 生枣仁三两 远志二两 生地三两 熟地八两 白芥子一两 茯苓三两 柏子仁一两 龙骨一两，醋焠用 虎睛一对 陈皮三钱 麦冬三两 各为末，蜜为丸。每日白滚水送下，早晚各五钱，一料全愈。

此方较前方更奇。而神方中用龙虎二味，实有妙义。**龙能定惊**，**虎能止悸**，入之**补心补肾**之中，**使心肾交通**，而神魂自定也。

此症用**镇心丹**亦效。

人参 白芍各一两 丹砂一钱 铁落一钱 天花粉一钱 山药五钱 远志二钱 生枣仁五钱 茯苓三钱 水煎服。十剂全愈。

2. 人有先惊而后悸，亦有先悸而后惊，似乎不同；而不知非有异也，不过轻重之殊耳。但惊有出于暂，而不出于常；悸有成于暗，而不成于明者，似乎常暂明暗之不同。然而暂惊轻于常惊，明悸重于暗悸。吾定一方，合惊悸而治之，名为**两静汤**：

人参一两 生枣仁二两 菖蒲一钱 白芥子三钱 丹砂三钱 巴戟天一两 水煎服。连服四剂，惊者不惊，而悸者亦不悸也。

此方多用生枣仁以安其心，用人参、巴戟天以通心肾。心肾两交，则**心气通于肾，而夜能安；肾气通于心，而日亦安也**。**心肾交而昼夜安**，即**可久之道**也。

此症用**镇心丹**亦可同治。

虚烦门二则

1. 人有遇事或多言而烦心者，常若胸中扰攘纷纭而嘈杂，此阴阳偏胜之故，火有余而水不足也。或谓**心热则火动而生烦**，**胆寒则血少而厌烦**矣。不知**虚烦实本于心热**，胆则未尝寒也。（虚烦在心热，非关于胆，论得是。）夫胆则最喜热而恶寒，世人云胆寒则怯者，正言胆之不可寒也。胆寒既怯，何敢犯火热之心，可见虚烦是心火之热，非胆木之寒矣。古人用温胆汤以治虚烦，而烦转盛者，正误认胆寒也。治法宜于补心之中，而用清心之味。方名**解烦益心汤**：

人参二钱 黄连一钱 生枣仁三钱 白术一钱 茯神三钱 当归二钱 玄参五钱 甘草三分 枳壳五分 天花粉二钱 水煎服。一剂烦止，再剂烦除矣。

此方纯是入心之药。清火而加入消痰之药者，有**火必有痰**也。痰火散而烦自释矣，况又有补心之剂，同群并济哉！

此症用**玄冬汤**亦甚神。

玄参 麦冬各二两 水煎服。一剂而心安，二剂全愈。

2. 人有年老患虚烦不寐，大便不通，常有一裹热气，自脐下直冲于心，便觉昏乱欲绝，人以为火气之冲心也，谁知是肾水之大亏乎。夫心中之液，实肾内之精也。心火畏肾水之克，乃假克也；心火喜肾水之生，乃真生也。心得肾之交，而心乃生，心失肾之通，而心乃死。虚烦者正死心之渐也。惟是肾既上通于心，何以脐下之气，上冲而心烦？不知**肾之交于心者**，**乃肾水之交**，而非肾火之交也。肾水交于心，而成既济之泰；肾火交于心，而成未济之否。故既济而心安，未济而心烦耳。老人孤阳无水，热气上冲，乃肾火冲心也。**火之有余**，**实水之不足**，治法大补肾中之水，则水足以制火，火不上冲，而烦自止矣。方用**六味地黄汤加品**治之：

熟地一两 山茱萸五钱 山药四钱 茯苓三钱 丹皮五钱 泽泻二钱 白芍五钱 麦冬五钱 炒枣

仁五钱 北五味一钱 柴胡五分 甘菊三钱 水煎服。二剂而烦却，四剂而大便通，二十剂不再发。

六味丸汤所以滋肾水之涸也，麦冬五味滋其化源，白芍、柴胡以平肝；肝平而相火无党，不至引动包络之火；又得枣仁、甘菊相制，则心气自舒，而复有肾水交通，有润之乐而无燥之苦，岂尚有虚烦之动乎！

此症用**济心丹**亦效。

熟地二两 麦冬 玄参 生枣仁各五钱 丹皮 地骨皮 柏子仁 菟丝子 巴戟天各三钱 水煎服。十剂全愈。

不寐门五则

1. 人有昼夜不能寐，心甚躁烦，此心肾不交也。盖日不能寐者，乃肾不交于心；夜不能寐者，乃心不交于肾也。今日夜俱不寐，乃心肾两不相交耳。夫心肾之所以不交者，心过于热，而肾过于寒也。心原属火，过于热则火炎于上而不能下交于肾；肾原属水，过于寒则水沉于下而不能上交于心矣。然则治法，使心之热者不热，肾之寒者不寒，两相引而自两相合也。方用**上下两济丹**：

人参五钱 熟地一两 白术五钱 山茱萸三钱 肉桂五分 黄连五分 水煎服。一剂即寐。

盖黄连凉心，肉桂温肾，**二物同用，原能交心肾于顷刻**。然无补药以辅之，未免热者有太燥之虞，而寒者有过凉之惧。得熟地、人参、白术、山茱萸以相益，则交接之时，既无刻削之苦，自有欢愉之庆。然非多用之则势单力薄，不足以投其所好，而餍其所取，恐暂效而不能久效耳。

此症用**芡莲丹**亦佳。

人参 茯苓 玄参 熟地 生地 莲子心 山药 芡实各三钱 甘草一钱 水煎服。四剂安。

2. 人有忧愁之后，终日困倦，至夜而双目不闭，欲求一闭目而不得者，人以为心肾之不交也，谁知是肝气之太燥乎。夫忧愁之人，未有不气郁者也。气郁既久，则肝气不舒；肝气不舒，则肝血必耗；肝血既耗，则木中之血，上不能润于心，而下必取汲于肾。然而肝木大耗，非杯水可以灌溉，岂能堪日日之取给乎！于是肾水亦枯而不能供肝木之涸矣。其后肾止可自救其焦釜，见肝木之来亲，有闭关而拒矣。肝为肾之子，肾母且弃子而不顾，况心为肾之仇，又乌肯引火而自焚乎？所以坚闭而不纳也。治法必须补肝血之燥，而益肾水之枯，自然水可以养木，而肝可以交心也。方用**润燥交心汤**：

白芍一两 当归一两 熟地一两 玄参一两 柴胡三分 菖蒲三分 水煎服。一剂而肝之燥解，再剂而肝之郁亦解，四剂而双目能闭而熟睡矣。

此方用芍药、当归以滋其肝，则肝气自平；得熟地以补肾水，则水足以济肝，而肝之血益旺；又得玄参以解其心中之炎，而又是补水之剂；投之柴胡、菖蒲解肝中之郁，引诸药而直入心宫，则肾肝之气自然不交而交也。

此症用**安睡丹**亦妙。

白芍 生地 当归各五钱 甘草一钱 熟地一两 山茱萸 枸杞各二钱 甘菊花三钱 水煎服。二剂即闭目矣，十剂全愈。

3. 人有夜不能寐，恐鬼祟来侵，睡卧反侧，辗转不安，或少睡而即惊醒，或再睡而恍如捉拿，人以为心肾不交，而孰知乃胆气之怯也。夫胆属少阳，其经在半表半里之间，**心肾交接之会**也。**心之气由少阳以交于肾，肾之气亦由少阳以交于心**。胆气既虚，至不敢相延心肾二气而为介绍，心肾乃怒其闭门不纳，两相攻击，故胆气愈虚，惊悸易起，益不能寐耳。治法宜补少阳之气。然补少阳，又不得不补厥阴也。盖厥阴肝经，与少阳胆经为表里，补厥阴之肝，正补少阳之胆耳。方用**肝胆两益汤**：

白芍一两　远志五钱　炒枣仁一两　水煎服。一剂而寐安，二剂而睡熟，三剂而惊畏全失。

此方白芍入肝入胆，佐以远志、枣仁者，似乎入心而不入胆。不知远志、枣仁既能入心，亦能入胆；况同白芍用之，则共走胆经，又何疑乎。胆得三味之补益，则胆汁顿旺，何惧心肾之相格乎。

此症用**无忧汤**亦甚妙。

白芍五钱　竹茹三钱，炒　枣仁三钱　人参三钱　当归五钱　一剂睡宁，四剂全愈。

4. 人有神气不安，卧则魂梦飞扬，身虽在床，而神若远离，闻声则惊醒而不寐，通宵不能闭目，人以为心气之虚也，谁知是肝经之受邪乎。夫**肝主藏魂，肝血足则魂藏，肝血虚则魂越，游魂亦因虚而变**也。今肝血既亏，肝脏之中无非邪火之气，木得火而自焚，魂将安寄，自避出于躯壳之外，一若离魂之症，身与魂分为两也。然而离魂之症，与不寐之症，又复不同。离魂者魂离而能见物，不寐而若离魂者，魂离而不能见物也。其所以不能见物者，阴中有阳，非若离魂之症纯于阴耳。治法祛肝之邪而先补肝之血，血足而邪自难留，邪散而魂自归舍矣。方用**引寐汤**：

白芍一两　当归五钱　龙齿末火煅，二钱　菟丝子三钱　巴戟天三钱　麦冬五钱　柏子仁二钱　炒枣仁三钱　茯神三钱　水煎服。一剂而寐矣。连服数剂，梦魂甚安，不复从前之飞越也。

此方皆是补肝、补心之药，而用之甚奇者，全在龙齿。古人谓治魄不宁者宜以虎睛，治魂飞扬者宜以龙齿，正取其龙齿入肝而能平木也。夫龙能变化动之象也，不寐非动乎，龙虽动而善藏，动之极正藏之极也。用龙齿以引寐者，非取其动中之藏乎。此亦古人之所未言，余偶及之，泄天地之奇也。

此症用**濯枝汤**亦效。

炒栀子三钱　甘草一钱　白芍　当归　炒枣仁各五钱　丹砂一钱　远志八分　柴胡三分　半夏一钱　水煎服。四剂愈。

5. 人有心颤神慑，如处孤垒，而四面受敌，达旦不能寐，目眵眵无所见，耳聩聩无所闻，欲少闭睫而不可得，人以为心肾之不交也，谁知是胆虚而风袭之乎。夫**胆虚则怯，怯则外邪易入**矣。外邪乘胆气之虚，既入于胆之中，则**胆气无主**，一听邪之所为。胆欲通于心，而邪不许；胆欲交于肾，而邪又不许，此目之所以眵眵，而耳之所以聩聩也。心肾因胆气之不通，亦各退守本宫，而不敢交接，故欲闭睫而不可得也。夫胆属少阳，少阳者木之属也，木与风同象，故风最易入也。风乘胆木之虚，居之而不出，则胆畏风之威，胆愈怯矣。胆愈怯而又无子母之援，何啻如卧薪尝胆之苦，又安得悠然来梦乎。治法必补助其胆气，而佐以祛风荡邪之品，则胆气壮而风邪自散，庶可高枕而卧矣。（胆虚而邪入，邪入而胆益虚，不补胆以祛邪，此世人之所以无效也。）方用**祛风益胆汤**：

柴胡二钱　郁李仁一钱　乌梅一个　当归一两　川芎三钱　麦冬五钱　沙参三钱　竹茹一钱　甘草一钱　白芥子二钱　陈皮五分　水煎服。连服二剂，而颤慑止，再服二剂，而见闻有所用，人亦熟睡矣。

此方绝不治心肾之不交，而惟泻胆木之风邪，助胆木之真气，则胆汁不干，可以分给于心肾，自然心肾两交，欲不寐得乎。

此症亦可用**助勇汤**。

荆芥　当归各三钱　防风　天花粉各一钱　川芎　竹茹各二钱　枳壳　独活各三钱　水煎服。二剂愈。

健忘门四则

1. 人有老年而健忘者，近事多不记忆，虽人述其前事，犹若茫然，此真健忘之极也，人以为心血之涸，谁知是肾水之竭乎。夫心属火，肾属水，水火似乎相克，其实相克而妙在相生，心必借肾以相通，火必得水而既济。如止益心中之血，而不去填肾中之精，则血虽骤生，而精仍长涸，但能救一时之善忘，而不能冀长年之不忘也。治法必须补心，而兼补肾，使肾水不干，自然上通于心而生液。然而**老年之人**，乃阴尽之时，**补阴而精不易生**，非但药品宜重，而单恃煎汤，恐有一时难以取胜之忧，服汤剂之后，以丸药继之，始获永远之效也。（老人健忘，自然是心肾之不足，汤补心而丸补肾，两得之道也。）方名**生慧汤**：

熟地一两　山茱萸四钱　远志二钱　生枣仁五钱　柏子仁去油五钱　茯神三钱　人参三钱　菖蒲五分　白芥子二钱　水煎服。连服一月，自然不忘矣。

此方心肾兼补，上下相资，实治健忘之圣药。苟能日用一剂，不特却忘，并有延龄之庆矣。然而人不必苦服药也，则丸方又不可不传耳。方名**扶老丸**：

人参三两　白术三两　茯神二两　黄芪三两　当归三两　熟地半斤　山茱萸四两　玄参三两　菖蒲五钱　柏子仁三两　生枣仁四两　麦冬三两　龙齿三钱　白芥子一两　各为细末，蜜为丸，丹砂为衣。每日晚间白滚水吞下三钱，久服断不健忘。

此方**老少人俱可服**，而**老年人尤宜**。盖补肾之味多于补心，**精足而心之液生，液生而心之窍启，窍启而心之神清**，何至昏昧而善忘哉。

此症亦可用**强记汤**。

熟地　麦冬　生枣仁各一两　远志二钱　水煎服。二十剂不忘矣。

2. 人有壮年而善忘者，必得之伤寒大病之后，或酒色过度之人。此等之病，视若寻常，而本实先匮，最为可畏。世人往往轻之而不以为重，久则他病生焉，变迁异症而死者多矣。予实悯之，故又论及此。**此种健忘，乃五脏俱伤**之病，不止心肾二经之伤也。若徒治心肾，**恐胃气甚弱，则虚不受补**，甚为可虑。必须加意强胃，使胃强不弱，始能分布精液于心肾耳。（健胃以补心肾二经，始得受益也。）方用**生气汤**：

人参二钱　白术一钱　茯苓三钱　远志八分　炒枣仁二钱　熟地五钱　山茱萸二钱　甘草三分　神曲三分　半夏三分　麦冬一钱　肉桂三分　菖蒲三分　芡实三钱　广木香一分　水煎服。四剂而胃口开，十剂而善忘少矣，连服三十剂全愈。

此方药味多而分两轻者，以病乃久虚之症，大剂恐有阻滞之忧，味少恐无调剂之益，所以图功于缓，而奏效于远也。**扶助胃气**，而仍加意于补心肾二经，则五脏未尝不同补也。有益无损，殆此方之谓欤。

此症亦可用**强记汤**加人参三钱治之。

3. 人有气郁不舒，忽忽如有所失，**目前之事，竟不记忆**，一如老人之善忘，此乃肝气之滞，非心肾之虚耗也。夫肝气最急，**郁则不能急**矣，于是肾气来滋，至肝则止；心气来降，至肝则回，以致心肾两相间隔，致有遗忘也。治法必须通其肝气之滞，而后心肾相通，何至有目前之失记乎。然而欲通肝气，必须仍补心肾，要在于补心、补肾之中，而解其肝气之郁，则郁犹易解，不至重郁。否则已结之郁虽开，而未结之郁必重结也。方用**通郁汤**：（通郁汤可兼治诸郁，治阴虚而兼郁者尤宜。）

白芍一两　茯神三钱　人参二钱　熟地三钱　玄参三钱　麦冬三钱　当归五钱　柴胡一钱　菖蒲五分　白芥子二钱　白术五钱　水煎服。一剂而郁少解，二剂而郁更解，四剂而郁尽解。

此方善于开郁，而又无刻削干燥之失，直解其肝中之沉滞，使肝血大旺，既不取给于肾水，复能添助夫心火，心肝肾一气贯通，宁尚有遗忘失记之病哉。

此症可用**存注丹**。

白芍 白术 生地各三钱 麦冬 柏子仁各五钱 甘草 菖蒲各一钱 柴胡 天花粉各二钱 青皮三分 水煎服。四剂愈。

4. 人有对人说话，随说随忘，人述其言，杳不记忆，如从前并不道及，人以为有祟凭之也，谁知是心肾之两开乎。夫**心肾交而智慧生，心肾离而智慧失**，人之聪明，非生于心肾，而生于心肾之交也。肾水资于心，则智慧生生不息；心火资于肾，则智慧亦生生无穷。苟心火亢，则肾畏火炎而不敢交于心；肾水竭，则心恶水干而不肯交于肾，两不相交，则势必至于两相忘矣。夫心肾如夫妇也，夫妇乖离，何能记及于他事乎？治法必须大补心肾，使其相离者重复相亲，自然相忘者复能相忆耳。方用**神交汤**：

人参一两 麦冬一两 巴戟天一两 柏子仁五钱 山药一两 芡实五钱 玄参一两 丹参三钱 茯神三钱 菟丝子一两 水煎服。

连服十剂，即不忘矣，服一月不再忘。

此方似乎重于治心，而轻于治肾。不知夫妇之道，必男求于女，而易于相亲，重于治心者，正欲使心之先交于肾也。然而方中之妙，无一味非心肾同治之药，是治心无非治肾也，而交肾仍无非交心也。两相交而两相亲，宁有再忘者乎。

此症可用**天丝饮**亦效。

巴戟天一两 菟丝子一两 水煎服。十剂即不忘。

癫痫门六则

1. 人有素常发癫，久而不效，口中喃喃不已，时时忽忽不知，时而叫骂，时而歌唱，吐痰如蜒蚰之涎，人皆谓痰病也。然以消痰、化涎之药与之，多不效。盖此症乃胃中少有微热而气又甚衰，故症有似于狂而非狂，有似于痫而非痫也。治法宜补胃气，而微用清火之药，可以奏功。然而胃土之衰，由于心火之弱，胃火之盛，由于心火之微，未可徒补胃土而清胃火也。方用**助心平胃汤**：

人参五钱 茯神一两 贝母三钱 神曲一钱 肉桂三分 甘草一钱 甘菊三钱 菖蒲一钱 生枣仁五钱 水煎服。一剂而癫止半，再剂而癫尽除也。

此方补胃气以生心气，助心火而平胃火。故心既无伤，而胃又有益，不必治癫而癫自止矣。

此症用**天半神丹**亦神效。

巴戟天三两 半夏三钱 水煎服。一剂即止癫，十剂不再发。

2. 人有壮年之人，痰气太盛，一时跌仆，口作牛马之鸣者，世人所谓牛马之癫也，其实乃虚寒之症，痰入心包也。夫心属火，而心包亦属火也，心喜寒而心包喜温，所以寒气一入包络，即拂其性矣，况又有痰气之侵乎。夫**人身之痰，五脏六腑，无不相入**，安在犯包络之即至于迷心乎？包络为心君之相，凡有痰侵，心包络先受之，包络卫心，惟恐痰之相犯，故痰气一入，即呼诸脏腑来相救援。作牛马之声者，所谓痛不择声也。治法急救其心，不若急救其包络。方用**济难汤**：

白术五钱 人参五钱 茯神三钱 菖蒲五分 远志一钱 柏子仁三钱 半夏三钱 天花粉一钱 南星一钱 附子一钱 神曲一钱 水煎服。一剂而癫止，再剂全愈，连服八剂，此症永绝不再发。

方中虽是救包络之药，其实仍是救心之味也。心安而包络更安，况附子、南星俱是斩关夺门之将，指挥如意，而外邪近贼，扫荡无遗，可庆敉宁之福也。

此症用**菖姜汤**亦神效。

人参五钱　肉桂二钱　半夏三钱　白术一两　茯神五钱　菖蒲一钱　良姜五分　水煎服。十剂愈。

3. 小儿易于发癫痫者，虽因饮食失宜，亦由母腹之中，先受惊恐之气也。故一遇可惊之事便跌仆吐涎，口作猪羊之声，世医谓是猪羊之癫，用祛痰搜风之药而益甚，绝不悟其先天之亏损，而大补其命门膻中之火，所以愈不能见效也。治法宜补其脾胃之土，（癫痫成于多痰，而痰多成于胃寒与脾寒也，温二经自然奏功。）而更补命门之火，以生脾；复补膻中之火，以生胃，不必治痰而痰自消化矣。方用**四君子汤加减**：

人参一钱　茯苓三钱　白术二钱　甘草一分　附子一片　半夏八分　白薇二分　水煎服。一剂即止惊而癫亦即愈。

四君子汤，原是补脾胃之圣药，**脾胃健而惊风自收**，原不必用镇定之药以止之也。况加附子无经不达，而更能直补命门膻中之火，以生脾胃二经之土，则土更易旺而痰更易消，益之半夏以逐其败浊，白薇以收其神魂，安得而癫哉。

此症用温养汤亦妙。

人参二钱　白术三钱　肉桂五分　半夏八分　干姜五分　水煎服。一剂止，四剂全愈。

4. 妇人一时发癫，全不识羞，见男子而如怡，遇女子而甚怒，往往有赤身露体而不顾者。此乃肝火炽盛，思男子而不可得，郁结而成癫也。夫肝火炽盛，何便成癫？盖妇人肝木最不宜旺，旺则木中生火，火逼心而焚烧，则心中不安，有外行之失矣。然而心宫之外，有包络之护，何以不为阻隔，任其威逼乎？不知肝木之火，乃虚火也。虚火与相火同类庇匪比之朋，忘圣明之戴，听其直烧心中而不顾也。然而心君出走，宜有死亡之虞，何以但癫而不死，盖有肾水之救援耳。思男子而不可得者，因肾经之旺也。虽所旺者半是肾火，而肾水实未涸也。有肝火之相逼，即有肾水之相滋，所以但成癫痴，而未至夭丧耳。治法宜泻其肝火，补其肾水，而兼舒其郁闷之气为得也。方用**散花丹**：

柴胡二钱　炒栀子五钱　白芍二两　当归一两　生地一两　熟地二两　玄参二两　天花粉三钱　陈皮一钱　茯神五钱　水煎服。（宜加丹皮三钱，以去相火。）一剂而癫轻，二剂而羞恶生，三剂而癫失，必闭门不见人也。

此方全去泻肝之火，不去耗肝之血；疏肝之郁，不去散肝之气；补肾中之精，不去救心中之焰。水足则木得所养，而火自息于木内；火息则神得所安，而魂自返于肝中。况有消痰利水之剂，则痰气尽消，各化为水，同趋于膀胱而出矣。

此症用**栀连泻火汤**亦甚效。

生地一两　当归　丹皮各五钱　炒栀子　天花粉各三钱　黄连二钱　吴茱萸一钱　水煎服。一剂而癫轻，二剂全愈。

此方兼可治热入血室，少加柴胡一钱。

5. 人有入干戈之中，为贼所执，索金帛不与，贼褫其衣，将受刀，得释，遂失心如痴，人以为失神之病也，谁知是胆落之病乎。夫胆附于肝者也，因惊而胆堕者，非胆之果落于肝中也。盖**胆中之汁味散而不收**，一如胆之堕落于肝耳。胆既堕落，则胆中之汁，尽为肝之所收，则肝强胆弱，而心不能取决于胆，心即忽忽如失，一如癫痴之症矣。治法**泻肝气之有余**、**补胆气之不足，则胆汁自生**，而癫痴可愈矣。方用**却金丹**治之：

附子三分　陈皮一钱　白术三钱　当归五钱　丹砂一钱　铁粉一钱　茯神三钱　远志一钱　半夏一钱　人参三钱　薄荷一钱　天花粉二钱　南星一钱　各为细末，蜜为丸，如弹子大，姜汤送下。一丸而惊气即收矣，连服三丸而癫痴自愈，不必尽服。

此方安神定志之圣方也。方中全在用铁粉为神，铁粉者铁落也，最能推抑肝邪而又不损肝气。肝与胆同类，均木之象也，木畏金刑，故用铁落以制肝，非取其金克木之意乎。金克肝木，未必不金克胆木矣。然而**肝木阴木也**，**胆木阳木也**，**铁落克阴木而不克阳木**，故制肝而不制胆。所以既伐肝邪，即引诸药直入胆中，以生胆汁，不独取其化痰而静镇也。

此症用收惊汤亦效。

当归　山茱萸各一两　白芍二两　北五味二钱　附子三分　水煎服。一剂惊收，二剂再不痴矣，三剂全愈。

6. 人有思虑过度，耗损心血，遂至癫疾，或哭或笑，或裸体而走，或闭户自言，喃喃不已，人以为花癫之病也，谁知是失志之癫乎。夫思虑过多，必伤于脾，脾气一损，即不能散精于肺，肺气又伤，而清肃之令不行，而脾气更伤矣。且脾者，心之子也，脾病而心必来援，犹子病而母必来顾。心见脾气之伤，以至失志，则心中无主，欲救而无从，欲忘而不得，呼邻而不应，忌仇而相侵，于是自忘其身，将为从井之事，见人而嚅嗫，背客而絮叨，遂至于癫而不自觉也，治法非急清其心不可。然而心病由于脾病也，补心以定志，更不若补脾以定志之为神。（大约癫病多生于痰，治痰非补虚不能奏效。）方用**归神汤**：

人参五钱　白术一两　巴戟天一两　茯神五钱　紫河车一具　半夏三钱　陈皮一钱　甘草一钱　丹砂一钱　菖蒲一钱　麦冬五钱　柏子仁三钱　不去油　白芥子三钱　各为末。先将紫河车净水煮熟，不可去血丝，捣烂，将各药末再捣为丸。白滚水送下五钱，连服数日，而癫如失也。

此方心脾同治之药也，虽消痰而不耗气。用**紫河车**者以**紫河车为先后天之母**，更能归神于顷刻；神得河车而有依，则志即依神而相守，不特已失者重回，而既回者尤能永固也。

此症用**加味温养汤**亦效。

人参一两　白术二两　麦冬一两　半夏三钱　肉桂一钱　水煎服。二剂少愈，十剂全愈。

狂病门六则

1. 人有热极发狂，登高而呼，弃衣而走，气喘发汗如雨，此阳明胃经之火也。（狂病多火，但宜分旺极与不旺极耳。）夫阳明之火，何以能使人登高而呼乎？盖火性炎上，内火炽胜，则身自飞扬矣；热郁于胸，得呼则气泄矣。衣所以蔽体者也，内热既盛，衣之复体，不啻如焚，弃之则快，又何顾焉。火刑肺金，自然大喘；喘极而肺金受伤，不能自卫夫皮毛，腠理开泄，阴不摄阳，逼其汗而外出，有不可止遏之势；汗既尽出，心无血养，神将飞越，安得而不发狂乎。方用**加味白虎汤**救之：

人参二两　石膏三两　知母五钱　茯苓五钱　麦冬三两　甘草一钱　半夏三钱　竹叶二百片　糯米一撮　水煎服。一剂而狂定，再剂而热止矣，不可用三剂也。

此症非用白虎汤以急救胃火，则肾水立时熬干，身成黑炭矣。然而火势燎原，非杯水可救，必得滂沱大雨，则满山遍野之焰，始能尽行扑灭也。

此症用**坎水汤**亦效。

石膏一两　玄参二两　甘草一钱　天花粉三钱　炒栀子三钱　车前子二钱　水煎服。一剂狂定，再剂全愈。

2. 人有火起发狂，腹满不得卧，面赤心热，妄见妄言，如见鬼状，此亦阳明胃火之盛也。然胃火是阳症，而妄见妄言如见鬼状，又是阴症，何也？阳明之火盛，由于心包之火盛也。阳明属阳，而心包属阴，心包与阳明之火，一齐并动，故腹满而不得卧。倘仅有胃火之动，而心包之火不动，虽口渴腹满，而尚可卧也。唯心包助胃火而齐动，遂至心神外越，而阴气乘之，若有所见，因而妄有所言，如见鬼而实非真有鬼也。治法仍宜泻胃之火，而不必泻心包之火。盖胃为心包之子，心包为胃之母也，母盛而子始旺；然子衰而母亦弱耳，泻胃火非即泻心包之火乎。方用**泻子汤**：

玄参三两　甘菊花一两　知母三钱　天花粉三钱　水煎服。一剂而胃火平，二剂而心包火亦平矣。二火既平，而狂病自愈。

论理此症可用**白虎汤**，予嫌白虎汤过于峻削，故改用泻子汤。（泻子汤终不及白虎汤之迅速，然能多用其功效又胜于白虎。余试之而极验，故特表出之。）以此症心包属阴，用白虎汤以泻阳，毕竟有伤阴气，不若泻子汤，既泻其阳而又无损其阴之为愈也。或曰：母盛而子始旺，泻心包之火可也，何以泻胃子之火耶！不知**五脏六腑之火，最烈者胃火也，胃火一炽，将肾水立时烁干**，故必须**先救胃火，胃火息而心包之火亦息矣**。倘先泻心包之火，而寒凉之药，不能先入心包，必由胃而后入，假道灭虢，不反动胃火之怒乎！不若直泻胃火，既能制阳，又能制阴，两有所得也。

此症用二石汤亦神。

人参五钱　石膏五钱　寒水石二钱　茯苓三钱　半夏二钱　丹皮五钱　水煎服。一剂狂定，二剂全愈。

3. 人有易喜易笑，狂妄谵语，心神散乱，目有所见，人疑为胃火之热也。不知此病非胃热也，乃心热耳。心热发狂，膻中之外卫谓何？亦因心过于酷热，则包络膻中，何敢代心以司令？听心中之自主，而喜笑不节矣。譬如君王恣肆以擅威，宰辅大臣不敢轻谏，则近侍左右，无非便佞之流，自然声色可以娱心，言语可以博趣，此偏喜偏笑之所必至也。于是所发之令，无非乱政，及至令不可行，而涣散之景象，有同鬼域矣。人心之发热，何独不然。然而心中发狂，以至神越，宜立时暴亡矣，何以仍能苟延日月耶？不知心热之发狂，不同于胃热之发狂，**胃热之发狂，乃外热而犯心，心之发狂，乃内热而自乱**。故胃狂有遽亡之祸，而心狂有苟延之幸也。治法必以清心为主，心清而狂自定矣。方用**清心丹**：

黄连三钱　茯神五钱　生枣仁五钱　人参三钱　麦冬一两　玄参一两　丹参三钱　水煎服。一剂而神定，再剂而狂定，不必用三剂也。

黄连所以清心火，然徒用黄连则心火正燥；恐黄连性燥，反动其燥，所以又益人参、丹参、麦冬之类，润以济之。盖**火有余，自然气不足**，补气以泻火，则心君无伤，可静而不可动矣。

此症用**解妄汤**亦效。

人参一两　黄连　茯神　柏子仁　玄参　丹参各三钱　生枣仁五钱　甘草一钱　肉桂二分　水煎服。一剂狂定，二剂全愈。

4. 人有身热发狂，所言者无非淫乱之语，所喜者无非欢愉之事，一拂其言，一违其事，则狂妄猝发，见神见鬼，人以为心热之极也，谁知是心包之热乎。夫心包为心君之副，心中安静，胡为任包络之拂乱乖张至此。盖君弱臣强，**心中寒极**不能自主耳。譬如庸懦之主，朝纲解散，乃寄其权于相，而相臣植党营私，生杀予夺，悉出其手，奉令者立即称扬，违命者辄加苛斥；闻顺情之辞则喜，听逆耳之言则怒。颠倒是非，违背礼法，心自生疑，若有所见，心包热狂，正复相似。治法自应泻心包之火。然而徒治心包，而**心中内寒**，愈有震惊之嫌，必须补助其心，使心气不弱，而后呼召外人，可清震主之贼矣。苟或单泻心包之火，则心包且有犯逆之危，非治法之善也。方用**卫主汤**：

人参一两　茯苓五钱　玄参一两　天花粉三钱　麦冬五钱　生地五钱　丹皮三钱　水煎服。一剂而身热止，二剂而狂妄定，四剂而喜怒得其正矣。

方中止玄参、生地、丹皮乃清心包之药，其人参、茯苓、麦冬仍是补心之品，心强而心包之火自弱矣。况玄参、生地、丹皮虽泻心包而亦是补心之剂，自然拨乱为安，化奸为忠也。或谓心中虚寒，用人参以补虚是也，然用玄参、丹皮、生地之类，虽凉心包，独不益心之寒乎，似乎宜加热药以济之也。嗟乎！心寒用热药理也。然而心包火旺，用助火之药以益心，必由心包而后能入，火性炎蒸，心未必得益，而转助心包之焰矣。故不若用人参以助心之为得。盖人参亦能助心包，非心包所恶；用玄参之类共入之，自然拥卫其心，指挥群药，以扫荡炎氛，将心气自旺、寒变为温，何必用热药以生变哉！

此症用**正心汤**亦神效。

人参　熟地各一两　玄参　麦冬各二两　菖蒲一钱　白芥子三钱　水煎服。一剂轻，二剂愈。

5. 人有为强横者所折辱，愤懑不平，遂病心狂，时而持刀，时而逾屋，披头大叫，人以为阳明胃火之盛也，谁知是阳明胃土之衰乎。夫阳明火盛，必由于心火之大旺也。心火旺而胃火盛，是火生夫土也；心火衰而胃火盛，是土败于火也。火生土而胃安，土败火而胃变，虽所变有似于真火之盛，而中已无根，欲土崩瓦解而不可救矣。夫狂症皆是热，而余以此为虚热，而非实热，（土衰亦能发狂，此从古无人道破。）孰肯信之。不知脏腑实热可以凉折，而虚热必须温引。然而**阳明胃经之虚热**，又不可全用温引也。于温中而佐之微寒之品，实治法之善者。盖**阳明虚热，乃内伤**而非外感也。**因愤懑而生热**，不同于邪入而生热也，明甚。以邪热为实热，而**正热为虚热**耳。方用**平热汤**：

人参五钱　黄芪一两　甘草一钱　麦冬一两　黄芩一钱　青皮五分　竹沥一合　白芍五钱　茯苓三钱　枣仁三钱　炒栀子五分　天花粉三钱　柴胡五分　水煎服。二剂而狂轻，四剂而狂定，服一月而安然熟卧矣。

此方**变竹叶石膏汤**，以治阳明之虚热也。甘温以退大热，复佐之以甘寒，使阳明之火相顺而不逆，转能健土于火宅之中，消烟于余氛之内。土既有根，火亦自息，何狂之不去乎！倘以为实热而**用竹叶石膏也，去生自远**矣。

此症用**舒愤汤**亦神效。

白芍二两　炒栀子五钱　玄参一两　天花粉三钱　柴胡一钱　水煎服。一剂狂定，再剂愈，三剂全愈。

6. 人有忍饥过劳，忽然发狂，披发裸形，罔知羞恶，人以为失心之病也，谁知是伤胃而动火乎。（伤胃动火，亦是胃土之衰。）夫胃属阳明，阳明火动，多一发而不可止。世皆谓胃火宜泻而不宜补，然而**胃实可泻**而**胃虚不可泻**也。经云：二阳之病发心脾。二阳者正言胃也。胃为水谷之海，最能容物，物入胃而消，胃亦得物而养，物养胃而火静，胃失物而火动矣。及至火动，而胃土将崩，必求救于心脾。心见胃火之沸腾，而心神有切肤之痛，自扰乱而不宁；脾见胃火之焚烧，而脾之意有震邻之恐，亦纷纭而无定，失其归依，安得而不发狂哉！治法不必安心之神，奠脾之意也，仍救其胃气之存，而狂自可定也。虽然救胃气者，必救胃土也；欲救胃土，而不少杀胃火，则胃气亦未能独存耳。方用**救焚疗胃汤**：

人参一两　玄参一两　竹沥一合　陈皮二分　神曲五分　山药五钱　百合五钱　水煎服。一剂而狂定，再剂而狂止，三剂全愈。

此方大用人参以救胃土，即兼用玄参以杀胃火，又益之群药以调停于心、肺、脾、肾之间，使肝不敢来伤胃土，则胃气尤易转也，**胃气一转，胃伤可补**，胃既无伤，而心之神、脾之意，又宁有扰乱纷纭之患乎！此狂之所以易定耳。

此病用**遏火汤**亦神效。

人参 白术 生地各五钱 玄参一两 甘草一钱 知母一钱 天花粉二钱 陈皮五分 神曲一钱 丹皮五钱 水煎服。一剂狂定，再剂全愈。

呆病门三则

1. 人有终日不言不语，不饮不食，忽笑忽歌，忽愁忽哭，与之美馔则不受，与之粪秽则无辞，与之衣不服，与之草木之叶则反喜，人以为此呆病，不必治也。然而呆病之成必有其因，大约其始也，起于肝气之郁；其终也，由于胃气之衰。肝郁则木克土，而痰不能化，胃衰则土制水而痰不能消，于是痰积于胸中，盘据于心外，使神明不清，而成呆病矣。治法开郁逐痰，健胃通气，则心地光明，呆景尽散也。方用**洗心汤**：

人参一两 茯神一两 半夏五钱 陈皮三钱 神曲三钱 甘草一钱 附子一钱 菖蒲一钱 生枣仁一两 水煎半碗灌之，必熟睡，**听其自醒，切不可惊醒**，反至难愈也。

此等病似乎有祟凭之，然而实无祟也；即或有祟不可治邪，补正而邪自退。盖邪气之实，亦因正气之虚而入之也。此方补其正气，而绝不去祛邪，故能一剂而奏效，再剂而全愈。或谓此病既是正虚、无邪，何以方中用半夏、陈皮如是之多乎？不知**正虚必然生痰，不祛痰则正气难补，补正气而因之祛邪，是消痰仍是补正也**。虽然痰消而正气旺，是痰即邪也。补正而佐以攻痰，引祛痰之药直入于心宫，以扫荡其邪，邪见正气之旺，安得不消灭于无踪哉。或又谓呆病既成于郁，不解郁而单补正以攻痰，何以能奏功如此？不知呆病之来，其始虽成于郁，然郁之既久，而成呆，其从前之郁气，久则尽亡之矣。故但补胃气以生心气，不必又治肝气以舒郁气也。

此症用**还神至圣汤**亦神。

人参一两 白术二两 茯神 生枣仁各五钱 广木香 天南星 荆芥各三钱 甘草 良姜 附子 枳壳各一钱 菖蒲五分 水煎，灌之，听其自卧，醒来前症如失。

2. 人有呆病终日闭户独居，口中喃喃，多不可解，将自己衣服用针线密缝，与之饮食，时用时不用，尝数日不食，而不呼饥，见炭最喜食之，谓是必死之症，尚有可生之机也。夫呆病而至于喜粪，尚为可救，岂呆病食炭，反忍弃之乎！盖喜粪乃胃气之衰，而食炭乃肝气之燥。凡饮食之类，必入于胃，而后化为糟粕，是粪乃糟粕之余也。糟粕宜为胃之所不喜，何以呆病而转喜之乎！不知**胃病则气降而不升，于是不喜升而反喜降，糟粕正胃中所降之物也**。见粪而喜者，喜其同类之物也。然而呆病见粪则喜，未尝见粪则食也。若至于食粪，则不可治矣，以其胃气太降于至极耳。夫炭乃木之烬也，呆病成于郁，郁病必伤肝木，肝木火焚以伤心，则木为心火所克，肝中之血尽燥，而木为焦枯之木矣。见炭而喜食者，喜其同类而食之，思救其肝木之燥耳。然而可生之机，全在食炭。夫炭本无滋味，今食之而如饴，是胃气之未绝也。治其胃气，而祛其痰涎，则呆病可愈也。方用**转呆丹**：

人参一两 白芍三两 当归一两 半夏一两 柴胡八钱 生枣仁一两 附子一钱 菖蒲一两 神曲五钱 茯神一两 天花粉三钱 柏子仁五钱 水十碗，煎一碗，使强有力者，抱住其身，另用二人执拿其两手，以一人托住其下颌，一人将羊角去尖，插其口灌之。倘不肯服，不妨以杖击之，使动怒气，而后灌之。服后必然骂詈，少顷必倦而卧，听其自醒，切不可惊动，自醒则全愈，否则止可半愈也。

此方大补其心肝之气血，加之祛痰开窍之药，则肝中枯渴得滋润而自苏，心内寡弱，得补助而自旺，于是心气既清，肝气能运，力能祛逐痰涎，随十二经络而尽通之，何呆病之不可愈哉！倘或惊之使醒，则气血不能尽通，而经络不能尽转，所以止可半愈也。然能再服此汤，亦未有不全愈者矣。

此症用苏心汤亦神效。

白芍 当归各三两 人参 茯苓各一两 半夏 炒栀子 柴胡各三钱 附子三分 生枣仁五钱 吴茱萸 黄连各五分 水十碗，煎一碗，灌之，听其自醒，醒来病如失。

3. 人有一时而成呆病者，全不起于忧郁，其状悉与呆病无异，人以为有祟凭之也，谁知是起居失节，胃气伤而痰迷之乎。夫胃属土，喜火之生者也。然而火能生土，而亦能害土，火不来生，则土无生气，火过来生，则土有死气矣。虽然土中之火本生土者也，如何生土者，反能害土，岂火为外来之邪火，而非内存之正火乎！孰知邪火固能害土，而正火未尝不害土也。正火者，土中之真火，如何能害土乎！盖正火而能养，则火且生土以消食；正火而相伤，则火且害土以成痰。痰成而复伤其胃土，则火且迷心，轻则成呆而重则发厥矣。起居失节，则胃中劳伤，不生气而生痰。一时成呆者，乃痰迷于心脘之下，尚未直入于心包之中也。倘入心包，则人且立亡矣。治法宜生其胃气，而佐之消痰之品，则痰迷可以再开，不必竟治其呆也。方用**启心救胃汤**：

人参一两 茯苓一两 白芥子三钱 菖蒲一钱 神曲三钱 半夏二钱 南星二钱 黄连一钱 甘草一钱 枳壳五分 水煎服。一剂而痰解，再剂而神清，三剂而呆病如失，不再呆也。

此方全去救心，正所以救胃也。盖胃为心之子，心气既清，而胃气安有不清者乎，母清而子亦清也。设作呆病治之，亦用附子斩关直入，则火以助火，有顷刻发狂而死矣。总之呆病成于岁月之久，而不成于旦夕之暂，若一时而成呆者，非真呆病也。故久病宜于火中补胃以消痰，而猝病宜于寒中补胃以消痰，又不可不知也。（同一补胃消痰，而寒热异用。）

此症用**指迷汤**亦效。

人参五钱 白术一两 半夏 神曲各三钱 南星 甘草各一钱 陈皮 菖蒲各五分 附子三分 肉豆蔻一钱 水煎服。四剂愈。

呃逆门五则

1. 人有忽然呃逆不止，为是寒气相感，谁知是气逆而寒入之也。**然气之所以不顺，乃气之不足**也。盖丹田之气足，则气守于下焦而气顺；丹田之气不足，则气奔于上焦而气逆矣。呃逆虽是小症，然治之不得法，往往有变成危症，而不可救，正徒散其寒而不补其气也。治法宜大补其丹田之气，而少佐之以祛寒之药。则气旺而可以接续，寒祛而足以升提，故不必止呃逆，而呃逆遂自止也。方用**定呃汤**：

人参三钱 白术五钱 丁香五分 陈皮五分 茯苓五钱 沉香末一钱 牛膝一钱 水煎服。一剂而呃逆止矣。

参、苓、白术纯是补气回阳之药，丁香祛寒，沉香、牛膝降入**丹田**以止其逆，逆气既回，而呃声自定。孰谓补气之药，非即转气之汤欤！

此症用**加味六君子汤**亦妙。

人参 半夏 苏叶各一钱 白术 茯苓各三钱 陈皮五分 甘草三分 丁香二分 水煎服。一剂即止呃，二剂全愈。

2. 人有痰气不清，一时作呃逆之声者，人以为火逆作祟也。夫火逆之痰，口必作渴，今不渴而呃逆，仍是痰气之故，而非火邪之祟也。夫痰在胃口，而呃逆在丹田，何以能致此耶？盖丹田之气欲升，而痰结胸中以阻之。此种呃逆较虚呃者甚轻，治法消其痰气，而呃逆自除。方用**二陈汤加减**治之。

人参五分　陈皮五分　半夏一钱　甘草三分　厚朴一钱　茯苓三钱　水煎服。一剂即愈。

二陈汤为治痰之妙剂，加入人参、厚朴于补气之中，而行降气之药，自能祛痰于上焦，达气于下焦也。

此症亦可用**加味六君子汤治之**。

3. 人有口渴饮水，忽然呃逆者，非水气之故，乃火气之逆也。人若胃火太盛，必大渴呼水矣，今但渴而不大饮水者，乃胃火微旺，而胃气犹虚也。故饮水虽快，而多则不能易消，火上冲而作呃逆耳。治法宜补其胃中之土，而降其胃中之火，则胃气自安，而胃火自息，呃逆亦自止矣。方用**平呃散**：

玄参　白术各五钱　人参三钱　茯苓　甘菊花　麦冬各三钱　甘草五分　水煎服。

一剂即平，此方降胃火而又不耗胃气，所以奏功实神。倘以为胃火之盛，而轻用石膏，虽亦能取胜，而终于胃土有伤，呃逆除而他病又生矣，不若此方之和平而又神也。

此症用两宜汤亦妙。

人参二钱　茯苓　白术各五钱　甘草　泽泻　黄连各一钱　肉桂三分　陈皮五分　天花粉二钱　柴胡三分　水煎服。二剂愈。

4. 人有气恼之后，肝又血燥，肺又气热，一时呃逆而不止，人以为火动之故也，谁知亦是气逆而不舒乎。盖**肝性最急，一拂其意，则气必下克脾土，而脾土气闭，则腰脐之间不通**，气乃上奔于咽喉，而作呃逆矣。（气病亦以全力注之。）倘亦用降火降气之药，则呃逆更甚，必须用散郁之剂，而佐以消痰润肺之药，始为得之。方用**解呃汤**：

茯神三钱　白芍三钱　当归二钱　白术五钱　苏叶五分　麦冬五钱　白芥子三钱　柴胡一钱　水煎服。一剂而呃逆即止。

此方为散郁之神方，不特治呃逆已也。用白术以利腰脐之气，用柴、芍、当归以舒肝胆之气，用苏叶、麦冬以润肺金之气，用茯神以通心与膀胱之气，用白芥子以宣膜膈之气，是一身上下之气尽行流通，又何虞下焦之气不上升于咽喉乎！故一剂而收功也。

此症亦可用**平顺散**。

柴胡　甘草　乌药各一钱　白芍三钱　香附　白芥子　川芎各二钱　砂仁一粒　水煎服。二剂即止。

5. 人有呃逆时作时止者，乃气虚而非气滞也。夫**气旺则顺，气衰则逆**，五行之道也，凡逆之至者，皆衰之极耳。惟是气衰而呃逆者，不比痰呃与火呃也，补其气之虚，而呃逆自止。倘不知补气，而惟从事于消痰降火，则轻必变重，而重必入死矣。（气逆本于气衰一句居要。）况痰火之呃，亦虚而致，不惟寒呃之成于虚也，方用**六君子汤加减**治之。

人参三钱　白术一两　茯苓三钱　陈皮一钱　甘草三分　半夏二钱　柿蒂三枚　水煎服。连服三剂，而呃逆自除。

此方乃治胃之圣剂，胃气弱而诸气皆弱，胃气旺而诸气皆旺，故补胃气正所以补诸气也。气既旺矣，加以柿蒂之能转呃，自然气转于须臾，而呃逆顿止矣。且胃又多气之腑也，**诸气之逆皆从胃始**，然则诸气之顺，何独不由胃始哉！

此症亦可用**加味术苓汤**：

人参　白术各五钱　茯苓三钱　半夏二钱　竹沥一合　附子三分　水煎服。二剂愈。

卷之五

关格门五则

1. 人有病关格者，食至胃而吐，欲大、小便而不能出，眼睛红赤，目珠暴露，而胁胀满，气逆拂抑，求一通气而不可得，世以为胃气之太盛，而不知乃肝气之过郁耳。夫关格之症，宜分上下，一上格而不得下，一下关而不得出也。今上既不得入，而下又不得出，是真正关格死生危急之症也。治之原有吐法，上吐则下气可通。今不必用吐药而先已自吐，是用吐药无益矣。若用下导之法，则上既无饮食下胃，而大肠空虚，即用导药，止可出大肠之糟粕硬屎，而不能通小肠膀胱之气，是导之亦无益也，必须仍用煎药和解为宜，但不可遽然多服，须渐渐饮之，初不受而后自受矣。方用**开门散**：（开门散乃解郁之神剂。）

白芍五钱　白术五钱　茯苓三钱　陈皮一钱　当归五钱　柴胡三钱　苏叶一钱　牛膝三钱　车前子三钱　炒栀子三钱　天花粉三钱　水煎一碗，缓缓呷之，一剂而受矣。一受而上关开，再剂而下格亦通。

此方直走肝经以解郁，郁解而关格自开，所谓扼要争奇也。倘用香燥之药，以耗胃气，适足以坚其关门而动其格拒矣。

此症用**通关散**亦效。

白芍五钱　茯苓三钱　甘草　枳壳　神曲各三分　白豆蔻一枚　川芎二钱　生姜汁半合　柴胡一钱　水煎服。一剂即开，二剂愈，愈后须用补肾之剂。

2. 人有无故而忽然上不能食、下不能出者，胸中胀急烦闷不安，大小便窘迫之极，人以为关格之症也，谁知是少阳之气不通乎。夫**少阳胆**也，**胆属木**，**木气最喜舒泄**，**因寒气所袭**，**则木不能条达**，**而气乃闭**矣。于是上克胃而下克脾，脾、胃畏木之刑，不敢去生肺气，而并生大肠之气矣。肺金因脾胃之气不生，失其清肃之令，而膀胱、小肠无所凛遵，故一齐气闭矣。此症原可用吐法，一吐而少阳之气升腾可愈；其次则用和解之法，和其**半表半里之间**，**而胆木之郁结自通**。二法相较，**和胜于吐**，**吐必伤五脏之气**，**而和则无损五脏之气**也。方用**和解汤**：

柴胡一钱　白芍三钱　甘草一钱　枳壳五分　薄荷一钱　茯神三钱　丹皮二钱　当归三钱　水煎服。缓缓服之，三剂则可以开关矣。上关一开，而下格自愈。

此方乃**逍遥散之变方**也。逍遥散有白术、陈皮，未尝不可开关，余改用薄荷、枳壳、丹皮者，直入肝经之药，取其尤易于开郁也。此方全不开关，而关自开者，正以其善于解郁也。

此症用**宽缓汤**亦妙。

柴胡　茯苓各二钱　当归三钱　白芍五钱　甘草　苏叶　黄芩各一钱　竹叶三十片　水煎服。二剂愈。

3. 人有吐逆不得饮食，又不得大、小便，此五志厥阳之火太盛，不能营于阴，遏抑于心胞之内，头上有汗，乃心之液外亡，自焚于中也。存亡之机，间不容发，此关格最危之症。人以为气之不通也，欲用麝香、片脑之类，以劫开其门，必至耗散真气，反致归阴矣。法宜调其营卫，不偏阴偏阳，一味冲和，毋犯胃气，使其脏腑自为敷布，不必问其关从何开，格从何启，一惟求之中焦握枢，而运以渐，透于上下之间，自能营气前通，卫气不闭，因其势而利导之，庶无扞格耳。方用**和中启关散**：

麦冬五钱　人参五分　甘草五分　柏子仁三钱　滑石敲碎一钱　黄连一钱　白芍五钱　桂枝三分　天花粉一钱五分　水煎服。一剂而上吐止，再剂而下闭通矣。

此方解散中焦之火，更能舒肝以平木。木气既平，而火热自灭。内中最妙者，用**黄连**与**桂枝**也，一安心以交于肾，一和肾而交于心，心肾两交，则营卫阴阳之气，无不各相和好，阴阳既和，而上下二焦安能坚闭乎！此和解之善于开关也。

此症用**黄连启心汤**亦效。

人参一钱　白术　丹皮各三钱　黄连　玄参各二钱　甘草一钱　桂枝三分　半夏五分　柴胡三分　水煎服。二剂愈。

4. 人有上吐下结，气逆不顺，饮食不得入，溲溺不得出，腹中作疼，手按之少可，人以为此寒极而阴阳易位，其脉必涩而伏也。法当吐，不吐则死。然而不必吐也，夫上部无脉下部有脉，吐之宜也，以食填塞于太阴耳。今脉涩而伏，非无脉之比，况所食之物，已经吐出，是非食填太阴也。吐之不重伤脾胃之气，以坚其闭塞乎！夫胃气之所以不开，与大小肠、膀胱之所以闭结者，由于**肾气之衰**也。**胃为肾之关门**，肾之气不上，则胃之关必不开。肾主大小便、膀胱之气化，亦肾气化之也。肾气不通于三经，则便溲何从而出。然则上下开阖之权衡，全在乎肾也。治法必须大补其肾中之水火。肾中之水火足，而关格不治而自愈矣。方用水火两补汤：

熟地一两　山茱四钱　茯神五钱　车前子三钱　人参二钱　麦冬一两　五味子五分　肉桂一钱　白术五钱　牛膝三钱　水煎服。连服二剂，上吐止而下结亦开矣，再服四剂全愈。

此方补肾中之水火，而又能通肾中之气，气足而上自达于胃，下自达于膀胱、大小肠矣。倘用香燥之药以救胃，则胃气愈伤；倘用攻利之药以救膀胱、大小肠，则膀胱、大小肠愈损，何日是开关解格之日哉！

此症用**化肾汤**亦神效。

熟地二两　肉桂二钱　水煎服。一剂即通，二剂全愈。

5. 人有一时关格，大小便闭结不通，渴饮凉水，少顷即吐，又饮之又吐，面赤唇焦，粒米不能下胃，饮一杯吐出杯半，脉亦沉伏。人以为脉绝也，谁知是格阳不宣，**肾经寒邪太盛**之故乎！夫**肾属少阴，喜温而不喜寒**也。寒邪入肾则阳无所附，阳欲杜阴而不能，阴且格阳而愈胜。于是阳不敢居于下焦，而尽逆冲于上焦咽喉之间，难于容物而作吐矣。夫阳宜阴折，热宜寒折，似乎阳热在上，宜用阴寒之药以治之。然而**阳热在上**，而**下正阴寒**也，用阴寒以折阴寒，正投其所恶也，不特无功，而反有大害。盖上假热而下真寒，非用真热假寒之法从治之，断不能顺其性而开其关也。方用**白通汤**治之。

方中原是大热之味，得人尿、猪胆以乱之，则下咽觉寒，而入腹正热，阳可重回，而阴可立散，自然脉通而关启矣。然后以**大剂八味汤**投之，永不至关再闭而吐再发也。

此症用**加味术桂汤**亦神效。

白术一两　肉桂一钱　甘草一分　人参二钱　丁香一钱　水煎。加人尿半碗，探冷服之，一剂即安。

中满门四则

1. 人有饮食之后，胸中倒饱，人以为多食而不能消，用香砂枳实等丸消导之，似觉少快，已而又饱，又用前药，久久不已，遂成中满之症。腹渐高大，脐渐凸出，肢体渐浮胀，又以为膨胀，用牵牛、甘遂之药，以逐其水。内原无水湿之邪，水未见出，而正气益虚，胀满更急，又疑前药不胜，复加大黄、巴豆之类下之，仍然未愈；又疑为风邪固结于经络，用龙胆、茵陈、防风、荆芥之类，纷然杂投，不至于死不已。犹然开鬼门、泄净府，持论纷纭，各执己见，皆操刀下石之徒也。谁知中满之症，实由于脾土之衰，而脾气之衰，又由于肾火之寒也，倘用温补之药，早健其脾气，何至如此之极哉！方用**温土汤**：

人参一钱　白术三钱　茯苓三钱　萝卜子一钱　薏仁三钱　芡实五钱　山药五钱　肉桂三分　谷芽三钱　水煎服。一剂而觉少饱，二剂而觉少宽矣，数剂之后，中满自除。

此方但去补脾，绝不消导以耗其气。盖**中满**之病，未有不因**气虚而成**者，不补脾胃之气，则胀从何消。况方中加入萝卜子最妙，助参、术以消胀，不辅参术以添邪。又有茯苓、薏仁、芡实、山药之类，益阴以利水，水流而正气不耗，自然下泽疏通而上游无阻滞之虞矣。第恐水寒冰冻，则溪涧断流，又益以肉桂，于水中生火，则土气温和，雪消冰泮，尤无壅塞之苦也。奈何惟事于消导，遂成不可救药之病哉！

此症用**术苓加桂汤**：

白术一两　茯苓五钱　肉桂一钱　水煎服。

2. 人有未见饮食则思，既见饮食则厌，乃勉强进用，饱塞于上脘之间，微微胀闷，此不止胃气之虚，而**心包之火正衰**也。**心包为胃土之母**，母气既衰，何能生子？心包之火不足，又何能生胃哉！故欲胃之能食，必须补胃土，而兼补心包之火也。方用**生胃进食汤**：

人参三钱　白术三钱　炒枣仁五钱　远志八分　山药三钱　茯苓三钱　神曲五分　良姜五分　萝卜子一钱　枳壳五分　干姜炒黑一钱　水煎服。

此方治胃，无非治心包也。**心包与胃，原是子母**，何必分治之乎？不治中满，而中满自除，此补火之胜于补土也。

此症用**调饥散**亦妙。

人参五分　山药一两　白芍三钱　甘草五分　肉桂一钱　菖蒲五分　肉豆蔻一枚　炒枣仁三钱　水煎服。十剂愈。

3. 人有中心郁郁不舒，久则两胁饱满，饮食下喉，即便填胀，不能消化，人以为膨胀之渐也，而不知皆气滞之故。倘用逐水之药，必且更甚；用消食之药，亦止可取一时之快，而不能去永久之胀也，法宜开郁为主。然而气郁既久，未有不气虚者也，使仅解其郁，而不兼补其气，则气难化食，胀何以消。方用**快膈汤**：

人参一钱　茯神五钱　白芍三钱　白芥子二钱　萝卜子五分　槟榔三分　神曲五分　枳壳三分　柴胡五分　薏仁三钱　厚朴三分　水煎服。一二剂轻，四剂全愈。

此方解郁而无刻削之忧，消胀而无壅塞之苦，攻补兼施，自易收功也。

此症用**抒胀汤**亦妙。

神曲三钱　柴胡五分　白芍三钱　茯苓　萝卜子各一钱　厚朴　人参各五分　白豆蔻三枚　苏叶八分　白芥子二钱　水煎服。十剂愈。

4. 人有患中满之病，饮食知味，但多食则饱闷不消，人以为脾气之虚，谁知是肾气之虚乎。腹中饱闷，乃虚饱而非实饱，若作水肿治之，则丧亡指日矣。盖脾本属土，**土之能制水者，本在肾中之火气。土得火而坚，土坚而后能容物，能容物即能容水**也。惟**肾火既虚，而土失其刚坚之气，土遂不能容物而**

容水，乃失其天度之流转矣，故腹饱而作满，即**水膨之渐**也。人不知补肾火以生脾土，反用泻水之法以伤脾，无异决水以护土，土有不崩者哉！是治肾虚之中满，可不急补其命门之火乎。然而径补其火，则又不可，以肾火不能自生，生于肾水之中也。但补火而不补水，则孤阳不长，无阴以生阳，即无水以生火也。或疑土亏无以制水，又补肾以生水，不益增波而添胀哉？不知**肾中之水，乃真水**也，邪水欺火以侮土，真水助火以生土，实有不同。故肾虚中满，必补火以生土；又必补水以生火耳。方用**金匮肾气丸**：

茯苓六两　附子一枚　牛膝一两　肉桂一两　泽泻二两　车前子一两五钱　山茱萸二两　山药四两　牡丹皮一两　熟地三两　各为末，蜜为丸。每日早晚白滚水送一两。初服少胀，久服胀除而满亦尽消。

补火之圣药也。群药之内，利水健脾之味，多于补阴补火者，虽意偏于补火，而要实重于救脾，**补火者正补脾**也。故补阴不妨轻，而**补脾不可不重**耳。

此症用**薰脾汤**亦佳。

熟地　白术各五钱　山茱萸四钱　破故纸一钱　杜仲三钱　附子五分　水煎服。二剂而饱闷除，十剂全愈。

翻胃门五则

1. 人有饮食入胃而即吐者，此肝木克胃土也，用逍遥散加吴茱萸炒黄连治之，随手而愈。而无如人以为胃病也，杂用香砂消导之剂，反伤胃气，愈增其吐；又改用下药不应，复改用寒凉之味，以降其火，不独胃伤而脾亦伤矣；又改用辛热之药，以救其寒，又不应，始悟用和解之法，解郁散邪，然已成噎膈之症矣。夫胃为肾之关门，肾中有水，足以给胃中之用，则咽喉之间，无非津液，可以推送水谷；肾水不足，力不能润灌于胃中，又何能分济于咽喉乎！咽喉成为陆地，水干河涸，舟胶不前，势所必至。且肾水不足，不能下注于大肠，则大肠无津以相养，久必瘦小而至艰涩；肠既细小艰涩，饮食入胃，何能推送，下既不行，必积而上泛，不特上不能容而吐，抑亦下不能受而吐也。治法必须大补其肾中之水。方用济艰**催挽汤**：

熟地二两　山茱一两　当归二两　牛膝三钱　玄参一两　车前子一钱　水煎服。一日一剂，十剂必大顺也。

此方纯补精血，水足而胃中有津，大肠有液，自然上下相通而无阻滞之患。譬如河漕水浅，舟楫不通，粮糈不能输运，军民莫不徬徨而喧哗扰攘。忽见大雨滂沱，河渠沟壑，无非汪洋大水，则大舸巨舶，得以装载糗粮，自然人情踊跃，关门大开，听其转运，而无所留难也。

此症用**制肝散**亦效甚。

白芍一两　吴茱萸五分　黄连一钱　茯苓五钱　水煎服。二剂即愈，何至变成噎膈哉！

2. 人有朝食暮吐，或暮食朝吐，或食之一日至三日而尽情吐出者，虽同是肾虚之病，然而有不同者。一食入而即吐，一食久而始吐也。食入而即吐者，是肾中之无水；食久而始吐者，乃肾中之无火也。盖脾胃之土，必得命门之火以相生，而后土中有温热之气，始能发生以消化饮食。倘土冷水寒，结成冰冻，则下流壅积，必返而上越矣。治法宜急补肾中之火，然而单补其火，则又不可。肾火非肾水不生，肾火离水则火又亢炎矣。况上无饮食之相济，则所存肾水，亦正无多，补火而不兼补其水，焚烧竭泽，必成焦枯之患，**济之以水**，毋论**火得水而益生**，而**水亦得火而更生**。水火既济，自然上下流通，何至有翻胃之疾哉！方用**两生汤**：

肉桂二钱　附子一钱　熟地二两　山茱萸一两　水煎服。一剂而吐减半，再剂而吐更减，连服四剂则吐止矣，服十剂而全愈也。

此方水火两旺。脾胃得火气而无寒凉之虞，得水气而无干涩之苦，自然上可润肺而不阻于咽喉，下可温脐而不结于肠腹矣。或谓下寒者多腹痛反胃，既是肾寒正下寒之谓也，宜小腹作痛矣，何以食久而吐之病，绝不见腹痛，岂肾寒非欤？不知寒气结于下焦，则腹必疼痛，今反胃之病，日日上吐，则寒气尽从口而趋出矣，又何寒结之有？

此症用**加味化肾汤**亦神效。

熟地二两　山茱萸一两　肉桂三钱　巴戟天五钱　水煎服。二剂吐轻，十剂全愈。

3. 人有时而吐，时而不吐，吐则尽情吐出，此症有似于反胃而非翻胃也。此种之病，妇人居多，男子独少，盖因郁而成之也。夫**郁则必伤其肝木之气，肝伤木即下克脾胃，肝性最急，其克土之性，亦未有不急者**。其所克之势，胃土苦不能受，于是上越而吐。木怒其土之不顺受也，于是挟其郁结之气，卷土齐来，尽祛而出，故吐之不尽不止。其有时而不吐者，因木气之少平耳。治法不必止吐，而惟在平肝。（木平则胃受益，木郁则胃受损，平肝则吐止，亦必然之理也。）方用逍遥散：

柴胡一钱　白芍五钱　茯神三钱　白术一钱　当归三钱　陈皮三分　甘草一分　水煎服。

一剂而吐少止，再剂而吐全愈，愈后仍以**济艰催挽汤**（济艰催挽汤见前。）减半分两调理可也。盖逍遥散解郁之后，其木枯竭可知。随用**济艰催挽汤**急救其水，则木得润而滋荣，自然枝叶敷荣矣，何至拂郁其性而作吐哉！

此症用**增减逍遥散**亦神效。

白芍五钱　茯苓　白术各三钱　陈皮　柴胡　神曲各一钱　白豆蔻一粒　水煎服。四剂愈。

4. 人有胃中嘈杂，腹内微疼，痰涎上涌而呕吐，日以为常，盖虫作祟，非反胃也。夫人有水湿之气，留注于脾胃之间，而肝木又旺，来克脾胃之土，则土虚而生热。此热乃肝木之火，虚火也。土得正火而消食，土得虚火而生虫。（土得正火而消食，土得虚火而生虫，亦创谈也，细思之却是至理。）虫得肝木之气，其性最急，喜动而不喜静，饥则微动而觅食，饱则大动而跳梁，挟水谷之物，兴波鼓浪而上吐矣。然但吐水谷而不吐虫者何故？盖肝木之虫最灵，畏金气之克，居土则安，入金则死，故但在胃而翻腾，不敢越胃而游乐，祛水谷之出胃，而彼且掉头而返，恐出于胃为肺金之气所杀也。治法必用杀虫之药，佐以泻肝之味。然而泻肝杀虫之药，未免寒凉克削，肝未必遽泻而脾胃先已受伤，脾胃受伤而虫亦未能尽杀。必须于补脾健胃之中，而行其斩杀之术，则地方宁谧，而盗贼难以盘踞，庶几可尽戮无遗，常静而不再动也。方用**健土杀虫汤**：

人参一两　茯苓一两　白芍一两　炒栀子三钱　白薇三钱　水煎半碗，加入黑驴溺半碗，和匀饥服。一剂而吐止，不必再剂，虫尽死矣。

夫驴溺何以能杀虫而止吐也？驴性属金，虫性畏金，故取而用之。世人有单用此味而亦效者，然而仅能杀虫而不能健土。土弱而肝木仍旺，已生之虫虽死顷刻，而未生之虫，不能保其不再生也。**健土杀虫汤**，补脾胃以扶土，即泻肝以平木，使木气既平，不来克土，且土旺而正火既足，则虚邪之火无从而犯，虚热不生，而虫又何从而生乎！况方中栀子、白薇原是杀虫之圣药，同驴溺用之，尤能杀虫于无形。此拔本塞源之道，不同于单味偏师，取胜于一时者也。

此症用锄种汤亦神效。

楝树根一两　槟榔　厚朴　炒栀子　百部各一钱　白术　茯苓　使君子肉各三钱　水煎服。服后不可用饮食，须忍饥半日，尤不可饮茶水，二剂虫尽死而愈。

5. 人有食后必吐出数口，却不尽出，膈上时作声，面色如平人，人以为脾胃中之气塞也，谁知是膈上有痰血相结而不散乎。夫膈在胃之上，与肝相连，凡遇怒气，则此处必痛。以血之不行也，血不行则停积而血成死血矣。死血存于膈上，必有碍于气道，而难于升降。气血阻住，津液遂聚而成痰，痰聚而成饮，与血相搏而不静，则动而成声。本因气而成动，又加食而相犯，势必愈动而难安，故必吐而少快也。至食已入胃，胃原无病，胃自受也，宁肯茹而复吐乎？此所以既吐而又不尽出耳。然则治法但去其膈上之痰血，而吐病不治而自愈也。方用**瓜蒂散加味**吐之：

瓜蒂七枚　萝卜子三钱　韭菜汁一合　半夏三钱　天花粉三钱　甘草三钱　枳壳一钱　人参一钱　水煎服。一剂即大吐，去痰血而愈，不必二剂也。

瓜蒂散原是吐药，得萝卜子、枳壳以消食，得半夏、天花粉以荡痰，得韭汁以逐血。诚恐过于祛除，未免因吐而伤气，又加入人参、甘草以调和之，使胃气无损，则积滞易扫，何至恶食而再吐哉！此非反胃，因其食后辄吐，有似于反胃，故同反胃而共论之也。

此症用**清膈散**甚佳。

天花粉　桑白皮各三钱　生地　白芍各五钱　红花三钱　桃仁十个　杏仁十个　枳壳五分　甘草一钱　紫菀一钱　水煎服。四剂全愈。

膨胀门七则

1. 人有两足跗上先肿，渐渐肿胀至腹，按胀上如泥之可搏，小便不利，大便反结，此由土气之郁非水肿也。**人生脾胃之气健旺**，则土能克水，而水自灌注于经络，两不相碍也。惟脾胃气虚，则土不能转输水精于上，而胃中之水积而不流，于是浸淫于表里皮毛，而无所不到也。然而脾胃气虚，非脾胃之故也。由于肾气之虚，则土无升腾之气，而土乃郁而不伸，力不能制水，使水来相侮，而脾胃之气愈虚也。夫肾司开阖，肾气从阳则开，肾气从阴则阖；阳太盛则水道大开，阴太盛则水道常闭；阳为肾中之火，而阴为肾中之寒也。肾寒则脾胃亦寒，水畏热而不畏寒，此寒土之所以难制水也。然则治水肿之法，乌可舍补肾之火，而他求畜水之土哉！虽然，水势滔天，补火以生土，迂缓而难以决排；放水以全土，利便而易于畜泄。故补肾中之火，可治久病之水臌；泄脾胃中之水，实益初病之水胀也。下身胀而上身未胀，正初起之病，宜急泄其水之为得。方用**泄水至神汤**：

大麦须二两　茯苓一两　白术二两　小赤豆三钱　水煎服。一剂而腹必雷鸣，泻水如注，再剂而水尽泄无遗，不必三剂也。

论理牵牛、甘遂之方，未尝不可用，但虑世人天禀日薄，而脾、胃、肾三经多虚，恐不胜药方之过迅，故改立此方于补中泻水，正气无伤，而邪水尽出之为妙。方中白术、茯苓健脾胃之土，又能通脾胃之气。则土之郁可解，土郁既解，力足以制水矣。况**大麦须能消无形之水，赤小豆能泄有形之湿**，合而相济，自能化水，直出于膀胱，由尾闾之间尽泻而出也。

此症用**冬瓜汤**亦甚效。

冬瓜一个，煎水十碗，另用白术三两，车前子五钱，肉桂二钱，将冬瓜水煎汤二碗。先用一碗，少顷又用一碗。其**水从大便而出**，一剂而胀肿全消。

2. 人有水肿既久，遍身手足俱胀，面目亦浮，口不渴而皮毛出水，手按其肤如泥，此真水臌也，乃土气郁塞之甚故耳。夫土本克水，何为反致水侮，盖土虚则崩，土崩则淤泥带水而流缓，于是日积月累，下焦阻滞，而水乃上泛。脾胃之中原能藏水，然水过于多，则脾胃不能受，乃散布于经络皮肤矣。迨至经络皮肤不能受，势不得不流渗于皮肤之外，泛滥于一身。不用下夺之法，何以泻滔天之水哉！方用**决水汤**：

车前子一两　茯苓二两　王不留行五钱　肉桂三分　赤小豆三钱　水煎服。一剂而小便如注不绝，二剂而肿胀尽消矣。

论理用鸡屎醴逐水，亦有神效。然而鸡屎醴逐水从大便而出，而此方逐水从小便而出也。水从大便出者其势逆，水从小便出者其势顺。逆则效速而气伤，顺则效缓而气固。此方利水从小便而出，利其膀胱也。凡水必从膀胱之气化，而后由阴器以出。土气不宣，则膀胱之口闭，吾用王不留行之迅药以开其口，加入肉桂引车前、茯苓、赤小豆，直入膀胱而利导之。茯苓、车前虽利水而不耗气，而茯苓且是健土之药，水决而土又不崩，此夺法之善也。至于脐凸手掌无纹，用此方尚可救也。惟是服此方泻水而愈，必须禁用食盐一月，倘不能禁，则又胀矣，胀则不可再治也。

此症亦可用**冬瓜汤**更加刘寄奴一两，茯苓一两，服之亦水泻而愈。

3. 人有气喘作胀，腹肿小便不利，大便亦溏，渐渐一身俱肿，人以为水臌也，不知乃肺、脾、肾三经之虚也。（脾、肺、肾三经之虚亦成喘胀，喻嘉言曾论之矣。）夫水气不能分消，大都病在胃，然胃之所以病者，正由于三经之虚耳。胃为水谷之海，凡水入于胃为归，盖五脏六腑之大源也。但胃能容水而不能行水，所恃脾之散水以行于肺，肺之通水以入于膀胱，肾之化水而达于小肠也。惟脾虚则不能散胃之水精于肺，而病在中矣；肺虚则不能通胃之水道于膀胱，而病在上矣；肾虚则不能司胃之关门，时其输泄，而病在下矣。三经既虚，而胃中积水浸淫，遂遍走于经络皮肤而无所底止矣。治法补其三经之气，而胃气自旺、胃气旺而肿胀尽消。方用**消胀丹**：

白术三钱　茯苓一两　麦冬五钱　熟地五钱　山药一两　芡实五钱　苏子一钱　水煎服。一剂而喘少定，二剂而胀渐消，十剂而小便利，二十剂而一身之肿无不尽愈也。

方中白术、茯苓以健其脾土，麦冬、苏子以益其肺金，熟地、山药、芡实以滋其肾水，自然脾气旺而不至健运之失职，**肺气旺**而不至治节之不行，**肾气旺**而不至关门之不开，水自从膀胱之府而尽出于小肠矣，安得而再胀哉！

此症用**百合消胀汤**亦效。

白术　芡实一两　茯苓　百合各五钱　山药一两　肉桂二钱　人参三钱　水煎服。十剂少愈，三十剂全愈。

4. 人有腰重脚肿，小便不利，或肚腹肿胀，四肢浮肿，喘急痰盛，不可以卧，此肺肾俱虚之病，非臌胀也。夫水症多是脾胃之虚，兹何以肺肾之虚，亦成水胀耶？不知**肺虚必盗脾胃之气**，而**肾虚则不能生脾胃之气**。二经既虚，则脾胃之气更虚，土难生金，而肺之气化不行，而肾之关门不开矣，于是水不能消而泛滥，一如水肿之病也。治法似宜补肺而兼补肾，然而补肺又不若竟补肾之为得。盖肺虽生肾，然止能生肾水而不能生肾火也；**脾胃必得肾火以相生**，**水气必得肾火以相化**；况补肾则肺不必来生肾水，而肺金自安矣，（脾胃得火始得制水，然得火者必得肾中之火也。肾火非真水不生，故又于水中补之。）是补肾即所以补肺也。方用**金匮肾气丸**：

茯苓十两　附子一个　牛膝三两　官桂二两　熟地四两　山药六两　丹皮二两　泽泻四两　车前子三两　山茱萸二两　各为末，蜜为丸。每日早晚白滚水各送下一两。服三日而小便利，再服三日而腰轻，服十日而上下之肿尽消，服二十日而喘急痰盛无不尽除，服一料完全愈。再服一料断不再犯也。

此方经后人改窜分两，以致治肺肾之水胀多至不效，因世人畏茯苓、泽泻之过于泄水耳。不知水势滔天，既不用扫荡之药以决水，乃畏利导之品，而不用之以消水乎！故必须多用茯苓、车前为君，则水可泄之使从膀胱而下出。然而肾之关门不开，非附子、肉桂回阳助火，以蒸动肾气，则关何以开；肾关不开，而胃之积水何以下哉！故必用桂、附以开关，关既开矣，则茯苓、车前、牛膝得尽利水而直下。又恐水过于利，未免损伤阴气，得熟地、山药、丹皮以佐之，则利中有补，阳得阴而生，则火无炎亢之虞，土有升腾之益。诚治水之神方，补土之妙药也。世人倘疑吾说之偏，而妄增药味，或更改轻重，断不能收功也。

此症用**温肾消水汤**亦效。

人参三钱　熟地五钱　山药一两　山茱萸三钱　茯苓一两　肉桂二钱　薏仁五钱　水煎服。二十剂即愈。

5. 人有手足尽胀，腹肿如臌，面目亦浮，皮肤流水，手按之不如泥，但陷下成孔，手起而胀满如故，饮食知味，大便不溏泄，小便闭涩，气喘不能卧倒，人以为水臌之症，而不知乃肾水之衰也。真水足而邪水不敢横行，真水衰而邪水乃致泛决。况真水既衰，则虚火必盛，虚火既盛而真水力不能制，则火性炎上，三焦之火，与冲脉之属火者，皆同群助逆，无不逆冲而上行矣。火既上冲，而水从火泛，上走于肺，喘嗽而不宁矣。卧主肾，肾气既逆，安得而卧耶。人既不得卧，则肺气夜不得归于肾之中，而肾之中水空而无非火气，则肺之气不敢久留于肾，仍归于肺经。母因子虚，则清肃之令不行于膀胱，于是水入于膀胱之口，而膀胱不受，乃散聚于阴络，随五脏六腑之虚者入而注之，不走小肠而走手足皮肤，而毛窍出水也。此种水症，必须补肾之水以制肾火，（补肾火以生土，则脾胃健而水化，人多知之。若单补肾水以消胀，世绝无知之者。今经远公阐发，又何忧臌胀之难治哉。）尤宜补肺之金以生肾水。盖肾水不能速生，惟助肺气之旺，则皮毛闭塞而后肾气下行，水趋膀胱而不走腠理矣。方用**六味地黄汤加麦冬、五味**治之。

熟地二两　山茱萸一两　山药一两　茯苓二两　丹皮六钱　泽泻一两　麦冬一两　北五味三钱　水煎服。一剂可卧，二剂水如注，四剂而一身之肿尽消，十剂而诸症全愈。愈后服补肾肺之药，尤须戒色至一年，禁盐至三月，否则虽愈而必发也。

盖此症原有肾火，故补水而不必补火也。肾虚以致火动，肺虚以致水流，补其水则火自静，补其金则水自通，实有至理，而非泛然以作论也。

此症用**健肾汤**亦佳。

熟地　茯苓各二两　麦冬　莲子（连心用）各五钱　芡实　山药各一两　水煎服。二剂而胀消，十剂全消。

6. 人有单腹胀满，四肢手足不浮肿，经数年不死者，非水臌也。盖水臌不能越两年，未有不皮肤流水而死者，今经数年不死，皮肤又不流血，岂是水臌之症，乃虫结于血之中，似臌而非臌也。夫此症何因而得，饮食之内或食生菜，而有恶虫之子，入腹而生虫；或食难化之物，久变为虫。血即裹之不化，日积月累，血块渐大，虫生遂多，所用食物止供虫食，即水谷入腹所化之血，亦为虫之外郭，而不能灌注于各脏腑矣。此等之症，最忌小便不利，与胃口不健者，难以医疗；倘小便利而胃口开，均可治之。盖小便利者，肾气能通于膀胱也；胃口开者，心气能行于脾胃也。二脏之气有根，可用杀虫下血之药而无恐，以其本实未拨也。（虫血之臌，胃气健者，可用攻法；若胃弱者，尚须斟酌。虽逐秽汤补多于攻，亦未可轻用也。）方用**逐秽消胀汤**：

白术一两　雷丸三钱　白薇三钱　甘草一钱　人参三钱　大黄一两　当归一两　丹皮五钱　萝卜子

一两　红花三钱　水煎服。一剂腹内必作雷鸣，少顷下恶物满桶，如血如脓，或有头无足之虫，或色紫色黑之状。又服一剂，大泻大下，而恶物无留矣。然后以：人参一钱，茯苓五钱，薏仁一两，山药二两，白芥子一钱，陈皮五分，白术二钱，调理而安。

前方用攻于补之中，虽不至大伤脏腑，然大泻大下，毕竟元气少损。故秽尽之后，即以参苓薏药之类继之，则脾气坚固不愁亡阴之祸也。或问此等之病，既非水臌，初起之时，何以知其是虫臌与血臌也？吾辨之于面焉，凡面色淡黄之中，而有红点或红纹者是也；更验之于腹焉，凡未饮食而作疼，既饮食而不痛者是也。苟面有红点、红纹与既饮食而不痛，即可用逐秽消胀汤减半治之，亦一剂而即愈也。但下后毋论新久，必须忌盐者一月。苟若不忌，必至再病，则难治矣。

此症用**雷逐丹**亦神效。

雷丸三钱　当归　白芍各五钱　红花一两　雄黄　厚朴　槟榔各二钱　枳实　甘草各一钱　水煎服。一剂下恶秽一桶愈。

7. 人有上身先肿，因而下身亦肿，久之一身尽肿，气喘嗽不得卧，小腹如光亮之色，人以为水臌已成，谁知是水臌之假症乎。夫湿从下受，未闻湿从上受者也。凡人脾土健旺，必能散精于肺，通调水道，下输膀胱，水精四布，五经并行，何致水气之上侵，惟脾土既虚，饮食不化精而化水，乃邪水而非真水也。真水既无所生，则肾中干涸无非火气，于是同任冲之属火者俱逆而上出。是水从火溢，上积于肺而嗽，奔越于肺而喘，既喘且嗽，身自难卧；散聚于阴络而成跗肿，故先上肿而后下肿也。似乎治法亟宜治肾矣，然而火盛由于水衰，而水衰实先由于土衰也，补土其可缓乎？惟是既补脾以健土，必至燥肾以旺火，故补脾又必须补肾，而补肾又必须补脾，所贵二者之兼治也。（脾肾兼治，实是王道。莫惊其用药之太多，错疑为尚霸也。）方用**二天同补丹**：

山药一两　芡实一两　茯苓五钱　白术二两　肉桂三分　诃子一钱　百合五钱　水煎服。二剂而喘嗽轻，又二剂而喘嗽止，十剂而肿胀消，再十剂全愈。

此方无一味非治脾之药，即无一味非补肾之药也。健其土而不亏夫肾，滋其水而不损于脾，两相分消，而又两相资益，得利之功而无利之失，治水臌之假症，实有鬼神不测之妙也。

此症用**芡术汤**亦效。

白术　芡实各二两　茯苓一两　肉桂一钱　车前子五钱　水煎服。二剂轻，四剂又轻，十剂愈。

厥症门七则

1. 人有日间忽然发热，一时厥去，手足冰凉，语言惶惑，痰迷心窍，头晕眼昏，此阳厥也。乃阴血不归于阳气之中，而内热如焚，外反现假寒之象，故手足冷也。此等之症，伤寒中最多。但伤寒之厥乃传经之病，必热至五、六日而发厥，非一日身热而即发厥者也，故不可用伤寒之法以治此等之厥。（今人一见发厥，不论日数之多寡，辄用伤寒法治之矣。奈何？）然而虽不同于伤寒，而内热之深，正未尝少异。夫厥乃逆也，逆肝气而发为厥；厥乃火也，逆火气而发为热。热深而厥亦深，热轻而厥亦轻，故不必治厥也，治热而已矣。惟是厥发于日，阳离乎阴也。无阴则阳无所制，离阴则阳无所依，阳在里而阴在表，自然热居中而寒外现矣。治法泻其在内之火，则内热自除，而外寒自散。然而火之有余，仍是水之不足。泻火之中，而佐之补水之味，（泻火而佐以补水，是治厥之妙法。）则阳得阴而有和合之欢，断不至阴离阳而有厥逆之戾也。方用**安厥汤**：

人参三钱　玄参一两　茯苓三钱　白薇一钱　麦冬五钱　生地五钱　天花粉三钱　炒栀子三钱　白

芍一两　柴胡五分　甘草一钱　水煎服。一剂而厥定，再剂而身凉矣。凡日间发厥之症，俱可治之，无不神效。

此方和合阴阳，实有调剂之妙。助阳气而不助其火，生阴气而不生其寒，祛邪而不损其正，解郁而自化其痰，所以定厥甚神，返逆最速也。

此症用**黄连定厥汤**亦效。

黄连二钱　当归五钱　麦冬五钱　玄参一两　贝母三钱　菖蒲五分　水煎服。一剂即回，二剂愈。

2. 人有夜间发热，一时厥逆昏晕如死人状，惟手足温和，喉中痰响，不能出声，此阴厥也。乃阳气虚而不能入于阴血之中，以致鬼神凭之，往往厥逆也。直中阴寒之症，多有一时发厥者。但彼乃阴寒而猝中，此乃阴热而暴亡，各有不同。阴寒之厥，手足筋脉多青，灌之水必吐；阴热之厥，手足筋脉多红，饮之水必不吐。阴寒之厥，身必不热，阴热之厥，身必不凉，以此辨之，不差毫发。（阴寒之厥与阴热之厥，辨得最清。）故阴寒之厥，舍参附无夺命之丹；阴热之厥，饮参附即丧身之鸩。治阴热之厥，法宜补阴以助阳，使真阴足而邪阴自散，阳气旺而虚火自消。庶痰涎化，昏晕除，厥逆定矣。方用**补阴助阳汤**：

玄参一两　麦冬一两　熟地一两　人参二钱　白芥子五钱　柴胡一钱　白芍一两　当归一两　白术一两　茯苓五钱　菖蒲一钱　水煎服。一剂而昏迷苏，再剂而痰涎化，三剂而厥逆回，则可生也，否则不可救矣。

此方补阴之药，多于补阳。阴水足而阴火可散，阴火散而阳气可回，阴阳合而昏迷宜苏矣。倘服之而不效，是阴阳早已相脱，不能再续也，非前药之故耳。或曰阳气虚而离阴，是宜单补阳以入阴，今补阴以合阳，恐非治法。不知阳气虚而不能入于阴血之中者，以阴血之大燥，火盛而虚阳不敢入于阴耳，非阴血过多之谓也。苟补阳过胜，则阳旺而阴益消亡，此所以必须补阴以合阳，而万不可补阳以胜阴也。况方中未尝无补阳之药，补阴居其七，补阳居其三，阴阳始无偏胜，而厥逆可援也。

此症用**解晕神丹**亦效。

人参　半夏各二钱　茯苓五钱　南星一钱　天麻　乌药　陈皮　菖蒲各五分　当归三钱　柴胡一钱　水煎服。

3. 人有日间发厥，而夜间又厥，夜间既厥，而日间又复再厥，身热如火，痰涎作声，此乃**阴阳相并之厥**也。热多则厥亦多，用泻火之药则热除而厥亦除矣。然而厥既有昼夜之殊，而热亦有阴阳之异，正未可徒泻夫火也。宜于泻阳之中，而用补阴之药；于抑阴之内，而用补阳之剂。庶几阳火得阴而消，阴火得阳而化；提阳出于阴，而日间无昏晕之虞；升阴入于阳，而夜间无迷眩之害也。（提阳出阴，升阴入阳是治厥妙法。）方用**旋转阴阳汤**：

人参一钱　白术三钱　白茯神三钱　白芍五钱　当归三钱　生地五钱　麦冬三钱　附子一分　炒栀子二钱　天花粉三钱　柴胡一钱　水煎服。一剂而厥逆安矣，不必再剂也。

此方阴阳双补，痰火两泻，补泻兼施，不治厥而厥自定也。倘或补阴而不补阳，或泻阳而不抑阴，则阴阳必有偏胜，而痰火必致相争，变出非常，有不可救药者矣。

此症用**息争汤**亦甚效。

柴胡　神曲各二钱　甘草一钱　炒栀子　天花粉各三钱　茯苓五钱　生地一两　水煎服。一剂即安，二剂愈。

4. 人有大怒之后，又加拂抑，事不如意，忽大叫而厥，吐痰如涌，目不识人，此肝气之逆，得痰而厥也。**夫肝性最急，急则易于动怒，怒则气不易泄，而肝之性更急，肝血必燥**，必求救于脾胃以纷取资。

然而血不能以骤生，脾胃出水谷之液以予肝，未遑变血，势必迅变为痰以养肝。**肝又喜血而不喜痰**，痰欲入于肝而肝不受，必至痰阻于肝外，以封闭夫肝之窍矣。（痰迷心窍而未闻痰迷肝窍也，然心窍既可迷，安在肝窍独不可迷哉。）肝不能得痰之益，反得痰之损，则肝之燥结可知。既无津液之灌注，必多炎氛之沸腾，痰闭上而火起下，安得不冲击而成厥哉！治法宜去其痰而厥乃定也。然而去痰必须平肝，而平肝在于解怒。方用**平解汤**：

香附五钱 当归五钱 天花粉三钱 半夏二钱 茯苓三钱 神曲二钱 麦芽二钱 炒栀子二钱 黄连五分 甘草一钱 水煎服。一剂厥轻，再剂厥定，三剂全愈。

此方解肝气之拂逆，实有神功。在清热而不燥，导痰而不峻也。

此症用**三白散**亦效。

白芍 川芎各五钱 栀子 茯神 天花粉各三钱 当归五钱 白豆蔻二枚 南星 菖蒲 枳壳各一钱 水煎服。二剂全愈。

5. 人有怒，辄饮酒以为常，不醉不休，一日发厥，不知人事，稍苏犹呼酒号叫，数次复昏晕，人以为饮酒太醉故也，谁知是胆经之火动乎。夫肝与胆为表里，肝气逆则胆气亦逆，肝火动则胆火亦动。酒入脏腑，必先入胆，酒渗入胆，则酒化为水矣。然而酒性大热，饮酒过多，酒虽化水，而酒之热性不及分消，必留于胆中。况怒气伤肝，则肝火无所发泄，必分流而入于胆。胆得酒之热，又得肝之火，则热更加热矣。（世人多以酒解怒，谁知得酒而愈怒耶！怒以酒解，是犹既醉而饮酒也。）夫肝胆为心之母，母热必呼其子以解氛，自然胆热必移热以于心，而心不可受，热乃变而为厥矣。治法亟解心中之热，而心热非起于心也，仍须泻胆之热；而胆之热，非本于胆也，仍须泻肝之热，以解酒之热而已。方用**逍遥散加味**治之：

柴胡一钱 白芍一两 茯苓五钱 白术五钱 甘草二分 陈皮五分 当归二钱 葛花二钱 炒栀子三钱 白芥子三钱 水煎服。一剂厥轻，二剂厥定，三剂全愈。

逍遥散治郁实奇，佐之栀子以泻火，益之葛花之解酒，加之白芥子以消痰。酒病未有不湿者，湿则易于生痰，去其湿而痰无党，去其痰而火无势。湿既无党，火又无势，虽欲再厥，其可得乎。方中所以多用茯苓、白术以辅助柴胡、白芍者，正此意也。

此症用**醒酝汤**亦效。

干葛 柞木枝各一钱 人参二钱 茯神三钱 白芍五钱 黄连 半夏各五分 吴茱萸二分 水煎服。一剂即效，四剂愈。

6. 人有一过午时，吐酸水一、二碗，至未时心前作痛，至申痛甚厥去，不省人事，至戌始苏，日日如是，人以为阴分之热也，谁知是太阳膀胱之经，有瘀血结住而不散乎。但小便不闭，是膀胱之气未尝不化也。气乃无形之物，无形能化，若有瘀血结住而不散者，以血有形，不比气之无形而可散也。未申之时，正气行膀胱之时也。气行于血之中，而血不能行于气之内，所以作痛而发厥。欲活其血之瘀，非仅气药之能散也，必须以有形之物制血，则气可破血，而无阻滞之忧矣。方用**逐血丹**：

当归尾一两 大黄三钱 红花三钱 桃仁二十粒 天花粉三钱 枳壳五分 厚朴二钱 丹皮三钱 水蛭火煅烧黑一钱 水煎服。一剂而瘀血通，二剂而瘀血尽散。

此方用**水蛭同入于大黄、厚朴之中，以逐有形之血块**，则病去如扫，而痛与厥尽去也。倘不用水蛭，虽亦能止厥定痛，而有形之血块，终不能尽逐，必加入水蛭而建功始神，不可以此物为可畏，而轻弃之，遗人终身之病也。

此症用**破瘀丹**亦神。

水蛭炒干黑二钱 当归 白芍各一两 茯苓三钱 肉桂三分 桃仁十四个 生地五钱 枳壳五分 猪苓一钱 水煎服。二剂全愈。

7. 人有忽然之间，如人将冷水浇背，陡然一惊，手足厥冷，遂不知人，已而发热，则渐渐苏省，一日三、四次如此，人以为祟乘之也，谁知是气虚之极乎。夫气所以卫身者也，气盛则体壮，气衰则体怯。外寒之侵，乃内气之微也。内气既微，原不必外邪之袭，无病之时，常觉阴寒逼身，如冷水浇背，正显内气之微，何祟之来凭乎！（是气非祟，辨得明白）然而内热之极，亦反生寒颤，所谓厥深热亦深，与气虚之极，亦生寒颤者，似是而非，苟不辨之至明，往往杀人于顷刻，可不慎欤！辨之之法，大约内热而外寒者，脉必数而有力，而舌必干燥也；气虚而外寒者，脉必微而无力，而舌必滑润也。故见气虚之症，必须大补其气，而断不可益之大寒之品。方用**苏气汤**：

人参一两 陈皮一钱 枳壳三分 菖蒲五分 水煎服。一剂轻，二剂更轻，连服数剂，全愈。

此方**重用人参以补气**，益之陈皮、枳壳宽中消痰，即人参苏气更为有神；益之菖蒲者，引三味直入心中，则气不能散于心外也。

此症用**助气回阳汤**亦效。

人参 黄芪各五钱 南星二钱 甘草一钱 茯苓三钱 枳壳五分 砂仁三粒 水煎服。二剂效，四剂全愈。

春温门三十三则

1. 春月伤风，头痛鼻塞，身亦发热，是伤风而欲入于太阳，非太阳之伤寒也。夫春伤于风，由皮毛而入肺也。风入于肺而不散，则鼻为之不利。肺金之气不扬，自失其清肃之令，必移其邪而入于太阳膀胱，惟恐邪入乃坚闭其口，而水道失行，于是水不下通而火乃炎上，头自痛矣，与传经太阳之伤寒绝不相同。（春温头痛与伤寒头痛，似是而非，千古疑团，一朝说破，岂不大快。）散肺金之风，杜其趋入膀胱之路而身热自退也。方用**舒肺汤**：

桔梗三钱 甘草一钱 苏叶五分 天花粉一钱 茯苓三钱 桂枝三分 水煎服。一剂而身热解，二剂而头痛鼻塞尽愈。

此方专入肺金以散其风邪。**有风则必生痰，有痰则必有火**，天花粉消痰而又善解火，一味而两用之也。桂枝、茯苓开膀胱之口，引邪直走膀胱而下泄，因肺欲移邪而移之，其势甚便，随其机而顺用之也。

此症用**加味甘桔汤**亦佳。

桔梗 川芎 天花粉 麦冬各三钱 甘草 黄芩各一钱 水煎服。二剂愈。

2. 春月伤风，身热咳嗽，吐痰恶热，口渴，是伤风而阳明之火来刑肺金，非伤寒传经入于阳明也。夫阳明胃土，本生肺金，何以生肺者，转来刑肺乎？盖**肺乃娇脏，风入肺经必变为寒，胃为肺金之母，见肺子之寒，必以热济之**。夫胃本无热也，心火为胃之母，知胃欲生金，乃出其火以相助。然而助胃土之有余，必至克肺金之不足，是借其兵以讨贼，反致客兵残民，故胃热而肺亦热，而咳嗽口渴之症生矣。（土来救肺反致火来刑肺，不是传经之胃火竟来克肺也，亦辨得妙。）治法泻心火以安胃土，自然肺气得养，而风邪自散。方用**平邪汤**：

黄连三分 甘草一钱 苏梗一钱 紫菀一钱 葛根一钱 石膏三钱 麦冬五钱 贝母三钱 茯神三钱 水煎服。一剂轻，二剂又轻，三剂身凉矣，不必四剂矣。

此方泻心火者十之三，泻胃火者十之六。盖心火之旺克肺者轻，胃火之旺刑金者重。轻泻心中之火，则心不助胃以刑金，重泻胃中之火，则胃不刑金以伤肺，肺气既回，肺邪又安留哉！

此症用**清胃散**亦效。

石膏 半夏各二钱 茯苓三钱 桂枝三分 麦冬三钱 陈皮 葛根各一钱 水煎服。一剂愈。

3. 春月伤风，发寒发热，口苦，两胁胀满，或吞酸吐酸，是少阳之春温也。（若春行冬令，而天气大冷，感冒风寒者竟是伤寒，非可视为伤风也。）何以冬月谓之伤寒，而春月即谓之春温耶？不知冬月之风寒，春月之风温，寒则伤深，温则伤浅，伤深者邪至少阳而有入里之惧，伤浅者邪入少阳而即有出表之喜，故同伤少阳，而伤风与伤寒实有异也。（风寒入里，风温出表，两言实尽春温之旨。）至于治伤风之少阳，法又不必大异，皆舒其半表半里之邪，而风邪自散。虽然，伤寒邪入少阳，有入里之症，往往用大柴胡与承气之类和而下之；若伤风入少阳，以小柴胡汤和解而有余，不必用大柴胡承气而重用之也。方用**加减小柴胡汤**：

柴胡一钱五钱 茯苓三钱 黄芩一钱 甘草一钱 陈皮五分 天花粉一钱 水煎服。（小柴胡汤去芍药，恐其酸敛也。）一剂寒热解，再剂诸症愈。

此方较原方更神，以用茯苓之多，使邪从膀胱而出，更胜于和解也，佐柴胡以散邪，乃建奇功耳。

此症用**安胆汤**亦效。

柴胡 天花粉 炒栀子各二钱 甘草一钱 白芍 丹皮各三钱 水煎服。二剂愈。

4. 春月伤风，身热呕吐不止，人以为太阴之伤寒也，谁知是太阴之春温乎。夫太阴脾土也，风伤太阴，则土中有风，风在地中，则土必震动而水溢，故令人呕吐不止，非阴寒之气，入于脾土之内，而动人呕吐者可比。此与伤寒传经之入太阴者，治法迥不相同也，伤寒当温其经以回阳，而伤风宜散其风以安土。方用**奠土汤**：

白术五钱 茯苓三钱 人参 柴胡 半夏 甘草 葛根各一钱 神曲五分 水煎服。一剂而风散，二剂而身凉，三剂而病全愈矣。

方中祛邪于补脾之内，脾健而风自息也。

此症亦可用**护脾饮**：

白术三钱 人参二钱 肉桂三分 陈皮三分 半夏一钱 苏叶五分 水煎服。一剂愈。

5. 春月伤风出汗，胃干燥，渴欲饮水，是春温之症，火邪入膀胱，非太阳之伤寒也。夫膀胱者肺金之表也，肺受风邪，久则变热，肺乃求救于膀胱，邪即乘其求救而下行。而膀胱之水，思欲救母，乃不肯下泄，而上与风火相斗。邪见膀胱正气之盛，乃不入膀胱而入胃，于是胃热而与邪相争，故尔出汗。汗出而胃之津液自干，故口渴思水以救其内焚也。治法不必散风邪而泻火焰，速利其膀胱使水从小便而出，则胃中之津液自生。方用**五苓散**：

白术一钱 茯苓三钱 泽泻三钱 猪苓三钱 肉桂一分 水煎服。一剂而小便利，二剂而口渴汗出尽止矣。

盖**五苓散**专利其膀胱之水。膀胱为太阳之经，伤风已经出汗，宜太阳之邪尽出矣，乃口渴思水，明是邪热不肯从皮毛外出，而欲趋膀胱下出矣。**五苓散**利其膀胱，则水流而火亦流，火随水去，胃火已消，而胃自生液，自然上润于肺，肺得胃液之养，则皮毛自闭，邪何从而再入哉！

此症**知柏茯苓汤**亦可用。

知母 黄柏各一钱 茯苓五钱 水煎服。一剂而渴解，二剂愈。

6. 伤风头痛，发热，盗汗微出，见风则畏，此春温伤风，而非太阳症也。夫头痛本属太阳，然而风能入脑，亦作头痛，未可谓身热头痛，便是太阳之症。风从皮毛而入，皮毛主肺，肺通于鼻，而鼻通于脑，风入于肺，自能引风入脑而作头痛。倘肺气甚旺，则腠理自密，皮毛不疏，风又何从而入，惟其肺气之虚，故风邪易于相袭。邪正争斗，身故发热，**肺气既虚**，安能敌邪，所以**盗汗微微暗出也**。（真看得明、说得透。）此症明是伤风，勿作伤寒轻治，盖邪之所凑，其气必虚，补其肺气之虚，表其风邪之盛，自然奏效甚速。方用**益金散风汤**：

人参五分　甘草一钱　五味子三粒　麦冬三钱　紫苏一钱　蔓荆子一钱　天花粉一钱　桔梗三钱　水煎服。一剂头痛除，再剂身热解，三剂盗汗亦止。

此方散重于补，何以名为益金汤？不知肺经为邪所伤，其气甚衰，若用大补重药，必且难受，不若于散表之中，略为补益，则邪既外出，而正又内养，两得其宜，是过于散正善于益也。

此症用**通脑散**亦神。

川芎　当归　茯苓各三钱　桔梗二钱　蔓荆子　白芷各五分　人参　半夏各一钱　水煎服。二剂愈。

7. 伤风头痛发热，身疼腰重骨节俱酸疼，恶风无汗，人以为伤寒，而不知非也。夫伤寒则不恶风矣，此内伤脾肾，而风乘虚以入肺，则经络之间不相流通，故身热耳。第内伤脾胃，与肺无涉，何以肺经即召外邪耶？不知脾为肺之母，而肾为肺之子，母虚而子亦虚，子虚而母亦虚。脾肾之气既虚，而肺安得有不虚之理，于是腠理不密，毛窍难以自固，故风邪易入于肺经。而肺气益虚，何能下润于肾宫，而旁灌于百骸耶！自必至满身骨节酸痛而腰重矣。但肺虚而邪既易入，则汗亦宜易出，何以邪入而汗不出耶？此乃邪欺肺气之虚，又窥脾肾之不足，反使邪气得蔽于毛孔，故见风反畏。外邪且不能再入，何况内汗能出乎！然则治法惟散肺中之邪，仍补脾肾之气。**脾土旺而肺气有生发之机，肾水足而肺金无干燥之苦**。自然上可达于脑，而头痛除，下可通于膀胱，而腰重去，中可和于中焦，而一身支节之酸疼尽愈也。方用**黄紫丹**：

白术五钱　茯苓三钱　当归五钱　羌活一钱　紫苏一钱　甘草一钱　细辛五分　黄芩一钱　麦冬五钱　人参一钱　贝母一钱　水煎服。

此方补多于散，何补之中又纯补脾而不补肾耶？**人生后天以脾胃之气为主，脾健则胃气自开，胃开则肾水自润**。况人参、白术原能入肾，而白术尤利腰脐，一身之气无不利矣。何况肺经为脾胃之子，母健而子亦健，力足以拒邪；又有紫苏、黄芩、羌活、贝母祛风、散火、消痰、泄水之药，足以供其战攻之具，自然汗出热解，而邪从外越也。

此症用**益气散风汤**亦效甚。

人参　黄芪各三钱　甘草　半夏各一钱　白术五钱　柴胡二钱　茯苓三钱　枳壳五分　水煎服。

8. 春月伤风，身热十余日，热结在里，往来寒热，人以为伤寒在太阳，有入里之变也，谁知春月伤风，与冬月伤寒不同。冬月之寒入于太阳，久则变寒；春月之风入于太阳，久则变热。寒则迁动不常，必至传经入脏；热则静守不移，惟有固结在腑。然而入脏在腑，虽有不同，而作寒作热，则无不同也。寒在脏则阴与阳战而发热，热在腑则阳与阴战而发寒，随脏腑衰旺分寒热往来，此症之所最难辨，亦辨之于时令而已。在冬月而热结在里者，宜用攻；在春月而热结在里者，宜用散，散其热而寒自除，寒除而热亦自止也。方用**散结至神汤**：

厚朴一钱　白芍五钱　甘草一钱　当归三钱　枳壳五分　柴胡一钱　炒栀子三钱　桂枝三分　水煎服。

一剂而寒热除，内结亦散。

方中多是平肝之药，绝不去舒肺经之邪。盖肺气为邪所袭，则肝木必欺肺金之病而自旺矣，旺则木中生火，以助邪之热而刑肺。倘不泻肝而徒去散肺经之邪，则肺气愈虚，而热何能遽解耶！惟泻其肝中之火，则内热既衰，益之桂枝数分，但去散太阳之风，不去助厥阴之火，此热结所以顿解也。

此症用**清邪散**亦效。

桂枝五分　茯苓五钱　甘草一钱　陈皮五分　半夏　柴胡各一钱　砂仁一粒　水煎服。

9. 伤风八九日，风湿相搏，身体烦疼，不能转侧，不呕不渴，人以为伤寒之症，风湿在太阳之经也，谁知伤风之病，亦能使风湿之相搏乎。夫湿从下受，而风从上受者也；下受者膀胱先受之，上受者肺经先受之。**膀胱受湿，无风不能起浪；肺经受风，无湿亦不能生岚**。伤风而致风湿相搏，因下原感湿，而上又犯风，两相牵合，遂搏聚于一身，而四体无不烦疼也。夫烦疼之症，风之病也。湿主重着，烦痛而至身不能转侧，非重着乎？以此分别风湿之同病，实为确据。且风症必渴，湿症必呕，今风湿两病，风作渴而水济之，湿欲呕而风止之，故不呕而又不渴也。治法宜双解其风湿之邪而已。方用**双解风湿汤**：

茯苓一两　薏仁一两　柴胡二钱　防风　甘草各一钱　水煎服。

柴胡、防风以祛风，茯苓、薏仁以利湿，用甘草以和解之，自然风湿双解，而诸症尽痊也。

此症用**风湿两舒汤**亦佳。

茯苓　白术各五钱　柴胡　防风　半夏　甘草各一钱　桂枝三分　水煎服。

10. 春月伤风八九日，如疟之状，发热恶寒，热多寒少，口不呕吐，人以为伤寒中如疟之证，谁知春月伤风，亦同有此症乎。夫风邪入于表里之间，多作寒热之状，不独伤寒为然。伤风之病，轻于伤寒，至八九日，宜邪之尽散矣，何尚有如疟之病？盖**无痰不成疟，无食亦不成疟**，无痰无食，即有风邪不能为害。然则伤风而有如疟之病者，亦其胸膈胃脘之中，原有痰食存而不化，八九日之后，正风欲去而痰与食留之耳。热多寒少，非内伤重而外感轻之明验乎。惟口不呕吐，乃内既多热，自能燥湿，痰得火制，自不外吐。然热之极，则外反现寒，恶寒之象，乃假寒也。假寒真热，适显其如疟之症，乃假疟而非真疟也。治法亦治其如疟，而不必治其真疟耳。方用**破假汤**：

人参三钱　白术五钱　陈皮一钱　神曲五分　柴胡二钱　山楂十粒　甘草五分　白芍五钱　鳖甲三钱　石膏一钱　半夏一钱　水煎服。一剂恶寒除，二剂发热解，四剂如疟之症全愈。

此方于补正之中寓祛邪之味，正既无亏，邪又退舍，此王霸兼施之道也。

此症用**散疟汤**亦效。

柴胡二钱　何首乌　白术各五钱　青皮二钱　水煎服。

11. 春月伤风汗多，微发热恶风，人以为传经之邪，入阳明胃中也，谁知伤风春温之症，亦有邪入胃者乎。邪到阳明，必然多汗而渴，今汗虽多而不渴，是火邪犹未盛，所以微发热而不大热耳。夫同一外邪也，何伤寒之邪入胃而火大炽，伤风之邪入胃而火微旺。盖伤寒之邪寒邪也，伤风之邪风邪也。寒邪入胃，胃恶寒而变热；风邪入胃，胃喜风而变温。盖其热乃胃之自热，不过风以煽之也。风煽其火，则火必外泄，反不留于胃中，所以皮肤热极而多汗，而口转不渴，异于伤寒传经入胃之邪而无燎原之祸也。然而终何以辨其非伤寒哉！伤寒恶寒而不恶风，伤风恶风而不恶寒，正不必以冬月之恶风，为是伤寒之的症也。盖恶风即是伤风之病耳，治法散其风而火自解也。方用**薰解汤**：

石膏三钱　干葛二钱　甘草一钱　荆芥一钱　茯苓五钱　麦冬五钱　水煎服。一剂汗止，二剂热尽散矣。

此方干葛、荆芥乃发汗之药，何用之反能止汗？不知伤风多汗，乃风煽之也，今用干葛、荆芥以散其风，则风息而火亦息；况用石膏以泻胃火，火静而汗自止；又得麦冬以滋其肺，茯苓以利其水，甘草以和其中，安得而出汗哉！

此症用**三奇汤**亦效。

玄参一两　干葛　天花粉各三钱　水煎服。

12. 伤风口苦，咽干腹满，微喘发热恶寒，人以为伤寒之邪入于阳明，不知是伤风之邪入于阳明也。夫伤风之邪既轻于伤寒，何伤风之病竟同于伤寒乎？不知伤寒之邪入于阳明，其重病不同于伤风，而轻病则未尝不同也。若口苦不过胃不和也，咽干胃少液也，腹满胃有食也，微喘胃少逆也，发热恶寒胃之阴阳微争也。症既同于伤寒，而治法正不可同也，和其胃而不必泻其火，解其热而不必伤其气，始为得之。方用**和解养胃汤**：

玄参一两　甘菊花三钱　甘草一钱　麦冬三钱　天花粉三钱　苏子一钱　水煎服。一剂口苦、咽干之症除，二剂喘热、腹满、恶寒之病去，不必三剂。

此方解阳明之火，而不伤胃土之气，所以能和胃而辟邪也。

此症亦可用**三奇汤**加麦冬五钱治之。

玄参一两　干葛　天花粉各三钱　麦冬五钱　水煎服。

13. 伤风口燥，但欲漱水不欲咽下，人以为阳明之火将逼其热以犯肺，必有衄血之祸矣。不知冬月伤寒，邪入于阳明，则有此病；若春月伤风，乌得有此。然伤风之症既同于伤寒，安保其血之不衄耶！而伤风终无衄血者，盖风性动而变，不比寒性静而凝也。故伤寒寒在胃而逼其热于口舌咽喉者，阴阳拂乱而衄血成矣；伤风逼其热于上，虽亦漱水而不欲咽，然风以吹之，其热即散，安得而致衄哉！治法泻阳明之火，而口燥自除也。方用：

石膏三钱　葛根一钱　玄参五钱　金银花五钱　麦冬五钱　甘草一钱　水煎服。方名**金石散**。服二剂，此症全愈，不必服三剂也。

此方单泻胃中之火，不去散胃中之寒。然而玄参、麦冬、金银花纯是补水之剂，上能解炎，下又能济水，得甘草以调剂，实能和寒热于顷刻也。

此症亦可用**三奇汤**治之。

玄参一两　干葛　天花粉各三钱　水煎服。

14. 春月伤风脉浮，发热口渴，鼻燥能食，人以为阳明火热，必有衄血之症。不知伤寒不衄，则邪不能出，而伤风正不必衄也。盖伤寒入胃，而邪热火炽，非水谷不能止其炎上之火，既能食而脉仍浮，是火仍不下行，而必从上行也，故必至发衄。若伤风之脉原宜见浮，非其火之必欲上行也，故虽口渴鼻燥而能食，则火可止遏，火下行而不上行，岂致发衄哉！治法但泻其胃中之火，无庸顾其肺中之衄也。方用**宁火丹**：

玄参一两　甘草一钱　生地三钱　青蒿五钱　水煎服。一剂身热解，二剂口渴鼻燥愈，三剂脉浮亦平矣。

此方玄参、生地以解其胃中之炎热，泻之中仍是补之味；青蒿同甘草用之，尤善解胃热之邪，使火从下行而不上行也。且青蒿更能平肝经之火，脉浮者风象也，肝火既平，则木气自安，而风何动哉！此用药之妙，一举而得之也。

此症亦可用**滋肺汤**甚效。

石膏二钱 麦冬一两 生地三钱 黄芩 甘草各一钱 水煎服。

15. 春月伤风自汗出，医人又发其汗，小便自利，人以为伤寒误汗，以致津液内竭也。孰知伤寒邪入阳明，火焚其内，以致自汗，明是阴不能摄阳，而阳外泄；又加发汗则阳泄而阴亦泄矣，安得津液不内竭乎！若伤风自汗出者，乃肺金之虚，非胃火之盛，复发其汗则肺气益耗，金寒水冷而小便自利矣。故治法迥不可同也，若用治伤寒之法，以治伤风之症，必有变迁之祸。治法但补其肺气之虚，而固其腠理，则汗止而病自愈也。方用**六君子汤加减**治之：

人参三钱 白术一两 陈皮三分 甘草五分 白芍三钱 黄芪五钱 麦冬五钱 北五味五分 水煎服。一剂止汗而津液自生矣。

此方补胃健脾，使土旺以生肺金，则肺气自安；肺金既安，则腠理自固，毛窍自闭矣。

此症用**温固汤**亦妙。

白术 黄芪各五钱 甘草 肉桂 北五味子各一钱 人参二钱 陈皮三分 水煎服。

16. 春月伤风，下血谵语头汗出，人以为阳明之火大盛，必有发狂之祸，谁知是热入血室，似狂而非狂乎。虽伤寒邪入阳明，亦有下血谵语必致发狂之条。然而伤寒之下血谵语者，乃热自入于血室之中；伤风之下血谵语者，乃风祛而热入于血室之内。虽同是热入血室，而轻重实殊。盖热自入者，内外无非热也；风祛热入者，内热而外无热也。既热有轻重，而头汗出无异者何故？以血室之部位在下焦，而脉实走于头之上，故热一入于血室，而其气实欲从头之巅，由上而下泄，特因下热未除，各腑之气不来相应，所以**头有汗至颈而止**。伤寒与伤风内热同，而头汗出亦同也。治法散其风，引热外出，而各病自愈。方用**导热汤**：

当归 白芍各三钱 柴胡二钱 黄芩一钱 丹皮三钱 甘草 天花粉各一钱 水煎服。一剂谵语除，二剂热退汗止矣。

此方亦小柴胡之变方，但小柴胡汤，纯泻热室之火，而此兼补其肝胆之血，使血足而木气不燥，不来克脾胃之土，则胃气有养，胃火自平，所谓**引血归经**，即**导火外泄**耳。

此症**清室汤**亦效。

柴胡 黄芩 半夏各一钱 丹皮三钱 枳壳五分 白芍五钱 水煎服。

17. 伤风潮热，大便微硬，人以为伤寒之邪入于阳明，又将趋入于大肠也，谁知是肺经干燥乎。盖大肠与肺为表里，**肺燥则大肠亦燥**，正不必邪入大肠而始有**燥屎**也。风伤肺金，最易煽于肺气，不同寒伤肺金之清冷，故风邪一入肺，而大肠容易燥结。然邪终隔大肠甚远，非大肠之中即有邪火结成燥屎而必须下之也，是则伤风潮热，大便微硬，乃金燥之症，非火盛之症明矣。治法宜润肺金之燥，然而大便之开合，肾主之也，**肾水足而大肠自润**矣。方用**金水两润汤**：

熟地一两 麦冬一两 柴胡一钱 甘草一钱 丹皮三钱 水煎服。连服二剂而微硬解，再服二剂而潮热除矣。

此方用熟地以补水，水足则肺金不必去生肾水，而肺之气不燥，又得麦冬直补肺金，金水两润，自然大肠滋灌挽输有水，可以顺流而下，既无阻滞之忧，何有余热之犹存哉！

此症用**地榆解热汤**亦效。

当归五钱 生地三钱 地榆 天花粉各二钱 黄芩 甘草 苏叶 大黄各一钱 水煎服。

18. 春月伤风，谵语、潮热、脉滑，人以为阳明胃热，乃伤寒传经之病，谁知春温之症，亦有胃热乎。春令发生，胃中本宜热也，又加春风之熏蒸，其胃中自然之热，原不可遏，今一旦逢违逆春令之寒风以阻抑之，而不能直达其湮郁之气，所以谵语而发热也。然**胃中无痰，则发大热，而谵语声重；胃中有痰，则发潮热，而谵语声低**，脉滑者有痰之验也。方用**消痰平胃汤**：

玄参　青蒿各一两　半夏　茯神　麦冬　车前子各三钱　水煎服。一剂谵语止，再剂潮热除，不必三剂也。

此方主青蒿者，以青蒿能散阴热，尤能解胃中之火；得玄参、麦冬更能清上焦之炎，火热去而痰无党援；又得半夏、茯苓、车前以利其水，则湿去而痰涎更消，痰消而火热更减，欲作郁蒸潮热，迷我心君，胡可得哉！

此症用**玄黄解热散**亦效。

半夏　花粉各二钱　甘草　人参各一钱　玄参一两　生地　茯苓各五钱　枳壳五分　水煎服。

19. 春月伤风，日晡发潮热，不恶寒，独语如见鬼状，人以为阳明之症，伤寒欲发狂也，谁知是春温之过热乎。但伤寒见此病乃是实邪，**春温见此症乃是虚邪耳**。夫实邪之病从太阳来，其邪正炽而不可遏，必有发狂之祸；若**虚邪之病，从少阴来**，其邪虽旺而将衰，断无发狂之灾。盖实邪乃阳邪，而**虚邪乃阴邪**也。阳邪如见鬼状者，火逼心君而外出，神不守于心宫；**阴邪如见鬼状者，火引肝魂而外游，魄不守于肺宅**。故实邪宜泻火以安心，而虚邪宜清火以养肺。方用**清火养肺汤**：

荆芥二钱　麦冬五钱　玄参一两　天花粉三钱　甘草一钱　苏叶一钱　茯神三钱　黄芩二钱　水煎服。一剂潮热止，二剂不见鬼矣，三剂全愈。

此方全是清肺之药，何以能安胃火？不知胃火乃肺之所移，清其肺金，则邪必来救肺矣。有玄参为君，乘其未入肺宫，半途击之，则邪尤易走；茯神安心而又利水，邪不敢上逼而下趋，有同走膀胱而遁矣，何能入肺入肝以引我魂魄哉！

此症用**栀子清肝饮**亦效。

白芍一两　炒栀子　茯苓各三钱　半夏二钱　甘草一钱　水煎服。

20. 伤风发潮热，大便溏，小便利，胸膈满，人以为伤寒之邪入于阳明，而不知乃春温之热留于阳明也。夫**风伤于肺，邪从皮肤而入**，宜从皮肤而出，何以热反留胃不去乎？盖胃乃肺之母也，母见子被外侮，必报外侮之仇，外侮见其母之来复，随舍子而寻母矣。使母家贫弱，则外侮自舍母而寻子，无如胃为水谷之海，较肺子之家富不啻十倍，外侮亦何利于子而舍其母哉！自然利胃母之富，而弃肺子之贫，故坚留而不去，此潮热之所以作也。颠寒作热，小便利而大便溏，正阴阳之不正，致转运失职，胸膈何能快哉！治法祛胃中之邪，而阴阳自正矣。方用**加减柴胡汤**：

柴胡　黄芩　知母　炙甘草各一钱　茯苓五钱　枳壳　神曲各五分　萝卜子三钱　水煎服。一剂潮热解，二剂阴阳分，三剂诸症尽愈。

此方亦小柴胡之变方。**萝卜子与茯苓同用，最能分阴阳之清浊**，清浊一分，而寒热自解，宁至有胸膈之满哉！

此症用**扫胃汤**亦佳。

石膏　甘菊花各二钱　青蒿五钱　茯苓三钱　甘草一钱　陈皮三分　柴胡五分　厚朴一钱　槟榔八分　水煎服。

21. 春月伤风四五日，身热恶风，头项强，胁下满，手足温，口渴，人以为太阳、阳明、少阳之合病，谁知是春温之症，有似伤寒而非真正伤寒也。夫伤寒有此三阳之合病，何以春温之症，绝无相异乎？盖春温之症，风伤于少阳也。少阳为半表半里，凡三阳之表，俱可兼犯，而三阳之症即可同征。不比伤寒之邪由太阳以入阳明，而太阳之症未去；由阳明以至少阳，而阳明之邪尚留；由少阳以入厥阴，而少阳之病仍在。故治春温之症，止消单治少阳，而各经之病尽愈，不必连三阳而同治也。方用**加味逍遥散**：

柴胡二钱 当归二钱 白术一钱 甘草一钱 茯苓三钱 陈皮一钱 白芍三钱 炒栀子一钱 羌活五分 水煎服。二剂诸症尽愈，不必三剂。

论理，泻少阳胆经之火足矣，此方并和其肝气，似乎太过。然胆经受邪，正因胆气之太郁也。春温之病，每从肝胆以入邪，吾治其肝胆，则在表在里之邪无不尽散矣。

此症用**麻石抒阳汤**亦神。

柴胡 石膏各二钱 白芍五钱 麻黄 陈皮各三分 半夏一钱 茯苓三钱 水煎服。

22. 妇人经水适来，正当伤风，发热恶寒，胸胁胀满，谵语，人以为伤寒结胸也，谁知是热入血室乎。夫热入血室，男女皆有之，惟是男有热入血室之病者，乃风祛而热入之也；女子热入血室者，乃血欲出而热闭之，血化为热也。似乎男女之症不同，然而热则同也，故治法亦不必大异，仍用**导热汤**治之：

当归 白芍各三钱 柴胡二钱 黄芩一钱 丹皮三钱 甘草 天花粉各一钱 水煎服。

盖**导热汤**最舒肝胆之气，闭经水于血室之中，正肝胆之病也。肝藏血，非少阳胆气之宣扬，则血不外出，今舒其肝气，则已闭之血肝不能藏，血泄而热又何独留乎！故一剂而发热恶寒之病除，再剂而胸胁胀满、谵语之症去矣。

此症亦可用**加味清室汤**：

柴胡 黄芩 甘草 半夏各一钱 白芍五分 丹皮三钱 陈皮五分 水煎服。

23. 伤风身热后，肢体骨节皆痛，手足寒甚，人以为伤寒由三阳而传入于少阴也，谁知其人**肾水素虚，因伤风之后，烁其肺金；肺伤而不能生肾，则肾水更枯**，不能灌注于一身之上下，自然肢体骨节皆痛也。水枯宜火动矣，何手足反寒乎？不知水火原相根也，水旺而火亦旺，水衰而火亦衰，当水初涸之日，火随水而伏，不敢沸腾，故内热而外现寒象。治法不可见其外寒而妄用温热之药，当急补其肾中之水，以安肾中之火，则水足以制火。水火既济，何至有肢体骨节生痛，手足生寒之病乎！方用**六味地黄汤**：

熟地一两 山茱萸 山药各五钱 茯苓四钱 丹皮 泽泻各三钱 水煎服。一剂手足温，二剂肢体骨节之痛轻，连服四剂，即便全愈。

盖此症风邪已散，若再用祛风之药，则肺金愈虚，益耗肾水，水亏而火旺，必有虚火腾空，反致生变，何若**六味地黄汤**，直填肾水，使水火之既济也。

此症用**养骨汤**亦效。

熟地二两 甘草一钱 金钗石斛 地骨皮 茯苓 牛膝各三钱 水煎服。

24. 伤风后下利，咽痛胸满心烦，人以为伤寒邪入于少阴，乃阴寒上犯于心肺，而下犯于大肠也。而孰知不然，伤风之后，身凉则邪已尽散，何阴邪之留乎。然则下利者乃大肠之阴虚自利，非邪逼迫之也。咽痛者，亦阴虚之故，阴水既干，则虚火自然上越，咽喉窍细，不能遽泄，乃作痛也。胸满心烦者，肾水不能上济于心宫，而肾火反致上焚于包络，胸膈在包络之间，安得不满，胸既不舒，而心亦不能自安，此烦之所以生也。故伤风之后，见此等症，切勿认作阴寒而妄治之也。治法**补水以济心，复补金以生肾**，肾水足而肾气生，自然上交心而制火，下通大肠而利水矣。方用**加味地黄汤**：

熟地 茯苓各五钱 山茱萸 泽泻 丹皮各三钱 山药 麦冬各五钱 北五味一钱 肉桂五分 水煎服。一剂咽痛除，二剂下利止，三剂胸不满，心亦不烦矣。

夫既是肾阴之虚，用地黄汤以滋水，加麦冬、五味以益肾之化源是矣，何加入肉桂以补命门之火，非仍是治少阴之寒邪乎？不知**水非火不生，用肉桂数分，不过助水之衰**，而非祛寒之盛。且大肠自利，得壮火而泻，得少火而止，虽地黄汤内减熟地之多，增茯苓、泽泻之少，亦足以利水而固肠，然无命门之火以相通，则奏功不速，故特加肉桂于水中而补火也。

此症用**地苓芍桂汤**亦效。

熟地二两　茯苓五钱　白芍五钱　肉桂五分　水煎服。

25. 春月伤风二三日，咽中痛甚，人以为少阴之火，寒逼之也，谁知是少阴之寒，火逼之乎。夫伤寒咽痛，乃下寒实邪，逐其火而上出；伤风咽痛，乃下热虚火，逼其寒而上行，正不可一见咽痛，即用伤寒药概治之也。盖伤寒之咽痛，必须散邪以祛火；伤风之咽痛，必须补正以祛寒。方用**补喉汤**：

熟地二两　山茱萸　茯苓各一两　肉桂一线　牛膝二钱　水煎服。一剂而喉痛顿除。

熟地、山茱滋阴之圣药，加入肉桂、牛膝，则引火归源，自易易矣。况茯苓去湿以利小便，则水流而火亦下行，何至上逼而成痛哉，所以一剂而奏功也。

此症用**救咽丹**亦妙。

熟地二两　山茱萸八钱　山药一两　肉桂一钱　破故纸二钱　胡桃肉一个　水煎，冷服。

26. 春月伤风，身热下利六七日，咳而呕，心烦不得眠，人以为邪入少阴而成下利，以致呕咳心烦不眠也，谁知春温之病，多有如此症相同而治法宜别。盖伤寒之治，利其水，而春温之治，不可徒利其水也。夫伤风而至六七日邪宜散矣，乃邪不尽散，又留连而作利，其脾土之衰可知，咳而呕，不特脾衰而胃亦衰矣。土既衰而肺肾亦衰矣，况肾因下利之多，重伤其阴，力不能上润于心，心无水养，则心自烦躁，势必气下降而取给于肾，肾水又涸，则心气至肾而返，肾与心不交，安得而来梦乎！治法健其脾胃，益其心肾，不必又顾其风邪也。方用**正治汤**：

人参二钱　熟地　白术　炒枣仁各五钱　麦冬三钱　茯苓一两　竹茹一钱　水煎服。

此方心、肾、脾、胃、肺五者兼治之药，茯苓为君，能调和于五者之中，又是利水之味，下利既除，身热自止，而咳呕心烦不得眠，俱可渐次奏功也。

此症用**解烦汤**亦效。

人参　巴戟天　麦冬各五钱　白术一两　炒枣仁三钱　菖蒲五分　神曲一钱　白豆蔻二粒　水煎服。

27. 春月伤风，手足逆冷，脉紧，心下满而烦，饥不能食，人以为伤寒之症，邪入厥阴结于胸中也，而孰知不然。夫脉浮为风，脉紧为寒，明是伤寒之症，而必谓春月得之，是伤风而非伤寒，人谁信之，然而实有不同也。盖风最易入肝，春风尤与肝木相应，但肝性所喜者温风，而不喜寒风也。春月之风，温风居多而寒风亦间有之，倘偶遇寒风，肝气少有不顺，脉亦现紧象矣。第于紧中细观之，必前紧而后涩，紧者寒之象，涩者逆之象也。寒风入肝手足必然逆冷，肝气拂抑而心气亦何能顺泰乎；心既不舒不能生脾胃之土，肝又不舒必至克脾胃之土矣，所以**虽饥不能食**也。夫伤寒之入厥阴，由三阳而至；伤风之入厥阴，乃独从厥阴而自入者也。是以伤寒之邪入肝深，而伤风之邪入肝浅。入深者恐其再传，入浅者喜其易出。但解肝中之寒，而木中之风自散，饮食可进，烦满逆冷亦尽除矣。方用**加味逍遥散**治之。

柴胡二钱　白芍五钱　当归三钱　白术五分　甘草一钱　茯神三钱　陈皮五分　肉桂一钱　水煎服。一剂诸症俱愈。

逍遥散原是和解肝经之神药，得肉桂则直入肝中，以扫荡其寒风。阳和既回，而大地皆阳春矣。何郁滞之气上阻心而下克脾胃哉！脾胃有升腾之气，草木更为敷荣，断不致有遏抑摧残之势矣。倘作伤寒治法，而用瓜蒂吐之，**必有脏腑反复之忧**也。

此症用**卫君汤**效亦捷。

人参 巴戟天各三钱 茯苓三钱 白芍 白术各五钱 陈皮三分 肉桂 半夏各一钱 水煎服。

28. 春月伤风，忽然发厥，心下悸，人以为伤寒中有不治厥则水渍入胃之语，得毋伤风亦可同治乎！不知伤寒之悸，恐其邪之下行而不可止；伤风之悸，又虑其邪之上冲而不可定。盖寒性属阴，阴则走下；风性属阳，阳则升上，故同一发厥，同一心悸，治法绝不相同。伤寒宜先治厥而后定其悸，伤风宜先定悸而后治其厥也。方用**定悸汤**：

白芍 当归各一两 茯神 生枣仁各五钱 半夏 炒栀子各三钱 甘草一钱 菖蒲 丹砂末各五分 水煎调服。一剂悸定，再剂厥亦定也。

此方止定悸而治厥已寓其内。盖病原是心胆之虚，补其肝而胆气旺，补其肝而心亦旺。又虑补肝以动木中之火，加入栀子以补为泻，而复以泻为补，则肝火亦平，而厥亦定矣。总之伤寒为外感，伤风为内伤，断不可以治外感者移之以治内伤也。

此症用**奠安汤**亦效。

人参 茯苓各三钱 甘草 半夏各一钱 远志 柏子仁各二钱 山药 黄芪 麦冬各五钱 水煎服。

29. 春温之症，满身疼痛，夜间发热，日间则冷，人以为伤寒少阳之症也，谁知是肾肝之阴气大虚，气行阳分则病轻，气行阴分则病重乎。夫**阴阳两相根也**，阴病则阳亦病矣，何以春温之症，阴虚而阳独不虚耶？不知**肝肾之中，原有阳气，阴虚者，阳中之阴虚**也，故阳能摄阴，而阴不能摄阳，所以日热而夜凉耳。治法补其肝肾之阴，则阴与阳平，内外两旺，而后佐之以攻风邪，则风邪自出矣。方用**补夜丹**：

熟地一两 白芍五钱 鳖甲 当归 生何首乌 丹皮 地骨皮各三钱 茯苓 麦冬各五钱 贝母三钱 柴胡一钱 水煎服。

此方乃补阴之神剂，亦转阳之圣丹，用攻于补之中，亦寓抚于剿之内也。譬如黄昏之际，强贼突入人家，执其主妇，火烧刀逼，苟或室中空虚，无可跪献，则贼心失望，愈动其怒，势必箠楚更加，焚炙愈甚。今用补阴之药，犹如将金银珠玉乱投房中，贼见之大喜，必弃主妇而取资财；佐之以攻邪之药，又如男妇仆从扬声门外，则贼自惊惶，况家人庄客，尽皆精健绝伦，贼自势单，各思饱扬而去，安肯出死力以相斗乎，自然不战而亟走也。

此症用**补阴散邪汤**亦妙。

熟地一两 何首乌 当归各五钱 地骨皮 丹皮各三钱 天花粉 神曲各二钱 人参 柴胡各一钱 砂仁一粒 水煎服。

30. 春温之症，日间发热，口干舌燥，至夜身凉，神思安闲，似疟非疟，人以为伤寒症中如疟之病也，谁知是伤风而邪留于阳分乎。夫**邪之所凑，其气必虚**。**所谓气者，正阴阳之气**也。**风邪即阳邪**也，阳邪乘阳气之虚，尤为易入，以阳气之不能敌耳。治法于补阳之中，而用攻邪之药，则阳气有余，邪自退舍矣。方用**助气走邪散**：

柴胡二钱 当归三钱 黄芪五钱 人参一钱 枳壳五分 天花粉三钱 白术五钱 厚朴一钱 黄芩一钱 麦冬五钱 山楂十粒。 水煎服。连服二剂即愈。

此方乃补正以祛邪也。譬如青天白昼，贼进庄房，明欺主人之懦耳。倘主人退缩，则贼之气更张；主人潜遁，则贼之胆愈炽，必至罄劫而去。今用参、芪、归、术以补阳气，则主人气旺，执刀而呼，持戟而斗，号召家人，奋勇格斗，许有重赏酬劳，自然舍命相拒，即邻佑闻之，谁不执耒以张扬，负锄而战击，贼且逃遁无踪，去之惟恐不速矣。

此症用**破疟散**亦效。

白术 黄芪各五钱 半夏 防风 羌活 陈皮 甘草各一钱 水煎服。

31. 人有春月感冒风寒，咳嗽面白，鼻流清涕，人以为外邪之盛，而肺受之，谁知是脾肺虚气，而外邪乘之乎。夫肺主皮毛，邪从皮毛而入，必先伤肺；然而肺不自伤，邪实无隙可乘，又将安入？是邪之入肺乃肺自召之，非外邪之敢于入肺也。然则祛邪可不亟补其肺乎！惟是补肺必须补气，气旺则肺旺，而邪自衰。然而但补其气，不用升提之药，则气陷而不能举，何以祛邪以益耗散之肺金哉！故补气以祛邪，不若提气以祛邪之更胜也。方用**补中益气汤加味**治之。

人参二钱 黄芪三钱 当归三钱 陈皮七分 甘草五分 柴胡一钱 升麻四分 白术三钱 麦冬三钱 黄芩八分 天花粉一钱 水煎服。一剂邪散，二剂咳嗽流涕之病全愈也。

补中益气汤，治内伤之神剂，春月伤风，亦内伤之类也。用参、芪、归、术以补气，用升麻、柴胡以提气，且二味升中带散，内伤而兼外感者，尤为相宜，故服之而气自旺，外邪不攻自散也。

此症用**益气祛寒饮**亦效。

人参 柴胡 桔梗 半夏各一钱 黄芪 茯苓各三钱 当归二钱 苏叶五分 甘草五分 水煎服。

32. 人有春日感冒风寒，身热发谵，人以为阳明之内热也，谁知是肺热之逼肺乎。春日风邪，中人原不走太阳膀胱之经，每每直入皮毛而走肺。肺得风邪，则肺气大伤，寒必变热，与伤寒之邪，由卫入营而寒变热者无异，其实经络实有不同。若以冬寒治法治春温，反致伤命为可惜也。苟知春温与冬寒不同，虽见发热谵语，但治肺而不治胃，则胃气无伤，而肺邪易散。方用**宜春汤**：

枳壳五分 桔梗三钱 甘草一钱 麦冬五钱 天花粉二钱 黄芩二钱 紫菀一钱 陈皮五分 竹茹一钱 玄参三钱 水煎服。一剂而寒热解，再剂而谵语亦失。

此方散肺经之邪火，又不犯阳明之胃气，肺气安而胃火亦静矣，此所以治肺而不必治胃耳。

此症用**润肺饮**亦效。

麦冬 玄参各五钱 甘草 半夏各一钱 桔梗二钱 竹叶五十片 水煎服。

33. 春温之症，头痛身热，口渴呼饮，四肢发斑，似狂非狂，似躁非躁，沿门阖室，彼此传染，人以为伤寒之疫症也，谁知是伤风之时症乎。夫司天之气，原不必尽拘一时，天气不正，感风冒寒，便变为热。肺气不宣，胃气不升，火郁于皮毛腠理之中，流于头而作痛，走于肤而成斑。倘以治伤寒之法治之，必至变生不测，以所感之邪，实春温之气，而非冬寒传经之邪也。夫传经之邪，最为无定，春温之邪，最有定者也，何以有定者反至变迁不常？正以时气乱之也。时气之来无方，与疫气正复相同，但疫气热中带杀，而时气则热中存生，虽时气之病亦多死亡，然皆治之不得其法，乃医杀之，非时气杀之也。惟是沿门阖宅，各相传染者何故？以时气与疫气同是不正之气也，故闻其邪气而即病耳。虽然，世人有闻邪气而不病者何？以脏腑坚固邪不能入也。春温之传染，亦脏腑空虚之故耳。治法补其脏腑，而少佐以解火祛邪之药，则正气生而邪气自退矣。方用**远邪汤**：

人参一钱 苍术三钱 茯苓三钱 柴胡一钱 苏叶五分 生甘草一钱 玄参一两 荆芥三钱 黄芩一钱 白菊五钱 天花粉二钱 水煎服。一剂头痛止，二剂身热解，三剂斑散，狂躁皆安，四剂全愈。

此方却邪而不伤正气，治不正之时症最效，不止治春温之时病也。

此症用**正气汤**亦佳。

玄参一两 麦冬五钱 荆芥三钱 升麻八分 甘草 黄芩各一钱 天花粉三钱 蔓荆子五分 水煎服。

卷之六

火热症门十六则

1. 阳明火起发狂，腹满不得卧，面赤而热，妄见妄言，人皆谓内热之极也。然而阳明属土，而不属火，何以火出于土，谓是外邪之助乎？既非暑气之侵，又非寒气之变，乃一旦火起，以致发狂，人多不解。不知**土中之火，乃心中之火**也，心火起而阳明之火翕然而发。阳明胃经乃多气多血之府，火不发则已，一发而反不可制，往往卷土而来，火焰升腾，其光烛天，而旁且延烧于四境，有不尽不已之势，**非惟焚尽于胃，而且上烧于心**。心君不宁，且有下堂而走者，神既外越，自然妄有所见；既有妄见，安能止其妄言，此谵语之所以生也。然则阳明之火，乃内因而成，非外邪所致也。治法宜与伤寒之狂、伤暑之狂俱不可同日而论矣。然而阳明之火，其由来虽有内外之殊，而治阳明之火，其方法实无彼此之异。必须急灭其火，以救燎原之势，而不可因循观望，长其火焰之腾，以致延烧各脏腑也。方用**人参竹叶石膏汤**治之：

人参五钱　石膏一两　麦冬一两　竹叶三百片　知母三钱　甘草一钱　糯米一撮　水煎服。一剂狂定，再剂腹满不能卧之病除，而妄见妄言之症亦去矣，不必三剂。

此方退胃火之神剂也，**凡有胃热之病，用之皆宜**。然只可救一时之急，而不可泻长久之火。论理内热之火既起于心，宜泻心，而反泻胃者，恐胃火太盛，必致变生不测也。盖心火不止，不过增胃火之炎；而胃火不止，实有犯心火之祸。所以治心火者，必先泻胃也。胃既泻矣，而后减去石膏、知母，加入黄连一钱、玄参一两，再服二剂，不特胃火全消，而心火亦息也。

此症用**苦龙汤**亦神。

地龙二十条捣烂　参苦五钱　水煎服之。一剂即止狂，不必再服。

2. 热病有完谷不化，奔迫直泻者，人以为大肠之火也，谁知是胃火太盛乎。夫胃火上腾而不下降，胡为直下于大肠而作泻耶？盖胃为肾之关，肾虚则胃之关门不守，胃乃挟水谷之气而下行矣。盖肾虚为寒，而胃何以反能热耶？不知**肾虚者水虚也**。**水虚则火无所制，而命门龙雷之火，下无可藏之地，直冲于胃**，见胃火之盛，亦共相附会，不上腾而下泄矣。胃火既盛，又得龙雷之火，则火势更猛，以龙雷之性甚急，传于大肠不及传导，故奔迫而直泻也。治法似宜先治肾矣，然而胃火不泻，则肾火断不肯回；但遽泻胃火，则胃土因火而崩，肾水随土而泄，又不能底止。必须先健其土而分利其水，则水清而土可健，火可安而龙雷之火亦易于收藏也。方用**缓流汤**：

茯苓一两　芡实　山药各三两　车前子五钱　薏仁一两　甘草一钱　人参一两　五味子一钱。

此方无一味非健土之药，又无一味非利水之品。然利水之中，不走其气，下气不走而上火自升矣。况健土之品，无非补肾之味，**肾得补而真阴生**，龙雷之火自仍归于肾脏。肾火既安，则胃火失党，而胃土又健，则水谷之气，更易分消，自然火衰而泻止也。

此症用**滑苓汤**亦甚效。

滑石　茯苓各一两　同研为末，井水调服即止。

3. 人有口干舌燥，面目红赤，易喜易笑者，人以为心火热极也，谁知是心包、膻中之火炽甚乎。夫**心包之火相火也，相火者，虚火也**。膻中为臣使之官，喜乐出焉，是膻中乃心之辅佐，代心而行其赏罚者也。喜怒者，赏罚之所出也，心内神明，则赏罚正；心内拂乱，则赏罚移。譬如下人专擅，借上之赏罚，以行其一己之喜怒，久则妄其为下，以一己之喜怒，为在下之赏罚矣。治法宜泻心包之火。然而泻心包必至有损于心，**心虚而心包之气更虚，必至心包之火更盛**。不如专补其心，心气足而心包之火自安其位，何至上炎于口、舌、面、目，而成喜笑不节之病乎。方用**归脾汤**：

人参三钱　茯神三钱　炒枣仁五钱　远志一钱　麦冬三钱　山药三钱　当归三钱　广木香末三分　黄芪二钱　甘草三分　水煎调服。一剂面目之红赤减，二剂口舌之干燥除，三剂易喜易笑之症亦平矣。

此方**补心气之虚，仍是补心包之火**，何以火得之而反息也？不知心火宜泻以为补，而心包之火宜补以为泻。心包之火旺，由于心君之气衰，补其心而心包不敢夺心之权，何敢喜笑自若，僭我君王哉。

此症用**参术二仁汤**亦效。

人参　茯神　炒枣仁各三钱　白术五钱　远志　半夏各一钱　砂仁二粒　水煎服。

4. 鼻中出黑血不止，名曰衄蠛，乃心热之极，火刑肺金也。夫肺金为心火所克，宜出红血，不宜出黑血矣，得毋疑为肾火之刑母乎。夫肾为肺金之子，安有子杀其母者？然而黑血实肾之色也。心火太盛，移其热于肺，而肺受火刑，必求救于肾；肾恶心火之克母，乃出其全力以制心，而心已移热于肺矣；肾即随火而奔入于肺，怒心火之肆恶，并力以相战；肺无可藏之地，肾即逐血而出于鼻，红血而变为黑色。真有不共戴天之仇，焦头烂额，白日俱昏者矣。治法单泻心中之火，不必泻肾中之水，盖火息而金安，金安而肾水何至与心相斗哉。方用**救蠛丹**：

黄连二钱　丹皮三钱　茯神二钱　麦冬五钱　玄参一两　生枣仁三钱　生地三钱　柏子仁一钱　水煎服。连用二剂，黑血即止，四剂不再衄。

此方制心火之有余，不损心气之不足。肾见君火之衰，肺金之旺，则报仇之恨已泄，复国之谋已成，自然返兵旋旅，何至穷寇之再追哉。或谓心君已为肾子所蔑，则心气必伤，自宜急泻肾气，毋使追奔为是，何反泻心以助其虐耶？不知**肾水原非有余**，不过因肺母之难，故奋不顾身；因心火之起衅，而转伐肾子，非理也。况方中虽泻心火，而正未尝少损心气，名为泻心而实补心也。不过少解其炎氛，以泄肾子之愤，而火即解矣。且肾有补而无泻，何若泻心火之为得哉。

此症用**生地冬芩汤**：

麦冬　生地各二两　黄芩三钱　水煎服。

5. 人有热极生斑，身中如红云一片者，人以为内热之极而外发于皮肤矣，孰知此热郁于内，而不能外发之故乎。此等之病，寒热之药，两不宜施。夫火热宜用凉药，内火未有不从外泄者。但**火得寒则又闭，微火可以寒解**，而**盛火不可以寒折**，往往得寒凉之味，反遏其外出之机，闭塞而不得泄，有成为发狂而不能治者。若用热药投之，则火以济火，其势必加酷烈，欲不变为亡阳而不可得矣。治法必须和解为得。盖**火盛者水必衰**，徒解其火而不益之以水，未必火之遽散也。宜用补水之中而行散火之法，则火无干燥之虞，而有发越之易也。方用**风水散斑汤**：

玄参二两　当归二两　荆芥三钱　升麻一钱　生地一两　水煎服。一剂斑少消，二剂斑又消，三剂斑全消。

此方玄参补阴以解其浮游之火，当归、生地以补其心、胃之血，多用荆芥、升麻风药以解散郁热，**则火得水而相制**，亦**火得风而易扬**，全无泻火之品，而已获泻火之效，实有深义耳。

此症用**化云汤**亦神。

黄连三钱 当归一两 玄参二两 升麻二钱 水煎服。

6. 热极发斑，目睛凸出，两手冰冷，此心火内热，所谓亢则害也，而不知又有肝火以助之耳。夫热病宜现热象，何反见寒冷之证乎？盖火极似水耳。热极于心，则四肢之血齐来救心，转无血以养手足，故手足反寒；如冰之冷者，外寒之极，实由于内热之极也。至于目睛凸出者，肝开窍于目，而目之大眦又心之窍也，心火既盛，又得木中之火相助，则火更添焰而炎上，所以直奔其窍而出，但目中之窍细小，不足以畅泄其火，怒气触睛，故凸而出也。治法宜泻心火而更平肝木，木气既舒，心火自散。方用**风水散斑汤**加减，而症自愈也：

玄参一两 当归一两 黄连三钱 荆芥三钱 升麻三钱 白芍一两 生地五钱 水煎服。

此方加白芍、黄连，以黄连泻心火，而白芍平肝火也。又得荆芥、升麻引群药共入于腠理之间，则上下四旁之余热尽消，且不至遏抑其火，有经络未达之虞。此方补多于攻，散火而不耗散真气，庶几有既济之美也。

此症用**玄丹升麻汤**亦神效。

玄参半斤 丹皮三两 升麻三钱 水煎一碗，一剂饮愈。

7. 热极不能熟睡，日夜两眼不闭，人以为心肾不交火盛之故，谁知是水火两衰之故乎。夫心火最畏肾水之克，而又最爱肾水之生，盖火非水不养也；肾水又最爱心火之生，而又最恶心火之烧，盖水非火不干也。是心肾相爱则相交，心肾相恶则相背，求闭目而神游于华胥之国，自不可得矣。治法补其心中之液，以下降于肾；补其肾中之精，以上滋于心；并调其肝气以相引于心肾之间，俾相恶者仍至相爱，则相背者自相交矣。方用**引交汤**：

熟地 麦冬各一两 炒枣仁 山茱萸 沙参各五钱 茯神三钱 玄参五钱 白芍二两 炒栀子三钱 菖蒲 破故纸各五分 水煎服。连服二剂，即目闭而酣睡矣。

此方心肾双补，而平其肝气，以清木中之火。盖肝火泻则心火自平，肾水亦旺，势必心气通于肝，而肾气亦通于肝也。心肾既通于肝，而又有菖蒲以引心，破故纸以引肾，介绍同心，自能欢好如初，重结寤寐之交矣。

此症用**水火两滋汤**亦效。

熟地三两 肉桂二钱 菟丝子一两 水煎服。

8. 人肝火内郁结而不伸，闷烦躁急，吐痰黄块者，人以为火郁宜达也，然达之而火愈炽，此乃未尝兼肝肾而同治也。夫肝木有火，火郁而不宣者，虽是外邪蒙之，亦因内无水以润之也。木无水润，则木郁更甚，倘徒用风药，以解肝中之火，不用润剂以荫肝中之水，则熬干肝血，而火益盛矣。倘徒用润剂，以益其肝中之水，不用风剂以舒其肝中之火，则拂抑肝气，而郁更深矣。郁深则烦闷于心，火盛则躁急于腹，欲其痰涎之化得乎？治法舒其肝以解火，复补其肾以济水，自然郁结伸而诸症愈也。方用**肝肾两舒汤**：

熟地 玄参各一两 茯苓三钱 白芍一两 柴胡一钱 当归五钱 甘草 炒栀子各一钱 丹皮三钱 水煎服。二剂渐轻，四剂全愈。

此方归、芍、柴、栀所以舒肝者，风以吹之也；熟地、玄、丹所以补肾者，雨以溉之也。茯苓、甘草又调和于二者之中，使风雨无太过不及之虞耳，譬如夏令炎蒸，郁极而热，树木枯槁，忽得金风习习，大雨滂沱，则从前郁闷燔燥之气，尽快如扫，而枯槁者倏变为青葱，爽气迎人，岂犹有烦闷躁急等症哉。

此症用**快膈汤**亦效。

白芍　当归　熟地各一两　柴胡　甘草各一钱　生地　麦冬　枳壳　半夏各三钱　水煎服。

9. 人头面红肿，下身自脐以下又现青色，口渴殊甚，似欲发狂，人以为下寒而上热也，谁知是下热之极，而假现风象以欺人乎。若作上热下寒治之，立时发狂而死，必至皮肉尽腐也。此种之病，乃误听方士之言，服金石之药，以**助命门之火**，**强阳善斗**，**助乐旦夕**。而金石之药，必经火煅，其性燥烈；加之鼓勇浪战，又自动其火，战久则乐极情浓，必然大泄其精，倍于寻常。火极原已耗精，复倍泄精以竭其水，一而再，再而三，必有阴虚火动之忧。无如世人迷而不悟，以秘方为足恃，以杀人之药为灵丹，日日吞咽而不知止，则脏腑无非火气，虽所用饮食未尝不多，然而火极易消，不及生精化水。于是火无水制，自然上腾头面，其**头面初犹微红**，**久则纯红而作肿**。然**自脐以下**，不现红**而现青者**，以**青乃风木之色**也。脐下之部位属肾，肾火旺而肾水干，则肝木无所养，于是肝气不自安，乃下求于肾，而肾又作强，火炽肝气欲返于本宫，而燥极不能自还，遂走肾之部位而外现青色矣。此等症侯，《内经》亦未尝言及，无怪世人之不识也。夫肝气之逆如此，而火愈上升，欲口之不渴得乎？**口渴饮水**，**只可救胃中之干燥**，**而不能救五脏之焦枯**。势且饮水而口愈渴，安得不发狂哉？治法必须大补其水，而不可大泻其火。盖泻其火则火息而水竭，亦必死之道也。方用**救焚解毒汤**：

熟地四两　玄参二两　麦冬三两　白芍三两　金银花三两　甘菊花五钱　牛膝一两　黄柏一钱　水煎服。一连数剂下身之青色除，再服数剂，头面之红肿亦渐愈。此方减半，必再服一月，始无痈疽之害。

盖热极发红，乃是至恶之兆，况现青色，尤为恶之极者。幸脐之上不青，若一见青色，则脏腑肠胃内烂，疮疡痈毒外生，安有性命哉。前古医圣不论及者，以上古之人，恬憺冲和，未尝服金石之毒药也。后世人情放荡，觅春药如饴糖；而方士之辈，但知逢迎贵介之欢心，匠意造方，以博裙带之乐，夭人天年，为可痛伤也！我特传此方以救之。

以火之有余者，水之不足，故用熟地、麦冬以大益其肾水；又恐熟地、麦冬不足以息燎原之火，又益玄参、甘菊以平其胃中之炎。泻火仍是滋阴之味，则火息而正又无亏。火既上行，非引而下之，则水不济而火恐上腾，加之牛膝之润下，使火下降而不上升也。肾水既久枯竭，所补之水仅可供肾中之自用，安得分余膏而养肝木之子？复佐之白芍以滋肝，则肝木既平，不必取给于肾水，自气还本宫而不至走下而外泄。然而火焚既久，则火毒将成，虽现在之火为水所克，而从前之火毒安能遽消，故又辅之金银花以消其毒，而更能益阴，是消火之毒，而不消阴之气也。又虑阳火非至阴之味，不能消化于无形，乃少用黄柏以折之。虽黄柏乃大寒之药，然入之大补阴水之中，反能解火之毒，引补水之药，直入于至阴之中，而泻其虚阳之火耳。此方除黄柏不可多用外，其余诸药，必宜如此多用，始能补水之不足、泻火之有余，否则火炽而不可救也。夫救焚之道，刻不可缓，非滂沱大雨，不能止其遍野燎原之火。况火既升腾，胃中得水，不啻如甘露之止渴，大料煎饮，正足以快其所欲，不必虑其多而难受也。

此症用**定狂汤**亦神效。

熟地三两　知母一两　荆芥五钱　水煎服。一剂即愈。

10. 眼目红肿，口舌尽烂，咽喉微痛，两胁胀满，人以为肝火之旺，谁知是肾火之旺乎。夫眼目属肝，两胁亦肝之位，明是肝火之旺，而谓是肾火者何居？以咽喉、口舌之痛烂而知之也。第**口舌属心**、**咽喉属肺**，与肾绝不相干，何统以肾火名之？不知**肾火龙雷之火**也。**雷火由地而冲于天**，**肾火亦由下而升于上**，**入于胁则胁胀**，**入于喉则喉痛**，**入于口舌则口舌烂**，**入于眼目则眼目肿矣**。**火无定位**，**随火之所至而病乃生**。今四处尽病，乃肾火之大炽耳。盖各经之火，止流连于一处，断不能口舌、咽喉、眼目、两胁一齐受病也，似乎治法未可独治一经矣。然而各经不可分治，而肾经实可专治，治其肾火，而各经之火尽散也。方用**六味地黄汤加味**治之。

熟地一两 山药五钱 茯苓三钱 丹皮三钱 泽泄三钱 山茱萸四钱 麦冬 白芍各一两 水煎服。一剂两胁之胀满除，二剂眼目之红肿愈，三剂咽喉之痛解，四剂口舌之烂痊也。

六味汤原是纯补真水之药，水足而火自息。又有白芍之舒肝以平木，麦冬之养肺以益金，金生水而水不必去生肝，则水尤易足，而火尤易平也。盖龙雷之火，乃虚火也。虚火得水而即伏，何必泻火以激其怒哉。或曰：用六味之方而不遵分两进退加减者何也？曰：夫药投其病，虽佐使之味可多用；病忌其药，虽君主之品自当少减。轻重少殊，又何虑哉？

此症用**止沸汤**亦佳。

熟地三两 麦冬二两 地骨皮一两 水煎服。

11. 寒热时止时发，一日四五次以为常，热来时躁不可当，寒来时颤不能已，人以为寒邪在阴阳之间也，谁知是火热在心肾之内乎。夫肾与心本相克而相交者也，倘相克而不相交，必至寒热止发之无定。盖心喜寒而不喜热，肾喜热而不喜寒。然而热为肾之所喜，必为心之所恶；寒为心之所喜，必为肾之所恶。肾恶心寒，恐寒气犯肾，远避之而不敢交于心；心恶肾热，恐热气犯心，坚却之而不肯交于肾。然而，肾恶心寒，而又恶其不下交于肾，必欲交心而心不受，反以热而凌心矣；心恶肾热而不上交于心，必思交肾而肾又不受，反以寒而犯肾矣。两相犯而相凌，于是因寒热之盛衰，分止发之时候矣。夫**心肾原无时不交也**，一日之间，寒热之止发无常，因交而发，因不交而即止，又何足怪？惟热来时躁不可当，寒来时颤不能已，实有秘义也。夫热来之时，乃肾气之升腾也，心虽恶热而心中正寒，宜不发躁，而何以躁？盖寒则心气大虚，虚则惟恐肾气之来攻，乃惧而躁，非热而躁也。寒来之时，乃心气之下降也，肾虽恶寒，而肾中正热，宜不发颤，而何以颤？盖热则肾水大乏，乏则惟恐心气之来夺，乃吝而颤，非寒而颤也。然则欲心之不躁，必须使其不寒；欲肾之不颤，必须使其不热。方用**解围汤**：

人参五钱 熟地一两 山茱萸五钱 当归一两 茯神五钱 生枣仁五钱 柴胡一钱 白芍一两 远志二钱 半夏二钱 玄参三钱 菖蒲一钱 水煎服。二剂寒热减半，躁颤亦减半；再服二剂，前症顿愈；再服二剂，不再发。

此方心、肝、肾三部均治之药也。**欲心肾之交，必须借重肝木为介绍**，分往来之寒热，止彼此之躁颤，方能奏功。方中虽止肾热而散心寒，倘肝气不通，何能调剂？所以加入柴胡、白芍以大舒其肝中之郁气。盖祖孙不至间隔，而为子为父者，自然愉快矣，宁尚至热躁寒颤之乖离哉。

此症用**玄荆汤**亦效。

玄参二两 荆芥三钱 水煎服。

12. 热极止在心头上一块出汗，不啻如雨，四肢他处又复无汗，人以为心热之极也，谁知是小肠之热极乎。夫小肠在脾胃之下，何以火能犯心而出汗乎？不知小肠与心为表里，小肠热而心亦热矣。然而**心中无液，取给于肾水以养心**。倘汗是心中所出，竟同大雨之淋漓，则发汗亡阳，宜立时而化为灰烬，胡能心神守舍而不发狂哉？明是**小肠之热，水不下行而上出**也。第**小肠之水便于下行**，何故不走阴器，而反走心前之窍耶？正以表里关切，**心因小肠而热，小肠即升水以救心**，而心无窍可入，遂走于心外之毛窍而出也。然则治法不必治心，仍利小肠，利水以分消其火气，则**水自归源**，而汗亦不从心头外出也。方用**返汗化水汤**：

茯苓一两 猪苓三钱 刘寄奴三钱 水煎服。一剂而汗止，不必再剂也。

茯苓、猪苓俱是利水之药。加入刘寄奴则能止汗，又善利水，其性又甚速，同茯苓、猪苓从心而直趋于膀胱，由阴器以下泄。因水去之急，而火亦随水而去急也，正不必再泄其火，以伤损夫脏腑耳。

此症用**苓连汤**亦神。

茯苓二两　黄连一钱　水煎服。

13. 口舌红肿不能言语，胃中又觉饥渴之甚，人以为胃火之上升也。第胃火不可动，一动则其势炎上而不可止，非发汗亡阳，必成躁妄发狂矣，安能仅红肿于口舌不能言语之小症乎。故**此火乃心包之火**，而非胃火也。夫**舌乃心之苗**，亦**心包之窍**也。若心包无火，无非清气上升，则喉舌安闲、语言响亮；迨心包火动，而喉舌无权。况心包之火乃相火也，相火易于作祟，譬如权臣多欲，欲立威示权，必先从传递喉舌之人始；今相火妄动，而口舌红肿，势所必至。又譬如主人之友，为其仆轻辱，则友亦缄默以求容，若不投以货财，则不能餍其仆之所求，此饥渴之所以来也。治法清其心包之火，而不必泻其胃中之土，恐泻胃而土衰，则心包之火转来生胃，其火愈旺也。方用**清火安胃汤**：

麦冬一两　石斛三钱　丹参三钱　生地三钱　炒枣仁五钱　竹叶一百片　水煎服。一剂语言出，再剂红肿消，三剂而胃中之饥渴亦愈矣。

此方全去消心包之火，而又不泻心中之气，心包火息而胃气自安矣。

此症用**玄丹麦冬汤**亦效。

玄参　丹参　麦冬各一两　水煎服。

14. 热症满身皮窍如刺之钻，又复疼痛于骨节之内外，以冷水拍之少止，人以为火出于皮肤也，谁知是火郁于脏腑，乃欲出而不得出之兆也。盖火性原欲炎上，从皮肤而旁出，本非所宜。其人内火既盛，而阳气又旺，火欲外泄，而皮肤坚固，火本郁而又拂其意，遂鼓其勇往之气，而外攻其皮肤，思夺门而出。无如毛窍不可遽开，火不得已，仍返于脏腑之内而作痛。以凉水拍之而少止者，喜其水之润肤，而反相忘其水之能克火矣，非因水之外击，足以散火而能止痛也。然则治法亦先泻其脾胃之火，而余火不泻而自泻也。方用**攻火汤**：

大黄三钱　石膏五钱　炒栀子三钱　当归一两　厚朴一钱　甘草一钱　柴胡一钱　白芍三钱　水煎服。一剂火泻，二剂痛除。

此方直泻脾胃之火，又不损脾胃之气。兼舒其肝木之郁，则火尤易消，乃扼要争奇，治火实有秘奥，何必腑腑而清之、脏脏而发之哉。

此症用**宣扬散**亦佳。

柴胡一钱　荆芥二钱　当归一两　麦冬一两　天花粉三钱　水煎服。

15. 人有心中火热如焚，自觉火起，即入小肠之经，辄欲小便，急去遗溺，大便随时而出，人以为心火下行，谁知是心与心包二火之作祟乎。夫心包之火，代君司化，君火盛而相火宁，君火衰而相火动。然亦有君火盛而相火亦动者。第君、相二火，不可齐动，齐动而君相不两立。相火见君火之旺，不敢上夺君权，乃让君而下行。而君火既动无可发泄，心与小肠为表里，自必移其热于小肠，相火随辅君火下行，既入小肠而更引入大肠矣，此二便所以同遗也。治法安二火之动，而热焰自消。方用**四物汤加味**治之。

熟地一两　川芎二钱　当归一两　白芍五钱　黄连二钱　玄参一两　黄柏一钱　车前子二钱　水煎服。二剂少安，四剂全愈。

四物汤补血之神剂也。**火动由于血燥**，补其血而脏腑无干涸之虞，凉其血而火焰无浮游之害。况黄连入心以清君火，黄柏入心包以清相火，加车前利水，引二火直走膀胱，从水化而尽泄之，又何乱经之虑哉。

此症用**二地汤**亦佳。

生地 熟地 当归各一两 人参三钱 黄连一钱 肉桂五分 水煎服。

16. 人有大怒之后，周身百节俱疼，胸腹且胀，两目紧闭，逆冷，手指甲青黑色，人以为阴症伤寒也，谁知是火热之病乎。夫阴症似阳，阳症似阴，最宜分辨，此症乃阳症似阴也。手指甲现青黑色，阴症之外象也。逆冷非寒极乎？不知内热之极，反见外寒，乃似寒而非寒也。大怒不解，必伤其肝，肝气甚急，肝叶极张。一怒而肝之气更急，而肝之叶更张，血沸而火起，有不可止拂之势。肝主筋，火起而筋乃挛束作痛。火欲外焚，而痰又内结，痰火相搏，湿气无可散之路，乃走其湿于手足之四末。指甲者，筋之余也，故现青黑之色。手足逆冷 而胸腹正大热也。治法平其肝气，散其内热，而外寒之象自散矣。方用**平肝舒筋汤**：

柴胡一钱 白芍一两 牛膝 生地 丹皮 炒栀子各三钱 当归五钱 陈皮 甘草各一钱 神曲五分 秦艽 乌药各一钱 防风三分 水煎服。一剂目开，二剂痛止，三剂胀除，四剂诸症尽愈。

此方所用之药，俱入肝经以解其怒气也。怒气解而火自平矣，火平而筋舒，必至之理也。人见此等之症，往往信之不深，不敢轻用此等之药，遂至杀人，以阴阳之难辨也。然我更有辨之之法：与水探之，**饮水而不吐者，乃阳症；饮水而即吐者乃阴症**。倘饮水不吐，即以此方投之，何至有误哉。

此症用**息怒汤**亦效。

白芍三两 柴胡二钱 丹皮五钱 炒栀子三钱 天花粉三钱 水煎服。

暑症门十一则

1. 行役负贩，驰驱于烈日之下，感触暑气，一时猝倒，人以为中暑也，谁知是中暍乎？夫暍者，热之谓也；暑亦热也，何以分之？盖**暑之热由外而入，暍之热由内而出**。行役负贩者，驰驱劳苦，内热欲出，而外暑遏抑，故一时猝倒，是暑在外而热闭之也。倘止治暑，而不宣扬内热之气，则气闭于内，而热反不散矣。治法宜散其内热，而佐之以消暑之味。方用**救暍丹**：

青蒿五钱 茯神三钱 白术三钱 香薷一钱 知母一钱 干葛一钱 甘草五分 水煎服。一剂气通，二剂热散，不必三剂。

此方用青蒿平胃中之火，又解暑热之气，故以之为君；香薷解暑，干葛散热，故以之为佐。又虑内热之极，但散而不寒，则火恐炎上，故加知母以凉之。用白术、茯苓利腰脐而通膀胱，使火热之气，俱从下而趋于小肠以尽出也。火既下行，自然不逆而上冲，而外暑、内热各消化于乌有矣。

此症用**解暑散**亦效。

香薷 茯苓各三钱 甘草 黄连各一钱 白术一两 白扁豆二钱 白豆蔻一粒 水煎服。一剂即愈。

2. 膏粱子弟，多食瓜果以寒其胃，忽感暑气。一时猝倒，是中暑也。盖膏粱之人，天禀原弱，又加多欲，未有不内寒者也。复加之瓜果以增其寒凉，内寒之极外热反易于深入。**阴虚之人，暑气即乘其虚而入之**。治法不可祛暑为先，**必须补气为主**。然既因阴虚，以至阳邪之中，似宜补阴为主。不知阳邪之入脾，依阴气也。补阴则阴气虽旺，转为阳邪之所喜，阳得阴而相合，正恐阴弱不能相配。若一旦助其阴气，无论阴难却阳，而阳邪且久居之而生变矣。惟补其阳气，则阳气健旺。益之散暑之味，则阳邪不敢与正阳相敌，必不战而自走也。方用：

人参五钱　茯神五钱　白术五钱　香薷二钱　白扁豆二钱　陈皮五分　甘草一钱　水煎服。一剂气回，二剂暑尽散。

此方名为**散暑回阳汤**。方中参、苓、术、豆，俱是健脾补气之药，以回其阳。用香薷一味，以散其暑，何多少轻重之悬殊乎？不知**阴虚者，脾阴之虚也。脾虽属阴，非补阳之药不能效**。况阳邪甚盛，非多用何以相敌乎。倘少少用之，恐有败衄难遏之虞，即或取胜，暑退而元气未能骤复。与其暑去而后补阳，何若于邪旺之日而多用之，正既无亏，而邪又去速之为益哉。

此症用**加味四君汤**亦效。

人参　白术各五钱　甘草　香薷各一钱　茯苓二钱　炮姜三分　水煎服。二剂愈。

3. 中暑气不能升降，霍乱吐泻，角弓反张，寒热交作，心胸烦闷，人以为暑气之内热也，谁知是阴阳之拂乱乎。人身阴阳之气和，则邪不能相干。苟阴阳不能相交，而邪即乘其虚而入之矣。且**邪之入人脏腑**也，**助强而不助弱，见阴之强而即助阴，见阳之强而即助阳**。夏令之人多阴虚阳旺，邪乘阴虚而入，本欺阴之弱也。**然见阳气之旺，又助阳而不助阴**。阴见邪之助阳也，又妒阳之旺而相战，阳又嫌邪之党阳也，欲嫁其邪于阴，而阴又不受，于是阴阳反乱，气不相通，上不能升，下不能降，霍乱吐泻拂于中，角弓反张困于外，**阴不交于阳而作寒，阳不交于阴而作热**。心胸之内竟成战场之地，安得而不烦闷哉？然则治法和其阴阳之气，而少佐之以祛暑之剂，缓以调之，不必骤以折之也。方用和合阴阳汤：

人参一钱　白术二钱　茯苓五钱　香薷一钱　藿香一钱　苏叶一钱　厚朴五分　陈皮三分　枳壳三分　砂仁一粒　天花粉一钱　水煎探冷，徐徐服之。一剂阴阳和，二剂各症愈，不必三剂。

此方分阴阳之清浊，通上下之浮沉，调和于拂逆之时，实有奇功，以其助正而不增火，祛邪而不伤气，化有事为无事也。

此症用**加减六君汤**亦效。

人参　茯苓　白芍各三钱　白术一两　香薷一钱　砂仁一粒　陈皮五分　半夏一钱　水煎服。一剂即平。

4. 中暑热之气，腹中疼痛，欲吐不能，欲泻不得，此名为**干霍乱**也。夫邪入胃中，得吐则邪越于上。邪入腹中，得泻则邪趋于下矣。邪越于上，则邪不入于中；邪趋于下，则邪不留于内。今不吐不泻，则邪不上不下，坚居于中焦。譬如贼人反叛，虽四境安宁，而一时生变，喋血于城门，横尸于内地，斯时非奋不顾身之将，号召忠勇，冒矢石而夺门靖难，乌能安反侧于顷刻，定祸患于须臾哉。治法急用：

人参一两　瓜蒂七个　水煎一大碗。饮之即吐，而愈矣。

此方名为**人参瓜蒂散**。此等之病，脉必沉伏，不吐则死。古人亦知用瓜蒂吐之，但不敢加入人参耳。盖此症原因**胃气之虚，以致暑邪之入**，今加大吐，则胃必更伤，非用人参则不能于吐中而安其胃气也。且胃气素虚，而暑邪壅遏，虽用瓜蒂以吐之，而气怯不能上送，往往有欲吐而不肯吐者，即或动吐而吐亦不多，则邪何能遽出乎？惟用人参至一两之多，则阳气大旺，力能祛邪而上涌。况得瓜蒂以助之，安得而不大吐哉。邪因吐而遽散，而正气又复无伤，譬如内乱一定，而民安物阜，仍是敉宁之日，何至动四郊之多垒哉。

此症用**参芦汤**亦佳。

人参芦二两　煎滚汤一碗，和之井水一碗，少入盐和匀，饮之，以鹅翎扫喉，引其呕吐，吐出即安；然不吐，而能受亦愈也。

5. 中暑热极发狂，登高而呼，弃衣而走，见水而投，人以为暑毒之侵，谁知胃火之相助乎。夫暑热之入人脏腑也，多犯心而不犯胃。盖暑与心俱属火也，胃则心之子也，胃见暑邪之犯心，即发其土中之火以相卫。胃乃多气多血之府，火不发则已，发则其酷烈之威，每不可当。暑邪畏胃火之强，益遁入于心，而心又喜寒不喜热，畏暑邪之直人，不敢自安，胃火怒暑邪之直入于心中而不出，乃纵其火以焚烧于心之外，心又安禁二火之相逼乎？势必下堂而走，心君一出，而神无所依，于是随火炽而飞越。登高而呼者，火腾于上以呼救援也；弃衣而走者，憎衣之添热也；见水而投者，喜水之克火也。此时心中无津液之养，皮肤之外，必多汗出亡阳，是**阴阳两竭之病**，至危至急之候。苟不大泻其火，则燎原之焰，何以扑灭乎？方用**三圣汤**：

人参三两　石膏三两　玄参三两　水煎数碗灌之。一剂狂定，二剂神定，不可用三剂也。另用**缓图汤**：

玄参二两　人参一两　麦冬一两　青蒿一两　水煎服。二剂而暑热两解矣。

三圣汤用石膏至三两，用人参、玄参各至三两，未免少有霸气。然火热之极，非杯水可息，苟不重用，则烁干肾水立成乌烬。方中石膏虽多，而人参之分两，与之相同，实足以驱驾其白虎之威，故但能泻胃中之火，而断不至伤胃中之气。玄参又能滋润生水，水生而火尤易灭也。至于缓图汤，不用石膏者，以胃中之火既已大泻，所存者不过余烟断焰，时起时灭，何必再用阴风大雨以洗濯之？故又改用麦冬、青蒿，既益其阴，又息其火，使细雨绸缪之为得也。或问：因暑发狂，似宜消暑，乃**三圣汤**，但泻火而不顾暑，何以能奏功耶？不知暑亦火也，泻火即泻暑矣。使泻火之中，加入香薷、藿香之药，则石膏欲下降，而香薷、藿香又欲外散，转足以掣石膏之手，反不能直泻其火矣。

此症用**三清汤**救之亦神效。

玄参四两　石膏一两　青蒿一两　水煎服。一剂即安。

6. 中暑热症，自必多汗。今有大汗如雨，一出而不能止者，人以为发汗亡阳必死之症也，谁知是发汗亡阴之死症乎。夫暑热伤心，汗自外泄，然而心中无汗也，何以有汗？此汗乃生于肾，而非生于心也。盖**心中之液，肾生之也**，岂心之汗，非肾之所出乎？虽汗出亡阳，乃阳旺而非阴虚。但阴不能制阳，而阳始旺；亦阴不能摄阳，而阳始亡。顾**阴阳原两相根**也，阴不能摄阳，而阳能恋阴，则阳尚可回于阴之中，而无如其阳一出，而不返也。**阴根于阳**，见阳之出而不留，亦且随之俱出，罄其肾中之精，尽化为汗而大泄，试思心中之液几何，竟能发如雨之汗乎？明是肾中之汗而非心之汗也。汗既是肾而非心，则亡亦是阴而非阳矣。然则听其亡阴而死乎？尚有救死之法在，方用**救亡生阴丹**：

人参二两　熟地四两　山茱萸二两　北五味五钱　茯神一两　白芍一两　水煎服。

此方熟地、山萸、北五味，均是填精补水之味。茯神安其心，白芍收其魂、人参回其阳，此人之所知也。阴已外亡，非填其精髓，何以灌注涸竭之阴；阳已外亡，非补其关元，何以招其散失之阳。山茱、五味，补阴之中，仍是收敛之剂。**阴得补而水生，则肾中有本；汗得补而液转，则心内无伤**。又得茯神以安之，白芍以收之，则阳回阴返，自有神捷之机也。

此症用**人参青蒿汤**亦神。

人参二两　生地　麦冬各一两　青蒿五钱　北五味子一钱　水煎服。汗止即生，否则无救。

7. 中暑热极，妄见妄言，宛如见鬼，然人又安静不生烦躁，口不甚渴，此是寒极相战，寒引神出，有似于狂，而非热极发狂也。夫中暑明是热症，何以热能变寒，而有似狂之症也？**盖其人阴气素虚，阳气又复不旺，暑热之邪乘其阴阳两衰**，由肺以入心。而心气不足，神即时越出以遁于肾；而肾中阴寒之气上升，则暑自出于心之外，流连于肺经之内矣。暑邪既已退出于心外，而心君尚恐暑邪之来侵，乃依其肝木之母以安神。**心神入于肝则肝魂不宁**，乃游出于躯壳之外，因而妄见鬼神，而妄见诡异也。魂既外游而神居魂室，反得享其宁静之福。况肝木原无火旺，而肾中阴寒之气，相逼心君，正藉以杜暑邪之侵，且恃之无恐，何生烦躁乎？惟是肺气独受暑邪，火刑金而作渴，然肾见肺母之被刑，乃阴寒之气直冲而上以救肺，故口虽渴而不甚也。然则治法奈何？散肺中之暑邪，补脾胃之土气；土气一旺，而肺气亦旺矣。肺旺可以敌邪，又得散邪之药，自然暑气难留；暑散而魂归神返，必至之势也。方用护金汤：

麦冬一两　人参三钱　百合五钱　茯苓三钱　紫菀一钱　香薷一钱　甘草一钱　水煎服。二剂即愈。

此方但补肺、脾、胃之气，不去救心以益寒，不去助肾以泻火，不去补肝以逐神，而魂自归肝、神自返心者，以邪有所制，何必逐邪之太甚。正未大虚，何必补正之太多。不可因邪居于上而下治，正轻于下而重治也。

此症用**人参麦冬汤**亦妙。

人参二两　麦冬三两　水煎服。

8. 中暑热，吐血倾盆，纯是紫黑之色，气喘作胀，不能卧倒，口渴饮水，又复不快，人以为暑热之极而动血也，谁知是肾热之极而呕血乎。夫明是中暑以动吐血，反属之肾热者，盖暑火以引动肾火也。夫肾中之火，龙雷之火也。龙雷原伏于地，夏月则地下甚寒，龙雷不能下藏而多上泄，其怒气所激，而成霹雳之猛，火光划天，大雨如注，往往然也。人身亦有龙雷之火下伏于肾，其气每与天之龙雷相应。暑气者，亦天之龙雷火也。暑热之极，而龙雷乃从地出，非同气相引之明验乎。人身龙雷之火不动，则暑气不能相引。苟肾水原亏，肾火先跃跃欲动，一遇天之龙火，同气相感，安得不勃然振兴哉。既已勃然振兴而两火相激，其势更烈，乃直冲而上，挟胃中所有之血而大吐矣。胃血宜红，而色变紫黑者，正显其龙雷之气也。凡龙雷所劈之处，树木必变紫黑之色；所过脏腑，何独不然。其所过之胃气，必然大伤，气伤则逆，气逆则喘。胃气既伤，何能遽生新血以养胃乎，此胸胁之所以作胀也。**胃为肾之关门**，关门不闭，夜无开合之权，安能卧哉。血吐则液干，液干则口渴。**内水不足，必索外水以救焚**，乃饮之水而不快，以龙雷之火乃阴火，而非阳火也。治法宜大补其肾中之水，以制龙雷之火；不可大泻其龙雷之火，以伤其胃中之气也。方用**沛霖膏**：

玄参二两　人参一两　生地二两　麦冬二两　牛膝五钱　荆芥炒黑三钱　水煎服。一剂血止，二剂喘胀消，三剂口亦不渴，四剂全愈。愈后仍服**六味地黄丸**可也。

此方大补肾水，**水足而龙雷之火自归于肾之宅**。火既安于肾宅，血自止于胃关，何必用黄柏、知母以泻火，以香薷、藿香以散暑哉。况泻火而火愈炽，必至伤损夫胃土，散暑而暑难退，必至消耗夫肺金，势必血不可止，火不可灭而死矣。

此症用**丹蒿汤**亦神。

丹皮三两　荆芥三钱　青蒿二两　水煎服。

9. 中暑热之气，两足冰冷，上身火热，烦躁不安，饮水则吐，人以为下寒上热之症，乃暑气之阻隔阴阳也，谁知是暑散而肾火不能下归之故乎。**人身龙雷之火，因暑气相感，乃奔腾而上**。世医不知治法，徒泻其暑热之气，不知**引火归原**，于是暑热已散，龙雷之火，下不可归，乃留于上焦而作热矣。火既尽升于上焦，则下焦无火，安得不两足如冰耶？火在上而寒在下，两相攻击，中焦之地排难解纷，两不相合，烦躁不安，有自来也。上热熏肺，口必渴也。饮水只可救上焦之热，乃至中焦，已非所宜。况下焦纯寒，冷水正其所恶，欲不吐得乎？治法不可治暑，而并不可泻火，不特不可泻火，必须补火。盖龙雷之火，虚火也，实火可泻，虚火宜补。然而补火之中，仍须补水以济之；补水者，补肾中之真水也。真火非真水不归，真火得真水以相合，则下藏肾中，不至有再升之患也。方用**八味地黄汤**：

熟地一两 山茱萸五钱 山药五钱 丹皮 茯苓 泽泻各三钱 肉桂一钱 附子一分 水煎，探冷饮之。一剂两足温矣，再剂上身之火热尽散，中焦之烦躁亦安，且不思饮水矣。

六味地黄汤补水之神药，桂附引火之神丹，水火既济，何至阴阳之反背乎？

此症用**还肾汤**亦效。

熟地三两 甘草一钱 肉桂五分 牛膝五钱 水煎服。

10. 人有夏日自汗，两足逆冷至膝下，腹胀满，不省人事，人以为阳微之厥也，谁知是伤暑而湿气不解乎。夫湿从下受，湿感于人身，未有不先从下而上，故所发之病，亦必先见于下。湿病得汗，则湿邪可从汗而解矣。何自汗而湿仍不解耶？盖湿病而又感暑气，自汗只可解暑而不能解湿，以暑热浮于上身，而湿邪中于下身，汗解于阳分，而不解于阴分耳。治法利小便以解湿，逐热邪以解暑，则上下之气通，而湿与暑尽散矣。方用**解利汤**：

石膏二钱 知母一钱 甘草五分 半夏一钱 白术三钱 猪苓一钱 茯苓三钱 泽泻一钱 肉桂一分 水煎服连服十剂全愈。

此方乃**五苓散白虎汤**之合方也。湿因暑病不祛暑，则湿不易消，故用白虎汤于五苓散中，解暑利湿而兼用之也。此症用清暑定逆汤亦佳白术 山药 薏仁各五钱 肉桂三分 香薷一钱 陈皮三分 人参三钱 茯苓三钱 水煎服。

11. 人有冬时寒令，偶开笥箱以取棉衣，觉有一裹热气冲鼻，须臾烦渴呕吐，洒洒恶寒，翕翕发热，恶食喜水，大便欲去不去，人皆以为中恶也，谁知是伤暑之病乎。夫冬月有何暑气之侵人，谓之伤暑？不知气虚之人，遇邪即感，不必值酷热炎氛，奔走烈日之中而始能伤暑也。或坐于高堂，或眠于静室，避暑而反得暑者，正比比也。是暑气之侵人，每不在热而在寒，衣裳被褥晒之，盛暑夹热收藏于笥箱之内，其暑气未发，一旦开泄，气盛之人自不能干；倘体虚气弱，偶尔感触，正易中伤，乃至中伤而暑气必发矣。况冬时人身外寒内热，以热投热，病发必速，故闻其气而即病也。治法不可以伤寒法治之，当舍时从症，仍治其暑气，而各症自消。方用**香薷饮加减**治之。

人参三钱 白术三钱 茯苓二钱 香薷二钱 黄连五分 甘草三钱 陈皮五分 扁豆二钱 厚朴五分 水煎服。一剂而愈，不必再剂。

若执冬令无伤暑之症，拘香薷非治寒之方，不固泥乎！甚矣！医道之宜通变，而治病之贵审问也。

此症用**补气化暑丹**亦效。

人参二钱 茯苓 白术 麦冬各三钱 香薷一钱 砂仁一粒 陈皮 炮姜 神曲各三分 水煎服。一剂即愈。

燥症门十五则

1. 阴耗而思色以降其精，则精不出而内败，小便道涩如淋，此非小肠之燥，乃心液之燥也。夫**久战而不泄者，相火旺**也。然而相火之旺，由于心火之旺也。盖君火一衰，而相火即上夺其权。心火欲固，而相火欲动；心火欲闭而相火欲开。况心君原思色乎，毋怪其精之自降矣。然心之衰者，亦由肾水虚也。肾旺者，心亦旺，以心中之液肾内之精也。精足则上交于心，而心始能寂然不动。即动而相火代君以行令，不敢僭君以夺权，故虽久战而可以不泄。精虚则心无所养，怯然于中，本不可战，而相火鼓动亦易泄也。至于心君无权，心甫思色，而相火操柄矣。久之，心君既弱，而相火亦不能强，有不必交接，而精已离宫，又不能行河车逆流之法，安能复回于故宫哉？势必闭塞溺口，水道涩如淋而作痛矣。治法必须补心，仍须补其肾水，少佐以利水之药，则浊精自愈矣。方用**化精丹**：

熟地二两　人参五钱　山茱萸一两　车前子三钱　麦冬一两　牛膝五钱　白术一两　生枣仁五钱　沙参一两　水煎服。一剂而涩痛除，二剂而淋亦止矣。

此方人参以生心中之液，熟地、山茱、沙参以填肾中之阴，麦冬以益肺金，使金之生水，则肾阴尤能上滋于心；又得生枣仁之助，则心君有权，自能下通于肾，而肾气既足，自行能其气于膀胱；又得白术利腰脐之气，则尤易通达；复得牛膝、车前下走以利水，则水窍开而精窍自闭，何患小肠之燥涩乎？心液非补肾不化，精窍非补肾不闭，倘单用利水逐浊之味，何能取效哉？

此症用**生液丹**亦妙。

熟地二两　山茱萸　人参　生枣仁　茯神各五钱　北五味二钱　丹皮　丹参各三钱　水煎服。

2. 阴已痿弱，见色不举，若强勉入房，以耗竭其精，则大小便牵痛，数至圊而不得便，愈便则愈痛，愈痛则愈便，人以为肾火之燥也，谁知是肾水之燥乎。夫肾中水火两不可离，**人至六十之外，水火两衰，原宜闭关不战，以养其天年**，断不可妄动色心，以博房帏之趣，犯之多有此病。至于中年人患此病者，乃纵色竭精，以至火随水流，水去而火亦去，一如老人之痿阳不可以战矣。倘能慎疾而闭关，亦可延年。无如其色心之不死也，奋勇争斗或半途倒戈或入门流涕在肾宫本不多精，又加畅泄，则精已涸竭，无阴以通大小之肠，则大小肠干燥，自然两相取给，彼此牵痛也。**上游无泉源之济，则下流有竭泽之虞**，下便则上愈燥而痛生，下痛则上愈燥而便急。治法必须大补其肾中之水，然不可仅补其水，而必须兼补其火，盖水得火而易生也。方用**润涸汤**：

熟地二两　白术一两　巴戟天一两　水煎服。

此方用熟地以滋肾中之真阴，巴戟天以补肾中之真阳，虽补阳而仍是补阴之剂，则阳生而阴长，不至有强阳之害。二味补肾内之水火，而不为之通达于其间，则肾气未必遽入于大小之肠也。加入白术以利其腰脐之气，则前后二阴，无不通达，何至有干燥之苦，数圊而不得便哉。

此症用**天一汤**亦效。

地骨皮　玄参　芡实各五钱　山药　牛膝　丹皮各三钱　熟地一两　肉桂一钱　水煎服。

3. 人有日间口燥，舌上无津，至夜卧又复润泽，人以为阳虚之燥也，谁知是阴畏阳火之燥，而不交于阳乎。夫阳旺则阴衰，阳衰则阴旺。口燥之病，阴阳两虚之症也。然夜燥而日不燥，乃阴气之虚；日燥而夜不燥，乃阳火之旺。夫肾中之水，阴水也。舌上廉泉之水，乃肾水所注，肾水无时不注于廉泉之穴，则舌上不致干枯，胡为阳火遽至于烁竭哉。且肾水一干，则日夜皆当焦涸，何能日燥而夜不燥乎？此症盖阳火甚旺，而阴水尚未至大衰，然止可自顾以保其阴，不能分润以济其阳，于是坚守其阴于下焦，不肯上交于阳位，自然上焦火炽而口燥也。治法不必泻阳火之旺，惟补其真阴之水，则水足以济阳矣。方用**六味地黄汤**加麦冬、五味治之。

熟地一两　山茱萸五钱　山药五钱　丹皮　泽泻　茯苓各三钱　麦冬一两　五味一钱　水煎服。连服数剂，自愈。

此方专补肾水，加麦冬、五味以补肺，肺肾相资，则水尤易生，**阳得阴而化，亦阳得阴而平**。阴既相济，阳又不旺，安得口之再燥哉。

此症用**灌舌丹**亦佳。

熟地　麦冬各一两　沙参　地骨皮各五钱　水煎服。

4. 人有作意交感，尽情浪战阴精大泄不止，其阴翘然不倒，精尽继之以血者，人以为火动之极，谁知是水燥之极耶。夫肾中水火，原两相根而不可须臾离者也。阴阳之气彼此相吸而不能脱，阳欲离阴而阴且下吸，阴欲离阳而阳且上吸也。惟醉饱行房，乱其常度，阴阳不能平，于是阳离阴而阳脱，阴离阳而阴脱，两不相援，则阳之离阴甚速，阴之离阳亦速矣。及至阴阳两遗，则水火两绝，魂魄且不能自主，往往有精脱而死者。今精遗而继之血，人尚未死，是精尽而血见，乃阴脱而阳未脱也。使阳已尽脱，外势何能翘然不倒乎？救法急须大补其肾中之水，俾水生以留阳也。然阴脱者必须用阳药以引阴。而强阳不倒，倘补其阳，则火以济火，必更加燥涸。水且不生，何能引阳哉？不知**无阴则阳不得引**，而**无阳则阴亦不能引**也。法宜用九分之阴药，一分之阳药，大剂煎饮，水火无偏胜之虞，阴阳有相合之功矣。方用**引阴夺命丹**：

熟地八两　人参一两　北五味子三钱　沙参二两　肉桂一钱　水煎服。一剂而血止，二剂而阳倒，连服四剂，始有性命。再将前药减十分之七，每日一剂，服一月平复如故。

此方用熟地、沙参以大补其肾中之阴，用人参以急固其未脱之阳，用五味子以敛其耗散之气，**用肉桂于纯阴之中**，**则引入于孤阳之内**，令其已离者重合，已失者重归也。倘不多用补阴之药，而止重用人参、肉桂，虽亦能夺命于须臾，然而阳旺阴涸，止可救绝于一时，必不能**救燥于五脏**，亦旦夕之生而已。

此症用**三仙膏**亦神。

熟地五两　人参二两　丹皮一两　水煎服。

5. 人有夜不能寐，口中无津，舌上干燥，或开裂纹，或生疮点，人以为火起于心，谁知是燥在于心乎。夫心属火，然而心火无水，则火为未济之火也。既济之火，则火安于心宫；未济之火，则火郁于心内。火郁不宣，则各脏腑之气不敢相通，而津液愈少，不能养心而心益燥矣，何能上润于口舌哉？开裂、生点，必至之势也。治法大补其心中之津，则心不燥而口舌自润。然而徒补其津，亦未必大润也。盖**心中之液，乃肾内之精**也。**肾水上交于心，则成既济之火**，补肾以生心，乌可缓哉。方用**心肾两资汤**：

人参三钱　茯神三钱　柏子仁一钱　炒枣仁三钱　麦冬五钱　北五味一钱　熟地一两　丹参二钱　沙参三钱　山茱萸三钱　芡实三钱　山药三钱　菟丝子二钱　水煎服。连服十剂，夜卧安而口中生津，诸症尽愈。

此方心肾同治，补火而水足以相济，补水而火足以相生，故不见焦焚之苦，而反获优渥之欢也。

此症**夜清汤**亦效。

人参　麦冬各一两　甘草一钱　柏子仁　菟丝子各三钱　玄参　炒枣仁各五钱　黄连三分　水煎服。

6. 人有咳嗽，吐痰不已，皮肤不泽，少动则喘，此燥在于肺也。《内经》云：夏伤于热，秋必病燥。咳嗽吐痰，皮肤不泽而动喘，皆燥病也。议者谓燥症必须补肾，肾水干枯，而燥症乃成。然而此燥非因肾之干枯而来，因夏伤于热以耗损肺金之气，不必去补肾水，但润脾而肺之燥可解。虽然脾为肺之母，而肾乃肺之子，补脾以益肺之气，补肾而不损肺之气，子母相治而相济，肺气不更加润泽乎。方用**子母两濡汤**：

麦冬五钱　天冬三钱　紫菀一钱　甘草三分　苏叶五分　天花粉一钱　熟地五钱　玄参三钱　丹皮二钱　牛膝一钱　水煎服。一剂气平，二剂嗽轻，连服十剂，痰少而喘嗽俱愈。

此方肺、脾、肾同治之方也。方名子母两濡，似乎止言脾肾也。然而治脾、治肾，无非治肺也。脾肾濡，而肺气安有独燥者哉。

此症用**宁嗽丹**亦佳。

麦冬二两　五味子二钱　天冬三钱　生地一两　桑白皮二钱　款冬花　紫菀　桔梗各一钱　甘草五分　牛膝三钱　水煎服。

7. 人有两胁胀满，皮肤如虫之咬，干呕而不吐酸，人以为肝气之逆，谁知是肝气之燥乎。夫肝藏血者也，肝中有血，则肝润而气舒；**肝中无血，则肝燥而气郁**。**肝气既郁则伏而不宣**，必下克脾胃之土，而土之气不能运，何以化精微以生肺气乎？故伤于中则胀满、呕吐之症生；伤于外则皮毛拂抑之象见。似乎肝气之逆，而实乃**肝气之燥**也。肝燥必当润肝，然而肝燥由于肾亏，滋肝而不补肾，则肝之燥止可少润于目前，而不能久润于长久，必大滋乎肾，肾濡而肝亦濡也。方用**水木两生汤**：

熟地一两　白芍一两　茯苓三钱　柴胡一钱　陈皮一钱　甘草三分　神曲五分　白术三钱　甘菊花二钱　枸杞子二钱　牛膝三钱　玄参三钱　水煎服。二剂而肝血生，四剂而肝燥解。

或谓肝燥而用白芍、熟地濡润之药，自宜建功，乃用白术、茯苓、柴胡、神曲之类，不以燥益燥乎？不知过于濡润，反不能受濡润之益，以脾喜燥也。脾燥而不过用濡润之药，则脾土健旺，自能易受润泽而化精微；否则纯于濡润，未免太湿矣。脾先受损，安能资益夫肝经，以生血而解燥哉。用燥于湿之中，正善于治燥耳。

此症用**濡木饮**亦效。

白芍一两　熟地　川芎各五钱　柴胡　香附　炒栀子　神曲各五分　白豆蔻一粒　水煎服。

8. 人有口渴善饮，时发烦躁，喜静而不喜动，见水果则快，遇热汤则憎，人以为胃火之盛也，谁知是胃气之燥乎。夫胃本属土，土似喜火而不喜水。然而土无水气，则土成焦土，何以生物哉 。况胃中之土，阳土也，阳土非阴水不养。胃中无水，断难化物，水衰而物难化，故土之望水以解其干涸者，不啻如大旱之望时雨也。且人静则火降，人动则火起，内火既盛，自索外水以相救，喜饮水而恶热汤，又何疑乎？第燥之势尚未至于热，然**燥之极必至热之极矣**。治法解燥须清热也。方用**清解汤**：

玄参一两　生地五钱　甘菊花三钱　天花粉三钱　茯苓三钱　麦冬三钱　丹参二钱　沙参三钱　水煎服。连服四剂，而烦躁除。再服四剂，口渴亦解。再服四剂全愈。

此方平阳明胃火者居其半，平少阴相火者居其半。盖**阳明胃火必得相火之助，而势乃烈**。虽治燥而不必泻火，然土燥即火炽之原，先平其相火，则胃火失势，而燥尤易解。此先发制火，乃妙法也。

此症用**润土汤**亦效。

玄参　生地各一两　甘草一钱　地骨皮五钱　茯苓三钱　水煎服。

9. 人有肌肉消瘦，四肢如削，皮肤飞屑，口渴饮水，人以为风消之症，谁知是脾燥之病乎。盖脾燥由于肺燥，而肺燥由于胃燥也。胃燥必至胃热，而胃热必移其热于脾，脾热而燥乃成矣。夫脾为湿土，本喜燥也，何反成风消之症乎？脾最惧者肝木也，木能克土，肝怒胃火逃窜，见胃火之入脾，即侠其风木之气以相侮，脾畏肝木不敢不受其风，风火相合，安得而不燥乎？脾燥而何能外荣，是以内外交困，而风消之症成。方用**散消汤**治之。

麦冬一两　玄参二两　柴胡一钱　水煎服。四剂口渴止，八剂肢肤润，二十剂不再消也。

此方润肺而不润脾，何脾消之症能愈？以症成于肺，故润肺而脾亦润也。方中加柴胡于二味之中，大有深意。柴胡最舒肝气，肝抒则肝不克脾，脾气得养。况又泻其脾肺之火，火息而风不扬，此脾燥之所以易解，而风消不难愈也。

此症用**丹白生母汤**亦效。

白芍　生地各一两　丹皮五钱　知母一钱　水煎服。

10. 人有目痛之后，眼角刺触，羞明喜暗，此胆血之干燥也。夫胆属木，木中有汁，是木必得水而后养也。胆之系通于目，故胆病而目亦病矣。然而胆之系通于目，不若肝之窍开于目也。目无血而燥，宜是肝之病，而非胆之病。然而肝胆为表里，肝燥而胆亦燥矣。胆与肝皆主藏而不泻，胆汁藏而目明，胆汁泻而目暗。盖胆中之汁，即胆内之血也，**血少则汁少，汁少即不能养胆养目矣**。治法不可徒治其目也。亟宜滋胆中之汁；尤不可止治其胆，更宜润肝中之血，而胆之汁自润，目之火自解矣。方用**四物汤**加味治之。

熟地一两　川芎一钱　当归三钱　白芍一两　柴胡一钱　甘菊花三钱　白蒺藜一钱五分　水煎服。连服四剂，而目痛之疾自除。再服四剂，而羞明喜暗之病去。

四物汤补血，补肝中之血也，补肝而胆在其中矣。且四物汤尤入心肾，心得之而濡，不来助胆之火；肾得之而泽，不来盗胆之气。心、肝、肾全无干燥之虞，而胆岂独燥乎？所以服之而奏功也。

此症用**甘风丹荆汤**亦效。

丹皮一两　防风五分　荆芥五分　甘菊花五钱　水煎服。

11. 人有双目不痛，瞳神日加紧小，口干舌苦，人以为心火之旺也，谁知是心包之干燥乎。夫目之系通于五脏，不止心包之一经也。瞳神之光，心肾之光也；心肾之光心肾之精也。然而心之精，必得肾之精，交于心包，而后心肾之精始得上交于目。盖心君无为，而心包有为也。所以心包属火，全恃肾水之滋益。肾不交于心包，即心包不交于心，火无水济，则心包无非火气，干燥之极，何能内润心而外润目乎？然则瞳神之紧小，皆**心包之无水，由于肾水之干枯**也。补肾以滋心包，乌可缓哉。方用**救瞳汤**：

熟地一两　山茱萸五钱　甘菊花三钱　玄参一两　柴胡五分　白芍一两　当归五钱　山药三钱　丹皮五钱　水煎服。

此方乃肝肾同治之法也。心包无水，不治心包而滋肝肾者，以**肝乃心包之母**也。肝取给于外家，以大益其子舍，势甚便而理甚顺，紧急之形，不化为宽大之象哉。

此症用**菊女饮**亦效。

女贞子一两　甘菊花五钱　麦冬五钱　水煎服。

12. 人有秋后闭结不能大便，此燥伤肺金，而大肠亦燥，非大肠之火也。盖肺与大肠相为表里，肺燥而大肠不能独润。且大肠之能开能合者，肾气主之也。**肾足而大肠有津，肾涸而大肠无泽**。是大肠之不燥，全藉乎肾水之相资也。然**肾水不能自生**。**肺金乃肾之母，肺润则易于生水，肺衰则难于生水**。肾水无源，救肾不暇，何能顾大肠哉？治法惟补肺肾而大肠自润矣。方用**六味地黄汤加味**治之。

熟地一两　山药三钱　山茱萸四钱　茯苓三钱　丹皮三钱　泽泻三钱　麦冬一两　北五味一钱　水煎服。连服四剂自通。

切戒用大黄、芒硝以开结也。盖此病本伤阴之症，又加劫阴之药，重伤其阴，必成为阳结之症，使腹中作痛，百计导之而不得出，不更可危哉。何若大补其肺肾之阴，使阴足而阳自化之为得耶。

此症用**冬归汤**亦效。

麦冬　当归各二两　水煎服。

13. 人有夏秋之间，小便不通，点滴不出，人以为膀胱之热结，谁知是肺燥而膀胱亦燥乎。夫膀胱之能通者，由于肾气之足，亦由于肺气之足也。膀胱与肾为表里，而肺为水道之上游，二经足而水有源流，二经虚而水多阻滞。况干燥之至，既亏清肃之行，复少化生之气，膀胱之中纯是干枯之象，从何处以导其细流哉。此小便之不通，实无水之可化也。治法不可徒润膀胱，而亟当润肺；尤不可徒润夫肺，尤当大补夫肾。肾水足而膀胱自然滂沛，何虞于燥结哉。方用**启结生阴汤**：

熟地一两　山茱萸五钱　车前子三钱　苡仁五钱　麦冬五钱　益智仁一钱　肉桂一分　沙参三钱　山药四钱　水煎服。

此方补肾而仍补肺者，滋其生水之源也。补中而仍用通法者，水得补而无停滞之苦，则水通而益收补之利也。加益智以防其遗，加肉桂以引其路。滂沛之水，自然直趋膀胱，燥者不燥，而闭者不闭矣。

此症用**柏桂生麦汤**亦效。

麦冬一两　黄柏三钱　生地五钱　肉桂三分　水煎服。

14. 人有消渴饮水，时而渴甚，时而渴轻，人以为心肾二火之沸腾，谁知是三焦之气燥乎。夫消症有上、中、下之分，其实皆三焦之火炽也。下焦火动，而上、中二焦之火翕然相从，故尔渴甚。迨下焦火息，而中、上二焦之火浮游不定，故又时而渴轻。三焦同是一火，何悉听于下焦之令？盖下焦之火一发而不可遏，故下焦之火宜静而不宜动，又易动而难静也。必得肾中之水以相制，肾旺而水静，肾虚而水动矣，天下安有肾足之人哉。肾水虚而取资于水者，又多也。水亏奚能制火乎？火动必烁干三焦之气，则三焦更燥，势必仰望于外水之相救，以迅止其大渴也。欲解三焦之渴，舍补肾水何法哉？方用**六味地黄汤加味**治之。

熟地二两　山茱萸一两　茯苓五钱　山药五钱　丹皮一两　泽泻五钱　麦冬一两　北五味子二钱　水煎服。十剂渴轻，二十剂渴解，三十剂全愈。

六味治肾，更加麦冬、五味以治肺者，非止清肺金之火也。**盖补肺以助肾水之源，肺旺而肾更有生气矣**。肾水旺，足以制下焦之火。下焦之火不动，而上、中二焦之火乌能兴焰哉。

此症用二丹汤亦妙。

丹皮　丹参　玄参各五钱　茯苓　柏子仁各三钱　水煎服。

15. 人有大病之后，小肠细小不能出溺，涨甚欲死，人以为小肠之火，谁知是小肠之干燥哉。夫小肠之开合，非小肠主之也，半由于膀胱，半由于肾气。故小肠之结，全在膀胱之闭；而膀胱之闭，又成于肾气之闭也。盖肾水竭而膀胱枯，故小肠亦燥而成结耳。治法必须大补肾中之水。而补水又**必补肺金之气，以膀胱之气化，必得肺金清肃之令以行之也**。**肺气旺而水流**，而后助之利水之药，则肾气开而小肠亦开也。方用**治本消水汤**：

熟地二两　山茱萸一两　麦冬一两　车前子五钱　五味子二钱　茯苓五钱　牛膝三钱　刘寄奴三钱　水煎服。一剂水通，再剂肠宽，小便如注矣。

此方不治小肠，专治肺肾。肺肾不燥，小肠之燥自润矣。

此症用**广泽汤**亦效。

麦冬二两　生地一两　车前子　刘寄奴各三钱　水煎服。

痿证门八则

1. 人有胃火熏蒸，日冲肺金，遂至痿弱不能起立，欲嗽不能，欲咳不敢，乃至咳嗽，又连声不止，肺中大痛，非肺痈之毒，乃肺痿之病。夫肺之成痿也，由于阳明之火，上冲于肺，而肺经津液衰少，不能灭阳明之焰，金从火化，累年积岁，肺叶之间酿成火宅，而清凉之药，不能直入于肺，非扞格清凉之故也。肺既大热，何能下生肾水，水干无以济火，则阳明之炎蒸更甚，自然求救于水谷；而水谷因肺金清肃之令不行，不能化成津液，以上输于肺，则肺之燥益甚；**肺燥而肺中津液，尽变为涎沫浊唾矣**。肺

液既干，肺气自怯，所成涎沫浊唾，若难推送而出，此欲嗽之所以不能也。然而涎沫浊唾，终非养肺之物，必须吐出为快，无奈其盘踞于火宅，倘一咳而火必沸腾，胸膈之间必至动痛，此欲咳之所以不敢也。迨忍之又忍，至不可忍，而咳嗽涎沫浊唾虽出，而火无水养，上冲于咽喉，不肯遽下，此咳嗽所以又**连声而不止**也。咳嗽至连声不止，安得不伤损干燥之肺而作痛乎？人见其痿弱不能起立，或用治痿之药愈伤肺气，奚能起痿。治法宜泻其胃中之火，大补其肺经之气；然又不可徒补其肺中之气，更宜兼补其肾中之水。方用**生津起痿汤**：

麦冬一两　甘草二钱　玄参一两　甘菊花五钱　熟地一两　天门冬三钱　天花粉一钱　贝母一钱　金银花五钱　水煎服。连服四剂而咳嗽轻，再服四剂而咳嗽止，再服十剂而痿症除矣。

盖阳明之火，本可用大寒之药。然而阳明初起之火，可用大寒而阳明久旺之火宜用微寒，因阳明之火乃胃土中之火，初起可用大寒泻火以救肾中之水；**久旺用微寒散火**，所以**生胃中之土也**。**胃火之盛，胃土之衰也，扶其土即所以泻其火**。而胃土自健，自能升腾胃气，化水谷之精微，输津液于肺中也。又加之二冬、甘草、天、贝之类，原能益肺消痰，则肺中更加润泽。得金银花同入，以消除其败浊之毒，则肺金何至再燥乎？加熟地者，以填补肾水，水旺而肺不必去顾肾子之涸，则肺气更安，清肃下行于各府，水生火息，不必治痿而痿自愈也。

此症用**紫花饮**亦神。

麦冬三两　桔梗　甘菊花　蒲公英各五钱　生甘草　贝母各二钱　生地一两　紫花地丁三钱　水煎服。

2. 胃火上冲于心，心中烦闷，怔忡惊悸，久则成痿，两足无力，不能动履，此总属胃火之盛，非心火之旺也。夫胃属土，而心属火；心乃生胃，而胃不宜克心。然心火生胃，则**心火不炎；胃火熏心，则心火大燥，此害生于恩**也。倘徒泻心，则胃子见心母之寒，益肆其炎氛，愈添心中之燥，必下取于肾水。而肾因胃火之盛，熬干肾水，不能上济于心，火益旺而水益枯，骨中无髓，安得两足之生力乎？治法宜大益其肾中之水，少清其胃中之火，则胃气安而肾水生，自然上交于心也。方用**清胃生髓丹**：

玄参一两　麦冬五钱　甘菊花五钱　熟地二两　北五味二钱　沙参五钱　水煎服。十剂即可行步，二十剂怔忡、惊悸之病除。又十剂烦闷痿弱之症去，再服十剂全愈。

痿症无不成于阳明之火。然用大寒之药，如石膏、知母之类，虽泻胃火甚速，然而多用必至伤胃。胃伤而脾亦伤，脾伤而肾安得不伤乎？故不若用玄参、甘菊之类，既清其胃火，而又不损其胃土，则胃气自生，能生津液，下必注于肾，而上且灌于心矣。况麦冬、五味以益心；熟地、沙参以滋肾，上下相资，水火既济，痿病岂不愈乎？

此症用**石斛玄参汤**亦佳。

金钗石斛一两　玄参二钱　水煎服。

3. 阳明之火，固结于脾而不肯解，善用肥甘之物，食后即饥，少不饮食，便觉头红面热，两足乏力，不能行走，人以为阳明胃火之旺，以致成痿，谁知是太阴脾火之盛，以烁干其阴乎。夫痿症皆责之阳明，何以太阴火旺，亦能成痿？盖太阴与阳明为表里，阳明火旺，而太阴之火亦旺矣。二火相合，而搏结于腑脏之间，所用饮食，仅足以供火之消磨，而不能佐水之优渥。火旺水亏，则肾宫干涸，何能充足于骨中之髓耶？骨既无髓，则骨空无力，何能起立以步履哉。治法**益太阴之阴水**，以胜其阳明之阳火，则脾胃之中，水火无亢炎之害；而后筋骨之内，髓血有盈满之机也。方用**调脾汤**：

人参五钱　玄参一两　麦冬五钱　甘菊花五钱　薏仁五钱　金钗　石斛三钱　芡实一两　山药五钱

水煎服。连服四剂，便觉腹不甚饥。再服四剂，火觉少息。再服十剂全愈。

此方补脾胃之土，即所以补其火也。然而火之所以旺者，正坐于土之衰耳。土衰则不生水，而生火矣。今于补土之中，加入玄参、甘菊、石斛微寒之药，则脾胃之火自衰，而脾胃之土自旺；脾胃之土既旺，而脾胃之津自生，于是灌注于五脏之间，转输于两足之内。火下温而不上发，头面无红热之侵，何至胫趾之乏力哉。或曰：火盛易消，以至善饥，似宜用消导之剂，以损脾胃之气，乃不损其有余，而反增益其不足，恐未可为训也。不知脾胃之土，俱不可伤，伤土而火愈旺矣。补阴则阳伏，消食则伤阴。补阴可也，宁必用消导之药哉。

此症用玄母菊英汤亦效。

玄参二两　甘菊花一两　知母三钱　熟地二两　水煎服。

4. 大怒之后，两胁胀满，胸间两旁时常作痛，遂至饭食不思，口渴索饮，久则两腿酸痛，后则遍身亦痛，或痛在两臂之间，或痛在十指之际，痛来时可卧而不可行，足软筋麻，不可行动，人以为痰火之作祟也，谁知是肝经之痿症乎。夫肝经之痿，阳明之火助之也。当其大怒时，损伤肝气，则肝木必燥，木中之火无以自存，必来克脾胃之土。脾阴不受，而胃独受之。胃初自强，不服其克，两相战克，而胸胁所以作痛；后则胃土不敌肝木之旺，乃畏之而不敢斗，亦归附于肝；久之而饮食少用，则不化津液以生肾水，**肾无水以养肝，而肝气无非火气**，胃亦出其火，以增肝火之焰，**肝火之性动**，遂往来于经络之内而作痛。倘更加色欲，则精泄之后，无水制火，自然足软筋麻，呻吟于卧榻之上，而不可行动也。治法必须平肝，而并泻阳明之火，惟是**阳明久为肝木之克，则阳明之经必虚**，若再加泻火，胃气乌能不伤。必须泻阳明之火，仍不损阳明之气为得也。方用**伐木汤**：

炒栀子三钱　白芍一两　当归五钱　甘菊花五钱　女贞子五钱　地骨皮三钱　丹皮三钱　青黛三钱　金钗石斛三钱　水煎服。连服四剂而诸痛除，再服四剂口思饮食，再服十剂全愈。

此方泻肝火以平肝气。然而阳明胃火，未尝不同治之。胃气不伤而胃火自息，饮食进而津液生，肾水足而骨髓裕，不须止痛而痛自失，毋须治痿而痿自起矣。

此症用**二石汤**亦佳。

白芍一两　熟地三两　金钗石斛　牛膝各五钱　石膏三钱　水煎服。

5. 素常贪色，加之行役劳瘁，伤骨动火；复又行房鼓勇大战，遂至两足痿弱，立则腿颤，行则膝痛，卧床不起，然颇能健饭易消，人以为食消之症也，谁知是肾火之盛，引动胃火以成肾痿乎。盖胃为肾之关，胃之开合肾司之也。肾火直冲于胃，而胃之关门曷敢阻之；且同群助势，以听肾火之上炎矣。况肾火乃龙雷之火也，胃中之火，其性亦喜炎上，二火相因而起，销铄肾水，有立尽之势。幸肾火盛而胃火尚未大旺，故但助肾以消食，不至发汗以亡阳。且饮食易消，犹有水谷以养其阴，虽不能充满于骨中，亦可以少滋于肾内，故但成痿而不至于死亡也。治法急宜**大补肾水以制阳光**。方用**起痿降火汤**：

熟地三两　山茱萸一两　苡仁五钱　金钗石斛五钱　牛膝五钱　水煎服。四剂腿颤足痛之病去，十剂可以步履，饮食不至易饥，二十剂全愈。

此方大补肾阴，全不去泻胃中之火。譬如城内粮足，则士马饱腾，安敢有鼓噪之声，而兴攘夺争取之患乎。

此症用**充髓汤**亦妙。

熟地三两　玄参二两　金钗石斛　牛膝各五钱　女贞子五钱　水煎服。

6. 烦躁口渴，面红而热，时索饮食，饮后仍渴，食后仍饥，两足乏力，不能起立，吐痰甚多，人以为阳明之实火也，谁知是阳明之虚火乎。夫阳明属阳火，亦宜实，何以虚名之？不知胃火初起为实，而久旺为虚。当胃火之初起也，口必大渴，身必大汗，甚则发狂，登高而呼，弃衣而走，其势甚急，所谓燎原之火也，非实而何？至于旺极必衰，时起时灭，口渴不甚，汗出不多，虽谵语而无骂詈之声；虽烦闷而无躁扰之动，得水而渴除，得食而饥止，此乃零星之余火也，非虚而何？实火不泻，必至熬干肾水有亡阳之变，虚火不清，则销烁骨髓，有亡阴之祸。阴既亡矣，安得不成痿乎？故治痿之法，必须清胃火而加之生津、生液之味，自然阴长而阳消也。方用**散余汤**：

生地一两 玄参一两 茯苓三钱 竹叶一百片 麦冬一两 人参三钱 麦芽一钱 天花粉二钱 神曲一钱 水煎服。二剂阳明之余火息。再服二剂，烦躁饥渴之病除。更用十剂，痿症全愈。

此方散胃火之余氛，不去损胃土之生气。胃气一生，而津液自润，自能灌注肾经，分养骨髓矣。倘用大寒之药，直泻其胃火，则胃土势不能支，必致生意索然，元气之复，反需岁月矣。譬如大乱之后，巨魁大盗，已罄掠城中所有而去，所存者不过余党未散耳。用一文臣招抚之有余。若仍用大兵搜索剿除，则鸡犬不留，玉石俱焚，惟空城独存，招徕生聚，有数十年而不可复者矣。何若剿抚兼施之为得哉。

此症用**润胃汤**亦效。

人参五钱 麦冬二两 天花粉三钱 玄参一两 丹参一两 甘草一钱 山楂二十粒 神曲二钱 水煎服。

7. 人有好酒，久坐腰痛，渐次痛及右腹，又及右脚，又延及右手不能行动，已而齿痛，人以为贼风之侵体也，谁知是痿症乎。或谓：痿不宜痛，今腰、脚、手、齿俱痛，恐非痿也。嗟乎！诸痿皆起于肺热，**人善饮**则**肺必热**矣。经曰：**治痿必取阳明**。阳明者胃也，胃主四肢，岂独脚耶？夫**痿虽热病**，而**热中有湿**，不可不察。**痿病兼湿重者**，**必筋缓而软**；**痿病兼热多者**，**必筋急而痛**，是痿症未尝无痛也。苟不祛湿以清火，而反助湿以动热，则痿症不能痊，转增添其痛矣。治法专法阳明以生胃气，佐之泻火利湿之品，则诸痛自消。方用**释痛汤**：

人参三钱 黄芪三钱 白术五钱 茯苓三钱 生地五钱 麦冬五钱 当归三钱 玄参一两 甘草三分 水煎服。连服四剂而病除。

此方皆入阳明之药也。入阳明以平胃气，即入阳明以平胃火，宜痿症之顿起矣。况茯苓、白术，善能去湿，复是生胃之品，是治湿又治阳明也。药投病之所喜，安得而不速愈哉。

此症用**解酲饮**亦佳。

干葛 白术 人参 石膏各三钱 麦冬三两 茯苓五钱 半夏一钱 水煎服。

8. 人有肥胖好饮，素性畏热，一旦得病，自汗如雨，四肢俱痿，且复恶寒，小便短赤，大便或溏或结，饮食亦减，人以为感中风邪也，谁知是痿病之已成乎。夫痿有五，皆起于肺热，好饮之人，未有不热伤肺者也。**肺之母为胃**，**欲救热伤之肺**，**必须速救胃土**。经曰：**治痿独取阳明**。**正言其救胃也**。胃土不足，而肺金受伤，则金失所养而不能下生肾水，水干则火盛，而肺金益伤矣。况胃主四肢，肺主皮毛。今病四肢不举，非胃土之衰乎；自汗如雨，非肺金之匮乎。明是子母两病，不急救胃，何能生肺以生肾水哉。方用**滋涸汤**：

玄参一两 麦冬一两 茯苓三钱 芡实五钱 人参三钱 甘菊花三钱 女贞子三钱 生地二钱 天门冬三钱 黄芩一钱 天花粉一钱 水煎服。十剂胃气生，二十剂肺热解，三十剂痿废起，四十剂全愈。

此方独取阳明以补胃土，善清肺经之热也，不必去补肾而肾水自润矣。**李东垣**立有**清燥汤**，亦可治痿，不若此方更神耳。

此症用**柞木化醞汤**亦效。

玄参　麦冬各二两　柞木枝三钱　甘草五分　人参一两　天冬三钱　黄芩　贝母各二钱　水煎服。

消渴门五则

1. 消渴之病，有气喘痰嗽，面红虚浮，口舌腐烂，咽喉肿痛，得水则解，每日饮水约得一斗，人以为上消之病也，谁知是肺消之症乎。夫肺属金，金宜清肃，何火炽如此？盖心火刑之也，**肺为心火所刑，则肺金干燥**。又因肾水之虚，欲下顾肾，肺气既燥，肺中津液自顾不遑，安得余津以下润夫肾乎？肺既无内水以润肾，乃索外水以济之。然救其本宫之火炎，而终不能益肾中之真水。肾又不受外水，而与膀胱为表里，即将外水传于膀胱，故饮水而即溲也。治法似宜泻心中之火，以救肺金之热矣。然而肺因火热发渴，日饮外水，则水停心下者有之。水日侵心，则心火留于肺而不归，心中已成虚寒之窟，是寒凉之药，反为心之所恶。且**寒凉之药，不能上存，势必下趋于脾胃**。夫肺火之盛而不解者，正苦于脾胃之虚，土不能生金之故。苟再用寒凉，必至损伤脾胃之气，肺金何以养哉？必须仍治肺金，少加补土之味，则土旺而肺气自生，清肃之令行，而口渴自止。方用**清上止消丹**：

麦冬二两　天冬一两　人参三钱　生地五钱　茯苓五钱　金银花一两　水煎服。十剂渴尽减，二十剂全愈。

此方重治肺，而轻治胃与脾。治肺而不损金，清火而不伤土。土生金而金生水，又何疑乎？惟方中加入金银花者，火刑金而多饮凉水，则寒热相击，**热虽暂解于片刻**，而**毒必留积于平时**，用清金之药以解其热，不能解其毒也。与其日后毒发而用散毒之品，何若乘解热之时，即兼解其毒，先杜其患哉。况金银花不特解毒，且善滋阴，一味而两用之也。

此症用**二冬苓车汤**亦效。

麦冬三两　天冬一两　茯苓五钱　车前子三钱　水煎服。

2. 消渴之病，大渴恣饮，一饮数十碗，始觉胃中少快，否则胸中嘈杂，如虫上钻，易于饥饿，得食渴减，不食渴尤甚，人以为中消之病也，谁知是胃消之病乎。胃消之病，大约成于膏粱之人者居多。燔熬烹炙之物，肥甘醇厚之味，过于贪饕，酿成内热，津液干涸，不得不求济于外水，水入胃中，不能游溢精气，上输于肺；而肺又因胃火之炽，不能通调水道，于是合内外之水建瓴而下，饮一溲二，不但外水难化，且平日素醞，水精竭绝，而尽输于下，较暴注、暴泄为尤甚，此竭泽之火不尽不止也。使肾水未亏，尚可制火，无如膏粱之人，肾水未有不素乏者也，保火之不烁干足矣，安望肾水之救援乎。内水既不可制，势必求外水之相济；而外水又不可以济也，于是思食以济之。食入胃中，止可解火于须臾，终不能生水于旦夕，不得不仍求水以救渴矣。治法宜少泻其胃中之火，而大补其肾中之水。**肾水生而胃火息，肾有水而关门不开**，胃火何从而沸腾哉？方用**闭关止渴汤**：

石膏五钱　玄参二两　麦冬二两　熟地二两　青蒿五钱　水煎服。二剂而渴减，四剂而食减，十剂消渴尽除，二十剂全愈。

此方少用石膏、青蒿以止胃火，多用玄参、熟地以填肾水，重用麦门冬以益肺气，未尝闭胃之关门也。然而**胃火之开，由于肾水之开；肾水之开，由于肾火之动**也；而**肾火之动，又由于肾水之乏**也。今补其肾水，则水旺而肾火无飞动之机，火静而肾水无沸腾之患。肾水既安守于肾宅，而胃火何能独开于胃关哉？此不闭之闭，真神于闭也。

此症用**止消汤**亦效。

石膏 人参 茯神各五钱 玄参一两 生地二两 知母 麦芽 谷芽 神曲各三钱 水煎服。

3. 消渴之症，小便甚多，饮一斗溲一斗，口吐清痰，投之水中，立时散开，化为清水，面热唇红，口舌不峭，人以为下消之病也，谁知是肾水泛上作消乎。夫肾水泛上，水升于咽喉口舌之间，宜乎不渴，何以渴之甚也？盖**下寒之极**，逼其火于上焦，故作渴耳。此火乃**肾中之火，即龙雷之火**也。一发而不可制，宜引而不宜逐，可于水中引之。论此等消渴，仲景张夫子肾气丸最妙。世传肾气丸，乃张夫子定之，以治汉帝之消渴者也。然而肾气丸，止可治消渴已痊之症，不能治消渴初起之症也。当年汉帝乍患下消之时，张夫子实别有神方，未传于世，今独传于铎，铎何敢隐秘而不出，以救万世乎。方用**引龙汤**：

玄参三两 肉桂三钱 山茱萸四钱 北五味一钱 麦冬一两 水煎服。一剂渴减半，三剂全愈。

龙火浮游干燥之极，非玄参三两，断不能止其焰；非肉桂三钱，必不能导其归。山茱萸、北五味非用之以益精，实取之以止渴。益之麦冬者，以龙火久居于上游，未免损肺，得麦冬以生其气，则肺金生水，火得水而易归也。或谓多用玄参是欲止焰矣，既恐少用不足以止之，何多用肉桂以增焰乎？盖用肉桂者，正引火归源也。引火而少用肉桂，又何不可？不知玄参善消浮游之火，但其性太凉，非多用肉桂，则不足以制其寒，制其寒则寒变为温，而又非大热，正龙雷之所喜也。盖龙雷之性，恶大寒而又恶大热，大寒则愈激其怒，而火上炎；大热则愈助其横，而火上炽。今用肉桂三钱，入于玄参三两之中，则寒居其九，热居其一，调和于水火之中；又有山茱、五味、麦冬之助，正不见其热，惟见其温也。龙雷喜温，所以随之直归于肾脏。火归于肾，命门不寒，蒸动肾水，下温而上热自除。此方较肾气丸治下消之症效更神速，铎不惜传方，又阐扬其义，以见铎之论证，非无本之学也。

此症用**丹桂止氛汤**亦效。

熟地三两 肉桂二钱 茯苓 丹皮各一两 麦冬二两 水煎服。

4. 消渴之症，口干舌燥，吐痰如蟹涎白沫，气喘不能卧，但不甚大渴，渴时必须饮水，然既饮之后，即化为白沫，人亦以为下消之病也，谁知是肾火上沸之消症乎。夫肾中有火，乃水中之火也。火生水中，亦火藏于水内。火无水不养，亦无水不藏，明是水之制火也。然而水之不足，必至火之有余，而火反胜水，火欺水之不能相制，于是越出于肾宫，上腾于咽喉、口齿之间。火与水原不能离者也，火既上升，水必随之而上升矣。水即不欲上升，釜底火燃，安得不沸腾哉。惟是水涸以致沸腾，而**烈火日炊，自成焦釜**，不以外水济之得乎？然焦釜沃之以水，仍沸腾而上，故吐如蟹之涎沫耳。治法不必泻火，而纯补其水，使阴精之寒，自足以制阳光之热也。方用**宁沸汤**：

麦冬三两 山茱萸三两 茯苓一两 水煎服。一剂渴少止，再剂渴又止，饮半月全愈。

此方用山茱萸三两，以大补肾水，尽人知之。更加入麦冬三两者，岂滋肺以生肾乎。不知久渴之后，日吐白沫，则熬干肺液。使但补肾水，火虽得水而下降，而肺中干燥无津，能保肺之不告急乎。肺痿、肺痈之成，未必不始于此。**故补其肾而随滋其肺**，不特子母相生，且**防祸患于未形者**也。加入茯苓者，因饮水过多，膀胱之间必有积水，今骤用麦冬、山萸至六两之多，不分消之于下，则必因补而留滞，得茯苓利水之药以疏通之，则补阴而无腻隔之忧，水下趋而火不上沸，水火既济，消渴自除矣。

此症用**解沫散**亦神。

熟地二两 麦冬二两 山芋 丹皮各一两 车前子五钱 水煎服。

5. 人有素健饮啖，忽得消渴疾，日饮水数斗，食倍而溺数，服消渴药益甚，人以为虫消也，谁知是**脾气之虚热乎**。夫**消渴之症，皆脾坏而肾败**。**脾坏则土不胜水，肾败则水难敌火**，二者相合而病成；倘脾又不坏，肾又不败，宜无消渴之症矣。不宜消渴而消渴者，必脾有热乘之，得之**饮啖酒果**而致之者也。

夫**酒能生热**，热甚则饥，非饱餐则不能解其饥，然多食则愈动其火矣。火盛非水不能相济，饮水既多，不得不多溺也。此似消渴，而非消渴之症。治法平脾中之虚热，佐之解酒消果之味，则火毒散而消渴之病自除。方用**蜜香散**：

木蜜三钱　麝香三分　酒为丸。更用：

黄连一钱　茯苓三钱　陈皮五分　神曲一钱　人参三钱　煎汤送丸药。日用三丸，丸尽而愈。

此丸用麝香者，取麝能散酒也；且麝香最克瓜果，瓜果闻麝香之气，即不结子，非明验耶。木蜜乃枳椇也，酿酒之房，苟留木蜜，酒化为水。故合用二味，以专消酒果之毒也。酒果之毒既消，用参、苓、连、曲之类，以平脾中之虚热，则腹中清凉，何消渴之有哉。

此症用**消饮散**亦佳。

人参　天花粉　茯苓各三钱　枳壳　厚朴各一钱　山楂二十粒　麦冬二两　甘草一钱　水煎服。

卷之七

痉痓门十一则

1. 感湿热之气，忽又伤风，口噤不能言，项背几几，脚手挛急，角弓反张，人以为太阳之伤寒也，谁知是太阳之痉病乎。夫痉病亦有三阳三阴之殊，亦能传经，与伤寒之症无异，但伤寒单伤于风，而痉病则合湿热而成之也。似乎治伤寒可单治风而无难，痉病宜兼治湿热而不易也。谁知邪之所凑，其气必虚，一邪相犯，已是正气之亏，况三邪之同犯乎。补正以祛邪，治痉无难速愈。或谓一邪相犯，尚须祛邪为先；三邪并犯，则邪气弥漫，非用祛邪之药，安能济哉？不知**一邪之犯，其力专；众邪之犯，其势散。力专者宜攻，势散者可补**。于补之中，而行其攻之法，何不济之有。无如其症同于伤寒，不可骤用补也，所以杀人。苟知可补之法，分症以治之，实易易也。如此症见太阳之征，不可径治太阳之邪，宜补太阳之正；太阳之正气旺，而风湿热之邪不必攻而自散矣。方用**五苓散加减**治之。

白术一两　茯苓一两　泽泻三钱　猪苓一钱　羌活五分　桂枝三分　水煎服。一剂而角弓反张之疾定，二剂而口不噤，脚手不挛急也，三剂诸症尽痊。

五苓散专利膀胱之水。**三邪之中，至难去者湿耳**。**先利其湿，则火随水泄，而风邪无党矣**。故少用桂枝、羌活以祛风，则风自易解。况**五苓散**亦非单利湿之药也，其白术、茯苓原能健脾生胃，今多加为君，则补重而利轻，所以能建功之速。倘少少用之，则攻多于补，反无益矣。

此症用**桂苓薏羌汤**亦效。

茯苓一两　羌活二钱　薏仁一两　桂枝三分　水煎服。

2. 感湿热之气，又感风邪，颈项强直，一目或左右视，手足搐搦，人以为少阳之伤寒也，谁知是少阳之痉病乎。夫少阳居于半表半里之间，其势将欲入肝也，而尚留于阳明，故三邪同感，目所以左右视，亦现证于二者之间耳。手足搐搦者，风性动而湿性静，两相违背，风欲动而湿挽之；湿欲静而风激之，热邪又从中冲击，此搐搦之所以起也。搐搦不已，又风引而上行，于是颈项不利，而湿气留中，遂至强直不摇矣。治法必须和少阳之正气，少用散邪之品，易于解纷也。方用**小柴胡加减**治之。

柴胡二钱　白芍五钱　当归三钱　茯苓五钱　黄芩一钱　甘草一钱　水煎服。一剂病减，再剂病全愈。

小柴胡汤和少阳之圣药也。今又加入白芍、当归，以补其肝中之气，使肝旺而邪不敢遁于肝；加茯苓五钱以健胃而利湿，则邪不敢回于胃。茯苓且同柴胡以祛风热，引之而共入于膀胱，尤易下走，此又法之至神者也。

此证用**龙车散**亦效。

柴胡　甘草各一钱　白芍　茯苓各五钱　车前子三钱　龙胆草五分　水煎服。

3. 感湿热之气，复感风邪，手足牵引，肉瞤胸胀，低头视下，肘膝相构，人以为阳明之伤寒也，谁知是阳明之痉症乎。夫阳明胃土也，**风入于胃，必变为热**。况原感热气，则热以济热，宜至发汗亡阳，何肉瞤胸胀而不发狂，手足牵引而不出汗？反低头视下，无登高而呼之症？肘膝相构，无弃衣而走之病？

正以湿邪混之也。盖**阳明之火，最恶者燥耳**。今有湿气在胃，虽侮胃中之土，亦益胃中之燥，即发汗而不至亡阳、发狂之祸也。若妄用风药以散其表，必至汗出而不可止。仲景张夫子曾用大承气汤以下其邪，然而脾旺者，尚不致损伤脾气，否则下之亡阴，恐有意外之虞也。然则风湿热既同入于胃中，则治法不可不治胃，而又不可伤胃也。方用全阴救胃汤：

玄参五钱 茯苓五钱 桃仁一钱 葛根一钱 人参一钱 麦冬五钱 水煎服。一剂病半痊，二剂病痊愈。

方中资胃中之阴，而不损其胃中之气。玄参去热，葛根去风，茯苓去湿，三邪皆去，而又得人参以生胃，麦冬以生肺，则桃仁不亦可以已乎。不知桃仁最动之味，三邪并入于胃中，而补药多于攻药，则邪得补，而反流连不去，加入桃仁性急之物，补既不滞，而攻亦不缓，始能相济以有成也。

此证用二苓槐膏汤亦妙。

石膏 猪苓 槐米各三钱 茯苓五钱 防己五分 黄芩一钱 水煎服。

4. 感湿热之气，复感风邪，发热腹痛，肌肉颤动，四肢坚急，人以为太阴之伤寒也，谁知是太阴之痉症乎。太阴者，脾经也，脾土湿土也。湿土何堪湿邪之再犯乎？湿入于脾，最难分消。湿邪去而湿之根尚在，一再感湿，仍如前湿之病矣。况加热以发其炎蒸，加风以生其波浪，自然中州反乱，而四境骚然，坚急之势成，颤动之形兆，倘用安土之品，则**土旺而水无泛滥之虞，水干而土无郁勃之气**，风既欲作祟，而平成既奏，亦可以解愠矣。无如世人动辄言下，讵识下多亡阴，无阴以灌注于五脏七腑，胸腹手足，何所资以为养哉。势必坚急颤动，有亡阴而死者矣。方用**安土散**：

白术一两 茯苓五钱 车前子三钱 薏仁五钱 赤小豆一钱 通草一钱 柴胡五分 石斛三钱 水煎服。

此方以利水之药为君，仍是健脾之药。盖土旺自能制水，况又有利之者乎。**此症原是湿邪之难治，单去攻湿，而风与热邪自易吹散**，所谓攻邪必攻其坚也。譬如大敌在前，满山遍野，俱是贼党，倘止从偏旁掠阵，则贼且全营俱来死斗，反至败衄；不若竟攻中坚，突围直入，擒擒巨魁，则余氛不战而自遁。痉病之**重治湿邪**，亦正此意，可借敌而作鉴也。

此证用**薏术定痉汤**亦效。

白术一两 薏仁 芡实各五钱 柴胡 知母 甘草 天花粉各一钱 神曲二钱 水煎服。

5. 感湿热又且感风，遂成痀瘛，身蜷足弯，不能俯仰，人以为少阴之伤寒也，谁知是少阴之痉病乎。夫少阴者，足少阴肾也。**肾宜热**不宜寒，**宜湿**不宜燥，何以痉病有湿有热，反成痀瘛蜷弯不能俯仰之症耶？不知**肾最恶风**，而喜热者，**喜真火之生**，非喜邪火之克也；**喜真水之养**，非喜邪水之伤也。盖**邪火助燥，邪水增湿**耳。既有二邪入于肾中，又益之以风，安能无痀瘛蜷弯不能俯仰之苦哉？然则治法仍须治湿热，少佐以祛风为得也。方用助**肾辟邪丹**：

茯苓五钱 薏仁五钱 防己一钱 豨莶草一钱 玄参三钱 水煎服。

此方用防己以治肾中之风，用薏仁、茯苓以去肾中之湿；用玄参、豨莶草以治肾中之热。是风热湿三者均治，何病之不可去哉。夫肾宜补不宜泻，今去风、去湿、去热，得非泻肾之药乎？然而薏仁、茯苓，虽利湿而不损其阴；防己虽去风，而不伤其气；玄参、豨莶虽去火，而不灭其光，非泻肾而仍是补肾，若单泻而不补则误矣。

此症用**散痉汤**亦佳。

防己一钱 白术一两 泽泻 豨莶草 炒黑荆芥各二钱 薏仁三钱 水煎服。

6. 感湿热又感风邪，厥逆下利，舌卷囊缩，背曲肩垂，项似拔，腰似折，手足俱冷，其腹胀大，人以为厥阴之伤寒也，谁知是厥阴之痉症乎。夫**风湿热三合而成痉**。邪传入厥阴，乃入肝木之经也，其势更急。世人**误发其汗，必致动湿**。湿虽阴类，然是外受之阴邪，非肝中之真血也。所动之阳，奔入湿中，为湿所没，必至亡阳。盖脱出之阳，不啻如龙之出谷，其体轻矫，飞腾而不可止遏。今为湿所滞留，则如蛇行匍匐，尽力奔越，究难飞去，故此等痉病，皆误汗而成之也。治法又不可拘于散邪，仍须补正。惟救其亡阳，而亟使其回阳耳。虽然阳之所以亡者，终由于阴虚之不能摄阳，故补阳必须补阴。而补厥阴之阴，仍从少阴肾经以补之也。方用**回阴散痉汤**：

巴戟天五钱　茯苓一两　山药五钱　防风五分　炒栀子一钱　白芍五钱　当归三钱　白术一两　甘草一钱　水煎服。

此方补肝经之血，而佐之去湿、去火、去风之味，自是正治之法。而又补肾中之火，益之巴戟天何居？正补少阴之谓也。第厥阴之木，非少阴之水不生，何必补肾中之火？讵知汗发亡阳，阳气尽从外泄，肾中已无真火，单用寒凉以祛热，则脾胃不胜其寒矣。巴戟天温肾不至大热，**肾温而阳回，肝清而阴足**，阴阳和合，内之正气既固，风热湿之外邪不必攻而自破，况原有攻之者乎。此有益无损之治法，又何患厥阴痉症之无传久哉。

此症用**黄白茵陈汤**亦效。

白芍　茯苓各一两　猪苓三钱　茵陈一钱　白术五钱　甘草一钱　黄连　半夏各五分　水煎服。

7. 小儿头摇手劲，眼目上视，身体发颤，或吐而不泻，或泻而不吐，人以为惊风之抽掣也，谁知是风热湿三者合之以成痉乎。小儿纯阳，原不宜虚。然而多食瓜果，湿留于胃，湿久则变热，热极则生风，此风起于内，而不来于外也。人见小儿头摇手劲等症，毋论其虚实，投以抱龙丸，不效改用牛黄丸，又不效乃用金石、脑麝香窜之药，以开其窍，而镇其惊，无不立亡。嗟嗟！“惊风”二字，自创立以来，杀小儿者不啻数百万矣，并无有一医辟其非者。南昌喻嘉言颇知其失，大声告诫。无如传世既久，一时不可转移。且嘉言有论无方，世亦不识治法。铎闻师言甚悉，因畅论之，而且传其方也。

小儿之易于成痉者，因其骨脆皮薄，不耐风邪，故邪一入腠理，便入脏腑。况其饮食，喜寒而不喜热，以致损伤脾胃，而成吐泻之症。上吐下泻则阴阳两亏，平日所受之湿尽行越出。湿出而热留脏腑之中，无阴相养，遂变成风象以惑人，人亦即为其所惑。但治风而不治正，所以十人十死也。故见此等之症，断不可祛风，一作风治，去生便远。盖其身中实实无风，无风而妄用风药，以倍耗其损伤之气，安得不速其死哉。治法惟补其脾胃，而止其吐泻，则十人十生也。方用**救儿回生汤**：

人参二钱　白术三钱　茯苓一钱　砂仁三粒　炒黑干姜五分　山楂五粒　萝卜子五分　车前子一钱　厚朴三分　神曲三分　半夏五分　水煎服。

此方以十岁为准，五岁者减半。一剂即吐泻止，二剂即抽掣定，三剂即全愈。

此方补中有利，调和于脾胃之内，则阴阳有既济之欢，自然无变动之害矣。或曰：补之是矣，少加去风散热之药，未为不可。夫热当夏令，或可少加黄连数分，以解其暑；若值冬令，更当增入辛热之品。盖小儿吐泻之后，热必变寒，况加时令之严寒乎，断不可用寒凉也。至于风药，毋论四时，俱不可乱增。万不得已，少加柴胡二三分可也。

此症用**加味六君汤**：

人参八分　白术三钱　茯苓二钱　甘草　半夏各三分　陈皮　黄连各二分　神曲　麦芽　防风各五分　水煎服。

8. 小儿吐泻之后，口噤不出声，手脚挛急，人以为惊风之搐搦也，谁知是脾胃寒虚之痉病乎。小儿纯阳，先天肾气原自完固，无如后天之斫丧也。人生后天，以脾胃为主。小儿喜餐生冷，伤其后天，而先天亦损，自然变症纷纭。吐泻之后，无津液以润肠胃，更有何气以运动四支乎？此手足挛急、搐搦之所以现也。**脾胃亏损，肝木必来相侮**，脾胃又无津液以供给肝木之取资，则肝木大燥，燥极生火，火极生风，又其常也。肺金见肝木之克脾胃也，欲出其清肃之令，制肝以报土母之仇，无奈脾胃为肝所伤，则土弱而金不能强，力难制肝，反为肝之所凌。而肺金畏肝中之风火，惟恐逼干肺气，自顾不遑，何能救母，故不敢出声也。然则治法可不急治肝，以救脾胃之亏乎？方用**活儿汤**：

白芍三钱　茯苓五钱　人参二钱　白术三钱　栀子五分　麦芽五分　枳壳三分　半夏五分　甘草一分　神曲五分　水煎服。一剂挛急搐搦之症止，二剂口噤之声出，三剂全愈。

此方平肝之气，以扶其脾胃之土。脾胃之气生，而肺气自旺，足以制肝，何风火之不息哉。或谓肺弱不能制肝，自宜补肺。不知用补肺之药，必用润剂，不又助脾胃之湿乎。**痉病正苦湿也**，方中用茯苓之多，正去其湿，而反可用湿乎？故不若平肝以安肺，不可润肺以害脾胃耳。

此症用**四君汤**亦可效。

人参一钱　茯苓二钱　白术三钱　甘草　肉桂各二分　神曲　柴胡各三分　水煎服。

9. 小儿偶感风邪，发热身颤，手背反张，人以为惊风之角弓反张也，谁知是痉病中之寒邪乎。小儿气血未旺，不耐伤寒壮热，故一时昏沉，非因风而动惊也。故治小儿之伤寒，断不可与大人一例同治，动用风药以祛风。盖因虚入风，治其虚则风自外出。况止犯寒而不犯风，是原无风也，何可祛风哉。**倘轻施祛风之药，则风门大开，内既无风可散，势必损伤正气，致营卫无所蔽，而腠理不密，且勾引外风深入内藏**，遂成不可救之症矣。治法补其正气，而少加散邪之味，寒既易解，脏腑不伤，手到便可奏功。方用**护子汤**：

人参一钱　茯苓三钱　白术二钱　柴胡五分　桂枝二分　水煎服。一剂惊定，不必再剂。

亦何方法之神乎？盖**小儿初伤风寒，必先从太阳而入。今用桂枝、柴胡两解其太阳、少阳之邪**，则邪不敢遁入于阳明。况有**人参以固其脾胃之气**，则邪尤不敢入于中宫。加入白术以利腰脐，茯苓以通膀胱，则邪从外入者即散。即无外邪，而柴胡以舒肝气，桂枝以暖脾胃之土，正有利益，又何损哉？无如世不知此等治法，妄捏惊风名色，轻施发散、镇坠之味，以至杀儿无算，医工不悟，而病家未知，皆委于天数，而不责其悮，谁知万鬼啼号于夜台哉。吾愿世人尽消灭“惊风”二字名目，庶几小儿之福乎。

此症亦可用**救婴丹**：

人参一钱　茯苓三钱　柴胡三分　白芍二钱　神曲五分　砂仁一粒　炮姜三分　水煎服。

10. 妇人新产之后，忽然手足牵搐，口眼㖞斜，头摇项强，甚则角弓反张，人以为产后惊风，谁知是亡血过多而成痉乎。产后旧血已亏，新血未长，**血舍空虚，风尤易入**。原不必户外之贼风也，即**一举一动，风自内生。觉两腋之间，阴寒逼人**，一不慎而风入之矣。然风因虚而入，补虚而风即能出也。第补虚之法，血亡不能速生，而气怯则宜急补，补气则血尤易生，血生而风不能存。故血舍驱风，尚非正治，矧纯用镇惊之药耶。方用**救产止痉汤**：

人参五钱　当归一两　川芎三钱　荆芥炒黑一钱　水煎服。一剂病轻，二剂又轻，三剂全愈。

此方即**佛手散**之变，大补其气血之虚。加之人参则气更旺矣，气旺而邪不敢敌。况有荆芥引血归经之药，血既归经，而邪何能独留？况荆芥原能祛邪，而不损正气，故可两用之，以出奇耳。倘不补气血，惟事祛风，则血舍更空，风将直入，是立杀其妇矣，可不慎哉！

此症用**活母丹**亦神效。

当归 人参各一两 川芎五钱 柴胡三分 肉桂一钱 水煎服，即愈。

11. 人有一时手足牵掣，口眼歪张，人以为中风之症也，谁知是痉病之骤发乎。夫中风病，身必颠覆，口必吐痰。痉病状如中风，而身必不颠覆，口中、喉内必无痰涎之出入与水鸡声也。盖中风无风，风从内起；痉病则风从外入，风自成威，不必借重内痰之助，所以但有牵掣歪张之风象，绝无汹涌秘塞之痰声也。若风自内起者，火动生风，痰以助之也。故中风无外邪，痉病无内邪也。无外邪者不可治风，无内邪者不可不治风耳。然而单治外而不治内，则外风虽去，内风必生，是以祛风必须补正也。方用**补中益气汤**：

人参一钱 白术三钱 黄芪三钱 当归三钱 柴胡三钱 升麻四分 陈皮一钱 甘草一钱 水煎服。一剂而牵掣定，再剂而歪张止，三剂不再发。

夫**补中益气汤**补气之药，非祛风之剂，乃用之以治痉痓之风，反易奏功者何故乎？盖气虚则风易入也，补其气则正旺，足以祛邪。方中用柴胡原能祛邪也，少用之于补药之中，则能提气以卫正；多用之于补药之中，则能益气以祛邪。故用至三钱，而风难再留矣，何必更借重他药，散风之多事哉。世人但知参、归、芪、术之多用以补正，绝不知柴胡多用于参、归、芪、术之中，尤易祛邪，余所以特表而出之也。

此症用**九宫汤**亦神效。

人参一两 巴戟天 蒺藜各五钱 半夏 乌药 秦艽各一钱 陈皮 附子 天麻各五分 水煎服。

汗症门五则

1. 人有大病之后，无过而遍身出汗，日以为常。人以为内热发汗也，谁知是阳气之虚，外泄而腠理不能自闭乎。大病之后，气血大亏，**气不能入于血之中，血必至逼其气于肤之外**，使肺金清肃之令行，则气虽欲越出于皮毛，而腠理未疏，何能外泄？惟大病之后，必先损其肺，肺先无自主之权，安能禁其气之不固哉。气不固，而汗乃气之所化，汗随气泄，遍体出汗淋漓；又无内邪之散，有不散尽其真气者乎。似乎较亡阳之症相同，然而亡阳之症身丧于顷刻，自汗之病不至遽殒于须臾，其故何也？盖亡阳之症，乃热邪驱之；**自汗之症，乃阴虚促之也**。阳病暴而阴病缓，阳暴难于救援，阴缓易于调剂。治法自当以补气为主，而补气之中，兼以补阴，则阴能摄阳，汗不止而自止矣。方用**摄阳汤**：

人参一两 黄芪一两 白芍五钱 麦冬五钱 北五味一钱 山茱萸三钱 熟地一两 水煎服。二剂汗少止，四剂汗大止，十剂全愈。

此方用参、芪，以大补其气。**气足则肺气有养，皮毛自固**。益之麦冬、五味则肺金不特自足以卫外，兼可以分润于肾水。犹恐汗出太多，必损耗真阴，更加熟地、山茱以益精，使肺金不必又来下生肾水，则**肺气旺而皮毛益固**矣。增入白芍一味以收敛肝气，则肝木自平，使肺金无仇家之相逼，则肺气安然，自能行其清肃之气，而下输于膀胱则上下之气舒，而心中生液不来克肺，则肺金有权得以自主，安肯听汗之自出哉。此摄阳之妙法也。倘贫穷之人无力买参，岂忍视死不救。前方之中，倍加黄芪二两，增入防风五分，同前药煎服，功未尝不或，但**必须多服数十剂**也。

此症用**敛汗汤**甚妙。

黄芪一两 麦冬五钱 北五味二钱 桑叶十四片 水煎服。

2. 人有梦遗之后，身体狼狈，加之行役太劳，或行房太甚，遂至盗汗淋漓，人以为肾气之虚也，谁知是心气之热乎。夫心喜寒而不喜热，肾喜热而不喜寒，似乎心肾之相违；然而于相违之中，未常不相合也。肾因梦遗之后，自然精水不足，加之行役、行房，以劳其筋骨，则内阴大亏，何能上济于心乎？心无肾水之济则心添其热，而肾水更耗；久则肾畏心之取资，坚闭肾宫，而心不得不仍返于心宫，无奈心无液养，而烦躁之念生。然心虽无宁静之气，未常无专主之权，徒然烦躁，而相火尚不敢显背夫心，以自越出于躯壳之外，但乘心假寐，乃窃其资重而潜移耳。故盗汗之出与自汗之出，实有不同：自汗者，心不得而自主也；盗汗者，心尚能操其意。此等之汗，必出在胸间者尤甚。汗本热也，而越出于躯壳之外，则热变为寒。正因相火之热，乃虚火而非实火，况乘心之未知而遁出，非明目张胆者可比，热出为寒，正显其阴之象也。况心原无液，何从而得汗乎？亦窃肾之余津，私自潜移者也。治法泻心中之热，仍宜补肾中之水。**肾水足而心火自清，心火宁而心汗自止矣**。方用**防盗止汗汤**：

麦冬五钱　生枣仁一两　熟地一两　山茱萸三钱　黄连五分　人参三钱　丹参三钱　茯神三钱　肉桂五分　水煎服。一剂汗少止，二剂汗全愈。

此方心肾双补之药也。**心肾两足，自有离而复合之势。黄连清心，肉桂温肾，二味同用，能使心肾交于顷刻**。心肾既交，则心火清明；相火畏主，何敢窃财用而偷出哉。倘不补心肾，惟事止汗，汗不能止，必且轻变重而重变危矣。乌可轻用止涩之味乎！

此症用**四参汤**亦效。

玄参一两　麦冬　生地各五钱　天门冬　人参　沙参各三钱　丹参　茯苓各二钱　黄连五分　北五味一钱　水煎服。

3. 人有夜间发热，初时出汗星星，后则渐多，日久每夜竟出大汗，至五更而止，人以为阳虚盗汗也，谁知是阴虚出汗乎。夫阴虚者，肾虚也。肾藏真阴，阴宜秘藏，何故发汗？盖肾中之火动也。肾水非火不养，何反致泄水？即水泄宜从下出，何走皮毛而旁出耶？不知**肾火生水，真火也。真火喜静而不喜动，水静则真火生水，水动则真火泄水矣。生水则火能秘藏，泄水则火乃奔越。故肾中之火动者，仍肾中之水自动，由于人之纵欲而好泄其精也**。精泄过多，则劳其精而水动，而火亦动。火动而水不足以济之，则火且挟水，而腾出于本宫，不从下走，而乃随其火性，游行于经络腠理之间，遇毛窍而泄也。初则偶尔游行，久则夜夜出汗。阴气愈虚，则愈汗，毛窍之细路，竟成转输之大道矣。然汗既易出，宜无分昼夜，何夜汗而昼不汗耶？得毋阴虚而阳未虚乎？不知阴阳各有道路，行于阳之分，则阴不敢夺阳之权；行于阴之分，则阳不敢夺阴之柄。夜间出汗，实阴走于阴之途，至于五更，则阴不敢入于阳之界。故阴汗遇阳气而自转，非阴虚而阳不虚也。治法宜大补其真阴，而**加之阳分之药，提阴出于阳分**，庶几阴遇阳而止也。方用**补阴止汗汤**：

熟地一两　山茱萸五钱　人参二钱　白术三钱　地骨皮一两　沙参三钱　北五味子一钱　桑叶十片　水煎服。二剂汗少止，四剂汗乃止，十剂汗不再出矣。

此方熟地、山茱补精之物也，地骨、沙参补阴而更能清骨髓中之虚热，五味、桑叶止汗之神剂，人参、白术健脾开胃补气之圣药也。多用补阴之品，则水足以制火，**少用补阳之味，则阳易于提阴**。阴阳之火，既无偏胜之虞，自无走泄之患，何必用涩精之牡蛎、敛汗之瞿麦哉。

此症用**湛露饮**亦效。

熟地二两　地骨皮　沙参　丹皮各五钱　北五味一钱　水煎服。

4. 人有饮食之时，头项至面与颈脖之间，大汗淋漓，每饭皆如此，然身又无恙，人以为阳气之旺也，谁知是胃气之盛乎。夫**胃气即阳气**也。**胃旺则阳旺**，而分为二者，何故？不知阳旺者，合三阳而言之；胃旺者，单举胃一经而言之也。胃本属土，无水谷之入，则胃气安静。即处饥饿之时，而其火暗起，亦不过在胸膈间，不能上至于头项。惟得水谷之气，填于阳明之经，则胃中之火，借水谷之气以助其势，遂化汗而上腾，越出于头面之上下也。**此等之汗，明是胃火之盛，由于心包之火旺也**。心包生土以生火，非助火以害土。胃得火生以出汗，不同于邪火之自焚也。故止出汗于上焦，而不亡阳于下焦耳。治法泻胃火之有余，不可损胃土之不足，使胃平而汗自止也。方用**收汗丹**：

玄参三钱　生地三钱　荆芥一钱　五味子三分　桑叶十片　白芍五钱　苏子一钱　白芥子一钱　水煎服。服一月全愈。

此方不去泻胃火，反去滋阴。盖**阳之盛者，阴之衰也**。补阴则阴旺，自足摄阳，不必止汗而汗自止。况方中有桑叶、荆芥为引经止汗之药，白芥、苏子为消痰定气之品，原调剂之咸宜，抑阳而归阴，化汗而为精，又何疑乎？然必久服而始奏效者，**以调胃之药，宜和缓而不宜急遽也**。

此症用**龟豕膏**亦奇效。

杀猪心内之血一两　龟板膏二两　五味子二钱　为末。煮成一块，口含化咽，服作一次。食完永不再发。先将龟板融化，后入猪心血，再入五味子末，调化膏，切片，含化。神方也。

5. 人有心头有汗，一身手足无汗者，人以为心热之故也，谁知是思虑过多，心虚而无血以养心乎。夫心主火也。思虑过多，则心火炎烧，逼干其液；液干宜无汗矣，何心头多出汗矣？不知此汗非汗也，乃心中之液，内不能存，外走而汗出耳。或疑心液无多，安得尽化为汗？不知心为君主之官，心热则五脏七腑之液群来相资，因其内热之甚，不养心而为液，反越心而为汗也。汗既多出，无有尽期，五脏七腑之液何能相继？势必心愈热而汗不可止，乃至汗不可止，而**心中干燥、烦躁不眠之症生矣**。治法补血以养心，泻火以生液，不必止汗而汗自止矣。方用**滋心汤**：

人参三钱　桑叶十四片　黄连五分　丹参三钱　麦冬五钱　甘草五分　熟地一两　山茱萸五钱　柏子仁二钱　生地五钱　白术三钱　沙参二钱　玄参三钱　丹皮三钱　水煎服。二剂心汗止，十剂不再发。

此方名为滋心，实多滋肾之味。盖心之液，必得肾之精上溉，而液乃生。故欲补心中之液，必须补肾中之精也。补肾而少加清心之品，则心火安宁，而液不外越矣。

此症用**助思汤**亦效。

人参五钱　熟地一两　生地五钱　麦冬五钱　北五味一钱　黄连一钱　肉桂三分　茯苓二钱　菟丝子二钱　丹皮二钱　丹砂一钱，不可经火　柏子仁三钱　炒枣仁二钱　莲子心一钱　水煎服。

五瘅门十则

1. 谷瘅之症，胸中易饥，食则难饱，多用饮食则发烦、头眩、小便艰涩，**身如黄金之色**，此是胃中虚热之故，非胃中之湿热也。人身脾胃属土，**脾阴土也，而用则阳；胃阳土也，而用则阴**。脾胃和同，则刚柔并济，通调水道，易于分消。惟七情伤损于内，则阴阳不相和合，胃无阴以和阳，则热聚而消谷；脾无阳以和阴，则寒聚而积水，两相搏激，故昏眩、烦闷生焉。于是所食之水谷，不变为精华之清气，而反蒸为腐败之浊气矣。浊气，下降者也。浊气下流于膀胱，膀胱受胃之热，气化不行，小便闭塞，水即走于阴器，而热散走于皮肤，故**一身发黄**也。法治升胃中之清气，以分利其膀胱，则**清升而浊易降**，水利而热易消。方用**分浊散**：

茯苓一两　车前子三钱　猪苓三钱　茵陈一钱　栀子三钱　水煎服。一剂水少利，二剂湿乃退，十剂全愈。

方中以茯苓为君者，利水而不伤胃气。胃气不伤，而后佐之去热消湿之品，则胃无火亢之忧，自然脾无水郁之害。倘不早治，而水湿之气，流入于肾，则肾被其伤，必至腹满成蛊，不可治矣。

此症用**茵陈苓术汤**亦效。

茵陈三钱　茯苓　白术　薏仁各五钱　知母一钱　水煎服。

2. 酒疸之症，心中时时懊侬，热不能食，尝欲呕吐，胸腹作满，然清言了了，人以为酒食作疸也。然而酒湿之成疸，由于内伤饥饱劳役也。夫**人之善饮者，由于胆气之旺也。夫胆非容酒之物，而能渗酒，酒经胆气之渗，则酒化为水**，入于膀胱而下泄矣。惟其内伤于饥饱劳役，则五脏受损，脏损而腑亦损矣。五脏六腑俱已受损，宁胆气之独旺乎？**胆气既衰，则饮酒力不能渗**。无如人之**纵饮如故，则酒多而渗亦多，更伤胆气。胆损不能渗酒，酒必留于脾胃之间**；而脾胃不及从前之旺，则酒肉不能受，传之膀胱；而膀胱又不及从前之健，则水入不能消，下既不行，必返而上吐，而下泄又艰，中州又不可久留，于是湿热之气，蕴隆冲膈，懊侬而发于心。由是遍渍周身，分布四体，尽发为黄也。夫心至**懊侬**，其心神之昏乱可知，何又能清言了了耶？不知酒气熏蒸于一时，则见**懊侬；懊侬者，欲痛不痛之状**，非心中之神至于妄乱不宁也。治法宜解其酒之毒，而兼壮其胆；胆气旺而酒气自消，酒气消而水气自泄，水气泄而黄自解矣。方用**旺胆消酒汤：**

柞木枝三钱　山栀子三钱　桑白皮三钱　白茯苓三钱　白芍药一两　竹叶一百片　泽泻二钱　水煎服。二剂而膀胱利，四剂而黄色轻，八剂全愈。

夫柞木专能消酒毒于无形，酒毒既消，则**拔本塞源**矣。至助胆之药，舍白芍、山栀无他味也。其余之药，不过分消湿热之气。世不知治法，或吐，或下，皆操刀而杀之也，可不慎哉。

此症用**郁李归芍汤**亦效。

白芍一两　当归　茯苓各五钱　郁李仁五分　甘草三分　黄连五分　车前子二钱　水煎服。

3. 女劳之疸，其症肾气虚损，四肢酸痛，夜梦惊恐，精神困倦，饮食无味，举动乏力，心腹胀满，脚膝痿缓，房室不举，股内湿痒，水道涩痛，时有余沥，小腹满身尽黄，额上黑，人以为黄疸之症、谁知因女色而成者乎。夫**入室久战，相火充其力也**，相火衰则不能久战矣。火衰而勉强入房，则泄精必多，火随水散，热变为寒矣。人身水火，不可少者也。水衰则不能制火，而火易动；火衰则不能利水，而水易留，顾水留宜可以制火矣。然而所留之水，乃外水而非内水也，内水可以制火而成液，外水不能消火而成痒。故女劳之疸，仍是湿热而结于精窍之间，非血瘀而闭于骨髓之内也。倘用**抵当汤**水蛭之类，以峻攻其瘀血；或用矾石散硝石之品，以荡涤其微阴，则促之立亡矣。治法宜补肾中之气，而不可有助火之失；宜利膀胱之水，而不可有亡阴之愆。当缓以图功，不当责以近效也。方用**减黄丹**治之。

白茯苓五钱　山药五钱　人参三分　白术一钱　芡实五钱　薏仁五钱　菟丝子三钱　车前子一钱　生枣仁一钱　水煎服。十剂黄疸减，又十剂黄疸更减，又十剂全愈，再服三十剂，可无性命之忧。

女劳疸最难治，人生此病，未有不死者。苟**存坚忍之心，绝欲慎疾，信服前汤**，无不生者。盖此丹固本以救伤，并不逐邪以泻瘀，肾气日健，而黄色日减矣。或疑女劳之疸成于肾之无火，似当补火？不知疸虽成于无火，今病久阴耗，若补火则恐烁阴，不特无益而反害之矣。

此症用**豨莶杜术汤**亦效。

白术二两　杜仲五钱　茯苓五钱　车前子三钱　豨莶五钱　山药一两　水煎服。

4. 肺疸之症，鼻塞不通，头面俱黄，口淡咽干，小水不利，人以为黄疸之症，谁知实由于肺气之虚耶。肺金气旺，则清肃之令下行于膀胱，凡有湿热尽从膀胱下泄，则小水大行，何湿能存。水既直泻，则热亦难留。惟其肺气先虚，而后湿热郁蒸于胸膈之间，致肺燥而失其清肃之令，水气遂乘其燥而相入，燥与湿合而成热，湿热相留欲分入膀胱，而膀胱不受；欲走于皮毛之窍，而腠理未疏，不能越行于外，遂变现黄色于皮肤也。治法宜宣通肺气，健其脾胃之土。盖**因肺气闭于上，而后水气塞于下，使肺气上通则水且下降**，况重补其脾胃以生肺乎，此治肺疸必宜宣扬夫肺气也。方用**扬肺利湿汤**：

桔梗三钱　天花粉二钱　白术五钱　茯苓五钱　桑白皮三钱　茵陈三钱　猪苓二钱　黄芩五分　水煎服。一剂鼻塞通，二剂咽干润，三剂口淡除，四剂小水大利，十剂头面之黄尽散矣。

此方开腠理而生津液，则肺金有润燥之功。合之茯苓、茵陈、花粉、白术则土气大旺，金气亦扬，清肃令行，而膀胱之壅热立通，小便利而黄色乌能独存哉。

此症亦可用通气饮：

桔梗二钱　紫菀二钱　白术五钱　茯苓五钱　甘草三分　茵陈一钱　益智仁三粒　贝母二钱　水煎服。

5. 心疸之症，烦渴引饮，一饮水即停于心之下，时作水声，胸前时多汗出，**皮肤尽黄，惟两目独白**，人以为黄疸也，谁知是心中虚热以成之乎。夫心喜燥不喜湿，然过于燥，则未免易其性以喜湿矣。然而心终宜燥，而不宜湿。以湿济燥，可权宜行于一时，不可经常行于长久。盖水乃阴物，阴居阳地，不肯遽入于小肠，心又因水制，力不能分消，移其水以入于膀胱，故水停心下作声。而膻中乃心之相臣，见水邪犯心，且出其火以相救，战争于胸间，水得火炎，而热化为汗，时出于胸。其余之水，何能尽解，旁趋而出诸皮毛，乃壅闭而变为黄矣。一身皆黄而两目不变者，盖因肝开窍于目，心为肝子，邪见肝木之旺，不敢犯肝之界，**两目正肝之部位**，所以湿热不至于目，而无黄色之侵耳。然则治法宜补肝气以生心，泻水湿以逐热，则黄疸不攻而自散也。方用**泻肝利湿汤**：

白芍一两　茯苓五钱　白术五钱　茵陈三钱　炒栀子三钱　木通一钱　远志一钱　水煎服。一剂症轻，二剂又轻，十剂全愈。

此方补肝即所以补心，泻水即以泻热。倘徒治黄而不辨其**脏气之生克**，妄用龙胆草等药，必至变为寒黄之症，反难施治矣。

此症用**茵陈苓术黄连汤**亦效。

茵陈三钱　茯苓　白术各五钱　黄连二钱　水煎服。

6. 肝疸之症，两目尽黄，身体四肢亦现黄色，但不如眼黄之甚，气逆手足发冷，汗出不止，然止在腰以上，腰以下无汗，人以为黄疸也，谁知是肝气之郁，湿热团结而不散乎。夫肝属木，非水不长，何以得湿而反郁乎？不知**肝之所喜者，肾水也**，非外来之邪水也。**肾水生木而发生，邪水克木而发瘅**。盖肝藏血而不藏水，外来之水多，则肝闭而不受，于是移其水于脾胃。然而外来之水，原从脾胃来也，脾胃之所弃，而脾胃仍肯容之乎？势必移其水于膀胱，而膀胱又不受。盖膀胱因肝木之湿热，不敢导引而入，以致自焚。于是湿热复返而入肝，而肝无容身之地，乃郁勃而发汗，汗不能尽出而黄症生矣。使汗能尽出，未必遽成黄也。无奈肝之湿热，欲下走于肾宫，而肾气恶肝木之犯，杜绝而不许入境，腰以下正肾之部位也，所以无汗而发黄耳。治法开肝气之郁，佐之分湿散邪之剂，则黄疸自愈矣。方用**利肝分水饮**：

龙胆草二钱　茵陈三钱　茯苓一两　猪苓三钱　柴胡一钱　车前子三钱　白蒺藜三钱　甘菊花五钱　水煎服。二剂而目之黄淡矣。又服四剂，身之黄亦淡矣。再服四剂，气逆、汗出之病止。又服十剂，全愈。

此方开郁于分湿之中，补肝于散热之内，既善逐邪，又能顾正，两得而无失矣。

此症用**利目汤**亦妙。

龙胆草二钱　茵陈三钱　白芍一两　茯苓五钱　泽泻　车前子　白蒺藜各三钱　柴胡一钱　草决明二钱　水煎服。

7. 脾疸之症，身黄如秋葵之色，汗沾衣服，皆成黄色，兼之涕唾亦黄，不欲闻人言，小便不利，人以为黄汗之病也，谁知是脾阴之黄乎。夫脾土喜温，黄病乃湿热也。热宜非脾之所恶，何故成黄？不知**脾虽不恶热而畏湿，脾乃湿土**，又**加湿以济湿，脾中阳气尽行消亡，无阳则阴不能化，土成纯阴之**土，何能制水哉？水存于脾中，寒土不能分消，听其流行于经络、皮肤矣。凡脏腑之水，皆下输膀胱，今脾成纯阴，则无阳气达于膀胱矣。然水寒宜清，变黄色者何故？盖寒极似土也。夫寒极宜见水象，水寒宜见黑色，不宜见黄。而今变黄者，以水居于土之中也。其不欲闻人言者，脾寒之极，其心之寒可知，心寒则胆怯，闻人言则惕然惊矣，故不愿闻。则治法宜大健其脾，而温其命门之气，佐之以利水之剂，则阴可变阳，黄病可愈矣。方用**补火散邪汤**：

白术三两　附子三钱　人参二两　茵陈三钱　白茯苓一两　半夏三钱　水煎服。连服四剂，而小便利。再服四剂，汗唾不黄矣。

此方白术、人参以补其脾，茯苓、茵陈以利其水，附子以温其火，真火生而邪火自散，元阳回而阴气自消。阴阳和协，水火相制，何黄病之不去哉。

此症用**茵陈分湿汤**亦效。

白术二两　茵陈　肉桂　猪苓各三钱　半夏一钱　水煎服。

8. 肾疸之症，**身体面目俱黄**，小便不利，不思饮食，不得卧，人以为黄疸也，谁知是肾寒之故乎。夫肾本水宫，然最不能容水，凡水得肾之气而皆化，故肾与膀胱为表里，肾旺则膀胱亦旺。然肾之所以旺者，非肾水之旺，而肾火之旺也。**肾火旺而水流，肾火衰而水积。水积多则成水臌之病，水积少则成黄瘅之疴**，故黄瘅易治而水臌难治。如肾疸之病，不可治瘅，一治瘅而黄疸反不能痊。必须补其肾中之火，而佐之去湿健脾之药，则黄疸可指日而愈也。方用**济水汤**：

白术二两　肉桂三钱　茯苓一两　山药一两　薏仁一两　茵陈一钱　芡实五钱　水煎服。二剂小水大利，再用二剂饮食多矣。再用二剂，可以卧矣。再用二剂，身体面目之黄尽去。

此方用白术以健脾也。然而白术能利腰脐之气，是健脾正所以健肾。况茯苓、山药、芡实之类，俱是补肾之味，又是利湿之剂；得肉桂以生其命门之火，则肾不寒，而元阳之气自能透化于膀胱。况所用薏仁之类，原是直走膀胱之品，所谓**离照当空，而冰山雪海，尽行消化**，何黄之不散哉。或谓发黄俱是湿热，未闻湿寒而能变黄也。嗟乎！黄病有阴黄之症，是脾寒亦能作黄，岂肾寒独不发寒耶。况肾寒发黄，又别有至理。夫黄者，土色也。黄之极者即变为黑；黑之未极者，其色必先发黄。肾疸之发黄，即变黑之兆也。黄至于黑，则纯阴无阳，必至于死。今幸**身上发黄，是内以无阳，阴逼其阳而外出，尚有一线之阳在于皮肤**，欲离而未离也。故补其阳，而离者可续耳。倘皮肤已黑，此方虽佳，何以救之哉。

此症用**加减五苓散**亦佳。

白术二两　茯苓一两　泽泻三钱　薏仁三钱　豨莶草三钱　肉桂三钱　水煎服。

9. 人有心惊胆颤，面目俱黄，小水不利，皮肤瘦削，人以为黄疸之症，谁知是胆怯而湿乘之乎。夫胆属少阳，乃阳木也。木最喜水，湿亦水也。水湿入胆，宜投其所喜，何反成黄疸之病？盖水多则木泛，木之根不实矣。少阳之木，非大木可比，曷禁汪洋之侵蚀乎，此胆之所以怯也。胆怯则水邪愈胜，胆不能防，水邪直入胆中，而胆之汁反越出于胆之外，而黄病成矣。治法泻水湿之邪，则胆气壮而木得其养。又不尽然也，**木为水浸久矣，泻水但能去水之势，不能固木之根**。**木虽克于土，而实生于土**，故水泻而土又不可不培也，培其土而木气始能养耳。方用**两宜汤**：

茯苓五钱　白术一两　薏仁五钱　柴胡五分　龙胆草一钱　茵陈一钱　郁李仁五分　水煎服。二剂轻，四剂又轻，十剂全愈。

此方利湿无非利胆之气，利胆无非健脾之气也。脾土健，土能克水，则狂澜可障，自然水归膀胱尽从小便而出矣。

此症用**竹茹龙胆汤**亦效。

白芍一两　龙胆草　半夏各一钱　茯苓五钱　茵陈　竹茹各二钱　白术三钱　水煎服。

10. 人有小便点滴不能出，小腹臌胀，两足浮肿，一身发黄，人以为黄瘅矣，谁知是膀胱湿热，结而成瘅乎。夫膀胱之经，气化则能出水，**无热气则膀胱闭而不行，无清气则膀胱亦闭而不行**。**所以膀胱寒则水冻而不能化，膀胱热则水沸而亦不能化**。黄瘅之病，无不成于湿热。是膀胱之黄瘅，乃热病而非寒病也。热而闭结必解热，寒而闭结必祛寒。第黄瘅既成于湿热，宜解热而不宜祛寒矣。然而祛寒者，必用热药以温命门之火；解热者，必用凉药以益肺金之气。盖肺气寒，则清肃之令下行于膀胱，而膀胱不能闭结也。方用**清肺通水汤**：

白术一两　萝卜子一钱　茯苓三钱　半夏一钱　麦冬三钱　桑白皮三钱　茵陈一钱　泽泻二钱　车前子三钱　黄芩二钱　苏子二钱　水煎服。一剂小便微利，二剂小便大利，四剂而黄瘅之症全消。

此方虽与**扬肺利湿汤**大同小异，实有不同也。**扬肺利湿汤**，提肺之气也；**清肺通水汤**，清肺之气也。二方皆有解湿之药，而利与通微有异；**利则小开其水道而通则大启其河路**也。

此症用**通流饮**亦效。

茯苓五钱　白术三钱　桂枝五分　茵陈一钱　木通　车前子各二钱　水煎服。

大泻门九则

1. 人有饥渴思饮食，饮食下腹便觉饱闷，必大泻后快，或早或晚，一昼夜数次以为常，面色黄瘦，肢肉减削，此非胃气之虚，乃脾气之困也。夫脾与胃宜分讲也，能消不能食者，胃气之虚，由于心包之冷也；能食不能消者，脾气之困，由于命门之寒也。今饥渴思饮食，食后反饱，饮后反闷，是胃能纳，而脾不能受也。但脾不能受，何至大泻后快？盖**脾乃湿土，既无温暖之气，又受水谷，则湿以助湿**，惟恐久留以害土，情愿速传之为快。譬如黄河之水，入于中州，既无高山峻岭以为防，又少深池大泽以为蓄，水过之处，土松水泛，易于冲决，其波涛汹涌，连泥带水，一泻千里，不可止遏，亦其势然也。日积月累，非断岸之摧崩，即长堤之迁徙也。脾正中州之土，其大泻之状，正复相同。治法不宜治胃，而宜治脾；不宜单治脾，兼宜治肾中之火。方用**奠土汤**：

白术一两　茯苓一两　砂仁五分　山药一两　人参五钱　萝卜子二钱　附子三分　半夏一钱　破故纸一钱　水煎服。

此方白术、茯苓、人参皆健脾之圣药，附子、破故纸助命门之神品，山药补肾之奇味，砂仁、半夏醒脾之灵丹，而**萝卜子又分清浊**之妙剂也。一二服便能止，泻止不必多用。然多用亦无妨碍，自能回阳于既危，生阴于将绝。

此症用**加味四君汤**亦效。

人参 小茴香各三钱 白术 山药各一两 肉桂一钱 萝卜子一钱 甘草一线 肉豆蔻一枚 茯苓五钱 水煎服。

2. 人有长年作泻，五更时必痛泻二三次，重则五六次，至日间又不作泻，人以为脾胃之虚寒，谁知是肾与命门之虚寒乎。此等之病，亦从脾胃虚寒而起，乃久泻亡阴，脾传入肾。苟**肾中之火不衰**，脾即传肾，久之而肾仍传于脾而自愈；惟其命门火衰，不能蒸腐水谷，脾遂传水湿之气于肾而不返矣。五更乃亥子之时也，其位在北，正肾水主令之时。**水寒而火不能温**，水乃大泻，此泻即《内经》所谓大瘕泻也。用止水之剂，反不能止，必须用补水之味，使亡阴者速生；尤须于补阴之中，兼补其火，则阳旺始能摄阴也。方用填坎汤：

山茱萸一两 茯苓一两 巴戟天五钱 肉桂三钱 车前子三钱 北五味三钱 人参三钱 芡实一两 白术二两 水煎服。一剂泻轻，再剂泻又轻，连服十剂，断不再泻。

此方脾肾兼补，又是分水止泻之药，则湿气自解。况得肉桂以温命门之气，则膀胱易于化水，宁复走大肠而作泻哉。

此症用**五神丹**亦佳。

熟地二两 山萸一两 五味子二钱 破故纸 肉桂各二钱 水煎服。

3. 人有腹中大痛，手不可按，一时大泻，饮食下喉即出，完谷不化，势如奔马，不可止抑，顷刻之间，泻数十次，一日一夜约至百次，死亡呼吸，此肝经风木挟邪而大泻也。**其病得之夏日贪凉，向风坐卧，将暑热之气，遏抑不宣，藏于脾胃之内**；一过秋天，凉风透入，以克肝木；而肝木之风，郁而不舒，乃下克脾胃；而脾胃之热，遂与风战，将腹中所有之水谷尽驱而直下，必欲无留一丝以为快，故腹中作痛，其势甚急。脾胃欲止而风不肯止，脾胃欲闭而热不可闭，下焦之关门大开，上焦之关门难阖，所以食甫下喉，不及传化而即泻也。治法必须急救其脾胃之气，而后因势利导之。然非多用药饵，星速补救，则王道迟迟，鲜不立亡矣。方用**逆挽汤**：

人参一两 茯苓二两 大黄一两 黄连三钱 栀子三钱 甘草三钱 水煎服。一剂腹痛除，泻亦顿止。

此方用**人参以固其脾胃之气**，则气不至于骤脱，然**最奇在用大黄也**。盖此泻乃**火留于肠胃，非用大黄迅逐，则火不遽散，水不尽流**。然徒用大黄不用黄连、栀子，则火邪甚炽，盘踞于断涧曲溪，未必骤涸。三味并用，则大小河渠无不尽行启泄。然分消无法，则壅塞阻滞，亦未可知。益之茯苓以分清浊，且是健脾开胃之药，则土气既坚，自无冲决之患。更虑过于迅逐，邪去虽速，未免伤损肠阴，又佐甘草之和缓，以调剂于迟速之间，使人参易于生气，所谓剿抚并用，无激而死斗之虞，自然风浪息平，水归故道，平成立奏也。

此症用**参连汤**亦效。

人参 茯苓各一两 白芍二两 黄连三钱 甘草一钱 水煎服愈。

4. 人有口渴饮水，忽然大泻，一日或十余行，或数十行，昼夜之间，泻至数百次，完谷不化，直下无留，人以为火泻也，谁知是肾水不足以制火乎。夫**胃为肾之关**，胃火必得肾水以相制，**肾水一亏，胃火必旺**。而内火无资，自索外水以相济，然外水只可少止上焦之炎，不能竟助下焦之水，故外水入而肾不受。肾与膀胱为表里，而膀胱亦不纳，水无从而化，乃直趋于大肠而作泻矣。但胃火既盛，渴饮凉水，宜变为汗。今不为汗而作泻者，故因肾水不能制胃火之炎，胃火必欺肾水之弱，于是挟水以侮肾，不泄汗而泻水耳。及其后也，不特水之骤崩，且火亦骤降，**关门不闭，上下尽开**，不啻如崩湍倒峡，建瓴而下也。论其治法自宜急救其标，然而徒止其泻，不急救其阴，则亡阴立尽，何以制火以存其胃气乎？方用**生阴止泻汤**：

山茱萸二两 车前子一两 茯苓一两 白芍二两 肉桂三分 白术一两 甘草五钱 山药二两 薏仁一两 水煎服。一剂泻减，再剂泻又减，三剂泻全止矣。

此方纯是补肾补胃之药，非止泻之剂也。然而止泻之妙，已存于补阴之中，盖**阳火得阴而即止也**。倘作胃虚有火治之，亦能止泻。然下多亡阴，虽止泻于一时，而阴虚何能骤复，何若此方既能止泻，而阴阳两不相伤之为得哉。

此症用**存阴汤**亦效。

熟地二两 茯苓 山药各一两 车前子五钱 白术二两 甘草 泽泻各二钱 水煎服。

5. 人有终年饮酒，不知禁忌，逞醉入房，过于泄精，久则脾气大伤，变成水泻，一感风寒，遂大泻不止，如溏如积，人以为酒湿损脾也，谁知是酒湿伤肾乎。夫脾乃湿土，最恶者湿也。而酒又最湿，幸酒性大热，而脾亦喜热。湿热相合，则脾不甚伤。无如人借酒气之热，以助其命门之火，鼓动其焰以博久战之欢，究之热不可长恃，精不能坚守，兴阑精泄，火息而湿留于肾宫矣。夫五脏六腑之水，皆赖肾火以化之也。而肾中有湿，则火去湿存，长年相伴，岁月既深，火日衰而湿日盛，肾不能久留，仍传出于脾。前酒之湿未去，新酒之湿又来，于是湿盛而热亦盛，脾不受热之益，专受湿之害，故经年经月而作泻也。治法必须大补脾肾，而后解其湿热之毒。方用**解醒止泻汤**：

白术一两 山茱萸一两 茯苓一两 柞木五钱 黄连三、五分 白芍五钱 附子一分 水煎服。

此方脾肾双补之药也。用柞木、黄连以解其酒毒，用苓、术以消其水湿，用芍药以敛其耗脱之阴，用附子一分，引群药入肾，以扫荡其湿热，而非助其命门之虚阳也。但此方必须多服为佳。盖酒湿之泻，甚难建功，以湿热入肾，最不易出。或十服之后，改汤剂为丸，朝夕服三月，可以全愈矣。

此症用**萸柞汤**亦效。

山茱萸一钱 柞木枝 肉桂 五味子各二钱 山药 茯苓各一两 水煎服。十剂愈。

6. 人有无端一时作泻，腹痛不可止，面青唇黑，几不欲生，肛门之边，宛如刀割，大泻倾盆，人以为火泻也，谁知是受毒而作泻乎。夫毒必有所由来，非漫然而作泻也。或食瓜果，或饮凉水，或斟隔宿之茶，或吸露天之酒，或游神庙阴寒之地，或探古洞幽暗之方，或贪卧于湿处，或加餐夫树间，或饕牛羊自死之物，或吞禽鸟难化之肉，皆能受毒而发泻。虽毒受于腹中，泻出于肠外，非必死之症。然腹疼欲死，乌可无药以救之耶。救法于解毒之中，而辅之泻毒之品，因势利导，祛毒更神。方用**化毒神丹**：

生甘草五钱 大黄一两 丹皮五钱 当归一两 雷丸三钱 蒲公英五钱 水煎服。一剂而所中之毒，无不尽出而愈，不必二剂。

此方生甘草、蒲公英以解毒，合之大黄、雷丸则祛毒而无太刚之惧，扫毒而无过滞之忧；又得当归、丹皮以助之，但逐毒之秽，而不损肠之阴，非孟浪以用之也。

此症用**雷轰丹**亦神效。

雷丸 红花 甘草各二钱 白芍 车前子各五钱 泽泻 猪苓各二钱 水煎服。

7. 人有面黄体瘦，善食易饥，不食则痛，日以为常，一旦大泻，连虫而下，如团如结，血裹脓包，人以为虫泻也。然**虫之生也，生于湿；虫之养也，养于水谷**也。善食者，虫食则易消；易饥者，虫饥则易饿也；不食则痛，虫无食以养，则啮人肠胃。岁月既久，虫以生虫，竟将肠胃之间，变成巢穴，饮之食之，而不肯散，团结包裹，何肯遽出哉？且所用之饮食，供虫而不足，何能生津化液，以养五脏七腑乎？自然**脏腑之气衰**，而**胃气亦渐弱**矣。**胃弱则脾亦弱，胃弱则食必减而不能入，脾弱则食难化而不能出**。久则胃寒而脾亦寒，脾胃寒冷，则虫苦无藏身之地，偶将热汤、热水，乘机下遁而大泻。一虫既行，众虫无止遏之势，成群逐队而下，团结于脓血之内，势之所必至也。治法乘虫之迁徙，而大下之，则肠胃无留余之蚀。然而下之过甚，必至损伤脾胃。于攻之中用补，则正气得养，虫亦尽除，两益之道也。方用**扫虫汤**：

人参五钱　白术一两　大黄三钱　白薇三钱　百部三钱　甘草一钱　乌梅一个　水煎服。一剂大泻虫尽出矣，不必二剂。服此药后，用四君子汤调理而安。

夫此汤虽曰扫虫，实补脾胃以生气。腹中生虫，至于如许之多，其伤损脾胃者，非一日矣，似宜单补而不用攻。然虫既大出，不用攻虫之药，惟用补剂，则脾胃之气回，而虫亦回矣，反留为后日之害。故因其自出之时，即用祛虫之药，虫不敢贪补而流连也。况攻之中，仍有补剂，但泻虫而不耗气，是攻补并用，且善后得宜，安得不收全功哉？

此症用**追虫丹**亦神。

甘草　枳壳　雷丸各一钱　黄连　百部　槟榔各二钱　人参　使君子肉各三钱　白术五钱　水煎服。

8. 人有脏腑不调，久泻不愈，人以为洞泻也，谁知是肝乘脾土，湿气下行之故乎。夫肝属木，最能克土。然而**土旺则木不能克，木平则土不受克**。惟**肝木既旺，而土又过衰，而木来克土**，而土之湿气难安矣。人身之脾土易衰，肝木复易旺。肝木能旺，非肾水生之而旺也，大约得之怒与谋虑者居多。**大怒则肝叶开张，过于谋虑不决，则失于刚断，而躁妄之念生，皆能使肝气之旺；旺则肝气不能发泄**，必致乘脾。脾乃湿土，畏肝之克，气不上升而下降，遂致成泻。人之怒气不常，而谋虑无已，肝亦乌能平，而泻又乌有止期乎。治法平肝以泻水，则泻可止也。古人有用上涌之法而效者，有用下泄之法而亦效者，然皆非善法也。方用**平泻汤**：

芍药二两　茯苓一两　白术二两　水煎服。一剂肝气平，二剂洞泻止，三剂不再泻矣。

此方用芍药以平肝，用白术、茯苓健脾以去湿。肝气既平，不去刑土，而脾得养，无畏于木气之克。况湿去则土燥，无波可兴，何能作泻？奚必上涌以伤气，下泄以损阴，用劫药以制胜哉。

此症用**调脾饮**亦妙。

白芍　茯苓各五钱　白术一两　甘草一钱　陈皮五分　神曲二钱　白豆蔻二粒　水煎服。

9. 人有侵染鬼魅一旦大泻，此阴气之侵，伤于脾土也。夫脾属太阴，本是阴脏，然**阴中有阳，则脾土运行，易于变化，无复有过湿之虞。是太阴湿土，全藉肾中至阳之气，以变化之也**。若**鬼则至阴之气**也，相接至久，**则至阳之气，皆为至阴所盗**，阴中无阳，何以消化水谷？况鬼气又邪气也，邪气之盛，由于正气之衰，正不敌邪，则阴气更胜，阴胜阳微，泄何能止乎？治法非补阳以去湿，助正以消阴，则泻正无底止也。方用**消阴止泻丹**：

苍术五钱　白术一两　附子三分　干姜一钱　山药一两　水煎服。连服十剂，不特泻止，精神亦健。

此方用苍术以祛邪，用白术以利湿，用姜、附以生阳足矣，何又入山药补阴之多事也？不知人为鬼魅所侵，不惟阳气消亡，而阴精亦必暗耗，加入山药之补阴者，补真阴之精，非补邪阴之水也。**况真阳非真阴不生，补其真阴，正所以速生阳气耳**。阳得阴而姜、附无太胜之虞，反能助二术以生至阳之气。矧山药原是健脾利水之神物，原非纯阴无阳可比，故同用以出奇也。

此症用**逐魑丹**亦佳。

苍术二两　干姜三钱　良姜二钱　茯苓一两　甘草一钱　肉桂一钱　贯众三钱　水煎服。

痢疾门十二则

1. 人有夏秋之间，腹痛作泻，变为痢疾，宛如鱼冻，久则红白相间，此是肝克脾土也。盖夏秋之间，寒热必然相杂，**肝遇凉风，则木气不舒**，上不能宣，必至下克。而脾胃之中受三夏暑热，欺肝木凋零，乃与肝木相争。肝木激而成怒，克土更甚。脾胃之土伤，难容水谷，遂腹痛而作泻矣。泻久而糟粕已尽，脾乃传肝木之气于肾，而肾见其子之气，乃相助而作恶，忘其自损母气也。红白相间者，肝不藏血而红见，肾不藏精而白见也。惟是肝内之血无多，肾中之精有限，何以能绸缪不断，如水之倾，如泉之涌也？不知六腑畏肝木之横，五脏助肾之困，交相成之也。治法急平其肝气之怒，少佐祛秽之药，则肝气不降，而肾气顿收。不必止痢，脾胃之土自安，脾胃既安，何惧痢之有？方用**平肝止痢汤**：

白芍一两　当归五钱　栀子二钱　枳壳一钱　车前子二钱　甘草一钱　水煎服。一剂痢轻，再剂痢又轻，三剂全愈。

此方全不去治痢，但去平肝而痢自止。盖**痢之来**也，**始于肝**；**痢之成**也，**本于肾**。平肝则肝气平，肝平而肾气亦平。肝肾之气平，而脾胃乌有不平者乎。今人但去治脾胃也，所以痢不能遽止耳。

此症用**和腹汤**亦可。

白芍一两　当归五钱　枳壳三钱　广木香二钱　甘草一钱　水煎服。

2. 人有夏秋之间，先泻后痢，腹中疼痛，后重之极，不痢不可，欲痢不得，口渴饮水，小便艰涩，小腹作胀，人以为火邪之重也，谁知是湿热之盛乎。盖夏伤于热，必饮水过多，热虽解于一时，湿每留于肠胃；迨至秋天寒风袭于皮毛，热必秘于脏腑，于是热欲外泄而不能，热不得不与湿相合。然而湿与热非好相识也，相合相争，而疼痛生矣。热欲下出，湿欲相留，彼此牵掣于大肠之间，而后重现矣。热欲出而不得出，则热必上焚，不得不求救于水。然而湿留于下焦，而火则忌水也，使水不能传入于膀胱，水火战斗，仍从大肠而出，此小腹之所以发胀耳。治法分解其湿热，俾**浊者趋于大肠**，**清者入于小肠**，不必用涩药以止痢也。方用**分解湿热汤**。

车前子一两　厚朴三钱　黄连一钱　甘草一钱　枳壳一钱　槟榔一钱　滑石末一钱　水煎服。一剂后重除，二剂疼胀止，三剂口渴解，痢亦全愈。

此方用车前以利水，用黄连以清热，用厚朴以分清浊，余则止秽去滞，调和于邪正之间，以解分争也。君、相、佐、使既用之攸宜，安有不取效之捷哉！

此症用**二黄汤**亦神效。

泽泻二钱　车前子五钱　大黄　槟榔　滑石各二钱　黄连一钱　甘草五分　水煎服。二剂愈。

3. 人有湿热作痢，大渴引饮，饮后又不甚快，心中懊侬，小便不利，红白相间，似脓非脓，似血非血，此是火热未解之故也。夫湿热之极，始成痢疾，但其中有湿轻热重、热轻湿重之分耳。如此等之痢，明是湿热两重之症，单消水则热存而水难降；单清火则湿在而火难除，必须两泻之，热与湿俱不能独存也。然而泻热必致伤阳，泻湿必致伤阴。治法必于补阴之中，佐以泻热湿之剂，则阴既不亏，阳亦无害。夫泻之既能损伤阴阳，则补阴亦宜补阳矣，何仅补其阴即能不伤其阳也？不知**阴阳原两相根**也。泻热之药，仍走于大肠之内，虽损其阳，仍损其阴也。今补其阴，则阴不伤矣，何害于阳乎？此补阴之所以不必再补阳耳。方用**滋阴止痢丹**：

白芍一两　当归一两　大黄三钱　车前子五钱　槟榔二钱　萝卜子三钱　水煎服。一剂脓血减，二剂懊侬除，三剂口渴解，而痢亦顿止矣。

此方奇在大黄与萝卜子并用，逐瘀秽实神，分清浊甚速，用之于白芍、当归之内，补以行攻，有攻之益，无攻之失也。

此症用**通快饮**亦佳。

黄连　茯苓各三钱　白芍一两　黄芩　车前子　枳壳各二钱　厚朴一钱　水煎服。

4. 人有湿热之极，腹痛作痢，上吐不食，下痢不止，至勺水难饮，胸中闷乱，人以为噤口之痢也，谁知是胃中湿热之毒乎。夫痢宜下行，下利宜也，何以上吐而不能入乎？此盖胃中之火，得湿而蕴结不宣，一旦作痢，本欲下行，乃投之以饮食，则火反上炽而不降，以致胃口闭塞，而成噤口也。然而胃火之盛者，由于心火之旺，心火最恶湿，一得湿则火郁而不通，则停住于胃口；胃中之火，愈增其薰蒸之气，二火相合，则热之势固结而不散，湿亦停住于肠胃之内，胸中交战，安得不闷乱乎？治法必须开郁火之门，而门不能易开，必须引火开门之为捷耳。方用**引胃汤**：

人参一钱　黄连三钱　吴茱萸三分　菖蒲三分　各为细末，滚水调入于茯苓末中，大约茯苓须用五钱，一匙一匙调如稀糊者咽之。初时，咽下必吐，吐后仍咽，药一受则不吐矣。即将前药服完，上下俱开门矣。然后用**靖乱汤**：

白芍一两　车前子五钱　黄连一钱　甘草一钱　枳壳一钱　木通一钱　广木香五分　茯苓三钱　水煎服。二剂痢止，不必三服也。

前用**引胃汤**者，以心火喜燥。黄连虽寒，然其性正燥也。以燥投燥，原非所恶。况**吴茱萸性热而燥**，以火入火，同性岂有扞格之虞？况入之人参、菖蒲之中乎？盖**胃中之火，乃邪火；而心中之火，实正火**也。居于邪正之间，非得正人君子之药，则邪不能散于顷刻；非得导引之使，则心火不能返于故宫。况**胃气之闭，正胃气之虚也**。**人参补胃气**之圣药，**胃虚逢补，不啻如饥者之得食**，关一开而良将勇士夺门而入，邪自惊走矣。后用靖乱汤者，譬如以计夺门，若后无大兵相继，则敌且欺寡不敌众，未必不狭巷而战，死斗而不肯遁，今又以利水、逐秽、平肝之药济之，是前锋既勇于斩关，而后队又善于荡寇，安得不成功哉！

此症用**启关散**亦效。

黄连　人参　茯苓各二钱　木香三分　吴茱萸五分　水煎服。缓饮之，随饮即愈。

5. 人有湿热作痢，数日之后，腹不疼痛，如脓如血，阵阵自下，手足厥冷，元气欲绝，此是火变为寒而阴绝也。夫痢无止法，古人之语也。然痢实不同：有初起即宜止者，有日久而不可止者，未可执痢无止法一语，竟不用止也。然不止痢，不过久病之难痊；若止痢，每至变生于不测，是痢又不可轻言止也。此等之症，正不可不止者，盖腹中作痛为邪，腹既不痛，何邪之有？腹不痛而脓血阵阵自下，乃气脱而欲崩也。手足厥冷，乃气脱而不能运也。必须看其舌之滑燥何如耳，热极则舌必燥，寒极则舌必滑也。热变为寒，其舌必滑，须先止其痢以救脱，不可泻其痢以攻邪矣。方用**止脱救痢汤**：

人参二两　白术二两　白芍一两　肉桂三钱　茯苓一两　甘草二钱　赤石脂末三钱　水煎服。一剂手足温，二剂脓血止，三剂痢全愈。减各药一半，去赤石脂，再服十剂，元气如故矣。

此等之痢，世不常有，不可执此方以治痢。余论症不敢不备质于天师，以存此治法，救万人中之一人也。

此症用**加味四君汤**亦效。

人参　白术各二两　肉桂三钱　北五味子三钱　茯苓一两　甘草三钱　水煎服。

6. 人有受暑湿之毒，水谷倾囊而出，一昼夜七、八十行，脓血稠黏，大渴引水，百杯不止，人以为肠胃为热毒所攻也，谁知是膀胱热结而气不化乎。夫水湿之邪，从膀胱而出，乃上由于肺气之清肃下行，膀胱奉之而能化也。今**胃受暑热之毒，蒸薰于肺，肺不能受**，乃移其热于大肠，而大肠奔迫，必郁结于膀胱矣。膀胱热结，则气不化而小溲短赤，邪热邪湿，尽趋于大肠而出，不啻如决水转石之骤猛也。治法必须清膀胱之热，以迅利其小便。但肺与大肠为表里，肺热而大肠始热，故不若先清肺经之热也。方用**清源止痢汤**：

黄芩三钱　茯苓五钱　紫参三钱　诃黎勒三钱　甘草一钱　天花粉三钱　地榆三钱　水煎服。一剂减半，三剂痢止。

此方清肺金化源之方也。用黄芩、地榆以凉肺，即所以凉大肠之热也；**紫参疗肠胃之热**，能消积聚，而通大小之便；**诃黎勒能固肠脱**，合而用之于茯苓、甘草诸药之内，则通中有塞，而塞中又有调和之妙，所以奏功特神也。

此症用**迅行汤**亦神。

王不留行　猪苓　茯苓　黄芩各三钱　白术三钱　水煎服。

7. 人有下痢纯血，色如陈腐屋漏之状，肛门大开，不能收闭，面色反觉红润，唇似朱涂，人以为痢疾之死症也。然治之得法尚可获生，以其症虽见死象，而气犹未绝，有可续之机也。凡下痢纯红，开手即宜用补阴之药，因人执痢无补法，以至如此，不知痢症何常不可补也。用补阳之药以治痢，则有宜有不宜；用补阴之药以治痢，则实无不宜也。若一见红白，不问虚与不虚，动用攻邪逐秽之剂，以致白变红，红变陈腐屋漏之色也。夫下痢纯血，原是阳旺阴虚之症。不补阴以制阳，反助阳以攻阴，则阴气愈虚，虚极则阴气但有降无升矣。肛门大开，不能收闭，正有降无升之明验也。面色红润，唇如朱涂，正阳在上而阴沉下之显征也。阳宜降而反升，阴宜升而反降，则阴阳不交，不死何待乎？然能奄奄不死者，以其阴气虽降，而未绝也。治法急救其阴，以引其阳气之下降；兼补其阳，以提其阴气之上升，未必非死里求生之法也。方用**补阴升提汤**：

人参一两　熟地一两　白芍三两　茯苓一两　升麻二钱　甘草一钱　山药一两　北五味子三钱　山茱萸一两　诃黎勒三钱　水煎服。一剂痢减半，再剂痢止。倘服之仍如前之痢也，则阴已绝而阳不能交，不必再服。

论此方乃救阴之奇方，提气之圣药。苟有阴气未绝，未有不可续之，而升提者也。**正不可因一用之无功，竟置此方于不用**。如一见纯红之症，急以此方减半投之，何至有死亡之嗟哉。

此症用**续绝汤**甚佳。

人参五钱　熟地　山茱萸　山药　芡实各一两　甘草一钱　北五味二钱　水煎服。

8. 人有贪酒好饮，久经岁月，湿热所积，变成痢疾，虽无崩奔之状，而有溏骛之苦，终年累月而不愈，人以为酒积之在脾也，谁知是肾泄之病，乃湿热之酒气熏之也。气熏于肾之中，肾即醉于酒之味，正不必其湿热之尽入之也。然而**湿热之侵，由于肾衰之故**，肾不能敌，乃移其湿热于脾；脾又久受湿热之困，不能再藏，乃酿成酒积而作痢矣。虽其积在脾，病实在肾。但治脾而痢不能愈，必须治肾；然徒治其肾，病亦不能愈，必须解酒之毒，分消其湿热之气，则不治痢，而痢自止。方用**化酒止痢汤**：

人参三钱　白术一两　山茱萸五钱　黄连一钱　茯苓五钱　柞木枝五钱　白芍五钱　槟榔五分　薏仁五钱　水煎服。连服四剂，痢疾自愈，不可多服。愈后仍须忌酒，否则暂止而仍发也。

论此方实解酒毒，然力止能解于目前，不能解于日后，非药之过也。盖**酒气薰蒸于肾，受毒最深**。用此方以解酒毒，则脾胃有更苏之气。倘**不遵酒戒，仍然酣饮，则酒入于脾胃，其克伐之性，较前更甚**，盖已伤而不可再伤也。此酒积之病，**酒徒每每坐困，不得享长年之乐**，可不慎哉！

此症用**萸术杜柞汤**亦佳。

山茱萸　白术各一两　柞木枝　杜仲各一钱　水煎服。十剂可愈。

9. 人有长年累月，里急后重，而作痢者，乍作乍止，无有休歇，人以为休息之痢，谁知是正气已复，而邪气尚存之故哉。夫痢不可妄止，必须因势利导之。苟邪火邪水未曾涤尽，一旦用补塞之药遽止之，则痢虽遏于旦夕，邪在腹中，时动时静，静则安，动则发，亦其常也。况益之厚味之贪饕，劳役之妄作，安得不成休息之痢乎？治法必宜以利为主。利小便，不若利大便也。盖正气已复，膀胱之气必能气化以分水，何必再利其小便？邪之不尽者，火留于大肠也，利大肠则邪且尽下。然而利大肠之药，必先从胃而入脾，由脾而入大肠。吾恐汤剂之入大肠，不遽受益，胃与脾先受其损矣。方用**尽秽丹**：

大黄一钱　滑石一钱　厚朴一钱　地榆二钱　槟榔一钱　各为细末，用蜜煮老为丸，一次服尽。服后即用膳以压之，不使留于胃中。必得微利为度，一利而痢病顿除。

此方专下大肠之湿热也。邪原在大肠，所以一用奏功。倘畏损伤脾胃，用**人参汤送下**更妙。然亦止宜于虚弱之人，不宜于健旺之客也。

此症用**缓攻汤**亦神。

白芍一两　枳壳五分　大黄一钱　槟榔五分　水煎服。一剂即止。

10. 人有中气不顺，口中作嗳，下痢不止，人以为湿热作痢，谁知是气逆作痢乎。夫**痢疾多是湿热**，然**湿热之所以停积于腹中者，气阻之也**。**凡人大便，气闭则结，气逆则泻**。有湿热而更兼气逆，徒用消湿泻热之药，不用理气之味，则过于下行，气必更滞矣。治法必须利气，佐之消湿泻热之剂为妙。虽然气之所以逆者，以下多亡阴，阴血亏损，气乃不顺，遂因之作逆也。欲气逆而仍反为顺，必须补阴以生血。然而血不可以遽生，阴不可以骤长，用顺气之药，加入于补阴、补血之中，则阴血渐生，痢可速止矣。方用荜茇散：

荜茇三钱　芍药五钱　当归五钱　牛乳半斤　同煎。一半空腹顿服。一剂痢止，再剂不再痢也。

盖荜茇最能顺气，且去积滞更神，入之于归、芍之中，更能生长阴血。佐之牛乳者，牛乳属阴，乳乃血类，无形之阴血不能遽长，**用有形之阴血以滑其肠中之迫急**，则血既无伤，阴又不损，转能佐气以去其结滞，故奏功甚捷，取效独奇耳。

此症用**顺气汤**亦效。

广木香三钱　乌药　甘草　枳壳各一钱　白芍五钱　炒栀子　车前子各三钱　水煎服。

11. 人有肠澼下血，另作一派喷唧而出，且有力而射远，四散如筛，腹中大痛，人以为阳明气冲，热毒所作也，谁知是气血下陷之极乎。夫**清气上升，则浊物自降，惟清阳之气，既不能上升，则浊阴之物，必留滞于肠中而不化**。况助之湿热之毒，则血不能藏，乃下注而喷射矣。或疑血不上藏，洞泻宜矣，何下出如筛乎？此乃湿热之毒，气火盛，逞其威作其势也。至于另作一派，唧血远射者，邪与正不两立，正气化食，而邪气化血，正气既虚，不敢与邪气相战，听邪气之化血，不与邪气同行以化食，邪气遂驱肠中之血以自行，肠中之食既不得出，乃居腹而作痛，邪气夺门而出，是以另行作一派远射有力也。治法升其阳气，泻其湿热之毒，则正气盛而邪自衰，邪衰而血亦不下也。方用**升和汤**：

陈皮五分　熟地五钱　当归三钱　生地二钱　丹皮一钱　升麻一钱　甘草五分　黄芪三钱　白芍五钱　车前子三钱　黄芩一钱　水煎服。二剂血止，再二剂全愈。

此方名为升阳，其实补阴。**但升阳而不补阴，则阳气愈陷，以阳气之升，升于阴气之充**也。盖下血既久，其阴必亡，惟用当、芍、二地以补阴，而后益之黄芪之补气，则气自升举，即不用升麻之提，而阳已有跃跃欲举之势。矧助升麻又加车前之去湿，丹皮、黄芩之散火，则湿热两消，何气之再陷乎？此升阳全在和之之妙也。

此症**升陷汤**亦神。

人参 当归各五钱 熟地 白芍各一两 丹皮 荆芥 车前子各三钱 甘草 黄连各五分 水煎服。

12. 人有痢久不止，日夜数十行，下如清涕，内有紫黑血丝，食渐减少，脉沉细弦促，人以为湿热之毒未除，谁知是瘀血未散乎。夫痢成于湿热，未闻痢成于瘀血也。不知血喜流行，若不流行且化瘀矣。况因内外之伤，以成瘀，欲其不化为痢难矣。世人不知成瘀之故，试举其一二言之：如饱食之后复加疾走，或饮酒之余更多叫号，或殴伤忍痛，或跌磕耐疼，或大怒而气无可泄，或遇郁而愁无可解，或餐燔炙之太多，或受诃责之非分，皆能致瘀而成痢也。及致成痢，以治痢之药投之，绝无一验者，以所成之痢，乃似痢而非痢也。治法但治其瘀，不治其痢则得耳。方用**消瘀神丹**：

乳香一钱 没药一钱 桃仁十四个 滑石三钱 广木香一钱 槟榔一钱 白芍五钱 神曲糊为丸。米饮下百丸，连服二日，即下秽物而愈。倘二日少痊，不全愈者，此瘀盛也，用大黄一钱，煎汤送前丸二百丸，无不愈矣。

此方治瘀，而痢未常不兼治也。凡治痢久不愈者，**可用此丸以下其瘀血**，要在人消息之也。

此症用**分瘀汤**亦神。

大黄 车前子各三钱 丹皮五钱 当归一两 枳壳 柴胡各一钱 水煎服。

癥瘕门八则

1. 人有肝气甚郁，结成气块，在左胁之下，左腹之上，动则痛，静则宁，岁月既久，日渐壮大，面色黄槁，吞酸吐痰，时无休歇，人以为痞块也，谁知木郁而成癥瘕乎。夫**肝木之性，最喜飞扬，不喜闭滞。肝气一郁，必下克脾胃。脾胃受克，则气不能畅行于脏腑，遇肝之部位，必致阻滞而不行**，日积月累，无形化为有形，非血积而成瘕，必食积为癥也。治法舒其肝中之郁，助其脾胃之气，则有形仍化为无形矣。倘见有形，误认为食与血，妄用消食败血之剂，则脾胃之气大伤，而肝之郁仍不能解，势必其形愈大，往往有致死不悟者，不重可悲乎？方用**平肝消瘕汤**治之。

白芍一两 当归五钱 白术一两 柴胡一钱 鳖甲三钱 神曲一钱 山楂一钱 枳壳一钱 半夏一钱 水煎服。四剂块小，又用四剂而块又小，十剂块全消矣。

此方全去平肝以解郁。郁气一舒，不来克脾胃之土，则土气自安。加白术以健脾开胃，则脾胃气旺，不畏肝气之克，则气自通，肝何阻滞之有。况用鳖甲，山楂皆是攻坚去秽之神药，何至有郁闷不舒哉。

此症用**化痞膏外治**亦可。

大黄五钱 人参三钱 白术五钱 枳实三钱 丹皮二钱 鳖甲一两 神曲一两 山楂五钱 麦芽五钱 厚朴三钱 当归一两 白芍一两 使君子肉三钱 两头尖二钱 蒲公英一两 金银花一两 生甘草二钱 槟榔二钱 防风一钱 川乌一个 香油三斤 锅熬以上药，煎数沸，用白布将药渣漉出，再煎油滴水成珠，然后再入后药末：

薄荷叶二钱 乳香 没药各五钱 麝香一钱 赤石脂二两 冰片二钱 阿魏三钱 血竭三钱 各为末，入油内再煎，又入炒过、水飞过黄丹末一斤，收之成膏矣。贴痞块，止消一个即消。其**膏药须摊得厚，不可大也**。

2. 人有脾气虚寒，又食寒物，结于小腹之间，久不能消，遂成硬块，已而能动，人以为癥结而生瘕也，谁知是命门火衰不能化物乎。夫脾乃湿土，必藉命门之火熏蒸。倘命门火衰，则釜底无薪，何以蒸腐水谷哉。譬如阳和之地，有太阳之照，则万物发育；处于阴寒幽冷之区，则草木萎槁，安得有萌芽之达耶？又譬如淤泥湿田，非遇烈日炎氛，未易烁干，是土必得火而燥也。人身脾土何独不然，**无火则所用之饮食停积于中**，而癥瘕生焉。若用攻逐之法，则亏损脾阴，势所不免；何若仍补命门之火，扶助脾土，则旺土自能消化，不必攻逐而癥瘕自开，更觉渐移默夺之为胜哉。方用**温土消瘕汤**：

白术一两　茯苓一两　肉桂二钱　枳实二钱　人参五钱　巴戟天五钱　山楂一钱　水煎服。二剂块少减，又二剂块又减，十剂消化于乌有矣。

此方用巴戟天、肉桂温补命门之火，火旺则阴霾自灭。人参、白术、茯苓健脾又能利湿，湿去而土燥温和，寒虫水怪何所潜形。况有枳实、山楂之类，原能攻逐乎。此方殆治其源，而又治其标者也。

此症亦可用化块丹治之。

人参五钱　白术二两　肉桂　神曲各二钱　荸荠一两　鳖甲三钱　水煎服。

3. 人有胃气虚弱，食不能消，偶食坚硬之物，存于胃中，久则变为有形之物，腹中乱动，动时痛不可忍，得食则解，后则渐大，虽有饮食亦痛，人以为痞块成鳖也，谁知似鳖非鳖乎。盖痛之时，以手按之，宛如鳖身之背，四足之齐动也。夫鳖动物也，岂肯久安于一处，其非鳖也明甚。何形之宛似乎？盖**胃属土，土中所生之物，大约四足者居多；土中所生之物，喜静而不喜动**，故安土重迁，形如鳖而不移也。但既不喜动，何以乱动？盖性虽喜静，而觅食充饥，则动静之物相同，试看其得食则减，而不乱动，非索食之验乎。日用饮食以供其口腹，则身形日大；身形既大，所用之饮食，何足以供之？自然啮皮伤肉，安得不痛哉？治法自当以杀虫为主。然杀虫犹攻邪也，攻邪必伤正气。补正以杀虫，又何疑乎。方用攻补两益汤：

榧子十个　白薇三钱　雷丸三钱　神曲三钱　槟榔二钱　使君子十个　白术一两　人参五钱　水煎服。一剂腹必大痛，断不可饮之茶水，坚忍半日，如渴，再饮二煎药汁，少顷必将虫秽之物尽下而愈，不必二剂。

此方神奇，方中尽是杀虫之味，用之于人参、白术之中，且以二味为君主之药。盖冲锋破阵之帅，必得仁圣之君，智谋之相，筹划于尊俎之间，始能奏凯成功耳。倘舍人参、白术不用，徒用杀虫之味，亦未必无功，然斩杀过伤，自损亦甚，非十全之师也。

此症用**化鳖汤**亦效。

人参三钱　白术五钱　白薇　百部各三钱　麝香　枳壳各一钱　槟榔二钱　鳗鱼骨炒黑为末，煎汁服。

4. 人有气虚下陷，饮食停住于脾胃之间而成块者，久则其形渐大，悠悠忽忽，似痛不痛，似动不动，人以为痞块也，谁知是阳气不升之故乎。夫**脾胃之气，日动宜升，不可一朝下陷**。倘饥饱劳役，以伤其形；房帏秘戏，以伤其骨；加之厚味醇醪，不节口腹，则脾胃之气何能升哉。于是阳闭于阴之中，阴离于阳之内，阴阳两不交接，饮食不易消化矣。即能消化，而气结不伸，亦能成形，但其形外大而内歉，按之如空虚之状，见假象以惑人也。治法不必治块，惟升提阳气，则脾胃无下陷之虚，气块不消而自化矣。方用**补中益气汤**：

人参三钱　黄芪一两　当归三钱　陈皮一钱　甘草一钱　白术一两　柴胡一钱　升麻四分　半夏一钱　水煎服。

补中益气汤，乃**提阳气**之圣药也。此病原是**气虚**，故用**黄芪补气**为君。用白术一两者，以块结于腹，取其利腰脐，以通上下之气。参、归助芪、术，以健脾胃之土。土气既旺，用升、柴提之，则气尤易升。症瘕之块，未必无痰涎之壅。加半夏入于陈皮、甘草之中，则消痰而又不耗气。同群共济，发扬阳气之升，即有邪结无不散矣。况原系气块，而非食块，有不立时消化者哉？多亦不过数剂，便可奏功也。

此症亦可用**加减六君子汤**治之。

人参三钱　白术　茯苓各五钱　甘草　山楂　麦芽　厚朴各一钱　陈皮　枳壳各五分　神曲一钱　水煎服。

5. 人有正值饮食之时，忽遇可惊之事，遂停滞不化，久成癥瘕者。医有作痞块治之不效，用补药治之亦不效，盖惊气之未收也。夫少阳胆气，主发生者也，**一遇惊则其气郁结不伸**。胆与肝为表里，胆病而肝亦病，必加怒于脾胃之土。脾胃畏木气之旺，不能消化糟粕，于是木土之气两停于肠胃之间，遂成癥瘕而不可解也。治法必须开少阳之郁为先，佐之平肝之剂，则脾胃不畏肝胆之克，自能分消水谷，何至癥瘕之不散哉？方用**逍遥散**治之。

白术二钱　白芍五钱　当归三钱　柴胡二钱　陈皮一钱　半夏一钱　鳖甲三钱　甘草五分　茯苓三钱　水煎服。一剂轻，二剂又轻，十剂全愈。

逍遥散乃解郁之神药也。肝胆二经之郁结开，则脾胃之癥瘕不攻自破矣。

此症用**消瘕汤**亦神效。

白芍一两　白术　鳖甲各五钱　甘草　郁金各一钱　枳壳五分　天花粉　丹皮　香附各二钱　茯苓　巴戟各三钱　白豆蔻二粒　广大香五分　水煎服。

6. 人有偶食难化之物，忽又闻惊骇之事，则气结不散，食亦难消，因而痰裹成瘕，人以为痞也，谁知是惊气之闭结乎。夫惊则气下，疑有食必随气而下矣，胡为因惊反多留滞耶？不知**气乃无形**，**食乃有形也**。**无形之气，随惊而下降；有形之物，随惊而上升**。**且惊则气下于肝中**，而不下于脾中也。气下于肝，则肝之气不散，而下克脾土，即无物相间，尚留物不化，况原有难化之物，受于未惊之前，安得即化乎，此癥瘕所以生也。治法必去惊骇之气，大培脾胃之土，则癥瘕不攻自散也。方用**培土化瘕汤**：

白术一两　柴胡一钱　茯苓三钱　山药四钱　神曲二钱　山楂二钱　枳壳五分　两头尖三钱　厚朴一钱　鳖甲一钱五分　白薇一钱　何首乌生用二钱　白芍五钱　白芥子二钱　水煎服。十剂癥瘕消半，再服十剂全消。

此方用白术以培土，何又用白芍以平肝？盖**脾弱由于肝胆之相制**，用白芍以平肝胆，正所以培脾胃之土也。**肝既不克脾胃之土，则土气升腾，无物不化**，况益之消瘕破癥之味，何块之不除哉？且方中柴胡一味，已抒肝胆之气，胆气扬而肝气快，总有惊骇，不知消归何处，宁患癥瘕之固结哉。

此症亦可用**消瘕汤**治之。

7. 人有饱食即睡于风露之间，睡未觉腹中饱闷不舒，后遂成痞，人以为食未消而成痞也，谁知风露之邪裹痰于胃中乎。夫风邪阳邪也，露邪阴邪也。二邪合，而不阴不阳之气，最难化物，故往往停积腹中而不散。治法通其阴阳，使阳邪入于阴之中，阴邪出于阳之外，则阴阳正气，两不相损，庶痰气开而邪易遁也。第阳邪易散，而阴邪难散。然虽有阴阳之分，而**祛邪何论阴阳**。但**补其阴阳之正气**，则邪不祛而自祛矣。方用**两祛丹**：

白术一两　人参三钱　何首乌生用三钱　鳖甲末三钱　地栗粉三钱　神曲二钱　茯苓二钱　当归三钱　半夏一钱　贝母一钱　水煎服。二剂轻，四剂又轻，十剂痞块全消。

此方脾胃双治之法也。**脾胃俱属阴**，奈何置阳不问乎？不知**阳邪入于阴分，已全乎为阴**矣。**全乎为阴，是忘其为阳**也，故治阴不必治阳。然方中虽是治阴，未常非治阳之药，所以**能入于阴之中，又能出乎阴之外**，而阴邪阳邪两有以消之也。

8. 人有食蔬菜之类，觉胸膈有碍，遂疑有虫，因而作痞，人以为虫子之作祟也，谁知是心疑而物不化乎。夫脾胃主化物者也，毋论蔬菜，入胃俱化，即虫子之类，到胃入脾，安有不化者乎？虫即消化，何能成痞？盖疑心害之也。夫脾胃之所以能化物者，全藉乎先后天之火气也。后天火气在心包，先天火气在命门，心包之火生胃，命门之火生脾。脾胃有二经火气，而后能化糟粕而出精微，土得火而生也。食蔬菜而动疑，则心动矣。心包代心出治，主动而不主静。今**心动而心包反不敢动，心包不代心君以出治**，则火气不入于胃。胃既不能化物，而脾遂不为胃以运行，其所食之物，又安能化？自然停住于腹，而成痞矣。若**不解其疑**，止去健脾消痞，则癥瘕宁易荡除哉。方用**释疑汤**：

人参三钱　巴戟天五钱　茯苓三钱　白术五钱　白薇二钱　甘草一钱　使君子三枚　砂仁三粒　肉桂一钱　广木香三分　菖蒲五分　水煎服。二剂轻，四剂又轻，十剂全消。

此方全去**温补心包之气，心包气旺，则心包之火自必升腾**，宁肯自安于无为，而不代心君以宣化哉。**心包火气宣于胃中**，而命门之火，翕然相从，不啻如夫妇同心，内外合力，齐心攻击，虽有癥瘕，不立时消化，吾不信也。

此症亦可用**加味四君汤**治之。

人参　远志　山药各三钱　白术五钱　甘草　枳壳各一钱　茯苓五钱　菖蒲一钱　山楂二十粒　神曲一钱　水煎服。

卷之八

疟疾门十则

1. 人有发疟，先腰痛头疼且重，寒从背起，先寒后热，热如火炽，热止汗出，不能即干，遍身骨节无不酸疼，小便短赤，世俗皆称脾寒，此乃太阳膀胱经之疟也。夫风邪从太阳经而入，即疟邪也。惟是冬月风邪入太阳而成伤寒，若夏秋风邪入太阳而成疟耳。盖冬月之风，乃至寒之风；夏秋之风，乃至热之风也，风不同而病亦异。总之，无食、无痰不能成疟。夏秋之间，明是热风作祟，裹住痰食而不化，行于阴而作寒，行于阳而作热也。**夫痰食之类，遇寒则停住，遇热宜流通**。何反裹痰食而不化？此乃寒热酷烈，**因脾胃之衰盛**，以分胜负。邪旺之极，正不能敌邪，遂至狼狈，无津液以养身体，骨节所以酸痛也；正既不能敌邪，邪势更张，反堵截其关津路口，小便不能遽出，而邪火入之，此所以短赤也。治法健脾胃之土，散太阳之邪，消痰化食，邪无所恃而自散矣。方用**开邪散**：

白术五钱　茯苓五钱　前胡一钱　柴胡一钱　甘草五分　猪苓二钱　人参一钱　青皮一钱　枳壳一钱　白豆蔻三分　山楂一钱　半夏一钱　水煎服。一剂轻，再剂又轻，三剂全愈。

此方健脾胃之气，则土旺敢与邪战。健脾胃之中，用利水化湿之药，引邪直走于膀胱太阳之经，**邪从太阳而入，仍从太阳而出**，在本经尤易分消耳。方中不专散太阳之邪，而兼**表少阳之郁**。**盖少阳乃太阳之去路**，早断其窜走之途，则邪不得不仍趋太阳原路而去。况消痰化食之品，无不用之得宜，则堂堂之阵，自然望旗帜而惊遁矣。

此症用**加味四君汤**亦甚效。

人参　甘草　桂枝各一钱　白术　茯苓各五钱　半夏二钱　水煎服。

2. 人有发疟之时，身先发热，头疼鼻干，渴欲饮水，目眴眴不得眠，甚则烦躁，畏火光，厌听人声喧哗，人谓热病，谁知是阳明胃经之疟乎。夫阳明胃土也，邪入阳明，其势自大。盖阳明多气多血之经，其容水谷亦至盛，宜足以容邪，何邪入反能作祟？盖水谷之气盛，正足资盗贼之粮也。譬如贼居深山，势不甚张，及至入于城市，则妄行流毒，恣其掳掠无有止足也。阳明胃经之邪，亦复如是。若**胃中水谷未足充其饥渴，必索水以救其内炎。渴甚多饮，则水停于心胃之中，心气为水所遏，不得下交于肾，则心肾两开**，何能寐乎？**心不能下交于肾**，则肾畏火炎，何敢上交于心，以滋心中之液，自然心无所养而烦躁生。火邪更炽，伤火畏火，喜静而不喜动，人声喧哗安得不恶？总皆阳明热邪作祟也。治法可不急泻其阳明之热邪乎。然而**火邪居于胃中，烁干津液，胃气必虚**，但泻其邪，不补其正，则正气消亡，邪益跳梁，是终无痊可之日也。故必须补中以泻其火热之邪，则正不伤，而邪亦易解也。方用**平阳汤**：

干葛二钱　人参三钱　白术五钱　贝母三钱　橘红一钱　石膏三钱　麦冬五钱　柴胡一钱　茯苓五钱　水煎服。一剂轻，再剂又轻，四剂全愈。

此方以人参、白术助脾胃之气，干葛、石膏泻阳明之火邪，贝母、橘红消阳明之痰食，麦冬滋肺经之炎，**柴胡舒胆经之郁**，茯苓泄太阳之滞，既攻补兼施，复彼此相制，邪安得不退避哉。

此症用**伐邪汤**亦效。

石膏　人参各三钱　半夏　柴胡各二钱　麦冬五钱　茯苓一两　甘草　厚朴　枳壳各一钱　水煎服。

3. 人有疟病初发之时，往来寒热，口苦耳聋，胸胁胀闷作痛，或呕或不呕，人以为火热之疟也，谁知是少阳胆经之疟乎。夫**风邪入于人身，不敢遽入于脏，每伏于半表半里之间，乘人虚弱而后深入**，进退于表里，而寒热生焉。故进与阴相争则寒，出与阳相争则热。半表半里者，少阳之地也。疟发之时，必有寒热之兆，寒热之往来，适在少阳所主之位；口苦者，胆汁外泄也；耳聋者，胆气不舒也；胸胁胀闷作痛者，胆血有滞也；或呕或不呕者，胆邪挟痰食而上冲也。治疟之法甚多，乌可舍少阳而别治。然治少阳之疟，有偏阴偏阳之分：偏阴则多寒，偏阳则多热。有纯热无寒，有纯寒无热之时，补偏救敝，总不可离少阳而求协其和平也。方用**和疟汤**：

柴胡三钱　当归一两　白术五钱　茯苓五钱　半夏一钱　甘草五分　生姜五钱　白芍五钱　山楂一钱　青皮一钱　水煎服。一剂轻，二剂又轻，三剂全愈。

此方无一味不入少阳之经络，又无一味不入脾胃之脏腑，祛邪复能辅正，解表随可固里，真和解之仙丹，非特祛疟之神剂也。

此症用**首攻汤**亦效。

白芍五钱　当归二钱　茯苓五钱　半夏二钱　香附三钱　羌活五分　甘草　神曲各一钱　水煎服。

4. 人有发疟之时，先寒作颤，寒后变热，面色苍白，善起**太息**之声，甚者状如欲死，或头疼而渴，人以为寒热相间之疟，谁知是厥阴肝经之疟乎。夫肝经之疟，由少阳胆经而入。若肝木自旺，则少阳之邪何敢深入，今因**肝木之虚**，邪遂乘机突入矣。肝气本急，邪入肝中，宜有两胁胀满之兆。兹安然不见有此等之病，是**肝之大虚**也。盖**肝旺必怒，不怒而起太息之声者，是肝弱之极**，不敢怒而又不能制其邪，故反生**太息**也。甚如欲死者，因气逆不能发声也。气逆则火升于土，而不易下降，咽喉自存火气而作渴矣。治法自宜急补肝以祛邪，不可纵邪以伐肝也。方用**补肝祛疟汤**。

白芍一两　当归一两　何首乌生用，一两　鳖甲三钱　茯苓五钱　青皮一钱　柴胡一钱　半夏二钱　甘草一钱　水煎服。一剂轻，二剂全愈。

此方全不祛邪，纯补肝气，肝气旺而邪气难留。得柴胡引出于少阳之分，则邪有出路，自然易解矣。

此症用**护肝汤**亦效。

熟地　鳖甲各五钱　山茱萸二钱　何首乌三钱　白芥子三钱　当归一两　柴胡一钱五分　水煎服。

5. 人有发疟之时，先寒后热，寒从腹起，善呕，呕已乃衰，热过汗出乃已，人以为感邪作疟，谁知邪盛于太阴之脾经乎。夫**脾乃湿土，原易生痰，食即难化，又得风邪合之，自易成疟**。夫各经之疟，俱宜兼顾脾土，岂脾土自病，反置脾于不补乎。惟是脾乃湿土，其性原湿，单补脾土，则脾土不能遽健，**痰湿之气不能遽消，呕吐之逆未易安也。必须兼补命门之火，则土得温和之气，而痰湿自化**，风邪无党，难于作威，欲久踞脾而不可得矣。故治法不治脾不可，单治脾亦不可也。方用**温脾祛疟汤**：

白术一两　茯苓五钱　山药五钱　芡实五钱　人参三钱　肉桂一钱　炮姜一钱　橘皮一钱　半夏一钱　甘草一钱　白豆蔻三粒　水煎服。一剂呕吐定，二剂寒热除，三剂全愈。

夫疟病多本于脾寒，此方尤治脾寒圣药，凡是脾胃虚寒而得疟症者，将方煎服无不神效，正不必问其一日、二日之疟也。

此症用**加味术苓汤**亦效。

白术二两　茯苓五钱　半夏三钱　肉桂二钱　生姜一两　白豆蔻三粒　水煎服。

6. 人有发疟之时，寒热俱盛，腰痛脊强，口渴，寒从下起，先脚冷，后由腿冷至脐，由脐冷至手而止，其颈以上则不冷，人以为寒疟也，谁知是足少阴肾经之疟乎。此疟最宜早治，亦须补阴为主，倘不补其阴，开手用祛邪之药，必变为**四日两发**之疟也。盖此疟原是**内伤于阴，邪乘阴虚而入之**。初起时，阴不甚虚，即用补阴之剂，加入散邪之味，则随手奏功。无如人但去祛邪，不知补正，遂至阴愈虚而邪益深也。虽然邪乘阴虚深入，吾仍补其阴，阴日盛而邪日退，何不可治之有。夫邪既深入，尚且补其阴而邪退，况邪初入之时，补阴而邪有不速退者乎？方用**退邪汤**：

熟地一两　何首乌生用一两　当归五钱　鳖甲五钱　茯神五钱　山药五钱　白芥子三钱　柴胡五分　人参三钱　水煎服。一剂轻，二剂又轻，四剂全愈。

此方补肾中之阴，何加入柴胡、人参，舒少阳之气，健脾胃之土耶？不知邪入于肾，必须提出于少阳半表半里之间，风邪易于消散。又恐柴胡入于至阴，而提出于至阳，非用人参则升提无力，故用之以健其脾胃，则脾胃有生气，阳足以升阴也。况鳖甲、首乌，俱是入阴攻邪之药，邪见阴分之中，无非能征善战之将，何敢久恋于阴而不去乎？越出于阳分，阳分不虚，岂容邪之存在，阴阳并攻，邪见之却走矣。

此症用**四疟散**亦效。

熟地二两　白术一两　甘草一钱　山茱萸一两　人参五钱　白芥子三钱　柴胡三分　荆芥一钱炒黑　水煎服。

7. 人有四日两头发疟者，终年累月不愈，但有热而不寒，虽有汗而不渴，每发于夜，人以为阴虚之极，谁知是阳衰之极乎。夫邪入人身，每乘阴阳之虚。然疟之初入，必先入阳而后入阴，入于阳则发近，入于阴则发远，入于至阴之中，则其发更远。四日两发者，乃《内经》所云间二日之疟。即邪入于至阴也，最难祛逐，以阳气衰微，不敢与邪相战，邪得安居于至阴之中耳。夫邪正原不两立，正不容邪，而邪每欺正。今邪居于至阴，譬如强梁之辈，侨寓人家，欺主人之软弱，鹊巢鸠居，心忘主人于户外矣。四日两发之疟，情形实有相似。故治法必须大补阳气，后益之以攻阴邪之药，则邪出而与阳相角，始可成功。倘以为阴虚，惟用滋阴之药，则邪且乐得相资，虽佐之祛邪之味，彼且谨闭至阴之脏而不出矣。方用**提阴升阳祛邪汤**：

人参一两　白术一两　何首乌生用，一两　鳖甲一两　茯苓五钱　熟地一两　山茱萸五钱　肉桂一钱　柴胡一钱　白芥子三钱　水煎服。二剂反觉寒热交战而病重，再服二剂，寒热不生，全愈矣。

此方虽阴阳双补，而意重补阳。阳旺则敢与邪斗，故初服之而病重者，正阳气与邪气交战也。兼补阴者，助其阴气之旺，则阴旺而邪不敢重回于至阴之内。用柴胡于补阴、补阳之中者，**提出阴气以交于阳，则邪亦从阴俱出**，一遇阳气，则彼此大哄。又有鳖甲、何首乌之辈，超勇绝伦，邪有不披靡而遁哉。故一战不胜，连战未有不胜者也。

此症用**远疟汤**亦甚佳。

人参　山茱萸　鳖甲　当归各一两　白术　熟地各二两　山药五钱　附子一钱　柴胡五分　白芥子三钱　水煎服。

8. 人有哀哭过伤，病后成疟，困倦甚疲，人以为疟母之未消，谁知是阴阳两亏乎。夫疟之盛衰，全视乎阴阳之衰旺也。**下多亡血，亡其阴也；悲哀伤气，伤其阳也，阴阳两亏，正气虚极**，何能与邪气相争，惟听疟邪之往来，邪盛则盛，邪衰则衰。治法宜助正以祛邪，倘惟事攻邪，而不知补正，则正气愈虚，汗必大出，阴虚阳散，欲不亡得乎？方用**救正汤**：

人参一两　黄芪一两　白术二两　炙甘草一钱　当归五钱　半夏三钱　水煎服。连服数剂疟止，十剂全愈。

夫疟邪之久居不散者，正藉痰气之弥满耳。补正气以消痰气，则正气自旺，痰气自消，此疟之更易痊也。此方全在用半夏之神，补非呆补，消非峻消矣。

此症用**救哀汤**亦效。

黄芪一两　白术二两　人参五钱　茯苓一两　鳖甲　山茱萸　白芍各五钱　半夏三钱　水煎服。

9. 人有一时病疟，自卯足寒，至酉分方热，至寅初乃休，一日一夜止苏一时，人以为风邪之入于营卫也，谁知是寒气之入于阳明乎。夫**足阳明与冲脉，合宗筋而会于气街，行房之后，阳明与冲脉之气，皆夺其所用，其中空虚，寒邪相犯，即乘虚而入舍于二经之间，二经过胫会足跗上，因邪之相合，而二经之阳日亏，不能渗荣其经络**，故痁（shān）行而不能止也。治法补二经之虚，兼散其寒邪，则阳气自旺，寒邪难居，得汗可解。然而**足跗道远，药力未易骤到**，非多加药饵，何能取胜哉。方用**解寒汤**：

人参五钱　白术一两　附子三分　苍术三钱　川芎二钱　柴胡五分　水煎服。二剂汗出而愈。

此方用参、术以大补其气，佐之苍术、川芎、柴胡以发其汗，用附子以引至阳明、冲脉、宗筋、气街之所，自然气因补而无秘塞之忧，邪得散而无闭结之患矣。

此症用**参术附半汤**亦效。

人参一两　附子二钱　半夏三钱　白术二两　水煎服。二剂全愈，不必再服。

10. 人有疟病发寅、申、巳、亥之时者，人以为痰疟也，然亦知为阴中之阳，与阳中之阴乎。夫同一疟病，何以分其阴阳哉？大约昼发者，为阴中之阳；夜发者，为阳中之阴也。故昼发者，发于巳而退于申，巳阳而申阴者；夜发者，发于亥而退于寅，亥阴而寅阳也，以此而辨别阴阳，断不少误。然则症既分阴阳，治法乌可合治之乎？吾以为未尝不可合治也。虽阳病在于气虚，阴病在于血少，然而无痰、无食，终不成疟，消化痰食，宁有异哉。且痰食之不消而结成疟母，**要不离乎肝气之郁结，以下克夫脾土也**。疏肝以健土，则脾之气旺，而痰与食自化，是治肝以治疟，阴阳正不可异也。方用**疏肝两消汤**：

白芍三钱　白术五钱　陈皮一钱　半夏一钱　当归三钱　厚朴一钱　柴胡二钱　茯神三钱　白芥子一钱　**气虚者**加人参三钱，**血虚者**加熟地八钱，水煎服。八剂必发大汗而愈。

此方阴阳两治之法也。**阴中引阳**以出于阳分，而阴又不伤；**阳中引阴**以离于阴分，而阳又无损，两相引而阴阳之正气日盛，自然两相制而阴阳之邪气日消。况**气虚**加人参以助阳，**血虚**加熟地以滋阴，又阴阳之分治，何疟之不除哉？人见其治疟之神也，遂**以此方能统阴阳而治疟**也，谁知单消痰食，止疏其肝气之郁结乎。

此症用**散母汤**亦效。

人参　何首乌　半夏　鳖甲各三钱　白芍　白术各五钱　柴胡一钱　青皮　神曲各二钱　水煎服。

虚损门十三则

1. 人有**多言伤气**，咳嗽吐痰，久则**气怯**，肺中生热，短气嗜卧，不进饮食，骨脊拘急，疼痛发酸，梦遗精滑，潮热出汗，脚膝无力，人以为痨怯之症也，谁知其先伤于气乎。夫**伤气者，伤肺也**。**肺伤则金弱不能生水，肾经无滋化之源**，何能分余润以养脏腑乎？**肺金生热，则清肃之令不行，膀胱之气不化**，脾胃俱失其运化之权；**土亏**而**金益**弱，**金弱**而**水益虚**，**水难养肝而木燥**，**水难灌心而火炎**；**木强则侮金**，**火胜则克肺**，欲气之旺也得乎？气衰则不能摄精，精涸则不能收汗，汗出则不能生力，此骨脊之所以酸疼，饮食懈怠而嗜卧也。治法必须先补其肺，更宜兼补脾胃。盖**肺气不能自生**，**补其脾胃**，**则土能生金**，

脾胃为肺金之母也。方用**益肺丹**：

人参三钱 白术三钱 当归三钱 麦冬五钱 北五味三分 柴胡五分 荆芥五分 山药三钱 芡实三钱 水煎服。四剂而脾胃之气开，又四剂而咳嗽之病止，又服四剂酸疼之疾解，又四剂潮热汗出之症痊，再服十剂气旺而各恙俱愈。

或疑损其肺者益其气，未闻损其气者益其肺也。不知**益肺实益气**也，**肺衰则气衰**，**肺旺则气旺**，气衰乌可不补肺哉；若补肺何能舍脾胃而他补乎？

此症亦可用**壮气汤**治之。

人参三钱 麦冬一两 甘草三分 百合一两 贝母三分 水煎服。

2. 人有失血之后，不知节劳慎色，以致内热烦渴，目中生花见火，耳内蛙聒蝉鸣，口舌糜烂，食不知味，鼻中干燥，呼吸不利，怠惰嗜卧，又不安贴，人以为痨瘵之渐也，谁知是伤血而成之乎。夫肝藏血，失血者乃肝不藏血也。然其由，非大怒以动其血，即大劳以损其血也。虽动与损不同，而补血、养血，必宜合一。无如酒、色、财、气，无非动血之媒；耳、目、口、鼻，无非损血之窍。养血者既无其方，补血者又缺其药，此失血者往往难痊，因循误治，不至于死亡不已也。倘一见失血，即用平肝、止血之药治之，何至于濒伤不救。但失血成损，苟徒补其血，则血不可以骤生，而耗血之脏腑损于内，烁血之情欲损于外，亦必死之道也。盖**补血必须补气**，**而养血必宜益精**，使阴阳两资于上下，而中焦肝脏之血，已损者能增，未损者能固也。方用**缓中汤**：

白芍一两 当归一两 人参一两 甘草一钱 熟地一两 山茱萸五钱 麦冬五钱 三七根末三钱 荆芥炒黑一钱 炒黑姜炭五分 水煎服。一剂睡卧安，二剂烦渴止，十剂病减半，二十剂又减半，三十剂全愈。

此方气、血、精同补之药也。然补气药少于补精血之药者，以**失血之病**，**毕竟阴亏**，吾**重补其阴**，而**少补其阳**，则**阳能生阴**，阳不至于大亢；**阴能制阳**，阴不至于太微，自然**气行于血之中**以生血，即血固于气之内以藏血也，宁尚有走失之患哉。况方中原有荆芥之引经，姜炭、三七根末之止血，又用之无不咸宜者乎。

此症用**八物汤**亦佳。

白芍 山药各五钱 当归 熟地 麦冬各一两 甘草五分 丹皮 沙参各三钱 水煎服。

3. 人有入房纵欲，不知葆涩，以致形体瘦削，面色痿黄，两足乏力，膝细腿摇，皮聚毛落，不能任劳，难起床席，盗汗淋漓，此损精而成痨症也。夫阴精足者其人寿，未有精虚而能长年者也。然而精足者，举世绝无其人，所以肾有补而无泻，其或病或不病，亦分之于能节与不能节耳。世人贪片刻之欢，至于死亡无论也。泄精未至于死亡，乌忍其病而不救，要不能舍填精而别求异术也。然而**填精实难**，**泄精既多者**，不特**伤肾**，必且**伤脾**，**脾伤胃亦伤**矣。**胃为肾之关门**，**胃伤则关门必闭**，虽有补精之药，安能直入于肾宫，**是补肾必须补胃**；胃与脾为表里，补胃而补脾在其中，故填精之药，断宜合三经同治耳。方用**开胃填精汤**：

人参三钱 白术五钱 熟地一两 麦冬三钱 山茱萸三钱 北五味一钱 巴戟天一两 茯苓三钱 肉豆蔻一枚 水煎服。连服十剂，精神生，饮食知味，胃气大开。再用十剂，可以起衰。再用十剂，前症顿愈。

此方虽非起死之方，实系填精妙药。**填精而精足**，**精足人可不死**，然则此方正起死之方也，人亦加意而用之乎。

此症用**扶弱汤**亦妙。

熟地一两　石斛　麦冬各五钱　北五味子一钱　巴戟天　菟丝子各三钱　山茱萸五钱　水煎服。

4. 人有行役劳苦，动作不休，以至筋缩不伸，卧床呻吟，不能举步，遍身疼痛，手臂酸麻，人以为痿症之渐也，谁知是损筋之故乎。夫**筋属肝，肝旺则筋旺，肝衰则筋衰，损筋是损肝**也，补肝其可缓乎？然肝之所以衰旺者，乃肾之故也。**肾水生肝木，肾水足而肝气旺，肾水虚而肝气衰**，故**筋衰者必补其肝**，而**肝衰者必补其肾**。虽然补其肾，肝受益矣；但肝又去生心，吾恐补肾以生肝，尚不暇养筋也，**更须补其心气之不足**，则肝不必去生心，肝木得肾之滋，枝叶条达，筋有不润者乎。方用养筋汤：

白芍一两　熟地一两　麦冬一两　炒枣仁三钱　巴戟天三钱　水煎服。二剂筋少舒，四剂筋大舒，十剂疼痛、酸麻之症尽痊矣。

此方心、肝、肾三经同治之药也。凡三经之病，均可用之，非独治伤筋不足之症，在人通用之耳。

此症用**舒筋汤**亦效。

白芍　熟地各一两　甘菊　丹皮　牛膝　秦艽各二钱　白术五钱　枸杞二钱　葳蕤五钱　水煎服。

5. 人有久立腿酸，更立而行房，则两足必然无力，久则面黄体瘦，口臭肢热，盗汗骨蒸，人以为瘵病也，谁知起于伤骨乎。夫骨中藉髓以能坚，骨无髓则骨空矣，又何所恃而能立乎。然而伤骨亦能耗髓，况立而行房，则骨与髓两伤矣，何能不病哉。且伤骨中之髓者，即伤肾中之精也。髓涸者，肾水先涸也。肾涸不能化髓，骨中所以空虚也。故**欲补骨中之髓，必先补肾中之精**。方用**充髓丹**：

熟地二两　山茱萸一两　金钗石斛五钱　地骨皮三钱　沙参五钱　牛膝三钱　五味子一钱　茯苓三钱　水煎服。

此方填补真阴，使**肾水充足，精满髓充而骨健**也。倘用冷药以损胃，或用热药以助阳，则耗干津液，燥以益燥，必成为痨瘵而不可救矣。

此症用**龟鹿饮**亦效。

熟地二两　山茱萸一两　金钗石斛　牛膝　虎骨　龟膏　杜仲各三钱　山药　鹿角胶　菟丝子　白术各五钱　水煎服。

6. 人有过于欢娱，大笑不止，遂至唾干津燥，口舌生疮，渴欲思饮，久则形容枯槁，心头出汗，人以为阴虚火动也，谁知是阳旺火炎哉。夫**心属阳火，肾属阴水，阴水遇阳火而烁干，阳火必得阴水而灌溉**。**是心火非肾水相交，不能止其炎上之性**，惟是心中无液则心必燥矣。何心头偏能出汗耶？不知喜主心，而**喜极反至伤心**。**盖喜极则心气大开，液不上行于唇口**，尽越于心头之皮肉矣。故肾中之津到于心即化为汗，何能上济于廉泉之穴，以相润于口舌之间乎。明是心气之伤，截流而断塞也。然则治法不必补肾水之源，仍补其**心气之乏，而廉泉之穴自通**矣。方用**通泉饮**：

炒枣仁一两　麦冬一两　天门冬三钱　北五味一钱　人参三钱　丹参三钱　远志一钱　当归五钱　甘草一钱　柏子仁三钱　水煎服。一剂口润，再剂心头之汗止，三剂诸症全愈。

此方补心气之伤，又是生津、生液之药，何必补肾以通源哉。

此症用**玄参莲枣饮**亦佳。

玄参三两　丹皮　炒枣仁各一两　丹参五钱　柏子仁　莲子心各三钱　水煎服。

7. 人有用**心太**过，思虑终宵，以至精神恍惚，语言倦怠，忽忽若有所失，腰脚沉重，肢体困惫，人以为怯症之成**也，谁**知是劳心以至伤神乎。夫心藏神，神之久安于心者，因心血之旺也。思虑无穷，劳其心矣。心劳**则**血必渐耗，而神无以养，恍恍惚惚，有无定之形。且神宜静不宜动，神动则心更动，心动而血益亏，血亏而神愈动，虽有肾水之资，而血不能滋；虽有肝木之养，而液不能入，寡弱之君，无以自立，虽有良辅，而四体不能强健，**此腰脚肢体**所以**沉重而困惫也**。治法必急救其心，而救心必以安神为主。方用**定神汤**：

人参一两　茯苓五钱　白术五钱　丹参五钱　远志一钱　生枣仁五钱　丹砂末一钱　柏子一钱　巴戟天三钱　黄芪一两　当归五钱　山药三钱　甘草一钱　白芥子二钱　水煎服。一剂心安，二剂神定，十剂而身健矣。

此方心、脾、胃、肺、肝同治之药也。盖心为孤主，非得心包戴护，则神恐有下堂之走。今得脾、胃、肺、肝之同治，则扶助有力，心血易生，心神自旺矣。

此症用**龙齿安神丹**亦妙。

人参　麦冬各一两　黄连二钱　柏子仁三钱　龙齿火煅，醋焠，为末，一钱　炒枣仁三钱　甘草五分　北五味子一钱　水煎服。

8. 人有终日劳心，经营思虑，以致心火沸腾，先则夜梦不安，久则惊悸健忘，形神憔悴，血不华色，人以为心气之弱也，谁知是心血之亏乎。夫心宜静而不宜动，静则火不自炎，肾水自然来济；若动则心肾两不相交矣。盖肾水非火不生，然而肾得温火而水易生，肾得烈火而水易竭。心过劳而火动，正烈火而非温火也。肾畏避之不暇，敢来上升，以受火之威逼乎。水不上升，心愈干燥，必且自焚，虚损之症成矣。夫五脏之损，损至心而亡。今损不由五脏，心先自损，宜为不治之症。然而**心宫宁静，原取给于各脏腑也，各脏未损，正有生机，补各脏之气，自然虚者不虚**，损者不损也。治法专补其脾、肾、肺、肝之气。方用**卫主生气汤**：

人参三钱　白术五钱　麦冬五钱　北五味五分　白芍一两　白芥子二钱　炒枣仁三钱　玄参一两　水煎服。二剂心血生，心气亦旺矣。

此方五脏兼补之药也。然而兼补五脏，又是独补心宫，所以为奇；倘止补心而不补余脏，或单补一、二脏，而不五脏之兼补，反有偏胜之忧，非善补心伤虚损之法也。

此症用**益心丹**亦可治。

人参　当归各五钱　麦冬　炒枣仁各一两　天花粉　北五味　远志　神曲　丹砂各一两　菖蒲五分　菟丝子三钱　水煎服。

9. 人有过于好色，入房屡战，以博欢趣，则鼓勇而斗，不易泄精，渐则阳事不刚，易于走泄，于是骨软筋麻，饮食加少，畏寒之症生，人以为气虚之故，谁知是**肾中之水火两损乎**。夫**肾中相火藏于命门之中，乃水中之火也，肾中水火，不可两离**。频于泄精者，似乎损水而不损火，殊不知火在水中，水去而火亦去也。凡人火动之极，而水泄之；水泄之极，而火无水养，则火更易动而易泄，水火两伤，欲肾之不损得乎？治法必须大补肾中之水，不可补夫肾中之火。盖水虽生于火，而水涸之时，骤补夫火，则水不能制，而火且炎上，亦足以害之也。惟大补夫水，使水足以制火，而火亦自生。方用**六味汤大剂**煎饮，服至两月，然后加入附子、肉桂，以培补命门之真火，则水火有既济之妙，庶几两受补阴、补阳之益也。世人认八味丸为补阳之药，然仍于水中补火，是补阳而兼补阴之药也。所以补火无亢炎之祸，补水无寒冷之虞耳。

此症用**菟丝地萸汤**亦神。

熟地一两　山茱萸五钱　菟丝子一两　巴戟天五钱　水煎服。

10. 人有易于动怒，虽细微饮食，琐碎居处，家人父子之间，无不以盛气加之，往往两胁满闷，其气不平，遂至头疼面热，胸膈胀痛，人以为肝气之胜，谁知是肝血之损乎。夫**肝性最急，得血以养。惟肝中无血，则肝气抑郁而不舒**，遂易动怒矣。盖肝气最不能藏而喜泄，**肝气藏则肝血必然外越，肝血藏则肝气必然外疏；肝气泄则肝血必然内生，肝血泄则肝气必然内郁**，是二者原相反而相成者也。今易于动怒者，是肝血欲藏而不能藏，肝气欲泄而不能泄矣。治法补肝血以使之藏，平肝气以使之泄而已。方用**逍遥散**加味治之。

白芍一两　白术五钱　陈皮五分　甘草五分　茯苓　当归各五钱　柴胡一钱　炒栀子三钱　半夏一钱　荆芥炒黑，三钱　水煎服。连服十剂，血藏于肝中，气摅于肝外，两得其宜也。

盖此方原善疏肝中之郁气，郁解而气自和。况清其火，血有宁静之气；引其经，血有返还之思。重用白芍、当归以生其新血，轻用柴胡、半夏以解其逆气，所以两收其功也。

此症用**加减生熟二地汤**亦妙。

生地　熟地一两　白芍　麦冬各五钱　山萸三钱　北五味一钱　炒栀子二钱　甘草一钱　水煎服。

11. 人有不食则腹中若饥，食则若饱闷，吞酸溏泻，日以为常，遂至面色萎黄，吐痰不已，人以为胃气之伤也，谁知是脾气之损乎。夫脾为胃土代行其传化者也。**胃之气全藉脾气之运动，胃乃得化其精微**，不特脾受益，而各脏腑之气，无不受其益也。今脾气受伤，不能为胃以代行其传化，不特胃之气无以生，而脾不得胃气之化，则脾亦受损而不受益，势必至脾胃两损，何能分其津液，以灌注夫各脏腑之气耶？治法必大健其胃，兼补夫脾。盖胃与脾为表里，两者宜合不宜离者也。方用益脾汤：

人参一钱　山药五钱　芡实三钱　巴戟天三钱　砂仁一粒　半夏三分　茯苓二钱　扁豆一钱　神曲一钱　肉果一枚　白术三钱　水煎服。服三月胃气开，再服三月脾气壮，但见有益不知有损矣。此方开胃之药多于补脾，以**脾损由于胃虚**，故补胃而自益其脾也。

此症用**果腹饮**亦效。

白术一两　甘草一钱　破故纸一钱　砂仁一粒　茯苓三钱　芡实五钱　水煎服。

12. 人有终朝咳嗽，吐痰微喘，少若行动则短气不足以息，人以为心火之刑肺，谁知是肺气之自损乎。夫**肺主气，五脏七腑，虽各自有气，皆仰藉肺中清肃之气，以分布之**也。今肺金自损，自卫不足，何能分给于各脏腑乎。且**肾水非肺金之气不生**，肺既自顾不暇，不来生肾，**肾无肺气而水涸，肺又分其气以救子而不足**，自然**子病而母之气亦尽**矣。治法宜大补肺气，兼补肾水。方用**六味汤**加麦冬、五味子，大剂与之。久服，肾旺而肺亦旺也。

夫六味汤补肾之药，即加五味、麦冬之补肺，而入于六味丸汤中，仍是补肾者也。**补肾以治肺，此胜于治肺者也。肾旺而肺不必顾子**，况又有麦冬、五味之滋，肺受益正无尽也，何损之不愈哉。

此症用**延息汤**亦佳。

人参　百合各五钱　甘草一钱　熟地一两　山茱萸四钱　牛膝二钱　北五味五分　茯苓三钱　水煎服。

13. 人有贪用饮食，甚至遇难化之物而不知止，逢过寒之味而不知节，遂至胸腹胀闷，已而作痛生疼，后至起嗳吞酸，见美味而作嗔不欲食者，人皆以为脾气之困，谁知是胃气之损乎。夫脾胃虽为表里，然一主入，而一主出，能入而不能出者，脾气之衰；能出而不能入者，胃气之乏也。虽脾胃交相伤损，然治法不可概治，必分别其何经之伤，使损者多获其益，则胃易开而脾易健。盖脾胃同属一土，而补土实有两法：**脾虚属肾寒，胃虚属心冷**也，故补脾者必须补肾，而补胃者必须补心，不可混也。今见美味而嗔，明是胃虚，而非脾虚矣。治法补其心火，而胃气自开。方用**六君子汤加味**治之。

人参二钱 白术三钱 炒枣仁 茯苓各三钱 陈皮五分 甘草五分 半夏一钱 干姜炒二钱 附子一片 水煎服。连服十剂，胃中温和。再服十剂，前症顿去。

此方虽仍是统治脾胃之药，然加枣仁、干姜、附子之类，是**补心者居其重**，补脾者居其轻矣。名是脾胃兼治，实偏于治胃者也。

此症用**生气汤**亦妙。

人参二钱 白术一钱 巴戟天二钱 陈皮三分 甘草二分 茯苓二钱 砂仁一粒 谷芽一钱 炮姜五分 水煎服。

痨瘵门十七则

1. 人有纵欲伤精，两胫酸痛，腰背拘急，行立足弱，夜卧遗泄，阴汗痿靡，精神倦怠，饮食减少，而耳飕飕如听风声，人以为传尸之痨瘵也，谁知是自伤于肾，为初起之痨瘵乎。夫人之贪色，或立而行房，或劳而纵送，或一泄未已而再泄，或已劳未息而再劳，或兴未来而黾勉强合，或力已竭而带乏图欢，或天分原薄，服春药而快志，或材具本小，学展龟以娱心，或行役辛苦犹然交会，或思虑困穷借以忘忧，**一宵之欢遂成终身之疾。原不在妇女之众，与泄精之多也，不知节便即成痨**矣。必致失血，兼之吐痰咳嗽，夜热盗汗，畏寒畏热，似疟非疟，胸中似饥非饥，似痛非痛，饮馔之类，既不能多，复不能化，失情失绪，骨蒸火动，又**思色以泄其火，见色而动其意，鬼交**梦遗而不可止，于是发寒发热，骨髓之中遂生痨虫，因循至死，深可伤也！治法补真精之乏，开胃气之衰，加之杀虫之药，安在将死者之不可救乎。方用**救痨汤**：

熟地五钱 白芍二钱 山药二钱 沙参三钱 地骨皮五钱 麦冬二钱 北五味十粒 人参五分 白薇五分 白芥子一钱 鳖甲一钱 茯苓一钱 水煎服。十剂虫死，二十剂胃气大开，连服二月，精神渐旺。服一年而愈，然**必须断色欲**也。

此方补阴居多，少加人参以助胃气，则补阴而无腻滞之忧。即所用杀虫之药，非狼虎毒味可比，消弭于无形，所以有益无损也。此方看其平常，配合精良，以治初起之痨，实有神功耳。

此症用**救败汤**治之。

地骨皮 丹皮各五钱 人参三分 白芍三钱 山药一两 甘草二分 水煎服。

前病用前方妙矣，然伤肾以成前病者，世人颇多，恐一方不足以概治也。我更受异人之传，尚有一方以治前病甚效，因并志之。异人谓伤肾以致生痨虫者，必须先杀其虫，后用补肾之药，则肾经受益，否则徒补其精也。盖虫不去，则所生之精，仅足以供虫之用，虫得精之旺，虫之势愈大，与其于补中杀虫，不若先杀其虫，后补其阴之为胜。惟是杀虫之药，未有不更伤其阴者。吾方则不然，虽死其虫，而于阴仍未有损，且能开胃。方名**祛祟丹**：

鳗鱼一条，重六两 怀山药三两 芡实一两 水煮极烂，少加青盐同食，食完，不必吃饭，一日必须食完，连汤汁饮之。一次之后，隔七日，再照前食之。三次则骨中之虫，无不死者，然后另用**起瘵汤**：

人参一钱 茯苓三钱 麦冬三钱 北五味子十粒 生枣仁二钱 熟地五钱 山茱萸二钱 巴戟天二钱 白芍一钱 白芥子五分 沙参一钱 水煎服。服一月，精渐旺矣。再服一月全愈。

此方平中有奇，前方奇中实平，皆异人所传，余不敢隐，愿与世共之，以救初起肾痨之病云。

2. 人有夜卧常惊，或多恐怖，心悬悬未安，气吸吸欲尽，淫梦时作，盗汗日多，饮食无味，口内生疮，胸中烦热，终朝无力，惟思睡眠，唇似朱涂，颧如脂抹，手足心热，液燥津干，人以为肾经之痨瘵，谁知肾传于心，而心初受病乎。夫**心宫宁静，邪不可侵，邪侵于心，则神必越出于外**。肾痨生虫，无形之邪气犯心，尚不可救，乌容有形之虫深入哉。不知虫虽有形，而虫之气亦无形；肾气既交于心，而肾中之虫气，乌得不上交哉。虫之气与肾之气，自是不同，肾气交心，而心受益；虫气交心，而心受损，何必虫入心而心始病乎？然则治法不必治心，仍治肾可也。然而徒治肾而虫在，则虫之气仍在肾，心仍受虫之害也。故救心必须滋肾，而滋肾必须杀虫。方用**起瘵至神汤**：

熟地一两　山茱萸五钱　麦冬一两　茯苓五钱　山药五钱　芡实三钱　肉桂三分　白术三钱　杜仲一钱　鳖甲五钱　百部二钱　水煎服。连服十剂，痨虫死矣。再服一月，肾气旺而心气安。再服一月全愈。

此方全是补肾安心之剂，惟鳖甲、百部乃杀虫之药。鳖甲深攻，引百部直入于至阴之内，又是补阴而不伤于髓，虫以为养身之味，讵知是杀身之味耶。虫死而肾无异气，则心气受益；而又有麦冬、茯苓、白术之相扶，自然庆安奠于宫中，喜敉宁于殿上也。

此症用**安养汤**亦效。

人参　百部各一钱　山药一两　甘草三分　麦冬五钱　北五味十粒　白术二钱　茯神三钱　水煎服。

3. 人有咳嗽吐痰，气逆作喘，卧倒更甚，鼻口干燥不闻香臭，时偶有闻，即芬郁之味，尽是朽腐之气，恶心欲吐，肌肤枯燥，时作疼痛，肺管之内，恍似虫行，干皮细起，状如麸片，人以为肺经痨瘵也，谁知是心痨而传之肺乎。夫**肺为娇脏，最恶心气之克**。心以正火刑肺，肺尚受病，况以尸虫病气移而刑肺，肺安得而不病乎？然而肺气之伤者，伤于心之火气也。心受虫气之伤，心自顾不遑，何能分其虫气以克肺？不知心嫌虫气之侵，乃不自受，即以虫气移入于肺，而自避其毒也。**况肺为肾之母，肺原能自交于肾**，而肾之虫气，何独不交于肺乎。此心肾交侵，痨瘵之势，倍重于肾之传心矣。治法消心中之虫气，不若仍消肾中之虫气也。然而心肾两伤，又消两经之虫，药必先经于胃，虫未必杀而胃气先亡，则肺金大失化源，非治之善也。法宜健胃，则分布津液，心肾有益，胃又无损，则虫可得而诛矣。方用健土杀虫汤：

白术五钱　人参二钱　白薇二钱　万年青一片　熟地一两　麦冬一两　山茱萸三钱　生枣仁三钱　车前子二钱　贝贝一钱　水煎服。二剂气喘少平，又二剂咳嗽渐轻，又二剂知香臭，又二剂疼痛渐止，服三月全愈。

此方补胃气又不助阳，消虫气又不损液，肾足以制心，而心不至于刑肺，实治痨传肺之妙法也。

此症用**护肺饮**亦佳。

白术　人参　百合各二钱　白薇　天冬各一钱　麦冬三钱　款冬花五分　天花粉　桔梗各六分　水煎服。

4. 人有两目𥉂𥉂，面无血色，**两胁隐隐作痛**，热则吞酸，寒则发呕，痰如鼻涕，或清或黄，臭气难闻，泪干眦涩，常欲合眼，睡卧不安，多惊善怖，人以为肝经之痨瘵也，谁知是肺痨次传于肝乎。夫肺金克肝木者也，使肝木本旺，肺何能克之。无如肾痨之后，久不生肝，**则肝木无滋润之气，肝弱可知**。肺即乘其弱，将虫气交于肝，肝欲拒之而无力，不得已顺受其虫气矣。肝为肾之子，肾见肝子已受虫气，惟恐肝气不敌，乃移其肾气以生肝，而虫气即因肾气之移，而同移入于肝矣，虫蚀肝血，肝又何养乎？治法仍须救肾以生肝，兼之生肝以杀虫也。方用**援瘵汤**：

白芍一两　当归一两　熟地一两　山茱萸五钱　茯苓五钱　鳖甲五钱　白薇二钱　水煎服。十剂少痊，二十剂更痊，服三月乃愈。

此方肝肾两治之汤也。止鳖甲、白薇乃杀虫之味，不寒不热，既无偏胜之虞；能补能攻，又是两全之道。杀虫于无形，起死于将绝者也。或谓痰色青黄，方中消痰逐秽之品，似不可少。不知虫入肾肝，非直救二经，何能夺命；况消痰逐秽之品，用之益伤脾胃，肝既受虫之侵，正欲移传于脾，倘再伤之，不引虫入于中州乎？故宁大补肾肝，使二脏受益，其痰自化，断不敢轻用消痰秽之品，以再伤脾胃耳。

此症用**疗瘵汤**亦佳。

白芍　熟地各五钱　当归四钱　鳖甲三钱　鳗鱼骨烧黑灰，三分　北五味十粒　水煎服。

5. 人有胸前饱闷，食不消化，吐痰不已，时时溏泻，肚痛腹胀，空则雷鸣，唇口焦干，毛发干耸，面色黄黑，微微短气怯难接续，便如黑汁，痰似绿涕，人以为脾经之痨瘵也，谁知是肝痨而传于脾乎。夫五脏之痨，传入于脾，本不可救，不必更立救脾痨之法也。虽然**人有胃气一线未绝，无不可接续于须臾**，脾与胃为表里，**胃绝则脾绝，万无生理，脾绝而胃未绝，尚有生机**，正不可因其肝虫之入脾，即诿于天命之绝也。余自行医以来，曾救一妇人得此症，脉又细数，众医皆以痨病传脾，为必死之症，其夫亦弃之不治。余见饮食知味，谓其夫曰：尊正尚有一线可救，何忍看其死而不一援乎？其夫曰：众医皆弃而不治，非我不欲生之也。余劝其单服**二白散**，用：

山药　芡实各等分，约各四斤　万年青四大片　各炒，磨为细末，入白糖一斤，滚水调服。

遇饥即用，无论数次。其妇闻之如法喜吞，头一日即服五大碗。约五月，每日如此，脾气渐服渐愈，竟得不死。问其前后所服几何？约百斤也。后见余称谢。因备志之，以助行医方法之穷。二味**既能健脾，尤能补肾**，肾脾兼治，所以奏功。况万年青杀虫于无形，入之于二味之中，虫亦不知其何以消灭于无踪也。此方不特单治脾痨，但不可责其近功耳。若加入人参二两以助胃气，则胃气更健，脾气尤易援耳。

此症用**援怯汤**亦妙。

白术　山药各一两　茯苓三钱　人参三钱　芡实五钱　白薇一钱　鳗鱼骨末五分　肉桂三分　水煎调服。

6. 人有阴虚火动，每夜发热如火，至五更身凉，时而有汗，时而无汗，觉骨髓中内炎，饮食渐少，吐痰如白沫，人以为骨蒸之痨瘵也，谁知是肾水不能制火乎。夫肾中水火，必须两平，火之有余，水之不足也；水不足，火始有余。骨蒸之病，正坐于火旺水亏耳。治法不必泻肾中之火，但补其肾中之水，则水足济火，肾既不热，骨髓之内外，何能热乎。方用**凉髓丹**：

地骨皮一两　丹皮一两　麦冬五钱　金钗石斛三钱　牛膝二钱　茯苓二钱　水煎服。连服四剂而内热轻，再服四剂内热尽除，服一月而前症尽愈也。

方用地骨、丹皮，不特补肾中之水，且取其能凉骨中之髓，与消骨外之血也。夫**骨中髓热，必耗其骨外之血；骨外血热，必烁其骨中之髓**。故兼用二味，则髓与血两治，无太热之虞，肾中宁独热哉。况石斛、牛膝，无非补肾阴之味。阴旺则阳平，水胜则火退，骨蒸不蒸，而痨瘵何能成哉。

此症用**纯阴汤**亦佳。

玄参　麦冬　丹皮　地骨皮　熟地各三钱　水煎服。

7. 人有气虚，气息短促不足以息，与劳役形体气急促者迥殊，懒于语言，饮食无味，身体困倦，人以为气痨也，谁知是阳虚下陷，由于内伤其元气乎。夫**元气藏于关元之中，上通肺而下通肾。元气不伤，则肾中真阳自升于肺，而肺气始旺，行其清肃之令，分布于五脏七腑之间。若元气一伤**，不特**真阳不能上升，且下陷于至阴之中**，以生热矣。**此热乃虚热**，非实热也。实热可泻，**虚热宜补**，故必用甘温之药以退其虚热。然而单用甘温以退其热，不用升提之味以挈其下陷之阳，则阳沉于阴，而气不能举，虽补气亦无益也。即升提其气矣，不用补气之味，则升提力弱，终难轻举其气也。方用**补中益气汤**：

人参五钱　白术五钱　炙黄芪三钱　当归三钱　陈皮五分　甘草五分　升麻二分　柴胡三分　加贝母一钱，水煎服。一剂气升，二剂气旺，十剂生力，胃气大开，前病顿失。

补中益气汤乃李东垣一生学问全注于此方，妙在用柴胡、升麻于参、术、芪、归之内，一从左旋而升心、肝、肾之气，一从右旋而生肺、脾、胃、命门之气，非仅升举上、中二焦之气也。

此症用**提陷汤**亦效。

黄芪　麦冬各五钱　白术　人参各二钱　甘草三分　桔梗一钱　神曲五分　水煎服。

8. 人有血虚者，面无色泽，肌肉焦枯，大肠干燥，心多怔忡，健忘不寐，饮食少思，羸瘠不堪，夜热无汗，人以为血痨也，谁知是肝燥而生火乎。夫**肝中火盛，往往自焚，终由于肾水之不能生木**，非失血吐于外，即耗血燥于内耳。肝既自燥，火生木中，正可火生木外，似乎心火得肝木之火而旺矣。无如**木中有水，则肝可生心；木中有火，则肝能焚心**。故火在心中，可取给于肝，而火在肝中，则自顾之不暇耳。然则治法必先治肾，而治肾必先补水也。方用：

玄参一两　丹皮五钱　沙参五钱　白芍一两　当归五钱　甘菊花三钱　茯苓三钱　麦冬五钱　水煎服。十剂夜热除，二十剂燥症解，三十剂各病均愈。

此方名为**滋肝饮**，实补肾以滋肝也。**肝得肾水之滋，则肝木之火不**发，何致自焚而成痨哉。

此症用**加减四物汤**：

白芍　当归　生地各五钱　熟地一两　丹皮三钱　水煎服。

9. 人有过于贪饕燔熬烹炙之物，馨香甘肥之品，尽情恣食，以至食不能化，胸中饱闷，久则结成痞满，似块非块，似瘕非瘕，见食则憎，每饭不饱，面色黄瘦，肢体日削，人以为因食成痨，谁知是脾衰而不能化乎。夫**食未至而思餐者，胃气之强也；食已下而难受者，脾气之弱也**。过于贪饕，正胃气之强耳。人恃胃气，不论精粗、生冷，尽皆食之，未免损伤胃气。胃与脾为表里，未有胃伤而脾不伤者。然人有肾气旺者，虽胃伤而脾不能伤，**以肾中之火能生脾气。故脾气不足，往往补其肾火而愈**。今食不能消，至于见食则憎，是脾伤而胃亦伤，单补肾中之火，恐仅能生脾土，而不能生胃土耳。盖脾土非肾火不生，而胃土非心包之火不能长也。治法必须**补心包以生胃土，补命门以生脾土**也。方用**助火生土汤**：

人参三钱　白术五钱　黄芪五钱　茯苓三钱　甘草一钱　肉桂一钱　巴戟天五钱　菖蒲五分　山楂十粒　神曲五分　远志八分　水煎服。二剂脾气健，又二剂胃气开，十剂脾胃之气大旺矣，又十剂全愈。

此方上补心包，下补命门，中补脾胃，火生而土健，土健而食消，不易之理也。世人不知补火之道，更不知补火而有心包、命门之异，所以日健脾而脾不健，日开胃而胃不开，必成痨而始止也，岂不可叹息哉！

此症用**温化汤**亦佳。

人参　茯苓　巴戟天　鳖甲各三钱　白术　黄芪各一两　肉桂　神曲各一钱　枳壳五分　白豆蔻一粒　山楂十粒　水煎服。

10. 人有遭遇坎坷，或功名蹭蹬，或柴米忧愁，以致郁结，胸怀两胁胀闷，饮食日减，颜色沮丧，渐渐肢瘦形凋，畏寒畏热，人以为因愁而成瘵也，谁知是肝气不宜，木克脾胃乎。夫肝木最喜飞扬，一遇寒风、遇忧愁，皆郁而不伸也。然而**肝气不肯自安于不伸。于不伸之中而求其伸**，于是上不得展舒以生心，下不得不刑克而伤脾矣。脾土既伤，胃气亦弱，胃气既弱，而饮食自少，何能分润于脏腑哉？人见其悠悠忽忽，不饮不食，疑是虫之作祟，乃用消虫逐秽之药，肝气不开，脾胃反损，愈加困顿，变成痨疾而死者比比也。治法亦仍开其郁结而已矣。方用**顺适汤**：

白芍一两　白术三钱　人参五分　白芥子一钱　当归二钱　郁金一钱　陈皮三分　甘草五分　茯苓三钱　香附一钱　川芎八分　水煎服。二剂脾胃开，四剂寒热除，十剂郁结之症尽散矣，二十剂全愈。

此方专入肝经，又能入脾、入胃，舒木气之滞，宣土气之沉，所以能奏功之神也。若欲杀虫祛祟，此症本无虫与祟也。甚矣！郁痨之易治，无如人之不知治郁何哉。

此症用**适志汤**亦效。

白芍　茯苓各五钱　甘草　枳壳　半夏各五分　砂仁一粒　神曲　香附　人参各二钱　苏子一钱　水煎服。

11. 世有尼僧、寡妇、失嫁之女、丈夫久出不归之妻妾，相思郁结，欲男子而不可得，内火暗动，烁干阴水，肝血既燥，必致血枯经断，朝热夜热，盗汗鬼交，日复一日，年复一年，饮食懈怠，肢体困倦，肌肤甲错，面目暗黑，人以为瘀血之痨也，谁知是干血之瘵乎。**凡妇女欲火一动，多不可解**。欲火者，雷火也；雷火一动而天地变、阴阳乖，水随火而沸腾，火得水而炎上，有不烧干者乎？妇女之欲火，乃起于肝；肝火者，木中之火也。**雷火喜劈木者，以火从木中出也**。夫肝火宜藏，以肝藏血也，肝火动则血不能藏矣。火动则血泄，况火不动则已，动则不能遽止，故火屡动而血屡泄，动之不已，则泄之不已，血安得不干乎？治法似宜泄木中之火矣，然而火止可暂泻以止炎，不可频泻以损木。方用**消愁汤**：

白芍一两　当归一两　葳蕤一两　玄参　柴胡一钱五分　丹皮三钱　地骨皮五钱　白芥子一钱　熟地一两　水煎服。连服数剂，肝气不燥。再服数剂，肝火可平。更服十剂，血枯者不枯，诸症可渐愈也。

此方补肝木而兼补肾水。**水旺而木得其养，木平而火息其机**，不必治痨而痨自退。补肝、补肾之中，而仍有开郁、达郁之药也。彼徒补肝血，徒泻肝火者，尚隔一层耳。

此症用**散思汤**亦佳。

生地一两　白芍　丹皮各五钱　白术一两　地骨三钱　柴胡一钱　当归五钱　陈皮五分　炒栀子二钱　荆芥一钱　水煎服。

12. 人有湿热积于脾胃，又加生冷之物存而不化，久则变成寸白之虫，或结成蛔虫之类，以致腹痛肚疼，面黄肌瘦，盗汗淋漓，气怯身弱，此是虫积而不散也。**夫虫生，虽因于湿热之化，而湿热之积，实因于脾胃之虚。土坚之处，虫不能生；土松则水入，水入则湿留，湿积则热，热则虫生**矣。然则治法不必用杀虫之药，但健脾胃之土，则虫宜皆去。然虫居土之中，既已成穴，则子孙繁庶可知。使单健其脾胃之土，土气熏蒸，虫未必不死。吾恐不能尽死也，故健其脾胃，仍须佐以杀虫之味，则拔本塞源，亦斩草除根之道也。方用**灭虫汤**：

白术一两　槟榔二钱　使君子二十个　人参三钱　楝树根三钱　陈皮五分　神曲三钱　炙甘草二钱　黄连三分　百部一钱　水煎服。一剂虫下，二剂虫大下，三剂虫尽灭矣，不必四剂也。

此方杀脾胃中湿热之虫，非杀脾胃中血肉之虫也。**血肉之虫，每有灵机；湿热之虫，原无知识**。小治尚可建功，况以治痨虫之法以治之乎。毋怪元气既回，而杀虫又捷也。

此症用**鳗羹饮**亦效。

鳗鱼一斤　煮汤四碗。另用：

山药　白术各一两　茯神　神曲各三钱　百部二钱　肉桂一钱　汤二碗，煎一碗服；渣再用汤二碗，煎一碗。服二剂全愈。

13. 人有好耽曲蘖致成酒积，脾气损伤，**五更**作泻，久则淹淹忽忽，饮食少思，时多呕吐，盗汗淋漓，人以为酒痨之病，谁知是脾肾两亏乎。夫酒从胃入，似宜伤胃，不知酒虽入于胃，而受之者脾也。脾所恶者湿，而酒性正湿，是脾之所恶也。乃移而之肾，肾虽水脏，藏精而不藏湿。酒气薰蒸，肾受酒气之毒，仍传于脾，而脾又不能受，遂传大肠而出；大肠又恶酒气之湿，不肯久留而遄发矣。饮酒既多，下泻必甚，下多亡阴，人安得不病乎？人之贪酒而不啻肺腑之亲，日饮如故，有加无已，不至腐肠烂胃而不止。然则治法必须先戒酒，而后以化酒之药以解酒毒，仍以健脾、益肾之品以救其火土之衰，则酒痨之病，庶几其可瘳乎。方用**消酒散**：

白术一两　山茱萸一两　葛花二钱　薏苡一两　肉桂三分　茯苓三钱　水煎服。十剂泻轻，又十剂泻止，又十剂而酒积除，又十剂全愈。

此方脾肾两补，分解酒湿，而消其毒也。惟是酒性大热，今不特不解其热，并且用肉桂以助其热者，以**湿之不行，由于命门之火衰也**。**真火衰而邪火自盛，真火盛而邪火自衰**，则邪水自流矣。

此症用**解蘖汤**亦可治之。

白术二两　茯苓五钱　肉果二枚　柞木枝五钱　水煎服。十剂愈。

14. 小儿多餐水果，恣食肥甘，以致成疳，身体黄瘦，毛竖肤焦，形如猿猴，状如刺猬，食土食炭，人以为儿痨也，谁知是脾胃虚寒之病乎。小儿纯阳，本不宜虚寒也。然而先天无亏，而后天每不能无损，盖先天属肾，后天属脾胃也。小儿餐水果、食肥甘，正坐于伤脾胃耳。脾胃一伤，五脏之气不能行，六腑之气不能运。小儿性格不常，何知樽节，水果仍餐，肥甘仍食，欲不成痨，何可得乎？治法补其脾胃之气，调其饮食之伤，原可随手奏效，宁至儿痨之病哉。无如世医以胆草、芦荟、胡黄连之类，以泻其火；以半夏、枳壳、槟榔、厚朴之类，以降其痰；以麦芽、山楂、大黄之类，以逐其食；以栀子、楝根、乌梅，以杀其虫。以致儿不胜任，反消损其真元之气，无异下之石也。方用**六君子汤加减**救之。

人参二钱　白术三钱　茯苓三钱　甘草三分　附子一分　黄芪三钱　神曲五分　水煎服。一剂而儿之神气转，再剂而儿之神气生，连服十剂无不全愈，正不必多剂也。

此方原是补气之剂。**补气者，补脾胃之气也**。**小儿之病，原伤于脾胃也**。先天实未常伤，脾胃之气一转，是后天无损，先天何不接续哉，此痨病之所以易愈耳。

此症用**神人散**亦甚效。

人参二钱　白术三钱　甘草五分　肉桂三分　白豆蔻一枚　神曲五分　半夏三分　山楂五枚　水煎服。

15. 人有感染尸虫，遂至酿成痨病，其症与所感之病人无异。世为传尸痨者，男子自肾传心，由心而肺，由肺而肝，由肝而脾；女子自心传肺，由肺而肝，由肝而脾，由脾而肾，五脏复传六腑而死矣。此古人之言也，而孰知不然。传尸痨症，感病人之虫，视虫所入之脏，即于是脏见病，无不传于脾而死，不必五脏之皆传也。彼五脏之皆传者，乃自伤于肾，由肾而传心，心而肺，肺而肝，肝而次于脾耳。以自传而为传尸之病，则误之甚矣。所以治传尸之病，不必同于治自传之症也。虽然传尸之虫，虽不择脏而入，治法**必须补胃肾为主**，而佐之杀虫之味。盖**胃气不败而津液能生，肾气不涸，而火气能伏**。且胃为肾之关门，胃土能消，而肾水始足。传尸之病，未有肾水不竭者也。此肾与胃之二经，必宜兼补耳。方用**移尸灭怪汤**：

人参一两　山茱萸一两　当归三钱　乳香末一钱　虻虫十四个　水蛭火煅死，十四条　二蚕沙末二钱　各为末，蜜为丸，每日服百丸。此药服完，而传尸之虫灭迹矣。

古人传祛逐痨虫之药，多至损伤胃肾，所以未能取效。今用人参以开胃；用山茱萸以滋肾，且山茱萸又是杀虫之味；用虻虫、水蛭以虫攻虫，则易于取胜。尤恐有形之物，不能深入于尸虫之内，加当归以动之，乳香以开之，引其直入而杀之也。复虑虫蚀补剂以散药味，更加二蚕沙者，乃虫之粪也，虫遇虫之粪，则弃而不食，而人参、归、萸得行其功，力助诸药以奏效也。

此症用**逐尸饮**亦神。

人参三分　白术二钱　山茱萸五钱　鳗鱼骨烧灰，一钱　水煎服。

16. 人有传染鬼疰者，合家上下、大小无不生尸虫之病，是重于传尸也。盖传尸止病于一人，一人死而一人又病，非若鬼疰之重也。此等之病虽是冤鬼相缠，然初起之时，未尝非尸虫引之也。夫尸虫作祟，已能杀人，况又有鬼邪相辅，变动不一，其为害也更甚。其症使人梦遗鬼交，泄精淋沥，沉沉默默，不知所苦，而无处不恶，经年累月渐就困顿，以至于死，一家传染，多至灭门绝户，实可伤也！葛稚川曾传**獭肝散**以救人，然止可救传染之初起，不可救传染之已深。余逢异人传方，名为**三清丸**：

苍术半斤，炒　人参三两　山茱萸一斤　白微三两　䗪虫三两　阿胶三两　白芍十两　鳖甲十两　鳗鱼骨三两　白术一斤　柏子仁不去油，四两　地骨皮十两　沙参五两　肉桂一两　地栗粉一斤　神曲三两　贝母二两　各为细末，蜜为丸，每日早晚各服三钱。服一月而鬼气散，服二月而尸虫死矣。一家尽服之，断不致有绝门灭户之祸也。

此方补阳气以制阴，则鬼不敢近，灭尸气以杀虫，则祟不敢藏，有攻之益，无攻之损，起白骨而予以生全，救合家而令其寿考，功实伟焉。

此症用**散疰饮**亦佳。

鳖甲炒为末，五钱　狐心末一钱　人参二钱　甘草三分　神曲二钱　白术五钱　山茱萸五钱　白芍五钱　水煎服。服一月即愈，不再传。

17. 人有花前月下两相盟誓，或阻于势而不能合，或尽于缘而不能逢，遂思结于心中，魂驰于梦寐，渐而茶饭懒吞，语言无绪，悠悠忽忽，终日思眠，面色憔悴，精神沮丧，因而畏寒畏热，骨中似疼非疼，腹内如馁非馁，人以为痨病之已成也，谁知是相思之恶症乎。夫相思之症，原不必治，遇情人而郁开矣。然而情人何易急得，医道岂竟无他治哉。大约相思之病，先伤于心，后伤于肝，久则伤于脾胃。欲治相思之症，宜统心、肝、脾、胃四经治之，治此四经，多有得生者。未可信古人之言，以相思之症为不可治之病也。夫伤心之病，本不可治，如何相思之伤心，犹为可救？**盖思其人而不得，必动肝火，火动生心，其实一线之延，正藉此肝木之火以生心也**。用平肝解郁之品，佐之补心安神之味，益之开胃健脾之药，则肝气一舒，心火自发，不必去生脾胃之土，而相思病可逐渐而衰也。倘更加人事之挽回，何病之不可愈哉。方用**遂情汤**：

香附三分　白芍一两　荆芥五分　麦冬三钱　茯神三钱　白术三钱　生枣仁三钱　人参五分　神曲三分　甘草一分　柴胡五分　白芥子五分　水煎服。十剂肝气开，又十剂心气开，又十剂脾胃之气大开矣。

此方补多于散，贵在调和，不贵在争战也。倘作痨瘵治之，反无生机矣。

此症用**郁莲散**亦甚佳。

白芍一两　柴胡八分　香附五分　郁金一钱　生枣仁一钱　茯神二钱　巴戟二钱　莲子心三钱　麦冬五钱　丹参三钱　水煎服。

梦遗门七则

1. 人有用心过度，心动不宁，以致梦遗者，其症口渴舌干，面红颧赤，眼闭即遗，一夜有遗数次者，疲倦困顿，人以为肾虚之过也，谁知是心虚之故乎。夫**心喜宁静，不喜过劳，过劳则心动，心动则火起而上炎，火上炎则水火相隔，心之气不能下交于肾，肾之关门大开**矣。盖**肾之气必得心气相通，而始能藏精而不泄**。今心不能摄肾，则精焉得而不走乎。虽然，心未尝不恶肾之不藏也，无如心欲摄肾，而力不能也。然则治法何必治肾，补心中之虚，而梦遗自止矣。方用**静心汤**：

人参三钱　白术五钱　茯神五钱　炒枣仁　山药各一两　芡实一两　甘草五分　当归三钱　北五味十粒　麦冬五钱　水煎服。二剂遗止，十剂永不再遗也。

此方大补心气之虚，全不去泻心之火。盖**火之动，由于心之过劳，是火乃虚火**，非心之实火也。实火可泻，虚火宜补。世人以实火泻之，此梦遗之所以不能止也。

此症用**断遗神丹**亦效。

人参一两　山药五钱　芡实五钱　麦冬五钱　北五味一钱　水煎服。

2. 人有朝朝纵欲，渔色不厌，遂至梦遗不能止。其症腰足痿弱，骨内酸疼，夜热自汗，终宵不干，人以为肾火之作祟也，谁知是**肾水涸竭乎**。**夫肾中水火两得其平，久战尚不肯泄，梦中之遗，实水火之不得平耳。火衰而水旺者，亦能遗；火盛而水衰者，亦能遗也**。二者相较，火衰而遗者轻，火盛而遗者重。轻者略补火而即痊，重者非大补水而不能愈。盖火易接续，而水难滋益也。治法不必泻火，补肾水以制火可耳。方用**旺水汤**：

熟地一两　沙参五钱　北五味一钱　山药一两　芡实一两　茯苓五钱　地骨皮三钱　水煎服。连服四剂不遗矣。

此方纯是补精，绝不入涩精之药，以梦遗愈涩而愈遗也。补其精则水足以制火之动，火不动精能自止，何必涩之。今不特不涩，且用通利之药者，**以梦遗之人，精窍大开，由于尿窍之闭也，火闭其尿窍，则水走其精窍矣，通其尿窍，正所以闭其精窍**也。倘用涩药，精窍未必闭，而尿窍反闭矣，何日是止精之时哉。

此症用**熟地添精丹**亦佳。

熟地二两　麦冬　山药　芡实各一两　北五味一钱　水煎服。

3. 人有怒气伤肝，忽然梦遗，久而不止，凡增烦恼，泄精更多。其症两胁多闷，火易上升于头目，饮食倦怠，发躁发胀，人以为肝气之动也，谁知是肝血之躁乎。夫肝中有火，得血则藏，何无血则不能藏也？盖肝中之火，木中之火也，木缺水则木干，肝少血则肝燥。肝燥之极，肝中之火不能自养，乃越出于外，往来心肾之间，游魂无定而作梦。其梦每多淫梦者，因肝气之虚也。治法补肝血而少泻其火，则火不旺而魂自归，何梦而再至于遗也。方用**润木安魂汤**：

当归一两　白芍一两　甘菊花三钱　北五味五分　茯苓五钱　白术五钱　炒栀子一钱　金樱子三钱　甘草五分　水煎服。二剂肝火平，又二剂肝血旺，又二剂梦遗止矣。再用十剂，永不再发。

此方寓泻于补之中，寓止于通之内，反能归魂而入于肝，涩精而收于肾也。倘不知补而徒泻之，不知通而单止之，则肝无血养，魂安能归哉？魂既不归，摇摇靡定，梦难断绝，遗亦宁有止日耶？

此症用**芍药润燥丹**亦可。

白芍　山药各一两　炒栀子三钱　芡实二两　水煎服。

4. 人有心气素虚，力难久战，然又思慕美色，心中怦怦，遂至梦遗。其症阳痿不振，易举易泄，日日梦遗，后且不必梦亦遗，见美妇而心动，闻淫语而色移，听女音而神驰，往往走失不止。面黄体瘦，自汗夜热，人以为心肾之两虚也，谁知是**心包之火大动乎**。夫心包为心君之相臣，代君行令者也。心气旺则心包奉君令，而不敢上夺其权；心气衰则心包奉君令，而反行其政矣。治法必须补心经之衰，泻心包之火，则梦遗可断，而自遗亦可止也。方用**强心汤**：

人参一两 茯神五钱 当归五钱 麦冬三钱 巴戟天五钱 山药五钱 芡实五钱 玄参五钱 北五味五分 莲子心三分 水煎服。连服四剂，梦遗少矣。再服四剂，自遗少矣。再服一月，梦遗、自遗均愈。服三月，不再发。

此方补心者居其七，泻心包者居其三。盖心包之旺，原因于心气之衰，补其心则心旺，而心包自衰。故少加玄参、莲子以泻心包之火，而君相两得其平矣。但**必须多服始能奏功，积弱之势，成非一日，其由来者久矣，渐移默夺**之功，乌可责旦夕哉。

此症用莲心清火汤亦效。

玄参 生地各五钱 丹参三钱 山药 芡实各一两 莲子心二钱 麦冬一两 北五味五分 天冬一钱 水煎服。

5. 人有素常纵欲，又加劳心思虑终宵，仍然交合，以致梦遗不止。其症口渴引水，多饮又复不爽，卧不安枕，易惊易惧，舌上生疮，**脚心冰冷**，腰酸若空，脚颤难立，骨蒸潮热，神昏魂越，人以为心肾之虚也，谁知是心肾二经之火一齐俱动乎。夫**心中之火正火也，正火必得肾水以相制；肾中之火虚火也，虚火必得心火以相伏。故心火宁静，而肾火不能动**也。**肾火之动，由于心火之衰**耳。心肾两动，则二火相合，岂能久存于中？火性炎上，自然上胜而不肯止矣。一火动水犹不升，两火齐动，安望水之下降乎。火升之极，即水降之极也。心肾之气不足，则玉关大开，安得止之。然则何以救之耶？仍补其心肾，气足而关自闭也。方用**两益止遗汤**：

人参一两 熟地二两 山药一两 芡实一两 白术一两 生枣仁一两 黄连五分 肉桂五分 水煎服。二剂遗即止，服二月诸症全愈。

此方乃心肾交合之圣剂。**心肾交则二火自平**，正不必单止其遗也。况止遗必用涩药，内火煽动，愈涩而火愈起矣。

此症亦可用**两宁汤**：

熟地二两 麦冬二两 黄连一钱 肉桂三分 山药一两 芡实一两 水煎服。

6. 人有专攻书史，诵读不辍，至四鼓不寝，遂成梦遗之症，久则玉茎著被，精随外泄，不著则否，饮食减少，倦怠困顿，人以为心火之盛也，谁知是肾火随心火之奔越乎。夫心火易动而难静，**人一日之内无刻不动心**也。**动心一日，全藉夜分之安寝，则心之血归于肝中，而肾水来滋**。虽肾水本来养肝，而不养心，然心气既归于肝中，肾即养肝，肝有不养心者乎？自然以养肝者养心矣。心既得养，则心犹不动也。惟**过劳其心，则心血耗损，血不能归肝而火炽**，肾见心火之沸腾，肾不来交矣。况肾未必平日之积蓄，则**水源有亏，水亏而火更旺**，火以引火，心火乘热而入肾，客于下焦，以鼓其精房，于是精不闭藏而外泄矣，此正气虚绝欲脱之象也。方用**绝梦丹**：

人参三钱 麦冬五钱 茯神三钱 白术三钱 熟地一两 芡实五钱 山药五钱 北五味一钱 玄参一两 菟丝子三钱 丹参三钱 当归三钱 莲子心三钱 炒枣仁三钱 陈皮三分 沙参三钱 水煎服。十剂轻，二十剂更轻，三十剂疾如失。

此方安心之圣方，即补肾之妙剂，盖合心肾而两救之也。人疑火盛之极，宜用止火之味矣。不知**火起劳心，火乃虚火**，而非实火，**虚火可补不可泻**，故大补心肾虚火自安。倘执君火为实火，妄用大寒过凉之药，则生机顿失矣。

此症用**养儒汤**亦妙。

熟地一两　金樱子　芡实　山药　玄参　麦冬各五钱　牡蛎末三钱　北五味五分　水煎服。

7. 人有至夜脊心自觉如火之热，因而梦遗，人以为河车火烧也，谁知是肾水之涸乎。夫河车之路，即脊骨之椎也。肾之路走夹脊者，乃肾水之路，亦肾火之路也。水火相济，而河车之路安；水火相胜，而河车之路塞。路塞者，无水以灌注之也。无水相通，则火气上炎而成热，脊心安得清凉哉？火炎于上，自然水流于下矣。治法救在上之火炎，必先沛在下之水涸，水足火息，黄河始可逆流也。方用挽流汤：

熟地二两　山药一两　白术一两　泽泻三钱　玄参一两　北五味二钱　山茱萸五钱　水煎服。十剂热解，二十剂遗绝。

此方纯是补水之味。过于酸收者，取其收敛以止遗也。夫梦遗之症，愈涩愈遗，此何用酸收而不顾乎？不知河车之路，最喜酸涩，非酸涩则水不逆流。终日梦遗，水成顺流之势，水顺流之至，则火逆冲之至矣。酸收之味，用之于漫渥之中，则逆流而上，可以救中谷之焚。火降而水更升，何至下遗之靡止乎，故脊热除而梦遗亦断也。

此症用**充脊汤**亦佳。

山茱萸　熟地　山药　芡实各一两　北五味三钱　金樱子　白术　各三钱　水煎服。

阴阳脱门五则

1. 男子久战不已，忽然乐极情浓，大泄不止，精尽继之以血，气喘而手足身体皆冷，人皆以男脱精为阳脱，女脱精为阴脱，其实男女俱有阴阳之脱，不必分男女以治之也。**大约脱症，俱宜治阳**。盖精脱之后，精已尽亡，是无阴也。而阳气亦在将脱未脱之际，若不急救其阳气，则**阳气一散，归阴甚速**。况阴性迟而阳性速，徒补其阴则迂缓之极，何济于事乎？倘执补阴之说，阴已尽泄，内绝真阴之根，又从何处补起？是**补阳可以续阴**，而补阴难以引阳也。然阴尽继之以血，似乎血亦宜止。而止血之药，要不外涩药以闭之，但内已无阴，何从闭塞？不若用补气之剂，以助其阳气，**阳旺而阴自能生**。**阴阳交济，气血交通，自然精生血闭**，不涩之涩也。方用**续阴救绝汤**：

人参二两　白术三两　附子一钱　巴戟天一两　水煎服。一剂血止，二剂阴生，连服四剂，可以不死。

此方补阳气之圣药也。用人参回绝续于无何有之乡，用白术以通利其腰脐之气，用附子以追其散失之元阳，用**巴戟天补其心肾之阴**，仍是补阳之药，则阳回而阴亦回也。倘不用人参，止用附、术、巴戟，亦可夺命于须臾，然无参为君主之味，则附子之热无以驾驭，恐有阳旺阴消之弊。倘能以补阴之药济其后，亦不至有偏胜耳。

此症用**参附五味汤**亦大效。

人参三两　附子二钱　北五味子三钱　水煎服。

2. 有妇人爱风月者，尽情浪战，以致虚火沸腾，阴精下脱，死去更苏，头目昏晕，止存游气，人以为阴脱也，谁知是阳脱乎。妇人主静不主动，最难泄精以**妇人满身纯阴，肾中独存阳气**也。男子成仙者采妇人之阳气，以为丹母，然而采者多而能得之者绝少。凡妇人泄精必自动之极，而漏泄之时其乐有不可言者，正泄其阳气也。阳气之泄，将一身骨髓之真阳，尽从胞胎之管而喷出，然亦止泄其气，而非泄其精也。惟火动之极，则肝气大开，血不藏矣，血不藏则精亦不能固，而肾中之真阴，亦随之俱泄。当此之时，**妇人乃动极而不能自止**，情愿身死以殉，故**愈动而愈泄**而及至**精尽一笑而亡**。惟**藉男子紧抱其**

身，以嘴哺气，阳不离阴之户，然后死去还魂，是阳脱而阴尚未绝耳，可不急救其阴乎。然而救阴不能回阳，必须仍救阳也。方用回阳救阴丹：

人参三两 黄芪三两 当归一两 茯神五钱 生枣仁三钱 北五味子一钱 水煎服。一剂阳回，二剂阴生。然后方中再加熟地一两，山茱萸五钱，一剂煎饮。连服一月，可以还元如故。

此方先用参以挽回于一时，后用熟地、山药以善后于平日，盖人参实能救脱以回阳，而不能救涸以填阴。先补阳而后补阴，则已脱之精可生，未脱之气易长，庶不至阳旺而阴消也。

此症用**参术汤**亦可救。

人参三两 白术三两 水煎服。

3. 人有小便之时，忽然寒噤脱去，虽无阴精之泄，然气泄即精泄也。人以为中风之症，谁知是阴阳两脱乎。夫膀胱气化，殆能小便，此气即肾中之气也。人过泄精，则气不能旺矣。气衰则精易泄，精泄而气益微，小便之时脱去者，未有不因过于交感泄精所致。交感时泄精以脱者，因于乐极情浓；交感后当小便而脱者，必战败阳痿之人。故脱于男女身上者，多有回生；脱于坑厕之地者，每难救死。盖彼有阴阳之根，此无阴阳之倚也。然脱有不同，倘脱去昏晕，外势缩入者，尚可救援，急以手拽出龟头，不使缩入，后用**生人汤**救之。方用：

生枣仁五钱 人参二两 附子三钱 白术四两 菖蒲五分 水煎服。一剂再苏，二剂更健。改用**调阴回阳汤**：

熟地二两 山茱萸一两 白术一两 茯神三钱 人参一两 肉桂一钱 白芥子二钱 水煎服。调理二月而愈。

前方回阳于无何有之乡，后方生阴于正可续之际，自然阳回而阴不至于骤绝，阴生而阳不至于太旺耳。或谓龟头缩入，明是寒极宜死之兆，不知犹有生机者，以内有阳气未绝耳。使阳已绝矣，则龟头反不深入。龟头之深入者，阴欲入阳之兆也，故以阳药急救之而更苏矣。

此症用**参术附子汤**亦可治。

人参 白术各二两 附子三钱 水煎服。

4. 人有大便之时，一时昏晕而脱者，两目上视，手足冰冷，牙关不收，不能语言，人以为中风不语也，谁知是阴脱之症乎。夫大便之能开合者，肾主之也。**肾水足，大便无燥结之虞；肾水衰，大便有滑利之患**。是**大便之燥润，全责之肾**也。然大肠之病，何能遽绝？不知大肠过燥，则火烁其水而阴绝；过滑则水制其火，而阴亦绝也。且大肠阴绝，仍绝于肾耳，故肾脱而大肠亦脱，惟救其肾绝而已。方用**六味地黄汤**：

熟地二两 山茱萸一两 茯苓八钱 丹皮六钱 山药一两 泽泻六钱 水煎服。一剂昏晕苏，再剂言语出，连服一月全愈。

此方非救脱之药也。然**肾水枯**而**肾始绝**，大滋其肾水，枯槁之时得滂沱之泽，则沟洫之间，无非生意，是**补水正所以救肾之绝**，岂大肠得水而反不能救其脱乎。

此症用**两援汤**亦可治。

熟地二两 当归 人参 白术各一两 肉桂二钱 水煎服。

5. 人有并不与妇人交感，一闻妇女之声音，而淫精流出，虽非阴阳脱症之重，然亦脱症之渐也。夫阴阳不相离者也，**久战不泄者，肾火与肾水俱旺也**。惟肾水衰，而火易动，肾火衰而水难固。**久战不泄者，非为肾中水火之**旺，**亦心中水火之旺**也。心火旺，肾火不敢夺其权；心水旺，肾水不敢移其柄。惟心中水少，而肾中之水始有下竭之忧；心中火少而肾中之火，始有下移之患。闻妇女之声，淫精即出，此心中水火虚极而动也，而肾中水火随心君之动而外泄矣。若流而不止，此阴阳将脱之候，尤为危症，苟不急治，亦与鬼为邻。治法宜大补其心肾。方用**交济汤**：

人参五钱　熟地一两　山茱萸五钱　麦冬一两　柏子仁三钱　龙骨醋焠，二钱　黄连五分　肉桂五分　当归五钱　黄芪五钱　水煎服。十剂，虽闻妇女之声亦止而不流矣。更服二十剂全愈。

此方心肾两补，少加涩精之味，使玉门自闭，不至经络之大开也。盖**心肾不交，而玉门之关既易开；心肾易交，而玉门之关反难闭**。闻声流精者，其精原先离于肾宫，故随闻随出，亦其中之关门大开故耳，所以宜用涩于补之中也。

此症用**葆精丸**亦佳。

人参五两　白术　黄芪各一斤　山药　熟地　芡实各一斤　北五味三两　远志四两　炒枣仁　山萸肉　巴戟天　菟丝子　麦冬各八两　龙骨三两，醋焠　金樱子四两　蜜为丸，每日早晚白滚水吞服各六钱。一料全愈。

淋症门七则

1. 人有小便流白浊者，如米泔之汁，如屋漏之水，或痛如刀割，或涩似针刺，溺溲短少，大便后急，此膀胱之火壅塞也。此症大约得之**入房不使畅泄而忍精者居多**。夫**人泄精之时，必由腰肾而上趋夹脊，透泥丸而下喉咙，百节骨髓，无不同趋下走于阴器而出**。倘少遏抑之，则精即止遏于中途而不得散，欲反原旧之百骸而不可得，于是不得已而走膀胱之路，欲随溺而泄也。夫膀胱化水而不化精，且与肾为表里，尤不肯将肾中之精外泄，故闭塞其口而精不得出。膀胱因精在门外，不敢化水而水不行，水不行而火乃炽，于是熬干水液，精色变而为浊。遂得下润于膀胱，而膀胱仍不受也，乃自流于阴器而出矣。治法泻膀胱之火，佐之以利水之味，则火随水流，精亦随火而散矣。方用**散精汤**：

刘寄奴一两　车前子五钱　黄柏五分　白术一两　水煎服。一剂即愈。

此方用白术以利腰脐之气，用车前以利水，用黄柏以泄膀胱之火，用**寄奴以分清浊**，而此味性速，无留滞之虞，取其迅逐行水止血，不至少停片刻也。

此症用**桂车汤**亦效。

车前子一两　肉桂三分　知母一钱　王不留行二钱　水煎服。一剂即通。

2. 人有小便流赤浊者，似血非血，似溺非溺，溺管疼痛，人以为血淋也，谁知是气虚血壅乎。夫气旺则血行，气衰则血闭。然气虚之人，多不能忍精而战，不能忍而必欲忍，则精塞水窍，气衰不能推送以出，由是积而内败，化为脓血矣。精化为血，而血无所归，仍流于膀胱，膀胱不能化血，随其自流。**精化之血，相火犹存，火性作祟，所以疼痛也**。虽然精即化血，精何能多，血亦宜少，何终日流而不能止？不知精与血同类也。精既化血，则血以引精，何有底止乎。治法急宜止血为主，然不可徒止血也。**止血必须补气，盖气能化血也。方用断血汤**：

黄芪一两　当归五钱　三七根末三钱　茯苓三钱　丹皮三钱　水煎服。一剂血淋止，二剂全愈。

此方用黄芪以补气，用当归以补血。气既旺，无难推送夫败浊矣。况所化精血，久已外出，所流者乃旧血，而非败血也。今用补气、补血之药，以生新血，新血一生，旧血自止，况有三七根之善于止血乎。方中用**丹皮以清血中之火**，茯苓以分其水中之血，自然清浊不至混杂，壅阻得以疏通也。世人不知治血淋之法，以湿热治之，往往至于困顿耳。

此症用玄车丹亦甚效。

玄参 车前子各一两 水煎服。二剂即愈。

3. 人有小便之中溺沙石者，其色不同，而坚实如石，投之热汤之中，顷刻不能即化，其欲溺之时，必疼痛欲死，用尽气力始得溺出而后快，其症大约得之入房，而又行路涉水，或加沐浴而成之者，人以为砂石淋也，谁知是肾火煎熬之故哉。夫肾火之盛，由于肾水之衰也。入房泄精，水亏之后，其火未能遽息，复加行役以劳其筋骨，则火且大动而不可止。沐浴涉水，似乎外水可以制火，讵识肾火乃虚火也，外水乘肾气之虚直入以遏其火，火乃不敢外散，反闭守于肾宫。肾水乃至阴之水，犹天地之海水也。海水得火而成盐之块，肾水得火而成石之淋，又何足怪乎。惟是**外水淡水也，肾水咸水也。肾火喜咸而畏淡**，一遇淡水入侵，肾火闭结而不得伸，乃行其气于膀胱，煎干咸水而成石也。治法通其肾中之气，利其膀胱，则肾火解而砂石自化矣。方用**化石汤**：

熟地二两 茯苓一两 苡仁五钱 山茱萸一两 泽泻五钱 麦冬五钱 玄参一两 水煎服。一剂、二剂轻，十剂全愈。

此方不去治淋，反去补肾，以茯苓、苡仁淡渗之药解其咸味；以麦冬、玄参微寒之品，散其火气；以地黄、山萸甘酸之珍，滋其阴水，又取其甘能化石，而酸能消石也。又虑其性滞而不行，留而不走，益之泽泻之咸，咸以入咸，且善走攻坚，领群药趋于肾中，又能出于肾外，迅逐于膀胱之里，而破其块也。倘不补肾而惟治膀胱，且气不能出，乌能化水哉。

此症用**化沙汤**亦效。

熟地二两 山茱萸一两 甘草二钱 泽泻 车前子各三钱 水煎服。

4. 人有感湿气而成淋者，其症下身重，溺管不痛，所流者清水而非白浊，人以为气虚而淋，谁知是湿重成淋乎。五淋之中，惟此淋最轻，然而最难愈，以湿不止在膀胱之经也。夫**湿从下受，宜感于足**。今足不肿而变为淋，是湿不入于皮肤，而入于经络，且由经络而入于脏腑矣。然治脏腑之湿，而经络之湿宜乎尽散，何淋症最难愈耶？盖**湿之能入于脏腑者，乘虚而入也**。泻湿必损脏腑之气，气损则不能行水，湿何能泻耶？湿既难泻，淋何能即愈哉？故治湿必须利气，而利气始能去淋也。方用**禹治汤**：

白术一两 茯苓一两 苡仁一两 车前子三钱 水煎服。

此方利水而不耗气，分水而不生火，**胜于五苓散实多**。盖五苓散有猪苓、泽泻，未免过于疏决；肉桂大热，未免过于熏蒸，不若此方不热、不寒、能补、能利之为妙也。**大约服此汤至十剂，凡有湿症无不尽消**，不止淋病之速愈也。

此症亦可用**气化汤**治之。

白术一两 茯苓 猪苓 车前子各三钱 黄芪一两 升麻五分 水煎服。

5. 人有春夏之间，或遭风雨之侵肤，或遇暑气之逼体，上热下湿，交蒸郁闷，遂至成淋，绝无惊惧、忍精之过，人以为湿热之故也，谁知是肾虚而感湿热乎。夫**肾虚者，肾中之火虚也。肾寒则火不足以卫身，外邪得以直入于肾**。幸肾中之水，足以外护，不至于深入，乃客于**肾之外廓**。肾与膀胱为表里，肾之外即膀胱也。湿热外邪，遂入于膀胱之中，代肾火之气，以行其气化之令。然膀胱得肾气而能化，得邪气何能化哉？故热不化水湿，且助火不为溺而为淋矣。治法急宜逐膀胱之湿热，以清其化源。然而膀胱之湿热去，而肾气仍弱，何能通其气于膀胱？淋症即愈，吾恐有变病之生矣，故于利湿、利热之中，更须益肾中之气也。方用**通肾祛邪散**：

白术一两 茯苓五钱 瞿麦一钱 薏仁五钱 萹蓄一钱 肉桂三分 车前子三钱 水煎服。

此方分解湿热，又不损肾中之气，故肾气反通转，能分解夫湿热也。淋症去而肾受益，何至变生不测哉。

此症用**散淋汤**亦效。

白术二两　杜仲一两　茯苓一两　豨莶二钱　苡仁五钱　黄柏一钱　肉桂一分　水煎服。

6. 人有交感之时，忽闻雷轰，忽值人至，不得泄精，逐至变为白浊，溺管疼痛，宛如针刺，人以为肾精之内败也，谁知是胆气之阻塞乎。夫胆喜疏泄者也，今胆气受惊，则收摄过多，而十二经之气皆不敢外泄，精亦阻住而不得流逐，蓄积于膀胱、阴器之间，而胆气不伸，自顾未遑，何能为十二经决断耶？所以精变为淋，壅塞而艰于出也。治法抒其胆气，少加导水之药，则胆气既伸，得决其一往莫御之气，自然水通而精亦化也。方用助胆导水汤：

竹茹三钱　枳壳一钱　车前子三钱　白芍五钱　苍术三钱　滑石一钱　木通二钱　苡仁三钱　猪苓二钱　水煎服。二剂少愈，四剂全愈。

方中虽导水居多，然导水之中，仍是抒胆之味，故胆气开而淋症愈耳。

此症用**顺胆汤**亦效。

柴胡　黄芩各二钱　白芍　车前子各五钱　茯神　泽泻　炒栀子　苍术各三钱　水煎服。四剂愈。

7. 人有下痢之时，因而小便闭塞，溺管作痛，变为淋者，人以为湿热太盛也，谁知是清浊之不分乎。夫**夏感暑热，多饮凉水，或过餐茶、瓜，皆能成痢**，是痢疾固湿热所成。惟是湿热留于肠胃，宜从大便而出，今从小便而出者，是湿热过盛，其大势虽趋于大肠，而奔迫甚急，大肠不及流，乃走膀胱，而膀胱得湿热之气，则**肺金清肃之令不行**，欲化溺而不得，遂变为白浊而渗出者也。故清浊不分者，专言膀胱，非大小肠也。然水入膀胱，清浊之分，全责其渗化之奇，今因湿热不能化，非膀胱之病乎。夫**膀胱气化能出，气者火也**，湿热非火乎，何得火而反变为白浊耶？不知膀胱寒而溺频出，膀胱热而溺不能出，白淋是热而仍出者，以其有湿以相杂耳。且膀胱得火而化溺者，乃真火而非邪火也。真火化溺而易出，邪火烁溺而难出耳。湿热之火，正邪火而非真火也。治法清膀胱之邪火，兼遂大肠之湿热，则痢止而淋亦止矣。方用**五苓散加减**治之。

茯苓三钱　猪苓二钱　泽泻五钱　白术五分　炒栀子三钱　白芍五钱　槟榔二钱　水煎服。连服二剂少轻，再服二剂又轻，更服二剂全愈。

此方利水之药多于治痢，何以痢先愈而淋反后愈也？盖**痢本湿热所成，利其水则湿热易解**。水不走大肠，而尽走于膀胱，则膀胱反难渗水之速，故少迟奏效耳。

此症用**分浊饮**亦效。

萝卜子一两　白茯苓　泽泻　车前子各五钱　甘草　黄柏各一钱　炒栀子三钱　水煎服。

卷之九

大便闭结门九则

1. 人有大便闭结者，其症口干舌燥，咽喉肿痛，头目昏晕，面红烦躁，人以为火盛闭结也，谁知是肾水之涸乎。夫肾水为肺金之子，大肠与肺为表里，肺能生子，岂大肠独不能生水乎？不知金各不同，金得清气则能生水，金得浊气不特不能生水，反欲得水以相养，故大肠得气之浊，无水则不能润也。虽然，大肠之开合，虽肾水润之，亦肾火主之也。而肾火必得肾水以相济，无肾火而大肠洞开矣。无肾水以济肾火，则大肠又固结而不得出，故肾虚而大肠不通，不可徒泻大肠也；泻大肠，愈损其真阴矣。此等之症，老人最多，正以**老人阴衰干燥，火有余**而**水不足**耳。治法但补其肾中之水，则水足以济火，大肠自润矣。方用濡肠饮：

熟地二两　当归一两　肉苁蓉一两　水洗，淡水浸，一日换水五次，水煎空腹服。一连数剂，无不通者。

此方用熟地补肾，用当归生血润肠，用苁蓉性动以通便，补阴而非亡阴，于老人尤宜。而少年肾虚之辈，亦何独不利哉。

此症用**濡肠汤**亦效。

熟地　当归各一两　升麻五分　牛膝三钱　水煎服。

2. 人有大便闭结，小腹作痛，胸中嗳气，畏寒畏冷，喜饮热汤，人以为火衰闭结也，谁知是肾火之微乎。夫大肠属金，金宜畏火之刑，何无火而金反闭耶？不知顽金非火不煅，所以大肠必得火始能开合。大肠者，传导之官也，有火则转输无碍，无火则幽阴之气闭塞，其输挽之途，如大溪巨壑，霜雪堆积，结成冰冻，坚厚而不可开，倘得太阳照临，则立时消化，非大肠有火则通、无火则闭之明验乎？然而大肠本经，不可有火也。火在大肠，则大肠有太热之虞；火在肾中，则大肠无大寒之惧。倘肾中无火，则大肠何以传化水谷哉？治法必须补肾中之火，不必通大肠之结也。方用**温肠开闭汤**：

巴戟天一两　白术一两　熟地一两　山茱萸五钱　附子二钱　水煎服。

此方用巴戟、熟地、山茱萸以补肾，至阴之中仍有至阳之气，又用白术以利腰脐。因附子直通其肾，迅达于膀胱，则火气熏蒸，阳回黍谷，雪消冰泮，何至固结闭塞哉。

此症用**暖阳汤**亦效。

白术　肉苁蓉各一两　附子一钱　水煎服。

3. 人有大便闭结，烦躁不宁，口渴舌裂，两目赤突，汗出不止，人以为火盛闭结也，谁知是胃火之沸腾乎。夫**阳明胃火一发，必有烁干肾水之祸**。**大便不通，正胃火烁干肾水**也。似宜急救息其火，但**火性炎上，若以细微之水泼之，则火势愈烈**，而不可止，必得滂沱大雨倾盆倒瓮，淋漓浇濯，则燎原之火，庶几尽息。方用**竹叶石膏汤**：

石膏一两　知母三钱　麦冬一两　甘草一钱　茯苓二钱　人参五钱　竹叶一百片　黏米一撮　水煎服。一剂火泻，二剂便通，改用**清肃汤**：

玄参一两　麦冬五钱　白芥子三钱　竹叶三十片　甘菊花二钱　生地三钱　陈皮五分　丹皮二钱　水煎服。十剂大便永无闭结之苦。

前用**白虎汤**以火势太盛，不得已暂救肾中之水也。但石膏辛散，而性又猛烈，频用多用，反致损耗真阴，真阴一耗，则前火虽消，后火又将复起，况**火之有余**，**水之不足**也。与其泻火以损阴，何若补水以制阳之为得，所以改用清肃汤，补水以息阳火之余焰耳。

此症用**润胃丹**亦效。

石膏五钱　知母一钱　玄参一两　生地五钱　牛膝三钱　甘草五分　水煎服。

人有大便闭结，胸中饱闷，两胁疼痛，呕酸作吐，不思饮食，人以为火之作祟也，亦知为肝火之故乎。夫肝属木，木易生火，火旺似宜生脾胃之土，土又生金，何至大肠无津，成闭结之症？不知**肝中之火，乃木中之火，半是雷火**也。**雷火最能烁水，试看连**阴久雨，必得雷电交作，始散阴霾，正烁水之明征也。故**肝火不动则已，动则引心包之火而沸腾，引阳明之火而震动**，火多而水有不涸者乎，水涸而大肠安得不闭结哉？故欲开大肠之闭，必先泻肝木之火，则肝气自平，不来克土，胃脾之津液，自能转输于大肠，而无阻滞之苦矣。方用**散火汤**：

白芍一两　当归一两　炒栀子三钱　柴胡三分　大黄一钱　地榆二钱　水煎服。一剂大便通，二剂肝火尽散，不再闭结也。

此方专入肝以泻火，又能舒肝之郁。盖肝不郁则肝火必不旺。肝火一散，各经之火无不尽散，岂独留大肠一经之火哉。况方中原有地榆，又专解大肠之火者也。

此症用**丹黄汤**亦神。

炒栀子　丹皮各三钱　白芍五钱　甘草　黄芩各一钱　水煎服。

5. 人有大便闭结，口干唇裂，食不能消，腹痛难忍，按之益痛，小便短涩，人以为大便之火闭也，谁知是脾火之作祟哉。夫脾乃湿土，得火则燥，宜为脾之所喜，何反成闭结之症？不知**土太柔则崩，土太刚则燥；土崩则成废土，土燥则成焦土**也。然而**土焦非阳明之焰下逼，必命门之火上炎，二火合攻，脾之津液涸**矣。水谷之入，仅足供脾之用，何能分润于大肠乎？大肠无津液之润，则肠必缩小，不能容物，安得不闭结哉？治法须急救脾土之焦，又必先泻阳明、命门之火，始脾土得养，自易生阴，阴生而津液自润，何必通大肠之多事哉。方用**救土通肠汤**：

玄参二两　当归一两　生地一两　知母一钱　厚朴一钱　升麻五分　大麻子三十粒　水煎服。二剂大便必通。减去大麻子与知母再用四剂，脾火尽散，大便不再结矣。

此方**玄参**、**生地补脾土之阴，又是泻命门**、**脾胃之火**；当归取以润肠；知母、厚朴取其下行，以解热；升麻提脾土之气，则阳升而阴自降；大麻子最润大肠，而引火下行，不使阴气上升，正助升麻以提阳气。**阳既升**而**阴又降**，则津液无干涩之虞，何患大肠之不通哉。

此症用**助阴汤**亦效。

玄参　当归　生地各五钱　知母一钱　牛膝三钱　水煎服。

6. 人有大便闭结，舌下无津，胸前出汗，手足冰冷，烦闷发躁，大眦红赤，人以为大便之火闭也，然亦知是心火之焚烧乎。夫心与小肠为表里，未闻心与大肠有妨碍也。然大肠虽不与心为表里，实与肺为表里，**心火之盛刑肺**，**即刑大肠**矣。盖大肠属金，心火太盛，则心不能受，自分其火与大肠。而大肠又最畏心火，火盛烁金，可立而待也。虽肺能生水，肺与大肠有表里之关切，岂无津液之降，以救大肠之枯竭？无如肺先受心火之刑，自救不遑，亲子如肾，尚不能分润，安有余波以及兄弟，来救援大肠乎？

此大肠之所以不通也。治法宜急泻火，但徒泻其火，无汪洋甘泽之降，恐不足以济大旱之渴也。必须以大雨淋之，则旱魃之气顿除，而河渠尽通矣。方用**扫氛汤**：

黄连三钱 玄参三两 沙参一两 当归一两 麦冬一两 丹皮一两 瓜蒌二钱 水煎服。一剂心火降，大便即通，不必二剂。

此方用黄连以直解其心中之热。然徒用黄连，不益之玄参，则黄连虽寒而性燥，火虽解而大肠之燥如故也。得玄参之润，以匡赞黄连，则浮游之火，不特尽除，且润以去燥，不啻如夏热之时，忽得大雨既去火炎，又沾沈渥也。至于沙参生阴，当归生血，麦冬凉肺，丹皮凉肾，无非断四路之氛，使其不来助心中之焰。加入瓜蒌，使火存于心中者，尽随濡润之药下降而消灭之也。火灭水生，则大肠之炎氛顿扫，欲不通得乎？所以一剂而奏功也。

此症用**散襟汤**亦效。

黄连 丹皮各三钱 当归 麦冬各一两 天花粉二钱 水煎服。

7. 人有大便闭塞不通，咳嗽不宁，口吐白沫，咽喉干燥，两脚冰冷，人以为三焦之火旺也，谁知是肺经之火旺乎。夫肺属金，大肠相表里，最为关切者也。肺火之旺，何竟传入于大肠？不知**肺乃娇脏，仅可微火熏蒸，不可猛火锻炼**，故一遇火生，即移其热于大肠也。且**肺主皮毛，肺气少虚，风寒袭之，因肺中正气与邪气相战，寒变热而风变邪**，肺因生火，自烁其津，肺与大肠既相唇齿，肺之津涸，大肠之液亦竭矣。治法**但宜轻治肺火，而不可重施**。**以轻清下降之味**，少抑其火，庶胃中之火，不来助炎，心中之火，不来添旺，则肺火自散，阴液自生，大肠不必通而自通也。方用**抑火汤**：

山豆根二钱 黄芩三钱 麦冬一两 天门冬五钱 当归一两 升麻五分 水煎服。二剂肺火清，又服二剂，大肠之闭开，再服二剂全愈。

此方抑肺金之火，又不伤肺金之气，肺金得养，津液通而大肠润矣。

此症用**芩麻地冬汤**亦效。

麦冬二两 黄芩 天门冬各三钱 升麻 甘草各一钱 生地五钱 水煎服。

8. 人有大肠闭结不通，饮食无碍，并无火症之见，亦无后重之机，有至一月不便者，人以为肾中之无津也，谁知是气虚而不能推送乎。夫大肠无津，固不能润，而气弱亦不能行。阳气一衰，则阳不能通阴，而阴与阳相隔，水谷入于肠各消各化，不相统会，故留中而不下也。治法不可滋阴以降之，亟当助阳以升之也。方用**升阳降浊汤**：

人参五钱 黄芪五钱 白术五钱 当归五钱 柴胡三分 荆芥五分 麦冬五钱 肉桂一钱 附子一分 水煎服。一剂大通。

此方纯是补阳分之药，止麦冬、当归少益其阴，则阳气胜阴，始有偏旺之势。又得附子、肉桂直入于至阴之中，引柴胡、荆芥升提其阳气也。**阳气一升，阴气立降**，安能阻塞之哉？

此症用**润输汤**亦效。

黄芪五钱 当归一两 川芎五钱 升麻五分 红花五分 麦冬 肉苁蓉各五钱 水煎服。

9. 人有大便闭结不通，手按之痛甚欲死，心中烦躁，坐卧不宁，似乎有火，然小便又复清长，人以为有鞕屎留于肠中也，谁知有蓄血不散乎。夫蓄血之症，伤寒多有之，今其人并不感风寒之邪，何亦有蓄血之病？不知人之气血，无刻不流通于经络之中，一有拂抑，则气即郁塞不通，血即停住不散，于是遂遏于皮肤而为痈，留于肠胃而成痛，抟结成块，阻住传化之机，隔断糟粕之路，大肠因而不通矣。治法宜通大肠，佐之逐秽之味。然而**草木之药，可通无形之结**，不能通有形之结也。**血乃有形之物**，必得有形相制之物，始能入其中而散其结。方用**抵当汤**治之。

水蛭三钱，剪碎如米粒大，炒黑 虻虫二钱，各为末 桃仁十四粒，研碎 大黄五钱 水煎调服。一剂而大便通，顿失痛楚矣。

盖大黄泄下，其势最猛，得水蛭、虻虫、桃仁破血之味相佐，其破坚逐秽之效更神。此等闭结，不速通利，必有发狂之变。但何以辨其为蓄血之病乎？全在看其小便之利与不利耳。盖**蓄血之病，小便必利**，以血不能入于膀胱之中，故膀胱之气能行能化，无害其下出之水道耳。故**见小便利而大便结者**，用**抵当汤**万无差谬耳。

此症用**大黄散瘀汤**亦神。

水蛭炒黑三钱 大黄 丹皮各三钱 当归一两 红花三钱 桃仁十四个 生地五钱 水煎服。

小便不通门六则

1. 人有小便不通，点滴不能出，急闷欲死，心烦意躁，口渴索饮，饮而愈急，人以为小肠之热极也，谁知是心火之亢极乎。夫心与小肠为表里，小肠热极而癃闭，乃热在心而癃闭也。盖**小肠之能开合者，全责于心肾之气相通**也。今心火亢热，则清气不交于小肠，惟烈火之相迫，小肠有阳无阴，何能传化乎？小肠既不能传化，膀胱何肯代小肠以传化耶？况心肾之气既不入于小肠，亦何能入于膀胱，以传化夫水哉。治法泻心中之火，兼利其膀胱，则心肾气通，小便亦通矣。方用**凉心利水汤**：

麦冬一两 茯神五钱 莲子心一钱 车前子三钱 水煎服。二剂水出如注，四剂全愈。

此方**补心之药，即凉心之药也**。在心既无太亢之虞，在小肠又宁有大干之患。况又有滑利淡渗之味，以通其水，则心气自交于肾，肾气自交于膀胱，气化易于出水，岂尚有不通之苦哉。

2. 人有小肠不通，眼睛凸出，面红耳热，口渴引饮，烦躁不宁，人以为上焦之火盛也，谁知是膀胱之火旺乎。夫膀胱与肾为表里，膀胱必肾气相通，而后能化水，是**膀胱之火，即肾中命门之火也**。膀胱无火不能化水，何火盛反闭结乎？不知膀胱得正火则水易分消，得邪火而水难通利。盖膀胱乃太阳之经也，太阳最易入邪，一入邪而寒变为热。热结于膀胱，乃邪将散之时也。邪既将散，宜火随溺而泄矣，何反成闭结之症？盖因邪将出境，惟恐截杀去路，故作威示强，屯住于膀胱耳。治法不必泄肾火，但利膀胱则邪去如扫。方用**导水散**：

王不留行五钱 泽泻三钱 白术三钱 水煎服。一剂通达如故，不必二剂。

此方逐水至神，因**王不留行性速善走**，故用之以祛除耳。闭原在膀胱，利膀胱而闭自开，何用张皇轻投迅利之剂也。

3. 人有小便闭结，点滴不通，小腹作胀，然而不痛，上焦无烦躁之形，胸中无闷乱之状，口不渴，舌不干，人以为膀胱之水闭也，谁知是命门之火塞乎。夫膀胱者，决渎之官，**肾中气化而能出，此气即命门之火**也。命门火旺，而膀胱之水通；命门火衰，而膀胱之水闭矣。或曰：小水之勤者，由于命门之火衰也。火衰正宜小便大利，何反至于闭塞耶？不知**命门之火，必得肾水以相养，肾水衰而火乃旺**；火旺者，水无力以制之也。**无水之火，火虽旺而实衰；无火之水，水欲通而反塞**。**命门火衰而小水勤，衰之极者，勤之极，勤之极者闭之极也**。人见其闭，错疑是膀胱之火，反用寒剂，愈损其命门之火，膀胱之气益微，何能化水？改投利水之药，转利转虚矣。治法必须助命门之火。然徒助命门之火，恐有阳旺阴消之虑，必须于水中补火，则火生于水之中，水即通于火之内耳。方用**八味地黄汤**：

熟地一两 山茱萸五钱 丹皮三钱 山药五钱 泽泻三钱 茯苓五钱 肉桂二钱 附子一钱 水煎

服。一服即如注。

八味汤乃水中补火之圣药也。水中补火，而火无大炎之惧；火中通水，而水无竭泽之虞。即久闭而至于胞转，以此方投之，无不奏功于眉睫，况区区闭结哉。

此症用**行水汤**亦甚效。

熟地二两　巴戟天　茯神　芡实各一两　肉桂二钱　水煎服。

4. 人有小便不通，目睛凸出，腹胀如鼓，膝以上坚硬，皮肤欲裂，饮食不下，独口不渴，服甘淡渗泄之药，皆无功效，人以为阳盛之极也，谁知是阴亏之至乎。夫阴阳不可离也。淡甘渗泄之药，皆阳药也。病是无阴，而用阳药宜乎，阴得阳而生矣。然而无阴者，无阴中之至阴也；阴中之至阴，必得阳中之至阳而后化。小便之不通，膀胱之病也。膀胱为津液之府，必气化乃能出。是气也，即阳中至阳之气也。原藏于至阴之中，至阳无至阴之气，则孤阳无阴，何以化水哉。治法补其至阴，而阳自化也。方用**纯阴化阳汤**：

熟地一两　玄参三两　肉桂二分　车前子三钱　水煎服。一剂小便如涌泉，再剂而闭如失。

此方又胜于滋肾丸，以滋肾丸用黄柏、知母苦寒之味以化水，不若此方用微寒之药以化水也。论者谓病势危急，不宜用补以通肾，且熟地湿滞，不增其闭涩之苦哉。讵知肾有补无泻，用知母、黄柏反泻其肾，不虚其虚乎。何若用**熟地纯阴之品，得玄参濡润之助，既能生阴，又能降火**，攻补兼施，至阳得之，如鱼得水，化其亢炎，而变为清凉，安得不崩决而出哉。或谓既用熟地、玄参以生阴，则至阳可化，何必又用肉桂、车前子多事。然而药是纯阴，必得至阳之品，以引入于至阳，而又有导水之味，同群共济，所以既能入于阳中，又能出于阳外也。矧肉桂止用其气以入阳，而不用其味以助阳，实有妙用耳。

此症用加**生化肾汤**亦神。

熟地四两　生地二两　肉桂三分　水煎服。

5. 人有小便不出，中满作胀，口中甚渴，投以利水之药不应，人以为膀胱之火旺也，谁知是肺气之干燥乎。夫膀胱者，州都之官，津液藏焉，气化则能出矣。**上焦之气不化，由于肺气之热**也。**肺热则金燥而不能生水**，投以利水之药，益耗其肺气，故愈行水，而愈不得水也。治法当益其肺气，助其秋令，水自生焉。方用**生脉散**治之。

人参一两　麦冬二两　北五味子一钱　黄芩一钱　水煎服。二剂而水通矣。

生脉散补脉气以生金，即补肺气以生水是矣。何加入黄芩以清肺，不虑伐金以伤肺乎？不知**天令至秋而白露降，是天得寒以生水**也。人身肺金之热，不用清寒之品，何以益肺以生水乎？此黄芩之必宜加入于生脉散中，以**助肺金清肃之令**也。

此症用**麦冬茯苓汤**：

麦冬三两　茯苓五钱　水煎服。

6. 人有饮食失节，伤其胃气，遂至小便不通，人以为肺气之虚也，谁知是胃气下陷于下焦，不能升举之故乎。夫膀胱必得气化而始出，气升者即气化之验也。气之升降，全视乎气之盛衰，气盛则清气升而浊气降；气衰则清气不升、而浊气不降矣。若胃者，多气之府也，群气皆统之。胃气之盛衰，尤为众气之盛衰也。所以**胃气一虚，各经众气多不能举**，故**脾胃虚而九窍皆为之不通**，岂独前阴之闭水哉。治法必须提其至阳之气，而提气必从胃始也。方用补中益气汤：

人参二钱　黄芪三钱　白术三钱　当归二钱　甘草一钱　陈皮三分　柴胡一钱　升麻五分　水煎服。一剂而小便通矣，再剂全愈。

此方用参、芪甘温之味，补其胃气；以升麻、柴胡从化原之下而升提之，则清升浊降，而肺气不虚，自能行其清肃之令，何至有闭结之患哉。

内伤门二十三则

1. 人有好食肥肉甘烹炙之物，遂至积于胸胃久而不化，少遇风邪，便觉气塞不通，人以为伤风之外感也，谁知是内伤于食，因而外感乎。**凡人胃气若强，则土能生金，肺气必旺**，外邪不能从皮毛而深入也；**惟胃气之虚，则肺金亦虚，邪始能乘虚而入。然胃不能自强，必假饮食之助**，故胃气开则食易消，胃气闭则食难化，**食易消则胃强，食难化则胃弱**。世人多食，本欲助胃也，谁知多食反以损胃乎。胃损则胃弱，胃弱则肺何能强以外卫夫皮毛乎？是邪因内伤而入，非邪无引而直入也。治法乌可纯治外感哉。方用护内汤：

白术三钱　茯苓三钱　麦芽一钱　山楂五粒　甘草一钱　柴胡一钱　半夏一钱　枳壳五分　神曲八分　肉桂二分　水煎服。一剂气塞通，二剂全愈。

此方乃消食神剂，又能祛逐外邪，且不伤胃气，真治内伤感邪初起之良法也，所以二剂奏功耳。

此症用**参茯甘桔汤**亦效。

山楂十粒　麦芽　人参　桔梗各一钱　枳壳　甘草各五分　茯苓三钱　水煎服。

2. 人有饥饱劳役，伤损津液，以致口渴，舌干，又感风邪，头痛发热，人以为外感也，谁知是内伤于阴乎。夫**人身非血不养，血足而津液自润，伤血而津液自少，血少则皮肤无养，毛窍空虚，风尤易入**。然风虽入于皮肤，而不能骤进于经络，以阴虚而阳未衰也。阳与邪战而发热，故头痛耳。治法不必补阳，补其阴血之虚，少佐之祛风之味，则阴阳和合，邪安能久留哉。方用**养阴辟邪丹**：

当归五钱　白芍五钱　柴胡一钱　甘草一钱　蔓荆子五分　川芎三钱　天花粉一钱　茯苓三钱　水煎服。一剂邪解，二剂全愈。

此方补血以养阴，则津液自生。原因津液之亏而邪入，津液足而邪有不出者乎。况川芎、蔓荆子能祛头上之邪，柴胡、炙甘草更善解纷之妙，天花粉与茯苓善消痰利湿，引邪尽从膀胱而去，**治阴虚内伤感邪**，莫良于此。倘用攻于补阳之中，则阳旺阴消，邪转炽矣，乌能速愈哉。

此症**养津汤**亦可用。

柴胡　半夏　甘草　蔓荆子各一钱　丹皮　麦冬各三钱　玄参四钱　神曲五分　水煎服。

3. 人有饥饱劳役，又感冰雪之气，或犯霜露之感，遂至腹痛畏寒，身热不解，人以为外感之症也，谁知是阳气之内伤乎。**凡人阳气壮盛者，虽受冰雪霜露，而亦不惧。惟饥饱损其脾胃，劳役困其体肤，则脏腑经络，自先虚冷，此邪之所以易入**也，虽有外邪，俱作正虚治之。况腹痛畏寒，尤是虚冷之验，外身虽热，内寒又何疑乎？方用**加味六君子汤**治之。

人参一钱　白术五钱　茯苓三钱　陈皮五分　甘草一钱　半夏五分　肉桂一钱　柴胡一钱　水煎服。一剂痛止，而荡其内寒也。

倘疑身热而外邪之盛，纯用祛风利湿之剂，则损伤阳气，不啻下石，势必变症蜂起，成不可治之症矣。

此症用**双桂汤**亦效。

白术五钱　茯苓三钱　肉桂　甘草各一钱　桂枝　羌活各五分　水煎服。

4. 人有怀抱素郁，闷闷昏昏，忽然感冒风寒，身热咳嗽，吐痰不已，虽似外感，谁知是肝气不舒，因召外感邪。夫肝气最喜条达，一遇忧郁之事，则涩滞而不可解，正喜外风之吹动，则内郁可舒。无如内郁之甚，则木中生火，风火相合，而热乃炽也，故感冒风寒，所以作热。风火作威，肝不畏金之克，反去侮肺，肺气不甘，两相战斗，肺又惧火刑，呼救于肾子，而咳嗽生矣。虽有津液，又为肝中风火所耗，而津液变为痰涎。治法自宜急散肺中之风。然风虽散，而火犹存，则火以引风，非救本之道也。尤宜舒肝之郁，则火息而风尤易散也。方用**逍遥散加味**治之。

柴胡一钱　白芍三钱　当归二钱　甘草一钱　白术一钱　陈皮五分　茯苓二钱　炒栀子一钱　半夏一钱　水煎服。一剂身热解，二剂咳嗽除，三剂全愈。

此方解郁之圣药，亦祛风之神剂也。**直入肝中舒泄其湮郁之气，郁解而风自难留**。加入半夏以消痰，栀子以退火，更能相助为理，所以奏功益捷也。

此症用**舒解散**亦效。

白芍　当归各二钱　天花粉　香附各一钱五分　青皮　神曲各五分　甘草一钱　水煎服。

5. 人有忍饥受饿，腹中空虚，时遇天气不正，时寒时热，遂至胸膈闷塞，宛如结胸，人以为外邪相侵，谁知是内伤其胃气乎。夫胃为水谷之海，虽多气多血，然亦因能**受水谷而气血始旺，故水谷多受而胃强，水谷少受而胃弱**。今**既饥饿强忍，则胃无水谷，胃火沸腾，遏抑之而不舒，则胃气消亡**，天时不正之寒热，自易相感，乘虚入于胃中而不散，因现闷塞之状。治法必须助胃弱而使之强，则邪不战而自退也。方用**加味四君子汤**：

人参三钱　白术五钱　茯苓三钱　甘草一分　柴胡一钱　枳壳五分　水煎服。一剂轻，二剂全愈。

论理既感寒热，自宜用热药以祛寒，用寒药以散热。然而用寒，用热之药，必皆先入于胃，胃既空虚，寒热相战，必以胃为战场矣，胃弱何能堪乎。故寒热两有所不用，惟以健胃为主，佐之和解之味于补中散之也。

此症用**和腹汤**亦效。

人参　柴胡　甘草　神曲　厚朴各一钱　白术二钱　陈皮五分　水煎服。

6. 人有素耽曲糵，日在醉乡，忽感寒疾，不可以风，人以为外伤于风也，谁知内伤于酒乎。夫酒醉之时，热性可以敌寒；酒醒之时，邪风易于侵正，盖酒能散气，气散则阳虚，而腠理、营卫无不空虚，邪所以易入也。故好饮之人，无不气虚，气虚而邪入，助其气而邪自出矣。方用**补中益气汤**：

人参二钱　黄芪三钱　当归三钱　白术五钱　甘草三分　陈皮五分　升麻三分　柴胡一钱　水煎服。一剂气旺，不畏风矣。二剂全愈。

东垣先生制此方，以治内伤而兼外感实神，以之治伤酒而感冒风邪者，尤为相宜。使不用此方以升提阳气，而专用祛风逐邪之味，则散尽真气，风邪转不肯出，必至轻变重，而重变死也，可不慎欤！

7. 人有贪恋房帏，纵情色欲，遂至感冒外邪，伤风咳嗽，睡卧不宁，人以为外感于风也，谁知内伤于肾乎。夫肾为肺子，泄精过多，必取给于肺母，肾虚而肺亦虚，肺气不能充于毛窍，邪即乘虚而入。倘以为外邪之盛，日用散风之剂，则肺气益虚，肾水又来取资，是内外盗肺之气，肺金安得不困乎？肺气今既困，不特不能生肾中之水，且反耗肾中之气，遂至变劳、变怯者比比也。治宜补其肺金，更补其肾水，使肾不盗母气，则肺自得子援，子母两旺，外邪自衰，不战而遁矣。方用**金水两滋汤**：

麦冬一两　天门冬三钱　桔梗一钱　甘草一钱　熟地一两　茯苓三钱　山药五钱　肉桂三分　白术三钱　紫菀一钱　白芥子二钱　水煎服。二剂睡卧安，四剂咳嗽除，十剂全愈。

肾虚感邪，最难愈之病也，以散邪之药，不能直入于肾经耳。讵知肾虚感邪，邪不遽入于肾，仍在肺乎。散肺经之邪，仍补其肾中之水，肾得其益，肺又无损，正善于散邪也。

此症用**增减六君汤**亦效。

人参　熟地　白术各五钱　甘草　陈皮　神曲各五分　柴胡一钱　茯苓三钱　肉桂三分　水煎服。

8. 人有防危虑患，日凛恐惧之怀，遂至感冒风邪，畏寒作颤，人以为外感于风也，谁知内伤于心胆乎。夫**恐起于胆，惧起于心；过于恐则胆气先寒，过于惧则心气先丧**。胆寒则精移，心丧则精耗，精移精耗，心与胆不愈虚乎。心、胆气虚，邪易中矣。夫胆属少阳，胆气既怯，则邪入少阳，胆不胜任，故畏寒而作颤。倘再用祛风之药，则耗损胆气，胆耗而心气更耗矣。心胆二经之气耗，邪又何所畏，肯轻出于表里之外乎？治法自宜急助其胆气之壮，胆不寒而心亦不丧，则协力同心，祛除外邪，自易易耳。方用**加味小柴胡汤**：

柴胡一钱　白芍一两　茯神五钱　麦冬三钱　甘草一钱　陈皮五分　水煎服。一剂胆气壮，二剂心气安，三剂风邪尽散。

此方用柴胡以和解胆中之邪，实佐白芍、茯神、麦冬补胆气之弱，而即补心气之虚之。二经得补而气旺，恐惧且不畏，又何惧于外邪哉。

此症用**攸利汤**亦可治。

白芍五钱　茯神三钱　甘草　半夏　人参各一钱　青皮五分　柴胡一钱　水煎服。

9. 人有处得意之境，过于欢娱，尽情喜笑，遂至感寒畏风，口干舌苦，人以为外感也，谁知内伤于心包乎。夫心包即膻中也；膻中者，臣使之官，喜乐出焉。是欢娱者，正心包之职。掌喜乐，何至相伤？惟喜乐太过，大笑不止，未免津干液燥耳。夫心包护君以出治者也。心包干燥，必盗心之气以自肥，将内府空虚，则宵小之辈，乘机窃发，而邪易入矣。治法自宜急补心中之气，心气既旺，心包亦必同旺。盖国富而家自不贫，自然协力同心以御外，何至有四郊之多垒哉。方用**卫君汤**：

人参二钱　白术五钱　茯苓三钱　甘草一钱　菖蒲一钱　苏叶一钱　半夏一钱　桔梗一钱　丹参一钱　水煎服。一剂津液生，二剂风邪散，三剂全愈。

此方心与膻中均补之药也。心与心包，原不可分，治内宁何愁外扰乎。

此症用**滋生汤**亦效。

人参　柴胡　天花粉各一钱　巴戟天　茯神　白术各二钱　甘草　神曲各五分　肉桂三分　麦冬三钱　水煎服。

10. 人有终日思虑忧愁，致面黄体瘦，感冒风邪，人以为外感之病，谁知是内伤于脾肾乎。夫人后天脾胃，先天肾也，二经最不宜病，然最易病也。天下无不思之人，亦少无愁之客，但过于思虑，则脾土之气不升，胃土之气不降，食乃停积于中州而不化，何能生津、生液，以灌注于五脏乎？甚矣！思虑之伤人也，而忧愁更甚。盖思则伤脾，忧则伤肾。肾伤则肾水不能滋肝，而肝无水养，仍克脾胃之土，故忧思二者相合，则脾肾两伤，而外邪尤易深入欺先后二天之皆虚也。人至先、后二天皆虚，其元虚之弱为何如乎！治法乌可散邪而不扶正哉。方用**脾肾双益丹**：

人参一两　白术一两　巴戟天一两　山药一两　茯苓五钱　柴胡一钱　甘草一钱　肉桂五分　山茱萸三钱　水煎服。二剂风邪全散，十剂全愈。

此方补土之中，有补水之味；补水之内，有散邪之剂。有补之益，而无散之伤，实乃治忧思内损之神方，非止治忧思外感之妙药也。

此症用**复正汤**亦妙。

熟地　白术各五钱　柴胡　山茱萸　茯苓　丹皮各二钱　甘草一钱　山药三钱　神曲五分　贝母五分　水煎服。

11. 人有动多气恼，大声骂詈，觉饮食坐卧居处晋接，无非可怒之场，遂至感触风邪，身热胸满，两胁作胀，人以为风邪外感，谁知是肝经内伤乎。夫肝性急，气恼则肝叶开张，气愈急矣。急则气不能顺而逆作，血不能藏；逆则气不能舒而胀生，血亦不畅。木郁不泄，木乃生火。火郁不宣，火乃生风。内风与外风齐动，则内火与外火同焚，此风邪之所以易入，不可徒祛于外也。方用**风火两消汤**：

白芍一两　炒栀子三钱　柴胡二钱　天花粉二钱　甘草一钱　车前子二钱　丹皮五钱　水煎服。一剂轻，二剂全愈。

此方治肝经之内火、内风也。然而外来风火，未尝不可兼治，故两治之而奏功也。倘不用白芍为君，单用柴胡、栀子之类，虽风、火亦能两平，肝中气血之虚，未能骤补，风火散后，肝木仍燥，怒气终不能解，何如**多加白芍，既能补肝，又能泻风火**之得哉。

此症用**却忿散**亦妙。

柴胡　半夏　甘草　薄荷　黄芩　神曲各一钱　当归　茯苓　各三钱　白芍四钱　炒栀子二钱　水煎服。

12. 人有昼夜诵读不辍，眠思梦想，俱在功名，劳瘁不自知，饥饿不自觉，遂至感入风邪，咳嗽身热，人以为外感之症，谁知内伤于肺乎。夫诵读伤气，气伤则肺虚，而腠理亦虚，邪即随虚而入于肺。肺虚不能敌邪，呼肾子以相救，**肾水亦正无多**，力难上灌于肺，而肺气往来于肺肾之间，故咳嗽而不自安也。治法急补其肺气可也。然肺为邪所侮，补肺则邪更旺，而肺愈难安。必兼**补胃土之气以生肺气**，则邪不能夺。然补胃而不佐以散邪之品，则肺畏邪侵，未必能受胃气之益。惟于胃中散邪，则邪畏土气之旺，听肺气自生，而邪乃遁矣。方用**助功汤**：

人参二钱　茯苓三钱　麦冬五钱　甘草一钱　桔梗一钱　半夏一钱　黄芩五分　水煎服。一剂轻，二剂又轻，三剂全愈。

此方肺胃同治也。助**胃中之气，即助肺中之气**；泻肺中之火，即泻胃中之火；祛肺中之邪，即祛胃中之邪。邪入肺中，未有不入阳明者也；肺中邪散，宁有遁入阳明者乎。

此症亦可用**来复汤**：

人参　茯苓　白术　天花粉各三钱　远志　甘草各一钱　黄连三分　麦冬一两　陈皮三分　苏叶一钱五分　水煎服。

13. 人有终日高谈，连宵聚语，口干舌渴，精神倦怠，因而感冒风寒，头痛鼻塞，气急作喘，人以为风邪外感，谁知是气血内伤乎。夫**多言伤气**，而**血生于气**，气伤而血未有不伤者。况**多言则津液尽耗；津液亦阴血之余**。**气属肺，血属肝**，气血两伤，即肺肝之两伤也，往往邪入之而最易。惟是邪既乘肺肝之虚，深入于二经之中，使气逆于下而上不通，将何以治之？仍治其肺肝之虚，少佐散邪之药则得矣。方用**两治汤**：

白芍五钱　当归三钱　麦冬五钱　人参一钱　甘草一钱　桔梗二钱　苏叶八分　天花粉一钱　水煎服。

此方入肝、入肺，补气、补血，消痰、消火，各各分治，二剂便可奏功，正不必多也。

此症用**加减补中汤**亦妙。

生地　人参　茯苓各三钱　白术　当归各五钱　甘草　半夏各一钱　黄芪一两　川芎一钱　柴胡一

钱　水煎服。

14. 人有贪眠乐卧，终日徜徉枕席之上，遂至风邪袭之，身痛背疼，发热恶风，人以为风邪外感，谁知脾气之内伤乎。夫脾主四肢，四肢倦怠，多欲睡眠，以脾气之不能运动也。略为睡卧，亦足养脾气之困，然过于睡卧，则脾气不醒，转足伤气，已虚益虚，安得不招外风之入乎？专治其风，必至损伤脾气，脾气因虚而招风，祛风而重伤脾气，邪且欺脾气之虚而不肯出。人不知用补脾之法，往往变证蜂起也。方用**补中益气汤**加味治之。

人参一钱　黄芪五钱　白术五钱　当归二钱　陈皮五分　甘草一钱　升麻三分　柴胡一钱　半夏一钱　神曲一钱　水煎服。一剂轻，二剂又轻，三剂全愈。

补中益气汤，正益脾圣药。况睡卧既久，脾气下陷，正宜用之以升提下陷之气。加半夏、神曲者，以久睡脾气不醒者，饮食多致生痰，二味最善醒脾，故用之也。

此症用**加味益气汤**亦妙。

人参二钱　白术五钱　甘草一钱　茯苓三钱　陈皮五分　半夏一钱　柴胡一钱　水煎服。

15. 人有终日呼卢，长夜斗页，筋酸背痛，足重腹饥，以至感冒风邪，遍身皆痛，身发寒热，人以为风邪外感，谁知血气内伤乎。凡人日用寻常，原易损伤气血，况呼卢斗页，劳其心神，损伤气血为尤甚。无奈世人借此为消闲适意之具，以致耗散气血，邪已入身，犹然不悟。为之医者，复昧其内伤之因，惟治其外感之病，**正气益亏，邪气愈旺**，非变为痨瘵之疴，必成为怯弱之疾矣。故治法须大补气血，少加以和解之品，则正气足以祛邪，而邪自外遁也。方用**十全大补汤**加减治之。

人参三钱　黄芪五钱　川芎一钱　当归三钱　茯苓三钱　甘草一钱　白术三钱　陈皮五分　白芍三钱　熟地三钱　柴胡一钱　水煎服。一剂汗解，二剂热退，连服数剂全愈。

此方乃气血兼补之方，气血不足，舍此原无第二之剂。原方有肉桂以补命门之火，但呼卢斗页之人，未免火有余而水不足，故去肉桂易之柴胡，于补中和之，则邪尤易散也。

此症用**两治汤**亦效。

生地　人参各三钱　白术五钱　茯苓三钱　甘草　半夏　川芎　柴胡各一钱　黄芪一两　当归五钱　水煎服。

16. 人有争强好斗，或赤身不顾，或流血不知，以致风入皮肤，畏寒发热，头疼胁痛，人以为风邪外感，谁知筋骨之内伤乎。夫筋属肝，骨属肾，肝血足而筋舒，肾水满而骨健，是筋骨必得髓血之充也。世人之耗髓血者，无过泄精，人尽知之。斗殴以耗髓血，人未尽知也。盖斗殴之时，必多动怒，怒起而肝叶开张，血多不藏，而血自耗；肝血既耗必取给于肾水，肾水供肝，木火内焚，又易干烁。肾且资肝血之不足，何能分润于骨中之髓乎？血与髓两无有余，筋安得舒，骨又安得健乎？人至筋骨两无旺气，风邪乘虚而侵，不能拒绝。治法宜急救其虚。方用**四物汤加味**治之。

熟地一两　当归五钱　川芎一钱　白芍五钱　柴胡一钱　牛膝三钱　金钗石斛二钱　丹皮二钱　白芥子一钱　水煎服。

四物汤补血之药，亦**补髓**之药也。原因**髓血虚而入邪**，**补髓血**而**邪自易出**，故少加柴胡，和解风邪，随手即散。彼专治风邪，不补髓血者，尚昧于治内伤之法也。

此症用**护骨散**效。

牛膝　丹皮各三钱　金钗石斛　山萸各二钱　熟地　白芍　当归各五钱　柴胡　天花粉各一钱　水煎服。

17. 人有终日捕鱼，身入水中，时而发热，畏寒恶冷，人以为风湿之外感也，谁知是肺气之闭塞乎。夫肺本主气，气旺则周流一身，从皮毛外泄，虽有外邪之感，不能损伤。倘肺气少虚，则气有停住之虞矣。身入水中，遏抑皮毛，则虚气难以舒转，湿且中之。夫湿本外受，今从皮毛旁入，致使一身之气闭塞不通，此畏寒恶冷之所以起也。**肺气既虚，则皮毛不能外卫**，水冷金寒，肺气与湿邪相战，则身热生矣。此热乃肺气之虚，不能敌邪而身热也。治法补其肺气为主，兼带利水之味，则正旺而邪自易散。方用**利肺汤**：

紫苏一钱 人参二钱 白术三钱 茯苓五钱 甘草一钱 桔梗一钱 半夏一钱 神曲三分 附子一分 水煎服。一剂热解，二剂寒冷俱不畏矣，三剂全愈。

此方补肺气之不足，不见利水，水自从膀胱而去。惟其内伤以致邪入，故不必治外感耳。

此症用**宣闭汤**亦效。

黄芪 茯苓各五钱 人参 猪苓各三钱 泽泻二钱 半夏 肉桂 羌活各一钱 水煎服。

18. 人有忧思不已，加之饮食失节，脾胃有伤，**面色黧黑不泽，环唇尤甚**，心中如饥，然见食则恶，气短而促，人以为内伤之病，谁知是阴阳之相逆乎。夫心肺居于上焦，行荣卫而光泽于外；肾肝居于下焦，养筋骨而强壮于内；**脾胃居于中焦**，运化精微，灌注四脏，**是四脏之所仰望者，全在脾胃之气**也。倘脾胃一伤，则四脏无所取资，脾胃病而四脏俱病矣。若忧思不已，则脾胃之气结；饮食不节，则脾胃之气损。口者，脾气出入之路，唇为口之门户，脾气通于口而华于唇，金水反侮土，故黑色著于唇，非阴阳相反而成逆乎。不惟阳明胃脉之衰而面焦已也，是脾胃阴阳之气两有所亏，乌可不急救其中州之土乎？方用**和顺汤**：

升麻五分 防风三分 白芷三分 黄芪三钱 人参三钱 甘草三分 白芍三钱 白术五钱 茯神三钱 炮姜五分 午前服。连服十剂，黑色尽除。再服十剂，诸病全愈。

此方乃补中益气之变方，升阳气以散阴气之治法也。**凡阳气下陷于阴中，则用补中益气之方，升提阳气**。倘**阴气上浮于阳中，则用此方，升散其阴气**，皆能奏功之甚速也。

此症用**调逆汤**亦效。

人参 茯苓 白芍 生地 沙参各三钱 白术五钱 甘草五分 苏子 神曲各一钱 荆芥二钱 水煎服。

19. 人有怔忡善忘，口淡舌燥，多汗，四肢疲软，发热，小便白而浊，脉虚大而数，人以为内伤之病也，谁知是由思虑过度而成之者乎。夫君火者，心火也；相火者，膻中之火也。膻中手厥阴之经，性属阴而主热，古人以厥阳名之，以其火起之不可遏也。越人云：忧愁思虑则伤心。心气一伤，心血自耗，心血既耗，心气遂不能自主，每欲寄其权于相火，而相火欺君火之弱，即夺心之权而恣肆矣。治法宜以水济火。然见火势之炽张，用寒凉以济之，则心气益虚，愈激动其焦焚之害矣。宜亟**补其心气之虚，大滋其肾水之涸**，则心火宁静，相火不安而自安矣。方用**坎离两补汤**：

人参五钱 熟地一两 菟丝子三钱 生地五钱 麦冬五钱 丹皮二钱 炒枣仁三钱 北五味子一钱 茯苓三钱 桑叶十四片 山药五钱 白术三钱 水煎服。连服数十剂而愈。

此方心肾两补，肾水上济于心，水足而火无亢炎之祸，自然火息而有滋润之乐也。心中清净而外有转输，则心包何敢窃柄，势必相合而得生也。

此症用**镇神汤**亦效。

人参 炒枣仁 茯苓 山药各五钱 远志一钱 巴戟天三钱 甘草五分 黄连三分 水煎服。

20. 人有劳倦中暑，服香薷饮反加虚火炎上，面赤身热，六脉疾数无力，人以为暑火之未消也，谁知是内伤于中气乎。凡人中气充足，则暑邪不能相犯，暑气之侵，皆气虚招之也。然则内虚发热，乌可不治虚而治邪哉。况夏月伏阴在内，重寒相合，反激动虚火之升上，此阴盛隔阳之症也。治法宜**补阳退阴**。然而阴盛阳微之际，骤用阳药，以入于众阴之中，未必不扞格而不相入，必热因寒用，始能不违阴寒之性，以奏其助阳之功也。方用**顺阴汤**：

人参三钱　白术五钱　茯苓三钱　附子二钱　干姜一钱　青蒿二钱　白扁豆三钱　水煎，探冰冷服之。必出微汗而愈。

此方用姜、附入于参、术之中，未免大热，与阴气不相合，乃益之青蒿之寒散，投其所喜；且又热药冷服，使上热得寒，不至相激，及到中焦，寒性除而热性发，不特不相格，反至相宜耳。

此症用**参术二香汤**亦效。

人参三钱　香薷一钱　甘草一钱　砂仁一粒　神曲五分　白术二钱　陈皮五分　藿香五分　水煎服。

21. 人有形体素虚，忽感风邪，遍身淫淫，循行如虫，或从左脚腿起，渐次而上，至头复下行于右脚，自觉身痒有声，人以为奇病也，谁知内伤而气不足乎。夫**气血自行，周流不息**，何至生病？惟**气血止而不行，皮毛之间，即有淫痒之病生**矣，此**气血之衰**也。**气血大衰而皮毛焦，气血少衰而皮毛脱**。气血既衰，又少有微邪，身欲自汗，邪又留而不去，两相争斗，拂抑皮肤之间，因而作痒，不啻如虫之行，非真有虫也是。伤寒症中，汗多亡阳，亦有身如虫行之病。夫伤寒本是外感，然至于亡阳，则外感变为内伤矣。今非伤寒，亦现虫行之象，非内伤而何？治法大补气血，气血行而身痒自愈也。方用**补中益气汤**：

人参一两　黄芪一两　当归五钱　白术五钱　陈皮五分　甘草一钱　升麻五分　柴胡一钱　玄参三钱　桑叶二十片　水煎服。十剂全愈。

补中益气汤，原是大补气血之神剂，多用参、芪尤为补气；气旺而血自旺，更能流行也。方中加玄参、桑叶者，身痒多属于火，能退浮游之火也。桑叶善能止汗，汗多者发痒，止其汗而痒自止也。

此症用**蚕蝎归芪汤**亦效。

当归　黄芪各五钱　茯苓三钱　僵蚕　半夏各一钱　全蝎一个　陈皮五分　水煎服。

22. 人有色白神怯，秋间发热头痛，吐泻食少，两目喜闭，喉哑昏昧，不省人事，粥饮有碍，手常搵住阴囊，人以为伤风重症也，谁知是劳倦伤脾之故乎。夫气本阳和，身劳则阳和之气变为邪热，不必有外风袭之而身始热也。诸阳皆会于头，阳气一虚，则清阳之气不能上升，而邪热遂乘之，熏蒸于头而作痛，不必有外风犯之头始痛也。清气不升，则浊气不降，上下拂乱，安得不吐泻哉。人身之脉，皆属于目，眼眶属脾，脾气既伤，目无所养，欲不闭而不得也。脾之络连于舌本，散布于舌下，脾伤则舌之络失养，此言语之难也。咽喉虽通于肺，然脾虚则五脏皆虚，肺虚而咽喉难司出入，心之神明亦因之昏瞀矣。阴囊属肝，脾虚则肝欲来侵，**频按其囊者，惟恐肝木之旺，土亏之极**，反现风木之象也。治法大健其脾土，则风木之象自消矣。方用**补中益气汤**：

人参三钱　白术五钱　黄芪五钱　当归三钱　茯苓三钱　陈皮三分　甘草五分　柴胡一钱　升麻三分　制附子三分　水煎服。二剂轻，十剂全愈。

病本内伤，用补中益气汤自中病情。方中加入附子者，盖**参、芪、归、术，非得附子则其功不大，建功亦不甚神**；况用止三分，亦无太热之虞，转有反正之速也。

此症用**加减归脾汤**亦效。

人参 当归 茯苓 白术 白芍各三钱 甘草 半夏各五分 川芎二钱 白豆蔻一粒 柴胡 远志 枣仁各一钱 麦冬五钱 水煎服。

23. 人有日坐于围炉烈火之边，以致汗出不止，久则元气大虚，口渴引饮，一旦发热，人亦以为外感于风，谁知是肺金受火之伤乎。夫肺本属金，最畏火气，外火虽不比于内火，然肺气受二火之煎逼，自然不得其养矣。况肺乃肾水之母，肺自难养，何以能生肾水？肾水不生，日索母乳，母病不能应，则子亦病矣。子母两病，势必至皮肤不充，风邪易入，不必从膀胱风府之穴而后进也。然则治法何必治风，但补其肺气，大滋其肾水，则肺金得养，内难藏邪，风从皮肤而入者，仍从皮肤而出矣。方用**安肺散**：

麦冬五钱 桔梗二钱 生地三钱 白芍三钱 茯苓三钱 紫苏二钱 款冬花一钱 天门冬三钱 紫菀一钱 黄芩三钱 熟地三钱 山茱萸二钱 玄参五钱 贝母五分 水煎服。一剂而身热解，二剂全愈。

此肺肾同治之法，安肾正所以安肺。倘不顾肺气，一味祛邪，是因伤益伤矣，不变为劳怯者几希矣！

此症用**苏桔汤**亦效。

苏叶 桔梗 甘草各一钱 生地三钱 沙参 白芍各五钱 黄芩 天花粉各二钱 当归三钱 玄参一两 水煎服。

疝气门附奔豚八则

1. 人有感浸寒湿，睾丸作痛者，冷即发痛不可忍，此湿气之入于肾经也。夫湿侵于肾，宜病在腰，何以腰不痛而痛在睾丸乎？不知**睾属肾，肾气不至睾丸，则外势不能振兴**。盖因肾得湿则寒，寒在肾即寒在睾丸，而气结于腰肾之中，宜睾丸之不应矣。其睾丸作痛者，疝气之成，虽成于肾气之寒，亦成于睾丸之湿也。当日**泄精之后，人坐于寒湿之区**，内外两感，睾丸独受之矣。治法**温其肾中之寒，消其睾丸之湿**，病去如扫矣。方用**救丸汤**：

肉桂二钱 白术二两 茯苓一两 苡仁一两 橘核一钱 水煎服。一剂、二剂轻，三剂痛除，十剂全愈，不再发也。

此症乃少阴肾经之病，肾中寒极，而肾气不通；肾中湿重，而肾气更滞。去其寒湿，而肾气自行于睾丸之内。况肉桂、橘核尤善入睾丸，自然手到功成也。

此症亦可用**桂荔汤**：

白术二两 肉桂二钱 山药一两 小茴香二钱 荔枝核三个，敲碎 水煎服。

2. 人有感浸湿热，亦睾丸作痛，遇热即发，然痛不至甚，此热气之入于肾经也。夫**肾最恶热，肾中虚火自旺，尚有强阳不倒之虞**；况邪火相侵，热以济热，睾丸作痛，乌能免哉。但火性甚急，火痛宜不可久，何终年累月不愈？即或暂时无恙，遇热复发者何为也？盖因热而又得湿耳。热性急而湿性迟，湿热交攻，热欲散而湿留，湿欲润而热燥，睾丸之内，竟成阴阳乖异，求其不痛得乎？治法去其湿热之气，疝病自除矣。方用**利丸汤**：

茯苓一两 苡仁一两 沙参二两 水煎服。一剂轻，二剂又轻，十剂断根，不再发也。

此方以茯苓、苡仁分消其湿气，以沙参化其肾中之热，且沙参善能治疝，故两用之而成功耳。

此症用**沙参汤**亦甚效。

茯苓 白术 沙参各一两 甘草一钱 丹皮五钱 肉桂二分 水煎服。

3. 人有睾丸作痛，气上冲于肝，两胁胀满，按之益疼，人以为阴寒在腹，谁知是厥阴之气受寒也。盖睾丸不独通肾，而且通肝。阴器者，宗筋之聚也，筋属肝。睾丸可升可降，其膜实联络于阴器之间，故肝病而筋亦病，筋病而睾丸亦病矣。睾丸之痛，上冲于肝者，正显同气者其病亦同，乃肝气之冲于睾丸耳。方用**睾丸汤**：

白芍二两　小茴香三钱　橘核一钱　柴胡一钱　沙参五钱　水煎服。一剂痛少止，二剂痛大止，三剂两胁之胀满尽除，四剂全愈。

此方平肝气而不冲于睾丸。得小茴香、橘核、沙参之类，散睾丸之邪，两丸安奠，何至上下相连而痛哉。

此症用**解疝汤**亦神。

肉桂二钱　白芍　白术各二两　柴胡一钱　沙参五钱　水煎服。

4. 人有膀胱闭癃，小水不利，睾丸牵痛，连于小肠相掣而疼者，皆云小肠之气，谁知是膀胱之热结也。夫膀胱化水者也，膀胱寒则水不化，热亦不化。水不化而热结膀胱，水必分于经络。水入睾丸，丸乃日大，往往有囊大如斗而不能消者，是必分消其水矣。然但消其水，不解其热，则膀胱之火，直趋睾丸，其疼更甚。方用**散丸汤**：

茯苓一两　野杜若根枝一两　沙参一两　水煎服。一剂痛除，二剂丸渐小，连服二剂，水泄如注，囊小如故矣。

此方之奇，奇在杜若，非家园之杜若也，乃野田间所生蓝菊花是也。此物性寒而又善发汗，且能直入睾丸以散邪，故用以助茯苓、沙参既利其湿，又泻其热，所以建功特神。惟是此药发汗，服此方后，即用**当归补血汤**数剂以补气血，则自无太虚之患也。

此症用**散癃汤**亦佳。

茯苓一两　车前子三钱　肉桂二分　萆薢二钱　甘草一钱　黄柏　知母各一钱　水煎服。

5. 人有睾丸作痛，后变为不痛不疼者，名曰木肾，乃寒极而气不通也。此症初起，必感寒湿，因而行房，又感寒湿，则湿入于睾丸之中，寒结于睾丸之外，遂至不痛不疼。此种疝气，非用桂附不能直入睾丸，以通其气。然无散邪之药，虽用桂附，只可兴阳，而睾丸之邪终久难散。且散邪之药甚多，而能散睾丸之药甚少，此世人所以治木肾之病，不能多效耳。方用**化木汤**：

白术二两　附子一钱　肉桂一钱　杜若根一两　柴胡一钱　水煎服，即拥被而卧，身必发汗，必至双肾之外，汗出如雨而后止。一剂即愈也。

此方白术利腰脐之气；**杜若根发睾丸之邪**，得附子、肉桂通达内外；柴胡解其肝中之湿，故一剂奏功如神耳。

此症用**卫睾丹**亦妙。

附子　甘草　玄胡索　柴胡各一钱　白术三两　肉桂三钱　黄芪一两　水煎服。

6. 人有生狐疝者，日间则缩入而痛，夜间则伸出而安，且能强阳善战，此乃真正狐疝。若日缩夜伸，不能久战者，乃假狐疝也。假狐疝乃寒湿之症，用前**救丸汤**治之即愈。至于真狐之疝，或于神道之旁行房，或于星月之下交感，乃祟凭之也。疝既不同，治亦宜异。大约狐疝淫气未散，结于睾丸之内，狐最淫而善战，每于夜间媚人，盖狐属阴也。日间缩入，不可以战，战则疼痛欲死，此祟禁之也。凡祟亦属阴，入夜则阴主令矣。人身之阳气，入于阴之中，阴与祟之阴相合，则同气相得，祟不禁焉，反得遂其善战之欢，及至精泄阳气奔出，纯阴无阳，又复作痛矣。治法似宜祛逐其祟，然祟之入也，必乘其虚，不补虚而逐祟何能愈乎。方用**逐狐汤**：

人参一两　白术五钱　茯苓五钱　肉桂三分　橘核一钱　白薇一钱　荆芥三钱　半夏二钱　甘草一

钱 水煎服。连服四剂全愈。

此方纯助其阳，阳气旺，则阴气自消，狐疝不逐自愈矣。或谓夜伸善战，正阳火之旺也，助其阳气，未必非增其妖气也，何助阳而祟灭乎？盖日间阳气用事，祟乃遏抑其阳气而不敢出，至夜乃乘阴气，借交合而聚于阴器之间，乃阳旺之假象，非真旺也。吾助其阳气，则阳气勃发身中，昼夜皆是阳气，祟亦何敢附之。况方中又益以舒郁逐邪之味，消痰解祟之品，此阴不敌阳，祟弃之而去矣。非助阳，而乌得奏功之神如此哉。

黄芪二两 肉桂三分 甘草 柴胡各一钱 贝母三钱 沙参一两 水煎服。二剂即愈。

7. 人有外感寒邪，如一裹之气从心而下，直至于阴囊之间，名曰奔豚，言其如豕之奔突，其势甚急，不可止遏，痛不可忍，人以为外寒之症，谁知是心包、命门二经之火衰乎。夫心包之火与命门之火，一在心，一在肾，二火未尝不相通也。人有此二火相通，则寒邪不能侵；二经火衰，寒邪得而中之矣。然寒气入内，宜先犯心，何反下趋于肾囊乎？盖肾气虚寒，脾经又湿，寒与湿同气相亲，故逢湿则急趋而下，势甚便也。此等之症，痰如风雨之来，乃一时暴病，非长年之久疾也，似疝而非疝耳。治法不可作疝治，**补心肾之虚**，**温命门**、**心包之火**，**去脾经之湿**，不必治奔豚而自愈也。方用安豚丹治之。

人参五钱 白术五钱 肉桂一钱 山药一两 巴戟天五钱 蛇床子三钱 附子五分 茯苓三钱 远志一钱 甘草一钱 水煎服。一剂即安，二剂全愈。

此方补心、补肾，则心肾气足，后用桂附热药，始足以驾驭其猛烈之气，转易祛除。然邪势既急，而药过于猛烈，则急以治急，未免有太刚之惧，加入甘草之缓，缓急相济，邪不难制，无有死斗之失也。

此症亦可用**参苓桂术汤**。

白术二两 肉桂二钱 人参五钱 半夏五分 茯苓二钱 水煎服。

8. 人有小水甚勤，睾丸缩入，遇寒天更痛者，此膀胱之寒结也。夫膀胱之化水，命门之火化之也。似乎命门寒而膀胱始寒，膀胱之寒结，独非命门之寒结乎？孰知膀胱亦能自寒也。此症多成于人坐寒湿之地，寒气袭入于膀胱而不能散，虽有命门之火，亦不能化，盖命门之火止能化内湿而不能化外湿耳。外湿既留于膀胱，势必与命门之真火相战，邪盛正衰而痛作矣。治法必须直祛膀胱之寒湿，则睾丸舒展，痛亦自止。方用**辟寒丹**：

肉桂三钱 茯苓五钱 白术五钱 甘草一钱 橘核三钱 荔枝核三个，捣碎 同水煎服。二服即少减，四服全愈。

此方用肉桂为君，既能温命门之火，复能祛膀胱之寒；白术、茯苓又是利水之剂；橘核、荔核更善定睾丸之痛，非肉桂相引，不能直入而散其寒结也。

此症用**术桂汤**亦妙。

白术二两 肉桂一钱 水煎服。

阴痿门五则

1. 人有交感之时，忽然阴痿不举，百计引之，终不能鼓勇而战人以为命门火衰，谁知是心气之不足乎。凡入房久战不衰，乃相火充其力也。阴痿不举，自是命门火衰，何谓是心气不足？不知君火一动，相火翕然随之，君火旺而相火又复不衰，故能久战不泄；否则君火先衰，不能自主，相火即怂恿于其旁，而心中无刚强之意，包络亦何能自振乎。故治阴痿之病，必须上补心而下补肾，心肾两旺，后补命门之相火，始能起痿。方用**起阴汤**：

人参五钱　白术一两　巴戟天一两　黄芪五钱　北五味子一钱　熟地二两　肉桂一钱　远志一钱　柏子仁一钱　山茱萸三钱　水煎服。连服四剂而阳举矣，再服四剂而阳旺矣，再服四剂必能久战不败。苟能长服至三月，如另换一人，不啻重坚一番骨，再造一人身也。

此方大补心肾之气，不十分去温命门之火，而火气自旺。世人不识补心以生火，则心气既衰，火旺则焚心矣；不识补肾以生火，则肾水既亏，而火旺则损肾矣。心焚而肾损，虽火旺何益乎？及足以烧干阴血，势必阳旺阴消而不可救耳。

此症用**济阳丸**亦妙。

人参六两　黄芪半斤　鹿茸一个，酒浸切片，又切作小块，粉炒　龟膏半斤　人胞一个，火焙　麦冬四两　北五味一两　炒枣仁三两　远志二两　巴戟天半斤　肉桂三两　白术八两　菟丝子一斤　半夏一两　砂仁五钱　黄连八钱　神曲一两　各为末，蜜为丸，每日白滚水送下五钱。服一月阳举矣，且能善战。

2. 人有精薄、精冷，虽亦能交接，然半途而废，或临门即泄，人以为命门之火衰，谁知是脾胃之阳气不旺乎。夫脾胃属土，土生于火，脾胃之阳气不旺，仍是命门之火衰。盖命门之火，乃先天之火；脾胃之土，乃后天之土也。后天之土，本生于先天之火，先天之火不旺，则后天之土不能生。然脾胃之土虽属后天，而其中未尝无先天之气，命门之火寒，则脾胃先天之气何能生哉？命门既不能生脾胃先天之气，而脾胃后天之气，益加衰微，欲其气旺而能固，精厚而不薄，乌可得乎？治法必须补先天命门之火，更补后天脾胃之土，则土气既旺，火又不衰，庶几气温精厚乎。方用**火土既济丹**：

人参一两　白术一两　山茱萸一两　菟丝子一两　山药五钱　巴戟天一两　肉桂一钱　水煎服。连服十剂而精厚矣，再服十剂而精温矣，再服三月永不再弱。

是方健脾胃之土，仍是补命门之火。湿气去而精纯，寒气去而精暖，寒湿既除，阴气消亡而阳气健旺，何至成怯弱之病哉？

此症用**旺土丹**亦甚佳。

人参六两　白术　黄芪各一斤　巴戟天一斤　茯苓五两　山萸肉半斤　菟丝子八两　肉豆蔻二两　北五味一两　肉桂三两　破故纸四两　杜仲八两　山药八两　芡实八两　神曲三两　各为末，蜜为丸，每日白滚水送下五钱。服一月，阳事改观，而精亦不薄冷矣。

3. 人有年少之时，因事体未遂，抑郁忧闷，遂至阳痿不振，举而不刚，人以为命门火衰，谁知是心火之闭塞乎？夫肾为作强之官，技巧出焉，藏精与志者也。志意不遂，则阳气不舒。阳气者，即肾中之真火也。肾中真火，原奉令于心，心火动而肾火应之；心火抑郁而不开，则肾火虽旺而不能应，有似于弱而实非弱也。治法不可助命门之火，如助命门之火则火旺于下，而郁勃之气不能宣，必有阳旺阴消之祸，变生痈疽而不可救；宜宣通其心中之抑郁，使志意舒泄，阳气开而阴痿立起也。方用**宣志汤**：

茯苓五钱　菖蒲一钱　甘草一钱　白术三钱　生枣仁五钱　远志一钱　柴胡一钱　当归三钱　人参一钱　山药五钱　巴戟三钱　水煎服。二剂而心志舒矣，再服二剂而阳事举矣，不必多剂也。盖此病原因火闭而闷其气，非因火寒而绝其烬也，故一升火而阳痿立起矣。

此症用**启阳娱心丹**甚佳。

人参二两　远志四两　茯神五两　菖蒲一两　甘草　橘红　砂仁　柴胡各一两　菟丝子　白术各八两　生枣仁　当归各四两　白芍　山药各六两　神曲三两　各为末，蜜为丸，每日白滚水送下五钱。服一月，阳不闭塞矣。

4. 人有天分最薄，无风而寒，未秋而冷，遇严冬冰雪，虽披重裘，其身不温；一遇交感，数合之后，即望门而流，此命门之火太微也。夫命门虽是先天火气，而后天功用，实可重培。盖命门藏于肾中，乃无形之火也。有形之火，宜以火引火；无形之火，宜以水引火。以火引火，而火反不旺；以水引火，而火自难衰，此补命门之火，与补他火实不同也。方用**扶命生火丹**：

人参六两　巴戟天一斤　山茱萸一斤　熟地二斤　附子二个　肉桂六两　黄芪二斤　鹿茸二个　龙骨醋焠，一两　生枣仁三两　白术一斤　北五味四两　肉苁蓉八两　杜仲六两　各为细末，蜜为丸，每日早晚各用五钱。服三月，自然坚而且久。

此方填精者，补水以补火也。何加入气分之药？不知气旺而精始生，使但补火而不补气，则无根之火，止能博旦夕之欢，不能邀久长之乐。惟气旺则精更旺，精旺则火既有根，自能生生于不已。况气乃无形之象，以无形之气，补无形之火，则更为相宜，所以精又易生，火亦易长耳。

此症用**壮火丹**亦甚佳。

人参五两　巴戟天八两　白术炒　熟地各一斤　山茱萸八两　肉苁蓉　枸杞各八两　附子一个，用甘草三钱煎汁泡过，切片炒熟　肉桂三两　破故纸炒　茯苓各四两　北五味一两　炒枣仁三两　柏子仁二两　山药　芡实各五两　龙骨醋焠为末，一两　各为末，蜜为丸。服二月，坚而且久。

5. 人有中年之时，阳事不举，虽妇女扪弄而如故即或振兴，旋即衰败，此心包之火气大衰也。夫心包之火，相火也。心包火旺，力能代君行事；若心包火衰，心火虽动，如相臣卧病，气息奄奄，欲其奋身勤王，其可得乎？且**心包之火与命门之火正相通**也，**未有心包寒而命门能独热者**，所以心包之火微有扶之而不起者。治法温其心包，不必温其命门也。方用：

人参一两　巴戟天一两　肉桂三钱　炒枣仁五钱　远志二钱　茯神一钱　良姜一钱　附子一钱　柏子仁二钱　黄芪五钱　当归三钱　菟丝子二钱　水煎服。连服十剂，兴趣自生。服二十剂，阳旺不倒矣。

此方名为**救相汤**，专**治心包虚寒**之症，不止振举其阳也。方中虽治心包，实皆统治心者。盖补其心君，则君王富足而相臣自强，相助为理矣。

此症用**辅相振阳丸**亦佳。

人参五两　巴戟天十两　炒枣仁　麦冬各五两　菟丝子十两　远志　柏子仁　肉桂各二两　茯神　枸杞各三两　黄芪八两　当归　仙茅各四两　白术六两　人胞一个　陈皮五钱　阳起石火煅，醋焠，一两　各为末，蜜为丸，每日早晚各服四钱，滚水下。三月阳事振兴。

痰症门二十一则

1. 人有肠胃之间，沥沥有声，饮水更甚，吐痰如涌，人以为痰饮之病，谁知是胃气之虚乎。夫胃为水谷之海，饮食无不入于胃中，游溢精气，上输脾胃，下输膀胱，水精四布，五经并行，此胃气之旺而然也。倘**胃气一虚，仅能消谷，不能消水，由是水入胃中，不存于胃而下流于肠，故沥沥有声**也。其症初犹不觉，久之水之精华，变为混浊，遂成痰饮，团聚于呼吸难到之处而上涌矣。然则痰之来也，由于胃气之虚；痰之成也，由于水气之盛。治痰必先消水，消水必先健胃。但徒补胃土，而胃气不能自旺。盖胃气之衰，由心包之气弱也，补胃土必须补心包之火耳。方用**散痰汤**：

白术三钱　茯苓五钱　肉桂五分　陈皮五分　半夏一钱　苡仁五钱　山药五钱　人参一钱　水煎服。

此方即二陈汤之变也。二陈汤止助胃以消痰，未若此方助心包以健胃。用肉桂者，不特助心包之火，且能引茯苓、白术入于膀胱，以分消其水湿之气；苡仁、山药又能燥脾以泄其下流之水，水泻而痰涎无党，不化痰而化精矣，岂尚有痰饮之不愈哉。

此症用**运痰汤**亦效。

人参　半夏各三钱　茯苓一两　陈皮三分　益智仁五粒　肉桂一钱　水煎服。

2. 人有水流胁下，咳唾引痛，吐痰甚多，不敢用力，人以为悬饮之病，谁知是胃气之怯乎。夫饮水宜入于肠，今入于胁，乃胃气之逆也。盖胃不怯，则胃之气不逆，胃气旺而水怯，胃气怯而水旺。欲使水逆而归于顺，必使胃旺而后可导其水势之下行，提其胃气之上升，自然怯者不怯，逆者不逆也。方用**弱痰汤**：

人参一钱　茯苓五钱　荆芥一钱　苡仁一两　陈皮五钱　天花粉三钱　枳壳三分　白芥子二钱　水煎服。

上能消膜膈之痰，下能逐肠胃之水，助气则气旺而水降矣。倘徒用消痰之药，不补其胃气之虚，则气降而水升，泛滥之祸不止矣。

此症用加味四君汤亦效。

人参　白芍各三钱　白术　茯苓各五钱　陈皮五分　益智仁一钱　甘草三分　水煎服。

3. 人有痰涎流溢于四肢，汗不出而身重，吐痰靡已，人以为溢饮之病，谁知是胃气之壅乎。夫天一生水，流灌无处不到，一有瘀蓄，则秽浊丛积，水道泛滥而横流旁溢矣。凡水必入胃，胃通而水何能积？惟胃土有壅滞，水不走膀胱而顺流，乃由胃而外渗于四肢，四肢无泄水之路，必化汗而出；然水能化汗，由于胃气之行也。今胃既壅阻，胃气不行，何能化汗，水又何从而出？身重者，正水湿之征也。四肢水湿不能出，自然上涌而吐痰矣。治法必顺其性，因势利导之，庶几泛滥之害可除。开胃土之壅，而膀胱、小肠之水道自通。然土壅由于肝木之克，宣肝气之郁，补胃气之虚，胃壅可开矣。方用**启闭汤**：

白术三钱　茯苓五钱　白芍三钱　柴胡五分　猪苓一钱　厚朴一钱　泽泻一钱　半夏一钱　水煎服。连服四剂而痰消，再服四剂而身轻矣。

此方即**四苓散**之变也。加入柴、芍以舒肝，加入厚朴以行气，加入半夏以消痰，自然气行而水亦行，气化而痰亦化矣。

此症用**白花饮**亦佳。

白术五钱　薏仁　茯苓各一两　甘草五分　天花粉三钱　柴胡一钱　枳壳五分　水煎服。

4. 人有咳逆倚息短气，其形如肿，吐痰不已，胸膈饱闷，人以为支饮之症，谁知是胃气之逆乎。夫胃为水谷之海，宜顺不宜逆，顺则水化为精，逆则水化为痰。然逆有深浅之不同，逆浅而痰入于胸，逆深而痰入于膈。然而胃气之逆，致痰饮上行，竟入于胸膈之间，则其逆亦甚。而逆何以至此也？胃为肾之关，肾虚而气冲于胃，则胃失其启合之权，关门不闭，反随肾气而上冲，肾挟胃中之痰而入于肺，肺得水气而侵，故现水肿之状，咳逆倚息之病生。其症似乎气之有余，而实气之不足，故短气而不可以接续也。治法**转胃气之逆，而痰可降；补肾气之虚，而胃可顺**矣。方用**转胃汤**：

山药一两　薏仁一两　人参一两　白术五钱　牛膝三钱　附子一分　陈皮三分　苏子二钱　麦冬一两　白芥子三钱　水煎服。一剂胃气平，二剂胃气转，三剂咳逆、短气之症除，四剂全愈。

此方转胃为名，而实所以转肾气之逆也。肾逆而后胃逆，然则转肾正所以转胃也。此等之病，非此大剂，则胃之气必不能通于肾之中，而肾之气必不能归于肾之内。倘日日治痰，则耗损胃气，而肾气益逆，何日是降痰之时哉，势不至于死不已也。

此症用**加味参术苓桂汤**亦佳。

人参 茯苓 麦冬 山药各五钱 白术一两 破故纸一钱 苏子 肉桂各一钱 水煎服。

5. 人有终日吐痰，少用茶水则心下坚筑，短气恶水，人以为水在于心，谁知火郁于心乎。夫心属火，最恶者水也。若心气不虚，水之入胃，正足以养心，而水亦不敢直入以犯之。惟心气之虚，火先畏水，而水即乘其畏以相攻，火欲出而不得出，自郁于内而气不得宣，故筑动而短气，非气之真短也。火既与水相战，则水正火之仇也，伤水恶水又何疑乎。治法不可徒利乎水也，利水必先消痰，而消痰必至损胃，胃气损而心气愈虚，水与痰终难去也。必须补心以生胃，散郁以利水，则火气旺而水不能侵，自不至停于心下而变为湿痰也。方用**胜水汤**：

茯苓一两 车前子三钱 人参三钱 远志一钱 甘草三分 菖蒲一钱 柴胡一钱 白术一两 陈皮五分 半夏一钱 水煎服。一剂轻，二剂又轻，四剂全愈。

此方六君子之变也。补心、散郁并而行之，心气健而火气自通，火气通而胃之气自旺，土旺自能制水，何畏于水之攻心哉。

此症用**加减运痰汤**亦效。

人参三钱 茯神一两 益智仁一钱 菖蒲一钱 泽泻五钱 肉桂五分 水煎服。

6. 人有口吐涎沫，渴欲饮水，然饮水又不能多，仍化为痰而吐出，人以为水之在肺也，谁知是肺气之热乎。夫肺主气，行营卫、布津液，周流于一身，不可停住者也。惟水邪入之，塞其气道，气凝不通，液聚不达，遂变为涎沫。而清肃之令失，肺乃生火以自焚，故引外水以救内火；然内火终非外水可息，外水亦非内火易消，故不化精津，仍变为痰涎而上吐也。治法清肺金之热，不取给于外水，则水不入肺，而涎沫可解。然肺金失清肃之令，不止水邪之故，盖水邪之入肺，因心火之克肺也。肺因火邪相侵，原思水以相济，水乃乘其渴而入之，故欲解肺金之热，必须清心火之炎。方用**解炎汤**：

黄连五分 天花粉二钱 黄芩一钱 麦冬一两 茯苓五钱 桔梗一钱 甘草三分 陈皮三分 神曲五分 水煎服。一剂渴解，二剂痰消，不必三剂。

此方清心肺之热，而痰气过升，亦非所宜。加入茯苓下行于膀胱，则火随水走，其势自顺，既能消痰，又能降火，何至肺气之壅塞乎。且此方虽消痰降火，不耗损肺金之气，此痰之所以易消，火之所以易降也。

此症用**息沸饮**亦佳。

麦冬二钱 款冬花一钱 茯神二钱 甘草一钱 桔梗三钱 黄芩二钱 天花粉二钱 竹叶三十片 水煎服。

7. 人有少气身重，日吐清水、清痰，人以为水在脾也，谁知是脾气之寒乎。夫脾为湿土，所恶者水，喜者火也。火衰则水旺，水旺则火衰，必然之理也。盖无火则土为寒土，水不能燥，而且有凝冻之忧；即有微火，仅可化水，而不能化津，但能变痰而不能变液。且火既衰微，止可化上焦之水，不能解下焦之冻，此清痰、清水，所以上吐而不下行也。湿流于四体，身安得不重乎？治法必须利水清痰，以燥脾土之气。然而脾中无火，虽脾土之衰，由于肾火之弱也。不补肾中之火，则釜下无薪，土如冰炭，安能大地阳回，变湿污之地，为膏壤之区乎？故必须补肾火之旺，而土自燥，土燥而湿自除耳。方用燥土汤：

白术一两 茯苓一两 肉桂二钱 人参三钱 故破纸一钱 山药五钱 芡实五钱 砂仁三粒 益智仁一钱 半夏二钱 水煎服。

此方燥脾者居其七，燥肾者居其三，似乎仍重在补脾，而轻在补肾，不知脾喜燥而肾恶燥，使燥肾之药太多，则肾先受损，何以益脾乎，此用药之妙于权衡也。

此症亦可用**加减运痰汤**：

人参　茯神各三钱　白术五钱　肉桂一钱　白豆蔻一枚　陈皮五分　神曲　半夏各一钱　水煎服。

8. 人有痰气流行，胁下支满，**发嚏而痛，轻声吐痰，不敢重咯**，此非水气在肝，乃郁气在肝也。夫肝藏血而不藏水，宜水之所不到。然而肝气郁则血不藏矣，血不藏而水乘隙而入肝，而肝终不藏水，水乃留伏于肝之外而不散。**肝气本郁以招水，又因水而愈郁**，肝气之逆可知矣。胁下正肝之部位，肝气已郁，即无水邪相犯，尚有胀急之症，水停胁下，安得不支满乎？发嚏而痛者，以火郁未宣得嚏，则火欲出而不得出，因吊动作痛也。治法必须达肝气之郁，少佐以消痰分水之药，则随手奏功矣。方用**开痰饮**：

柴胡一钱　半夏一钱　甘草一钱　炒栀子一钱　陈皮一钱　薄荷一钱　枳壳三分　苍术二钱　茯苓五钱　水煎服。二剂肝气之郁舒，四剂胁满之痛去，不必五剂。

此方专解肝郁，郁舒火散，自不下克脾胃之土，上引痰涎之闭矣，宁尚有水停胁下，以增痛满者哉。

此症可用疏痰汤：

白芍　茯神各五钱　甘草　神曲　半夏各一钱　水煎服。

9. 人有水泛为痰涎如清水，入水即化，人亦不知为肾中之痰，岂知肾寒而精变为痰乎。夫各经之痰，皆外水入而化痰；惟肾中之痰，乃内水所成。故心、肝、肺、脾之痰，可以用攻，而独治肾中之痰，必须用纯补之药，不可少间攻痰之味。盖肾中之痰，乃纯阴之水也，阴水非阳火不能摄。阳火者，水中之火也；阴水泛而火微，阴水旺而火伏，大补其水中之火，不必降痰而痰自降矣。方用**八味地黄汤**：

熟地一两　山药五钱　山茱萸五钱　泽泻三钱　丹皮三钱　茯苓一两　肉桂二钱　附子一钱　水煎服。一剂，水泛为痰者立时即消。

天下治痰之捷效，未有胜于此方者也。然亦止可治肾寒而痰泛者，不可执此方以概治痰也。盖痰非肾泛，则痰为外邪，何可以治内痰者，移而治外痰乎？惟真正是肾水上泛者，用此方实效应如响，然亦必须多用茯苓与熟地之分两相同，则肾水归源，而上、中、下三焦之湿气尽行消化，始无伏留之弊。万勿执定仲景夫子原方，谓茯苓不可多用，故又表而出之。

此症用**复阴丹**亦妙。

熟地一两　山茱萸五钱　芡实　山药各一两　肉桂一钱　水煎服。

10. 人有吐痰纯是白沫，咳嗽不已，日轻夜重，人以为肺火之痰也，谁知肾热而火沸为痰乎。此等之痰，乃阴虚火动，大约成痨瘵者居多，即古之所谓吐白血也。其痰一似蟹涎，吐之不已，必色变如绿涕之色，即痨瘵之已成，而不可救疗者也。然而痨瘵而吐白沫，是肾绝之痰也。亦有未成痨瘵，与阴虚之火初动，而即成此痰，与痨瘵已成者尚有分别，何可置之不救？世人一味治痰，绝不识治肾中之阴，不变成痨瘵而不止。夫火沸为痰者，成于肾火之太旺，由于水衰之极也。肾可补不可泻，补肾水之衰，即所以泻肾火之旺，故用补阴之药以制阳，不可用泻阳之品以救阴也。倘见其肾火之旺，而轻用黄柏、知母，毋论火不可以骤息，痰不可以遽消，且击动其火，以变为痨瘵者比比也。治法但补水以逐痰，则痰消于乌有矣。方用**定沸汤**：

熟地二两　山茱萸一两　麦冬一两　北五味二钱　茯苓一两　山药一两　玄参一两　白芥子三钱　水煎服。连服二剂，火沸之痰不知其何以去也。此方宜连服十剂，不可见二剂之效便撤饮不服。

盖火沸之痰，实本于阴虚，而**阴虚之火，非多服补阴之药，则阴不能大长，火不能急散**也。病者以此方为续命之汤，医者以此方为夺命之剂，幸勿轻弃之也。

此症用**归沫汤**亦大妙。

熟地二两　山萸肉　玄参各一两　天冬　女贞子　生地　百合各三钱　款冬花一钱　水煎服。

11. 人有偶感风邪，鼻塞咳嗽，吐痰黄浊，人以为痰塞胸膈也，法宜吐，谁知风邪塞于肺经乎。夫邪在肺，古人亦有用吐而效者，以肺气闭塞，谓吐中有发散之义也。然必大满、大实之症始可用吐，如瓜蒂散涌出其痰是也。若鼻塞咳嗽，吐痰黄浊，非大满、大实可比，何必用吐法哉。且不宜吐而吐，必有损伤胃气之忧。胃气伤而肺气亦伤，肺胃两伤，旧疾虽去，而新痰复生，一吐不已而再，再吐不已而三，必变为不可治之症矣。故毋论虚人不可吐，即实人亦不可轻吐，以吐后必须守戒，五脏反复而气未易复，一犯戒而变症蜂起也。况肺邪闭塞之痰，亦易于表散，盖肺气闭塞于风邪，非闭塞于痰也。散其邪而肺气自通，肺气通而痰自化，王道原自平平，尚吐者霸道也。霸道可间用，不可常用，慎勿谓吐法神于表散，而尽用吐也。方用**散痰汤**：

桔梗三钱　紫苏二钱　黄芩一钱　麦冬五钱　半夏二钱　甘草一钱　陈皮一钱　茯苓三钱　水煎服。一剂鼻塞通，二剂咳嗽止，三剂痰浊化，四剂全愈。此方名为散痰，其实散肺之邪也。

此症用**二紫汤**亦效。

紫苏叶　紫菀各一钱　桔梗二钱　甘草　枳壳　黄芩各一钱　天花粉三钱　水煎服。

12. 人有寒气入胃，结成寒痰，日日呕吐，人以为寒痰在胃，谁知是胃气之虚，而寒结为痰乎。凡人胃气旺，则水谷入而化精，原不生痰；惟胃气虚，仅能消谷，不能消水，则水积而为痰矣。然而胃虚者，火气之衰也。火旺则土旺，火衰则土衰，土衰则不能制水，故不变精而变痰也。夫胃土自寒，尚且水变为痰，况外寒又侵胃乎。内外之寒合，自然痰涎日多，下不能化，必至上涌而吐矣，祛寒其可缓乎？惟是祛胃土之寒，**必须补心火之旺，火旺土坚**，何痰不化哉？方用**六君子汤加味**治之。

人参三钱　白术五钱　茯苓三钱　陈皮一钱　甘草三分　半夏一钱　肉桂二钱　水煎服。

六君子汤原是补脾胃之圣药。胃病而治脾者，脾胃为表里，**脾健而胃更健**也。**肉桂上补心火，而下尤补肾火**也。**心火旺而胃温，肾火旺而脾热**，脾胃两热，寒痰有不立消者哉。

此症用加味参术苓附汤亦甚效。

人参一钱　白术三钱　茯苓三钱　附子二分　神曲一钱　麦芽一钱　白芥子三钱　水煎服。

13. 人有热气入胃，火郁成痰，痰色黄秽，败浊不堪，人以为热痰作祟，谁知是胃火之未消乎。夫胃本属土，胃火之盛，由于胃土之衰也。胃土衰而外热犯之，似与胃相宜，何以反化为痰乎？盖胃土既虚，则水谷之入，不能生津以润土，而土气太干，必索外水以相救，水多火胜，而不相化，胃土抑郁而不伸，胃火亦搏结而不发，痰何能消？必变为黄秽败浊之色矣。然则治法不必治痰，补胃气之虚，少加散火抒郁之味，则胃土复强，消痰更易。方用**疏土汤**：

白术三钱　茯苓五钱　干葛五分　人参一钱　甘草三分　陈皮五分　天花粉三钱　竹叶三十片　甘菊二钱　柴胡五分　水煎服。一剂胃郁解，二剂胃火散，三剂胃痰消，四剂全愈。

此方补胃重而泻火轻，以郁火之痰，原未尝太旺也。故补胃而火可散，散火而郁自解，况方中原有葛根、柴胡以解其郁乎？郁开痰豁，必至之势也。

此症亦可用**玄石花粉散**：

石膏二钱　白术三钱　茯苓五钱　天花粉　玄参各三钱　水煎服。

14. 人有感雨露之湿，或墙垣土房之湿，以致湿变为痰，成为痰饮，肢节酸痛，背心作疼，脐下有悸，人以为湿痰成病，谁知是脾气之湿，湿以助湿乎。夫脾最恶湿，必得肾火以燥之，则淤泥之土，始成膏壤，水入脾中，散精而无留伏之害。惟肾火衰微，不能生脾土，而脾土愈湿，土湿自易成痰；又加天地之水气，两相感召，则湿以添湿，痰更添痰矣。治法补肾火以生土。补火之药，仍于补脾之中用之，则火无亢炎之祸，土有健顺之宜。方用**五苓散**治之。

白术一两　猪苓三钱　泽泻二钱　茯苓一两　肉桂二钱　半夏三钱　水煎服。一剂脐下之悸除，二剂肢节、背心之疼痛止，三剂痰饮尽消，四剂全愈。

五苓散乃利水之神剂也。肉桂温命门之火，更能引湿痰化水，尽趋于膀胱而出。尚恐旧痰已化，而新痰又生，故加入半夏以消之，助苓、术之醒脾，尤能奏健土之功也。土生火中，火旺土内，一方而火、土两安，脾肾兼补，此**五苓散**之功也。

此症用制涎汤亦效。

茯苓　薏仁　白术　山药各五钱　肉桂一钱　半夏二钱　水煎服。

15. 人有阴虚枯槁，肺气困乏，嗌塞喉干，咯痰动嗽，此肺气之燥也。夫肺之燥，必非一日，夏伤于热，秋必病燥。肺属金，而金最畏火，**夏火炎炎，肺金不能敌火气之克耳**。但金既畏火克，即宜发燥，何待火退金旺之时，反现燥象？不知金畏火刑，而金尚出其肺中之液，犹可以敌火气之炎，迨火令既过，金无所畏，不足之气形焉，转难济肺气之乏，势必求外水以止渴。然而外水止可入胃，终不可以入肺，且肺气既燥，肺难自顾，何能下生肾水？乃肾中取给又不免，则燥且益燥，咳嗽吐痰之症生矣。治法似宜补脾胃以生肺金矣。然**健脾助胃之药，性多燥烈，以燥投燥**，则肺中之津液未能遽生，反足以添其火炎。必须于润肺之中，而大补其肾水，肾水足而肺金得养，子富而母自不贫也。且肺金之气，夜藏于肾，向因肾涸，力难迎肺金以归藏于肾之内，肺乃取给于肾；而肾之水不足以供肺之用，肺乃半途而返，不忍入于肾子之宫；**肾见肺金之燥，出其涸竭之水以济之，涸竭之水，水中有火**也，肺不敢受，于是不变津而变痰。此痰也，肺未尝欲其上升，无如上焦火旺，肺液干枯，不得不取资于痰，以暂救其嗌燥，故咯而升痰。迨痰既上升，而上焦之火，彼此相斗，嗽又生矣。方用**润燥饮**：

麦冬一两　熟地一两　苏子一钱　白芥子二钱　甘草一钱　桔梗三钱　天门冬三钱　山茱萸五钱　北五味五分　人参一钱　水煎服。二剂肺润，四剂肾润，十剂全愈。

此方用二冬以润肺，用熟地、茱萸以补肾，肺肾相通，加人参、五味以益气，气旺而津液尤易生也。又恐过于补肾，而不上走益肺，故加升提之味，使益肺多于益肾。尚虑用参以助燥，更入苏子、甘草使之调和于上焦之间，同白芥子以消膜膈之痰，又不动火以增燥，亦何致有痰嗽之患哉。

此症亦可用**润槁汤**治之。

熟地　麦冬　葳蕤各一两　甘草五分　百合五钱　贝母一钱　水煎服。

16. 小儿痰气壅阻，窍隧不开，手足逆冷，有如风症，人以为慢脾风也，谁知是脾虚而痰盛乎。夫小儿以脾健为主，脾土不旺，则所食之水谷，尽变为痰。痰气既盛，则经络之间，无非痰结，窍隧闭塞，气即不能展舒矣。脾主四肢，手足者，脾之所属也；脾气既不能展舒，何能运动夫手足乎？此逆冷之所以成，而非外风之中也。风性甚动而且急，使真有风入，则疾风暴雨，势不可当，安有迂缓舒徐者乎？无奈前人巧立名色，谓是慢惊之风，创造牛黄、犀角、蛇、蝎等药以疗之，遂至杀小儿如草菅，深可痛惜！使早用健脾之剂，少佐之以祛痰之药，则无儿不可活也。方用**健脾开涎散**：

人参五分　茯苓二钱　陈皮二分　苡仁二钱　干姜二分　砂仁一粒　白术二钱　天花粉五分　水煎服。一剂风定，二剂痰消，三剂全愈。

此方健土以消痰，与**六君子汤**不相上下。然六君子用半夏以消痰，未免有耗气之失，不若此方专利脾中之湿，又能通气温中，更胜于六君子也。倘执此方，概治小儿之痰，庶几全活者众矣。

此症用**健运汤**亦佳。

人参一钱 茯苓三钱 甘草 枳壳 苏叶 半夏各三分 益智仁三粒 白豆蔻一粒 水煎服。

17. 人有老痰结成黏块，凝滞喉咙之间，欲咽不下，欲吐不能，人以为气不清，谁知是肝气之甚郁乎。此等之痰，必成黄秽之色，盖留于膜膈之上也，老人虚火最多。此痰非舒发肝木之气，断然难消。然徒舒肝木之气，不大补肝中之血，则胁间之燥不能除，膜膈之痰亦不能化。**然而肝中之血，肾水之所滋也**，补肝必须补肾，而兼消痰、方用**润燥破痰汤**：

白芍一两 香附一钱 青黛五分 天花粉二钱 白芥子二钱 玄参五钱 茯苓三钱 山药三钱 水煎服。一剂痰易吐，二剂痰易咽矣。连服四剂，而痰块开矣。再服四剂而老痰尽消。

此方肝肾两治，肝气宣而肝血养，则肝火不搏聚于胸中，自然老痰不凝滞于胁内。惟是老痰最难速化，此方必须多用，但不可责其近功耳。

此症用**宽膜汤**亦效。

白芍三钱 枳壳三分 甘草五分 神曲三钱 白芥子三钱 炒栀子一钱 白术二钱 郁金一钱 水煎服。

18. 人有痰在膈上，大满大实，气塞不能伸，药祛而不得下，人以为邪在上也，谁知是邪在下乎。夫上病宜疗下，何以古人用上治吐法而能愈乎？此亦一时权宜之法，非可常用之道。世人遵张子和之教，一见满实之症，便用吐药，谁知尽可不吐哉。凡见实满之症，下之自愈，但下不同耳。下之者，乃祛入胃中，非祛入肠中也。痰涎上壅于膈，原是胃气之盛，而本于胃火之盛也。泻胃火之有余，自然现胃气之不足，胃气无满实之象，膈中满实，安能重满重实耶？势必痰气顿消，尽落于胃中矣。何必涌痰上吐，损伤胃气，使五脏之尽反复哉。方用**降痰舒膈汤**：

石膏三钱 天花粉三钱 厚朴一钱 枳壳一钱 半夏一钱 茯苓五钱 益智仁五分 水煎服。一剂满实平，二剂满实尽除，痰亦尽下。

此方泻胃火而降痰，实有奇功。虽其性亦迅烈不平，然胜于吐法实多也。世人欲用吐法者，先用此方不效，后再用吐药，有益于生命无穷，幸勿哂医学平庸，谓用药之胆怯也。

此症亦可用**伸膈汤**治之。

瓜蒌三钱 半夏三钱 枳壳一钱 甘草一钱 水煎服。

19. 人有遍身俱长大小之块，累累不一，人以为痰块也，谁知是气之不行，而痰因结之而不散乎。夫**怪病多生于痰，身中长块**，亦怪病之一也。然而痰生块结，必有其故，盖痰之生本于湿，块之结成于火，故无湿不能生痰，而无痰不能成块。第痰之生也，虽生于湿；块之成也，虽成于火，苟气旺而湿又何留？湿苟不留，火又何从而起？是消块不必去火，惟在于消痰；亦不必全消夫痰，又在亟**补其气**，盖**气旺则痰消，痰消则块亦消**也。方用**二陈汤加味**治之。

人参三钱 茯苓三钱 白术五钱 陈皮二钱 半夏三钱 白芥子三钱 姜炒黄连五分 水煎服。十剂消半，三十剂全消。

此方本消痰之圣药，亦消块之神剂。**块成于痰，消痰即所以消块**也。

此症亦可用**矾石消垒散**：

泽泻 半夏各三钱 茯神 白术各五钱 苡仁一两 附子二分 人参二钱 甘草五分 白矾一钱 黄连三分 水煎服。十剂自消。

20. 人有性喜食酸，因多食青梅，得痰饮之病，日间胸膈中如刀之刺，至晚而胸膈痛止，膝骱大痛，人以为胃中之寒，谁知痰饮随气升降而作痛乎。夫痰在上宜吐，痰在中宜消，在下宜降。今痰饮在胸膈之间，是痰在上焦也，不可用消痰、降痰之法，必当用吐药吐之。惟是吐痰必伤其气，毋论**大吐之后，使脏腑反复，多伤胃气**。**而多食酸味之人，则肝木必旺**，而恣肆其横逆之势，以伤中州之土矣。土伤则胃气更损，虽久积之痰顿失，新长之痰安保其不再聚乎。（症伤于酸，必用吐法以开之也，乃吐不伤经，尤善用吐也。治法于吐中而仍行其补胃、平肝之法，使痰去而正又不亏之为得也。）方用：

参芦一两　瓜蒂七枚　白芍一两　白芥子一两　竹沥二合　水煎服。一剂必大吐，尽去其痰，其痛如失。然后用**二陈汤**调理，不再痛。

前方名为倒痰汤，用**参芦以扶胃土**，用白芍以平肝木，用白芥子、竹沥共入于瓜蒂之中，吐痰即用消痰之药，使余痰尽化，旧痰去而新痰不生，得治痰之益，又绝其伤气之忧也。

此症用**蒌苏饮**亦佳。

瓜蒌三钱　甘草一钱　半夏三钱　苏叶三钱　竹沥一合　陈皮一钱　水煎服。

21. 人有偶食难化之物，忽然动惊，因而饮食减少，形体憔悴，面色黄瘦，颠寒作热，数载不愈，人以为痨瘵之症也，谁知痰裹其食而不化乎。夫伤食之病，未有手按之而不痛者，况痰裹其食，其痛尤甚，何以经岁、经年而人未知也？且食至岁月之久，宜当消化，何久留在腹乎？不知食因惊而留于腹者，食存于两胁之旁，外有肋骨护之，手按痛处不能及也。食因痰裹，痰既不消，食亦不化，故有留中数载，仍为旧物，人所未知也。两胁之地，乃肝木之位，痰食积于中，自生如疟之症，发寒发热，状似痨瘵，以痨瘵治之，则惊气不解，而痰食如故，病何能愈哉？治法开其惊、降其痰食，数载之病，一朝可去。方用**释惊汤**治之。

白芍一两　当归五钱　青木香三钱　大黄三钱　枳实一钱　白芥子三钱　茯苓三钱　枳壳一钱　甘草五分　麦芽一钱　山楂十粒　水煎服。一剂而痰食尽下，不必再剂。

此方消痰降食，专走于两胁之间，开其惊气，故奏功如神耳。

此症用**易消散**亦效。

山楂三钱　麦芽三钱　白术一两　鳖甲一两　茯苓三钱　半夏三钱　附子一片　水煎服。

卷之十

鹤膝门二则

1. 人有足胫渐细，足膝渐大，骨中酸疼，身渐瘦弱，人以为鹤膝之风，谁知水湿之入骨乎。夫骨最坚硬，湿邪似难深入，何竟入于膝乎？此因立而行房所成也。凡人行房，必劳其筋骨，至于精泄之后，则髓必空虚，髓空则骨空，邪即乘其虚空而直入矣。若膝则筋骨联接之处，骨静而膝动，动能变而静不能变也。不变者形消，能变者形大。但其病虽成于肾精之虚，而治病断不可单治其肾，因所犯者湿耳。**湿乃阴邪，阴邪必须以阳气祛之。肾之精，阴水**也。补精则精旺，阴与阴合，阴无争战之机，不战而邪何能去？故不当补精而当补气。方用**蒸膝汤**：

生黄芪八两　金钗石斛二两　薏仁二两　肉桂三钱　水煎二碗，先服一碗，即拥被而卧，觉身中有汗意，再服第二碗，必两足如火之热，切戒不可坐起，任其出汗，至汗出到涌泉之下，始可缓缓去被，否则万万不可去也。一剂病去大半，再剂病全愈。

此方补气未免太峻，然气不旺不能周遍于一身，虽用利湿健膝之药，终不能透入于邪所犯之处，而祛出之也。第大补其气，而不加肉桂之辛热，则寒湿裹住于膝中，亦不能斩关直入于骨髓，而大发其汗也。至于绝不治风者，以此病原无风也。若作风治，愈耗其气，安得取效哉？

此症用**加味芪桂汤**亦妙。

黄芪三两　肉桂三钱　破故纸二钱　牛膝三钱　水煎服。服必有大汗如雨，二剂愈。

2. 鹤膝之症有二：一本于水湿之入骨，一本于风湿之入骨也。前条乃言水湿入骨，未言风湿入骨之症。大约水湿之病，骨重难移；风湿之症，骨轻可走，至于酸痛则一也。虽然酸痛亦有微别：水湿之痛，在一处而不迁；风湿之痛，移来移去而无定。治法不可徒治风湿也，用**散膝汤**治之：

黄芪五两　防风三钱　肉桂五钱　茯苓一两　水煎服。服后亦拥被而卧，听其出汗，不必惊惶，汗出愈多，去病愈速。

夫黄芪原畏防风，得防风而功更大。吾多用黄芪，正恐人之难受，加入防风，能于补中以行其气；得肉桂之辛散，引入阳气，直达于至阴之中；又得茯苓共入膀胱，利水湿之邪，内外兼攻，内既利水，而外又出汗，何风湿之不解哉？惟是大汗淋漓，人恐有亡阳之惧，谁知用散药以出汗，若为可虑，今用黄芪补气以出汗，乃发邪汗而非损正汗也。邪汗能亡阳，正汗反能益阳耳，此所以二剂而收全功也。

此症用**薏术防桑汤**亦效。

防风三钱　桑叶二两　陈皮一钱　破故纸二钱　薏仁一两　白术一两　水煎服。亦必出大汗而愈，只消一剂也。

疠风门二则

1. 人有头面、身体先见红斑，后渐渐皮破流水成疮，以致鬚眉尽落，遍身腐烂，臭秽不堪，人以为大麻风也，谁知是火毒结成之病乎。大麻风之病，南粤甚多，以其地长蛇虫，热毒之气，裹住于皮肤之间，湿蒸之气，又藏遏于肌骨之内，故内外交迫，蕴结不能遽宣，反致由斑而破，由破而腐也。此系最恶之病，不特南粤多生此病也。盖毒气何地没有，湿热乃天地所成，正不可分南北也。治法必以解毒为先。然而近人元气虚者甚众，徒泻其毒，未必不先损其正，惟是补正又恐引邪入内，要当于补中散邪为妙。方用**散疠汤**：

苍术三钱　熟地一两　玄参一两　苍耳子三钱　车前子三钱　金银花二两　薏仁五钱　水煎服。连服十剂，可半愈也。再服十剂，必全愈。

此方补肾健脾，又有散风、去湿、化毒之品，则攻补兼施，正旺而邪退也。倘纯用寒凉，或全用风药，鲜有奏功者矣。

此症用**黄金汤**亦效。

大黄五钱　金银花半斤　水煎汁三碗，分作三次服。一日服完，必然大泻恶粪，后单用金银花三两，连服十日全愈。

2. 人有生大麻风者，不必尽在两粤之中，往往居于两粤之外而亦生者，人以火毒之入身也，谁知感酒湿之毒而成之者乎。夫酒气熏蒸，最能害人，或卧于酒槽之上，或坐于酒缸之边，皆能成病，大约多得之行房之后。盖行房泄精，则毛窍尽开，酒气易中，其病与大麻风无异。但两粤之病，必相传染于家人、父子之间，独感酒毒而成者，止在本人，而他人无恙也。治法虽泻火毒，仍需兼化酒毒为妙。方用**解疠神丹**：

茯苓三钱　白术五钱　薏仁五钱　黄连一钱　玄参一两　金银花三两　柞木枝三钱　水煎服。连服十剂，未烂者可愈；已烂者，再服二十剂可愈也。

此方健脾去湿，化毒解酒，正气无伤，邪气易退。倘认疠风纯是火毒，单用祛毒、泻火之味，置酒湿于不问，非善治之法也。然酒湿之毒，何以别之？闻酒香而生憎，饮美醖而添疼，此乃感酒毒而成者也；倘若闻酒香而流涎，饮美醖而作痒者，非感酒毒，乃感火毒也。

此疠成于酒毒，亦可用**黄金汤**加柞木枝五钱，照前服之，得泻而愈。

遗尿门三则

1. 人有夜卧遗尿者，其人畏寒喜热，面黄体怯，大便溏泄，小水必勤，人以为小肠之虚，谁知肾气之虚乎。夫肾与膀胱为表里，膀胱之开阖，乃肾主之也。盖膀胱奉令于肾，**肾寒则膀胱自不尊肾之令，故肾不闭而膀胱亦不闭**也。治法约肾之水而水寒，不若**温肾之水而水缩**也。方用**温泉饮**：

白术一两　巴戟天一两　益智仁三钱　肉桂一钱　水煎服。一剂即止遗，连服四剂，不再遗矣。

此方脾肾两补之法，肉桂温命门之寒，益智断膀胱之漏，且白术通腰脐之气，自然病与药宜。盖遗尿之病，虽成于肾寒，亦由腰脐之气不通，则水不走于小肠，而竟走于膀胱也。通其腰脐之气，则水迂回其途，自走小肠；小肠与心为表里，而心气能摄之而不遽遗也。且白术又上能补心之气，心气虚则水泻，心气旺而水又难泻矣。心肾交而泉温，亦心肾交而泉缩矣。

此症可用**萸术益桂汤**治之。

山茱萸五钱　白术一两　肉桂一钱　益智仁一钱　水煎服。

2. 人有年老遗尿者，不必夜卧而遗也，虽日间不睡而自遗，较前症更重，此命门寒极不能制水也。夫老人孤阳，何至寒极而自遗乎？盖人有偏阴、偏阳之分，阳旺则有阴虚火动之忧，阳衰则有阴冷水沉之患。少年时，过泄其精，水去而火又何存。夫水火必两相制者也，火无水制则火上炎，水无火制则水下泄。老人寒极而遗，正坐水中之无火耳。惟是补老人之火，必须于水中补之，以老人火衰而水亦不能甚旺也。方用**八味地黄汤**：

熟地一两　山茱萸一两　山药五钱　茯苓二钱　泽泻一钱　丹皮一钱　附子一钱　肉桂一钱　水煎服。连服二剂，溺即止矣，服十日全愈。约照此方分两，修合丸散，每日服一两，永不再遗。

八味地黄汤，正水中补火之圣药。水中火旺，则肾中阳气，自能通于小肠之内，下达于膀胱。膀胱得肾之气，能开、能合，一奉令于肾，何敢私自开关，听水之自出乎？气化能出，即气化能闭也。惟是**八味汤**中，茯苓、泽泻过于利水，老人少似非宜。丹皮清骨中之热，遗尿之病，助热而不可助寒，故皆略减其分量，以制桂附之横，斟酌得宜，愈见**八味汤**之妙。然此方但可加减，而不可去留，加减则奏功，去留则寡效也。

此症亦可用**助老汤**治之。

熟地一两　山茱萸一两　益智一钱　肉桂二钱　远志一钱　炒枣仁五钱　人参三钱　北五味二钱　水煎服。

3. 人有憎热喜寒，面红耳热，大便燥结，小便艰涩作痛，夜卧反至遗尿，人以为膀胱之热也，谁知是心火之炎亢乎。夫心与小肠为表里，心热而小肠亦热。然小肠主下行者也。因心火太盛，小肠之水不敢下行，反上走而顾心。及至夜卧，则心气趋于肾，小肠之水，不能到肾，只可到膀胱，以膀胱与肾为表里，到膀胱即是到肾矣。然而膀胱见小肠之水，原欲趋肾，竟不相合，且其火又盛，自能化气而外越，听其自行，全无约束，故遗尿而勿顾也。治法将泻膀胱，而膀胱无邪；将补膀胱，而膀胱又未损正。然则奈何？**泻心火之有余**，而遗尿自止矣。方用**清心莲子饮加减**治之。

茯苓三钱　麦冬三钱　竹叶三十片　莲子心三钱　黄连二钱　白芍五钱　陈皮五分　丹皮二钱　天门冬三钱　紫菀一钱　玄参三钱　水煎服。一剂少利，再剂大利，三剂全愈。

此方专清心火，不去止小肠之水，盖此等遗尿，愈止而愈遗也。

此症亦可用**加减逍遥散**治之。

茯苓　白芍　当归　车前子各五钱　山药　丹皮各三钱　柴胡　黄连各一钱　人参五分　陈皮三分　甘草五分　水煎服。

脱肛门二则

1. 人有脱肛者，一至大便，则直肠脱下，而不肯收，久则涩痛，人以为肠虚下陷也，谁知阳气之衰不能升提乎。夫**脱肛**之症，半**成于脾泄，泄多则亡阴，阴亡必至下坠，而气亦下陷**，肠中湿热之污秽，反不能速去为快，于是用力虚努，过于用力，直肠随努而下矣。迨至湿热之邪已尽，脱肛之病已成，必须升提阳气，佐之去湿、去热之剂。然而提气，非用补气之药，则气不易升，补气不用润肠之味，则肛无难脱，要在兼用之为妙也。方用**提肠汤**：

人参三钱　黄芪五钱　当归三钱　白芍一两　升麻一钱　茯苓三钱　槐米一钱　薏仁五钱　水煎服。连服四剂，肛肠渐升而入。再服四剂，不再脱。

此方补气以升提，则气举于上焦，一身之滞气自散。润肠则肠滑，湿热自行矣。

此症亦可用**加味补血汤**。

黄芪　当归各五钱　升麻一钱　北五味子十粒　连服十剂全愈。

2. 人有不必大便而脱肛者，疼痛非常，人以为气虚下陷也，谁知大肠之火奔迫而出之乎。夫大肠属金，原属于肺，肺与大肠为表里，休戚相关。大肠不胜火气之炎烧，不得已欲求救于肺，而肺居膈上，远不可救，乃下走肛门，聊为避火之计。肛门既属于肺，大肠畏火，岂肛门独不畏火耶。况魄门与大肠，既有同气之好，祸难相救，宁忍坐弃，故以己之地方甘心让客，而己身越境以避其气，此肛门、直肠所以脱出于粪门之外也。疼痛者，火焚被创，无水以养，故干燥而益疼也。此等之病，用升提之法，全然不效，反增其苦楚，盖升提之药，多是阳分之品，阳旺则阴虚，阴虚则火益胜，安有取效之日哉？治法宜急泻其肠中之火，火息而金自出矣。然而大肠之火不生于大肠也。胃火盛而大肠之火亦盛，肾水干而大肠之水亦干，单治大肠之火，而不泻胃中之火，单治大肠之水，而不益肾中之水，则大肠之水不生，而大肠之火亦不息，何以使大肠之气返于腹中，肛门之肠归于肠内哉？方用**归肠汤**：

玄参一两　石膏三钱　熟地一两　丹皮三钱　当归三钱　地榆三钱　槐花二钱　荆芥炒黑三钱　水煎服。一剂痛安，再剂肠升，三剂全愈。

此方胃肾同治，兼去清大肠之火。水源不断，则火气自消，有不急返者乎？客去而主归，则必然之理也。

此症用榆地玄归汤亦效。

地榆三钱　当归一两　玄参一两　生地一两　水煎服。连用十剂全愈。

强阳不倒门二则

1. 人有终日举阳，绝不肯倒，然一与女合，又立时泄精，精泄之后，随又兴起，人以为命门之火，谁知阴衰之极乎。夫阴阳原两相平者也。无阳则阴脱而精泄，无阴则阳孤而势举，二者皆能杀人。彼此相较，阴脱之症，骤而死；阳孤之病，缓而死。似乎骤而死者难治，缓而死者易医。而孰知阴脱之症，其阳不绝，补阳可以摄阴；阳孤之病，其阴已涸，补阴难以制阳。盖阳生阴甚速，阴接阳甚迟，故脱阴留阳者往往可援，孤阳无阴者每每不救耳。虽然阴根于阳，补阳而阴可生，安在阳不根阴，而补阴即不能生阳乎？使**强阳不倒之人，尚有一线之阴在，则阴必可续而可生**，阴既生矣，则阳不为孤阳，阴日旺而阳日平，谁谓非死里求生之妙法乎。方用**平阳汤**：

玄参三两　山茱萸一两　沙参二两　地骨皮一两　丹皮一两　水煎服。连服二剂，而阳不甚举矣。又服四剂，阳又少衰矣。再服四剂，阳平如故。

此方纯是补阴之药，更能凉其骨中之髓。又恐过于纯阴，与阳有格格不入之意，复加入山茱萸，阴中有阳也，使其引阴入阳，以制其太刚之气，真善于制刚也。倘见其火旺之极，妄用黄柏、知母以寒凉折之，毋论水不可以灭火，反激动其龙雷之怒，**阴不能入于阳之中，阳反离夫阴之外**，有不至于死亡而不可得也。

此症亦可用**济阳汤**治之。

熟地二两　玄参　麦冬　沙参各一两　久服自安。

2. 人有终日操心，勤于诵读，作文之时，刻苦搜索，及至入房，又复鼓勇酣战，遂至阳举不倒，胸中烦躁，口中作渴，两目红肿，饮之以水不解，人以为阳旺之极，谁知心肾二火之齐动乎。夫心肾无一刻不交，心交于肾，则肾火无飞腾之祸；肾交于心，则心火无亢烈之忧。若日劳其心，则心不交于肾；夜劳其肾，则肾亦不交于心。心肾不交，则水火无既济之好，觉一身上下，无非火气，于是心君失权，肾水无力，而命门之火与心包之火，反相合而不相离，**骨中髓动，髓海煎熬，肝中龙雷之火亦起而相应，三焦之火亦且附和**，以助其炎上之势，火尽上升，阳无所寄，势不得不仍归于下，下又难藏，因走于宗筋阴器之间，阳乃作强而不可倒矣。此等之病，至危之症也，非迅解二火，阳何能倒。然解火又禁用寒凉以直折其火，盖二火乃虚火，而非实火。惟有引火归经，少用微寒之品，以退其浮游之火，则火自归源，而鲜决裂之虞。方用引火两安汤：

玄参一两 麦冬二两 丹皮五钱 沙参一两 黄连一钱 肉桂一钱 水煎服。一剂而火少衰，二剂而阳乃倒矣。连服四剂，而火乃定。减黄连、肉桂各用三分，再服数剂，两火不再动矣。

此方补阴以退阳，补阴之中，又无腻重之味，得黄连、肉桂同用，以交心肾，心肾合而水气生，水气生而火自解。况玄参、麦冬、沙参又是退火之味，仍是补水之品，所以能退其浮游之火，解其亢阳之祸也。

此症亦可用**加减济心丹**：

人参 炒枣仁各五钱 熟地 玄参 麦冬 丹皮各一两 莲子心 茯苓各三钱 水煎服。四剂即安。

发斑门二则

1. 人有身不发热，胸胁之间，发出红斑，不啻如绛云一片，人以为心火热极，谁知胃火之郁极乎。夫胃火本宜炎上，何郁滞不宣？盖风寒外束之也。火欲外出，遇寒遏抑之，则火不得出而内藏。然而火蕴结于胃中，终不能藏之也，于是外现于皮肤，发红云之斑矣。此时以凉药逆投之，则拂其热之性，而变为狂；以热药治之，则助其火之势，而增其横。必须以风药和解之为得，又不可竟用风药也。大约火旺者水必衰，不补其水，仅散其火，则胃中燥热何以解氛，不得风而愈扬乎。诚于水中散其火，则火得水而有制，水佐风而息炎，斑且消灭于乌有，断不至发汗亡阳，以成不可救之症也。方用**消红汤**：

干葛二钱 玄参一两 当归一两 芍药五钱 升麻一钱 生地一两 麦冬一两 甘草一钱 天花粉二钱 水煎服。

此方补阴以制火，凉血以化斑，但用散而不用寒，但用和而不用战，自然郁宣而热减，水旺燥除，何斑之不尽消哉。

此症用**散云汤**亦效。

葛根三钱 青蒿五钱 生地一两 玄参一两 升麻一钱 贝母三钱 麦冬五钱 水煎服。二剂愈。

2. 人有满身发斑，非大块之红赤，不过细小之斑，密密排列，斑上皮肤时而作痒，时而作痛，人以肺火之盛也，谁知肺火之郁乎。盖**肺主皮毛，肺气行而皮毛开，肺气郁而皮毛闭**。其所以郁者，以心火刑金，外遇寒风之吹，肺火不得达于皮毛，而斑乃现矣。然则肺之生斑，仍是内热之故。治法仍宜泻火。然火郁于皮毛，不用解表，而骤用泻火之品，反能遏抑火气，不向外达，反致内攻，势必至表症变为里症，尤可虞也。故必须散表之中，佐以消火，则散斑自速也。方用**散斑饮**：

玄参五钱 升麻二钱 白芷一钱 荆芥二钱 甘草一钱 麦冬五钱 生地一两 黄连一钱 天花粉三钱 水煎服。一剂斑消，二剂全消。

此方散多于清者，以清火则火愈郁，而气不宣，散风则风尽解，而火亦息也。

此症亦可用**苏叶解斑汤**：

苏叶三钱 生地三钱 麦冬五钱 甘草一钱 桔梗二钱 升麻一钱 贝母二钱 当归五钱 水煎服。二剂愈。

火丹门三则

1. 人有身热之后，其身不凉，遍身俱红紫之色，名曰火丹，人以为热在胸膈，谁知热在皮肤乎。夫火丹似与发斑相同，何分二名？不知二病热虽相同，而症实各异。盖发斑者，红白相间也。火丹者，一身尽红也。发斑热郁于内而发于外，火丹热郁于外而趋于内。发于外者，有日散之机；趋于内者，有日深之势。故发斑之症轻，火丹之病重。然不知消火之法，轻者未必不变为重；苟知散郁之方，重者亦变为轻也。故**治火丹之病，补其水之不足，散其火之有余**，使火外出，不在内攻可也。方用消丹饮：

玄参三两　升麻二钱　麦冬一两　桔梗二钱　生甘草一钱　水煎服。一剂丹化，不必二剂。

此方用玄参解其浮游之火，以麦冬滋其肺金之气，用桔梗、升麻表散于毛窍之间，用甘草调和于脏腑、经络之内，引火外行，所以奏功神速耳。

此症亦可用**防桔汤**治之。

防风一钱　麦冬　玄参各一两　桔梗三钱　甘草一钱　天花粉二钱　黄芩二钱　水煎服。一剂轻，二剂愈。

2. 人有赤白游风，往来不定，小儿最多此症，似乎发斑，但发斑有一定之根，赤白游风，无一定之色，人以为三焦之实火，谁知是胃火之郁热乎。夫胃火不郁，必有发汗亡阳之祸，正惟火郁不宣，则热不在外而在内矣。然而火盛自必由内达外，而外又不可遽达，于是或发于此移于彼，或现乎白而改乎红，竟无有定象耳。论其治法自宜以清热为主，而清热必须凉血。然血寒则凝滞不行，虽血能止火，而终难散火，必须行血以舒热耳。方用**清火消丹汤**：

生地一两　丹皮三钱　甘草一钱　玄参三钱　牛膝二钱　赤芍三钱　荆芥二钱　天花粉一钱　水煎服。连服二剂而丹消矣，再服二剂全愈。

此方凉血而兼行血，清火而并散火，既无大寒之虞，自无甚热之虑，郁易开而火易达矣。

此症用**荆芥祛风汤**治之。

荆芥二钱　甘草一钱　半夏五分　麦冬五分　当归三钱　白芍三钱　水煎服。

3. 人有满身发斑，色皆黄白，斑上有水流出，时而作疼，久之皮烂，人以为心肝二经之火，谁知脾肺之湿热乎。盖火丹原有二症：一赤火丹，一白火丹也。赤丹皮干，白丹皮湿，赤丹属心肝之火，白丹属脾肺之湿。然而热郁于皮毛，则赤白、干湿一也。夫湿从下受，其病宜在下身，何上身亦成黄白之丹乎？盖脾为肺之母，脾病子愿代母以受其苦，将湿气分散于皮毛，火热亦随之而外越，然而脾病肺尚不至十分之切肤，所以湿热之邪，畏肺气之健，不敢径从皮毛而泄，反留恋于皮毛之中，而色乃外现黄白耳。治法利其水湿之气，解其火热之炎，仍从膀胱下走，皮毛正不必外逐也。盖湿热之盛，原在脾不在肺，母逐其仇，子有不随之而共逐者乎？所以**祛其脾之湿热**，而肺中之湿热不逐自散。方用**除湿逐丹汤**：

防风三分　苍术三钱　赤茯苓五钱　陈皮五分　厚朴一钱　猪苓一钱　山栀子三钱　甘草三分　白术三钱　薄桂三分　水煎服。连饮数剂，丹退而愈。

此方利水多于散火者，以湿重难消，水消则火亦易消也。

此症用**桑白分解散**亦效。

薏仁二两　泽泻三钱　升麻一钱　天花粉三钱　桑白皮三钱　神曲三钱　水煎服。

离魂门三则

1. 人有心肾两伤，一旦觉自己之身分而为两，他人未见而己独见之，人以为离魂之症也，谁知心肾之不交乎。人身之心肾，无刻不交。心不交于肾，则梦不安；肾不交于心，则神发躁。然此犹心病，而肾不病，肾病而心不病也，故梦虽不安，魂犹恋于心之中；神虽发躁，魂尚依于肾之内，魂欲离而不能离也。惟心肾之两亏，则肾之精不能交于心，而心之液不能交于肾，而魂乃离矣。虽然魂藏于肝，未闻藏于心肾也。心肾亏而肝气未伤，则肝能藏魂，何便至于离哉？不知肝之母肾也，肝之子心也。肝居于心肾之间，肾亏则无水以生肝，而肝伤矣；心亏则无液以耗肝，而肝又伤矣。肝伤则血燥，血燥则魂不能藏，往来于心肾，母不能生，子不能养，魂安得不离哉。治法似宜大补其肝血，以引其魂之入肝矣。然而魂虽入肝，心肾未补，仍耗损肝木之气，魂即暂归而复离，必须兼补心肾之为得也。方用**摄魂汤**：

生枣仁五钱　麦冬一两　熟地一两　白芍一两　当归五钱　山茱萸五钱　人参一两　茯神五钱　远志二钱　巴戟天五钱　柏子仁三钱　白芥子二钱　水煎服。一剂而魂合为一矣。连服数剂，不再离也。

此方心、肝、肾兼治，**肾水润而肝不燥，肝血旺而心不枯**，心欲交于肾，而肝通其气，肾欲交于心，而肝导其津，自然魂定而神安，神安而目一，不至有歧视之分也。

此症用**合魂丹**亦可治。

人参五钱　茯神三钱　炒枣仁一两　熟地二两　莲子心五钱　巴戟天一两　水煎服。一剂而魂合矣。

2. 人有终日思想情人，杳不可见，以至梦魂交接，醒来又远隔天涯，日日相思，宵宵成梦，忽忽如失，遂觉身分为两，能知户外之事，人以为离魂之症，谁知心肝之气郁乎。夫肝本藏魂，气郁则肝气不宣，宜乎魂之不出矣。不知肝郁必至克脾，思想又必伤脾，脾土一伤，即不能输精于心肝之内，而心气必燥；肝又因郁而血干，无津以润心，则心更加燥，心燥则肝气不安，日欲出气以顾心，而情人不见，心中拂抑，愈动其郁，郁极火炎，而魂不愿藏于肝中，乃随火外出之为快，魂既外出，而躯壳未坏，故能回顾其身，视身为二也。治法必须舒肝气之郁，滋心气之燥，兼培其脾土，使土气得养生津，即能归魂矣。方用**舒魂丹**：

人参一两　白芍一两　当归五钱　白术五钱　茯苓五钱　麦冬五钱　丹砂末一钱　菖蒲一钱　柴胡一钱　郁金一钱　天花粉一钱　甘草一钱　水煎服。一剂而魂定，二剂而身合为一矣。

此方心、肝、脾同治之法也，而舒肝为甚。病成于郁，解郁而神魂自定，然则**舒魂丹**即**舒肝之丹**也。

此症用**归魂饮**亦效。

白芍二两　人参五钱　贝母　香附各三钱　郁金一钱　水煎服。二剂而魂归矣。

3. 人有狂症初起，身在床上，能知户外之人，口中骂詈，嫌家人不出户迎入，人亦为离魂之病，谁知胃火犯心乎。夫心火本生胃土，有母子之谊，何故犯心，使心神之出外？不知胃土乃心之娇子也，胃弱则心火来凑于胃，胃强则心火反避夫胃矣。盖心火宁静，胃火沸腾，当胃火焚烧之时，胃且自身不顾，安顾其父母乎？其犯上作乱，弑逆之事往往不免，故心君姑息，宁下堂而走，以避胃火之焚烧，所以心神外出，成离魂之危病也。夫魂既离身，宜随出随死，何尚有一二日之苟延？因心神虽出，而心气犹未绝耳。救法舍**人参竹叶石膏汤**别无二法。然必须大剂煎之，恣其酣饮，庶几可救，否则尚在生死之间也。方中**最宜多者石膏也；其次必多用人参**，大约石膏宜用二两，人参须用一两，兼而施之，实夺魂之妙药也。倘因循不用，或用此方，畏首畏尾，少用石膏、人参，均无济于返魂也。或谓多用石膏，少用人参，未为不可。嗟乎！定狂原止藉石膏之多，返魂非人参不可，盖魂已外越，一时回宫，必摇摇靡定，若不多用人参，何以安神，使之不再离耶？此人参之所以必当多用耳。

此症单用玄参三两，水煎服。二剂而魂不离也。

疰夏门二则

1. 人有时值夏令，便觉身体昏倦，四肢无力，朝朝思睡，全无精神，脚酸腿软，人以为疰夏之病，谁知肾水之亏乏乎。夫夏令火炎，全藉肾水之润，则五脏六腑得以灌注，不至有干燥之患。然而夏日正当水衰，人之肾水，未有全旺者也。凡人至夏，虽多困倦，但未若疰夏之甚。疰夏者，肾水亏乏，乃冬不藏精之故也。精不藏于冬，火难胜于夏，故困乏矣。虽然夏令火胜，多伤脾胃，人之困乏，自是脾胃之气衰弱故也。与肾水似乎无涉，讵知肾中无水，不能分润于脾胃，则脾胃水干，何能制外火之旺乎？火无水制，脾胃受火之刑，则脾胃无津，仅可自顾，势难转输于手足，四肢无力，精神倦怠，亦其宜也。治法必须脾健胃开为主。脾健胃开，则所用饮食，自然变化精微，以生肾水，又得补肾之药，以蒸动脾肾之气，则水土不相克，而相生，何虑疰夏之病哉。方用**胜夏丹**：

白术二钱　茯苓二钱　陈皮三分　人参五分　北五味子三分　熟地五钱　山茱萸二钱　神曲三分　白芥子一钱　山药三钱　芡实三钱　炒枣仁一钱　水煎服。每日一剂，服十剂，精神焕发矣。再服十剂，身体健旺。

此方视之，若平平无奇，而轻重多寡，配合入妙。既无阳胜之虞，又无阴衰之弊，醒脾胃之气，生心肾之津，可久饵以取效，亦可近服以图功也。

此症用**鼓神汤**亦效。

熟地　麦冬各五钱　白芍　地骨皮　沙参各二钱　甘草　贝母各三分　人参　神曲各五分　白术三钱　丹皮一钱　水煎服，日服一剂。服一剂，精神自旺，不困倦矣。

2. 人有三伏之时，悠悠忽忽，懒用饮馔，气力全无，少贪美味，腹中闷胀，少遇风凉，大便作泻，人以为疰夏之病，谁知脾气之困乏乎。夫人之先天乃肾，后天乃脾也。脾气健则所用饮食自化精微，足以供肾水之不足。苟或春冬之际，先伤脾土，则土衰难以化物，所用饮食，势必停住于胃中，肾水无脾土之资生，则肾气更涸，何能分布于筋骨，此精神气力之倦乏也。似乎治法宜急补其脾矣，然脾土非肾火不生，肾火非肾水不长，故补脾者，必须补肾中之水火也。方用**八味丸**：

熟地八两　山茱萸四两　山药四两　泽泻　丹皮　茯苓各三两　附子一枚，甘草水制之　肉桂二两　蜜为丸。每日晚服八钱，服半月健饮，服一月饱闷除矣，服两月疰夏之病全愈。

夫肉桂补火，而六味丸则纯补水者也。补水之味，多于补火，则火得水之益而不燥，土得火之利而不湿矣。此仍补先天以益后天之法也。

此症用**健脾饮**亦效。

白术　葳蕤各五钱　茯苓　山茱萸　白芍各三钱　人参二钱　甘草五分　当归　牛膝　麦冬各三钱　北五味三分　肉桂一钱　水煎服。连服一月，精神自健。

脚气门一则

人两跗忽然红肿，因而发热，两胫俱浮，作疼作痛，人以为伤寒之病，谁知是脚气之症乎。夫伤寒症中，原有脚气之门，然而脚气非伤寒也。脚气感染湿热，先从下受；伤寒感冒风寒，先从上受，故伤寒乃阳症，而脚气乃阴病也。夫湿热下感，宜从下治，若用**风药散之，湿邪反致上犯，以风药多阳升之药**也。阳升阴邪，一至犯心即死，非阴变阳之谓也。所以治脚气之病，断不可以伤寒法治之，宜下消其湿热，湿从下行，身热自解。方用**消跗散**：

茯苓一两　茵陈一钱　防己一钱　炒栀子一钱　薏仁一两　泽泻三钱　木瓜一钱　水煎服。一剂小便利，二剂身热解，再用二剂而脚肿消，再服二剂全愈。

此方利小便之水，使湿热之气，尽从膀胱下泄，纵有邪气，无不尽散，不必又去散邪也。夫膀胱者太阳之经也，风邪初入，多在膀胱，膀胱大利，邪又何居？况脚气原无风邪，不过膀胱气壅，下不行而上发热。今治下而下通，上何不通之有。上下气通，身热自解，一用风药，则引阴湿而入于阳分，反成不可治之症矣。散邪之药，断断不可用也。是以脚气之病，即生于冬月，尚不可用散邪之药，矧春、夏、秋之令哉。

此症用**顺导汤**亦佳。

茯苓　泽泻各五钱　肉桂三分　木瓜一钱　龙胆草一钱　车前子三钱　水煎服。

中邪门六则

1. 人有无端见邪，口中大骂，以责自己，口吐顽涎，眼目上视，怒气勃勃，人不可犯，人以为中邪之病，谁知是中肝气之邪乎。夫邪各不同，大约不离五行者近是，而此病中邪，实中木气之邪也。但邪之中人，必乘人气之虚而入，倘人之肝气不虚，则木邪何从而入哉？故治木邪者，必须补正，正气旺而邪气难留也。虽然邪气甚旺，一味补正，则邪且格拒而不许入。须于补正之中，佐之祛邪之味，则邪自退舍，而正气日旺，邪不必争战而暗散矣。方用**逐客汤**：

柴胡二钱　茯苓五钱　半夏三钱　白芍一两　炒栀子三钱　菖蒲一钱　枳壳一钱　神曲三钱　甘草一钱　白术三钱　白矾二钱　水煎服。一剂神定，二剂怒平，三剂骂詈止，痰涎渐消，四剂全愈。

此方平肝气而泻火，补肝血而化痰，痰火既清，邪又何藏？况方中半是攻邪之药，木邪即旺，何敢争战乎？有弃之而去矣。

此症用**定魂汤**亦妙。

白芍二两　炒栀子三钱　甘草一钱　半夏三钱　肉桂三分　枳壳一钱　水煎服。一剂而魂定矣。

2. 人有猝然遇邪，一时卧倒，口吐痰涎，不能出声，发狂乱动，眼珠大红，面如火烧红色，发或上指，此中心气之邪也。夫心属火，邪中心，宜火邪之犯心也。然心君清净之宫，不可犯邪，一犯即死，断不能邪附于身，多延时日而不死者。此乃火邪犯膻中之府，非犯心君之脏也。第膻中为心君之相臣，邪入膻中，逼近于心，包络犯邪，心中惊战，谨闭其脏，何能颁发讨邪之令哉？为相臣者，惟恐贻害于心君，怒气填胸，上现于面，目眥尽裂，愤极而发乃上指，此邪激之使然也。虽然邪之入也，膻中招之，不治膻中之虚，而惟泻火邪，则正气愈亏，邪氛益旺，非治法之善也。方用**助腑祛除汤**：

人参五钱　茯苓三钱　甘草一钱　生枣仁三钱　远志二钱　半夏三钱　黄连二钱　枳壳一钱　白薇二钱　白芥子三钱　水煎服。二剂邪退。

此方助膻中之正气，益之泻火消痰之品，则邪不敌正，邪且自遁，消灭于无踪矣。

此症用**凉心丹**亦神。

人参　茯苓　丹参各五钱　黄连　半夏各三钱　吴茱萸五分　菖蒲一钱　生姜五片　麦冬一两　水煎服。二剂即安。

3. 人有一时中邪，目见鬼神，口出胡言，或说刀斧砍伤，或言弓矢射中，满身疼痛，呼号不已，人亦以为中邪，谁知是中肺气之邪乎。夫肺属金，邪盛乘肺气之虚而入，自是金气之邪，其神必全甲将军，其鬼必狰狞之状，或断头折臂，带血淋漓者有之，似乎邪从外入，非由内召也。然而肺藏魄者也，肺气一虚，魄且外游。魄属阴，与神鬼原为同类，其感召诸邪，尤易入体。且肺主皮毛，肺气虚，皮毛之窍尽开，邪乘空窍而入于腑，由腑而入于脏，又何难哉？故治此邪必须治肺气也。但**肺为娇脏，治肺之药，不能直入于肺**，则攻邪之药，何能直达于肺乎？肺之所畏者火也，**肺之所喜者土也，补其脾胃之土，则**

肺之正气自旺；泻其心经之火，则肺之邪气自衰，于补土、泻火之中，少佐以消痰逐邪之味可也。方用助金祛邪丹：

麦冬一两　茯苓五钱　黄连五分　苏叶一钱　桔梗二钱　甘草一钱　白术三钱　人参一钱　陈皮一钱　天花粉三钱　神曲二钱　水煎服。一剂心清，二剂魄定，三剂邪散矣。

此方心、肺、脾、胃四经同治之法也。改邪之中，不伤正气，所以正气既回，邪气即散矣。

此症用**安魂散**亦神。

桔梗三钱　甘草一钱　青黛五钱　百部一钱　山豆根一钱　人参三钱　茯苓五钱　天花粉三钱　水煎服。一剂即安。

4. 人有猝中邪气，眼目昏花，或见妇女之妖娆，或遇儿童之娇媚，两目注恋，彼此调笑，遂至心魂牵缠，谵语淫乱，低声自语，忽忽如失，皆谓中邪，然此邪乃肾气之水邪也。夫邪每乘人邪念而入，古人云：心正何惧邪侵。故正气未衰，则邪正两途，乌能相并；惟正气既虚，而邪念又起，是予邪以入门之机也。但肾有补无泻，今人之肾气无不虚者，肾虚宜正气亦虚矣。肾之有补无泻者，言肾之真阴，非言肾之正气。正气虚而邪火旺，邪火旺而邪气生，所以正气未漓者，虽真阴少亏，邪不能入；惟真阴大亏，正气又丧，邪始得而凭之。治法必须补肾之正气，邪气不必治也。盖攻肾中之邪，必损肾中之正，故**攻邪之法，不在攻肾，而在攻胃，以胃为肾之关也**。**邪在肾之关门，而肾之正气，不能上通于心**，故作**郑声之语**，捣其关门之邪，正所以救肾也。方用**捣关救肾汤**：

人参五钱　白术一两　山药一两　芡实五钱　薏仁一两　白芥子三钱　泽泻三钱　半夏三钱　玄参五钱　知母一钱　厚朴一钱　水煎服。一剂痰涎消，二剂心魂定，三剂全愈。

此方治胃之邪，仍是治肾之药双治之法也。或谓治肾不宜治胃，以胃在上而肾在下也，何以治胃而能愈？不知入肾之药，必先入胃，后入于肾，故泻胃邪，即所以泻肾邪也。今兼治之，则二经之间邪俱无藏身之地，是以不必多剂即能奏功耳。

此症用**益智助神汤**亦效。

白术　熟地各一两　白芥子　天花粉　炒黑荆芥各三钱　山茱萸　巴戟天各五钱　水煎服。四剂全愈。

5. 人有感邪气于一时，即狂呼大叫，见人则骂，大渴索饮，身体出汗，有似亡阳，然而亡阳之症，必然躁动，中邪之病，惟高声呼叫，而身卧于床，绝无有登高逾垣之事，听木声而大笑，聆人语而开颜，见天光而若畏，瞻日色而如惊，人以为阳明之热病也，谁知是中土气之邪乎。夫脾胃属土，脾属阴，胃属阳，土邪多不正之气，故病兼阴阳，所以难治也。攻其阳而阴邪未去，必有逗留之患；捣其阴而阳邪仍在，更多狂越之炎，必兼阴阳两治，邪始不敢停留耳。方用**兼攻汤**：

石膏五钱　人参三钱　白术一两　厚朴二钱　天南星三钱　半夏三钱　陈皮一钱　麦冬一两　水煎服。一剂神定，二剂神安，三剂全愈。

此方脾胃兼治，泻阳火以平胃，祛阴痰以养脾，**脾胃气旺，则邪难侵正**。人生以脾胃为主，土邪之相侵，以土附土也，何反称难治？不知**正土之气，得邪土之气相间，则正土必崩，土之正气衰，以致土之邪气入**，可不急补正气乎？故诸邪袭人，皆宜急补正气，而土邪尤宜补正。倘徒攻其邪，则十人十死，不可不戒也！

此症用**培土饮**治之亦神效。

人参三钱　白术一两　茯苓五钱　半夏三钱　附子三分　玄参一两　水煎服。二剂愈。

6. 人有为鬼魅所凭，经岁不愈。裸体瞠目，大诟且怯人，不使近医，药治之即倾于地，无可如何，人以为邪气之入心也，谁知是火热之在胃乎。夫胃火一发，多不可救，何鬼魅凭之反不发狂乎？盖狂症乃自己发狂，非己不欲狂而代为之狂者也。代为之狂，仍是祟而非病也。第无祟者可以治狂，而有祟者治狂，而药不能入口，将奈何？夫狂病未有不胃热也，热病见水，未有不心快朵颐者也。吾用水以解热，即用水以定狂。方用轸水散：

用蚯蚓数十条，捣烂投水中，搅匀少顷去泥。取此净水一大盆，放于病者之前，切不可劝其饮水，病者见之色喜，必自饮之，而安卧，醒来狂定，祟亦去矣。

夫祟最喜洁而恶秽，蚯蚓入水，则水秽矣。秽宜鬼魅之所恶，然而水则投病者之喜，**病者欲自饮，祟不得而禁之**也。**蚯蚓解胃中之恶，又善清心**，故入口爽然也。心清而热又解，祟又安能凭而复狂哉。

此症用**解魅丹**亦神效。

白矾二钱　甘草　黎芦一钱　水煎，执病人灌之。一剂必大吐而愈，不可再剂也。

中妖门六则

1. 人有偶遇妖狐，岁久缠绵，不肯遽去，以致骨瘦形枯，与死为邻者，本难治疗，以妖狐惟盗人之精也。精为人生根本，根实先拨，仅存躯壳，安得久乎？虽然狐媚之盗人精者，必使人昏迷而后取，是乘人梦中窃之也。苟用药得宜，尚可接续，以梦中窃盗，肾根未漓也。若大补病人之精，仍为狐媚所取，漏卮又何能补？必须用内外兼治之法，狐媚可祛也。**内治方**名为**断媚汤**：

巴戟天一两　人参一两　熟地一两　山茱萸五钱　茯苓五钱　水煎服。日日一剂。

外治方名为**却媚丹**：

花椒一钱　生附子三分　麝香一分　砂仁三粒　细辛三分　瓜蒂三枚　山柰一钱　各为细末，用蜜调。男搽阴茎头上，并根下，女搽阴门内外，狐见之必大骂而去，不敢再犯。一连七日敷之，若来即敷，其迹自断，而**断媚汤**必须服一二月也。

内治之药，不过补其心肾之亏，用外治方者，以狐媚迷人，先以唾送入人口，人咽其津，即刻昏迷，彼即乘人之迷，乃用舌战，人亦如梦非梦，听其口吮，乐甚而忘其泄精也。外治之药，皆狐媚所畏，吾即因其所恶而制之也。

此症用**输精汤**亦妙。

熟地二两　巴戟天一两　肉苁蓉　麦冬各五钱　北五味一两　水煎服。服后童便漱口即去。

2. 人有感遇蛇妖，绸缪缱绻，数月之后，身体干枯，皮肤燥裂，宛如蛇皮之斑，此蛇祟也。蛇系至阴之物，能盗至阳之气。肺属气，肺气尽为蛇妖所吸，则肺气不能生津，津枯则肺无所养。皮毛者，肺之所主也，内既不能养肺，肺将何津以养皮毛乎？此燥裂如斑之形见也。治法必须补肺气之不足。然而补气益助邪之所喜，不若用解毒之药，入之健脾利水之中，则邪气易散，正气可回耳。方用**逐蛇汤**：

白芷一两　白术二两　苍术一两　车前子一两　水煎服。**小便中必有黑气喷出**，随溲而泄也。一连四服，则皮肤之斑少软。后以雄黄二两，白芷二两，各研细末，滚水煮数沸，乘热熏洗之。如是者三日，斑乃尽消。仍服逐蛇汤，四剂而愈。愈后，再用**四君子汤加味**治之。

人参三钱　白术一两　生甘草二钱　茯苓三钱　麦冬一两　天门冬五钱　百合一两　沙参五钱　水煎服。一月可复元也。否则，蛇毒虽解，羸弱之极，恐变成痨瘵矣。

或问服**逐蛇汤**，蛇妖禁不许服，奈何？不知**蛇最惧者，白芷**也。将前药在病人房中煎之，彼闻气而疾遁矣，何敢作祟乎。但煎药之时，不可令病人知道，备药之时，亦不可令一人知也。人苟不知，妖断断不觉耳。

此症用**苍黄散**亦神。

人参三钱　苍术　雄黄各一两　**煎汤沐浴**，数日即止祟。

3. 人有身体伶仃，有皮无肉，胸胁间长成鳞甲，然健饭如故，人以为与龙交也。然人与龙交，则其人身虽变成鳞甲，必然有肉。盖其人为龙所爱，岂有丧人性命之理。且人与龙交，龙必转与之精气，其人久且变龙，遇风雨而化去。盖龙寿万年，龙亦水中之仙也，人变为龙，即人化为水仙耳，安有仅存皮骨者乎。然则前症非龙交也，乃龙盗人之气，故肉尽消耳。虽然真气为龙所盗，则人宜死矣，何故犹存人世，而胸胁长成鳞甲耶。不知龙止吸人之气，不吸人之精，龙属阳而恶阴，人之精水属阴，故龙不食也。胸胁生鳞甲者，龙吸人之气，不能一口吞咽，呼吸之间，以龙气回冲，而龙涎偶沾濡于人之胸胁，遂至生长鳞甲耳。治法必须化龙之毒，大补其真气，则无气可以生气，无肉可以长肉也。方用**解鳞丹**：

人参三两　白术二两　茯苓一两　生甘草五钱　肉桂二钱　白矾二钱　丹砂末三钱　麦冬五钱　当归一两　白芥子三钱　水煎服。一剂鳞甲尽消，再剂气旺，减药之半，连服十剂，人之肉生，再服十剂全愈。

此方补气为君，少佐之白矾、丹砂，龙毒何以易消乎？盖白矾最能软坚而化痰，丹砂最化鱼龙之毒，二味入于补气之中，全无干碍，所以合用成功也。但丹砂必须同药共煎，切不可生用调服。盖丹砂生用无毒，熟用则有毒，取其以毒攻毒也。或问龙吸人之气，则人之阳气尽散，宜胃气消亡，不宜健饭如故，讵识胃为肾之关，肾精未丧，则肾火犹存，肾火上蒸，而胃火接续，胃气升腾，所以可救。倘胃气消索，虽有**解鳞汤**之奇，亦无可如何矣。

此症用**增味补气汤**亦神。

人参　当归各一两　黄芪二两　苍术三钱　雄黄一钱　水煎服。服十日而鳞甲隐矣，渐生肉也。

4. 人有山林之间偶遇少妇，两情眷顾，遂与野合，泄精如注，倦极困卧，醒来少妇已失所在，玉茎微痛，明日大痛，三日之后，肿如黄瓜之样，人以为野合浪战之伤，谁知是花妖之毒哉。夫花木之精有何毒？不知树木岁久，始能成精，物经长久，未有无毒者。况花木经数千百年之后，其孔隙之间，安保无蛇虫所居，得日月之灵气，虽已成精，而毒气留存未化也。虽然木气慈仁，花妖每不杀人，不过盗人精气，以图自化其身，不意孔隙之间，留毒尚在，以致玉茎肿痛。花木之精，不皆阴物，有化老人者，有化道士者，有化秀士者，不止化女人，以迷惑男子也。化女者，多使人玉茎肿痛，化男者，反无恙耳。所以老树成精，往往得妇人之精气，便能立变为人，或投胎夺舍而去。惟化女者，未免贻害男子，天所以恶其过，而使斩伐之也，故花妖每不能成人耳。树妖与花妖均盗人精气，而树妖得成正果者，以其求道心切，又不坏人，天所以恕而成之也。倘树妖纯盗人精气，不死不休者，仍为天之所怒，非遭斧斤之厄，即遇霹雳之震耳。玉茎肿痛，妖再不至者，畏天耳。然人何以治之乎？方用**安阴汤**：

生甘草五钱　茯苓五钱　蚯蚓二条　葱二枝　黄柏三钱　水煎服。一剂即消，不必再剂也，以渣再煎汤洗之。

此方用生甘草以解毒，用茯苓以利水，蚯蚓者最善消肿，黄柏祛火，葱能发散，同群共济，引毒直走膀胱，从阴器而出，毒出而肿自化矣。

此症用**麝柏丹外治**亦佳。

炒黄柏五钱　麝香一钱　生甘草一钱　各为细末，香油调搽，三日愈。

5. 人有邂逅少艾，目挑心许，或投以佩带，勾以语言，遂至引入家门，两相配合，晨夕肆淫，形体消瘦，初不知其为山魈也，久则时隐时现，常去常来。彼必自称仙子，号曰真人，且能体病人所欲，饮馔金物等项，心思得之，立时猝至，皆可用之而无疑。惟是山魈来时，必欲人尽去其衣，裸体而战，不似他妖之喜掩饰也。此等之怪，甚于花木之妖，轻于狐狸之祟。盖狐狸盗人之精，不尽不止；山魈止吸人之气，适可而止也。然而，**狐狸之祟易祛，山魈之魅难遣**，以山魈亦具神通，未便以草木之药治之也。夫山魈，阳妖耳，阳妖自必喜阳，而山魈则喜阴，故逢女则易合也。然其性最喜洁恶秽，裸体而战者，正恐女子之秽其体也。治法即以秽治之。方用**善秽汤**：

犬肉二两，先煮汤二碗入：人参一两　红铅纸一片　肉苁蓉三钱二　蚕沙三钱　鸡卵二枚　山羊血一钱　龙骨末一钱　秋石一钱水煎服。山魈知煎此汤，必在房中大骂，须令人锣鼓喧天，大闹于房外，彼必大笑。然后以此汤灌病人之口，得饮一口，山魈知之，大笑而去。乘其去后，急以狗血涂病人之面，与下身不便之处。少顷，彼必再来，见此等形状，断必绝交，不再至也。此乘其好洁而乱之也。

此症用**苍狗汤**治之亦神。

苍术一斤，狗血一斤，和在一处，水一斤，再和合一处，煎数沸，将病人身体遍擦，彼必大骂而去。所擦之人，亦将血水擦面，妖即不能暗击矣。但煎药之时，须在邻舍无人处煎之，妖不能知也。

6. 人有游于洲渚之间，或遇矮人，或见长老，须眉颁白，道貌可观，引至其家，谈心论性，时往时来，莫能踪迹，此有道之士，即是怪物，何必拒之。间有化秀士以斗风流，变妖姬以逞姣好，乃美言相挑，以珍物相赠，人为所惑，遂至野合，久之采战吸精，尽情纵欲，人逐之而不避，人骂之而生嗔，飞沙走石，坏屋倒庐，世多不识其怪，谁知是鱼鳖元龟之族哉。夫水族之怪，不能离水，何以登岸而作祟耶？不知凡物之偷生于世者，年至千岁，皆能变化为人。既能变化，有何陆之不可游行乎。千岁之物，往往出而迷人者，亦其慕道之心太切耳。盖人之气最灵，物得之可以入道。但其初，心亦不过欲窃人之灵气，未常有害人之念也，故天亦置而不问。迨既与人接，欲尽取之而后快。遂动杀人之心，于是作祟兴妖之事起，人始知是妖，而谋共逐之矣。治法又不同于祛他妖之法，以他妖生于陆内，鱼鳖元龟生于水耳。方用：

硫黄数两，研末，煎汤。遍洒于病人之室与病人之家房中，时时烧之，使气味充间，彼必畏缩而不敢入。更用苍术一两，白术二两，煎汤，日与病患服之。更将二味之渣，杂之硫黄，煮熏病人之衣服褥被，自此永绝其迹矣。

二术乃纯阳之气，妖闻之最恶，况加入硫黄相克之物，安得不畏避哉。

此症用**远邪饼**亦神。

胡椒四两　干姜一斤　炒苍术一斤　各为末，取芦柴烧灰，和匀成饼，在房内焚饼熏之，三日即断迹矣。如无芦柴，用炭末亦妙。

中毒门十二则

1. 人有服砒霜之毒，疼痛欲死，苟不急救，必至腐肠烂胃，吐呕紫血而死。盖砒霜乃天生之石，未常经火锻炼，何以毒至如此？不知砒霜生于南岳之山，钟南方之火毒，又经火气，则其气大热，毒而加热，则酷烈之极，安得不毒杀人耶。且其性又善走，下喉必升降于肠胃之上下，肠薄皮穿，人乃死矣。天下毒药之横，莫此为甚。救法必须吐出其毒。然而虽经吐出，不能尽出其毒，必须用解毒之味。世人往往用羊血以吐之，亦有能生之者。但初下喉之人可救，食之多时，久入胃中，则无益矣。我有一方，得之异人所传，久暂皆可救。方名**救死丹**：

生甘草二两　瓜蒂七个　玄参二两　地榆五钱　水煎服。一下喉即吐，再煎渣服之，又吐，砒霜之毒必然全解。

甘草最善解毒，得瓜蒂必上涌而吐，砒霜原能上升，故引之而尽出也。然而砒霜又善下行，得玄参、地榆最解大肠之火毒，砒之大毒从上而出，走下者不过余毒耳。又得玄参、地榆而解之，则上下共相解氛，毒何能施其燥烈之虐哉。况玄参、地榆俱是润中解毒，所以能制其酷也。大约此方用之十人中，断可救八人。惟服下不能吐者，此肠胃已坏，不可救矣，非药之无效也，幸人急救之可耳。倘药不及煎饮，于饭锅中煮前药汁灌之，庶不致因循失救也。

此症用**苦参汤**救之亦神妙。

苦参二两　煎汤一碗，一气服之，即大吐而愈。

2. 人有服断肠草者，初则胸前隐隐作疼，久则气不能通，及至腹痛，大小便俱不能出而死。夫断肠草即钩吻也，至阴之物，状似黄精，但叶有毛钩子二个。此物最善闭气，犹能使血不行动，气血闭塞，故尔人死，非肠果能断也。闽广之间，多生此物。妇女小忿，往往短见，偷食觅死如饴，取其不大痛楚也。世亦以羊血灌之，得吐则生。然亦有服羊血不肯吐者，往往不救。不知断肠之草，杀人甚缓，苟用解毒通利之药，无不生者，不比砒毒酷烈。方用**通肠解毒汤**救之。

生甘草一两　大黄一两　金银花一两　水煎服。一泻而愈，不必二剂。

此方用金银花、生甘草以解其毒，用大黄迅逐以通其气，毒解气通，断肠之草何能作祟哉。

此症用白矾汤亦神。

白芍三两　白矾五钱　当归　丹皮各一两　柴胡三钱　附子一钱　水煎服。一剂气通即愈。

3. 人有食漏脯充饥，致胸膈饱满，上吐下泻，大肠如刀割疼痛，泻不可止而死者有之。夫漏脯，即隔宿之肉食，屋漏之水滴入而名之也。似乎无甚大害，何以成毒杀人？此方岁久之屋，梁尘甚多，屋上必有蛇蝎行走，尘灰倒挂，系蜘蛛蛸蠨结成，无非毒物。天雨之水，顺流而下，凡毒瓦斯得水则化，然化于水中也。水人肉食之内，毒将何往，自然结于脯中而不化矣。以毒物充饥，安得不变生不测哉。但世多食漏脯不死，又是何故？其屋必非岁久之屋，未曾经蛇蝎行走故耳。食之虽不至死，病则断不能免，所以漏脯为太上所戒。倘人误食，疼痛吐泻，急用解毒之药，可以得生。方用**化漏汤**：

山楂三钱　生甘草五钱　大黄三钱　厚朴三钱　白芷二钱　麦芽二钱　水煎服。一剂毒尽出矣，二剂痛定，不必三剂。

此方消其肉食，则脯易变化，后以大黄推荡之，白芷、甘草从中解毒，则顺流利导，易于祛除也。

此症用**苊楂汤**妙。

荠苊汁三大碗，用山楂肉三碗，神曲三钱，麦芽、生甘草各三钱，水一碗，连汁同煎，取二碗，顿服之，吐泻止即愈。

4. 人有饮吞鸩酒，白眼朝天，身发寒颤，忽忽不知，如大醉之状，心中明白，但不能语言，至眼闭即死。夫鸩毒乃鸩鸟之粪，非鸩鸟之羽毛，亦非鹤顶之红冠也。鸩鸟羽毛与鹤顶红冠，皆不能杀人，不过生病。惟鸩粪则毒。此鸟出于异国，异国之人，恐言鸟粪，则人必轻贱，故但名为鸩，以贵重之也。此鸟非蛇蝎不食，故毒胜于孔雀之粪。孔雀之粪，冲酒饮之，有死有不死，鸩酒饮之，则无不死矣。盖鸩毒性热而功缓，善能闭人之气，所以饮之，人即不能语言。发寒颤者，心中热也。心脉通于眼中之大眦，心热则目必上视。眼闭而死者，心气绝而目乃闭也。幸其功缓，可施救疗之法，无如世人未知，铎逢异人之传，何敢自隐。饮鸩酒者，倘眼未闭，虽三日内，用药尚可活，方用**消鸩汤**：

金银花八两，煎汤取汁二碗　用：白矾三钱　寒水石三钱　菖蒲二钱　天花粉三钱　麦冬五钱　再煎一碗灌之。一时辰后，眼不上视，口能出言。再用前一半，如前法煎饮，二剂而愈，断不死也。

嗟乎！鸩毒之杀人，医经并未有言及可以救疗者，世人服鸩毒亦绝少，似可不必传方。然而人事何常，万一有误饮鸩酒者，以此方救之，实再生之丹也。

此症用**加味连草汤**亦可救。

黄连三钱　生甘草一两　菖蒲一钱　贝母三钱　生姜汁半茶钟　竹沥半茶钟　水煎一碗，服之即解，不必二服，得吐犹愈之速也。

5. 人有食鳖而腹痛欲死，往往有手足发青而亡者。夫鳖虽介属，本无大毒，然鳖之类多属化生，有蛇化者，有龟化者，有鱼化者。龟、鱼所化，俱能益人，惟蛇最毒，其鳖腹之下必有隐隐蛇皮之状，且其色大红，断不可食，食必杀人。人苟误食，腹必大痛，以毒气之攻肠也。手足发青者，手足属脾，毒中于脾，外现于手足也。治法不可解鳖之味，而仍当解蛇之毒。方用：

白芷三钱　雄黄末三钱　山楂一钱　丹砂末一钱　枳实一钱　茯苓五钱　水煎服。一剂疼痛止，二剂秽毒出矣，不必三剂。

此方白芷、雄黄俱是制蛇之药，而山楂、丹砂善化鱼肉之味，合而用之，则鳖毒易消。加入枳实、茯苓者，枳实最能去积，茯苓尤能利水，水族之物，毒随水化，更易于解散耳。

此症用**驹溺汤**甚神。

马尿一碗　生甘草一两　水煎服。得吐即愈，不吐即再饮二煎，无不愈者。

6. 人有道途之间，误服蒙汗之药，以致头重脚轻，口吐涎沫，眼瞪不语，此迷心之故也。山东村店，最多此药。乘其一时心迷，以取财物。醒来多不记忆，恍恍惚惚，辨别不真。其药大约用天仙子为君，加入狐心等物，虽不至杀人，然久迷不醒，亦为可畏。世人以凉水解之，亦能少醒，但凉水入心，水停心下，倘系虚人，必变他症，非解法之善也。方用**止迷汤**：

茯苓五钱　生甘草三钱　瓜蒂七枚　陈皮五分　水煎服。即大吐而醒。其从前情景，断不遗亡，不似**凉水之解，如醉如痴**也。

盖茯苓通其心，生甘草解其毒，陈皮清其痰，宽其中，又得瓜蒂上通，使药不停心，一吐，气清神朗，不至五脏反覆也。或问蒙汗药必是痰迷心窍，宜用生姜以开之，何故不用？未审止迷汤中，可少投姜汁，否耶。不知蒙汗药中用天仙子居多，天仙子得姜而愈迷其心矣，故中毒者，断不可轻与姜汤，反致久迷耳。

此症用**解蒙汤**亦神效。

黄连　枳壳各一钱　天花粉　白芥子　神曲　人参各三钱　生甘草　瓜蒌各二钱　茯神五钱　附子一片　水煎服。一剂即解。

7. 人有游两粤之间，或与妇女交好，或与男子成仇，多下蛊毒于饮食之中，人食之则面目渐黄，饮食倦怠，或一年，或三载，无药解之，必至暴死。世传蛊毒，土人将各毒虫与蛇、蝎等物投于缸中，听其彼此相食，食完止存一物，不死者，取之以为蛊母，此讹也。盖彼地别有蛊药，乃天生之毒也。土人治蛊，有方法可解，大约皆用矾石以化蛊，惟恐外人知之，故秘而不言。矾石清痰，又善化坚，蛊积于腹中，内必坚硬，外以痰包之。所以一物两用，奏功颇神。惟是人身柔弱者多，刚强者少，又得蛊毒结于胸腹之间，必然正气大虚，倘徒用矾石，不更虚其虚乎。必须于补气补血之中，而加用消痰化虫之药，则有益无损，始称万全。方用**破蛊全生汤**：

人参一两　茯苓五钱　当归一两　生甘草三钱　白矾三钱　半夏三钱　水煎服。一剂胸腹爽，再剂胃气开，三剂蛊毒渐消于乌有矣。

此方补气血之亏，化痰涎之块。正气既旺，邪气自消，况有攻坚、消蛊之品，蛊何能再聚而不散哉。

此症用**散蛊丸**亦佳妙。

白矾入于鸭蛋内，火锻为枯矾，后用茯苓一斤　白术一斤　枯矾四两　同为绝细末，米饮为丸。每日白滚水送下三钱，不须服完愈。

8. 人有误食竹间之蕈，或轻吞树上之菌，遂至胸胀心疼，腹痛肠泻而死。夫蕈、菌之物，亦芝草之类。竹根、树柯生蕈、生菌者，以土之湿热也。其下必丛聚蛇、蝎、恶虫，其气上腾，蕈、菌得气，温而不寒，易于生发，故较他产更加肥壮，其味最美，而其气实毒也。方用**解菌汤**救之。

生甘草二两　白芷三钱　水煎服。服后，乃用鹅翎扫其咽喉，引其上吐，必尽吐出而愈。即或已过胃中，鹅翎探引不吐，亦必腹疼下泻，可庆安全。

盖生甘草原是解毒之神品，又得白芷，最解蛇毒，相助同攻，自易下逐而尽消也。

此症用：

白矾五钱　瓜蒂七枚　水煎服。非吐即泻而愈。

9. 人有食牛犬之肉，一时心痛，欲吐不能，欲泻不可，此毒结于心胃，不升不降也。论理亦宜用吐法，然亦有探吐之不应者。夫牛犬乃资补精血之物，何以有毒？此必牛犬抱病，将死未死之时，又加束缚，以激动其怒气，毒结于皮肉心肝之间，人不知而食之，适当其处，故食而成病，重至暴亡也。治法消化其肉食，佐之以解毒之品，则胀闷一宽，即可不死。方用**消肉化毒丹**：

山楂三钱　枳壳一钱　神曲三钱　雷丸三钱　厚朴一钱　大黄三钱　水煎服。一剂而大下之，则犬牛之肉尽消而出，不必二剂。

然此方乃下逐之神方，倘可上涌，不必用此。苟用吐法不效，急用此方，无不可救疗也。

此症用**黄萝饮**亦神效。

大黄　当归各五钱　山楂肉　萝卜子各三钱　枳壳　槟榔各一钱　柴胡五分　丹皮二钱　水煎服。

10. 人有一时短见，服盐卤之毒，必至口咸作渴，腹中疼痛，身蜷脚缩而死。夫盐能补肾，何便杀人？不知盐卤味苦，苦先入心，心遇盐卤，心气抑郁不通，盐卤见心不受，乃犯于肾，肾见其味苦，肾又不受，遂往来于心肾之间，心肾之气不交，而盐卤流入于肠，而不可救矣。盖大小肠最恶盐卤，入之必缩小其肠而成结，肠结而气又不通，安得不踡曲而死乎。治法必用甘以解之，方用：

生甘草三两　煎汤救之。如服卤未久，生甘草汤中加淡豆豉一两，同煎饮之，必吐。如服已久，生甘草汤中加入当归二两，同煎饮之，肠润未必皆死也。要在人活变耳。

此症亦可用**归冬榆草汤**救之。

生甘草二两　当归一两　麦冬一两　地榆五钱　水煎服。

11. 人有恣饮烧酒，大醉而死，其身体必腐烂臭秽。夫酒为大热之物，况烧酒纯阳无阴，尤为至热者乎。多饮过度，力不能胜，一时醉倒，热性发作，腐肠烂胃，往往不免。必须用井水频扑其心胸。解其头发，浸头于冷水之中，候温即易凉水，后用**解炎化酒汤**救之。

人参一两　柞木枝二两　黄连三钱　茯苓五钱　菖蒲一钱　寒水石三钱　水煎，服一碗，以冰水探冷灌之，得入口中，即不死矣。

此方以柞木解其酒毒，黄连、寒水石解其火毒，菖蒲引入心中，用茯苓以分消其酒湿之气，然必用人参以固真气者，使气不随酒俱散。盖烧酒系气酒也，热极则气易散越，固其真气，而火可泻，毒可解也。倘止泻其火而解其毒，火泻毒解而气脱矣。气脱而身将何在哉？此人参之所以必用。苟无人参，以黄芪二两代之可也。

此症用**地龙汤**救之亦神妙。

蚯蚓二十条　葱四十条　同捣烂如泥，以井水二碗漉过，取汁一碗，灌醉人口中，即可保其不死也。

12. 人有爱食河豚，以致血毒中人，舌麻心闷，重者腹胀而气难舒，口开而声不出，若久不治，亦能害人。大约肝经血燥，而胃气又弱者，多能中毒。盖河豚乃鱼中之最善怒者也，食之自能动气。况肝经血燥之人，则肝气自急，以急投急，安有不增其急暴之气乎。气急而腹难舒，故心闷也。气急而声难出，故舌麻也。治法吐出其肉，则气舒腹宽，声出而口闭，何至有心闷、舌麻之症哉。方用**瓜蒂散加味**治之。

瓜蒂七枚　白茅根一两　芦根一两　水煎汁饮之，必大吐，吐后前证尽解，不必再服。

古人有拼死食河豚语，亦是爱食之也。其实河豚不能杀人，但与性怒者不甚相宜耳。

此症用**芦姜汤**救之亦神效。

神曲三钱　半夏二钱　茯苓三钱　芦根汁一碗　生姜汁一合　水煎。一剂即安。

肠鸣门三则

1. 人有肠中自鸣，终日不已，嗳气吞酸，无有休歇，人以为脾气之虚也，谁知是肝气之旺乎。夫肝木不郁，则脾气得舒，肠亦安然输挽，顺流而下，何至动不平之鸣耶。惟肝木克脾土，则土气不能伸，而肠乃鸣矣。盖坤道主安宁者也，惟地中有风震动之，声出如霆如雷，非明验乎。故治肠鸣之病，不必治肠，治脾土而已。亦不必专治脾土，治肝木而已。肝木之风静，脾土之气自静也。方用**安土汤**：

白芍一两　白术一两　柴胡一钱　茯苓三钱　甘草一钱　苍术二钱　神曲二钱　炮姜一钱　水煎服。一剂少土，二剂全止，不必三剂。

此方脾肝同治之法。肝平而脾气得养矣，脾安而肠气得通矣。不必止鸣而鸣自止者，妙在行肝气之郁居多，所以奏功特神耳。

此症用**香栀平肝饮**亦佳。

炒栀子三钱　茯苓　白芍　白术各五钱　陈皮　甘草各一钱　香附二钱　水煎服。

2. 人有饥饿之后，腹中肠鸣，手按之鸣少止者，人以为大肠之虚也，谁知胃气之虚乎。盖胃气者，阳气也。胃与大肠同合阳明之经，胃属足阳明，大肠属手阳明也。故阳明胃燥，大肠亦燥，阳明胃虚，大肠亦虚。大肠之糟粕，必由胃而入，大肠气虚，必得胃气来援。今胃气既虚，仅可自顾，安能分布于大肠，此大肠匮乏，所以呼号，求济于同经之胃而频鸣也。治法必须助胃气之弱。方用**实肠汤**：

黄芪一两　茯苓五钱　山药五钱　白术一两　甘草一钱　神曲二钱　五味子一钱　肉果一枚　水煎服。一剂而肠鸣止，连服四剂不再发。

此方大补胃中之气，绝不去实大肠，治胃而肠鸣自止，故即谓之实肠汤。

此症用**加味四君汤**亦妙。

白术三钱　茯苓二钱　人参　谷芽各一钱　甘草　神曲各五分　砂仁一粒　水煎服。

3. 人有肠中作水声者，如囊裹浆状，亦肠鸣之病也，谁知是水蓄于大肠乎。夫大肠之能开能阖者，肾火操其权也，肾热而大肠亦热，肾寒而大肠亦寒。大肠寒而水乃注于中而不化，故作水声也。虽然大肠能容糟粕，而不能容水，水入大肠，必随糟粕而出，何以但作水声，不随糟粕而即出耶？盖大肠之下为直肠，直肠之下为魄门，乃肺操其政，非肾操其政也。肺怜肾之弱，欲救之而无从，未常不恶邪水之入肠也。肺居上游，不能禁邪水之不入于肠，实能断邪水之不出于肠。况大肠与肺为表里，肺气不下行，大肠之气亦因之而不泄。魄门，正肺之门也，肺门谨锁，大肠之水又何从而出乎？所以愈积于其中，作裹浆之声也。治法补命门之火，兼利其水，则水从膀胱而化矣。方用**五苓散**治之。

白术五钱　茯苓五钱　猪苓　泽泻各一钱　肉桂三钱　一剂而膀胱之水，若决江河而大出矣，二剂而腹中之水声顿息。

盖**五苓散**本是利水之圣药，我多加肉桂，则肾气温和，直走膀胱，水有出路，岂尚流入大肠哉？故不必大肠而自愈也。

此症用**消浆饮**亦效。

茯苓　山药各一两　芡实五钱　肉桂一钱　车前子二钱　水煎服。

自笑门附自哭三则

1. 人有无端大笑不止，或背人处自笑，异于平素者，人以为心家有邪热也，谁知心包之火盛乎。其状绝似有祟凭之，孰知绝非祟也。倘祟凭之身，必有奇异之征，不止一自笑而已。膻中为心之相，过热则权门威赫，妄大自尊，纵欲穷奢，无所不至，随地快心，逢人适意，及其后有不必喜而亦喜，不可乐而亦乐，是岂相臣之素志，亦权大威倾，势驱习移而然也。膻中火盛，发而自笑，正相仿佛耳。治法惟泻心包之火，笑自止矣。方用**止笑丹**：

生枣仁三钱　黄连二钱　犀角屑五分　丹砂末一钱　丹皮三钱　生甘草一钱　麦冬三钱　茯神三钱　丹参二钱　天花粉二钱　水煎服。一剂笑可止，二剂笑全止，三剂全愈。

此方泻心包之火，仍是安心君之药。盖心中清明，包络自不敢有背主私喜之事，故安心正所以安心包也。

此症用**蒲柏饮**亦效。

菖蒲一钱　玄参　麦冬各一两　柏子仁三钱　贝母一钱　水煎服。四剂愈。

2. 人有笑哭不常，忽而自哭，忽而自笑，人以为鬼祟也，谁知积痰类祟乎。夫心虚则不能自主，或哭，或笑之病生。盖**心气虚而不能生胃，而胃气亦虚矣。胃气既虚，水谷入胃，不化精而化痰**，痰将何往？势必仍留于胃中，胃苦痰湿之荡漾，必取心火之气以相资，而心虚不能生土，痰即乘势入于心宫，心恶痰之相犯，坚闭不纳，又恐胃土之沉沦，故心痗而作痛也。痛至则哭，痛失则笑，何祟之有？治法以化痰之药，动其吐，痰出而哭与笑皆愈矣。方用：

茯苓五钱　白术五钱　甘草三钱　陈皮三钱　半夏二钱　竹沥二合　水五碗，煎三碗，顿服之，以鹅翎扫其咽喉，必吐痰升许而愈。

盖痰在上焦，非吐则痰不能出，非用**二陈汤**为吐药，则旧疾虽出，新痰又积，笑哭正无止期；惟用**二陈汤**为吐药，则新旧之病，一治而永愈也。

此症用**加味参茯饮**亦效。

人参　茯苓各五钱　半夏三钱　天花粉三钱　甘草一钱　竹沥二合　附子一片　水煎服。

3. 人有无故自悲，涕泣不止，人以为魅凭之也，谁知为脏燥之故乎。夫脏燥者，肺燥也。《内经》曰：悲属肺。肺之志为悲。又曰："精气并于肺则悲。是悲泣者肺主之也。肺经虚则肺气干燥，无所滋润，哀伤欲哭之象生。自悲出涕者，明是肺气之匮乏也。肺虚补肺，又何疑乎？然而肺乃娇脏，补肺而肺不能遽受益也，**必须补其肺金之母，土旺而金自旺矣。虚则补母，正善于补肺**耳。方用**转愉汤**：

人参三钱　甘草二钱　小麦五钱　大枣十枚　白术五钱　茯神三钱　水煎服。十剂全愈。

此方用参、术、茯、甘补脾土也，土旺而肺金安有再弱之理。惟肺燥善悲，不润肺解燥，反助土生火，不益增其燥乎？不知**助土生火，正助金以生气也，气旺而肺之燥自解**。**小麦成于麦秋，有秋金之气**焉，入于参、术、茯、甘之内，全无真火之气，所以相济而成功也。

此症用**加味参术汤**妙。

人参　天花粉　生地各五钱　白术　麦冬各一两　水煎服。

恼怒门二则

1. 人有少逢拂意之事，便觉怒气填胸，不能自遣，嗔恼不已，人以为肝气之逆也，谁知肝血之少乎。夫肝性急，宜顺不宜逆，恼怒之事，正拂抑之事也。拂抑必致动怒，怒极必致伤肝，轻则飧泄，重则呕血者甚多。然此乃猝然而致，肝经因怒而成病者也。若肝血少者，不必有可怒之事而遇之大怒，不必有可恼之人而见之甚恼，盖血少则肝燥，肝燥则气逆也。故同一气恼之症，须分虚实以治之。前症乃实，后症乃虚也。虽然，实者火实，非血之实也；虚者血虚，非火之虚也。所以虚实之症，前后若有异；治虚、治实之法，实彼此无有殊耳。方用**解怒补肝汤**：

白芍一两　当归五钱　泽泻一钱　柴胡一钱　荆芥一钱　甘草一钱　枳壳三分　丹皮三钱　天花粉二钱　水煎服。一剂气平，连服数剂，自然不易怒也。

此方全是平肝之药，非泻肝之品也。肝得补而血生，郁得血而易散，肝气不郁，恼怒何能动乎。即或天性多乖，平时无病，尚多气恼，安得恼怒之不生哉。然多服此药，亦可免呕血、飧泄之症也。

此症用**加味归芍汤**亦效。

当归　白芍各一两　生地　麦冬各五钱　天花粉　炒栀子各二钱　水煎服。

2. 人有晨夕之间，时多怒气，**不必有可怒之事而心烦意躁**，不能自遣，至夜则口干舌燥，止有一更睡熟，余则终夜常醒，人以为肝血之少也，谁知是肾水之匮涸乎。夫肝为肾子，肝子不足，由于肾母之不足也。盖肝属木，而木必得水以灌溉，则枝叶敷荣。今肾水日日耗去，肾且自顾不遑，则肝木零仃，势所不免，况有境遇之拂抑，自然肝益加燥，无津液以养心，此卧之所以不安也。治法必须大滋肾水，甘霖大降，则田畴优渥，槁者立苏，萌芽条达，无非快心之景也。自然心火取给于肾，肾水足济夫心，而肝木之气，往来相通而顺适矣。方用**润肝汤**：

熟地一两　山茱萸四钱　白芍五钱　当归五钱　五味子一钱　玄参三钱　丹皮三钱　炒栀子一钱　水煎服。十剂夜卧安，又十剂而怒气息，又十剂虽遇可怒之事，亦且不怒矣。

是方补肾者六，补肝者四也。绝不去治心，而**心气自交于肾**者，因肾水之足，则心不畏木火之炎，可通其交肾之路也。

此症用**萸芍熟地汤**亦效。

熟地二两　山茱萸一两　白芍一两　水煎服。

瘖哑门三则

1. 人有口渴之极，快饮凉水，忽然瘖哑，不能出声，人以为心火亢热也，谁知肺气之闭乎。夫肺主气，气通则声音响亮，气塞则声音瘖哑。盖肺属金，金实则不鸣耳。但肺金最恶心火，火来刑金，宜为金之所畏，金不敢出声理也，何得水而反闭耶？不知水来克火，则火必为水所克，金虽幸水之克火，犹恐火之刑金，肺气随水气而下降，金沉于水底，何能自鸣耶。此种暑哑，乃水抑肺气而不升，非肺气之自败。治法宜扬肺气，分消其水湿，不治暑哑，而暑哑自鸣矣。方用**发声汤**：

枇杷叶五片　贝母二钱　茯苓五钱　百部一钱　苏叶一钱　麦冬三钱　甘草一钱　玄参五钱　桑白皮三钱　水煎服。一剂声少出，再剂声大出矣，三剂全愈。

此方宣通肺气，则肺气自扬；分消水势，则火气自降。火降水消，金无所畏，肺亦何所顾忌而不鸣哉。

此症亦可用**冬茯苏贝汤**：

苏叶三钱　麦冬二两　贝母三钱　茯苓五钱　水煎服。二剂而声出。

2. 人有劳损弱怯，喘嗽不宁，渐渐瘖哑，气息低沉，人以为肺气之绝也，谁知是肾水之涸乎。夫肺为肾之母，本生肾者也。肺母自病，何能乳子？肾又不足，日来取资于肺，则子贫而母益贫矣。子母两贫，伶仃苦弱，气息奄奄，所谓金破不鸣也。世医谓金破必须补土，然而脾胃虽能生金，而**补土之药，多属阳药，用阳药以补土，则阳旺而阴愈消，反有损于肺**矣。治法**必须大补肾子之水，子富而母自不贫**。况肺气夜归于肾子之宫将息安宁，劳瘵之肺，忽变为逸乐之肺，而又有津液以供肺母之用，则肺金顿生，自必气息从容，重施其清肃之令矣。方用**助音汤**：

熟地一两　麦冬一两　北五味子一钱　甘草一钱　苏子一钱　天门冬二钱　贝母三分　款冬花五分　沙参五钱　地骨皮三钱　水煎服。二剂而喘少平，四剂而嗽少止，连服二十剂，声出矣。再服二月，断不瘖哑也。二月后，前方加人参五分，山药一两，茯苓二钱，再服半年，可变痨怯为平人矣。

此方补肾之中，意仍注于补肺。然补肺之中，仍是补肾，所以能收已败之功，克奏将坏之绩也。

此症亦可用**留线汤**治之。

熟地五钱　款冬花一钱　山茱萸二钱　麦冬五钱　地骨皮五钱　贝母　苏子各一钱　山药　芡实各三钱　百部三分　水煎服。

3. 人有口渴之甚，舌上无津，两唇开裂，喉中干燥，遂至失音，人以为肺火之旺也，谁知心火太旺乎。夫肺属金，最畏者心火之克肺也，金气已衰，心中之火，过于大旺，未免刑金太甚，锻炼销烁，金无清肃之气，惟有焚化之形，欲求其音声之疏越，何可得耶？治法必须泻心火之有余，滋肺金之不足，则火易息，而肺可安矣。虽然，又不可徒泻心火也，盖**心之所以有余者，实因肾水之不足**耳。水衰不能制火，火得遂其炎上之性，倘不补水，而徒泻其火，则火无水制，服寒凉之药，反增其助火之焰，所谓因激而成其横也。方用：

黄连三钱　麦冬五钱　玄参五钱　生地五钱　桔梗三钱　甘草二钱　天花粉二钱　水煎服。一剂声出，二剂声响，不必三剂。

方名**鸣金汤**。泻火而补肾存其中，全不见补肾，仍是救肺之药。盖肺肾为子母，救肺正所以生肾水也，肾水生而心火降矣。

此症用**加味元冬汤**亦可治。

元参一两　丹参三钱　麦冬一两　北五味子一钱　水煎服。十剂全愈。

瘟疫门一则

世有城市之中，乡村镇店之处，传染瘟疫，多至死亡。其症必头痛眩晕，胸膈膨胀，口吐黄痰，鼻流浊水，或身发红斑，或发如焦黑，或呕涎如红血，或腹大如圆箕，或舌烂头大，或胁痛心疼，种种不一，象形而名，人以为天灾流行，谁知皆人事召之也。此症虽奇奇怪怪，不可执一而论，然皆火热之毒不宣，郁而成之耳。盖火性炎上，郁则火气不伸，拂抑其性，蕴藏于腹中，所以火闭作热，热闭成毒，其由来者，非一日也，治法自宜大泻其火毒，以快泄其郁闷之气。第泻火之药，未有不大寒者也，不先用表散之味，遽用寒凉，火转闭塞而不得达，适所以害之也。故必须于散中用泻，则疫去如扫耳。方用**散瘟汤**：

荆芥三钱　石膏五钱　玄参一两　天花粉三钱　生甘草一钱　黄芩二钱　陈皮一钱　麦芽二钱　神曲三钱　茯苓五钱　水煎服。一剂病轻，二剂病又轻，三剂全愈。

此方泻肺胃之火者，以瘟疫之热，多是二经之火也。用荆芥以助石膏、黄芩，泻火而又散火也，火散则热发于外矣，火泻则毒化于内矣，火解毒消，瘟神、疫鬼何能作祟哉。

余又闻南阳张真人之教，谓瘟疫自来无方，然方亦可豫定，以瘟病皆热症也。去火退热，解邪逐秽，未尝不可于难定之中以定一可救之剂也。其方用：

大黄一钱　荆芥一钱　生甘草一钱　柴胡　苍术　川芎各一钱　白芷五分　水二碗，煎八分。一剂回春。

此方较**散瘟汤**少异，然散火为主，其意正同。瘟疫治法，不可拘执，又志此方于后，以便治疫者之采择也。

伯高大师，别号怀真子，传铎元天苦救汤，治前瘟疫亦甚效，并附于后：

苦参五钱　元参一两　天花粉五钱　三味水煎服。服一剂，必无性命之忧。

又云：偶传瘟疫，眼角忽然大肿，身子骤发寒热，喉咙大胀作痛，数日之后，即鼻中出血，口出狂言，见人骂詈，发渴，若饮之水，则又泻痢不止，不过半月，其人即亡。一见眼角发肿，即用**七星汤**治之，二剂即愈。若至泻痢，此方不可救矣，方另用**加味术苓汤**救之，痢止则生，否则不救。宁传方以防疫，不可有疫而无方，故罄述之不敢隐也。二方载后：

七星汤　治传染瘟疫，眼角忽然大肿，身骤发寒热，喉咙大胀作痛，骂詈发渴。

玄参　麦冬各一两　天花粉三钱　甘草一钱　荆芥二钱　神曲一钱　桔梗二钱　水煎服。若鼻中出血，加犀角一钱，**切不可用升麻代之**，宁用黄芩一二钱。

加味术苓汤　治前症瘟疫，鼻中出血后，饮水泻痢。

白术五钱　茯苓一两　贯众一两　甘草二钱　车前子五钱　水煎服。痢止则生，否则不救。

种嗣门九则

1. 男子有交感之时，妇人正在兴浓，而男子先痿，阳事不坚，精难射远，人以为命门之火衰也，谁知阳气之大虚乎。夫气旺则阳旺，气衰则阳衰。此气也乃五脏之真气，非止命门之火也。盖**命门原有先天之火气，然非五脏后天之气不能生**。世人戕贼五脏，因而命门之火气不旺，随五脏之真气而消磨矣，又安能助命门之火乎？此所以半途先痿也。治法似宜急补五脏之阳气也。然而五脏不必全补也，但补其脾肾之气，若心、若肝、若肺之气自旺，五脏气旺，而命门之火欲不旺得乎？方用**助气仙丹**：

人参五钱　黄芪一两　当归三钱　茯苓二钱　白术一两　破故纸三钱　杜仲五钱　山药三钱　水煎服。连服四剂气旺，再服四剂气大旺，自然久战，可以壮阳，泄精可以射远。玉燕投怀矣。

此方补气，绝不补阴，以病成于阳衰，则阴气必旺；若兼去滋阴，则阳气无偏胜之快矣。方又不去助火，盖气盛则火自生；若兼去补火，则阳过于胜，而火炎复恐有亢烈之忧，反不种子矣，此立方之所以妙也。

此症用**火龙丹**长服亦佳。

人参五两　白术五两　巴戟天　杜仲　菟丝子　麦冬各五两　肉苁蓉一大枚　破故纸　远志　肉桂各二两　黄芪八两　当归三两　北五味一两　各为末，蜜为丸，每日酒送五钱。服一月，即阳举可以久战矣。

2. 男子有泄精之时，止有一二点之精，此等之人，亦不能生子，人以为肾水之亏，谁知是天分之薄乎。夫精少之人，身必壮健，予谓天分之薄，谁其信之。殊不知精少者，则精不能尽射于子宫，得天之厚者，果如此乎？天既予人以薄，医欲逆天而予人以厚，似乎不可得之数矣，然**天心仁爱，人苟有迁善之心，医即有种子之法**。盖精少者，虽属之于天，未必不成之于人也。恃强而好用其力，苦思而过劳其心，多食而反伤其胃，皆足以耗精也。苟能淡漠以死其心，节少以养其胃，益之补精添髓之方，安在精少者，不可以多生乎。铎得逢异人秘传，实有添精神术，今著书至此，不敢隐忍不传，传之以救万世无子之人也。方用**生髓育麟丹**：

人参六两　山茱萸十两　熟地一斤　桑椹干者一斤　鹿茸一对　龟胶八两　鱼鳔四两　菟丝子四两　山药十两　当归五两　麦冬六两　北五味三两　肉苁蓉六两　人胞二个　柏子仁二两　枸杞子八两　各为细末，蜜捣成丸。每日早、晚时用白滚水送下五钱。服三月，精多且阳亦坚，安有不种子者哉。

此方妙在纯用填精益髓之味，又无金石之犯，可以久服而无害，不特种子而得八元，兼可延龄而至百岁，即名为**百岁丹**，何不可者。

此症用**添精嗣续丸**，长服亦甚佳。

人参　鹿角胶　龟板胶　山药　枸杞子各六两　山茱萸肉　麦冬　菟丝子　肉苁蓉各五两　熟地黄　鱼鳔炒　巴戟天各八两　北五味一两　柏子仁三两　肉桂一两　各为末，将胶酒化入之，为丸，每日服八钱。服二月，**多精而可孕**矣。

3. 男子有精力甚健，入房甚久，泄精之时，如**热汤浇入子宫**，妇人受之必然吃惊，反不生育者，人以为久战之故，使妇女兴阑，以致子宫谨闭，精不得入，孰知不然。夫**胎胞居于心肾之间**，**喜温**不喜寒，然过寒则阴凝，而胎胞不纳；过热则阳亢，而胎胞难受。**交感之际，妇人胎胞之口未有不启**，安有茹而吐之乎。惟是过于太热，则口欲闭而不能中，欲受而不得，势不得不弃之于外，以享其清凉之快矣。**是以妇人坐娠数十日经来者，正坐于受胎而复堕**，非外因之伤，乃精热之自难存养也。然则欲胎气之永固，似宜泻火之有余矣。而火不可泻，泻火必致伤胃，反无生气，何以种玉乎。治法但补其肾中之水，使水旺而火自平。方用**平火散**：

熟地一两　玄参五钱　麦冬三钱　生地二钱　丹皮二钱　山药三钱　金钗石斛三钱　沙参三钱　水煎服。连服十剂，精不过热，与妇女交接，便可受胎，且庆永安也。

此方补阴而无大寒之虞，泻火而有生阴之妙，无事解氛，自获退炎之益，**宜男之道**，即在于斯。何必加知母、黄柏大苦寒之药，以求奏效哉。

此症用**镇阳丸**长服亦佳。

熟地八两　生地　茯苓　麦冬　山药　地骨皮　沙参各四两　牛膝　天门冬　车前子各二两　玄参八两　各为末，蜜为丸，每日白滚水送下五钱。服一月而精温和，可以纳矣。

4. 男子有泄精之时，寒气逼人，自难得子，人以为命门之火衰极，谁知心包之火不能助之也。盖**命**

门之火生于下，必得心包之上火相济，则上下相资，温和之气充溢于骨髓之中，始能泄精之时，无非生气。倘命门有火以兴阳，而心包无火以济水，则命门之气散，安能鼓其余火，发扬于精管之中哉。世人治法但去助命门之火，不去益心包之焰，则精寒不能骤复，必难受胎矣。方用**温精毓子丹**：

人参二两　肉桂一两　五味子一两　菟丝子三两　白术五两　黄芪半斤　当归三两　远志二两　炒枣仁三两　山茱萸三两　鹿茸一对　肉苁蓉三两　故破纸三两　茯神二两　柏子仁一两　砂仁五钱　肉果一两　各为末，蜜为丸，每日酒送一两。服一料，精变为温矣。

夫无子因于精寒，今精寒易为精热，安有罴熊之无梦者乎。况此温中有补，虽助心包之炎，仍是益命门之气，二火同温，阳春遍体，谓不能生子者，吾不信也。

此症用**胜寒延嗣丹**长服亦效。

人参六两　白术　黄芪　菟丝子　巴戟天　鹿角胶　淫羊藿各八两　附子一个　茯苓　炒枣仁各四两　山药六两　远志　肉桂各二两　炙甘草一两　广木香五钱　肉苁蓉一大枚　各为末，蜜为丸，每日早晚各服三钱。服两月，精热而孕矣。（附子用生甘草三钱，煮汤一碗泡透切片，微炒熟。）

5. 男子有精滑之极，一到妇女之门，即便泄精，欲勉强图欢不可得，且泄精甚薄，人以为天分之弱也，谁知心肾之两虚乎。夫入房可以久战者，命门火旺也。然作用虽属于命门之火，而操权实在于心宫之火。盖心火乃君火也，命门之火相火也。心火旺，则相火听令于心，君火衰则心火反为相火所移，权操于相火，而不在君火矣。故心君之火一动，相火即操其柄，心即欲谨守其精，相火已暗送精于精门之外。至于望门泄精者，不特君火衰极，相火亦未常盛也。治法补心火之不足，不可泻相火之有余，盖泻相火，则君火益衰耳。方用**济火延嗣丹**：

人参三两　黄芪半斤　巴戟天半斤　五味子三两　黄连八钱　肉桂二两　当归三两　白术五两　龙骨一两煅　山茱萸四两　山药四两　柏子仁二两　远志二两　牡蛎一两煅　金樱子二两　芡实四两　鹿茸一具　各为末，蜜为丸。每日白滚水送下一两，不拘时。服一月即改观，服二月可以坚守，服三月可以久战，服一年如改换一人。

此方心肾两补，不专尚大热之药，故可久服延年，非惟健阳生子。但服此药，必须坚守三月不战，始可邀长久之乐否则亦不过期月之壮，种子于目前已也。

此症用**补天育麟丹**亦佳妙。

鹿茸一具　人参十两　山茱萸　熟地　肉苁蓉　巴戟天各六两　炒白术　炙黄芪　淫羊藿　山药　芡实各八两　当归　蛇床子　菟丝子各四两　柏子仁　肉桂各三两　麦冬五两　北五味　锁阳各二两　人胞一个火焙　海狗肾一根　蛤蚧两条　黄连一两　砂仁五钱　各为末，蜜为丸。每日早、晚各送五钱，服二月可以久战生子矣。无海狗肾可用大海马二个代之，不用蛇床子，可用附子七钱代之（附子用甘草三钱煮汤泡浸制）。

6. 男子身体肥大，必多痰涎，往往不能生子，此精中带湿，流入子宫而仍出也。夫精必贵纯，湿气杂于精中，则胎多不育，即子成形，生来亦必夭殇，不能永寿者也。凡人饮食，原该化精而不化痰，今既化为精，如何有湿气入之？不知多痰之人，饮食虽化为精，而湿多难化，遂乘精气入肾之时，亦同群共入，正以遍身俱是痰气，肾欲避湿而不能也。湿既入肾，是精非纯粹之精，安得育麟哉。治法必须化痰为先。然徒消其痰，而痰不易化，盖痰之生，本于肾气之寒；痰之多，由于胃气之弱，胃为肾之关门，非肾为胃之关也。《内经》年久讹写误传，世人错认肾为胃之关门矣。胃气先弱，不能为肾闭其关门，肾宫又寒，内少真火之运用，则力难烁干湿气，水泛为痰，亦且上浮而不止下降矣。故治痰必当治肾胃之二经，健其胃气而痰可化；补其肾气，而痰可消矣。方用**宜男化育丹**：

人参五钱　山药五钱　半夏三钱　白术五钱　芡实五钱　熟地五钱　茯苓一两　苡仁五钱　白芥子三钱　肉桂二钱　诃黎勒五分　益智一钱　肉豆蔻一枚　水煎服。服四剂而痰少，再服四剂痰更少，服一月而痰湿尽除，交感亦健，生来之子，必可长年。

盖此方，补肾者十之三，健胃者十之七，胃健而脾更健，以**胃强能分消水气**，何湿之入肾乎。**肾又气温**，足以运用，**即有水湿之入肾，自能分泄于尾闾，则精成为纯粹之精**，生子全美，必然之理也。

此症用纯一丸长服亦妙。

白术　山药　芡实各二斤　苡仁半斤　肉桂四两　砂仁一两　各为细末，蜜为丸。每日服一两，服一月即可得子。

7. 男子有面色萎黄，不能生子者，乃血少之故也。即或生子必多干瘦，久成儿痨之症。人以为小儿不慎饮食之故，或归咎于生母乳汁之薄，谁知父无血以予之乎。世人生子，动曰父精、母血，不知父亦有血也。夫**血气足而精亦足，血气全而精亦全**。为父者，气有余而血不足，则精之中自然成一偏之精，虽幸成形，乌能无偏胜之病哉。**先天无形之血，能生后天有形之血也**；若后天有形之血，何能生先天无形之血乎。故虽食母之乳，吞肥甘之物，终不能生儿之血，以全活之也。然则为父者少血，乌可不亟为补之哉。惟是血不能速生，必补其气，盖血少者由于气衰，补气生血，又何疑乎。方用**当归补血汤**：

黄芪五钱　当归一两　熟地五钱　水煎服。

夫补血宜用四物汤矣，今不用四物汤者，正嫌四物全是补血，而不补气也。若补血汤名虽补血，其实补气。原方用黄芪一两、当归五钱者，重在补气，而轻在补血也。我今用当归为君，用黄芪为臣，佐之熟地之滋阴，是重在补血，轻在补气，自然气以生血，而非血以助气，气血两旺，无子者易于得子，根深本固，宁至有夭殇之叹哉。

此症用**滋血绳振丸**长服亦效。

黄芪二斤　当归　麦冬　熟地　巴戟天各一斤　各为末，蜜为丸，每日早、晚白滚水送下各五钱。服二月，血旺生子，必长年也。

8. 男子有怀抱素郁而不举子者，人以为命门之火不宣也，谁知心肝二气之滞乎。夫火性炎上，忧愁则火气不扬，欢愉则火气大发，而木性条达。摧阻则木气抑而不伸，悠扬则木气直而不屈。处境遇之坎坷，值人伦之乖戾，心欲怡悦而不能，肝欲坦适而不得，势必兴尽致索，何风月之动于中，房帏之移其念哉。久则阳痿不振，何以生子？虽然人伦不可变，境遇不可反，而心气实可舒，肝气实可顺也。**吾舒其心气，则火得遂其炎上之性**，吾**顺其肝气，则木得遂其条达之性**矣。自然木火相通，心肾相合，可以久战以消愁，可以尽欢以取乐，宜男之道，亦不外于是矣。方用**忘忧散**：

白术五钱　茯神三钱　远志二钱　柴胡五分　郁金一钱　白芍一两　当归三钱　巴戟天二钱　陈皮五分　白芥子二钱　神曲五分　麦冬三钱　丹皮三钱　水煎服。连服十剂，郁勃之气不知其何以解也。

因郁而无子，郁解有不得子者乎。方中解郁未尝无兴阳、种玉之味，倘改汤为丸，久服则郁气尽解，未有不得子者也。

此症用**适兴丸**长服亦佳。

白芍一斤　当归　熟地　白术　巴戟天各八两　远志二两　炒枣仁　神曲各四两　柴胡八钱　茯神六两　陈皮八钱　香附　天花粉各一两　各为细末，蜜为丸，每日白滚水送服四钱，服一月怀抱开爽，可以得子矣。

9. 男子有天生阳物细小，而不得子者，人以为天定之也，谁知人工亦可以造作乎。夫阳物有大小者，世分为贵贱，谓贵者多小，贱者多大，造物生人歉于此必丰于彼，虽然贱者未尝无小，贵者未尝无大。盖人之阳物修伟者，因其肝气之有余；阳物细小者，由于肝气之不足。以阴器为筋之余也，又属宗筋之会，肝气旺而宗筋伸，肝气虚而宗筋缩，肝气寒则阴器缩，肝气热则阴器伸，阳物之大小，全在肝经盛衰、寒热之故也。欲使小者增大，要非补肝不可。然而**肾为肝之母，心为肝之子，补肝而不补其肾，则肝之气无所生，补肝**而**不补其心，则肝之气有**所耗，皆不能**助肝以伸其筋，助筋以壮其势**，故必三经同补，始获其验矣。方用**夺天丹**：

龙骨二两，酒浸三日，然后用醋浸三日，火烧七次，用前酒、醋汁七次焠之；驴肾内外各一具，酒煮三炷香；将龙骨研末拌入驴肾内，再煮三炷香；然后入人参三两，当归三两，白芍三两，补骨脂二两，菟丝子二两，杜仲三两，白术五两，鹿茸一具（酒浸透切片，又切小块），山药末炒五味子一两，熟地三两，山茱萸三两，黄芪五两，附子一两，茯苓二两，柏子仁一两，砂仁五钱，地龙十条，各为细末，将驴肾汁同捣；如汁干，可加蜜同捣为丸。每日早、晚用热酒送下各五钱。

服一月即见效。但必须坚忍房事者两月，少亦必七七日，具大而且能久战，射精必远，含胎甚易。半世无儿，一旦得子，真夺天工之造化也。

铎传方至此，不畏犯神明之忌者，不过欲万世之人尽无绝嗣之悲。然天下人得吾方，亦宜敬畏为心，生儿为念，慎莫戏媮纵欲，倘自耗其精，非惟无子，而且获痨瘵之病，铎不受咎也。

此症用**展阳神丹**亦奇绝，并传于世。

人参六两　白芍　当归　杜仲　麦冬　巴戟天各六两　白术　熟地　菟丝子各五两　肉桂　牛膝　柏子仁　破故纸各三两　龙骨二两，醋焠，琐阳二两　蛇床子四两　覆盆子　淫羊藿各四两　驴鞭一具　人胞一个　海马两对　蚯蚓十条　附子一个　肉苁蓉一枝　鹿茸一具（照常制）　各为末，蜜为丸。每日酒送下五钱，服二月改观，三月伟然，可以久战而生子矣。但必须保养三月始验，否则无功。

卷之十一

妇 人 科

带门五则

1. 妇人有终年累月，下流白物，如涕如唾，不能禁止，甚则臭秽，所谓白带也。夫**带是湿病**，以带名者，因妇人有**带脉不能约束**，故以带名之。带脉通于任、督之脉，任、督病而带脉亦病。带脉者，所以束带胎之系也，妇人无此，则难以系胎。故带脉弱而胎易堕，若损伤带脉，则胎必不牢。然带脉损伤，非独跌、闪、挫、气也，行房过于纵送，饮酒出于颠狂，虽无疼痛之苦，其中暗耗，则白物自下。故带病尼师、寡妇、出嫁之女多，处子在阁，未破瓜之女少也，然室女天禀虚弱者亦有此病。况加之脾气之虚，肝气之郁，湿气之侵，火气之逼，安得不患此病哉！夫湿盛火衰，肝郁脾虚，则脾土受伤，湿土之气下陷，是以脾精不守，不能化为荣血，变成白滑之物，由阴门直下，欲自禁止而不可得也。治法宜大补脾胃之气，少佐之舒郁之味，使风水不闭塞于地中，则地气自升腾于天上，脾气健而湿气自消，方用**完带汤**：

白术一两　苍术三钱　甘草一钱　车前子三钱　山药一两　陈皮五分　人参二钱　白芍五钱　柴胡六分　荆芥五分　半夏一钱　水煎服。二剂轻，四剂止，六剂全愈。

此方脾、胃、肝三经同治之法。寓补于升，寄消于散。开提肝木之气，则肝血不燥，何致下克于脾土；补益脾土之元，则脾经不湿，何难分消夫水气。至于补脾而兼补胃者，脾胃表里也，**脾非胃气之强，则脾不能旺**，补胃正所以补脾耳。

此症用**束带汤**亦效。

鸡冠花一两（鲜鸡冠花三两）　白术一两　水煎，二剂即愈。

2. 妇人有带下色红者，似血非血，所谓赤带也。赤带亦湿病，火热之故也。惟是带脉系于腰脐之间，近于至阴之地，不宜有火。不知**带脉不通肾而通肝**，妇人忧思以伤脾，又加郁怒以伤肝，于是肝火内炽，下克脾土。而脾土不能运化湿热之气，蕴结于带脉之间，肝火焚烧，肝血不藏，亦渗入于带脉之内，**带脉因脾气之伤，约束无力**，湿热之气随气下陷，同血俱下。观其形象，似血非血，其实血与湿俱不能两分之也。世人以赤带属之心火者，误耳。治法清肝中之火，扶其脾气，则赤淋庶几少愈乎。方用**清肝止淋汤**：

芍药一两　当归一两　阿胶三钱　生地五钱　丹皮三钱　黄柏一钱　牛膝二钱　黑豆一两　香附一钱　红枣十枚　水煎服。一剂少止，二剂又少止，四剂全止，十剂不再发。

此方但去补肝之血，全不利脾之湿者，以赤带之病，火重而湿轻也。夫火之所以旺者，由于血之衰也。补血足以制火矣！且水与血合成赤带，竟不能辨其是湿而非湿，则湿尽化为血矣，所以治血可也，何必利湿哉。此方纯治血，少加清火之味，故奏功独奇。倘一利其湿，反引火下行，转难遽效耳！或问：先前言助其脾土，今但补肝木之血，绝不补脾土之气何也？不知用芍药以平肝，则肝气得舒，自不去克脾土，是补肝正所以扶脾，何必加人参、白术之多事哉。

此症用**黄白牛车散**亦效。

牛膝一两　车前子三钱　黄柏二钱　白芍一两　水煎服。四剂愈。

3. 妇人有带下而色黑者，甚则下如墨汁，其气最腥，人以下寒之极也，谁知是火热之极乎。夫火色宜红，何成黑色？不知火极似水，乃假象也。其症必然腹痛，小便时必如刀触，阴门必发肿，面色必红。久则黄瘦，饮食兼人，口必大渴，饮水少觉宽快。此命门之火与膀胱、三焦之火合，胃火又旺，四火同煎，安得不熬干成炭色耶！此等之症不致发狂者，以肾水与肺金之气，涓涓不绝，足以润心而济胃耳。所以饮水下胃，但成带下之症，火结于下，而不炎于上也。治法惟以泻火为主，火退而湿热自舒也。方用**利火汤**：

大黄三钱　白术五钱　茯苓三钱　车前子三钱　王不留行三钱　刘寄奴三钱　黄连三钱　炒栀子三钱　石膏五钱　知母二钱　水煎服。一剂小便大利，二剂黑带变为白带矣，三剂白带亦少减去一半，再服三剂全愈。

此方未免过于迅利，殊不知火盛之时，用不得依违之法。救焚而少为迂缓，则火势延烧不尽不止。今用黄连、石膏、知母、栀子一派寒凉泻火之味，入于大黄之中，则迅速扫除，又得王不留行与寄奴之味，利湿甚急，俱无停住之机。佐白术、车前子、茯苓，成既济之功也。

此症用**清带汤**亦效。

炒栀子三钱　黄柏三钱　甘草一钱　白芍一两　车前子二钱　王不留行二钱　麦冬一两　玄参二两　水煎服。四剂愈。

4. 妇人有带下色黄者，宛如黄茶浓汁，其气带腥，人以为脾经之湿热，谁知是任脉之湿热乎。夫任脉本不能容水，如何湿气入于中，而化为黄带乎。不知带脉通于任脉，任脉直上，走于唇齿，唇齿之间，原有不断之泉下灌于任脉，使任脉无热，则口中津液尽化为精，以入于肾中矣！惟有热以存于下焦之间，则津不化精而化湿。夫水色白，火色红，今湿与热合，欲变红而不能，欲返白而不得，煎熬成汁，因变为黄色矣！黄乃土之色也。真水真火合而成丹，邪水邪火合而成带。世人以黄带为脾之湿热，单去治脾，此黄带之所以难痊也。方用**退黄汤**治之。

山药一两　芡实一两　黄柏二钱　车前子一钱　白果一枚　水煎服。连用四剂，无不全愈。

凡有白带者，俱可以此方治之。而治黄带，尤奏奇功。盖山药、芡实、专补任脉之虚，又能利水，加之白果引入任脉之中，更为便捷，所以奏功甚速。至所用黄柏清肾中之火，**肾与任脉相通**，同群共济，解肾中之火，即解任脉之热矣！

此症亦可用**解带利湿汤**治之。

白果　茯苓各一两　泽泻　车前子　炒栀子各二钱　水煎服。

5. 妇人有带下色青者，甚则色绿，如绿豆汁，稠黏不断，其气亦腥，此肝经之湿热也。夫肝属木，木之色属青，带下流如绿豆之汁，明是肝木之病，但肝最喜水，湿亦水也，何以竟成青带之症？不知水虽为肝之所喜，热实为肝之所恶，以所恶者合之所喜，必有违其性者矣！肝之性既违，则肝之气必逆，气欲上升，湿欲下降，两相牵掣，必停住于中焦之间，于是走于带脉，从阴门而出。其色青绿者，正乘肝木之气也。逆轻者热必轻而色青，逆重者热必重而色绿。似乎治青者易，治绿者难。然而解其肝中之火，利其膀胱之水，则带病自愈矣！方用**逍遥散加减**治之。

茯苓五钱　白术五钱　甘草五分　陈皮一钱　柴胡一钱　白芍五钱　茵陈三钱　炒栀子三钱　水煎

服。二剂色淡，四剂青绿之带绝，不必多剂也。

夫**逍遥散解郁**之方也，何取之以治青带如是之神耶。盖肝经湿热留之者，因肝气之逆也。逍遥散最**解肝之逆气，逆气平则湿热难留**，况益之茵陈之利湿，栀子清热，肝气清凉，青绿之带何自来乎？此方之所以奇而可用也。倘仅治青带，惟以利湿清热为事，置肝气于不问，亦安有止带之日哉！

此症用**利肝解湿汤**亦效。

白芍二两　茯苓一两　干鸡冠花五钱　炒栀子三钱　水煎服。

血枯门二则

1. 妇人有年未至七七之期，经水先断者，人以为血枯经闭，谁知是心肝脾之气郁乎。人若血枯，安能久延人世？医见其经水不行，谓其血枯，其实非血枯，乃血闭也。且经水非血也，乃天一之水，出于肾经之中，至阴之精，而有至阳之气，故其色红赤似血而非血也。世人以经水为血，此千古之误。倘果是血，何不名之曰血水？古昔至圣创呼经水者，以出于肾经，故以经名之。然则经水早断似乎肾水之衰涸，吾以为心、肝、脾之气郁者何？盖肾水之生，不由于三经，而肾水之化，实关于三经也。肾非肝气之相通，则肾气不能开。**肾非心气之相交**，则肾气不能上。**肾非脾气之相养**，则肾气不能成。倘三经有一经之郁，则气不入于肾之中，肾之气即闭塞而不宣，况三经齐郁，纵肾水真足，尚有格格难出之状；而**肾气原虚**，何以媾精盈满，化经水而外泄耶。此经之所以闭，有似乎血枯耳。治之法必须散三经之郁，大补其肾；补肾之中，仍补其三经之气，则精溢而经自通也。方用**溢经汤**：

熟地一两　白术一两　山药五钱　生枣仁三钱　白芍三钱　当归五钱　丹皮二钱　沙参三钱　柴胡一钱　杜仲一钱　人参二钱　水煎服。连服八剂而经通矣。服一月人健，不再经闭，兼易受孕。

此方心、肝、脾、肾四经同治之药，补以通之，散以开之也。倘徒补则郁不开而生火，倘徒散则气益衰而耗精，设或用攻坚之味，辛热之品，不特无益而反害之也。

此症用**续补汤**亦效。

人参二钱　当归五钱　白芍三钱　柴胡五分　麦冬五钱　北五味十粒　白术一两　巴戟天五钱　炒枣仁五钱　红花五分　牛膝一钱　沙参三钱　水煎服。十剂必通。

2. 人有在室未嫁者，月经不来，腹大如娠，面色乍赤乍白，脉乍大乍小，以为血枯经闭也，谁知是灵鬼凭身乎。大凡人心正则邪不能侵，心邪则邪自来犯。或精神恍惚，梦里求亲，或眼目昏花，日中相狎；或假戚属，暗处贪欢；或明言仙人静地取乐。其先未尝不惊诧为奇遇，而不肯告人；其后则羞赧为淫亵而不敢告人矣。年深月久，人之精血仅足以供腹中之邪，邪日旺而正日衰。势必至经闭血枯，死而后已。欲导其经，邪据其腹而经难通，欲生其血，邪饮其精而血难长。医以为胎而非胎，医以为瘕而非瘕，往往有因循等待，成为痨瘵之症，至死不悟，不重可悲乎！治法似宜补正以祛邪。然而邪之不去，补正亦无益也，必先去其邪而后补正为得耳。方用**荡邪丹**：

雷丸三钱　桃仁三十粒　大黄三钱　当归五钱　丹皮五钱　甘草二钱　水煎服。一剂必下秽物半桶，再用**调正汤**治之。

白术五钱　苍术五钱　茯苓三钱　陈皮一钱　甘草一钱　薏仁五钱　贝母一钱　水煎服。连用四剂，脾胃之气转经血渐行矣！

前方荡邪，后方补正，实有次第也。或疑身怀鬼胎必伤其血，所以血枯而后经闭也。今既堕其胎，乃不补血，反补胃气者何故？盖鬼气中人，其正气之虚可知；且血不能骤生，补气自易生血。二术善补阳气，阳气旺而阴气难犯，尤善后之妙法也。倘服补血之药则阴以招阴。吾恐鬼胎虽下，鬼气未必不再种矣，故不若**补其阳气，使鬼祟难侵**，生血愈速耳。

此症用**杀鬼破胎汤**亦效。

水蛭炒黑，研为细末，三钱　丹皮五钱　当归尾五钱　大黄三钱　厚朴二钱　红花五钱　牛膝三钱　生地五钱　桃仁去尖，研碎　水与酒同煎一碗，空腹服，一剂即下胎，如不下，再服二剂，无不下者，不必用三剂也。

血崩门八则

1. 妇人有一时血崩，双目黑暗，昏晕于地者，人以为火盛动血也。然此火非实火也，乃虚火耳。世人一见血崩，往往用止涩之药，虽亦能取效于一时，而虚火未补，易于冲击，随止随发，终年终月，不能愈者，是止崩之药，断不可用。必须于补之中，行其止之法。方用**固本止崩汤**：

熟地一两　白术一两　黄芪三钱　人参三钱　当归五钱　炒黑干姜二钱　水煎服。一剂崩止，十剂永不再发。**倘畏药味之重，减去其半，则力量甚薄不能止**矣。

方中全不去止血，惟去补血。且不仅补血，更去补气；非惟补气，兼且补火。何也？夫血崩至于黑暗昏晕，则血已尽去，仅存一线之气，若不急补气，而先补血，则有形之血不能速生，无形之气必且尽散，此所以不补血而先救气也。然而补气而不补血，则血又不能易生；**补血而不补火，则血且凝滞**，不能随气而速生也。况干姜引血归经，补中有收，所以同补气血之药并用之耳。

此症亦可用补虚宁血汤：

当归五钱　熟地一两　黄芪一两　甘草一钱　炒黑荆芥三钱　水煎服。一剂即止崩，四剂全愈。

2. 老妇血崩，目暗晕地，人以为老妇虚极，因不慎房劳之故也，谁知多言伤气不节饮食之故乎。夫老妇原宜节损饮食，复加闭口，始气不伤而神旺。无奈老妇闻喜事而心开，称誉不肯闭舌，未免有不宜言而言者，况原有宿疾，安肯无言？故一发而不可救。夫老妇血衰，因气虚之极而不能生也。况加之多言耗气，又安能助气以生血乎？气益衰而血难长矣，故任冲大开，欲不崩而不可得者。治法必止其血也，谁知血愈止而愈多，以气衰不能摄血耳。方用**助气敛血汤**：

白术二两　土炒　黄芪四两　醋炒　三七末三钱　水煎服。一剂血少止，二剂血止，四剂全愈。

此方补气不补血，以气能止血也。加之醋炒芪、术专以酸能救血也。加之三七者，以其能断血也。然必多服始能愈者，以老妇血亏气衰，不大补何以止其耗散之原阳，使气旺以生血乎。然此方可以暂止老妇之血，不能久旺老妇之气也。另用前方去三七而多加当归，用补血汤朝夕吞服，并行为之得到。

3. 有老妇血崩者，其症亦与前同，人以为老妇之虚耳，谁知因虚又不慎房帏之故哉。妇人至五十之外者，天癸匮乏，原宜闭关不宜出战，苟或适兴，草草了事，尚不致肾火大动。倘兴酣浪斗一如少年时，鲜不血室大开，崩决而墜矣。方用当归补血汤加味疗之。

当归一两　黄芪一两　三七根末三钱　桑叶十四片　水煎服。二剂而血止，四剂不再发。然必须断欲也，设再犯忌未有不重病者也。

夫补血汤乃气血双补之神剂。三七根乃止血之圣药，加入桑叶滋其肾中之阴，又有收敛之妙耳。但老妇阴精既亏，用此方以止其暂时之漏，实有奇功，不可责其永远之绩者，以补精之味尚少也。服此方四剂之后，增入白术五钱，熟地一两，山药四钱，麦冬三钱，北五味一钱，服三月则崩漏可以尽除矣！

此症用**闭血汤**亦效。

人参 白术各一两 三七根末三钱 北五味子二钱 水煎服。一剂即止崩。减人参五钱，加熟地一两，山茱萸五钱，麦冬五钱，再服四剂全愈。

4. 有少妇甫受孕三月，即便血崩，胎亦随坠，人以为挫闪受伤而血崩者，谁知是行房不慎哉。少年妇人行房亦事之常也，何便血崩？亦因其气之衰耳。凡妇人气衰者，不耐久战，战久则必泄精，精泄太多则气益不能收摄夫血矣。况加**久战则虚火内动，精门不关，而血室亦不能闭，于是胎不能固**，内外齐动，而血又何能固哉。治法自当以补气为主，而少佐之止血之味。方用**固气汤**：

人参五钱 白术五钱 当归三钱 熟地五钱 茯苓二钱 甘草一钱 杜仲三钱 山茱萸二钱 远志一钱 五味子十粒 水煎服。一剂血止，连服十剂全愈。

此方固气而兼补其血，已去之血可以速生，将脱之血可以尽摄。凡因虚血崩者，此方最宜通治，非仅治小产之血崩也。兹方不去止血，而止血之味已全于中，所以可通治耳。

人参三钱 白术五钱 茯苓 山药 麦冬各三钱 远志五分 杜仲 山茱萸各二钱 阿胶三钱 甘草一钱 水煎服。一剂即愈。

5. 有妇人一交感流血不止者，虽不至血崩之甚，然至终年不愈，未免气血两伤，久则有血枯经闭之忧。此等之病成于月经来时，贪欢交感，精冲血管也。夫血管不可精伤，凡妇人受孕，乃血管已净之时，倘经初来，其血正旺，彼欲出而精射之，则所泄之血尽退而缩入，既不能受孕成胎，势必至积精化血。**遇交感之时，淫气触动其旧日之精，则两气相感，精欲出而血即随之俱出**矣。治法须通其胞胎之气，引精外出，益之填精补气之药，则血管之伤可以再补。方用引精止血汤：

人参五钱 白术一两 茯神三钱 车前子三钱 黄柏五钱 炒黑干姜一钱 熟地一两 山茱萸五钱 炒黑荆芥三钱 水煎服。连服四剂即愈，十剂不再发。

此方用参、术补气，用熟地、山药补精，**精气既旺，则血管自然流动**。加入茯神、车前利其尿窍，**尿窍利而血窍亦利**矣；加入黄柏直入于血管之中，引夙精出于血管之口；再荆芥引败血出于血管之外，益之炒黑干姜止其血管之口，一方之中，实有调停曲折之妙，故能除旧疾而去陈疴也。然既服此药，必须慎房帏三月，则破者不至重伤，补者不至再损，否则亦止可取目前之效耳。慎之哉！

此症用**截流丹**亦甚效。

茯苓 炒黑荆芥 车前子各三钱 牛膝 人参各三钱 熟地一两 白术一两 蕲艾一钱 肉桂三分 水煎服。十剂全愈。

6. 妇人有怀抱甚郁，口干作渴，呕吐吞酸，而血下崩者，人以火治之，时而效时而不效者，盖肝气之结也。夫肝主藏血，气结宜血结矣，何反致崩漏？不知肝性甚急，气结其性更急矣！急则血不能藏矣。治法宜开郁为主。然徒开其郁，不用平肝之药，则肝气大开，肝火更炽，血亦何能止遏也。方用**平肝止血汤**：

白芍二两 白术一两 当归一两 柴胡一钱 三七根末三钱 甘草二钱 丹皮三钱 荆芥二钱 生地三钱 水煎服。一剂呕吐止，二剂干渴除，四剂血崩自愈。

白芍平肝，得柴胡而郁气尽解；白术利腰脐，血无积住之虑；荆芥通经络，血有归还之乐；丹皮凉其骨髓之热，生地清其脏腑之炎；当归、三七于补血之中，行止血之法，**自郁散而血止**也。

此症用**舒肝藏血汤**亦佳。

白芍一两 香附 荆芥 三七根末各三钱 陈皮五分 甘草一钱 当归 白术各五钱 白芥子一钱 水煎调服。

7. 妇人有升高坠下，或闪跌受伤，以致恶血下冲，有如血崩者，若作血崩治之，用止涩之药，适所以害之也。其症必然按之疼痛，久则面目萎黄，形容枯槁。治法须行血去瘀、活血止疼，则其血自止。苟不解其瘀痛，即用补涩之品，则瘀血内攻，痛不能止，反致新血不生，旧血作祟也。方用**逐瘀止崩汤**：

大黄三钱　生地一两　当归尾五钱　败龟板三钱　芍药二钱　丹皮一钱　枳壳五分　桃仁十粒　水煎服。一剂痛轻，再剂痛止，三剂血亦全止矣，不必服四剂也。

此方于活血之中，佐以下治之药，故逐瘀如扫，止血亦如神也。此跌闪升堕，非由内伤而致，其本实不拨去标之病可耳，何必顾其本而补其内哉！

此症用**灵龟散血汤**亦甚效。

败龟板一两　生地一两　大黄一钱　丹皮三钱　红花二钱　桃仁十四个　水煎服。一剂轻，二剂愈。

8. 人有每行人道，经水即来，一如血崩，人以为胞胎有伤触之以动其血也，谁知子宫血海因热不固之故乎。夫子宫即在胞胎之下，而血海又在胞胎之上。血海者冲脉也，冲脉寒而血亏，冲脉热而血沸，血崩之病，正冲脉之热也。然而冲脉既热，宜血之日崩矣，何必交接而始血来？盖脾与肝之无恙也，脾健则能摄血，肝平则能藏血，人未入房，则君相二火，寂然不动，虽冲脉独热，血不外泄。及至交接，子宫大开，君相之火，翕然齐动，鼓其精房，而血海泛滥，有不可止遏之势，肝欲藏血而不能，脾欲摄血而不得，故经水随交而至，若有声应之捷焉。治法必须绝欲者三月，然后用滋阴降火之药，凉其血海，则终身之病可半载而愈矣。方用**清海丸**：

熟地一斤　桑叶一斤　白术一斤　玄参一斤　山茱萸八两　北五味三两　麦冬十两　沙参十两　地骨皮十两　丹皮十两　白芍一斤　龙骨醋焠，二两　山药十两　石斛八两　各为细末，蜜为丸。每日早、晚白滚水各送下五钱，服半年全愈。

此方补阴而无浮动之虞，缩血而无寒冷之害，日计不足，月计有余，潜移默夺，子宫清凉，血海自固也。倘不治其本源，止以发灰、白矾、黄连、五倍子外治其幽隐之处，吾恐愈塞愈流也。

此症用**清火归经汤**亦效。

人参　白芍各一两　旧棕榈炒灰二钱　黄柏末二钱　甘草一钱　三七根末三钱　水煎调服。十剂可愈，二十剂全愈。然必须绝欲事三月，否则要犯也。

调经门十四则

1. 妇人有先期经来者，其经水甚多，人以为血热之极也，谁知肾中之水火旺乎。夫火旺则血热，水旺则血多，此有余之病，非不足之症也。似不药有喜，但过于有余，**则子宫大热亦难受孕，恐有烁干男精之虑**。太过者损之，亦既济之道也。然而火不可任其有余，水断不可使之不足。治法但少清其火，不必泻水也。方用：

丹皮三钱　地骨皮五钱　白芍三钱　青蒿二钱　黄柏五分　熟地三钱　茯苓二钱　水煎服。此方名为**清经散**。服二剂自平也。

方中虽是清火之品，然仍是滋水之味，火泻而水不与之俱泻，则两不损而两有益也。

此症用**损余汤**亦效。

地骨皮一两　茯苓五钱　黄柏二钱　生地五钱　炒黑荆芥三钱　玄参五钱　水煎服。四剂而经调矣。

2. 妇人有先期经来，其经水止有一二点，人亦以为血热之极也，谁知肾中火旺而阴水虚乎。先期者火气之冲，多寡者水气之验。故先期之来多，火热而水有余；先期之来少，火热而水不足。倘一见先期俱以为有余之热，但泻火而不补水，或水火两泻，如何不增病哉！治法不必泻火，专补其水，水足而火气自消。方用：

玄参一两　生地一两　白芍五钱　麦冬五钱　阿胶三钱　地骨皮三钱　水煎服。连服四剂，而经调矣。

方名**两地汤**，以地骨、生地同用耳。二味俱能凉骨中之热也。骨中之热，由于肾中之热，凉其骨髓，则肾气自寒，又不损伤胃气，此治之巧也。况所用诸药纯是补水之味，水盛而火安得不平乎？此条与上条并观，断无误治，先期之病矣。

此症用**加味纯阴汤**亦效。

熟地　玄参　麦冬各五钱　山茱萸二钱　北五味子一钱　丹皮五钱　水煎服。可服十剂，经水自多。

3. 妇人有经来后期而甚多者，人以为血虚之病也，谁知非血虚也。盖后期之多少，实有不同：后期来少，血寒而不足；后期来多，血寒而有余。夫经水虽本于肾，而其流则五脏六腑之血皆归之。故经一来而诸血尽来附益，以经开而门启不遑迅阖，诸血乘其隙而皆出也。但血既出矣，则成不足之症。治法宜于补中温之，非曰后期者俱不足也。方用**温经摄血汤**：

白芍一两　川芎五钱　肉桂五分　熟地一两　白术五钱　续断一钱　五味子三分　柴胡五分　水煎服。二十剂经调矣。

此方大补肾、肝、脾之精血。加肉桂以祛其寒，加柴胡以解其郁，是补中有散，而散非耗气；补中有泻，而泻非损阴。所以受补之益，收温之功也。是方凡经来后期者，俱可用，诚调经之妙药，摄血之仙丹也。倘人元气虚，加入人参一二钱，未为不可耳。

此症用**温带益经汤**亦效。

熟地一两　白术　杜仲各五钱　肉桂一钱　茯苓　人参各三钱　水煎服。

4. 妇人有经来断续，或前或后，无一定之期者，人以为气血之虚，谁知是肝气之郁结乎。夫经水出诸肾经，肝为肾之子，肝郁则肾亦郁，肾郁而气自不宣，前后之或断，或续，正肾气之或通，或闭耳。虽然肝气郁而肾不应，未必至于如此。然子母关切之病，而母必有顾复之情，肝泄而肾自有缱绻之谊，肝气之或藏，或闭，即肾气之或去，或留，有相因而至者矣。然则治法舒肝之郁，即所以开肾之郁也，即所以定经水之流也。方用**定经汤**：

白芍一两　当归一两　熟地五钱　山药五钱　菟丝子一两　柴胡五分　荆芥炒黑，一钱　茯苓三钱　水煎服。二剂经水净，四剂经期定矣。

此方舒肾肝之气，非通经之药也。补肝肾之津，非利水之品也。**肾肝气舒而经通，肝肾津旺而水利，**不治之治，正妙于治也。

此症用**顺经汤**亦效。

香附　生地　茯苓　白芥子各三钱　当归一两　白芍一两　车前子二钱　神曲　甘草各一钱　水煎服。十剂自调。

5. 妇人有数月一行经者，每以为常，且无或先或后之异，又无或多或少之殊。人以为异，而不知非异，此乃无病之人，气血两不亏损耳。妇人之中有天生仙骨者经水必四季一行，盖以季为数，不以月为盈虚也。妇人之经水不泄，则黄河便可逆流，**真气内藏，则坎中之阳不损**。倘加以炼形之法，一年之内便易飞升，无如世人不知炼形之法，见经水之不来误认作病，妄用药饵，往往无病而成病，余闻异人之教，特为阐扬，使世人见此等行经。在不必治之列，万勿疑为气血之不足，而轻施医疗也。虽然天生仙骨之妇。世正不少，而嗜欲深者天分损也，又不可不立一救疗之方。方名**助仙丹**：

白术三钱 茯苓五钱 甘草一钱 山药三钱 陈皮五分 白芍三钱 杜仲一钱 菟丝子二线 水煎服。二、四剂而仍如其旧，不可再服。

此方平补健脾益肾，解郁消痰，不损天然之气血，便是调经之大益，何必用重剂以助火，用热药以通经哉。

此症用**肝肾双治汤**亦佳。

白芍三钱 当归 山药 熟地各五钱 甘草五分 陈皮三分 茯苓 山茱萸各二钱 神曲一钱 水煎服，自然如期矣。

6. 妇人至五十之外，或六七十岁者，忽然行经，或如紫血之块，或如红血之淋，人以为老妇行经是还少之期，谁知乃血崩之渐乎。妇人至七七之外，天癸已穷，又不服补阴济阳之药，如何能使精满化经一如少妇乎？不宜行经而行经者，乃肝不藏血、脾不统血也，非泄精而动命门之火，必气郁而发龙雷之炎，二火发动，血乃奔失，有似行经而实非行经也。遇此等之病，非大补脾肝则血不能骤止。然而补肝脾者，不可全补血以止血，尤当兼**补气以止血**也。方用**安老丹**：

人参一两 黄芪一两 熟地一两 山茱萸五钱 甘草一钱 木耳灰一钱 当归五钱 阿胶一钱 香附五分 荆芥一钱 白术五钱 水煎服。一剂少减，二剂又减，四剂全止，十剂全愈。

此方补益肝脾之气，气足自然生血，且能摄血也。况且大补肾水，**肾水足而肝气益舒，肝气舒而脾气得养**，肝藏血，脾统血，安有漏泄乎。血既无漏泄之失，何虑于血崩乎。

此症亦可用**芪术调经散**治之。

人参 三七根末各三钱 白术 当归 黄芪各一两 生地五钱 水煎调服。一剂即止，四剂愈。

7. 妇人有经水忽来忽断，时痛时止，往来寒热，人以为血结之故，不知乃肝气不舒耳。夫**肝属木，最恶者寒风也，妇人行经，则腠理大开，适逢风吹，则肝气闭塞，经水之门亦随之而俱闭**，于是腠理经络各皆不宣，而作寒热，气行于阳而热生，气行于阴而寒生也。然此犹感寒之轻者，倘外寒更甚，则内热益深，往往有热入血室，变为似狂之症，一如遇鬼之状。今但往来寒热，是寒未甚而热未深耳。治法补肝之血，通郁而散其风，则病随手而效也。方用**加味四物汤**：

熟地一两 川芎三钱 白芍五钱 当归五钱 白术五钱 甘草一钱 延胡索一钱 丹皮三钱 柴胡一钱 水煎服。

此方用四物以滋脾肾，用柴胡、白芍、丹皮以宣扬风郁，用甘草、白术、延胡利腰脐以和腹痛，入于表里之间，通于经络之内，用之得宜，自然奏功如响也。

此症用**开结汤**亦佳。

柴胡 续断 神曲各一钱 香附 川芎 丹皮各三钱 当归 熟地各一两 白术五钱 甘草一钱 水煎服。十剂全愈。

8. 妇人有经前疼痛数日后行经者，其经水多是紫黑之块，人以为热极也，谁知郁极而火不能化乎。夫肝中有火，郁则不扬，经欲行而肝气不应，则拂抑其气而痛生。然经满则不能内藏，肝中火气焚烧，内逼经出，而火亦随之而怒泄。其色紫黑者，水火两战之象也。成块者火煎成形之状也。经失其为经，正郁火内夺其权耳。治法似宜大泻肝中之火矣。然泻肝之火，不解肝之郁，则热之标可去，热之本未除也。方用**宣郁调经汤**：

白芍五钱 当归五钱 柴胡一钱 香附一钱 郁金一钱 丹皮五钱 白芥子二钱 甘草一钱 黄芩

一钱　炒栀子三钱　水煎服。连服四剂，下月断不先腹痛而后行经也。

此方补肝之血，又解肝之郁；利肝之气，又退肝之火，所以奏功如神耳。

此症用**香草散**亦佳。

香附　茯神各三钱　延胡索　甘草　神曲　天花粉各一钱　炒栀子　黄芩各二钱　白术　生地　麦冬各五钱　陈皮五分　水煎服。

9. 妇人有经后小腹作痛，人以为气血之虚，谁知是肾气之涸乎。夫经水乃天一之水，满则溢，空则虚，亦其常也，何以虚能作痛哉。盖肾水一虚，则水不能生肝，而肝必下克于脾土，土木相争而气逆，故作痛也。治法亦须舒肝气为主，而益之补肾之味，则水足而肝气益安矣。方用**后调汤：**

阿胶三钱　荆芥三钱　巴戟天一钱　山药五钱　白芍三钱　当归三钱　甘草一钱　山茱萸三钱　水煎服。

此方平调肝肾，既能转逆于须臾，尤善止郁痛于顷刻，经后以此方调理最佳，不止治经后腹痛也。

此症用**填经止痛丹**亦神。

熟地二两　山茱萸五钱　山药三钱　甘草一钱　肉桂五分　水煎服。

10. 妇人有行经之前一二日，忽然腹痛而吐血，人以为火盛之极也，谁知肝气之逆而不顺行而上吐乎。夫肝之气最急，宜顺不宜逆，顺则气安，逆则气动，血随气而俱行。若**经逆从口上出，乃少阴之火急如奔马，得肝中龙雷之气直冲而上**，其势最捷，反经为血，又至便也，不必肝不藏血，始成吐血之症。但此等吐血不同各经之吐血，各经吐血乃内伤而成，此逆经吐血者，乃内溢而激之使出也。其症绝有异同，而逆气则一也。治法似乎治逆以平肝，不必益精以补肾。虽然逆经而吐血，虽不损夫血，而反复颠倒，未免伤肾之气，而血又上泄过多，则肾水亦亏，必须于补肾之中，以行其顺气之法也。方用**顺经汤：**

当归五钱　白芍三钱　熟地五钱　茯苓三钱　牛膝三钱　丹皮五钱　沙参三钱　荆芥炒黑，三钱　水煎服。一剂吐血止，二剂经顺，连服十剂，不再逆经也。

此方于补肾、补肝之中，用引血归经之药，肝气不逆，肾气自顺也，肾气既顺，经何能逆哉。

此症用**顺肝藏血丹**亦效。

白芍　当归　熟地各一两　荆芥炒黑三钱　牛膝　人参　茯苓各二钱　柴胡五分　乌药五分　泽泻一钱　水煎服。二剂即顺行矣。

11. 人有经水将来，三、五日前脐下疼痛，状如刀刺，寒热交作，下如黑豆汁，既而经来，因之无娠，人以为血热之故，谁知是下焦寒湿相争耶。夫寒湿之气乃邪气也，妇人有任、冲之脉居于下焦，冲脉为血海，任脉主胞胎为血室，皆喜正气之相通，最恶邪气之相犯，经水由二经而外出。若寒湿之气弥满于二经之外，势必两相争而作疼痛矣。**邪感正衰，寒气生浊**，下如豆汁之黑者，见北方寒水之象也。治法利其湿而温其寒，冲、任无邪，何至搏结作痛哉。方用**温脐化湿汤：**

白术一两　茯苓三钱　巴戟天五钱　山药五钱　扁豆三钱　白果十枚　莲子三十粒，连心用　水煎服。然**必须经未来前十日服之**，四剂而邪去，经调兼**可种子**也。

此方用白术以利腰脐，更用巴戟、白果以通任脉，再用山药、扁豆、莲子以卫冲脉，故寒湿尽去，经水自调矣。倘疑腹痛为热邪之作祟，妄用寒凉，则冲、任虚冷，血海变为冰海，血室成为冰室，毋论艰于生育，疼痛何有止日哉。

此症可用**术桂草玄丹**。

白术二两　肉桂一钱　甘草一钱　玄胡索一钱　水煎服。一剂愈。

12. 妇有经水过多，行后复行，面色萎黄，人倦无力，人以为血热之故也，谁知血虚而不归经乎。夫血旺则经多，血少则经缩，然血归于经，虽血旺而经亦不多；血不归经，虽血衰而经亦不少。世人以经水过多为是血旺，此治之所以错也。惟多是虚，故再行而不胜其困乏。**血损精散，骨中髓空，不能华于面也**。治法大补其血之不足，引其归经，宁有经后再行之病哉。方用**四物汤加味**治之。

熟地一两　川芎五钱　白芍三钱　当归五钱　荆芥三钱　山茱萸三钱　白术五钱　续断一钱　甘草一钱　水煎服。四剂血归经矣，十剂之后加人参三钱，再服十剂，下月行经适可而止，不再行也。

四物汤乃补血之神药，加白术、荆芥行中有利，加山茱萸、续断止中有补，加甘草而调和得宜，所以血足而归经，经归而血净也。

此症用**加味补血汤**亦佳。

当归　黄芪各一两　荆芥三钱　白术五钱　水煎服。四剂人健，十剂全愈。

13. 妇有行经前先泻三日，而后行经，人以为血旺之故也，谁知是脾气之虚乎。夫脾统血，脾虚则气不能摄血矣。且脾属湿土，脾虚则土不实而湿更甚，经水将动而脾气先不能固，脾血欲流注于血海，而湿气先乘之，所以先泻水而后行经也。调经之法在先补其气。盖气旺而血自能固，亦气旺而湿自能泻。方用健固汤：

人参五钱　茯苓三钱　白术一两　巴戟五钱　薏仁三钱　水煎服。连服十剂，而经行不泻矣。

此方补脾气以固脾血，则血摄于气之中，脾血日盛，自能运化其湿；湿既化为乌有，何能作泻哉。

此症用**术苓固脾饮**亦佳。

白术一两　茯苓　人参　山药　芡实各五钱　肉桂五分　肉豆蔻一枚　水煎服。经未泻前服此则不泻矣，多服为妙。

14. 妇人有行经之前、一日大便出血者，人为血崩之症也，谁知经入于大肠乎。夫大肠与行经之路径各别，何以能入于其中乎？盖胞胎之系，上通心，而下通肾，心肾不交，则胞胎之血两无可归，心肾二经之气不来照摄，听其自便，血乃不走小便而走大便矣。治法单止其大便之血，则愈止而愈多，反击动三焦之气，拂乱而不可止。盖经之妄行，原因心肾之不交，今不使心肾之既济，而徒安其胞胎，则胞胎之气无所归，而血又安有归经之日哉。故必须大补心肾，使**心肾之气接，而胞胎之气不散**，则大肠之血自不妄行也。方用**归经两安汤**：

人参三钱　当归五钱　白芍五钱　熟地五钱　山茱萸二钱　巴戟天一钱　白术五钱　麦冬五钱　荆芥炒黑，三钱　升麻四分　水煎服。一剂血止，三剂经止，兼可受娠。

此方大补心、肝、肾三经之药，全不去顾胞胎，而胞胎有所归者，以心肾之气合也。**心肾虚而气乃两分，心肾足而气乃两合**，心肾不离，而胞胎之气听令于二经之静摄，安有乱动之形哉。然则补心肾可也，何兼补夫肝水耶？不知肝乃肾之子，心之母也。补其肝血，则**肝气往来于心肾之间**，自然**上引心而入于肾，下引肾而入于心**，不啻如介绍之欢也。

此症用**加味归芎散**亦神效。

当归　白术　生地各一两　川芎五钱　升麻一钱　一剂即止血而经行矣，二剂全愈。

受妊门十则

1. 妇人有瘦怯身躯，久不孕育，一交男子，卧病终朝，人以为气虚之故也，谁知血虚之故乎。夫血藏肝中，精涵肾内，若肝气不开，则精不能泄，及精既泄，肝气益虚，以肾为肝之母，母既泄精不能分润以养肝木之子，而肝燥无水，则火且暗动以烁精，肾愈虚矣。况瘦人多火，又加泄精，则水益少而火益炽，水难制火，腰肾空虚，所以倦怠而卧也。此等之妇，偏易动火，然而此火出于肝木之中，又是雷火，而非真火，不交合则已，交则偏易走泄，阴虚火旺，不能受胎。即偶尔受胎，逼干男子之精，有随种而随消者也。治法必须大补肾水，平其肝木，水旺而血亦旺，血旺而火亦减也。方用**养阴种玉汤**：

熟地五钱　白芍五钱　当归一钱　茯苓二钱　山茱萸五钱　甘菊花一钱　丹皮二钱　山药三钱　杜仲二钱　牛膝一钱　水煎服。服一月便可受孕，服三月身健，断断可以种子。

此方不特补血，纯于填精，**精满则子宫易于摄精，血足则子宫易于容物，皆有子之道也**。惟是世人贪欲者多，节欲者少，服此药必保守者二月，定然坐孕，否止可身健，勿咎药品之未灵也。

此症用**五美丹**亦效。

熟地一两　当归　山茱萸　麦冬　山药各五钱　水煎服。十剂可以受胎矣。

2. 妇人有饮食少思，饱闷倦怠，惟思睡眠，一行房事，呻吟不已，人以为脾胃之气虚也，谁知肾气之不足乎。夫气宜升腾，不宜降陷。升腾于上焦则脾胃易于分消，降陷于下焦则脾胃难于运化，人无水谷之养，则精神自然倦怠。惟是**脾胃之气，实生于两肾之内，无肾中之水气，则胃气不能腾；无肾中之火气，则脾气不能化**，故宜亟补肾中水火之气。然仅补肾而不用补脾胃之药，则肾中水火二气，不能提于至阳之上也。方用**兼提汤**：

人参五钱　白术一两　熟地一两　山茱萸三钱　黄芪五钱　枸杞二钱　柴胡五分　巴戟天一两　水煎服。服一月，肾气大旺；再服一月，未有不可受孕者。

此方补气之药多于补精，似乎以补脾胃为主，孰知脾胃健而生精自易，是补脾胃正所以补肾也。脾胃既旺，又加补精之味，则阴气既生，阳气易升，不必升提，气自腾越于上焦，况原有升提之药乎。阳气不下降，无非大地之阳春随遇皆是生机，安得不受育哉。

此症用**旺肾汤**亦甚效。

熟地一两　山茱萸　巴戟天各四钱　白术　人参各五钱　茯苓三钱　砂仁二粒　水煎服。服一月，自可受孕。

3. 妇人有下身冰冷，非火不暖，交感之时，阴中绝不见有温热之气，人以为天分之薄也，谁知胞胎之寒乎。夫寒冰之地不生草木，重阴之渊不长鱼龙，胞胎寒冷何能受孕哉。即茹之于暂，不能不吐之于久也。盖胞胎居于心肾之间，上系于心，下系于肾，胞胎之寒冷，乃心火之微，肾火之衰也。故治胞胎者，仍须补心肾之二火。方用**温胞散**：

人参三钱　白术一两　巴戟天一两　破故纸二钱　杜仲三钱　菟丝子三钱　芡实三钱　山药三钱　肉桂二钱　附子三分　水煎服。连服一月，胞胎热矣。

此方补心即补肾，温肾即温心，心肾气旺则心肾之火自生，心肾火生则胞胎之寒自散。原因胞胎之寒，以致茹而即吐，胞胎即热，岂尚有施而不受者乎。**倘改方为丸，朝夕吞服，则尤能摄精**，断不至悲伯道无儿之叹也。

此症用**春温汤**亦佳。

人参　巴戟天　白术　杜仲各五钱　破故纸三钱　肉桂一钱　菟丝子五钱　水煎服。服十剂自然温和，可以受胎矣。

4. 妇人有素性恬憺，饮食用少，多则难受，作呕作泻，胸饱闷胀，人以为天分之薄也，谁知是脾胃之虚寒乎。夫脾胃虚寒，亦是心肾之虚寒也，胃土非心火不生，脾土非肾火不化；心肾之二火衰，则脾胃失其生化之权，即不能传化水谷，以化精微矣。脾胃既失生化之权，不能化水谷之精微，自无津液以灌注于胞胎，欲胞胎有温暖之气以养胎气，必不得之数也。总能受胎，而带脉之间，断然无力，亦必坠落者也。然则治法可不亟温补其脾胃乎。然**脾之母在于肾之命门，胃之母在于心之包络**，温补脾胃，必须温补二经之火，盖母旺而子不弱，母热而子不寒也。方用**温土毓麟汤**：

巴戟天一两　覆盆子一两　白术五钱　人参三钱　神曲一钱　山药五钱　水煎服。连服一月，可以种子。

盖所用之药，既能温命门之火，又能温心包之火，火旺则脾胃无寒冷之虞，自然饮食多而善化，气血日盛而带脉有力，可以胜任愉快，安有不玉麟之毓哉！

此症用**培土散**亦效。

肉桂一钱　茯苓三钱　蛇床子二钱　肉豆蔻一枚　北五味子一钱　陈皮五分　神曲一钱　人参　白术各五钱　肉苁蓉三钱　水煎服。

5. 妇人有小腹之间，自觉有紧迫之状，急而不舒，断难生子。乃带脉太急，由于腰脐之不利也。**腰脐之不利者，又由于脾胃之不足。脾胃虚而腰脐之气闭，使带脉拘急**，胞胎牵动。精虽直射于胞胎，胞胎虽能茹纳，力难载负，必有小产之虞。且人又不能节欲，安保不坠乎。治法必须利其腰脐之气，而又大补脾肾，则带脉可宽也。方用**宽带汤**：

白术一两　巴戟天五钱　补骨脂一钱　肉苁蓉三钱　人参三钱　麦冬三钱　五味子三分　杜仲三钱　莲肉二十个不可去心　熟地五钱　当归二钱　白芍三钱　水煎服。连服四剂，腹无紧迫之状，服一月未有不受胎者。

此方脾肾双补，又利其腰脐之气，自然带脉宽舒，可以载物胜任。或疑方中用五味、白芍之类，酸以收之，不增**带脉之急乎。不知带脉之急，因于气血之虚，血虚则缩而不伸，气虚则挛而不达**。芍药酸以平肝，则肝不克脾；五味酸以生肾，则肾能益带，似乎相碍而实能相成也。

此症用**宽带汤**亦效。

白术二两　杜仲一两　甘草二钱　水煎服。服四剂无急迫之状矣。

6. 妇人有怀抱素恶，不能生子，乃肝气之郁结也。夫有子之**心脉必流利而滑，肝脉必舒徐而和，肾脉必旺大鼓指**，未有三部脉郁结而能生子者。即心肾二部之脉，不郁不结，而肝部之脉独郁独结，即非喜脉矣。肝气不舒，必下克脾土，脾土之气塞，而腰脐之气不利，何能通任脉而达带脉乎？**带脉之气闭**，而胞胎之口不开，精到门亦不受。治法必须开其胞胎之口，但舍开郁无第二法也。方用**开郁种子汤**：

香附三钱　白芍一两　当归五钱　丹皮三钱　陈皮五分　白术五钱　茯苓三钱　天花粉一钱　水煎服。连服一月，则郁结之气尽开。无非喜气之盈腹，自然两相合好，结胎于顷刻矣。

此方解肝气之郁，宣脾气之困，腰脐气利，不必通任脉而任脉自通，不必达带脉而带脉自达，不必启胞胎而胞胎自启也。

此症用**郁金舒和散**：

白芍一两　当归五钱　郁金　香附　神曲各一钱　枳壳三分　白术三钱　川芎二钱　水煎服。郁开自易得子矣。

7. 妇人身体肥胖，痰多，不能受孕，湿盛之故耳。夫湿从下受，乃言外邪之湿也。妇之湿实非外邪，乃脾土内病也。因气衰肉胜，外似健旺，内实虚损，不能行水而湿停于肠胃，不化精而化涎矣。且肥胖之妇，内肉必满，遮隔子宫，难于受精，何况又多水湿，亦随入而随流出矣。治法必须以泻水化痰为主。但不急补脾土，则阳气不旺，湿痰未必去，人先病矣。方用**补中益气汤加味**治之。

人参三钱　当归三钱　黄芪三钱　白术一两　陈皮五分　甘草一钱　柴胡一钱　半夏三钱　升麻四分　茯苓五钱　水煎服。连服八剂而痰气尽消，再服十剂而水亦利，子宫涸出易于受精。

此方**提脾气而升于上**，则水湿反利于下行，**助胃气而消于下**，则痰涎转易于上化。不必用消克之药以损其肌，不必用浚决之味以开其窍。**阳气旺自足以摄精**，邪湿散自可以受种也。

此症用**敦厚散**亦佳。

白术一两　半夏　人参各二钱　益智仁一钱　茯苓五钱　砂仁二粒　水煎服。十剂痰消易于得子。

8. 妇人口干舌燥，骨蒸夜热，遍体火焦，咳嗽吐沫，断难生子，人以为阴虚火动也，谁知骨髓之内热乎。夫寒阴之地不能生物，而火燥旱田之内何能望禾黍之油油也。然骨髓与胞胎何相关切，而能使人无嗣，盖胞胎为五脏外之脏，因其不阴不阳，所以不列入于五脏之中。不阴不阳者，以其上系于心包，下系于命门；系心包者通于心，系命门者通于肾也。阴中有阳，阳中有阴，所以善于变化，生男生女，俱从此出。然必阴阳两平，不偏不枯，始能变化生人，否则正不能生人也。且骨髓者，肾之所化也，骨髓热而肾热，肾热而胞胎亦热矣。况胞胎无骨髓之养，则婴儿何以生？骨髓热而骨中空虚，惟存火气，何能成胎而作骨哉！治法必须**清骨中之热**。然**骨热由于水虚**，补肾中之阴，骨热自除，胞胎无干烁之虞矣！方用**清骨汤**：

地骨皮一两　丹皮五钱　沙参五钱　麦冬五钱　玄参五钱　北五味子五分　金钗石斛二钱　白术三钱　水煎服。连服一月而骨中之热自解，再服二月自可受孕矣。

此方补肾中之精，凉骨中之髓，不清胞胎，胞胎无太热之患矣。阴虚内热之人，原易受胎，今因骨髓过热，所以受精变燥，以致难于育子，本非胎之不能受精也。所以少调其肾，以杀其火之有余，况又益其水之不足，更易种子耳。

此症用**解氛散**亦效。

地骨皮一两　丹皮　沙参各五钱　白芥子三钱　山药一两　水煎服。服一月，骨蒸自退，便可望子矣。

9. 妇人有腰酸背楚，胸中胀闷，腹内生瘕，日日思寝，朝朝欲卧，百计求子，不能如愿，人以腰肾之虚，谁知任、督之困乎。夫任脉行于前，督脉行于后，然皆从带脉上下而行也。故任、督脉虚，而带脉坠于前后，虽受男子之精，必多小产。况任、督之间有疝瘕之症，则外多障碍，**胞胎缩入于疝瘕之内**，往往精不能施。治法必去其疝瘕之病，而补其任、督之脉，则提挈有力，足以胜任无虞。外无所障，内有可容，安得不受孕乎。方用**升带汤**：

白术一两　人参三钱　沙参五钱　肉桂一钱　荸荠粉三钱　鳖甲炒三钱　神曲二钱　茯苓三钱　半夏一钱　水煎服。连服一月任、督之气旺，再服一月疝瘕亦尽消也。

此方**利腰脐之气，正升补任、督之气**也。任、督之气升，而疝瘕有难存之势。况方中有肉桂之散寒，有荸荠之祛积，有鳖甲之攻坚，有茯苓之利湿，有形自化于无形，无非升腾之气，何至受精而再坠乎。

此症亦可用**任督两滋汤**：

白术一两　人参五钱　肉桂一钱　茯苓三钱　白果十个　黑豆一大把　杜仲五钱　巴戟天五钱　水煎服。十剂而任、督之脉气旺，可以摄精而受孕也。

10. 妇人有小水艰涩，腹中作胀，两腿虚浮，不能坐孕，乃膀胱之气不能化也。夫**膀胱与胞胎相近**，水湿之气必走膀胱，然而膀胱不能自己分消，必得肾气相通，始能化水从阴器以泄。倘膀胱无肾气之通，则气化不行，水湿必且渗入于胞胎，汪洋之田何能生物哉。治法必须分消胞胎之湿。然肾气不旺，胞胎之水气何从而化，故须治肾中之火，使火气达于膀胱也。方用**化水种玉丹**：

人参三钱 白术一两 巴戟天一两 肉桂二钱 菟丝子五钱 茯苓五钱 车前子二钱 芡实五钱 水煎服。二剂膀胱之气化矣，四剂艰涩之症去，又服十剂，虚胀之形尽消。连服二月，肾气大旺，易于受胎。

此方利膀胱之水，全在补肾中之气。然而补肾之药，多是濡润之品，不以湿而益助其湿乎。方中所用之药，补肾之火，非益肾之水。补火无燥烈之虞，利水非荡涤之甚，所以膀胱气化，胞胎不至于过湿，安有布种而难于发育者乎。

此症用**参术加桂汤**亦效。

茯苓一两 白术一两 肉桂一钱 人参五钱 水煎服。十剂而膀胱通利，腹亦不胀，可以受娠矣。

妊娠恶阻门二则

1. 妇人怀妊之后，恶心呕吐，思酸解渴，见食则憎，困倦欲卧，人以为妊娠之恶阻也，谁知肝血之太燥乎。夫肾一受精，则肾水生胎，不能分润于他脏，肝为肾之子，日食肾母之气，一旦无津液之养，则肝气燥而益急，火动而气乃逆也，于是恶心呕吐之症生。虽呕吐不至太甚，而伤气则一也，气伤则肝血愈耗。世人以四物治产前诸症，正以其能生肝血也。然补肝以生血，未为不佳，但恐生血不能生气，则脾胃衰微，不胜频呕。吾恐气虚血不易生也，故治法平肝补血之中，宜用健脾开胃之药，以生阳气，则气能生血，尤益胎气耳。然虽气逆而用补气之药，气旺不益助其逆耶！不知怀妊恶阻，其逆不甚，且逆亦因虚而逆，非因邪而逆也。因邪而逆者，助其气而逆增；**因虚而逆者，补其气而逆转**。况补气于补血之中，则阴足以制阳，何患于逆乎。方用**顺肝益气汤**：

白芍三钱 当归一钱 白术三钱 人参一钱 茯苓二钱 熟地五钱 苏子一钱 麦冬三钱 砂仁一粒 神曲一钱 陈皮三分 水煎服。一剂恶阻轻，再剂而平，三剂全愈。

此方肝、肾、脾、胃、肺五经同调之法，其意专主于肝肾，肝平则气不逆，肾旺则血易生。凡胎不动而少带恶阻者，俱以此方投之，无不安静如故，有益于孕妇不浅，实胜于四物之汤也。盖四物汤专治肝，此方不止治肝，所以奏功尤神耳。

用**润肝安娠汤**亦佳。

人参 茯苓 扁豆 山药各三钱 半夏 熟地 白术各五钱 川芎 麦冬 丹皮 苏子 神曲各二钱 白豆蔻一粒 陈皮三分 水煎服。连服四剂而恶阻止矣。

2. 妊娠每至五月，肢体倦怠，饮食无味，先两足肿，渐至遍身，后及头面俱肿，人以为犯湿而然也，谁知是脾肺之气虚乎。夫妊娠虽有按月养胎之分，其实不可拘于月数，总以健脾补肺为主。盖**脾统血而肺通气也，胎非血不荫，儿非气不生，脾健则血旺而荫胎，肺清则气壮而生子**。苟肺衰则气馁，即不能运气于皮肤矣，脾虚则血少，即不能运化于肢体矣。**气血两衰，脾肺失令**，饮食难消，精微不化，**势必气血下陷，不能升举**。而湿邪即乘其所虚之处，聚湿而浮肿矣。治法当补其脾肺之虚，不必以去湿为事。方用**补中益气汤加减**治之。

人参五钱 白术五钱 当归三钱 黄芪三钱 陈皮二分 甘草一分 柴胡一钱 升麻三分 茯苓一两 水煎服。一剂少胀，二剂即宽，三剂渐消，四剂即愈，十剂不再犯也。

补中益气汤，原是**升提脾肺之药**，似益气而不益血也。不知血非气不生，况湿气相犯，未便补血。

故补气而助之利湿之味，则气升而水尤易散耳。然则少用利水之味可也，何重用茯苓至一两，不几以利水为君乎。夫**重用茯苓于补气之中，虽是利水，仍是健脾清肺**。凡利水之药多耗气血，茯苓与白术，补多于利，所以重用以分湿邪，即所以补气血耳。

用**土金双培汤**亦效甚。

人参　苏子　茯苓　谷芽　巴戟天　菟丝子　白芍各三钱　白术　薏仁各五钱　山药五钱　神曲二钱　砂仁一粒　甘草二分　柴胡五分　水煎服。四剂全消。

卷之十二

安胎门十则

1. 妇人小腹作痛，胎动不安，如下坠之状，人以为带脉之无力也，谁知脾肾两亏乎。夫胞胎虽系于带脉，而带脉实关于脾肾，二经亏损，则带脉力微，胞胎何能胜任乎。然人致脾肾之亏者，非因于饮食之过多，即由于色欲之太甚。不补脾补肾，而带脉迫急，胞胎所以下坠也。第胞胎通于心肾，不通于脾，补肾可也，何必补脾。不知脾胃为后天，肾为先天，脾非先天之气不能化，肾非后天之气不能生，补肾不补脾，则肾之精正不能遽生也。**补后天之脾，正所以补先天之肾；补先后天之脾肾，正所以固胞胎之气。盖胞胎原备先后天之气**，安可不兼补先后天脾肾哉。方用**安奠二天汤**：

人参一两　白术一两　熟地一两　山茱萸五钱　山药五钱　炙甘草一钱　杜仲三钱　枸杞子二钱　扁豆二钱　水煎服。一剂痛定，二剂胎安，不必三剂。

夫胎动乃脾肾双亏之症，必须大用参、术、熟地补阴补阳之味，始能挽回于顷刻。世人往往畏用参、术，或少用以冀建功，反致寡效，此方正妙在多用也。

用**娱亲汤**亦效。

熟地一两　白术一两　甘草一钱　人参五钱　杜仲五钱　山药五钱　水煎服。

2. 妇人怀妊至三四月，自觉口干舌燥，咽喉微痛，无津以润，以致胎动不安，甚则血流如经水，人以为火动之故也，谁知水虚之故乎。夫胎非男精不结，亦非女精不成，逐月养胎，古人每分经络，其实不能离肾水以养之也。**故肾水足而胎安，肾水缺而胎动**，又必**肾火动而胎始不宁**。盖**火之有余**，仍是**水之不足**，火旺动胎，补肾水则足以安之矣。惟是肾水不能遽生，必须上补肺金，则金能生水，而水有化源，无根之火，何难制乎？方中少加清热之品，则胎气易安。方用润燥安胎汤：

熟地一两　山茱萸五钱　益母草二钱　黄芩一钱　麦冬五钱　生地三钱　阿胶二钱　五味子二分　水煎服。二剂燥减，又二剂胎安，连服十剂胎不再动矣。

此方专添肾中之精，虽兼于治肺，然补肺无非补肾，故肾精不燥，火不烁胎，安得而不宁静乎。

用**遏炎散**亦效。

熟地一两　玄参　地骨皮　麦冬各五钱　北五味子　甘草各一钱　贝母五分　炒枣仁五钱　水煎服。

3. 妇人有上吐、下泻，以致胎动下坠，痛疼难忍，急不可缓，人以为脾胃之寒极也，谁知脾胃之虚极乎。夫**脾胃气虚，则胞胎无力**，必有崩坠之虞。况加之上吐、下泻，则脾胃愈虚，欲胞胎无恙得乎。然而胞胎虽疼痛，而犹不下者，盖脾胃虽损，而肾气尚固也。胞胎系于肾而连于心，肾未损则肾气交于心，心气通于胞胎，所以未至于胎坠也。且肾气能固，则肾之气必来生脾；心气能通，则心之气必来援胃。脾胃虽虚而未绝，则胞胎虽动而未落耳。治法可不急救其脾胃乎？然而脾胃将绝，止救脾胃而土气难生，更补助其心肾之火，则火能生土，尤易接续也。方用**援土固胎汤**：

人参一两　白术二两　肉桂二钱　山药一两　附子五分　炙甘草一钱　杜仲三钱　续断三钱　枸杞子三钱　山茱萸一两　菟丝子三钱　砂仁三粒　水煎服。一剂泻止，二剂吐止，腹中疼痛急迫无不尽止也。

此方救脾胃之土十之八，救心肾之火十之二。救火轻于救土者，岂土欲绝而火未绝乎？不知土崩，非重剂不能援，火息虽小剂亦可助。热药多用，必有大燥之虞，不比温补之品，可以多用。况怀妊胎动，原系土衰，非系火衰也，何必用大热之剂，过于助土以伤胎气哉。

用**脾胃两安汤**亦效。

白术五钱　白茯苓　人参各三钱　陈皮五分　砂仁一粒　山药一两　薏仁五钱　水煎服。

4. 妇人有怀抱忧郁，以致胎动不安，两胁闷痛，如子上悬，人以为子悬之病，谁知是肝气之不通乎。夫养胎半系肾水，然非肝血相助，则肾水亦必有独力难支之势。使肝经不郁，则肝气不闭，而肝血亦舒，自然灌注于胞胎，以助肾水之不足。今肝因忧郁，则肝且闭塞不通，子无血荫，安得不上升以觅食乎？此子悬之所必至，乃气使之升，非子之欲自悬也。治法不必治子悬以泻子，但开肝气之郁结，补肝血之燥干，则子悬自定。方用**解悬汤**：

白芍一两　当归一两　炒栀子三钱　枳壳五分　砂仁三粒　白术五钱　人参一钱　茯苓三钱　薄荷二钱　水煎服。一剂闷痛除，二剂子悬定，三剂全安。去栀子多服数剂，尤妙。

此方乃平肝解郁之圣药，郁开而肝不去克土，肝平而木不去生火。况方中又有健脾生胃之药，自然水谷生精，四布各藏，肝肾有润泽之机，则胞胎自无干涩之患，何至婴儿之上悬哉。

用通肝散亦佳。

白芍一两　归身　川芎　茯苓各三钱　郁金　薄荷各一钱　香附　神曲各二钱　陈皮三分　苏叶五分　白术五钱　水煎服。

5. 妇人有跌闪失足，以致伤损胎元，因而疼痛，人以为外伤之故也，谁知仍是内伤之故乎。凡人跌、扑、闪、挫亦能动胎，若作跌、闪外治，未能奏功。且有因治反堕者，必须大补气血，少加行动之味，则瘀血自散，胎又得安。然补血宜多，补气宜少。方用**救损汤**治之。

归身五钱　白芍三钱　白术五钱　人参一钱　生地一两　甘草一钱　苏木三钱　乳香末一钱　没药末一钱　水酒煎服。一剂疼痛止，二剂胎不堕矣，不必三剂。

此方既能去瘀，又不伤胎，盖补血补气，复无停滞之忧，更少通滑之害。治无胎之跌、闪可建奇功，治有胎之跌、闪尤有殊绩者也。

亦可用**救伤散**治之。

归身　熟地各一两　白术　白芍　生地　杜仲各五钱　甘草一钱　丹皮二钱　水煎服。

6. 妇人有胎虽不动，腹亦不疼，然时常有血流出，人以为血虚胎漏也，谁知气虚不能摄血乎。夫**血能荫胎，胎中之血必藉气以包之，气虚下陷血乃随气亦陷**矣。夫气虚则血必旺，血旺则血必热，血寒则静，血热则动，动则必有跃跃欲出之兆，况加气虚安得不漏泄乎。犹幸其气之虚也，倘气旺血热，则血必大崩不止，些些之漏出矣！治法补气之不足，泻火之有余，则血不必止而自止。方用**助气补漏汤**：

人参一两　甘草一钱　白芍五钱　黄芩三钱　生地三钱　益母草二钱　续断二钱　水煎服。一剂血止，再剂不再漏也。

此方用人参以补阳气，用**黄芩以泻阴火**，火泻则血不热，无欲动之机，气补则血能包，无可漏之窍，自然气摄血而血归经，宁有漏泄之患哉。

用**摄血丹**亦效。

黄芪　白术各五钱　人参二钱　甘草　荆芥　破故纸各一钱　续断二钱　肉果一枚　水煎服。

7. 妇人有怀妊至七八月，忽然儿啼腹中，腹亦隐隐作痛，人以为胎热之故也，谁知气虚之故乎。夫**儿在胎中，母呼亦呼，母吸亦吸，未尝有一刻之间断也。然婴儿至七八月，母之气必虚，儿不能随母之气以呼吸，则子失母气而作啼矣**。腹中声啼，似乎可异，其实不必异也。治法大补其气，使母之气能哺于子，则子之气既安，而子之啼亦息。方用**止啼汤**：

人参一两 黄芪一两 当归五钱 麦冬一两 橘红五分 甘草一钱 天花粉一钱 水煎服。一服即止啼，二服断不再啼也。

此方用参、芪、归、冬以补肺气，以肺主气也。肺气旺而胞胎之气不弱，胞中之子自安矣。所以一二剂而奏功耳。

用**接气饮**亦效。

人参 白术 黄芪 麦冬各五钱 茯苓三钱 当归三钱 贝母 神曲各一钱 炮姜五分 水煎服。一剂即止啼，四剂不发。

8. 妇人有口渴出汗，大饮凉水，烦躁发狂，腹痛腰疼，以致胎动欲坠，此乃胃火炽炎，熬干胞胎之水故耳。夫胃为水谷之海，多气多血，以养各脏腑者也。万物皆生于土，土气厚而物生，因土中有火也。然则火在胃中，宜乎生土，何以火盛反致太干以害土乎？不知无火难以生土，而多火又能烁水也。土中有火则土不死，土中无水则为焦土，使胃火过旺，必致先烁肾水，而土中燥裂，何以分润于胞胎哉！土烁之极，火势炎蒸，犯心而神越，以致婴儿逼迫，安得不下坠乎。治法必须急泻其火，济之以水，水旺而火自衰，火衰而胎自定也。方用**止焚定胎饮**：

玄参二两 甘菊三钱 青蒿五钱 茯苓三钱 生地一两 知母二钱 白术五钱 人参三钱 天花粉二钱 水煎服。一剂狂少平，二剂狂大定，三剂火尽解，胎亦安也，不必四剂。

此方药料颇大，恐有不胜之忧，第怀妊而火盛若此，非用大剂之药，火不肯息，狂不肯止，而胎不肯宁也。然而药料虽多，均是补水之味，亦正有益无损，不必顾忌耳。

用**滋胎饮**亦效。

麦冬二两 黄芩三钱 生地 归身各一两 天花粉二钱 甘草一钱 水煎服。二剂狂定，四剂愈。

9. 妇人怀子在身，痰多吐涎，偶遇鬼祟，忽然腹痛，胎向上顶，人以为子悬之病也，谁知亦有中恶而胎不宁乎。凡不正之气，最能伤胎，盖阴邪阳祟多在神宇，潜踪幽阴岩洞，实其往来之所。触之最易相犯，故孕妇不可不戒也。治法似宜治痰为主，然而治痰必至耗气之虚，则痰虽消化，胎必动摇，必须补气以生血，补血以治痰，少加消痰之味，则气血不亏，痰又易化。方用**消恶安胎汤**：

白术五钱 甘草一钱 白芍一两 陈皮五分 苏叶一钱 沉香末一钱 乳香末一钱 天花粉三钱 当归一两 人参三钱 茯苓五钱 水煎调服。一剂腹痛定，鬼神亦远矣。

此方大补气血，惟图顾本，正足而邪自消，痰清而胎自定也。

用**散恶护胎丹**亦效。

人参三钱 茯苓五钱 白术五钱 半夏一钱 贝母一钱 甘草一钱 白微一钱 管仲三钱 水煎服。一服胎安。

10. 妇人怀妊之后，未至成形，或已成形，其胎必堕，而性又甚急，时多怒气，人以为气血之衰，不能固胎，谁知肝火之盛常动而不静乎。盖木中实有相火也，相火宜静不宜动，静则安，动则炽。然而木中之火，又最易动而难静。况加大怒则火更动而不可止遏，火势飞扬，不能生气化胎，反致食气伤精，自然难荫而易堕。治法必须平其肝中之火，大利其腰脐之气，使气生血，而血清其火也。方用**利气泻**

火汤：

白术一两　当归三钱　甘草一钱　黄芩二钱　人参三钱　白芍五钱　熟地五钱　芡实三钱　水煎服。服二月胎不堕矣。

此方名为利气，其实乃补气也。补气而不加之泻火之药，则气旺而火不能平，转害夫气矣。加黄芩于补气之中，益以熟地、归、芍之滋肝，则血不燥而气益和，气血既和，不必利气而无不利矣。况白术最利腰脐者哉。

用**息怒养妊汤**亦佳。

白芍二两　茯苓五钱　人参三钱　陈皮五分　甘草一钱　熟地一两　生地五钱　白术五钱　神曲一钱　水煎服。

小产门五则

1. 妇人因行房颠狂，遂至小产血崩不止，人以为火动之极也，谁知是气脱之故乎。凡怀孕妇人，惟藉肾水荫胎，水原不足，水不足而火易沸。加之久战不已，则火必大动；若至颠狂，则精必大泄，肾水益干，肾火愈炽，水火两病，胎何能固？胎堕而火犹未息，故血随火崩，有不可止之势。治法自当以止血为主。然而**火动由于水亏，血崩本于气脱**，不急固其气，则气散不能速回，血将何生；不大补其精，则精涸不能遽长，火且益炽。方用**固气填精汤**治之。

人参一两　熟地一两　白术五钱　当归五钱　黄芪一两　炒黑荆芥二钱　三七根末三钱　水煎调服。一剂血止，再剂身安，四剂全愈。

此方全不清火，惟补气补精，救其匮乏，奏功独神者，以诸药甘温能除大热也。盖此热乃虚热，非实热耳。实热可以寒折，**虚热必须温补**。**故补气自能摄血，补精自能止血**也。

用**固气止脱汤**亦效。

人参　熟地　山茱萸各一两　白术　麦冬各五钱　甘草一钱　丹皮三钱　水煎服。

2. 妇人因跌扑闪损，遂至小产，血流紫块，昏晕欲绝，人以为瘀血之作祟也，谁知是血室损伤乎。夫妇人血室与胞胎相连，胞胎损而血室亦损。然伤胞胎而流血者其伤浅，伤血室而流血者其伤深矣。伤浅者漏在腹，伤深者晕在心。同一跌闪之伤也，未小产与已小产治各不同：未小产而胎不安者宜顾其胎，不可轻去其血；已小产而血大崩者，宜散其血，不可重伤其气。盖胎已堕矣，血既尽脱，则血室空虚，惟气存耳；倘又伤其气，保无气脱之忧乎？故必须补气以生血，新血生而瘀血可止也。方用**理气止瘀汤**：

人参一两　黄芪一两　当归五钱　红花一钱　丹皮三钱　炒黑干姜五分　茯苓三钱　水煎服。一剂瘀血止，二剂昏晕除，三剂全安。

此方用人参、黄芪以补气，气旺而血可摄也。用当归、丹皮以补血，血生而瘀难留也。用红花、黑姜以活血，血活而晕可除也。用茯苓以利水，水流而血易归经也。

用**加味补血汤**亦神。

黄芪二两　当归　人参各一两　丹皮三钱　荆芥三钱　益母草三钱　水煎服。

3. 妇人怀娠口渴烦躁，舌上生疮，两唇肿裂，大便干结，至数日不通，以致腹痛小产，人以为大肠之火也，谁知是血热烁胎乎。夫血所以养胎者也，然血温则胎受其利，血热则胎受其损。儿在胞中，不啻如探汤之苦，如何存活？自然外越下奔，以避炎氛之逼耳。夫血乃阴水所化，血日荫胎则取给甚急，阴水不能速生以变血，则阴虚火动，阴中无非火气，则血中亦无非火气矣。两火相合，焚逼儿胎，此胎之所以下坠也。治法清胞中之火，补肾中之精始可矣。盖**胎中纯是火气，此火乃虚火**，而实火也。实火可泻，虚火宜于补中清之，倘一味用寒凉之药，以降其火，全不顾胎之虚实，势必寒气逼人。胃中生气萧索，何以化精微以生阴水乎？不变为痨瘵者几希矣。方用**四物汤加减**治之。

熟地五钱 白芍三钱 川芎一钱 当归一两 山茱萸二钱 山药三钱 栀子一钱 丹皮二钱 水煎服。连服四剂，余血净而腹痛全消。

用**生地饮**亦神。

生地二两，于未小产前救之，若已小产，此方亦可用或减半用之，尤为万安也。

4. 娠妇有畏寒腹痛，因而落胎者，人以为下部太寒也，谁知气虚而又加寒犯，遂至不能摄胎而下坠乎。夫人生于火，亦养于火，然火非气不充，气旺而后火旺，气衰则火不能旺矣。人之坐胎者，受父母先天之火也。先天之火即先天之气成之，故胎成于气，亦摄于气。气旺则胎牢，气衰则胎弱，胎日加长，气日加衰，安得不堕哉！况遇寒气之外侵，则内之火气更微，当其腹痛时，即用人参、干姜之药，则痛止胎安。无如人之不敢用也，因致堕胎，仅存几微之气，不急救其气，用何法以救之乎？方用**黄芪补血汤**：

黄芪二两 当归一两 肉桂五分 水煎服。一剂而血止，三剂而气旺，庶不致有垂绝之忧也。

倘认定是寒，大用辛热之品，全不补其气血，则过于燥热，必至亡阳，又为可危耳。

用**加味参术汤**亦效。

人参一两 白术五钱 甘草一钱 肉桂一钱 白扁豆三钱 水煎服。

5. 妊妇有大怒之后，忽然腹痛，因而坠胎；及胎坠之后，仍然腹痛者，人以为肝经之余火未退也，谁知血不归经而痛乎。夫肝藏血，大怒则血不能藏，宜失血而不宜堕胎，胡为血失而胎亦堕乎？不知肝性最急，血门不闭，其血直捣于胞胎，而胞胎之系通于心肾之间，肝血来冲，心肾路断，而胎气一时遂绝，此胎之所以堕也。胎既堕而血犹未尽，故余痛无已也。治法引其肝血仍入于肝中，而腹痛自止。然而徒引肝血，不平其肝木之气，则气逆不易转，即血逆不易归也。方用**引气归血汤**：

白芍五钱 当归五钱 炒黑荆芥三钱 白术三钱 丹皮三钱 炒黑干姜五分 香附五分 郁金一钱 甘草一钱 麦冬三钱 水煎服。

此方名为引气，其实仍皆引血也。气血两归，腹犹作痛，余不信也。

用**归经佛手散**亦神。

当归一两 川芎 白术各五钱 荆芥三钱 炒黑干姜一钱 甘草一钱 人参三钱 熟地一两 水煎服。

鬼胎门一则

妇人有怀妊终年不产，面色黄瘦，腹如斗大，肌肤消削，常至二三年未生者，此鬼胎也。或入神庙山林，起交感之念，皆能召祟成胎。幸其人不至淫荡，见祟惊惶，遇合愧恧则鬼祟不能久恋，一交媾而去，然而淫气妖氛已结于腹，遂成鬼胎。其先人尚未觉，迨后渐渐腹大。盖人身之气血不行，内外相包，一如怀胎之兆，有似血臌之形，其实非胎、非臌也。治法必用逐秽之药为主。但人至怀胎数年，即非鬼胎，其气血必衰，况非真妊，则邪气甚旺，正不敌邪，虚弱可知，乌可以迅利之药竟用祛荡乎？自必从补中逐之为得。方用**荡鬼汤**：

雷丸三钱 大黄一两 红花三钱 枳壳一钱 厚朴一钱 桃仁二十粒 当归一两 人参一两 牛膝

三钱 丹皮三钱 水煎服。一剂腹必大鸣，泻出恶物半桶。再服二煎，又泻恶物而愈，断不可用三剂也。

此方用雷丸以祛秽，又得大黄之扫除，佐之红花、厚朴等药，皆善行善攻之品，亦何邪能留于腹中，自然尽情逐下。然用参归以补气血，则邪去而正又不伤，否则单用雷丸、大黄以迅下之，必有血崩气脱之害矣。倘或自知鬼胎，如室女、寡妇之人，一旦成形，虽邪气甚盛，而真气未离，可用岐天师新传红黄霹雳散；红花半斤，大黄五钱，雷丸三钱，水煎服，亦能下胎。然未免过伤血气，不若**荡鬼汤**有益无损之更佳也。亦在人斟酌而善用之耳。

用**追祟丹**亦神效。

大黄五钱 枳实三钱 丹皮一两 红花半斤 附子二钱 当归尾一两 人参五钱 牛膝五钱 麝香一钱 鳖甲一两 半夏三钱 南星三钱 桃仁十四粒 水煎服。一剂而胎破矣，不须二剂。泻出恶物之后，单用当归三两，红花一两，水煎服，自然败血净而新血生也。连用四剂，自庆安然。

难产门六则

1. 妇人腹痛数日，不能生产，人以为气虚力弱，不能送子出产门也，谁知血虚胶滞，胎中无血，儿不易转身乎。夫胎之成由于肾之精，而胎之养半资于五脏六腑之血，故血旺者子易生，血衰者子难产。所以临产之前，必须补血，虽血难骤生，补气正所以生血也。然徒补其气，不兼补其血，则阳过于旺，而阴反不足，偏胜之害，恐有升而不降之虞。故又宜气血之兼补，气能推送，而血又足以济之，则汪洋易于转头，何至有胶滞之忧哉。方用**送子丹**治之。

黄芪一两 当归一两 川芎三钱 熟地五钱 麦冬一两 水煎服。二剂子生，且无横生倒养之病。

此方补气补血之药也。二者相较，补血重于补气，补气止有黄芪，其余无非补血之品。无论气血两平，阴阳交泰，易于生产。而血旺于气，则胞胎之内，无非血也。譬如舟遇水浅之区，虽用尽人功，终难推动，忽得春水泛滥，则舟能自行；又遇顺风之送，有不扬帆而迅走者乎！血犹水也，气犹风也，无水则风虽顺何益哉！故补气必须补血耳。

用**麦冬升麻汤**亦效。

麦冬四两 升麻二钱 水煎服。而儿身即转易于速下也。

2. 妇人有儿已到门，竟不能产，此危急存亡之时，人以为胞胎先破，水不能推送之故，谁知交骨不开乎。盖产门之上，原有骨二块两相斗合，未产之前其骨自合，将产之际其骨自开，故交骨为儿门之关，亦为妇人阴门之键。然其能开能合者，气血主之也。无血而儿门自闭，无气而儿门不开。欲儿门之开阖，必须交骨顺滑，自非大补气血不可。然而闭之甚易，开之甚难，其不开者因产前之贪色也。过于泄精，则气血大亏，交骨黏滞而不易开。故开交骨，必须于补气补血之中，用开交骨之药，两相合治，不必推生，子自迅下。方用**降子散**：

当归一两 人参五钱 川芎五钱 红花一钱 牛膝三钱 柞木枝一两 水煎服。一剂儿门一声响亮，骨如解散，子乃直降矣。

此方用人参补气，用归、芎补血，用红花活血，用牛膝下降，用柞木开关，君臣佐使，同心协力，所以取效甚神，用开于补之内也。虽单服柞木亦能骨开，但无补气、补血之药，则开不易合。儿门不关，不无风入之忧，不若用此方而能开能闭之为妙也。至于**儿未到门，万不可先用柞木以开其门**，然用**降子散亦正**无碍，以其补气、补血耳。若单用柞木必须俟儿头到门，而后用之也。

用**突门散**亦效。

黄芪二两　败龟板一个，捣碎　牛膝　川芎各五钱　附子三分　水煎服。一剂而儿门开，儿即生矣。加当归亦可，加人参更神。

3. 妇人生产，有脚先下者，有手先出者，人以为横生倒产，至危之病，谁知气血甚衰之病乎。凡儿在胎中，儿身正坐；惟男向内坐，女向外坐，及至生时，则头必旋转而后生，此天地造化之奇，实非人力所能勉强。虽然先天与后天未常不并行而不悖，天机之动，必得人力以济之。人力者非产母用力之谓也，谓产母之气血耳。气血足而胎必顺，气血亏而胎多逆。盖气血既亏，则母身自弱，子在胎中，何能独强。势必子身怯弱，虽转头而往往无力，故破胞而出，此手足之所以先见，当是时，急以针刺儿手足，则儿必惊缩而入，急用**转天汤**救之。

人参一两　当归二两　川芎五钱　升麻四分　牛膝三钱　附子一分　水煎服。一剂而儿转身矣，急服二剂，自然顺生。

此方用人参、归、芎以补气血之亏，人尽知其义；乃用升麻，又用牛膝、附子，恐人未识其妙。盖儿已身斜，非用提挈则头不易转。然既转其头，非用下行，则身不速降，二者并用，非加附子则不能无经不达，使气血之迅达推生也。

用**转气催生汤**亦神。

人参二两　川芎五钱　当归　黄芪　龟膏各一两　升麻　旋覆花各一钱　水煎服。一剂儿即转身而生矣。

4. 妇人有生产三四日，子已到门，交骨不开，子死而母未亡者，服开交骨之药不验，必有死亡之危。今幸不死者，正因其子之死，则胞胎已坠，子母离开，子死而母气已收，未至同子气之俱绝也。治法但救其母，不必顾其子矣。然死子在门，塞住其口，亦危道也。仍宜用补血、补气，使气血两旺，死子可出矣。倘徒用祛除降坠之剂，以下其子，则子未必下，母先脱矣。方用**救母丹**：

当归二两　川芎一两　人参一两　荆芥三钱　益母草一两　赤石脂末一钱　水煎服。一剂子下。

此方用芎、归以补血，用人参以补气，气血既旺，上能升而下能降，气能推而血能送，安得有阻滞之忧乎。况益母草善下死胎，赤石脂复易化瘀血，自然一涌而齐出耳。

用**牛膝益母汤**亦效。

牛膝三两　益母草一两　水煎服。一剂而死子立下矣。后用人参当归各一两，川芎五钱，肉桂一钱，服之保无变生也。

5. 妇人生产六七日，胞水已破，子不见下，人以为难产之故也，谁知其子已死于腹中乎。儿在门边，未死者儿头必能伸能缩，已死者必安然不动也。若系未死，少拔其发，儿必退入矣。若只**子死腹中者，产母之面必无黑气**，母不死也。若产母有黑气现面，兼唇黑舌黑者，子母两死。既知儿死于腹中，而母不死，不能用药以降之，亦危道也。虽然生产至七日，若用霸道之药，其气血困乏，子下而母且立亡，必须仍补其母，补母而子可自出矣。方用疗儿散：

人参一两　当归二两　川芎一两　牛膝五钱　鬼臼三钱　乳香末二钱　水煎服。一剂而死儿下矣。

凡儿生必转其头，原因气血之虚致儿头之难转，世人往往用催生之药，耗儿气血，则儿不能通达，反致闭闷而死，此等之死，实医杀之也。所以难产之病，断不可轻用催生之药。一味补气补血，全活婴儿之命，正无穷也。此方救儿死之母，仍用大补气血，所以救其本也，谁知救本正所以催生哉！

用**参芪救母汤**亦神效。

人参　黄芪各一两　当归二两　升麻五分　龟板一个　母丁香三枚　水煎服。一剂而死子下生矣。

6. 妇人产数日而胎不下，服催生药皆不效，前条曾言交骨难开，不知又有气结而不行者。夫交骨不开，固是难产，然儿头到门，不能下者，乃交骨之不开也，自宜用开骨之剂。若儿未到门而不产者，非交骨不开之故也。若开其交骨，则儿门大开，儿头不转，必且变出非常，万万不可轻开儿门也。大约生产之时，切忌坐草太早，儿未转头原难骤生，乃早于坐草，产妇见儿不下，未免心怀惧恐，恐则神怯，神怯则气下而不升，气既不升则上焦闭塞而气乃逆矣。上气既逆，上焦胀满，气益难行，气阻于上下之间，不利气而催生，则气愈逆而胎愈闭矣。治法但利其气，不必催生，胎自下也。方用**舒气饮**：

人参一两　紫苏三钱　川芎五钱　当归一两　陈皮一钱　白芍五钱　牛膝三钱　柴胡八分　水煎服。葱白七寸同煎。一剂逆转儿即下矣。

此方利气而实补气也。**气逆由于气虚，气虚则易于恐惧，补其气恐惧自定**，恐惧定而气逆者，不知其何以顺也。况方中紫苏、柴胡、白芍、牛膝之类，无非平肝疏肺之品，佐人参、芎、归实有补利之益也，何必开交骨之多事哉！

亦可用**归术降胞汤**治之。

当归二两　白术二两　柴胡一钱　牛膝三钱　丹皮三钱　红花五钱　荆芥三钱　益母草五钱　水煎服。一剂即产，又不伤胎。

血晕门三则

1. 妇人甫产后，忽眼目昏晕，恶心欲吐，**额上鼻尖有微汗**，鼻出冷气，神魂外越，人以为恶血冲心之患也，谁知气虚欲脱而血晕乎。盖新产之后，血已尽倾，血舍空虚，**止存微气**，倘其人**阳气素虚**，则气怯原不能生血，及胎破而心血随胎而堕，则心无血养，所望者气以固之也。今气又虚脱，心君无护，所剩残血非正血，不可归经，内庭变乱，反成血晕之症矣。治法必须大补气血，不宜单治血晕也。**补血以生新血，正活血以逐旧血**也。然血乃有形之物，难以速生；**气乃无形之物**，易于迅长。**补气以生血**，不更易于补血以生血乎。方用**解晕汤**：

荆芥三钱　人参一两　当归一两　炮姜一钱　黄芪一两　水煎服。一剂晕止，二剂必定，三剂气旺，四剂血生，不再晕也。

此方实解血晕之圣方。凡产后能服此方，断无退母之症，或人参力不能用，减去大半，或少用一二钱，余如分两多服数剂，无不奏功也。

用**参归荆芥汤**亦效甚。

人参一两　荆芥三钱　当归一两　水煎服。

2. 妇人子方下地，即昏晕不语，此气血双脱也，本在不救。我受岐天师秘传以救万世产亡之妇，当急用缝衣针刺其眉心之穴，得血出即出语矣。然后以独参汤人参一两急煎灌之，无不生者。倘贫家之妇，无力买参，用**当归补血汤**：黄芪二两，当归一两，煎汤一碗灌之亦生。万不可于二方之中，轻加附子。盖附子无经不达，反引气血之药走而不守，不能专注于胞胎，不若人参、归、芪直救其气血之绝，聚而不散也。盖产妇昏晕，全是血舍空虚，无血养心，以致血晕。舌为心之苗，心既无主，舌又安能出声。眉心者上通于脑，而下通舌，系则连于心，刺眉心则脑与舌俱通，心中清气上升，则瘀血自然下降。然后以参、芪、当归补之，则气血接续，何能死亡乎？虽单用参、芪、当归亦能生者，然终是刺眉心则万无一失。瘀血冲心，所以昏晕不语，解其瘀血之中，真所谓扼要争奇也。世人但知灸眉之法，谁知刺胜于灸乎。盖灸缓而刺急，缓则难以救绝，急则易于回生耳。

亦可用**参附益母汤**治之。

人参一两　附子一钱　益母草二钱　水煎服。遇此等症，急用一人抱住产母，头顶心解开，以艾火急灸之，必然出声；然后以**参附益母汤**救之，多有生者。

3. 妇人有产后三日，发热恶露不行，败血攻心，狂言呼叫，甚欲奔走，拿捉不定，人以为邪热之在胃也，谁知血虚而心无以养乎。产后之血尽随胎胞外越，则血室空虚，五脏皆无血养，当是之时，止心中之血，尚存些微以护心也。而各脏腑皆欲取给于心，心包为心君之相，拦绝各脏腑之气，不许入心，故心安神定，是护心者全藉心包也。然心包亦虚，倘不能障心，各脏腑之气，遂直入心中以分取心血，而心包情极，既不能顾心，又不能御众，于是大声疾呼，本欲召脏腑以救心，而迹反近于狂悖，有无可如何之象，故病似热而非实热也。治法大补其心中之血，使各脏腑分取之以自养，不必再求于心君，则心安而心包亦安。方用**安心汤**：

干荷叶一片　生地黄五钱　丹皮五钱　当归二两　川芎一两　生蒲黄二钱　水煎调服。一剂即定，而恶露亦下矣。

此方用归、芎以补血，何又用生地、丹皮之凉血，似非产后所宜，不知恶血奔心，未免因虚热而相犯。吾于补中凉之，则凉不为害，况益之干荷叶，则七窍相通，能引邪外出，不内害于心，转生蒲黄以分解恶露也。但此方止可暂用一剂以定狂，不可多用数剂以取胜，不可不慎也！

用**参归荆枣益母汤**亦效。

人参　当归　炒枣仁各一两　荆芥　益母草各三钱　水煎服。

胞衣不下门二则

1. 妇人儿已生地，而胞衣尚留于腹，三日不下，心烦意躁，时欲晕去，人以为胞胎之蒂未断也，谁知血少干枯粘连于腹乎。世见胞衣不下，心怀疑惧，恐其上冲于心，有死亡之兆，然胎衣何能冲于心也。但胞衣未下，则瘀血未免难行，有血晕之虞耳。治法仍大补气血，使生血以送胎衣，则胎衣自然润滑，生气以助生血，则血生迅速，尤易推堕也。方用**送胎汤**：

当归二两　川芎五钱　乳香末一钱　益母草一两　没药末一钱　麝香半分　研，荆芥三钱　水煎调服立下。

此方以当归、川芎补其气血，以荆芥引气血归经，用益母草、乳香等药逐瘀下胎。新血既长，旧血难存，气旺上升，瘀浊自然迅降无留滞之苦也。盖胞衣留腹，有回顾其母胎之心，往往有六七日不下，胞衣竟不腐烂，正以其有生气也。可见胎衣在腹不能杀人，补之自降也。或谓胞衣既有生气，补气补血，则胞衣宜益坚牢，何补之反降？不知**子未下补则益于子，子已下补则益于母，益子而胞衣之气连，益母则胞衣之气脱**，实有不同，故此补气，实血，乃补各经之气血以推送之，非补胞胎之气血，是以补气、补血，而胎衣反降也。

用**加味佛手散**殊效。

当归二两　川芎一两　益母草五钱　乳香末一钱　败龟板一具　水煎服。一剂即下也。

2. 妇人子生五六日，胞衣留于腹中，百计治之，竟不肯下，然又绝无烦躁昏晕之状，人以为瘀血之粘连也，谁知气虚不能推送乎。夫瘀血在腹，断无不作祟之理，有则必然发晕，今安然无恙，是血已净矣。血净宜清气升而浊气降，今胞胎不下，是清气下陷难升，遂至浊气上浮难降。然浊气上升，必有烦躁之病，今反安然者，是清浊之气两不能升也。然则补其气，不无浊气之上升乎？不知**清升而浊降者**，一定之理也。苟能于补气之中，仍分其清浊之气，则升**清正所以降浊**矣。方用**补中益气汤**：

人参三钱　黄芪一两　当归五钱　升麻三分　柴胡三分　陈皮二分　甘草一分　白术五钱　加萝卜子五分　水煎服。一剂胎衣自下。

夫**补中益气汤**补气之药，即提气之药也。并非推送之剂，何能下胎衣如此之速？不知浊气之下陷者，由于清气之不升也，提其气则清气升而浊气自降，腹中所存之物无不尽降，正不必又去推送之也。况方中又加萝卜子数分，能分理清浊，不致两相扞格，此奏功之所以神耳。

用**加味补血汤**亦神效。

黄芪二两　当归一两　升麻五分　益母草三钱　水煎服。一剂即下。

产后诸病门十一则

1. 妇人产后，小腹疼痛，甚则结成一块，手按之益痛，此名儿枕痛也。夫儿枕者，前人谓儿枕头之物也。儿枕之不痛，岂儿生不枕而反痛乎，是非儿枕可知。既非儿枕，何故作痛？乃瘀血成团未散之故也。此等之痛，多是健旺之妇，血之有余，非血之不足，似可用破血之药。然血活则瘀血自除，血结则瘀血作祟，不补血而败血，虽瘀血可消，毕竟耗损血气，不若于补血中行其逐秽之法，则瘀血既去，气血又复不伤。方用**散结安枕汤**：

当归一两　川芎五钱　山楂十粒　丹皮二钱　荆芥二钱　益母草三钱　桃仁七粒　乳香一钱　水煎调服。一剂痛即止，不必再剂。

此方逐瘀于补血之中，消块于生血之内，不专攻痛，而其痛自止。人一见儿枕之痛，动以延胡、苏木、蒲黄、五灵脂之类以化块，何足论哉！

用**归荆安枕汤**亦神。

当归五钱　丹皮一钱　荆芥三钱　山楂十粒　水煎服。一剂即止痛。

2. 产后小腹痛，按之即止，人亦以为儿枕之痛也，谁知血虚之故乎。产后亡血过多，则血舍空虚，原能腹痛，但痛实不同：如燥糠触体光景，此乃虚痛，非实痛也。凡虚痛宜补，而产后之虚痛尤宜补。惟是血虚之病，必须用补血之剂，而补血之味，大约润滑居多，恐与大肠不无相碍。然而产后则肠中干燥，润滑正相宜也。故补血不特腹中甚安，肠中亦甚便耳。方用**腹宁汤**：

当归一两　续断二钱　阿胶三钱　人参三钱　麦冬三钱　炙甘草一钱　山药三钱　热地一两　肉桂二分　水煎服。一剂痛轻，二剂痛止，多服更美。

此方补气补血之药也。然补气无太甚之忧，补血无太滞之害，气血既生，不必止痛而痛自止矣。

用**术归桂草汤**亦神。

白术　当归各五钱　肉桂五分　炙甘草一钱　水煎服。二剂愈。

3. 产后气喘，最是危症，苟不急治，立刻死亡，人以为气血之两虚也，谁知**气血之两脱**乎。夫气血既脱，人将立死，何故又能作喘？此血已脱，而气犹未脱也。血脱欲留而气又不能留，血之脱故气反上喘。但其症虽危，而可救处，正在于作喘。肺主气也，喘则肺气若盛，而不知是肺气之衰。当是时，血虽骤生，止存些微之气，望肺之相救甚急，肺因血失，气实无力难以提挈，则气安保不遽脱乎。是救气必须提气，而提气必须补气。方用**救脱活母丹**：

人参二两　肉桂一钱　当归一两　麦冬一两　山茱萸五钱　熟地一两　枸杞子五钱　阿胶三钱　荆芥炒黑，三钱　水煎服。一剂喘轻，二剂喘又轻，三剂喘平，四剂全愈。

此方用人参以接续元阳。然徒补其气，不补其血，则血燥而阳旺。虽回阳于一时，而不能制阳于永久，亦旋得旋失之道也。即补其血矣，不急补其肾肝之精，则水实不固，阳将安续乎？所以又用熟地、茱萸、枸杞以补其肝肾之精，后益其肺气，则肺气健旺，升提有力也。又虑新产之后用补阴之药，腻滞不行，加入肉桂以补其命门之火，非惟火气有根，易助人参以生气，且能运化地黄之类以化精微也。然过于助阳，万一血随阳动，瘀血上行，亦非万全之计。更加荆芥引血归经，则肺气更安，喘尤速定也。

用**蛤蚧救喘丹**亦佳。

人参二两　熟地二两　麦冬三钱　肉桂一钱　苏子一钱　蛤蚧二钱　半夏三分　水煎服。三剂喘定，十剂全愈。

4. 妇产后恶寒恶心，身颤发热，作渴，人以为产后伤寒也，谁知气血两虚正不敌邪之故乎。**凡人正气不虚，则邪断难入，若正气已虚，原不必户外之风袭体，即一举一动，风即乘虚而入矣。虽然产妇风入**易而风出亦易，凡有外邪，俱不必祛风。况产妇恶寒者，寒由内生，非由外进也。发热者热因内虚，非由外实也。治其内寒，而外寒自散；治其内热，而外热自解矣。方用**十全大补汤**：

人参三钱　黄芪一两　白术五钱　茯苓三钱　甘草一钱　熟地五钱　白芍二钱　川芎一钱　当归三钱　肉桂一钱　水煎服。二剂寒热解身凉矣。

此方但补其气血之虚，绝不去散风邪之实，正以正气既足，邪气自除。况原无邪气乎，所以治之奏功也。

用**正气汤**亦效。

人参　当归各一两　肉桂　炮姜各一钱　白术五钱　甘草五分　水煎服。二剂愈。

5. 产后恶心欲呕，时而作吐，人以为胃气之寒也，谁知肾气之冷乎。夫**胃为肾之关，胃气寒则胃不能行于肾中，肾气寒则胃亦不能行于肾内，是胃与肾原不可分为两治**也。惟是产后失血，肾水自涸，宜肾火之炎上，不宜胃有寒冷之虞，何肾寒而胃亦寒乎？盖新产之余，其水遽然涸去，其火尚不能生，而寒象自现，治法当补其肾中之火矣。然肾火无水以相济，则火过于热，未必不致阴虚火动之虞，必须于水中补火，肾中温胃，而后肾无太热之病，胃有既济之欢也。方用**温胃止呕汤**：

人参三钱　橘红五分　白豆蔻一粒　巴戟天一两　白术一两　茯苓二钱　炮姜一钱　熟地五钱　山茱萸五钱　水煎服。一剂吐止，二剂不再吐也，四剂全愈。

此方治胃之药多于治肾。然治肾仍是治胃，所以胃气升腾，寒气尽散，不必用大热之味，以温胃而祛寒也。

用**全母汤**亦神。

白术　人参　熟地各一两　肉桂二钱　炮姜五分　丁香五分　山药五钱　水煎服。一剂即止呕吐。

6. 产后肠下者，亦危症也，人以为儿门不关之故，谁知气虚下陷而不收乎。夫气虚下陷，宜用升提之药，以提气矣。然而新产之妇，恐有瘀血在腹，若提气并瘀血亦随之而上升，则冲心之症，又恐变出非常，是不可竟提其气，补其气则气旺而肠自升。唯是补气之药，少则气衰力薄难以上升，必须多用则阳旺力大，而岂能终降耶。方用**升肠饮**：

人参一两　黄芪一两　白术五钱　当归一两　川芎三钱　升麻一分　水煎服。一剂而肠升矣。

此方纯乎补气，绝不去升肠。即加升麻之一分，但引气而不引血；盖升麻少用则气升，多用则血升也。

7. 产后半月，血崩昏晕，目见鬼神，人以为恶血冲心也，谁知不慎于房帏乎。夫产后半月，其气血虽不比初产之一二日，然气血新生，未能全复，即血路已净，而胞胎之伤损如故，断不可轻易交合，以重伤其门户。今血崩而至昏晕，且目见鬼神，是心肾两伤，不止损坏胞胎门户已也。明是既犯色戒，又加酣战以致大泄其精，精泄而神亦脱矣。此等之症，多不可救。然于不可救之中，思一急救之法，舍大补其气无别法也。方用**救败求生汤**：

人参三两　熟地一两　当归二两　川芎五钱　白术二两　附子一钱　山茱萸五钱　山药五钱　枣仁五钱　水煎服。一剂神定，再剂必晕止而血亦止。否则不可救矣。倘一服见效，连服三剂，减半，再服十剂，可庆更生。

此方**补气回元阳**于无何有之乡，阳回而气回矣。气回可以摄血以归神，可以生精以续命，不必治晕而晕除，不必止崩而崩断也。

用**救死丹**治之亦可。

黄芪二两　巴戟天一两　附子一钱　白术一两　菟丝子一两　北五味一钱　水煎服。一剂神定，便有生机，可再服也，否则不救。

8. 妇人生产之时，因收生之婆，手入产门，损伤尿胞，因致淋漓不止，欲少忍须臾而不能，人以为胞破不能再补也。夫破伤在皮肤者，尚可完补；岂破伤在腹，独不可治疗乎？试思疮疡之毒，大有缺陷，尚可服药以长肉，况收生不谨，少有伤损，并无恶毒，何难补其缺陷耶。方用**完胞饮**：

人参一两　白术一两　当归一两　川芎五钱　桃仁十粒　黄芪五钱　茯苓三钱　红花一钱　白芨末一钱　益母草三钱　以猪、羊胞先煎汤后熬药，饥服。二十日全愈。

盖生产致收生之婆**以手探胞，其难产必矣。难产者，因气血之虚也。因虚而损，复因损而虚**，不补其气血，而脬破何以重完乎。今大补气血，则精神骤长，气血再造，小有损伤，何难完补。故旬日之内，即便成功耳。

用**补胞散**亦神效。

人参二两　黄芪一两　麦冬一两　白术四两　穿山甲三片，陈土炒松，研细末　象皮三钱，人身怀之，研细末　龙骨醋焠煅，研末　水煎药汁一碗，空腹将三味调服。即熟睡之，愈久愈效。不须三服全愈，真神方也。

9. 妇有产子之后，四肢浮肿，寒热往来，气喘咳嗽，胸膈不利，口吐酸水，两胁疼痛，人以为败血流入经络，渗入四肢，以致气逆也，谁知肾肝两虚，阴不能入于阳乎。夫妇当产后，血气大亏，自然肾水不足，肾火沸腾，水不足则不能养肝，而肝木大燥，木中无津，火发于木，而肾火有党，子母两焚，将火焰直冲而上；金受火刑，力难制肝，而咳嗽喘满之病生。**肝火既旺，必克脾土，土衰不能制水**，而浮肿之病出。然而肝火之旺，乃假旺非真旺也。假旺者，气若盛而实衰。故时热时寒，往来无定，非真热真寒，是以气逆于胸膈而不舒。两胁者尤肝之部位也，酸乃肝木之味，吐酸胁痛，皆肝虚而肾不能荣之故也。治法补血养肝，更宜补其精以生血，精足而血亦足，血足而气自顺矣。方用：

人参三钱　熟地一两　山茱萸三钱　白芍五钱　当归五钱　破故纸　茯苓　芡实各三钱　山药五钱　柴胡五分　白术三钱　水煎服。

方名**转气汤**。方中多是补精补血之品，何名为转气耶？不知气逆由于气虚，气虚者肾肝之气虚也。今补其肾肝之精血，即所以补其肾肝之气也。气虚则逆，气旺有不顺者乎，是补气即转气也。气转而各症尽愈，阴入于阳，而阳无扞格之虞矣。

用**归气救产汤**亦效。

人参三钱 熟地五钱 白芍二钱 茯苓一钱 山药五钱 白术五钱 柴胡三分 砂仁一粒 水煎服。

10. 妇人产后水道中出肉线一条，长三四尺，动之则痛欲绝，此带脉之虚脱也。夫带脉束于任、督之脉，任前而督后，两脉有力，则带脉坚牢；**两脉无力，则带脉崩坠**。产后亡血过多，无血以养任、督，而带脉崩坠，力难升举，故随溺而随下也。带脉下垂，每作痛于腰脐，况下坠而出于产门，其失于关键也更甚，安得不疼痛欲绝哉。治法大补其任、督之气，则带脉自升矣。方用**两收丹**：

白术二两 人参一两 川芎三钱 巴戟天三钱 山药一两 芡实一两 白果十枚 扁豆五钱 杜仲五钱 熟地二两 山茱萸四钱 水煎服。一剂收半，再剂全收。

此方补任、督而仍补腰脐者，以任、督之脉，联于腰脐。补任、督而不补腰脐，则任、督无力，而带脉何以升举哉！惟兼补之，任、督得腰脐之助，则两脉气旺，何难收带于顷刻乎。

用**收带汤**亦效。

白术 杜仲 人参各一两 荆芥二钱 水煎服。一剂即收大半，二剂全收亦不痛也。

11. 妇人产后阴户内一物垂下，其形如帕，或有角，或二岐，人以为产颓也，谁知肝痿之病乎。夫产后何以成肝痿也？盖因产前劳役伤气，又触动恼怒；产后肝不藏血，血亡过多，故肝之脂膜随血崩坠，其实非子宫也。若**子宫下坠，状如茄子，止到产门，不越出产门之外**。肝之脂膜，往往出产门者至六七寸许，且有粘席干落者，一片如掌大，使子宫堕落，人且立死矣，安得重生乎！治法大补其气血，而少用升提之法，则**脾气旺而易升**，肝血旺而易养，脂膜不收而自收矣。方用**收脂汤**：

黄芪一两 人参五钱 白术五钱 升麻一钱 当归三钱 白芍五钱 水煎服。一剂即收。

或疑产妇禁用白芍，何以频用奏功？嗟乎！白芍原不可频用也，然而病在肝者不可不用。况用之于大补气血之中，在芍药亦忘其酸收矣，何能作祟乎？且脂膜下堕，正藉酸收之味，助升麻以提气血，所以无过而反能奏功耳。

用**葳蕤收阴汤**亦效。

葳蕤二两 人参一两 白芍三钱 当归一两 柴胡五分 水煎服。四剂愈，十剂全愈。

下乳门二则

1. 妇人产后数日，绝无点滴之乳，人以为乳管之闭也，谁知气血之涸乎。夫无血不能生乳，而无气亦不能生乳，乳者气血所化也。然二者之中，血之化乳，又不若气之化乳为速。新产之后，血已大亏，生血不遑，何能生乳？**全藉气以行血而成乳也**。今数日乳不下，血诚少而气尤微。世人不知补气之妙，一味通乳，无气则血从何生？无血则乳从何化？不几向乞人而求食，问贫儿而索金耶？治法补其气以生血，不可利其窍而通乳也。方用**通乳丹**：

人参一两 当归二两 麦冬五钱 黄芪一两 猪蹄二个 木通三分 桔梗三分 水煎服。二剂而乳如泉流矣。

此方但**补气血以生乳**，正以**乳生于气血**也。

用**化乳丹**亦佳。

当归 熟地 黄芪各一两 麦冬三钱 山茱萸四钱 穿山甲一片 菟丝子五钱 枸杞子三钱 水煎服连用。四剂即多乳矣。

2. 有壮妇生产后数日，或闻丈夫之嫌，或听公姑之啐，遂至两乳胀满作痛，乳汁不通，人以为阳明之火也，谁知肝气之郁结哉。夫阳明多气多血之腑，乳汁之化，原属阳明，然而阳明属土，必得肝木之气相通，则稼穑作甘，始成乳汁，未可全责之阳明也。壮妇产后，虽亡血过多，而气实未衰，乳汁之化，全在气而不尽在血也。今产数日而两乳胀满作痛，是欲化乳而不可得，明是有郁而肝气不扬，阳明之土气亦因之同郁，木土不相合而相郁，安得而化乳哉！治法大抒其肝木之气，则阳明之气血自通，不必通乳而乳自通也。方用**通肝生乳汤**：

白芍五钱　当归五钱　麦冬五钱　通草一钱　柴胡二钱　白术五钱　甘草三分　熟地一两　远志一钱　水煎服。一剂即通。

此方药味太重，治产妇似乎不宜。不知健妇抱郁，不妨权宜用之，若非少壮之女，虽因郁少乳，不可全用。减半治之，亦不全失，又在临症时裁酌之也。

用**生汁汤**亦佳。

当归二两　川芎四钱　通草一钱　柴胡五分　麦冬四钱　白术五钱　甘草三分　熟地一两　水煎服四剂必大通。

卷之十三

外 科

背痈门七则

1. 人有背心间先发红瘰，后渐渐红肿，此发背之兆也，最为可畏。古人云：外大如豆，内大如拳；外大如拳，内大如盘。言其外小而内实大也。然而痈疽等毒，必须辨其阴阳：有先阴而变阳者，有先阳而变阴者；有前后俱阳者，有前后俱阴者。**阳症虽重而实轻，阴症虽轻而实重；先阴而变阳者生，先阳而变阴者死。**病症既殊，将何以辨之？阳症之形，必高突而肿起；阴症之形，必低平而陷下；阳症之色纯红，阴症之色带黑；阳症之初起必痛，阴症之初起必痒；阳症之溃烂，必多其脓；阴症之溃烂，必多其血；阳症之收口，身必轻爽，阴症之收口，身必沉重。至于变阴变阳，亦以此消息断断不差也。倘见红肿而高突，乃阳症之痈也。乘其肉肿初发，毒犹未化，急以散毒之药治之，可随手愈也。发背而至横决者，皆因循失治，以致破败，而不可救，阳变阴者多矣。救痈如救火，宜一时扑灭，切勿见为阳症无妨，而轻缓治之也。方用**急消汤**：

忍冬藤二两　茜草三钱　紫花地丁一两　甘菊花三钱　贝母二钱　黄柏一钱　天花粉三钱　桔梗三钱　生甘草三钱　水煎服。一剂轻，二剂又轻，三剂全消，不必四剂也。

此方消阳毒之初起极神。既无迅烈之虞，大有和解之妙。世人不知治法，谓阳毒易于祛除，孟浪用虎狼之药，虽毒幸消散，而真气耗损于无形，往往变成别病，乃医者成之也。

2. 人有背心发瘰，痒甚，已而背如山重，悠悠发红晕，如盘之大，此阴痈初起之形象也，最为可畏，尤非前症阳痈可比。乃一生罪孽鬼祟缠身，必然谵语胡言。如见此等症候，本不可救，然而人心善恶成于一念之迁悔，求生无术亦见医道无奇，盖阳症有可救之术，阴症岂无可生之理，总在救之得法耳。大约阴痈之症，虽成于鬼祟之缠身，然必正气大虚，邪得而入之也。设正气不虚，邪将安入？故救阴痈之症，必须大用补气补血之药，而佐之散郁散毒之品。则正旺而邪自散矣。方用**变阳汤**：

人参二两　黄芪二两　金银花半斤，煎汤代水　附子一钱　荆芥炒黑三钱　柴胡二钱　白芍一两　天花粉五钱　生甘草五钱　井花水煎汁二碗服，渣再煎，服后阴必变阳而作痛。再一剂，而痛亦消。再服一剂，而全愈，竟消灭无形也。

然人不致皮破血出，断不肯信，虽然先用此等之药，以治发背，毋论病人不肯服，即医生亦不肯用，或医生知用此治疗，而病人之家亦不肯信，往往决裂溃烂，疮口至如碗大，而不可收。始悔参、芪之迟用矣！予既论此症，又多戒辞，劝人早服此方，万不可观望、狐疑，丧人性命。盖阳毒可用攻毒之剂，而阴毒须用补正之味，用人参、黄芪以补气，气旺则幽阴之毒不敢入心肺之间。而金银花性补，善解阴毒，得参、芪而其功益大，然非得附子则不能直入阴毒之中，而又出于阴毒之外，毒深者害深，又益之生甘草以解其余毒。然毒结于背者，气血之壅也，壅极者郁之极也。故加柴胡、荆芥、白芍、天花粉之类消痰通滞，开郁引经，自然气宣而血活、痰散而毒消矣。

3. 人有背痈溃烂，洞见肺腑，疮口黑陷，身不能卧，口渴思饮，人以为阳症之败坏也，谁知是阴虚而不能变阳乎。夫背痈虽有阴阳之分，及至溃脓之后，宜补内不宜消外，则阴阳之症一也。溃烂而至肺腑皆见，此乃失补之故，使毒过于沿烧，将好肉尽化为瘀肉耳，肉瘀自必成腐肉，而腐自必洞见底里。见此等症候，亦九死一生之兆也。倘胃气健而能食者犹可救；倘见食则恶者断无生意。虽然能用参、芪、归、熟亦有可生，不可弃之竟不救也。方用**转败汤**救之。

人参二两　生黄芪一两　熟地二两　肉桂二钱　白术四两　当归一两　金银花四两　麦冬二两　山茱萸一两　远志三钱　北五味子一钱　茯苓三钱　水煎服。

一剂而胃气大开者，即可以转败为功也。倘饮之而稍能健饭，亦在可救。惟恐饮之杳无应验者，是胃气日绝也，不必再治之矣。或饮之而饱闷，少顷而少安者，亦有生机。此方补其气血，而更补其肺肾之阴。**盖阴生则阳长，阴阳生长则有根**，易于接续，而后以金银花解其余毒，则毒散而血生，血生而肉长，肉长而皮合，必至之势也。倘日以解毒为事，绝不去补气血之阴阳，则阴毒不能变阳，有死而已，可胜悲悼哉！

4. 人有背痈将愈，而疮口不收，百药敷之，绝无一验，人以为余毒之未尽也，孰知是阴虚而不能济阳。夫痈疽，初起则毒盛，变脓，则毒衰，脓尽则毒化矣。疮口不收，乃阴气之虚，而非毒气之旺。世人不知治法，尚以败毒之药攻之，是已虚而益虚也，欲其肌肉之长，何可得乎？然亦有用补法，而仍未见效者，但用阳分之品，以补其阳，而不用阴分之药，以补其阴也。独阴不长，而独阳亦不生，痈疽至脓血已尽，则阴必大虚，止补其阳，则阳旺阴虚，阴不能交于阳矣。阳有济阴之心，阴无济阳之力，所以愈补阳，而阴愈虚，而疮口愈难合也。治法必须大补其阴，使阴精盛满，自能灌注于疮口之中，不用生肌外敷之药，而疮口之肉内生矣。方用**生肤散**：

麦冬一两　熟地二两　山茱萸一两　人参五钱　肉桂一钱　当归一两　忍冬藤一两　白术五分　水煎服。二剂而肉自长，又二剂外口自平，又二剂全愈。

此方补阴之药多于补阳，使阴胜阳也。然补阳仍是补阴之助，以其能入阴之中，交于阳之内也。**忍冬藤非特解余剩之毒，取其能领诸药至于疮口之间也**。

5. 人有背疮长肉，疮口已平，忽然开裂流血，人以为疮口之肉未坚也，谁知是色欲、恼怒之不谨耳。大凡疮痈之症，最忌色欲，次忌恼怒。犯恼怒新肉有开裂之虞，犯色欲新肉有流血之害；犯恼怒者不过疾病，犯色欲者多致死亡。其疮口开裂之处，必然色变紫黑，而流水之处必然肉变败坏矣。此时必须急补气血，万不可仍治其毒。盖前毒未尽断难收口，复至腐烂，新肉不坚，而自涌决裂也。况发背新愈之后，其精神气血尽为空虚，若交合泄精，遂至变害非常，舍补气血又安求再活乎！即补气血以些小之济，欲收危乱之功，大厦倾颓，岂一木能支哉。故又须大剂救之而后可方用**寒变回生汤**：

人参四两　黄芪三两　当归二两　北五味子二钱　麦冬二两　肉桂三钱　白术二两　山茱萸五钱　忍冬藤二两　茯苓一两　水煎服。一剂而肉不腐，二剂而肉自生，三剂而皮仍合，四剂疮口平复。切戒再犯，再犯无不死者，即再服此方无益也，可不慎乎！

此**救疮疡坏症**仙丹，不止疗发背愈后犯色之败腐也。人疑泄精，以败决裂，宜用熟地以大补之，何故反置而不用？以熟地补阴最缓，而症犯甚急，所以舍熟地之不可用。此方服数剂之后，各宜减半，惟多加熟地，留为善后之计耳。

6. 人有夏月生背痈，疮口不起，脉大而无力，发热作渴，自汗盗汗，用参、芪大补之剂，益加手足逆冷，大便不实，喘促呕吐，人以为火毒太盛也，谁知是元气大虚，补不足以济之。夫痈分阴阳，疮口不起，乃阴症而非阳症也。脉大似乎阳症，大而无力，非阴而何，发热作渴，此水不足以济火，故陡汗陡渴也。既阴症似阳，用参、芪阳药以助阳，正气足以祛阴而返阳矣，何以愈补而反逆冷、呕吐？此阴寒之气正甚，而微阳之品，力不能胜耳。非加附子辛热之品，又何能斩关入阵，以祛荡其阴邪哉！方用**助阳消毒汤**：

人参半斤　黄芪一两　当归四两　白术四两　陈皮一两　附子五钱　水煎膏，作二次服。诸症退，连服数剂，疮起而溃，乃减半，又用数剂而愈。

此非治痈之法也。然治痈之法，而轻治此等之症，鲜不立亡，可见治痈不可执也。大约阳痈可以消毒化痰之药治之，阴痈之病万不可用消毒化痰之味，此实治痈之变法，医者不可不知。

7. 人有背生痈疽，溃脓之后，或发热，或恶寒，或作痛，或脓多，或流清水，自汗盗汗，脓成而不溃，口烂而不收，人以为毒气之未尽也，谁知五脏亏损，血气大虚之故。凡人气血壮盛，阴阳和平，何能生毒，惟其脏腑内损，而后毒气得以内藏，久之外泄，及至痈疽发出，其毒自不留内。然脏腑原虚，又加流脓流血，则已虚益虚，观其外，疮口未敛，似乎有余；审其内，气血未生，实为不足。法当全补，不宜偏补夫一脏，致有偏胜之虞也。方用十全大补汤最妙，以其合气血而两补之耳。然而用之往往不效者，非方之不佳，乃用方之不得其法耳。夫背痈何等之症，岂用寻常细小之剂所能补之？必须多加分两，大剂煎饮，庶几有济。予因酌定一方，以请正于同人也。用：

人参一两　黄芪二两　白芍五钱　肉桂二钱　川芎三钱　熟地二两　当归一两　白术五钱　茯苓五钱　生甘草三钱　水煎服。服一剂有一剂之效。

世疑此方绝不败毒，如何化毒而生肉？不知痈疽未溃之前，以化毒为先；已溃之后，补正为急，纵有余毒未尽，不必败毒。盖败毒之药，非寒凉之品，即消耗之味也。消耗则损人真气，寒凉则伤人胃气。真气损则邪气反盛，胃气伤则谷气全无，又何能生长肌肉哉！惟十全大补汤专助真气，以益胃气，故能全效耳。且此方不特治背痈之已溃，即疮疡已溃者，皆宜用之。

肺痈门四则

1. 人有胸膈间作痛，咳嗽时更加痛极，手按痛处，尤增气急，人以为肺经生痈也，谁知是肺热生痈耳。夫肺为娇脏，药食之所不到者也，故治肺甚难。肺热害肺，既可成痈，将何法疗之？疗之法，似宜救火以泻肺。肺药不可入，而肺为脾之子，脾经未尝不受药也。补其脾经之土，则土能生金也；平其肝经之木，则金不能克木矣；清其心经之火，则火不能刑金也。三经皆有益于肺，无损于金，则肺气得养，而后以消毒之品，直解其肺中之邪，何难于不收乎。方用**全肺汤**：

元参三两　生甘草五钱　金银花五两　天花粉三钱　茯苓三钱　白芍三钱　麦冬二两　水煎服。一剂而痛减，二剂而内消矣。

大凡**痈疽之症，必须内消，不可令其出毒**。内消之法，总不外脾、肝、心三经治之，而无别消之道。或曰：肺之子肾也，独不可治肾以消乎？然肺痈之成，虽成于火烁肺金之液，实因肺气之自虚也。补肾虽使肺气不来生肾，惟是肺气相通。补肾之水，恐肺气下降，而火毒反不肯遽散，不若止治三经，使肺气得养，自化其毒，不遗于肾之为妙也。

2. 人有胸膈作痛，咳嗽不止，吐痰更觉疼甚，手按痛处不可忍，咽喉之间，先闻腥臭之气，随吐脓血，此肺痈不独已成，而且已破矣。夫肺痈未破者易于消，已破者难于治，为脓血未能遽净耳。然得法，亦不难也。盖肺之所以生痈者，因肺火不散也。然肺火来，因肺气虚也，肺虚而火留于肺，火盛而后结为痈。不补虚而散火，而未成形者何以消？已成形者何以散？既溃烂者又何以愈哉！是虚不可不补，而补虚者补何脏乎？必须补肺气之虚，而肺不能直补其气；补胃气之虚，则肺气自旺也。今痈已破矣，多吐脓血，则肺气尤虚，虽毒尚存，不可纯泻其毒，于补气之中，而行其攻散之方，而行其攻散之法，则毒易化，而正气无伤。方用**完肺饮**：

人参一两　元参二两　蒲公英五钱　金银花二两　天花粉三钱　生甘草三钱　桔梗三钱　黄芩一钱　水煎服。一剂脓必多，二剂脓渐少，三剂疼轻，四剂而又轻，五剂痛止脓血亦止，六剂竟奏全功。

此方补胃中之气，即泻胃中之火。胃气旺，肺气不能衰；胃火衰，肺火不能旺，所以能败毒而又能生肉耳。其诸药亦能入肺，不单走于胃，然而入胃者十之八，入肺者十之二，仍是治胃，益肺之药也。或问：肺痈已破，病已入里，似不宜升提肺气。南昌喻嘉言谓：宜引之入肠，而先生仍用桔梗以开提肺气，恐不可为训。嗟乎！予所用之药，无非治胃之药，药入于胃，有不引入肠者乎。然**肺气困顿，清肃之令不行，用桔梗以清肺，上气通而下气更速，然则上之开提，正下之迅逐**也。

3. 人有久嗽之后，肺受损伤，皮肤黄瘦，咽嗌雌哑，自汗盗汗，卧眠不得，口吐稠痰，腥臭难闻，而毛悴色憔，嗽之时必忍气须臾，轻轻吐痰，始觉膈上不痛，否则必大痛不已，气息奄奄，全无振兴之状，人以为肺中生痈也，谁知是肺痿而生疮耳。此症本系不救之病，然治之得法，调理又善，亦有生机者。夫肺痈与肺痿不同，肺痈生于火毒，治之宜速；肺痿成于劳伤，治之宜缓。火毒宜补中用泻，劳伤宜补中带清，泻与清不同，而补则同也。惟是泻中用补，可用大剂；清中用补，可用小剂。忽忘勿助，若有若无，庶能奏功也。方用**养肺去痿汤**：

金银花三钱　生甘草五钱　生地二钱　麦冬三钱　紫菀五钱　百部五分　百合二钱　款冬花三分　天门冬一钱　贝母三分　白微三分　水煎服。服十剂，膈上痛少轻者，便有生机。再服十剂更轻，再服十剂而渐愈，前后共服六十剂，而始全愈也。

是方不寒不热，养肺气于垂绝之时，保肺叶于将痿之顷，实有奇功。倘捷效于一旦，必至轻丧于须臾，宁忍耐以全生，切勿欲速而送死。

4. 世有膏粱子弟，多食厚味，燔、熬、烹、炙、煎、炒之物，时时吞嚼，或美酝香醪，乘兴酣饮，遂至咽干舌燥，吐痰唾血，喘急，膈痛，不得安卧，人以为肺经火炽也，谁知是肺痈已成耳。夫肺为五脏之盖，喜清气之薰蒸，最恶燥气之炎逼，今所饮、所食无非辛热之物，则五脏之中全是一团火气，火性炎上，而肺金在上，安得不受害乎！肺既受害，不能下生肾水，肾水无源，则肾益加燥，势必取资于肺金，而肺金又病，能不已虚而益虚，已燥而更燥也。况各经纷然来逼，火烈金刑，肺间生痈，必然之势也。治之法，化毒之中益之养肺之法，降火之内济之补肾之方，庶几已成者可痊，未成者可散也。方用**枝桑清肺丹**：

桑叶五钱　紫菀二钱　犀角屑五分　生甘草二钱　款冬花一钱　百合三钱　杏仁七粒　阿胶三钱　贝母三钱　金银花一两　熟地一两　人参三钱　水煎，将犀角磨末冲服。数剂可奏功也。

此方肺肾同治，全不降火，盖五脏之火，因饮食而旺，乃虚火而非实火也。故补其水而金气坚，补其水而虚火息。况补中带散，则补非呆补，而火毒又容易辞也。

肝痈门二则

1. 人有素多恼怒，容易动气，一旦两胁胀满，发寒、发热；既而胁痛之极，手按痛处不可忍，人以为肝火之盛也，谁知是肝叶生疮耳。世人但知五脏中惟肺生痈，不知肝亦能生痈也。且《灵》《素》诸书亦未有及，得毋创论以惊世乎。余实闻异人有谓：胁痛手不可按者，肝叶生痈也。《灵》《素》二经不谈者，肝经生痈世不常有，古人未有此症，所以略而不言。盖古今之气运不同，而痈毒之生长不一。肝一恼怒，则肝叶张开，肝气即逆，大怒之后，肝叶空胀，未易平复。且怒必动火，怒愈多而火愈盛，火盛必烁干肝血，烁干则肝气大燥，无血养肝更易发怒。怒气频伤，欲不郁结而成痈，乌可得乎！然痈生于内何从而见？然内不可见，而外即可辨也。凡生痈者，胁在左而不在右，左胁之皮必现红紫色，而舌必现青色。以此辨症断断无差。治之法必平肝为主，而佐之泻火去毒之药，万不可因循时日，令其溃烂而不可救也。方用**化肝消毒汤**：

白芍三两　当归三两　炒栀子五钱　生甘草三钱　金银花五两　水煎汁一碗饮之。一剂而痛轻，二剂而痛又轻，三剂而痛如失。减半再服数剂而全愈。

此方用当归、白芍直入肝中，以滋肝血，则肝血骤生，易解肝血之燥。又得甘草以缓其急，栀子清火，金银花解毒，安得不取效之捷哉！盖是火毒既盛，肝血大亏，用此方而不如此大剂煎饮，亦自徒然。倘执以肝火之旺，而非是肝痈之成，单用归、芍以治胁痛，断不能取效也。

2. 人有左胁间疼痛非常，手按之更甚，人以为胁痛，而不知非胁痛也。此乃肝经之痈耳。夫肝经生痈，多得之恼怒，予前条已畅论之矣。然而肝痈不止恼怒能生，而忧郁亦未尝不能生痈也。惟因恼怒而得之者其痛骤，因忧郁而得之者其痛缓。当初痛之时，用逍遥散大剂煎饮，痛立止，又何致成痈也？因失于速治，而肝中郁气苦不能宣，而血因之结矣，血结不通，遂化脓而成痈，其势似乎稍缓。然肝性最急，痈成而毒发其骤也，世有胁痛数日而死者，正因生痈毒败而死，非胁痛而即能死人，可不急救治之乎。方用**宣郁化毒汤**：

柴胡二钱　白芍一两　香附二钱　薄荷二钱　当归一两　陈皮一钱　枳壳一钱　天花粉三钱　生甘草三钱　金银花一两　水煎服。一剂而痛轻，二剂而痛减，三剂而痛又减，四剂全愈。重者不出六剂，愈后用四物汤大剂调治，不再发也。

夫肝痈世不常见，既有前条不必又论及此。然肝痈不可见，而胁痛世人之所常病，吾特发明忧郁之能成又若此，则人知急治，何致成痈哉！

大肠痈门三则

1. 人有腹中痛甚，手不可按，而右足屈而不伸，人以为腹中火盛而存食也，谁知是大肠生痈耳。大凡腹痛而足不能伸者，俱是肠内生痈耳。惟大肠生痈，亦实有其故，无不成于火，火盛而不散，则郁结而成痈矣。然而火之有余，实本于水之不足，水衰则火旺，火旺而无制，乃养成其毒而不可解。然则治之法又何必治火哉，**壮水以治火**，则毒气自消。方用**清肠饮**：

金银花三两　当归二两　地榆一两　麦冬一两　元参一两　生甘草三钱　薏仁五钱　黄芩二钱　水煎服。一剂而痛少止，二剂而足可伸，再二剂而毒尽消矣。

此方纯阴之物，而又是活血解毒之品，虽泻火实滋阴也。所以相济而相成，取效故神耳。倘不益阴以润肠，而惟攻毒以降火，则大肠先损，又何胜火毒之凌烁哉。毋怪愈治而愈不能效也。

2. 人有大肠生痈，右足不能伸，腹中痛甚，便出脓血，肛门如刀割，此肠痈已经溃烂也。**能食者生，不能食者死**。虽然不能食之中，亦有非因火毒之炽而然者，又不可因其不能食而弃之也。大凡生此各种痈疮，俱以有胃气为佳，无胃气毋论阴毒、阳毒多不可救。故治阴疽之病，断以扶胃气为第一法，而少加之败脓祛毒之药，则正气无伤，而火毒又散。今大肠痈破，而致饮食不思，则胃气已尽绝，大危之症也。不急补胃，惟治痈，**必死之道**也。方用**开胃救亡汤**：

人参一两　金银花二两　山药一两　生甘草三钱　薏仁一两　元参一两　白术一两　山羊血研末一钱　水煎调服。一剂胃开，二剂脓少，三剂痛止，四剂全愈。

此方全去救胃，而败脓祛毒已在其中。妙在金银花虽治毒而仍滋阴之药，为疮家夺命之物，军乃至仁至勇之师，又得参术以补助其力，即散毒尤神。**山羊血止血消渴且善通气**，引诸药入痈中解散之，乃向导之智者也。合而治之则调和有人，抚绥有人，攻剿有人，安得不奏功如神乎。自然胃气大开，化精微而辅输于大肠也。倘胃气未伤，服之尤奏功如响，万勿疑畏，不用此方，枉人性命耳。

3. 人有大肠生痈，小腹痛甚，淋漓不已，精神衰少，饮食无味，面色萎黄，四肢无力，自汗盗汗，夜不能卧，人以为火盛生痈也，谁知水衰不能润肠耳。夫大肠之能传导者，全藉肾水之灌注，今因醉饱房劳，过伤精力，大泄其精，遂至火动而水涸，又加生冷并进，以致气血乖违，湿动痰生，肠胃痞塞，运化不通，气血凝滞而成痈也。然则生痈之先，本是肾水不足，痈溃之后，又复流其水，是因虚而益虚矣。苦作久毒治之，鲜不变为死症，必须大补其肾水，而并补其脾胃之气，则脾胃化精，生水更易枯涸之肠一旦得滂沱之润，自然淹足，不必治痈而痈已化，气血足而肌肉生也。方用**六味地黄汤加味**治之。

熟地二两　山药八钱　牡丹皮六钱　山茱萸八钱　茯苓三钱　泽泻一钱　人参一两　黄芪五钱　麦冬一两　水煎服。连服数剂，腹痛止而精神健，前症顿愈。

此方六味以补肾水，加人参、麦冬、黄芪以补脾胃之土，土旺而肺气自旺。肺与大肠为表里，且又为肾之母，自然子母相需，表里相顾，故奏功如神也。

小肠痈门三则

1. 人有腹痛，口渴，左足屈而不伸，伸者痛甚，手按其痛处更不可忍，人以为肠中生痈也，然而肠中生痈不同，有大、小肠之分：屈右足者大肠生痈，屈左足者小肠生痈也。今屈而不伸者，即在左足，是痈生于小肠，而非生于大肠矣。惟是大肠之痈易治，小肠之痈难医，以大肠可泻而小肠难泻也。虽然得其法，又何不可泻哉？盖大肠可泻其火从糟粕而出，小肠可泄其火从溲溺而泄也。方用**泻毒至圣汤**：

金银花三两　茯苓一两　薏仁一两　生甘草三钱　车前子三钱　刘寄奴三钱　泽泻三钱　肉桂一分　水煎服。一剂而水如注，二剂而痛顿减，三剂而症如失，不必四剂也。

此方俱利水之药，止一味金银花消毒之味，何以建功之神如此？盖小肠之毒必须内消，而内消之药，舍金银花实无他药可代，以他药消毒，皆能损伤正气，而小肠断不可损伤，故必须以金银花为君。但金银花不能入小肠之中，今同茯苓、薏仁、泽泻、车前子之类引入小肠，又加肉桂一分得其气味引入膀胱，从溲溺而化；又恐火毒太盛，诸药不能迅逐，更加刘寄奴之速祛，甘草之缓调，刚柔迟速并行，既无留滞之虞，而复无峻烈之害，自然火毒殆尽膀胱小肠而出也。

2. 人有腹痛呼号不已，其痛却在左腹，按之痛不可忍，不许人按，医以为食积在大肠也，谁知是小肠之生痈耳。凡肠痈必屈其足，而今不屈足，似非肠痈之病。然肠痈生于肠内者必屈其足，在大肠者屈右足而不伸，在小肠屈左足而不伸也。若痈生于肠外者，皆不屈足，痛在左则小肠生痈，痛在右则大肠生痈也。至食积燥屎之痛，时而痛、时而不痛，故痛在左，明是**小肠之外生痈**也。大、小肠生痈于肠内尚可破溃，而大、小肠生痈于肠外，断不可使之破溃者，以肠外无可出之路，皆必死之症也，而小肠更甚，必须急早治之。方用**内化丹**：

金银花四两　当归二两　车前子五钱　生甘草三钱　茯苓一两　薏仁一两　水煎服。一剂而痛大减，二剂而痛又减，三剂而痛全止，四剂全愈。

此方即前方之变方也。但前方以利水之中而行其败毒之法，此方于利水之中补血以败毒之法也。盖痈破利水则毒随水出，易于祛除；痈未破，不补血以利水，则水泄而血虚难于消化，同中之异，不可不知也。然此方亦须急早治之则有益，否则痈虽愈，而瘀血流于肠外，必有终身腹痛之病也。

3. 人有腹痛骤甚，小便流血，**左足不能伸**，人以为小肠生痈也，谁知是小肠之火大盛耳。夫小肠生痈，必屈左足，今左足不伸，明是生痈之证，而予独谓是火盛者，何故？不知生痈必有其征，未有一旦骤生而即流血者也。痈日久而脓生。脓欲尽而血出，岂有不溃不烂而先出血者。然左足之屈则又何也？盖小肠与大肠不同，小肠细而大肠宽，宽者可以容邪，而细者难以容邪，此必然之理。小肠受火煎熬，则肠中逼迫，肠不能舒，而左足应之，故暂屈而不伸耳。但不可因足之不伸即信是痈，而妄用解毒之药。然从何处辨之？因其初病之时，辨其小便之有血无血耳。初起痛而足屈，若小便无血乃是生痈；初起痛而足屈，小便有血乃是火痛，断不可差也。治之法泻其火邪，不必化毒，而痛止足伸矣。方用**小柴胡汤加味**治之。

柴胡一钱　黄芩三钱　甘草一钱　茯苓五钱　人参二钱　半夏一钱　水煎服。一剂而足伸，二剂而血止，肠亦不痛矣。

小柴胡汤非治小肠之药也，何以用之而效验之捷如此？因**小肠之火盛者，起于肝胆之郁也，木郁则火生**不敢犯心，而犯小肠耳。夫火性炎上，今不上炎，反致下炽，拂其火性矣，此小肠所以受之而作疼痛也。至于流血于小便中者又是何故？盖是小肠之血为火所逼，惟恐为火之烁干，故越出于小肠之外，直走膀胱，反使水道不行而流血也。小柴胡汤既舒其肝胆之气，则火气上炎，其性既顺而不逆，又得茯苓以清消其水气，水流而血自归经。此方之所以奇耳。

无名肿毒门二则

1. 人有头面无端忽生小疮，痒甚，第二日即头重如山，第三日面目青紫，世人多不识此症，此乃至危至急之病。苟不速救，数日之内，必一身发青黑而死。若青不至心胸者，尚可救疗。因其人素服房中热药，**热极便为毒也。凡人入房而久战不泄者，虽气主之，而实火主之也。气旺而非火济之，则不足以鼓动其兴趣，而博久战之欢**。补气之药，断不能舍参、芪而求异味，世人贪欢者多，吝惜者亦复不少，用热药以助火，非多加人参不足以驾驭其猛烈之威，无如人参价高，力难多备，方士不得已迁就世人，乃少减人参，则功力自薄，及多加热药以壮其火，于是金石火煅之药，纷然杂用，谓不如此，不足以助其命门之火也。夫命门之火肾火也，非真阴之水不养，不同于脾胃之火可以外水解之也。且肾火既旺，则外势刚强，必多御女，一取快乐，偶尔纵欲，亦复何伤。无奈淫心无尽，愈战愈酣，火炽则水干，火沸则水涸，即不频泄其精水，亦不足以制火，而热毒有结于肠胃者矣。况战久则兴必深，未有不尽兴而大泄者，精泄过多，则火更旺，未免阳易举而再战。或归于前药之太少，更多服以助其势，孰知药益多而火益烈，战益频而水益竭乎。久之水涸火炎，阳虽易举而不能久战，未免有忍精缱绻之时，勉强而斗，精不化而变为毒，**结于阴之部位而成痈，结于阳之部位而成毒**。头上者，正阳之部位也，较生于阴之部位者，更为可畏。非多用化毒之药，又安能起死为生哉。方用**回生至圣丹**：

生甘草五钱　金银花半斤　玄参三两　蒲公英三两　天花粉三钱　川芎一两　水煎服。一剂而头轻，青紫之色淡矣；再服二剂，青紫之色尽消，而疮亦尽愈，不必三剂也。

此方化毒而不耗其气，败毒而不损其精，所以建功甚奇也。此毒原系水亏之极，而泄毒诸药，无不有损于阴阳。惟金银花攻补兼妙，故必须此品为君。但少用则味单而力薄，多用则味重而力厚，又加玄参以去火，甘草以泻毒，蒲公英之清热，天花粉之消毒，川芎之散结，自然相助而奏效也。

2. 无名肿毒生于思虑不到之处，而其势凶恶，有生死之关，皆可以无名肿毒名之，不必分上、中、下也。前条止言头上，而在身之左右、前后与手足四肢尚未言也。不知得其治法，无不可以通治，失其治法，则在上者不可以治中，在中者不可治下，在下者不可以治上中也。得其治法者若何，大约上、中、下之生无名肿毒者，多起于淫欲无度之人。又加之气恼忧郁，火乘其有隙之处，蕴藏结毒，故一发而不可救，所以无名肿毒尽是阴症，而绝无阳症也。然则治之法宜用解阴毒之药矣。惟是解阴毒之药，多半消铄真阴，因虚而结毒，复解毒而亏阴，安有济乎？故无名肿毒往往不救乃是故也。余得异人之传，仍于补阴之中以行其散郁之法，可佐之解毒之品，微助行经之味，是以多收其效。余不敢湮秘传之书，而负万世之人也。方用：

玄参一斤　柴胡三钱　生甘草一两　三味煎汤十碗为主。倘生于头面加川芎二两，附子二钱，再煎汁取三碗，分作二日服完，未破者即消，已破者即生肌而自愈，不必二剂也。倘生于身中前后、左右，加当归二两，甘菊花一两，附子三分，亦如前煎服。倘生于手足、四肢，加白术二两，附子五分，茯苓一两，亦如前煎服，无不收功。

此方名**收黑虎汤**，言即至恶之人，见黑虎亦未有不寒心者，是恶毒得之尽散也。玄参最善退浮游之火，得甘草之助，能解其迅速之威。得柴胡之辅，能舒其抑郁之气。且又有各引经之味，引至结毒之处，大为祛除。妙在用至一斤，则力量更大。又妙是补中去散，则解阴毒而不伤阴气，所以奏功更神。人勿惊其药料之重，而不敢轻试，深负铎一片殷殷救世之怀也。若些小轻症与非阴症疮毒，俱不必用此重剂，又不可不知耳。

对口痈门一则

人有对口之后，忽生小疮，先痒后痛，随至溃烂，人以为至凶之痈也。然而痈生于对口者犹轻，而生于偏旁不胜对口者尤重。盖颈项之上，乃肾督之部位也，其地属阴，所生痈疽多是阴疽，而非阳痈也。阳疽必高突数寸，其色红肿发光，疼痛呼号；若阴痈则不然，色必黑黯，痛亦不甚，身体沉重，困倦欲卧，呻吟无力，其疮口必不突起，或现无数小疮口，以眩世人，不知从何处觅头。然而**阴阳二毒，皆可内消**，何可令其皮破、肿溃而后治之乎！至于内消之法，正不须分辨阴阳，惟既破溃脓，阴阳不审，而漫投药饵，则祸生顷刻。而内消之法，大约止消三味，名为**三星汤**：

金银花二两　蒲公英一两　生甘草三钱　水煎服。二剂即便全消。阳症已破者，仍以此方治之，不三服必脓尽肉生。若阴症大溃者，此方不可复投，改用**七圣汤**：

人参一两　生黄芪一两　当归一两　金银花二两　白术一两　生甘草三钱　肉桂一钱　水煎服。一剂而血止，二剂而肉生，三剂而口小，四剂而皮合，再服二剂全愈。

此方**治各处痈毒凡低陷而不能收口**者，无不神效，不止治对口之阴毒善收功也。诚以阳症可以凉泻，而阴症必须温补故耳。

脑疽门一则

世有生痈疽于头顶者，始名脑疽，若对口偏口，俱非真正脑疽也。此疽九死一生，然治之得法，俱可救也。大约生此疽者，皆肾火之沸腾也。盖**脑为髓海，原通于肾，肾无火则髓不能化精，肾多火则髓**

亦不能化精；岂特不能化精，随火之升降，且化为毒，以生痈疽矣。盖肾之化精，必得脑中之气以相化，若脑中无非肾火，势必气化为火，火性炎上，不及下降，即于脑中髓海，自发其毒，较之脑气下流为毒者，其毒更甚。故往往有更变形容，改换声音，疮形紫黑，烦躁口干，随饮随渴，甚至脑骨俱腐，片片脱下，其狼狈之状，有不可以言语形容者，又将何以救之耶！此症须问其饮食如何？倘饮食知味，即可用药。方用**五圣汤**治之。

金银花半斤　玄参三两　黄芪四两　麦冬三两　人参二两　水煎服。连服四剂，其痈疽渐愈，改用**十全大补汤**重四两与之服四剂，又改为**八味地黄汤**，恣其酣饮，可获全愈矣。

是此等治疗亦九死一生之法，然舍吾法，实无有第二法矣。人生此疽，得于房术者，俱多兴阳涩精，都是丹石燥烈之品，或洗或嚼，或噙于口，或藏于脐，霸阻精道，久战不已，日积月累，真阴枯烁，髓竭火发，遂溃顶门，多致不救。人何苦博妇女之欢，丧千金之命，长号于夜台也。

囊痈门二则

1. 人有阴囊左右而生痈毒者，名曰便毒。生于囊之下、粪门谷道之前，名曰囊痈。三处相较，便毒易治，而囊痈最难疗也。以囊之下为悬痈，其皮肉与他处不同，盖他处皮肉，或横生，或直生，俱易合口，而悬痈之处，横中有直，直中有横，一有损伤，不易收功。然治之有法，未尝难也。此等之痈，皆少年贪于酒色，或游花街而浪战，或入柳巷而角欢，忍精而斗，耐饥而交，或已泄而重提其气，或将败而再鼓其阳，或有毒之妇而轻于苟合，或生疮之妓而甘为精斗。往往多生此痈。所谓欲泄不泄，化为脓血是也。治之法必须大补其虚，而佐之化毒之味，以毒因虚而成，不治虚可得乎。方用**逐邪至神丹**：

金银花四两　蒲公英二两　人参一两　当归二两　生甘草一两　大黄五钱　天花粉二钱　水煎服。一剂而毒消，二剂而全愈，溃者三剂，可以收功矣。

此方用金银花四两，用蒲公英二两，佐之参、归、大黄之大料，未免过于霸气。然大虚之病，又用大黄祛逐，似乎非宜，谁知毒正盛，乘其初起之时，正未甚衰，大补泻火之为得乎。倘因循失治，或畏缩而不敢治，及至流脓出血，正气萧索，始用参、芪补气，往往有用至数斤而尚未能复元，何不早用于化毒之中，正又无伤，而毒又易散哉。此因势利导之法，又不可不知也。

2. 人有饮烧酒入房，精不得泄，至夜半寒热烦渴，小便淋赤，痰涎涌盛，明日囊肿腹焮痛，又明日囊处悉腐，玉茎下面贴囊者亦腐，人以为酒毒也，谁知肝火得酒毒湿而肆虐乎。夫酒何至作腐？盖火酒大热之物也，人过饮火酒，多至醉死，死后往往身体腐烂，以火酒乃气，酒遇热自焚，人身脏腑原自有火，以火引火，安得不炎烧耶。饮火酒而入房，以鼓动精房之火，宜是命门之火，而非肝火也。然而木能生火，肝属木，肝木生于相火，实理之常也。入房而借火酒之力，则火势必猛，火动无根，何能久乎？势必精欲外泄，而火可解也。无奈精欲泄而阻抑之火无可泄之路，火无可依，而火酒又无可解，于是火入于肝，将依母而自归也。惟相火内火也，可附肝以为家；而酒火外火也，反得木而焚体。囊与玉茎乃筋之会也，筋属肝，因入房而火聚于阴器之际，故火发而囊肿，囊肿极而茎亦腐。治法解酒毒而益补气补血之品，则湿热解而腐肉可长矣。方用**救腐汤**：

人参一两　当归一两　黄芪二两　白术一两　茯苓五钱　黄柏三钱　薏仁五钱　泽泻三钱　白芍一两　葛根三钱　炒黑栀子三钱　水煎服。四剂腐肉脱而新肉生。再服四剂，囊茎悉平复矣。

酒毒成于拂抑，平肝泻火利湿解毒宜也，何以又用参、芪、归、术以大补其气血耶。大凡气血盛者，力能胜酒，纵酣饮而无碍，服火酒而腐，必成于火酒之毒，亦其气血之衰，力不能胜酒，所以两火相合，遂至焚身外腐。苟**不急补其气血，则酒毒难消**，而腐肉又何以速长哉。

臂痈门一则

人有两臂之间忽然生疮而变成痈疽者，亦阴痈也。虽较头面、对口、肩背上稍轻，然治不得法，亦能杀人。故须辨阴阳之治：大约痛者阳症，痒者阴症，不难于治也。如阳症用三星汤一二剂，便可立消；若阴症，三星汤又不可用，必须大补气血，而佐之消痰化毒之剂，始能奏功。不可谓手足非心腹之疾，不须补虚也。夫阴主静，而两手则至动者也，至动而生阴痈，则动变为静矣，反常之道也，可不畏乎。况动变为静，又趋阴之道也，阳趋于阴，非生近于死乎，欲阳返于阴则易，欲阴返于阳则难，谁谓两手之痈而可小视之哉！治法仍宜慎重，方用**消痈还阳丹**：

人参三钱　白术一两　生甘草三钱　天花粉三钱　生黄芪一两　金银花二两　肉桂一钱　当归五钱　乳香末一钱　水煎服。一剂而痒变为痛矣，二剂而痛如失，三剂而全消，不必四剂也。

此方与**七圣汤**相同，而意气各异，七圣治已溃者也，此方治未溃者也。已溃者以生肉为先，未溃者以护肌为主，所以七圣汤内无乳香、天花粉者，正以二味之中，有拥卫之功耳。

乳痈门四则

1. 人有乳上生痈，先痛后肿，寻常发热，变成疡痈。此症男妇皆有，而妇人居多。盖妇人生子，儿食乳时后偶尔贪睡，儿以口气吹之，使乳内之气，闭塞不通，遂至生痈。此时即以解散之药治之，随手而愈，倘因循失治而乳痈之症成矣，若男子则不然。乃阳明胃火炽盛，不上腾于口舌，而中拥于乳房，乃生此病。故乳痈之症阳病也，不比他痈有阴有阳，所以无容分阴阳为治法，但当别先后为虚实耳。盖乳痈初起多实邪，**久经溃烂为正虚也**。虽然，邪之有余，仍是正之不足，于补中散邪，亦万全之道，正不必分先宜攻而后宜补也。方用**和乳汤**：

贝母三钱　天花粉三钱　当归一两　蒲公英一两　生甘草二钱　穿山甲土炒，一片，为末　水煎服。一剂而乳房通，肿亦消矣，不必二剂。

此方用贝母、天花粉者，消胃中之壅痰也。痰壅而乳房之气不通，化其痰则胃火失其势，而后以蒲公英、穿山甲解其热毒，利其关窍，自然不攻而自散矣。又恐前药过于迅逐，加入当归、甘草补正和解，正既无伤，而邪又退舍矣，此决不致火毒不行而变为乳岩之病也哉。

2. 人有先生乳痈，虽已收口，后因不慎房事，以致复行溃烂，变成乳岩，现成无数小疮口，如管非管，如漏非漏，竟成蜂窝之状，肉向外生，终年累月而不愈。服败毒之药，身愈狼狈，而疮口更加腐烂，人以为毒深结于乳房也，谁知气血之大亏乎。凡人乳房内肉外长，而筋束于乳头，故伤乳即伤筋也。此处生痈，原须急散，迟则有筋弛难长之虞。况又加泄精以损伤元气，安得不变非常乎！当时失精之后，即大用补精填髓之药，尚不至于如此之横。今既因虚而成岩，复见岩而败毒，不已虚而益虚乎，毋勿怪其愈败愈坏也。治法**必须大补其气血，以生其精**，不必再泄其毒，以其病原无毒之可泄耳。方用**化岩汤**：

人参一两　白术二两　黄芪一两　当归一两　忍冬藤一两　茜根二钱　白芥子二钱　茯苓三钱　水煎服。连服二剂，而生肉红润。再服二剂，脓尽痛止。又二剂，漏管重长。又二剂全愈，再二剂永不再发。

此方全去补气血，不去消毒，实为有见。虽忍冬藤乃消毒之药，其性亦补，况同入于补药中，彼亦纯于补矣。惟是失精变岩，似宜补精，乃不补精，而止补气血，何也？盖精不可以速生，补精之功甚缓，不若补其气血，转易生精，且乳房属阳明之经，既生乳痈，未必阳明之经能多气多血矣。补其气血，则阳明之经旺，自然生液生精，以灌注于乳房，又何必复补其精，以牵掣参、芪之功乎，此方中所以不用生精之味耳。

3. 人有左乳内忽大如桃，复又不痛，色亦不赤，身体发热，形渐瘦损，人以为痰气之郁结，孰知肝气之不舒。夫乳属阳明，乳肿宜责之阳明胃经，而谓之肝病者，盖阳明胃土最畏肝木之克，肝气不舒而胃亦不舒矣。盖胃见肝木之郁，惟恐肝旺来克，于是胃亦畏首畏尾，伏而不扬。况乳又近于两胁，而两胁正肝之部位也，与肝相远，尚退缩而不敢舒；与肝为邻，亦何敢恣肆而吐气哉！**气不舒而肿满之形成，气不敢舒而畏惧之色现，不痛不赤，正显其畏惧也**。治法不必治阳明之胃，但治肝而肿自消矣。方用**逍遥散加味**治之。

柴胡二钱　白芍五钱　当归三钱　陈皮五钱　甘草一钱　白术三钱　茯神三钱　人参一钱　川芎一钱　瓜蒌三钱　半夏三钱　水煎服。十剂而内消矣。去瓜蒌再服十剂，不再发。

逍遥最解肝气之滞，肝气一解，而胃气自舒。况益之瓜蒌、半夏，专能治胸中之积痰，痰去而肿尤易消也。

4. 妇人产后，细小两乳又下垂过小腹，痛甚，以为乳痈，孰知**胃血之燥也**。**夫胃为水谷之海，血之腑也**。产后亡血过多，则胃中空虚，而饮食又不能遽进，即进饮食，而各脏腑取给于胃甚急，则**胃气困矣**。**胃气困而胃血益燥矣**，胃血益燥，无以解各脏腑之纷争，而子又索母之乳，内外取资，胃无以应。乳房者，胃之外廓也。乳头者，胃之门户也。胃苦内之纷争，欲避出于外而不可得，而外又不免于儿口之吮咂，细小下垂，以至于腹，有逃遁难藏，入地无门之状，此倒悬切肤之痛，至危之病也。治法急救其胃气而益之补血之味，则胃气生，而胃不燥，内足以分给于脏腑，又何至外痛而倒悬哉。方用**解悬汤**治之。

人参二两　当归四两　川芎二两　荆芥三钱　益母草三两　麦冬一两　炮姜一钱　水煎服。四剂而乳头收，再四剂全愈。

此方人参生胃气于无何有之乡，用当归、川芎于乘危至急之地；用荆芥、益母草分解各脏腑，以归其经络；用麦冬、炮姜者，因阳明胃火之燥，未免火动而炎烧，产后不便大用寒凉，故用麦冬微凉之品，少解其火势之烈也。

肚痈门一则

人有生痈于小腹间，断无阳毒之症，以其地属阴之部位也。阴生阴毒，似乎至重，然而纯阴无阳，一用阳药，立可成功。无奈世人一见肚腹生痈，多用阴药以消毒，反致成难救之病，为可悯也！然予所谓阳药者，非散火祛风之药，乃补气温火之味耳。盖**阴地结成阴毒者，乃寒虚之故**。**寒因虚而不行，毒因寒而郁结**，用热药以祛寒，自能解寒而散毒也。方用**辟寒救腹丹**：

白术三两　茯苓三钱　肉桂三钱　金银花三两　附子一钱　当归二两　蛇床子五钱　水煎服。一剂而内消矣。倘已溃者，三剂而脓尽肉生矣。四剂亦必全愈。

此方用白术为君者，以白术专利腰脐之气也。腰脐之气利，则下腹之部位尽利矣。而后以金银花、蛇床子祛其毒气，则毒气易消，然恐寒极不能直入，故又加附、桂斩关突围而进也。惟是桂、附、术、床俱是一派干燥之物，**邪虽祛除，未免耗血**，故用**当归阳中之阴**，少制其横，则阴寒渐散，而又无阳旺之虞。所以既能奏功，才免后患也。

多骨痈门一则

人有大腿旁边长强穴间，忽然疼痛高肿，变成痈疽之毒，久则肉中生骨，以铁镊取出，已而又生，世人以为多骨痈也，孰知湿热毒之所化耳。夫多骨痈之生，因人食生果湿热所成者也，治之早服一、二剂便可解散。无如因循失治与治不得法者，遂至湿壅而添热，热盛而化骨，日久迁延卧床而不能起也。说者谓初起之时，未尝有骨，可以内散，既生骨之后，必须烂骨外取，未可全望其解散也。而孰知不然。盖多骨之症，无形之所化，非肉中真生骨也，乃似骨而非骨耳。真骨难化，似骨又何难化之有。治之法，利其湿，清其热，而主之补气补血之药，不必消骨而骨自消矣。方用**五神汤**：

茯苓一两　车前子一两　金银花三两　牛膝五钱　紫花地丁一两　水煎服。一剂轻，二剂又轻，三剂而骨消矣，四剂而疮口平，五剂全愈。

此方由茯苓、车前以利水，紫花地丁以清热，又用金银花、牛膝补中散毒，安得不奏功哉。

恶疽门一则

人有四肢之间，或头面之上，忽然生疽，头黑皮紫，疼痛异常，此阳症之毒也，治不得法，亦能杀人。盖阳症之毒，其势甚骤，不亟用散毒之药，则养成大横，蔓延难收，小毒变成大毒。然而疽与痈，实有不同：痈溃于内，疽肿于外也；溃于内难于外治，肿于外易于内消。虽痈疽之毒尽由内而外发，无不可治内而外愈，而疽病尤宜内治也。方用**消疽散**：

生地三钱　连翘三钱　忍冬藤一两　白芷三钱　夏枯草一两　地榆三钱　天花粉三钱　生甘草二钱　当归一两　水煎服。未溃二剂则消，已溃四剂全愈。

此方通治恶疽之方。凡生疽者，以此方投之，无不神效。盖补血散毒，则血活而毒难留，凉血清火，则血寒而火易散。疽多阳症，所以治无不宜也。

疔疮门一则

人有生疔疮者，一时疼痛非常，亦阳毒也，但初生时，人最难辨。世人以生黄豆令病人嚼，不知辛生之味便是疔疮，以此辨之不错。其疮头必发黄，泡中或现紫黑之色，更须细看泡中必有红白一线，通出于泡外。大约疔生足上，红线由足而入脐；疔生手上，红线由手而入心；疔生唇面，红线由唇面而至喉。如见此红线之丝，在其红线尽处，用针刺出毒血，则免毒攻心。若现白线之丝，则不必刺也。治法总以消毒泻火为主。世人戒用官料之药，此不知医之语，毒非药安除哉。方用**拔疔散**：

紫花地丁一两　甘菊花一两　水煎服。一剂而红线除，二剂而疔疮散，三剂全愈，又何必外治挑开疔头之多事哉！若已溃烂亦用此方，但加当归治之，必须二两，亦不必四剂，毒尽而肉生也。

杨梅疮门五则

1. 凡好嫖者，恋垆酣战自觉马口间如针戳之痛，此毒气已起也，未几而生鱼口矣，未几而生疳疮矣。又未几而遍身生疮矣，黄脓泛滥，臭腐不堪。世人皆以为毒盛，多用败毒之药，孰知日败毒而毒愈盛，疮愈多而不易愈。往往有腐烂者，日用败毒之剂，其疮不能收口。须知此症于泄精之时，泄精则元气亏损，故毒乘虚而入。若元气大旺，毒难深入，即有传染不过轻微之毒，可一泄而愈。今遍身无非毒疮，明是大虚而毒深中也，不补虚以泻毒，乌能奏功乎。倘止服败毒之药，无异于以石投水矣。方用二

生汤：

生黄芪三两　土茯苓三两　生甘草三钱　水煎服。连服四剂而疮渐红活，再服四剂而尽干燥，又服四剂全愈。

此方之妙，全不去解毒，止用黄芪以补气，气旺而邪自难留。得生甘草之化毒，得土茯苓之引毒，毒去而正自无亏，气生而血又能养，此治法之巧，而无如世人之未识也，可胜叹息云。

2. 人有龟头忽生疳疮，服败毒之药，毒尽从大、小便出。倘大肠燥结，则败毒之药，不能径走大肠，势必尽趋小便，而小便口细，毒难罄泄，于是毒不留于肠中，而反单结于外势。毒盛必发，安能不腐烂哉？往往龟头烂落，连龟身亦烂尽矣。世人多以外药敷之。虽外药亦不可少，然不先消其火毒，而遽用外药以止遏，不啻如石之压卵也，故必先用汤治之。方名**散毒神丹**：

黄柏三钱　茯苓一两　生甘草三钱　炒栀子三钱　肉桂一钱　水煎服。连服四剂，则火毒自从小便而出，疼痛少止。然后用**生势丹**敷之：

炒黄柏三两　儿茶一两　冰片三分　生甘草一两　大黄三钱　乳香一钱　没药一钱　麝香三钱　丹砂一钱，不煅　各为绝细末，和匀渗之。渗上即止痛，逢湿即渗末，不数日脓尽血干。肉筋再长，一月全愈，但不能再长龟头也。愈后须补气血，用十全大补汤，连服一月或两月，则外势仍能伸缩，尚可种子。否则多服败毒之药，又用泻火之剂，无论命门寒冷，而外势亦且冰冷，安得阳和之骤复哉！此先后治法之各异，实有次序也。

3. 人有疳疮初发，鱼口将生，苟不急治，必遍身生疮，迁延岁月，腐烂身体，多不可救，故必须早治为妙。然早治之法，世人多以五虎散败毒，虽毒亦能往下泄，而损伤元气正不少也，未为得法。设或败毒之药少减，又恐有留毒之患，亦未为治法之妙。盖毒气之入，因元气之虚也，因虚而感毒，又败毒而重虚，毋论毒尽不泄，已犯虚虚之戒，况只败毒，毒更难散也。治之法宜于补中攻泄，则毒既尽出，而正又无亏。方用**早夺汤**：

人参一两　生黄芪一两　茯苓一两　当归一两　远志三钱　生甘草三钱　金银花一两　大黄一两　石膏一两　柴胡二钱　白术一两　天花粉三钱　水煎服。一剂而大泻恶物，臭秽不堪，急掘土埋之。再服二剂而臭物恶秽无留于肠胃矣。后可减去大黄、石膏，加土茯苓二两同前药，再煎服四剂，则一身上下与头面之间，必有隐隐疮影现于皮肤之内，再服二剂，疮影亦渐消矣，再二剂永不发矣。

此方用大黄以泄毒，用石膏以清毒，用甘草、金银花以化毒，用柴胡、天花粉以散毒，非多助之以大补气血之药，妙在用参、芪、归、术之类，自获全胜。此等之方，余实亲视而亲验者也。倘病人阴虚阳燥，方中可加熟地数两，或加玄参一两亦可，余品不可乱加也。

4. 人有遍身生杨梅之疮，因误服轻粉，一时收敛，以图目前遮饰，岂知藏毒于内，必至外溃，未几而毒发于鼻，自觉一股臭气冲鼻而出，第二日鼻色变黑，不闻香臭矣。此等症见，断须急治，否则鼻柱自倾，一至腐烂，便不可救。虽急治而用些小之剂，亦正无益，毒气已盛，非杯水可济也。况杨梅结毒不结于他处，而结于鼻中，其毒更胜。此毒不在他脏而在肺经也，肺气，清气也。毒气非清气可比，毒气在肺则清气尽为毒气矣。肺气出于鼻，而藏于肾，肾感毒气，移之于肺，以散于皮肤，则毒气可以外出。今用轻粉收敛，则毒发皮肤者，尽还肺中，肺又归还于肾，而肾不受，乃上冲于鼻，而鼻孔细小，安得遽泄，自然毒气尽结于鼻，而鼻乃独受其祸矣。治法必须多药以解其毒，以肺经不能直治，必隔一、隔二以治之也。方用**护鼻散**：

玄参三两　麦冬二两　生甘草一两　生丹砂末三钱　桔梗五钱　金银花三两　天花粉三钱　水煎，

调丹砂末服，一剂而鼻知香臭矣。连服四剂，鼻黑之色去，不必忧鼻梁之烂落矣。更用**全鼻散**：

玄参一两　生甘草三钱　金银花一两　麦冬五钱　人参三钱　生丹砂末一钱　当归一两　水煎服。十剂而一身之毒尽出，可保无虞。

前方过于勇猛，所以救其急，后方近于和平，所以补其虚，而丹砂前后皆用者，以轻粉之毒，非丹砂不能去。轻粉乃水银所烧，而丹砂乃水银之母，子见母自然相逢，不肯相离，丹砂出而轻粉亦出，此世人之所未知耳。倘鼻柱已倾，肉腐不堪，将前护鼻散救之，虽鼻不重长，而性命可援，亦不致死亡也。

5. 人有生杨梅疮，遍体皆烂，疼痛非常，人以为毒气之在皮肤也，谁知是血虚而毒结于皮肤耳。夫杨梅之疮，发于骨髓之中，毒在骨难于医疗，毒在皮肤，似易于施治矣。然毒未出于皮肤，其毒蕴藏，泻骨中之毒，可从下而外泄。毒已出于皮肤，其毒开张，敛肌中之毒，不可由表而入。攻得其法则易泄散，未得其法则转横也。故治之法，补其血泻其毒，引之而尽从小便而出，始得其治法耳。方用**二苓化毒汤**：

白茯苓一两　土茯苓二两　金银花二两　当归一两　紫草三钱　生甘草二钱　水酒各半煎服。十剂全愈，并无回毒也。

此方视之平淡无奇，而实有异功者，补以泻之也。**杨梅本生于肾之虚，肾虚则血虚**矣。不补虚以治疮，反泻毒以耗血，此世人治梅疮所以多不效。

附：梅昆璧治杨梅疮水药方

金银花　防风　归尾　紫花地丁　川萆薢　川牛膝　甘草梢　金蝉蜕　羌活　威灵仙　连翘　赤芍　白藓皮　何首乌以上各一钱　土茯苓一两

疮在头上加荆芥、白芷各八分，疮在下部加木瓜、木通各五分，疮在头上下部，荆芥、白芷、木瓜、木通并用。

水煎服十剂，日服一剂，先将鲜猪肉淡煮汤，服药后即以淡肉汤一碗压之，令泻下恶物，每出大便即在空地上挖一土坑，泻入坑内，即将泥土掩盖好，恐其毒气传人，为害非浅。

腰疽门一则

人有腰眼之间，忽长疽毒，疼痛呼号，似乎阳症。然腰肾乃至阴之地，未可作阳疽治之，若竟作阳症治，大不宜也。此症虽本于过忍其精，欲泄不泄，以成斯毒，似乎纯是阴分之过，但腰间虽不远于内肾，火发而毒成，则阴中有阳，未可纯以阴症治之，必须合阴阳并治之。化其毒则毒去如扫。倘不补阴而竟治其毒，则肾气愈伤，而毒难速化。即补阴而不补阳，则阴无阳不生，毒且深藏于肾宫，而不得外泄矣。方用**两治散**：

白术一两　杜仲一两　当归一两　金银花三两　防己一钱　豨莶草三钱　水煎服。一剂而痛经，二剂而痛止，三剂全愈。

此方用术、杜仲以利其腰脐、气通而毒自难结也。又得金银花、当归之类，补中有散。而防己、豨莶直入肾宫，以祛其湿热之毒。阴阳无偏胜之虞，邪正有解分之妙，自然一二剂成功，非漫然侥幸也。

擎疽门一则

人有手心之中，忽然红肿高凸，变成一疽，疼痛非常，昼夜无间，世人所谓擎疽也。人生此疽，多因冤家债主相寻。内外治疗，往往不能收功，有流血而至死者，似乎不必治也。然而有病无方，又安见吾道之大乎！苟肯忏悔于临时，怨艾于将死，安在不可救乎。况此疽之生，虽是冤孽，亦因病人有火热之毒，乘机而窃发也。故消其火热之毒，何不可奏功耶。惟是火热非起于一朝，而解毒难凭于小剂。盖毒成于热，而热起于火，火之有余，终是水之不足，不大料以滋水，惟小剂以灭火，安得取胜乎。治法必须大用补水之剂，而少佐解毒之味，则孽疽自愈矣。方用**释孽汤**：

玄参二两 生地一两 金银花二两 当归一两 紫花地丁五钱 贝母二钱 水煎服。一剂而痛轻，二剂而痛止，已溃者再服四剂，未溃者再服一剂，无不全愈。愈后仍须忏悔则无后患。苟迁善不诚，改过不勇，未必不变生他病，非此方之过也。

若论此方滋水以治火，补正以解毒，自居于无过之地，又何拟议哉！

脚疽门二则

1. 人之脚趾头忽先发痒，已而作痛，指甲现黑色，第二日脚指俱黑，三日连足面俱黑，黑至脚上胫骨即死，此乃无名肿毒。得之多服春药，是火热之毒，非脚疽可比；若脚疽止黑在脚趾，而不黑至脚面也。然脚疽最凶，虽不如无名肿毒之横，而速杀人则一也。盖脚为四余之末，宜毒之所不到，何以及凶恶至此？正以毒所不到之处，而毒聚不散，反出于趾甲之间，则毒盛非常，而治之转不可轻视。然则用泄毒之药顺治之可矣，而孰知不然。**凡人身之气盛，则周流于上下，毒断不聚于一处**。惟**气血大亏，不能遍行夫经络，而火毒恶邪，乃固结于骨节之际**，脚疽之生，正气血之亏，不能周到之故，然则乌可单泄毒以重伤其气血乎！治法必须大补气血，而加之泄毒之味，则全胜之道也。方用**顾步汤**：

牛膝一两 金钗石斛一两 人参三钱 黄芪一两 当归一两 金银花三两 水煎服。一剂而黑色解，二剂而疼痛止，三剂全愈。若已溃烂，多服数剂，无不愈也。

此方用金银花以解毒，非用牛膝、石斛则不能直达于足趾，非用人参、归、芪亦不能气血流通以散毒也。故用此方治脚疽多效，即是无名肿毒，用此方治之，亦可得生。世医有用刀切去脚趾，亦是治法。然不若用此方，于补中败毒，起死为生，既无痛楚之伤，又有全活之妙也。

2. 人有脚腿之上，忽然肿起一块，其色如常，复又不痛，人以为痈疽也，孰知是气虚之故乎。夫痈成于肿，未有肿而不变为痈者，予独谓气虚而非痈，人谁信之？嗟乎！气所以行血者也，气行则血行，气血两行，纵有邪气，断难成肿。邪气之盛，由于气血之衰，其肿为痈，每每作痛，而色必变为红赤也。今既不痛，而色又不变，是有肿之名，而无肿之实。全是气虚而无以养，非邪盛而气不能制也。治法止补气以扶正，不须化毒以祛邪。方用**补中益气汤**：

人参五钱 白术一两 生黄芪一两 当归五钱 柴胡一钱 升麻五钱 陈皮一钱 生甘草二钱 半夏二钱 茯苓三钱 水煎服。十剂而肿自消。

补中益气汤补气之圣药，非消毒之神剂，何以用之而肿消耶？盖真气夺则虚，邪气盛则实，真气既虚，邪气益盛，不用补气之药，气何以行，而肿何以化耶？**补中益气汤善能补气，所以即能消肿也**，况又益以化痰去湿之品乎，故更易收功耳。

鬓疽门一则

人有两鬓之中忽然生疽，红肿高凸数寸，头面眼鼻俱浮，其状不堪异乎平常相貌，此阳毒也。盖两鬓近于太阳，乃阳之位也，阴气不能到此部位，故两鬓生疽当作阳症治之。然是阳症，往往有变为阴症者，所以阳药中必加入阴分之药，以预防其害。若已溃破腐，更须阴药多于阳药，消息而善治之也。今有一方，名曰**理鬓汤**，治未溃已溃，未烂已烂，无不收功。方用：

金银花三两　白芷二钱　川芎一两　当归一两　夏枯草三钱　水煎服。未溃者二剂即消，已溃者四剂全愈。

此方用金银花、夏枯草以解火毒，用白芷、川芎以引入两鬓太阳之间，则金银花、夏枯草更得施其祛逐之功。又妙在当归之补气血，阴阳双益，正足而邪自难变，安得不速愈哉！

唇疔门一则

人之唇上生疔疮者，或在口角之旁，或在上下唇之际，不必论其大小，大约皆脾胃之火毒也。最宜速散，否则，毒气炽炎，必且艰于饮食，往往有腐烂而死者。疔疮毒愈小而愈横也。治法宜急泄其火毒，而又不可损伤脾胃之气，则毒不难散矣。方用**救唇汤**：

紫花地丁一两　金银花一两　白果二十个　桔梗三钱　生甘草三钱　知母一钱　水煎服。一剂而疼痛止，二剂疮口消，三剂全愈；若已腐烂者，五剂自然奏功。

此方治头面上之疔疮，俱可获效，而治口唇之疔，更能神验。此方有白果、桔梗善走唇口，引金银花、紫花地丁至于生疮之处，一概尽去其毒也。

瘰疬门二则

1. 人有生痰块于颈项，坚硬如石，久则变成瘰疬，流脓流血，一块未消，一块复长，未几又溃，或耳下，或缺盆，或肩上下，有流出患走之状，故名鼠疮，又名串疮，言其如鼠之能穿也。世人谓其食鼠窃余物以成此症，而不尽然也。盖瘰疬之症，多起于痰，而痰块之生，多起于郁，未有不郁而能生痰，未有无痰而能成瘰疬者也。故治瘰疬之法，必须以开郁为主。然郁久则气血必耗，况流脓流血则气血更亏，徒消其痰，不解其郁，但开其郁，而不化痰，皆虚其虚也，不能奏功。方用**消串丹**：

白芍一两　白术一两　柴胡二钱　天花粉三钱　茯苓五钱　陈皮一钱　附子一片　甘草一钱　蒲公英三钱　紫贝天葵五钱　水煎服。连服八剂而痰块渐消，再服十剂而瘰疬尽化，再服一月全愈。愈后可服**六君子汤**，以为善后之计，断不再发。

此方妙在蒲公英与紫贝天葵为消串之神药，然非佐之以白芍、柴胡则肝木不平，非辅之以白术、茯苓则脾胃之土不健，何以胜攻痰破块之烈哉。惟有攻有补，则调济咸宜，得附子之力，以引群药，直捣中坚，所以能愈宿疾沉疴于旦夕耳。

2. 人有久生瘰疬，两颈之间，尽多溃烂，胸膈之上，无非痰块，已有头破欲腐者，遂至身体发热发寒，肌肉消瘦，饮食少思，盗汗，自汗，惊悸恍惚，此等症，原系难医，然治之有法，尚可救也。大约**瘰疬初起**宜**解郁为先**，而佐之**补虚**以**消其毒**。倘执寻常治法，以祛痰败毒为事，鲜不速死。方用**转败丹**：

人参二两　柴胡二钱　白芍三钱　金银花三两　当归二两　半夏五钱　白术一两　生甘草三钱　水煎服。四剂而胸间之痰块尽消，再服四剂而颈上溃烂亦愈。将前方减半再服十剂，疮口悉平，不再发也。

此方补多于消，而开郁寓于中，化痰存其内，世人从未有知此法者，但一味攻毒，所以愈攻而愈坏也，曷不以此方试之哉！杀运无穷，神力难信，世见此等治法，无不惊走辟易。否则，且有刺讥讪笑，摘吾方之过奇，谓大言不惭，何可为训？孰知却是祛病之仙、夺命之异药哉！予不胜掩卷而三叹也。

痔漏门四则

1. 人有肛门内外、四旁，忽然生长红瘰，先痒后疼，后成为痔，日久不愈，此症皆湿热所成也，而得之故纵饮者为多。江南人常生此症，因地气之湿热，又加酒热之毒，所以结于肛门边不能遽化。夫肛门通于大肠，凡有湿热亦随大便出，何以积而成痔？以湿热在大肠不能久留，势必尽趋于肛门，而肛门为大肠锁钥，未免有关闭防范之意，不容湿热直出于门外，蓄积久湿热毒，肛门独受之矣。有毒必然外形不生痔于肛门之内，必生痔于肛门之外，虽内外似乎少殊，而作楚则一也。然治之法乌能舍湿热而他求乎。惟是肛门去脾胃甚远，化湿热之毒不能不假道于脾胃，肛门未必受益，而脾胃先损，所以无成功耳。故用药必须无损于脾胃，而有利于肛门者，治之始克奏功。方用**益后汤**：

茯苓一两　白芍一两　地榆三钱　穿山甲一片，土炒为末　山药一两　薏仁一两　水煎服。连服四剂而肛门宽快，又四剂内外之痔尽消。再将前方每味加增十倍修合丸散，以蜜为丸，每日未饮之先，滚水送下五钱，服一料自然全愈，不再发也。

此方利水去湿热，既无伤脾胃，复有益肛门，盖两得之也。

2. 人有肛门边先生小疖，每因不慎酒色，遂至腐烂变成痔漏疮，不能收口，后长生肉管，每岁一管，流脓淌血，甚至为苦。世人治法多用刀针挂线，徒受苦楚，而内毒未除，外口难长，经年累月，难以奏功。岂果漏疮而终不可治乎？抑酒色之戒不严，而治之不得其法。盖肛门之肉，不比他处之肉；而肛门之皮，亦不比他处之皮。他处之皮肉非横生则纵生也，惟肛门之皮肉有纵有横，最难生合。况大便不时出入，又加以刀针挂线，切勿轻用。惟消其湿热之毒，内治为佳。然而漏生既久，毋勿论漏不可止，而气血反伤，终难奏效也。方用补中用消，则何漏之不可痊哉。方用**青龟丸**：

乌龟一个　茯苓五两　薏仁六钱　羊蹄后爪四付　穿山甲五钱，土炒　人参二两　青苔干者，一两　黄芪八两　当归三两　瓦松二条，阴干，不可火焙　白芷一两　槐米一两　各为细末，将龟用石臼捣死，以药末拌之，饭锅内蒸熟，将龟肉与甲火焙干为末，同前药用蜜为丸。每日服三钱，服至一月，而漏疮干。服至二月，漏疮满，服完全愈不再发。但服药时，务必独宿，戒酒色三月。倘服药时，不断酒色，不能奏功，不可不慎。

此方治漏，实有神效，非世上大概之方。况虽去湿而复不散气，虽败毒而又不损血，补破于无形，填隙于有孔，我愿人敬服此方，坚守三月之戒，以去十年之病也。

3. 人有大便时先射血几许，而始溺粪者，人以为便血病也，谁知肛门暗生血痔乎。夫痔久必变为漏，宜流脓血，不知受病不同，而见症亦异。此等之症，多得之饮烧酒过多，热走于直肠而不得遽泄，乃结成小痔不化，久则皮破而血出；此血乃外出于直肠之外，而非出于直肠之中，乃膀胱之血也。夫膀胱化气而不化血，酒毒渗入膀胱，将酒气化水出于阴器，而酒毒烁血不能从阴器而出，势不得不趋大肠肛门而出矣。无奈门径各别，户口牢关，无可出路，而酒毒结于直肠之外，毒向内攻，而直肠之痔生矣。痔生必破乘隙，而膀胱之血注之久，且以血引血，不独膀胱之血尽归之也，乘大便之开关，血先夺门而出，故先大便而出射，正见其欲出之速耳。治之法似宜急填其隙，使血出之无路，为第一策。然私窦既开，漏卮易泄，不亟清其上游之源，而但截其下流之隙，非计之善也。方用**清源散**：

黄连三钱　茯苓五钱　白芍五钱　葛根二钱　白芷三分　槐花三钱　地榆三钱　人参三钱　川山甲土炒为末一钱　白术五钱　车前子二钱　三七根末二钱　水煎，调末服三剂，血较前更多，三剂后减去黄连，再用三剂，血止而痔愈矣。愈后务必断酒，终身不可服也。若女色止忌三月，永不再发。倘不能禁，不必为之治疗，必先说过而后医也。

此方妙在用黄连之多以解酒热之毒，所谓先清其源也。上游无病，而下游自然安闲，况诸药又分配得宜，无非去湿化热之味，堵截之方，又何能加于此哉！

4. 人有胸间生疮，因不慎酒色，遂成漏窍，长流血液，久则神形困惫，腰痛难伸，行同伛偻，人以为心漏也，谁知是肾虚而成漏乎。夫**心肾本相通也，心之气必得肾之气以相生，肾之气必得心之气以相闭**，心漏之成于肾气之泄也，欲心漏之愈，安可不急治其肾气之衰乎。然而治肾而心之气不闭，则补肾与不补同，盖有出气而无止气耳。或谓凡漏疮多成于湿热，但补肾而不闭心之窍，则漏不能愈。闭心之窍而不去其湿热，而但治其心肾，恐漏亦不能愈也。然漏亦不同也，漏在他处者，可泄其湿热；而漏在胸间者，不可泄其湿热。盖心漏成于肾虚，肾虚则寒，而非热也。肾虚者，肾水虚而非邪水盛也。治之法补其真阴而邪水自消，温其肾寒而湿热自退，方用**温肾丹**：

鹿茸二个　附子二个　青盐二两　人参二两　瓦葱二枝　红枣四两各为末，红枣煮熟捣为丸，每日空心酒下三十丸，服半月而腰痛减，服月余而心漏愈矣。

此方之奇，全在鹿茸，既能益肾中之水火，而更能补心中之缺陷。又加之附子之辛热，则无经不达，引鹿茸直入于心肾，以填补其空窍。如青盐者，咸以耐坚也。盖漏疮必多窍孔，故流血亦多，血得盐则止而不流也。瓦葱者，消湿热于无形，虽心漏非湿热之病，然未免少有留存。则孔窍难塞，故兼用以防其变，诚恐气虚不能化，更益以人参生气于心肾之间，助茸、附之力通达于上下，尤易成功也。

顽疮门二则

1. 人有久生恶疮，或在手足，或在胸背，或在头面，终年经岁而不愈，臭腐不堪，百药罔效，外药敷之不应，内药服之无功，世人故谓之顽疮。然疮虽顽，治之当如何？盖人身气血和，断不生疮疖，间或生之，亦旬日而愈。其不和者，或因湿浸，或因热盛，或因湿热寒邪之交至，遂至气结而不宣，血滞而不散，结于皮而皮生疮，结于肉而肉生疮，久则脓血不净，因而生虫，人以为虫也，又用杀虫之药，而反伤其皮肉，则气血愈虚，力难兼到，弃皮肉于膜外而不顾，则疮成为冥顽不灵之患矣。故治疮皆以行气活血为主，而虫与毒不必计也。然而血不易活，气不易行，非补气补血不可。盖气得补而气自行于周身，血得补而血自活于遍体也。方用**救顽汤**：

当归一两　黄芪一两　白术一两　生甘草三钱　熟地一两　山茱萸五钱　麦冬一两　柴胡一两　茯苓五钱　半夏二钱　防风一钱　连翘一钱　附子一片　水煎服。连服二剂，而疮口必然发肿，断不可惧。从前无效，今服药发肿，乃药助气血，与疮相战也，乃速愈之机。再服二剂，不痛而痒矣。再服二剂，痒止而肉生矣。再服二剂，结靥而愈。再服二剂，不再发。

此方单去活血行气得补之力也，气行血活，虫将安寄？故不必杀虫而顽疮自尽愈矣！

2. 人有内股生疮，敛如豆许，翻出肉一块，宛如菌状，人以为虫蚀外翻也，孰知是肝经风热血燥之故乎。夫肝热则生风，此风乃内风而非外风也。外风清凉而内风蕴热，故外风宜散，内风宜清。然但清其风而不补其血，则热不可解，而风不可舒也，必须养血之中，而益之清热之味，则燥不能燥，热退而风自静矣。方用**清风汤**：

白芍一两　人参五钱　当归五钱　白术三钱　炒栀子三钱　甘草一钱　川芎二钱　丹皮三钱　沙参三钱　柴胡一钱　天花粉三钱　连翘一钱　水煎服。一连数剂，疮口自敛。

此方滋血以养肝，非消肉以化毒。然何以疮敛而愈也？盖疮成于肝木之旺，平肝而血无过燥之虞，自然风散而热无炎烧之祸也。苟不平肝，而内用降火之品，外用追蚀之法，则蚀而又翻，翻而又蚀，其肉益大，而气愈虚，变出非常，正难救援耳。

接骨门二则

1. 人有跌伤骨折，必须杉木或杉板将已折之骨凑合端正，用绳缚住，不可偏邪歪曲，紧紧又用布扎，无使动摇，万不可因呼号疼痛，心软而少致变动轻松，反为害事，收拾停当，然后用内服之药。苟或皮破血出，尤须用外治之药也。但骨内折，而外边之皮不伤，正不必用外治之药，然内外夹攻，未尝不更佳耳。内治之法，必须以活血去瘀为先，血不活则瘀不能去，瘀不去则骨不能接也。方用**续骨神丹**：

当归二两　大黄五钱　生地一两　败龟板一两，为末　丹皮三钱　续断三钱　牛膝二钱　乳香末没药末各二钱　桃仁三十个　羊踯躅一钱　红花二钱　白芍一两　水煎服。二剂而瘀血散，新血长，骨即长合矣。再服二剂，去大黄，又服四剂则全愈矣。

外治之法，必须用膏药而加之末药，渗于伤处为妙。膏名**全体神膏**：

当归二　生地二两　续断一两　牛膝一两　甘草五钱　地榆一两　茜草一两　小蓟一两　木瓜一两　杏仁三钱　人参一两　皂角二钱　川芎一两　刘寄奴一两　桑木枝四两　红花二两　白术一两　黄芪一两　柴胡三钱　荆芥三钱　用麻油三斤，熬数沸，用麻布沥去渣，再煎滴水成珠，加入黄丹末，水漂过一斤四两，收为膏，不可太老；再用乳香三钱，没药三钱，自然铜醋浸烧七次三钱，花蕊石三钱，麒麟竭五钱，白醋一两，海螵蛸三钱，为细末，乘膏药未冷时，投入膏中，用桑木棍搅匀取起，以瓦器盛之。临时以煨摊膏，大约膏须重一两。既摊膏药，再入细药，名为**胜金丹**：

麝香三钱　血竭三两　古石灰二两　海螵蛸一两　自然铜末如前制，一钱　乳香一两　没药一两　花蕊石三钱　冰片一钱　樟脑一两　土狗子十个　地虱干者，一钱　土鳖干者，一钱　人参一两　象皮三钱　琥珀一钱　儿茶一两　紫石英二两　三七根末一两　木耳炭一两　生甘草末五钱　和匀，以罐盛之。每膏药一个，用**胜金丹**末三钱，渗在膏药上贴之，大约接骨不须二个也，重则用膏药二个。此膏此末皆绝奇绝异之药，倘骨未损伤，只消贴一张即痊，不必加入胜金丹末药也。三方内外治法皆有不可形容之妙，内外同治，旦夕即能奏功，世传得此三方，可无忧折伤之不可救也。

2. 人有从高而下坠于平地，昏死不苏，人以为恶血奔心也，孰知是气为血壅乎。夫跌仆之伤，多是瘀血之攻心，然而跌仆出于不意，未必心动也。惟从高下坠者，失足之时，心必惊悸，自知坠地必死，是先挟死之心，不比一蹶而伤者，心不及动也。故气血错乱，每每昏绝而不可救。治之法驱其瘀血，而必佐之苏气之品，而血易散，而气易开。倘徒攻瘀血，则气闭不宣，究何益乎？方用**苏气汤**：

乳香末一钱　没药末一钱　苏叶三钱　荆芥三钱　当归五钱　丹皮三钱　大黄一钱　桃仁十四粒　羊踯躅五分　山羊血末五分　白芍五钱　水煎调服。一剂而气苏，再剂而血活，三剂全愈。

此方苏气活血，兼而用之，故奏功神速。方中妙在用羊踯躅与苏叶、荆芥，因其气乱而乱之，则血易活而气易苏矣。

金疮门一则

人有杀伤而气未绝，或皮破而血大流，或肉绽而肠已出，或箭头入肤，或刀断背指，死生顷刻，不急救可乎。大约金刀之伤，必过于流血，血尽则发渴，渴若饮水立刻即亡，故刀伤之渴，断须坚忍。世人有饮水而愈者，又是何故？盖其人素有热病，得水即热解，而不可执之以治凡有伤而渴者也。但渴既不可饮水，又将用何药解渴？要不能外补血以救之。然而既补血以止渴，刀枪之口大伤，**所补之血仍然外泄，血流无止渴之期，亦速死之道**也。故补血之中，仍须用止血之药，用止血之内，更须用生肉之剂，则恶血不致攻心，内火不致烧胃，庶死者可生，破者可完，断者可续也。方用**完肤续命汤**：

生地三两　当归三两　麦冬三两　元参三两　人参二两　生甘草三钱　三七根末五钱　续断五钱　地榆一两　乳香末　没药末各三钱　刘寄奴三钱　花蕊石二钱　白术五钱　水煎服。一剂口渴止，二剂疮口闭，三剂断缝生，四剂全愈。

此方补血，加之止涩之味，使血之不流，肉之易长是也。何以又用补气之药？盖血伤不易速生，补气则气能生血，且血生以接肉，又不若气旺以接肉之更易。所以于补血之中，兼用补气之药也。然不用参、术，未尝不可建功，终觉艰难不速。此方凡有刀伤，皆可治疗，但视其所伤之轻重，以分别药料之多寡耳。

物伤门三则

1. 人有为虎所伤，无论牙爪流血必多。大约虎伤者，多在颈项，必有深孔，或两个，或四个，其孔一时即变黑色，痛不可忍，急用生猪油塞之，无猪油则用生猪肉填之，则肉入孔中，随塞随化，庶不致所伤之肉再腐，然后急买地榆半斤为末，敷其虎伤之处，血即顿止，随用汤药以解其渴。盖虎伤之后，流血必多，而虎又有热毒，直来犯心，故口渴之甚，断不可即与水饮，万不得已，可与小便饮之。急用**治虎汤**：

当归三两　地榆一两　生地三两　黄芪三钱　三七根末一两　麦冬三两　水十碗，煎数碗，恣其畅饮服完，必安然而卧，明日伤处大痒，又服一剂，又卧，如是五日，疮口生合而愈。

此方大补气血以生肌，加地榆以化虎毒，加三七根末止血收口，药料无奇，而收功实神妙也。

2. 人有为蛇所伤，或在足上，或在头面，或在身腹之间，足肿如斗，面肿如盘，腹肿如箕，三日不救，则毒气攻心，人即死矣。盖蛇乃阴物，藏于土中，初出洞之时，其口尚未饮水，毒犹未解，故伤人最毒。治以解毒为主。惟是蛇毒乃阴毒也，阴毒以阳药解之，则毒愈炽。必须以阴分解毒之药，顺其性而解之也。方用**祛毒散**：

白芷一两　生甘草五钱　夏枯草二两　蒲公英一两　紫花地丁一两　白矾三钱　水煎服。一剂而肿渐消，二剂而毒尽从大、小便而出，三剂全愈。

此方白芷虽是阳分之药，得夏枯草阳变为阴；紫花地丁、蒲公英、甘草、白矾之类，尽是消毒之味，又且属阴，阴药以化阴毒，自易奏功，所以助白芷直攻蛇毒，而无留余之害也。或问：解蛇之毒，既不可用阳分之药，何必又用白芷？不知蛇毒正用白芷，方能除祛，世人不善用之，所以有效有不效。今用之于阴分药中，自无不效矣，又何可舍白芷而另求他药，反致无功乎。或又问：雄黄亦制蛇毒之品，何不用之？然而白芷阳中有阴，不比雄黄之纯阳也，雄黄外用可以建奇功，而内用每至偾事，不若白芷之用于阴中，可收全功耳。

3. 人为有癫狗所伤者，其人亦必发癫，有如狂之症，世以为其人必生小狗于腹中，此误传也。因其发出狂癫，有如狗状，见人则咬，逢女则嬲，非狗生于腹中，不宜有此景象。况人为癫狗所伤，大、小便必一时俱闭，不能遽出大、小便，虚用努力，似若生产艰难；且外势急痛，腰腹作胀而死，人以为腹中生狗不能产而死。云腰痛者乃小狗内咬也，岂不可笑哉！其实狗误食毒物而发癫，亦为所伤，则毒气传染于人，狗愈而人死矣，最可畏之病也。然而得其法以解毒，则病去如扫，正不必过惧也。夫犬性最热，狗食物而发癫，乃食热物之故，或食自死之肉，或餐热病之尸，多成癫病。然则狗发癫狂，实热上加热也，解其热毒何不愈之有。但世人未知解法，所以不救耳！予逢异授奇方，不敢自秘，传以救世焉！

方用**活命仙丹**：

木鳖子三个 切片，斑蝥七个，陈土炒，去头足 米一撮炒 大黄五钱 刘寄奴五钱 茯苓五钱 麝香一分 各研细末和匀，黄酒调服、三钱，一剂、而毒气全解，至神之方也。不必二服，七日皆能奏功。过七日外，必须多服数次，无不可救。

服药切忌色欲，须二月不行房，并忌发物，余无所忌。是方用木鳖、斑蝥者，以狗最畏二物也。木鳖大凉又能泻去热毒，得大黄以迅扫之，则热毒难留。刘寄奴善能逐血，尤走水窍。佐茯苓利水、更速，引毒气从小便而出也。麝香虽亦走窍，然用之不过制斑蝥、木鳖，使之以毒攻毒耳！中有妙理，非漫然而用之也。

癞门一则

人有遍身发癞，皮厚而生疮，血出而如疥，或痛或痒，或干或湿，如虫非虫，人以为湿热之留于皮肤也，孰知是气血不能周到滋润乎。世多以苦参煎汤或豨莶、白芷之类外治，而终无成效，正坐于气血之虚也。盖气血足则经络无闭塞之虞，气血旺则毛窍无干枯之害。且气足血旺，则热散湿消，何至瘀滞而不通散，结于皮肤之外。故治癞之法，专以补气血为主，而佐之消湿散热之味，虽十载沉疴，尚可奏功于旦夕，矧目前之近癞乎。方用**扫癞丹**：

黄芪三两 当归二两 防风二钱 茯苓一两 白术一两 生甘草三钱 麦冬一两 金银花二两 芍药一两 川芎五钱 熟地一两 山萸五钱 元参一两 荆芥三钱 天花粉三钱 水煎服。二剂而皮色润，又服二剂而干燥解，连服十剂全愈。

此方大补气血，无异枯涸之田，一旦忽逢霖雨，生机勃勃，又何至有尘埃之敝野哉！

刑杖门一则

人之腿受官刑皮肉腐烂，死血未散，疼痛呼号，似宜用膏药、末药外治为佳。然而受刑深重，不急内消，专恃外治，则逍遥膜外，安能卫心使恶血之不相犯乎，此内治之断不宜迟也。然而世人外治之方，多有神奇，而内治之方，绝无应验，往往有一时心乱而死者。虽犯法遭刑，多缘恶积，保无受冤之屈棒乎？冤气在心，则肝叶开张，肝气收敛，尤善引血入心，使无辜之人，一旦轻死，疗治无法，是谁之愆？铎求异人特传一方，一受官刑，即时煎服，断无性命之虞。服后然后用膏药、末药外治，内外夹攻，则疮口易愈矣。内治方名为**卫心仙丹**：

大黄三钱 当归一两 红花三钱 桃仁三十粒 生地一两 丹皮三钱 木耳三钱 白芥子二钱 水煎服。一剂而恶血散矣，不必二剂也。然后以膏药贴之，膏方名**护心仙丹**：

大黄一两 没药三钱 乳香三钱 白蜡一两 松香五钱 骨碎补五钱 当归一两 三七根三钱 败龟板一两 麝香五分 各为细末，猪板油一两，将白蜡、松香同猪油在铜锅内化开，后将各药末拌匀，为膏药，贴在伤处。外用油纸包裹，再用布缠住。轻者一膏即痊，重者两膏足矣。夹棍伤重，大约不须四个即可行步无虞矣。

此二方至神至奇。内方使恶血尽散，外方使死肉之速生，合而用之，又何至损人性命哉。

卷之十四

幼 科

惊疳吐泻门七则

1. 儿科之病，惊、疳、吐、泻为多，四者又相为终始。大约因疳而成吐，因吐而成泻，因泻而成惊，故小儿口内流涎，乃疳之兆也。起首即治疳，而吐泻之症不作，又何致惊症之生也？惟其失治疳症，而胃气受伤矣。小儿纯阳，原无损于阴气。**伤胃气者，伤阳气也，阳伤阴亦伤矣。伤阴者，伤脾气也。人生后天以脾胃之气为主**，脾胃两伤，无气以养心，而惊之症起矣。是惊乃虚病，而非有外风之入也。然则吐、泻、惊俱脾胃之虚寒，而疳乃脾胃之实热也。不知小儿因多食水果，以致口热而成疳。口热似乎阳旺也，然而阳极则变为阴矣。故疳症既久而作吐，正阳变为阴之验也。可见惊、疳、吐、泻俱是虚症，补脾胃而四病皆易愈也。世医分惊为风，分疳为热，分吐泻为寒，亦未深知小儿之症耳。孰知单治脾胃之虚，而四症不必治而自愈也。方用**活儿丹**：

人参三钱　白术一钱　甘草一分　茯苓二钱　陈皮一分　巴戟天一钱　白芍一钱　柴胡二分　当归五分　山楂五分　神曲三分　水煎服。一剂而惊、疳、吐、泻无不即安，二剂全愈，三剂不再发也。

此方健脾开胃，又能平肝，使肝亦无郁滞之患，自能疏通土气，变克土之肝反为益土之肝矣。脾胃无非生气而吐泻自止，何致四肢无养，变成角弓反张之急慢惊风哉！

2. 小儿生疳，上下牙床尽肿，口角流涎，咳嗽不已，咽喉肿痛，人以为疳症脾热也，谁知是胃火之上升乎。夫既是胃火，宜用泻火之药；泻火而不效者，以火过于盛，将阳变为阴矣。故用降火之药以泻火，而火不降，转至困惫者，正《内经》所谓壮火食气也。盖少火宜泻，而壮火宜补，不补胃以治火，反泻火以损胃，安得而不加困惫哉！治之法补其胃气之虚，少加息火之味，则疳症不治而自愈矣。方用**平肝汤**：

茯苓三钱　白术一钱　陈皮二分　神曲五分　麦冬二钱　元参二钱　桔梗一钱　苏叶三分　人参三分　枳壳二分　黄芩三分　水煎服。一剂轻，二剂又轻，三剂而疳症愈，不必四剂也。

此方补胃以散火，而火自平者，以火出于土之中也。土健而火藏，土衰而火现，故补其土而火藏于下，又何致上升于口颊之间乎！况方中有解火之味在于补之内，则土引火而自归，火亦随土而自息矣。

3. 小儿生疳之后，饮茶水则吐，后则不饮茶水而亦吐，困弱之极，人以为热吐也，谁知是热变为寒而吐乎。夫疳症本热也，疳久则寒者，以胃土之伤，土衰则火旺，火旺则土亦衰；土益衰而前火之旺自减，火土两衰，安得不寒乎！况小儿最喜者生冷也，土衰又加生冷，自然作吐矣。故止吐以健胃为主，单用止吐之药，吾未见其能止也。即偶止吐于一时，未必不动吐于后日，惟健胃以止吐，则胃强而吐不再发也。方用**六君子汤**加味用之。

人参一钱　白术二钱　茯苓二钱　甘草一片　半夏五分　神曲三分　陈皮三分　白豆蔻一粒　水煎服。一剂即止吐，二剂全愈。

此方健胃以止呕，治大人尚有成功，况小儿乎？小儿呕吐世人视为轻症，往往不以为意，变成大病而不可救。以胃气之伤，不能生养夫四肢，而角弓反张之病现，乃阴虚而成之也。今以此方扶其胃气，胃健而饮食能受，既无呕吐之伤，自有灌注之益，又何致有惊风之病哉！

4. 小儿大吐之后，忽然大泻，虽吐止而泻不肯止，倦怠之极，人以为吐变泻则其气顺矣，谁知其气愈逆乎。夫**吐乃伤胃，而泻乃伤脾**也，气顺宜吐止而愈矣。今吐止而大泻，乃胃传于脾矣，由腑而入脏，是由表而入里也，较吐更甚。盖吐症补胃而可愈，而泻症宜兼补脾。虽脾胃有同治之法，补胃自必补脾，但吐后作泻，则补脾必须补胃也。方用**生脾助胃汤**：

人参三钱　白术三钱　甘草三分　肉桂一钱　茯苓五钱　神曲五分　附子一片　水煎服。一剂而泻止，二剂全愈。倘服之不应，不必治之矣！

此方治小儿之泻，效验如响，百人中可救九十，彼不应者，乃阴阳两绝之人也，非药之过耳。世人见参、附如鸩毒，不敢浪用；医生用之，亦辄抵毁，自陷于死亡，哀哉！

5. 小儿上吐下泻，眼目上视，死亡顷刻，其状宛似慢惊风，人以为惊风之症也，谁知是脾胃之气将绝乎。小儿至此，亦人鬼之关也。若作慢风治之，用牛黄等丸，下喉即死矣。夫脾胃之气将绝，是阴阳之气欲脱也，非急救其气，何能再活？救气之药，舍人参无第二味也。世间之药，无过人参至四五钱以救婴儿之吐泻，无论近人无此胆气，即古人亦无此方法，毋怪婴儿之多亡也。予逢异人训予救小儿垂危之症，惟有多用人参，可变危为安。铎试之无不奇效。盖小儿脾胃虚寒，以致上吐下泻，正至危之症也，宜多用人参以救之。方用**安儿至宝汤**：

人参五钱　白术五钱　茯苓三钱　巴戟天三钱　附子一钱　麦芽一钱　枳壳三分　槟榔三钱　车前子二钱　白豆蔻三钱　扁豆二钱　萝卜子一钱　水煎服。一剂即吐止，再剂泻即止，三剂全愈。

此方全在用参、附之多，所以能夺命于将危，以人参能回阳于既绝，附子能续阴于已亡也。然非群药佐之，则阴阳不能分清浊，而积秽亦不能祛除耳。故用参、术以补气，少少祛除自能奏功；否则乌可已伤而再伤，已绝而重绝乎。世人但尚祛除，全不识补中用攻之法，所以劳而无功也。

6. 小儿吐泻之后，角弓反张，时而惊悸、牵搐，人以为惊风之病也，谁知非风也，乃肝克脾胃之土，而土气欲绝耳。此时万不可治风，一治风以定惊，则立刻亡矣。盖**既经吐泻，则阴阳两亡**，所存者几微之气耳。不急救脾胃以续气，反散风邪以损其气，欲不趋于阴得乎！且脾胃欲绝，补脾胃之土，而不补命门心包之火，则土寒而阳不可以遽回，阴不可以骤长。故必须补火以生土，补土以止惊。方用**续气汤**：

人参一两　白术一两　巴戟天五钱　肉桂一钱　生枣仁三钱　远志二钱　茯苓五钱　干姜三分　附子三分　半夏一钱　水煎服。一剂安，二剂更安，三剂痊愈。

此方以十岁为准，每岁减二分，毋论慢惊、急惊，以此方投之，无不立效。盖急、慢惊风俱是虚症，非急为风而慢为虚也，世人以惊为风误矣！不作风治则十人九活，一作风治则十人十死，以虚而兼风治则十人八死。以大虚治，而绝不治风，则十人十活也。喻嘉言谓：惊、风二字，乃前人凿空之谈，劝行医者绝口不道其言，虽过于愤激，然亦深悯小儿之误死于非命，不得不大声以救之也。但喻嘉言所立之方，尚兼风治，犹未洞悉底里，不若直补土以救惊，补火以生土也。

7. 小儿惊症有慢惊、急惊之分，世以急惊属之风，慢惊属之虚，以此区别治疗，生者颇多，似乎其说之不可易矣。谁知似是而非，亦杀人之说也。盖小儿从无有惊风之症，此歧天师之所不定，而雷公之所不论者也。惊、风二字，乃末世之医创言以杀小儿者也。自此言出，杀小儿不啻数百万矣！小儿何尝有风？一作风治，千人千死。嗟乎！天心仁爱，何忍使小儿不识不知，任其夭觞耶。铎受异人之教，救小儿惊症绝不治风，无论急惊、慢惊，以人参汤调服，立刻奏功。不敢自秘，罄书竹简，以听世人公用。

人参三两　白术半斤　茯苓三钱　半夏一两　广木香三钱　柴胡一两　槟榔五钱　荆芥炒黑，五钱　白芍三两　山楂一两　枳壳一两　麦芽五钱　神曲一两　甘草一两　干姜一两　麦冬去心，一两　石菖蒲五钱　薄荷叶五钱　各为细末，蜜丸如龙眼大。凡遇急、慢惊症，用一丸以人参三钱煎汤泡开送下，无不全活。方名：**保赤定惊丹**。轻者一丸，重则二丸，无有不愈者也。泡开必须用**人参煎汤，多多益善**。若不用人参，效验不能十分之捷，然亦可免死亡之兆也。愿世人共佩吾言，万勿执惊症为风症，忍为杀人之医也。

便虫门二则

1. 小儿便中下寸白虫，或蛘蛔之虫，或吐出长短之虫，种种不一，人以为湿热之虫也，谁知是脾胃之伤乎。小儿最喜食生冷之物，自然湿热无疑；然而脾胃气健，虽有湿热，自易分消。惟是脾胃之气伤，则难于运化，不生津液而生虫矣。倘徒治虫而不补其脾胃，则脾气不能消，胃气不能化，虫且安居无恙矣，夫何益哉！惟补其脾胃之气，则气旺而自能治虫，再佐以杀虫之药，虫将何隙以逃生乎？此治之法，必须补中用攻也。方用**治虫丹**：

白术三钱　茯苓三钱　百部一钱　槟榔五分　使君子十个　枳壳五钱　白芍三钱　甘草三分　白薇二钱　黄连二分　半夏五分　水煎服。二剂而虫尽化为水矣。但服药之后，务须忌饮汤水茶茗。

此方杀虫之药虽多，然入之健脾平肝之剂内，则正气无伤，而虫又杀尽，乃两得之道也。

2. 小儿有粪门边拖出长虫，不肯便下，又不肯进入直肠之内，不痛不痒，人以为虫口咬住也。谁知乃祟凭之乎。夫虫口咬住，必然作痛。今安然如故，岂虫口之自咬耶？虫既不咬，宜随粪而俱下。今不下而留半截于中，非祟凭而何。病既祟凭，宜非药物可治，然而人有一念之悔心，医即有一种之治法。使人苟迁善而求医无术，又何以见吾道之大哉。况父母未有不爱其子者，见其子生虫之异，未必不疑自身之谴尤，而畏鬼神之作祟，或告天而代为请祷，或信佛而自诉祈求。然而医无以应之，不几阻人改过之门乎。铎得异人之传，用药外点虫身，则立刻化为水。方名**点虬丹**：

水银一钱　冰片一钱　硼砂一分　雄黄三分　樟脑一钱　轻粉三分　白芷一钱　薄荷叶三分　各研绝细末，以不见水银星为度。水调少许点虫头或身上，少刻即尽化为水。但点药之时必虔拜上天，然后点之则验。否则或验或反验也。不须内服煎药，至奇之方也。余恐负异人之传，故罄书之辨证论后。异人者，余游南岳所逢道士，自号雷公，状貌殊异，传铎《活人录》，奇方最多，此方其一也。

痘疮门十五则

1. 小儿将出痘，身必发热，口必发渴，眼必如醉，此时当以表药散之，则火毒大解。无如世人未敢信为出痘，因循数日，见点而始用表散，有形之解与无形之解，大有不同，所以轻变重而重变死也。虽然见点不用表药，则火毒又将安解？岂不药得中医，而可望其自愈乎？不知能善用表散之药，正自有功耳。大约痘疮初出之时，不可不用表散之药，而又不可全用表散，当于补中表散之，则正气无伤，而火毒又可尽解也。方用**至慈汤**：

人参三分　荆芥炒黑，三钱　生甘草一钱　柴胡一钱　当归三钱　茯苓二钱　陈皮三分　麦冬二钱　元参三钱　天花粉一钱　水煎服。一剂火毒少除，二剂火毒全散，不必三剂也。若已见点，则重变轻，而死变生矣。

此方正用柴胡、荆芥以疏通其表里，得元参以去其浮游之火，得生甘草以败其毒。妙在人参、归、冬之类俱是补气、补津之味，佐前药以充其力，使无壅闭之忧，以速其至隐之火毒也。世人治痘，一见用补，无不惊惧，谁知火毒非补万不能由内而发于外。能于补中用表散之法，何愁小儿之不尽登于寿考也。此方十岁为准，如周岁小儿用十分之一，每岁增加可也。若十岁之外小儿，宜加人参而已，余味不必加也。

2. 小儿已出痘，遍身上下尽是鲜血点，粒粒可数，此至佳之痘也。不必发散，只须助其正气，自然饱满贯浆，收靥亦速，九日而始回矣。然而纯用补剂，又虑呆补而无疏通之气，恐速于见功，未免升上而不能降下，亦非治之善也。方用**安幼汤**：

当归三钱 荆芥一钱 元参三钱 陈皮三钱 熟地三钱 麦冬三钱 生甘草五分 生地一钱 黄连一分 丹皮一钱 贝母三分 水煎服。一剂而绽，不必二剂也。

此方妙在补中带散，则痘疮力足，无内怯之忧；散中实补，则痘疮大泄，少外阻之祸。世人不知治法，往往一味是补，所以多留后患耳。至于一味呆散，未有不将佳痘而变为恶疮者，每致死亡。犹以为胎毒之未尽净也，仍用散火败毒之剂，以致不救，谓非医杀之，而欲冀免于阴报也，得乎。幸人善用其方以安幼耳。

3. 小儿出痘，其痘疮之色红盛，烦渴，大便干燥，小便短涩而黄赤，脉洪大不伦，舌上生疮，此阳症之疮也，切忌用湿热之味。然又不可见为大热而即用寒凉之药，恐火热太盛骤得寒凉，而火不肯遽退，热不肯骤解，反至生变者有之。治法宜用寒而佐以化热之品，用凉而辅以散火之味，则不违火热之性，而自得寒凉之益也。方用**全痘散火汤**：

元参三钱 黄芩一钱 生甘草一钱 栀子一钱 桔梗二钱 生地二钱 荆芥三钱，炒黑 当归一钱 水煎服。一剂而热毒、火毒尽行解散矣。

此方用芩、栀以清火，又得元参以退其浮游之火，更妙在用荆芥、桔梗引火外出，而生地、当归滋其腑脏之燥，则雨润风吹，有不变火宅而清凉者乎，所以获解散之功，而无背违之失也。

4. 小儿出痘，痘疮虚空，而色又清白，发痒中塌，身寒颤，咬牙不已，腹中虚胀，上吐下泻，脉复沉细微弱，此阴症之痘疮也。盖内寒之极，疮不能发出，必须用大补气血之药，而佐以温热之味，则疮无冰冻之虞。倘不知其故，而亦用寒散之品，则痘疮内陷，而死亡顷刻矣，是阴痘戒用阴分之药明甚。然而其中有似是而非者，又不可不辨，以痘疮之善变也。色白虚也，而发痒又有实症；身寒凉也，而发颤又有热症；腹胀虚寒也，而吐泻又多实热之症。既非虚寒，而亦用温热之品，安得不死乎！然则终何以辨之？吾辨之于舌焉。舌红者热，舌白则寒也。舌红而带白者，热中之寒；舌白而微红者，寒中之热；舌大红而又燥，热之极也；舌纯白而又滑，寒之极也。倘舌白而又滑，此阴症无疑。方用**祛阴救痘丹**：

人参一钱 当归三钱 白术三钱 附子三分 荆芥一钱 黄芪三钱 水煎服。一剂而色白者即变为红，阳回而寒之气尽散矣。

此方用参、芪、归、术以补气血，气旺而阴自难留，血足而阳自可复，然后益之附子，则奏功始神。方中又加荆芥者，以附子直攻其内，非荆芥则不能引附子外散耳。

5. 痘疮初出，隐于肌肉之间，不见点粒，人以为疮毒之内藏，而不肯遽出也，孰知是气虚而不能推送以发于外乎。论理用升麻、桔梗、羌活之类，亦能外发，然而不补其气，而惟用散药，吾恐元气益虚，痘发之后，未必无他病之生，尚非治之善者也。方用**发痘散**：

生黄芪二钱　甘草五分　当归一钱　桔梗一钱　荆芥一钱　防风二分　水煎服。一剂而点粒见，再剂而痘尽出也。可以不必再服药矣。

此方之妙，虽用桔梗、荆芥、防风之散药，而实得黄芪、当归补气之力，则易于推送，所以火毒不能隐藏，一齐而尽出也。

6. 痘症已见点后，热气大盛，疮粒过多，人以为火毒之太甚，谁知是血虚而不能以润乎。若止用发散之剂，而不用补血之药，则火盛水干，痘难贯浆矣。故必须于补血之中，而少佐之以解毒也。方用**养痘汤**：

当归二钱　川芎一钱　连翘五分　麦冬一钱　天花粉三分　木通三分　甘草二分　水煎服。一剂而热退，二剂而疮粒明净，尽行贯浆矣。

此方之妙，妙在当归、麦冬、川芎为君，而少用连翘、木通、天花粉为佐使，则血旺而火不过炎，热消而毒不内隐。故能速于收功，而又无后患也。

7. 痘疮已出四五日后，大小不等，根窠不甚红泽，色暗顶陷不能起发者，人以为火毒之倒塌也，谁知是血气之亏欠，欲出而不能，欲发而不得。倘徒用化毒之药，则毒反不消；倘徒用催浆之药，则浆反不贯，变生不测，往往有入于死亡者。治之法必须于补气之中，而辅以化毒催浆之味。方用**催痘汤**：

人参三分　牛蒡子一钱　当归二钱　川芎一钱　黄芪二钱　茯苓一钱　桔梗五分　陈皮二分　连翘三分　肉桂半分　水煎服。一剂而色红，二剂则顶突贯浆矣。

此方之妙，妙在用参、芪、归、芎之多，而发散化毒为佐使。气足而不祛于中，血足而不陷于内，自然痘色润泽而肥满矣。

8. 痘疮至六日，毒宜化、浆宜行矣，乃颜色不红绽肥满，是气血大虚也，万不可徒攻其火，而妄用败毒之味也。必须以补气、补血为主。方用护痘万全汤：

人参五分　黄芪一钱　当归二钱　川芎一钱　白术二钱　茯苓一钱　陈皮三分　牛蒡子三分　桔梗五分　天花粉三分　水煎服。一剂红润而肥满矣，不必二剂也。

此方之妙用，全不去消毒攻火，但补气血，而痘自外发。且补中有散，而补非呆补，更易奏功。所以有益无损，而收万全之效也。

9. 痘疮七八日，宜浆满足矣，今疮平浆薄，饮食少减，人以为毒气之内陷也，谁知是气血之不充乎。夫气血之不充者，由于脾胃之气弱也。脾胃气弱，则肝血不生；**肝血不生，则脾胃之气更弱**，又何能致浆足而疮突哉。治之法必须大补其脾胃之气，而少佐之补血之品，**气血旺而脾胃自健**，脾胃健而痘疮安得不充满乎。方用**保痘汤**：

人参一钱　白术二钱　黄芪二钱　当归二钱　麦冬二钱　陈皮五分　荆芥一钱　如痒加白芷三分，蝉蜕二分，不痒不必加也。如痘色白而薄，倍加参、芪。一剂而白者不白，薄者不薄矣。

此方纯是补气血，而**补气更重于补血者**，以**血得气而易生**也。**气足血旺**，何愁浆薄哉？自然饮食倍增，浆老结靥矣。

10. 痘疮至九日、十日之后，浆稀痂薄，人以为痘毒之内蕴也，谁知仍是气血之亏乎。夫气虚补气，血虚补血，又何碍乎？然而气血虽虚，而痘毒未清，不兼顾火毒，一味呆补，则火毒内藏，亦恐痘愈之后，有回毒之虞，必须于补中微散之为得也。方用**全痘汤**：

人参二钱　白术二钱　牛蒡子一钱　茯神三钱　陈皮三分　当归三钱　通草一钱　甘草五分　荆芥一钱　金银花三钱　水煎服。一剂而浆厚靥高矣。

此方用人参而不用黄芪者，以黄芪过于补气，且恐有胀满之虞，不若多用人参，既补气而复无增闷之嫌耳。尤妙在用牛蒡子、金银花于补中泻毒，得补之益，而更获散之利，真善后之妙法也。

11. 痘疮至十一二日，身发潮热，饮食不思，当靥不靥，痂落无托，人以为毒气之犹存也，谁知是气血之虚而毒多未化乎。方用**化痘仙丹**：

当归三钱　白芍二钱　人参一钱　山楂五粒　黄芪三钱　荆芥一钱　牛蒡子一钱　防风三分　甘草一钱　金银花三钱　水煎服。一剂而胃气开，思饮食矣，二剂全愈。

此方之妙，用金银花与荆芥、牛蒡子、参、芪、归、芍之中，则胃气不伤，脾气大旺，气血既润，复不克土，则火毒全解，又安有留余之患！大凡痘疮不补，则火毒不出；而痘疮纯补，则火毒亦不尽出也。今于补中用散，所以未出能出，而既出者尽出也。

12. 痘已见形，又出一层红斑者，此夹疹痘也。或似斑而非斑，或零星错杂，皆是夹疹之症，人以为痘毒之深，前未发出而后再发也，谁知痘出之时而又感寒风，使内热留中，闭塞腠理，激动腑毒而并出乎。治法宜脏腑并治，然治脏不若先治腑也。盖痘毒出于脏，疹毒出于腑，脏之毒深，腑之毒浅；浅之毒先散，而深之毒亦自难留，故治痘须先治疹。方用**分痘汤**：

升麻一钱　元参三钱　麦冬三钱　当归二钱　青蒿二钱　生甘草二钱　半夏五分　生地三钱　荆芥一钱　水煎服。一剂而疹全散矣。

此方退阳明之火，解肺经之热，妙在多用升麻，引火向外，发于皮毛，虽曰消疹，而实所以成痘也。又何必治疹之后，再去治痘哉！

13. 痘症虽发全，数日之后，身复发热，遍身发出红斑，痒甚，愈搔愈痒，先出大小不一如粟米之状，渐渐长大如红云片，人以为痘毒之尚存，从前未经畅发故如此，谁知是痘毒全无，乃收痂大愈之后，放心纵欲，饮食过伤，又兼风热而成之。此名为盖痘疹，似痘而非痘也。治法散其风热，而不必顾其痘毒。然风热既解，即有毒亦无不共解矣。方用**安痘汤**：

玄参五钱　当归三钱　连翘一钱　白芍二钱　丹皮二钱　荆芥二钱　甘菊花二钱　升麻五分　天花粉一钱　水煎服。一剂而斑轻，再剂而斑尽散矣。

此方化毒而不耗其气，解热而不损其血，所以风热全消，而痘无变症耳。

14. 痘疮五六日后，色变纯黑或炭灰之色，头顶陷下不起，饮食到口即吐，此死症无疑，所谓坏症也，世医到此无不辞去。然而死中可以求生，勿以其坏症而轻弃之也。盖小儿纯阳之气易离，而阴气难绝，倘有一线之阴可续，则引阴以接阳，往往死者可以重生，而生者得以不死。我受异传，何敢独秘不共传以救万世之小儿乎。方用**起死救儿丹**：

人参三钱　元参一两　金银花一两　白术二钱　当归三钱　麦冬三钱　甘草一钱　荆芥二钱　天花粉二钱　茯神三钱　水煎服。一剂黑变为红，再剂而陷者起、干者润，饮食知味矣。

此方之妙，全在用金银花与玄参之多，既能解毒，复善散火，而又助之参、术、归、冬则足以济二味之力，而益成其祛除之功。所以能转败而为胜，起死而变生也。万勿惊其药品之重与用参之多，而减去其分量。盖药不重火毒难消，参不多则阴阳难复矣。愿人加意于此方，以救小儿于危险哉。

15. 小儿痘疮，治之不得法，多致不救，谁知痘疮可以不治治之乎。夫儿已生疮，何可听其自生乎！所谓不治治之者，服吾药可使之不生痘，不必用药以治痘也。夫儿之生痘疮者，感父母之淫气以生之也；解其淫气而又助之化毒之品，安得而生痘哉。前人亦知此意，曾造稀痘丹，或治截痘法，然服之有验有不验者，未能深窥痘毒之源与解毒之药也。盖解毒之品，未有不损人元气者，元气一虚，毒即难解。且毒成于火，而清必用寒凉之药，但小儿脾胃最忌寒凉之药，一服寒凉，土气匮乏，而火毒又安能外泄乎？此所以服之而不效也。铎逢异人之传，方法平平而取效实奇。方名**止痘丹**：

生甘草一钱　金银花三两　元参一两　贝母五分　苦参三钱　丹皮三钱　黄芩二钱　将七味择天赦日，用水两碗，煎一碗，不必两煎。将此一碗汁，重汤又熬至三分，用茯苓五钱为细末，将汁调为丸，如米粒大。俟半周之时，将药用蜜拌与小儿食之，二日服完，必下黑粪，永不出痘矣。痘既不生，何有死亡之痛哉！

疹症门三则

1. 小儿发热二三日，肌肤之间隐隐发出红点，如物影之摇动，时有时无者，此影疹也，人以为发斑之伤寒也，谁料是出疹发表，热毒外散，偶遇大寒大风生冷之犯，故皮肤闭塞，毒气内收，壅住于腠理之间。其症皮肤之际片片皆红或变白，白或转红，红或转紫，气喘腹满，甚而作痛，毒气入脏，欲出不能，存亡顷刻，至危之病也。治之法必须化斑而不必治疹，盖疹与斑总皆热毒耳。方用**消斑化疹汤**：

元参五钱　归尾三钱　石膏三钱　白芍五钱　地骨皮三钱　丹皮三钱　荆芥二钱　木通一钱　青蒿三钱　升麻一钱　麦冬三钱　甘草一钱　水煎服。一剂而斑化疹散，二剂而消归于无有矣。

此方不多用大寒之品，止用微寒之味者，以疹斑之病，虽起于大热，然亦因脏腑之干燥，内无水制而外现也。今滋其津液，则水足以制火，又得引火解毒之药，直走皮肤，火毒欲内攻而不可得，又安得不外泄而解散者乎。况方中用玄参为君，原能清浮游之火，何必又多用大寒药以扑灭其炎威，而伤脏腑，所以奏功既神，而又无大害耳。

2. 小儿出疹，口中大渴，父母畅与之水，快甚，遂恣其酣饮，乃呕吐不止，因变泻痢，喘嗽不宁，小便不利，阴囊浮肿，胁痛筋软，膨胀之症生，人以为火热之不解也，谁知饮水过多，水蓄不消之病乎。夫心火亢炎，因而作渴，饮水必入于心，心不受水，而传于脾为呕吐泻痢矣，传于肺为咳嗽矣，传于肾为小便闭而囊湿浮肿矣，传于肝为胁痛筋软膨胀矣。夫水本克火，然水多则滞，火反得水以滋其沸腾，疹消而他病生焉。治法不必治疹，而惟在于分消其水势，水涸而疹亦痊矣。方用**分水消疹散**：

茯苓三钱　车前子三钱　木通二钱　猪苓二钱　薏仁一两　桔梗一钱　荆芥五分　白术三分　水煎服。一剂水从小便出矣，连服二剂，水尽而愈。

此方专治水也。止用桔梗、荆芥以少提其气，不特水气因升提而下行倍速，且使余疹亦从膀胱而下泄也。但二味既是提气，何不用升麻提之？不知升麻提气，必使疹毒由皮毛而出，反足以掣制利水之药之肘，不若荆芥、桔梗，虽提气而不走皮肤，反能佐二苓群品共走膀胱，水与疹而同治也。

3. 小儿发疹之后，牙根溃烂，肉腐出血，臭秽冲鼻，人以为余毒未尽，身上游热之不退也，谁知皆医治疹而不治浮火之故，使热积皮肤。不用解散清凉之剂，以致毒火入胃，久而不散，因作祟也。此等之病，必须仍散其火热之毒，倘不知治法，纵儿恣食肥甘，湿热动虫，势必变为走马牙疳，穿腮落齿，或面颊浮肿，环口青黑，唇崩鼻坏，生疮作痒，肉腐唇败，而不可救者多矣。方用**救疹散毒汤**：

玄参三钱　甘草五分　黄芩一钱　茯苓三钱　白果十个　白薇一钱　青蒿三钱　麦冬三钱　陈皮三分　荆芥五分　生地三钱　干葛一钱　水煎服。一剂轻，二剂又轻，三剂全愈。

此方乃和平之味，而不用大凉之药者，以疹病既愈，其势虽盛，而火毒实轻，正不可以外证之重，而即用重泻之味以劫夺之也。世人一见此等之病，轻用苦寒泻药，往往轻变重，重变死，不可不慎。

吃泥门一则

小儿数岁后，好吃泥土，人谓胃气热也，谁知是肝木之旺耶。肝木过旺来克脾胃之土，而土虚不能敌肝，思得土以助脾胃，故见泥土而思食也。治之法平其肝木之旺，补其脾胃之虚，则土气无亏，自然见土而不嗜也。方用**六君子汤加减**治之。

人参一钱　茯苓三钱　甘草五分　陈皮五分　半夏三分　白术五钱　黄芩五分　白芍五钱　黄土三钱　水煎服。一剂而肝气平，二剂而脾胃之气转，四剂不思食泥也。

此方原是健脾胃之圣药，加入黄芩以清肝火，白芍以平肝，肝平火清，而脾胃自得其养矣，尤妙。加入黄土者，借土气以安脾，投其所好。而六君子汤诸药，益足以展其健运之功耳。

胎毒门一则

小儿生半岁或一二岁，忽身上、手足上、肚腹上、两臂上或头面上长成大疮，久变为毒，百药治之而罔效者，此非小儿之毒，乃父母之毒也。当时结胎或感杨梅之恶气，及其坐胎之后或感淫气之火邪，遂致贻害于小儿。治之不得其法，半多死亡，实可悯也。吾遇异人之传，治胎毒小儿已数十人矣，皆服之得生，我不传方，不特失异人传铎之善心，而且使小儿可救之病，以不得吾方而失援，则小儿之死，不犹之铎杀之乎？铎则何敢！故宁传世使世服方而叹或有不效，断不可不传使世之怨无方以救子也。方用：

金银花二两　生甘草三钱　人参二钱　天花粉二钱　黄药三钱　锦地罗三钱　水煎服。二剂而毒全消。倘外口不愈，另有外治之方用：

蜗牛三钱　生甘草三钱　冰片一钱　儿茶三钱　轻粉一钱　麝香三分　樟脑三钱　黄丹三钱　水粉三钱　枯矾三钱　地龙粪五钱　各研极细末，以麻油调敷疮口上，不到数日，自然疮内生肉，而疮口外敛，真神方也。轻者用前方而不必用外治，重者内外合治，无不速愈也。铎从万世起见，将此仙方轻易传世，愿世人广传，体铎之心为心，切勿自恃为奇，隐而不传。以受天谴也。

辨证录跋

远公陈先生真奇士也。尝著《石室秘录》及本草诸书行世，私心企慕殆二十余年矣。一日晤成君而行，因悉先生著述甚富，盖成君为远公之甥，故知之为独详。其书总名《洞垣全书》，其中最有益于人世者，莫若《辨证录》。余遂固请得而有焉。斯编辨病体之异同，证药味之攻补，五行生克，准情酌理，明如指掌，既不善于导养者，读之亦能知所从事不少迷惑，是真有益于人世者也。余因勉力付诸剞劂，将以公之海内，不独轩岐家视为津梁，亦可使天下后世皆有所辨证，而病者起、危者安，胥熙熙然咸跻于仁寿之域，是则余之素志焉耳。

鄞县楼庆昌敬跋

脉 诀 阐 微

鬼真君脉诀序

《脉诀》自王叔和传后，世鲜其人，谁知叔和止注《脉经》，误传有《脉诀》也。叔和既无《脉诀》，何传诀而不传经？以《脉经》之多不及《脉诀》之约也。然《脉经》始于高阳生，非叔和原文也。铎遇云中逸老于燕市，传法之备而不传《脉经》者，以《素问》《灵枢》二书言脉之多也。虽然于多之中而求其约，安在必求脉于《灵》《素》哉。鬼真君名臾枢，云中逸老弟子也。貌甚奇，面长尺有一寸，发短而卷，深目鼻高，耳垂下且大，非凡近士也。且岐天师备传方法，何不传脉于铎？因授是书，皆切脉法也。夫真君为天师之徒，天师传道之备，胡真君传脉之约乎？盖病分脏腑，若脉则传脏而不及腑，宁脉与病异哉。不知病必兼脏，而脉不可兼脏也。《灵》《素》二书有时合而言之，何今传《脉诀》独与病殊乎！以脏病而腑亦病，腑病而脏亦病，故治脏而腑在其中，切脏而腑亦在其内，又何必合言之。所以单言脏而不及腑也。真君之传，虽出于天师，亦真君之独见也。传止五篇，其言约矣。然皆言脏之文治脏不可通之治腑哉。

山阴陈士铎敬之甫别号远公题于文笔峰之小琅琊

第一篇

鬼真君曰：脉理甚微，原非一言可尽；人病多变，又岂一脉能包。论其阴阳，别其生死，察其脏腑，观其症候，既上、中、下之宜分，必寸、关、尺之自定。**左寸**心，**左关**肝，火木宁无至性；**右寸**肺，**右关**脾，土金本有深情。惟两尺为肾，水火实难分配；中间是命，左右还可同观。三焦别上、中、下以相诊，余经合寸、关、尺而共视。盖部位乌容倒置，辨贵分明；而表里何必细分，不宜拘执。虽按指以三部为法，数息便悟断经。顾看脉以五脏为主，知脏即通治腑。察四令之节气，春、夏异于秋、冬；审一日之晷时，寅、卯殊于申、酉。大约逢克则凶，逢生可救，我生则缓，我克难医，因五行而推断，举一隅而可知。弦似乎紧，涩似乎微；浮与芤相反，沉与伏宁殊；洪同实状，弱带濡形，辨之既清，病将安遁。故**急**则为痛，**弦**则为风，**紧**则为邪，**缓**则为虚，**微**则为冷，**数**则为热，**滑**则痰多，**涩**则郁塞，**洪**为火旺，**大**为血干，**沉**为阴寒，**迟**为困乏，**小**者气衰，**细**者血涸，**浮**者气升，**伏**者脉结，**芤**多失血，**实**多壅气，**弱**是阴亏，**濡**是湿犯，**长**是正气之和，**短**是邪气之克，**代**为正气之衰，**革**为正气之脱，**结**为邪气之搏，**促**为正气之耗，**动**有变动之机，**静**有安宁之喜，**毛**主火之将旺，**石**乃水之极沉，**耎**是力薄，**坚**是邪深，**钩**为气血之和，**躁**为气血之燥，**搏**击指而有太过之虞，**散**去指而无可留之状。脉嫌其绝，脉贵其平。既知各脉之异同，可断诸症之常变。然而**诊脉必须得时，要在日之平旦**；按指原无异法，贵取气之甚清，自然虚实易明，盛衰易辨矣。

陈士铎曰：脉理之不明也久矣，以致看病不真，用药寡效，是脉之精微不可不讲也。然而精微出于浅近，过求乎窈杳，反致失之。此鬼真君脉诀之妙，妙在浅近，使人人易知而深入也。

又曰：脉有阴阳之不同，王叔和分七表、八里，似乎切脉之分明。不知无一脉无阴阳，非浮为阳而沉为阴，迟为阴而数为阳也。阴中有阳，阳中有阴，于中消息，全在临症时察之，心可意会，非笔墨能绘画耳。

又曰：十二经各有脉，分十二经看之，自然玄妙入神。然一而过求其精，反失其约。盖五脏之脉，能统摄七腑，腑病治脏，脏安而腑自安，故《脉诀》止消言脏而不必言腑也。

又曰：**切脉以呼吸为准，一呼脉二动，一吸脉二动**，为是平人无病之脉，有余不及皆病也。世人切脉，多以三指齐按于寸关尺，以候各脉，焉得备观其阴阳、虚实、邪正之分哉！必须先以一指观其左寸，后及左关，又及左尺，然后又及右寸，又及右关，又及右尺，逐部分别，再以三指准之，则何异何同，始了然于胸中。见浮言其风，见沉言其积，见迟言其痛，见数言其热，自能阴阳莫逃，邪正有别，虚实不淆矣。

又曰：春、夏、秋、冬、长夏各有定脉，《内经》已详言之矣。春主弦也，夏主钩也（钩即微洪之意），秋主毛也，冬主石也，长夏主耎弱也，太过不及，均是病征。尤不可见者，克我之脉也，如春宜弦而见毛，夏宜钩而见石，及至秋冬，未有不病者，余可类推矣。

又曰：脉随血则行，而血随时而运，病脉行至克我之脉，则病必重，行至生我之脉，则病必轻。盖金脉逢金时必旺，木脉逢金时必衰，故木病值寅卯则木当其令，逢申酉则木失其时，观寅、卯、申、酉之旺衰，即知金、木之病情症候矣。即一木而可通之火、土、水、金，即寅、卯、申、酉而可通之子、午、巳、亥、辰、戌、丑、未也矣。

又曰：脏腑之病，虽各不同，要不外五行之生克，逢生则病易愈也，逢克则病难痊也，我生则泄我之气，我克则劳我之神。脏腑为战争之地，胸腹为角斗之场，敌则扫除，而斩杀甚多，伤损必过矣。调停于生克之间，和解于败亡之内，仍于金、木、水、火、土而善用之也。

又曰：脉有相似而实不相同者，尤宜分辨。盖脉似相同，而病实各异，一经错认，死生反掌，可不慎欤！

又曰：脉之秘诀，大约三十八字尽之，而每字实有秘要，非一言可尽也。既非一言可尽，而鬼真君何以每一字皆用一言，以诏示天下，岂脉诀贵少而不贵多乎？不知诀不必太多，而论诀正不必太少也。

1 又曰：**急**则为痛，言见急脉即为痛病也。急似乎数而未至于数也，急似乎紧而未至于紧也，有不可缓之状，乃气与火相斗，邪与正相战也。

2 又曰：**弦**则为风，弦乃春天之正脉，春天见弦脉，正风木之得令，非病也；苟见于夏、秋、冬季，则弦为风矣。

3 又曰：**紧**则为邪，邪者亦风之类，但风邪感之甚骤，则脉必现紧耳。

4 又曰：**缓**则为虚，虚者重按之不能鼓指也。鼓指亦非太劲之谓，言其不能微微鼓指耳，最宜活看。

5 又曰：**微**则为冷，冷者寒也，不论何部见微脉者，多是寒症。

6 又曰：**数**则为热，热乃火病，火性炎上，其性最速，故数脉作热论也。但数有不同，有阴数、阳数之异；有初数、久数之分，然而热则一也。

7 又曰：**滑**则痰多，天下至滑者无过于水，痰亦水也，水多则痰生，痰多则滑见宜也。然而水病不一；滑脉不常，何故单以痰多属之滑也？不知水未结痰其体静，水既结痰其体动也，动极则滑极，脉见滑矣，非痰多而何？

8 又曰：**涩**则郁塞，涩脉乃往来之不甚舒畅也。此阴阳不和，气血不达，外感于风寒，内阻于忧郁，抑塞而不通，郁而未发之状。六部见此象，俱能成病，而尤于肝经不宜，一见涩脉，即以解郁通塞之药急治之，则随手见功也。

9 又曰：**洪**为火旺，洪者来大而去数也。洪与大有分，按指若大，久之而不见其大，止见其数，重按之不见其数，而仍见其大者为洪也。夏见此脉为宜，否则皆火旺之极也。

10 又曰：**大**为血干，大者重按而仍洪也。火之有余，乃血之不足，血不能制火，乃见大脉，在夏天则犹非大忌。然见大脉，即宜补血滋阴，以水伏火之为得耳。

11 又曰：**沉**为阴寒，沉者至深之象，深则未有不阴，阴则未有不寒者也。入石洞而阴寒逼人者，正以其深沉耳。

12 又曰：**迟**为困乏，迟者言俟之而不能进也，行百里者半九十非迟之之谓乎！是其力乏神困，欲进而不能，非可进而不肯进也。

13 又曰：**小**者气衰，小脉言脉之小而不能大也，气不充之故耳。

14 又曰：**细**脉言脉之细，而不能粗也。江河细流，正水缩也；人身之血少，自然脉细矣。

15 又曰：**浮**脉指按即得，气举而升之也。

16 又曰：**伏**脉指按始终不可得，或隐隐约约，或有或无者，是邪气搏结正气而不能出也。用药出之者生，然出之骤亦非佳兆。

17 又曰：**芤**脉中空如无也，血失则内无血养，安得不中空乎！

18 又曰：**实**脉不独按指有力，且有不可止抑之状，非正气之有余，乃邪气之有余也。邪气有余，自然壅阻正气矣。

19 又曰：**弱**脉不能强旺之状，阴虚而不敢与阳气相争也。

20 又曰：**濡**脉言其濡滞也，湿则沾濡非欤！

21 又曰：**长**脉之现，正气之和也，有胃气则脉自修长，有从容和缓之象。

22 又曰：**短**脉者，欲长而不能，欲速而不达，因邪气克犯正气，正负而邪胜也。

23 又曰：**代**脉之现，正气之衰，不得不止以息其气也。有痰气之结，壅隔不散，亦现代脉者；然正气不衰，痰安能作祟，使脉中止而不还乎！

24 又曰：**革**脉来，浑浑而浊乱至击指者，是盖正气之欲脱也。

25 又曰：**结**脉其来则缓，而时又现止，是力不能不止也。明是正气甚衰，不敢与邪气相斗，邪气搏结于一身耳。

26 又曰：**促**脉急遽之状，气耗而势难宽舒也。

27 又曰：**动**脉有不能安静之势，动极生变也。

28 又曰：**静**脉与动相反，不动则不变，自享宁静之福矣。

29 又曰：**毛**脉言如羽毛之拂体，乃有余之象，火将浮而又息之状，夏、秋之间之正脉也。在夏则生气之旺也，在秋则旺气之衰也，在他时则热气之盛也，宜于活看。

30 又曰：**石**脉乃沉脉之至藏之极也，冬时正脉，余时见之为寒冷矣。

31 又曰：**耎**脉不能刚健之状，明是力之不胜耳。

32 又曰：**坚**脉至硬之状，邪气深入，牢不可破也。

33 又曰：**钩**脉洪而不大之象，如钩之有留也。乃胃脉和平，火不盛而司其令，夏日见之尤为平脉也。

34 又曰：**躁**脉似动而非动，似数而非数，似促而非促，似急而非急也，若有干枯烦扰之状。

35 又曰：**搏**脉者，击指之谓也。各脉皆能击指，俱属太过。

36 又曰：**散**脉者即解索之兆，乃欲留而不能留，欲存而不能存也。

37 又曰：**绝**脉者，言脉之将断而未断、可续而不续也。死亡之时，必现此脉。

38 又曰：**平**脉者，言各脉之得其平也。如浮不甚浮，沉不甚沉，迟不甚迟，数不甚数耳。人现平脉，多是胃气之全也。胃气无伤，又宁有疾病哉！此脉之所以贵得平耳。

又曰：鬼真君脉诀止得三十八字，然而人之疾病，已尽括于其内。要在辨其异中之同与同中之异，则因常可以通变，遇变可以用常，随时、随地、随症、随人无不可起死以回生矣。又何必拘拘于日之平旦，乘人之清气诊脉治病哉！

又曰：五脏、七腑各有脉，俱在寸关尺观之。《内经》分三部之内外、前后、上下以细察其部位，何其详也。而鬼真君独重五脏，将七腑略而不言，止将三焦、命门以示世，又皆不专属之于肾，何其略也？不知脏可以包腑，而腑不可以包脏，论腑太详，必至反遗夫脏矣。不若专言五脏，治脏而治腑在其中矣。三焦乃腑之一，何独举而言之？因世错认三焦在于肾中，故特指明也。命门为十二经之主，世人不知，而以右尺观之，恐失命主之义，故鬼真君辨明之也。

又曰：或疑王叔和《脉诀》因遗落心包，遂致传疑千载，今鬼真君之诀，将七腑全然不讲，不更滋甚乎？然而切脉止可切五脏也，七腑部位《内经》虽分，似乎有一定之理，而究难别脏腑之异，不若单切五脏，论其五行之生克，病情、反无可遁也。此鬼真君不言七腑，真是至捷之法，亦是至玄之机，幸勿作王叔和遗落心包一例而并讥之也。

又曰：脉贵知微，然而得其微又甚难也。暗中摸索而欲使脏腑之疾病，了然手指之间，易乎不易乎！虽然切脉必须问症，症是腑病即以脏之脉合之，脏之脉不病便是腑病也，治腑而病可愈矣。症是脏病亦以脏之脉合之，脏之脉病是非腑病也，治脏而病亦愈矣。苟知此法，又何微之不可得哉。

又曰：凡人之脉多不相同，不可以此人之脉，概论彼人也。看一人之脉，当取其左右两手之各脉，一一而消息之，辨其何部独异，乃断何经之病，庶几得之。

又曰：看脉须看有神、无神实是秘诀。而有神、无神何以别之？无论浮沉、迟数、涩滑、大小之各脉，按指之下若有条理，先后秩序不乱者，此有神之至也。若按指而充然有力者，有神之次也。其余按指而微微鼓动者，亦谓有神。倘按之而散乱者，或有或无者，或来有力而去无力者，或轻按有而重按绝无者，或时而续时而断者，或欲续而不能，或欲接而不得，或沉细之中倏有依俙之状，或洪大之内忽有缥渺之形，皆是无神之脉。脉至无神，即为可畏，当用大补之剂急救之，倘因循等待，必变为死脉，而后救之晚矣。

又曰：人有天生细微之脉，不可动曰虚弱，当统六部同观之。倘一脉独旺，一脉独急，余脉皆现细微，此非虚弱之脉也，旺乃火盛，而急乃邪侵也。以此消息，断然不差。

又曰：**切脉贵先调息**，吾息调而后可以察病人之息。盖病人之息，呼吸不到，未有能调者也。倘医者之息不平，又何以知病人之息哉！故学医者平日学导引之法，则呼吸之间，无太过不及，自然下指之时，息数分明，可以察病人之脉也。

又曰：看脉必须看症，盖症所以印证夫脉也。夫人之脉不同，有天生阴脉而不现之于皮毛之内，又将何处看脉？故必观其症候之若何。而症候正难辨也，或者其起居之静躁，静为阴而躁为阳也；看其饮食之寒热，喜寒为热而喜热为寒也；问其大、小便之燥湿、短长，燥短为实而湿长为虚也；辨其口舌之黄白、峭滑，黄峭为邪盛而白滑为正衰也。是观症所以济切脉之穷，而切脉所以辅观症之妙耳。

第二篇

鬼真君曰：人身之病，变迁原非一致；人身之脉，纷纭必有殊形。故六部之中，每显各异之状；一经之内，常呈兼见之端。

浮而弦浮而数，多无定象；沉而细沉而迟，不少同观，必须统论其精微，始可独断其真伪。故浮而兼滑也，必是风痰之盛；浮而兼大也，决为气血之邪；浮而兼迟也，虚风之害；浮而兼濡也，湿气之侵；浮而兼细也，血随气而上升；浮而兼洪也，火得气而更旺；浮而兼芤，定为血泛之虞；浮而兼紧，决至邪重之苦；浮而兼急，必疼痛于上焦；浮而兼弱，必萎靡于下部；浮而兼长，气虽升而不伤其正；浮而兼短，气欲结而难散其邪；浮而兼结，邪搏于经络之间；浮而兼革，正脱于脏腑之内；浮而兼代，邪居于胸膈之处；浮而兼促，正伤于营卫之中；浮而兼动，气有变迁；浮而兼静，气将宁息；浮而兼毛，气得火而上腾于头目；浮而兼躁，火因气而上炎于咽喉；浮而兼钩，气升之和；浮而兼搏，气浮之极；浮而兼耎，气虚之甚；浮而兼散，气不可收；浮而兼平，气乃无病。

沉而兼迟也，寒虚之至；沉而兼涩也，郁滞之深；沉而兼滑也，寒痰之不舒；沉而兼小也，冷气之难发；沉而兼实也，气得寒而不扬；沉而兼微也，精因冷而欲脱；沉而兼细也，血逢阴凝之象；沉而兼紧也，邪乘寒冷之征；沉而兼急，小腹有寒邪之痛；沉而兼濡，两足多水胀之侵；沉而兼长，气陷而正尚未伤；沉而兼短，精冷而邪将不涣；沉而兼结，邪搏于至阴；沉而兼革，正脱于髓海；沉而兼代，命门将绝而可危；沉而兼促，元阳欲脱而可畏；沉而兼静，阳寒能守；沉而兼石，阴固不迁；沉而兼耎，腹冷有痛楚之苦；沉而兼散，精寒有涸绝之危。

更有**濡**迟兼见，无非湿犯乎虚；濡滑同来，尤是痰成乎水；濡中兼大，湿因血耗以相侵；濡中兼小，水趁气衰以相犯；濡而兼弦，风水之患深；濡而兼芤，痰血之症急；濡而兼长，水湿易散；濡而兼革，水湿难消；濡而兼动，水有泛滥之盛；濡而兼静，湿多浸润之微；濡而兼耎，水邪乘虚而相生；濡而兼散，正气随湿而欲脱。

迟而兼涩，郁中以成弱；迟而兼滑，湿内以招虚；迟而兼大，气血皆居干燥；迟而兼小，精神必至伶仃；迟而兼微，虚寒之气；迟而兼细，匮乏之身；迟而兼弦，内伤之风；迟而兼芤，内伤之血；迟而兼长，病不足畏；迟而兼短，症实可愁；迟而兼代，必至损伤脾胃；迟而兼革，定然涣散精华；迟而兼石，气寒将侵于骨；迟而兼耎，血衰少养乎心；迟而兼散，寒极而气飞；迟而兼静，阴微而精固。

数而兼滑，亢炎之痰；数而兼大，沸腾之火；数而兼实，气壅于热；数而兼弦，火助乎风；数而兼洪，热有燎原之盛；数而兼紧，邪有烽火之传；数而兼芤，吐血何狂；数而兼代，丧躯必速；数而兼革，走阳可许；数而兼促，消正堪忧；数而兼动，恐有发狂之变；数而兼毛，定多消渴之成；数而兼搏，火刑金而喉舌无津；数而兼躁，火烧心而脾胃生焰。

涩中兼小，气血亏而郁志莫伸；涩中兼实，气血壅而思想难遂；涩中兼微，气寒而滞；涩中兼细，血少而愁；涩中兼洪，郁怒不解；涩中兼急，郁痛安禁；涩中兼结，邪搏于两胁之间；涩中兼促，正亏于半表之际；涩中兼革，气欲脱于肾肝；涩中兼代，气将绝于脾胃；涩中兼石，寒郁不宣；涩中兼坚，风郁难出；涩中兼搏，郁甚莫解；涩中兼静，郁极安移。

滑而兼大，痰借血以为灾；滑而兼小，痰借气而作祟；滑而兼实，气塞于痰中；滑而兼微，痰冷于胸次；滑而兼细，痰旺而血枯；滑而兼弦，水盛而风急；滑而兼洪，湿热成党；滑而兼芤，痰血为疴；滑而兼紧，邪得湿以助威；滑而兼急，邪乘湿而增痛；滑而兼濡，湿盛恐邪气之添胀；滑而兼革，水多防正气之难收；滑而兼动，水蓄致肠腹之鸣；滑而兼毛，火沸召痰涎之吐；滑而兼耎，湿痰积而不消；滑而兼坚，湿邪留而不散；滑而兼搏，痰有倾盆之呕；滑而兼散，水如走石之崩。

余脉俱可类推，各经正当细晰。总以脾胃之气为要，更以平缓之脉为先。倘下指之时，均有宁静之致，庶几药饵之用，可许康健之祥矣。

陈士铎曰：凡人之病，变迁不常，而脉亦因病殊形，必非一状，大约一经之中必兼二脉以相见也。合二脉以论症，而症始出焉；合二脉以用药，而药始当焉。但二脉兼见甚多，不止浮、沉、迟、数、涩、滑、濡也。然苟知兼见之大旨，则以七脉为纲，以余脉为纪，又何病之不可推测哉！

又曰：脉有同中之异，亦有异中之同。同是浮脉，而何以有各脉之异；同是沉脉，而何以有各脉之殊？盖脉无一定之形，必兼两脉而并见也。两脉既然并见，合两脉以治一病，自易见功。然而两脉之现，必察其同异。知其同中之异，竟治其异而不必顾其同；知其异中之同，竟治其同而不必顾其异，从此消息，医道乌得不神哉！

又曰：千态万状者病也，千变万化者脉也，鬼真君以三十八字尽脉之理，毋乃太简乎？故又取兼见之脉以示世，似乎克尽其变矣。然而兼见之脉，止取浮、沉、迟、数、涩、滑、濡之七脉，而其余三十一脉不言兼见，或疑其诀之不全，而立法之未善也。不知**脉之大纲，而浮、沉、迟、数、涩、滑**之六字耳。举其大纲，而余可类推，又何必琐细之尽告哉！吾意于浮、沉、迟、数、涩、滑之外，引濡脉之兼见者，亦可无事重宣耳。鬼真君惟恐人之拘执而不通也，故略举一濡脉以训世耳。

又曰：兼见之脉，须先看七脉为主，既得七脉，而后辨其兼见之形，则同中之异与异中之同，无难细得也。以七脉为纲，以兼见为纬，实切脉之权舆也。

又曰：切脉实难，而辨其异同不尤难乎！然而无难也。知**浮、沉、迟、数、涩、滑、濡**之七脉，而其余三十一脉兼而察之，则其病可意会也，况鬼真君又明告之乎？细读此诀，亦何患脉之难知而病之难识哉。

又曰：人疑兼见之脉，不止鬼真君所示，寥寥数语，恐不足以包万病也。殊不知脉诀言愈多，而脉愈晦，鬼真君之诀，妙在于少也。以少胜多，非便世人之习诵也，实其脉诀神奇，足以包举万病耳。

又曰：脉理细微，须辨其同中之异，异中之同。同中之异者如同是浮脉，何以有大、小、虚、实之异也；如同是沉脉，何以有迟、数、涩、滑之异也。异中之同者，如寸、关、尺各现大、小、虚、实之异，而浮脉则同也；上、中、下各现迟、数、涩、滑之异，而沉脉则同也。知其同中之异，则竟治其异；知其异中之同，则不必治其同，于此消息，何患脉理之不精哉！

第三篇

鬼真君曰：五脏之病，必以寸、关、尺为凭；七腑之症，亦以寸、关、尺为据。然不分晰其精微，又何能尽知其玄妙。试观其寸口也，左寸见浮，风热上越而头疼；右寸见浮，咽喉中燥而鼻塞。左寸见芤，胸难藏血而呕吐；右寸见芤，胃多瘀血而痛疼。左寸见滑，热痰入心而舌强；右寸见滑，热痰侵肺而皮折。左寸见实，火焚心而面赤；右寸见实，火生胃而唾干。左寸见弦，风入体必多头痛；右寸见弦，风入肠定有筋挛。左寸见紧，邪盛而心痛；右寸见紧，气嗽而肺伤。左寸见洪，心胸起热闷之烧；右寸见洪，头脑生炎蒸之楚。左寸见微，心寒而虚弱何辞；右寸见微，气冷而崩陷难免。左寸见沉，心君失相火之助；右寸见沉，肺金召寒气之侵。左寸见涩，心脉火郁而未舒；右寸见涩，肺金金郁而莫达。左寸见迟，膻中虚乏而难以卫心；右寸见迟，上焦损伤而难以生气。左寸见伏，气匿于胁间；右寸见伏，气积于脘内。左寸见濡，膀胱水蓄而不消；右寸见濡，皮毛汗泄而未止。左寸见弱，无血以养心；右寸见弱，乏气以生胃。左寸见大，心经血燥而怔忡；右寸见大，肺经血干而闭结。左寸见小，惊悸时生；右寸见小，怯弱日甚。左寸见虚，心中恍惚；右寸见虚，胃内衰微。左寸见细，运行乏力；右寸见细，言语无神。左寸见微，包络有寒邪之入；右寸见微，胸脘有阴气之招。左寸见急，心疼不免；右寸见急，喉痛安辞。左寸见短，三焦之气自怯；右寸见短，再宿之食难消。左寸见代，心痛勿讶；右寸见代，痰塞何妨。左寸见结，邪搏于心包；右寸见结，邪蟠于胃脘。左寸见促，积聚有烦闷之苦；右寸见促，留滞兴痞满之忧。左寸见革，心气散漫而不收；右寸见革，肺气飞越而不返。左寸见动，欢娱妊子之祥；右寸见动，饮食伤气之兆。左寸见毛，心火动而将刑肺金；右寸见毛，肺火起而将克肝木。左寸见钩，心气安而梦魂适；右寸见钩，肺气肃而膀胱通。左寸见坚，邪犯心而呼号；右寸见坚，邪侵肺而咳嗽。左寸见躁，无血养神；右寸见躁，无精定魄。左寸见搏，火太过而焚心；右寸见搏，火太过而烁肺。左寸见石，阴寒直捣于膻中；右寸见石，冷气逼居于脘内。左寸见散，心有无可奈何之象；右寸见散，肺有但出无入之悲。

试观其关中也，左关见浮，肝犯风而眼赤；右关见浮，胃入风而渴生。左关见芤，必肝伤而失血；右关见芤，必肠毒而便脓。左关见滑，头目肿痛堪嗟；右关见滑，脾胃热焚甚苦。左关见实，痃癖可征；右关见实，心腹多痛。左关见弦，肝旺生风；右关见弦，脾崩不食。左关见紧，筋脉急拘；右关见紧，嘈杂呕吐。左关见洪，眼目生花；右关见洪，心腹结痛。左关见沉，必阴寒之癖积；右关见沉，定冷气之难安。左关见涩，风邪寒闭因气郁而有余；右关见涩，饮食伤残实血虚之不足。左关见迟，两胁多寒；右关见迟，中焦微冷。左关见伏，关格收藏；右关见伏，霍乱吐泻。左关见濡；瘅症将成；右关见濡，水臌可畏。左关见弱，筋痿宜防；右关见弱，气短须补。左关见数，肝火盛而目红；右关见数，胃火旺而口渴。左关见大，怒气伤肝；右关见大，狂阳伤胃。左关见小，肝胆气衰；右关见小，脾胃血少。左关见虚，必益其血；右关见虚，须补其津。左关见微，温其下元之惫；右关见微，暖其气海之寒。左关见细，虑脚膝之酸；右关见细，恐肚腹之泻。左关见急，肝痛而不能眠；右关见急，脾伤而自难卧。左关见代，肝绝而痛则无妨；右关见代，肝绝而安则无救。左关见结，胸满而痰结于中；右关见结，脾伤而滞气于下。左关见促，肝无肾水之滋；右关见促，脾无肾火之养。左关见革，气脱于木旺之时；右关见革，气脱于土崩之候。左关见动，两胁有气痛之愁；右关见动，中焦有火焚之惧。左关见毛，肝木旺而生风；右关见毛，胃土盛而动火。左关见耎，无病之人；右关见耎，加餐之客。左关见钩，肝血之足；右关见钩，脾气之安。左关见静，优游享无事之福；右关见静，舒畅享强食之愉。左关见石，筋得寒而拘挛；右关见石，胃因冷而泄泻。左关见坚，邪必留恋于经络；右关见坚，邪必会聚于脏腑。左关见躁，必苦血干而多怒；右关见躁，必苦液涸而善于呕。左关见搏，防太盛之中风；右关见搏，虑过旺之狂病。左关见散，筋弛而不能收；右关见散，肢解而不能举。

试观其尺下也，浮见尺左，水亏而双耳齐聋；浮见尺右，火旺而大肠自秘。芤见尺左，小遗多脓血之灾；芤见尺右，大便下赤红之叹。滑见尺左，水入腰而作楚；滑见尺右，痰流足而成痹。实见尺左，膀胱水闭而不通；实见尺右，溺沥火涩而难出。弦见尺左，腰腹重滞生疼；弦见尺右，肾脏风邪作耗。紧见尺左，耳似蝉鸣；紧见尺右，脐同虫咬。洪见尺左，水熬干而消渴；洪见尺右，火炎上而梦遗。微见尺左，盗汗淋漓；微见尺右，肠鸣泄泻。沉见尺左，精冷如冰；沉见尺右，腰寒若水。涩见尺左，阴寒疝结；涩见尺右，逆冷肠崩。迟见尺左，下焦寒冷；迟见尺右，小腹阴凝。伏见尺左，阳气不升；伏见尺右，阴气更闭。濡见尺左，寒湿侵骨；濡见尺右，冷痿中腰。弱见尺左，双足骨酸；弱见尺右，两腿气乏。大见尺左，肾涸于遗精；大见尺右，命残于作用。小见尺左，水耗无多；小见尺右，火衰不旺。虚见尺左，心肾不交；虚见尺右，水火皆乏。微见尺左，冷入关元；微见尺右，寒通腹里。细见尺左，髓冷胫枯；细见尺右，命寒精泄。数见尺左，水少而火沸为痰；数见尺右，火炎而水随作喘。急见尺左，痛入阴丸；急见尺右，疼添小腹。短见尺左，自无延龄之福；短见尺右，定含怯战之羞。代见尺左，精败欲绝；代见尺右，火熄将亡。结见尺左，邪袭水而不散；结见尺右，邪乘火而不离。促见尺左，髓耗而足难行步；促见尺右，火衰而气不通心。革见尺左，玉关不闭；革见尺右，河车俱焚。动见尺左，定然魂梦多遗；动见尺右，定然阳强不倒。毛见尺左，精耗而龙火将兴；毛见尺右，焰腾而命门自热。耎见尺左，肾弱相宜；耎见尺右，火衰当助。钩见尺左，阴平之士；钩见尺右，阳秘之徒。静见尺左，闭关可信；静见尺右，守真无疑。石见尺左，精无倾失之慨；石见尺右，阳有退藏之庆。坚见尺左，邪入于骨髓；坚见尺右，邪居于腰膝。躁见尺左，肾难上交于心；躁见尺右，阳且高越于膈。搏见尺左，膀胱越热闭之淋；搏见尺右，咽喉长疮蛾之肿。散见尺左，肾水欲绝于须臾；散见尺右，元阳将逃于顷刻。

此皆六部之专主，亦即各脉之旁通。然而各脉之中，缓急为要；六部之内，长脉为宗。**脉长而命根深，脉缓而胃气在，故上、中、下必取其缓，而寸、关、尺必尚其长也。**

陈士铎曰：脉有兼见以观其变，必有独现以显其常，常变之道不可不分观之也。鬼真君先言其变，示变之宜知也；再言其常，示常之宜谙也。**知常而后达变**，又宁至有治常之失哉！

又曰：脉不分观部位，则病情不可得而知，此寸、关、尺必须分观其脉也。

又曰：脉有寸、关、尺无脉，而脉见于列缺之间者，世人以为反关脉也，此乃经脉虚而络脉盛也。经脉虚故不现于寸、关、尺之三部，络脉盛故现于列缺之间。盖直行为经，而旁出为络，列缺正络脉之穴也，在两手交叉食指尽处两筋骨罅中，属肺经之络别走阳明之络也。此中原有动脉，宜细动而不宜大动，今寸、关、尺三部无脉，而此处之脉大动，亦现三部之象，是阳胜于阴也。《千金翼》谓阳脉逆反大于寸口三络，正谓反关脉也，亦当分观其动，以别疾病耳。

又曰：寸、关、尺分上、中、下也。心、肺居上而以寸观之，象天也；肝、脾居中而以关观之，象人也；肾居下而以尺观之，象地也。医道必合天、地、人以论医，则医无剩义；脉诀亦必合天、地、人以示法，则法无遁情。非好作广大之语也，实有不如此，则其法为不备耳。

又曰：寸、关、尺分上、中、下切之是矣，然其中有上而兼中者，有中而兼下者，有中而兼上下者，又不可不知之也。如寸脉浮而连于关，关脉数而连于尺；如关脉大而连于寸尺者是也。此又当合寸、关、尺而同观，又不可专主于寸而不及关；专主于关而不及寸尺，又在**临症切脉而变通**之也。

又曰：脉宜分观以别虚实，然又有合寸、关、尺以分虚实者。大约左之寸、关、尺齐旺者，乃外感居多；右之寸、关、尺齐旺者，乃内伤居多。非单左寸旺为外感，右寸旺为内伤也。

又曰：寸、关、尺分观之后，又宜合观。不分观不知其细，不合观不得其和。故分观之时当以一指切其脉，合观之时又当以三指切其脉也。

又曰：看寸、关、尺三部之脉，先切关脉，而后看寸脉，由寸脉而后看尺脉，左右相同。

又曰：今人看脉，男先看左，女先看右。男女之脉何常有异，正不必如此拘拘也。

又曰：凡人**脉贵有胃气**，胃气者平气也。毋论寸关尺，下指之时觉有平和之象，即是有胃气也，非独右关平和始有胃气耳。

又曰：脾与胃为表里，胃病则脾必病，脾病则胃亦病，病安有胃气哉！故脾脉与胃脉同观，所以**脾胃之脉，皆在右关**切之耳。

又曰：**胃旺而脉愈微，胃衰而脉愈盛，故右关太旺，反是胃气之虚**也。然而右关之旺又由于左关之旺也，左关旺而右关不能衰，此木来克土之象，又不可不知之也。

又曰：三部之脉，前人以尺脉为根，似乎切脉重在尺也。不知本实先拨固然枝叶难荣，然而过于摧残，如狂风大雨拔木折枝，根亦随竭，此脉所以必统三部而分观之也。

又曰：寸、关、尺各有内、外之分，尺外、尺里、关外、关里、寸外、寸里，皆从左右以分内外，而非上下以分内外也。余注《内经》已详哉言之矣，而鬼真君不言及此者，盖举其要而示人耳。

又曰：脉分三部：上寸也，中关也，下尺也。寸之内又分左右，左寸候心而包络、膻中统其内，右寸候肺而胸、脘、咽喉统其内。关之内又分左右，左关候肝而胆、胁、膈则统其内，右关候脾而胃则统其内。尺之内又分左右，左尺候肾之水，而小肠、膀胱、小腹、股、膝统其内；右尺候肾之火，而大肠、腰、胫、跗统其内。三焦有上焦、中焦、下焦之异，上焦属于寸，中焦属于关，下焦属于尺，不可于右肾候之也。命门为十二经之主，不属于右肾，而不得不候之于右肾也。部位既明，切脉自无疑。

又曰：鬼真君所分之部位，一皆准于《内经》，与王叔和所定，大相悬殊，世人见之未有不惊异者也。然而鬼真君正恐人惊异，单言五脏而不言七腑。铎虑部位不明，又将何以诊脉？故于前条细列以问世。第推鬼真君之意，但知五脏之脉，正不必又及七腑之脉也。铎重言之，似乎饶舌矣。

又曰：五脏各有表里，心则与小肠为表里也，肝则与胆为表里也，肺则与大肠为表里也，脾则与胃为表里也，肾则与膀胱为表里也。**表病则里病**，原相关切，故**治里正所以治表**也。何必分表是表而不属之于脏，里是里而不属之于腑哉。

第四篇

鬼真君曰：诊脉宜分生死，决日当定时辰。**伤寒热病**，洪大生而沉细死；产后热病，缓滑吉而弦急凶。**头痛**之疴，生于浮滑而死于短涩；腹胀之症，死于虚小而生于大浮。**下痢**活于微小，浮洪反有难疗之叹；**癫狂**全于实大，沉细转兴莫救之忧。**消渴**数大有生机，虚小愁其阴尽；**霍乱**浮洪无死法，微迟虑彼阳亡。**中风**最喜迟浮，急实者何能起死；**中恶**偏宜紧细，浮大者不易回生。心疼沉细，非比浮大之难医；水气大浮，不似沉细之莫疗。吐血鼻衄，沉弱沉细者生，实大浮大俱为亡兆；中毒肠辟，洪大滑大者吉，微细滑细各是危征。**喘急**宜浮滑，短涩云亡；**咳嗽**尚浮濡，沉伏决毙。**久泻**反宜微细，浮洪者多致归阴；**新产**切忌大弦，缓滑者宁忧辞世。**呕吐**虚细者吉，实大则艰于奏功；**痨瘵**浮滑者佳，细数则难以取效。**盗汗**惟嫌紧数，虚小无愁；**失血**止虑浮洪，细弱可喜。**内实**者吉在浮洪，沉细有变迁之祸；**内虚**者吉在沉细，浮大无存活之祥。痹症尤嫌浮大，细涩长延；**厥病**更忌紧弦，洪数即解。**癥瘕**见细微而可喜，弦滑者危；**眩冒**见浮滑而相宜，沉涩者重。**黄疸**不宜急数，迟滑易于分消；**白淋**偏贵濡迟，涩弱艰于止遏。**便闭**生于微细，洪大有阴尽之伤；**发汗**生于虚小，弦洪有阳亡之失。**腹痛**沉伏，多入泉台；胁痛芤大，定趋死路。脱症结代，难留人世；**喘症**促革，易走冥途。**关格**涩伏，常登鬼录；**痈疽**滑大，转庆生缘。**结胸**现沉紧，半寄于死亡；**脏结**现浮滑，速痊于淹滞。直中阴经，丧沦代结；忽成热病，全活浮洪。**发斑**洪大，未是死征；噎膈数细，实非生气。偏枯之症，弦滑何愁；**歪斜**之疴，数大可治。**噤口之痢**，结涩不易疗；**中暑**之症，沉伏不须惊。循衣摸床，细小尤堪救援；遗尿撒手，促革必至丧捐。筋青囊缩，微短殒殁；舌黑髮直，数大焦枯。脐突唇裂，结代应殁；口张足肿，短促何延。呃逆不止，短散就木；**懊憹**无休，微弱加餐。**血晕**散促，顷刻归阴；**肠结**搏坚，旦夕歌露。更有带钩之象，心死可定于九日；弹石之状，肾死必绝于七朝；弓弦之张，肝死定亡于十八；釜沸之乱，脾死可决于四三；浮水之景，肺死应丧于十二也。

尚有秘法，可以罄传于万年，如见前形，不必问现于何脏，见虾游而断八日之必死，见雀啄而决七日之必亡，见吹毛而言四日之必危，见夺索而许一日之必逝，见屋漏而定五日之必陨，其余死亡可据推断。

陈士铎曰：死亡之脉，不尽于此，然而得此，正易决存亡也。

又曰：《素问》《灵枢》载死亡之脉甚备，二书参观，更无差错。

又曰：死亡之脉，全在看脉之有神、无神。有神者有胃气也，无神者无胃气也。故**有胃气虽现死脉而可生，无胃气即现生脉而必死**，又在临症而消息之也。

又曰：脉现死亡，不可轻断死期，往往有用药得宜，虽不能起死为生，然延留数日，亦其常也。诀中篇末有决日之法，愚以为终非定论，但断其必死而不必先定其日期，当与高明共商之。

又曰：死亡之脉现之于骤者易救，以脏腑初绝，尚有根可接也。倘时日已久，虽有人参又何以生之于无何有之乡哉！有无可如何者矣。

又曰：脉有细微欲绝者，多是死亡之脉。然脉有伏而不出，状似细微欲绝，其实绝而未绝也，一出脉而细微之象如失，此等之脉最难辨别，又当合症而参观之，未可全恃夫切脉也。

又曰：脉有生死之各别，如鱼游、雀啄之类，弹石、解索、屋漏、水流、吹毛之状，自是死脉无疑，见此等之脉，即可决其必亡。苟无此等之现，似乎不宜遽言其死。不知脉贵有神，倘浮、沉、迟、数之间，涩、滑、大、小之际，初按若有，再按若无，或散，或乱，或来，或去，全无神气，虽非旦夕之云亡，必至岁月之难久，何常非死脉哉。倘代结之脉按之有神，不过痰涎之壅塞，寒痛之遏抑，暂时之病未常非生也。故**决人生死，全要看脉之有神**、**无神为贵**耳。

第五篇 妇人小儿脉诀

鬼真君曰：阴阳原无二道，男女何有殊形。五脏相同，不必两分彼此；三部亦一，宁须各论参差。惟受娠成胎，独殊男子；故辨妊论孕，更别妇人。**尺中脉滑**，女经不调，且有带淋之病；**关中脉涩**，天癸已断，宁非郁塞之疴。左寸滑而左尺大，怀子之兆；左尺数而左关微，有儿之征。左寸带纵，两男之祥；**右寸带纵**，双女之喜。**左关左尺脉皆大**，**心脉流利**必三男；**右关右尺脉皆大**，**心脉流利**必三女。然三部有一部之滞，未宜遽许为胎；各脉无一脉之顺，何敢轻言是孕。子死母存，尺浮而寸沉；母亡子活，尺涩而寸伏。盖子系于肾，尺浮则子无生气；母系于肺，寸沉则母有生机。子系于尺，尺涩而子之气不散；母系于寸，寸伏而母之根已离。沉细之脉，胎欲离经；浮滑之脉，胞将即产。腹疼腰痛定然即降，浆来胞破未可言生。身重体寒面又青，脉无可畏；心烦血燥舌兼黑，脉断堪忧。子母难留，唇口沫出；娘儿全活，面鼻颜黄。新产脉缓，自存胃气；新产脉滑，未损脾阴。实大既形，定非佳信；弦急兼现，岂是庥祥。沉小实为顺候，涩促半作逆观。脉微何是害，尚可回阳；脉洪反宜愁，最嫌逆冷。妇人之脉若此，小儿之诊若何？三部不妨俱数，秖虑沉迟；六经各喜均长，翻嫌细小。惟弦紧不可骤扬，恐来风邪之祟；更虚濡不宜长见，虞多水气之殃。急脉形于指下，呕吐而腹痛难痊；大脉浮于关前，泻痢而心惊不救。见此已可通彼，知偏何难悟全哉！

陈士铎曰：男女之病，彼此相同，原无反背，故有病可据脉而同断也。惟胎产前后，少异于男子，故鬼真君又传此篇，而于论孕娠独详也。至于小儿原不必切脉，以气血未全，各脉不十分全准，鬼真君之论小儿，亦约略之辞。然而**小儿纯阳**，**所生之病**，多是**饮食之伤**，**惊疳吐泻之症**，得此数言，以括其全，所谓要言不烦也。

又曰：妇人之脉，少异于男子者，左尺多旺耳。男子左尺旺实非佳兆，女子左尺旺此阴血有余，转是佳祥，盖易于受胎也。

又曰：妇人之病最难治者，以其性情多郁耳。郁则气血即不流通，经辄闭塞而左关随现涩脉矣。故看妇人之脉，贵切肝脉，辨其涩与不涩是第一秘法，虽各经皆有涩脉，而左关不涩其郁未甚也。

又曰：小儿之脉弦紧、弦急，俱是外邪，除此之外皆内伤也。治内伤之法以**补脾健胃**为先，即治外邪，亦当顾正，虽脉纯现弦紧、弦急，未可单祛外邪也。